(中文翻译版，原书第6版)

肌肉骨骼系统磁共振成像

MRI of the Musculoskeletal System

原 著 Thomas H. Berquist
主 译 孙贞魁 李明华

科学出版社
北京

图字：01-2017-8287

内 容 简 介

本书由国际知名的肌骨影像学专家 Thomas H. Berquist 教授主编，共分 16 章，前 3 章介绍了磁共振成像的基本原理和术语、MRI 图像的解读、肌肉骨骼系统 MRI 常用检查技术，第 4~11 章对四肢、颞下颌关节、脊柱进行了详细介绍并在上一版本基础上进一步拓展了磁共振成像解剖知识的理解，新增加了特殊部位磁共振新技术的应用，如儿童 MRI 应用渗透在每一章节中。第 12~14 章分别对肌肉骨骼系统肿瘤和感染、弥漫性骨骼病变单列成章，以便更全面、更系统地了解和掌握相关知识，最后介绍了某些 MRI 新技术及其应用和磁共振波谱的临床应用。本书囊括了几乎所有肌肉骨骼和关节疾病 MRI 诊断知识，并将最新的 MRI 技术和进展融入肌肉骨骼系统疾病的诊断中。

本书适合影像科和骨科医师、风湿科医师、医学生参考使用。

图书在版编目（CIP）数据

肌肉骨骼系统磁共振成像：原书第 6 版/（美）托马斯·H. 伯奎斯特（Thomas H. Berquist）著；孙贞魁，李明华主译．—北京：科学出版社，2020.1
书名原文：MRI of the Musculoskeletal System
ISBN 978-7-03-062758-2

Ⅰ．①肌⋯ Ⅱ．①托⋯ ②孙⋯ ③李⋯ Ⅲ．①肌肉疾病－核磁共振成象 ②骨疾病－核磁共振成象 Ⅳ．① R685.04 ② R681.04

中国版本图书馆 CIP 数据核字 (2019) 第 235740 号

责任编辑：路　弘 / 责任校对：李　影
责任印制：肖　兴 / 封面设计：龙　岩

版权所有，违者必究，未经本社许可，数字图书馆不得使用

Thomas H. Berquist, MRI of the Musculoskeletal System, 6th ed
ISBN-13: 978-1-4511-0918-4
Copyright © 2013 by Lippincott Williams & Wilkins, a Wolters Kluwer business. All rights reserved.
This is a Chinese translation published by arrangement with Lippincott Williams & Wilkins/ Wolters Kluwer Health, Inc., USA.
本书限中华人民共和国境内（不包括香港、澳门特别行政区及台湾）销售。
本书封面贴有 Wolters Kluwer Health 激光防伪标签，无标签者不得销售。
本书中提到了一些药物的适应证、不良反应和剂量，它们可能需要根据实际情况进行调整。
读者须仔细阅读药品包装盒内的使用说明书，并遵照医嘱使用，本书的作者、译者、编辑、出版者和销售商对相应的后果不承担任何法律责任。

科 学 出 版 社 出版
北京东黄城根北街 16 号
邮政编码：100717
http://www.sciencep.com

北京九天鸿程印刷有限责任公司 印刷

科学出版社发行　各地新华书店经销

*

2020 年 1 月第　一　版　　开本：889×1194　1/16
2020 年 1 月第一次印刷　　印张：58
字数：1850 000

定价：398.00 元
（如有印装质量问题，我社负责调换）

MRI of the Musculoskeletal System

SIXTH EDITION

EDITOR

Thomas H. Berquist, MD, FACR

Consultant, Department of Diagnostic Radiology
Mayo Clinic
Jacksonville, Florida

Professor of Diagnostic Radiology
Mayo Medical School
College of Medicine
Mayo Foundation
Rochester, Minnesota

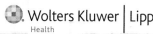. Wolters Kluwer | Lippincott Williams & Wilkins
Health
Philadelphia · Baltimore · New York · London
Buenos Aires · Hong Kong · Sydney · Tokyo

译者名单

主　　译　孙贞魁　李明华
副 主 译　王夕富　罗全勇　姚伟武　李　梅
译　　者（以姓氏笔画为序）

王　阳	王夕富	王庆国	刘贝贝	孙文萍	孙贞魁
孙振中	杨　嘉	杨小军	杨世埙	李　菁	李　梅
李明华	李海庆	邱忠领	沈晨天	宋红俊	张欣韵
陈立波	陈肖玥	赵　松	赵俊功	罗全勇	郝　艳
姚伟武	秦　乐	秦　晖	徐燕君	彭　灿	鲁伦博
靳雨辰	蔡王莉	魏小二	魏伟军		

原著者

Laura W. Bancroft, MD
Clinical Professor of Radiology
Florida State University School of Medicine
Tallahassee, Florida
Adjunct Professor of Radiology
University of Central Florida School of Medicine
Orlando, Florida

Thomas H. Berquist, MD
Consultant
Department in Diagnostic Radiology
Mayo Clinic, Jacksonville, Florida
Professor of Diagnostic Radiology
Mayo Medical School
College of Medicine
Rochester, Minnesota

Daniel F. Broderick, MD
Consultant in Diagnostic Radiology
Mayo Clinic
Jacksonville, Florida
Assistant Professor of Diagnostic Radiology
Mayo Medical School
College of Medicine
Rochester, Minnesota

Mark S. Collins, MD
Consultant
Department of Diagnostic Radiology
Rochester, Minnesota
Assistant Professor of Diagnostic Radiology
Mayo Medical School
College of Medicine
Rochester, Minnesota

Richard L. Ehman, MD
Consultant
Department of Diagnostic Radiology
Rochester, Minnesota
Professor of Diagnostic Radiology
Mayo Medical School
College of Medicine
Rochester, Minnesota

Joel P. Felmlee, PhD
Consultant
Department of Diagnostic Radiology
Rochester, Minnesota
Professor of Diagnostic Radiology
Mayo Medical School
College of Medicine
Rochester, Minnesota

Mark J. Kransdorf, MD
Consultant
Department of Diagnostic Radiology
Mayo Clinic
Jacksonville, Florida
Professor of Diagnostic Radiology
Mayo Medical School
College of Medicine
Rochester, Minnesota

Richard L. Morin, PhD
Consultant in Radiologic Physics
Mayo Clinic
Jacksonville, Florida
Brooks–Hollern Professor
Professor of Radiologic Physics
Mayo Medical School

College of Medicine
Rochester, Minnesota

William A. Murphy, Jr., MD
Professor of Radiology
Department of Diagnostic Radiology
University of Texas
MD Anderson Cancer Center
Houston, Texas

Jeffrey J. Peterson, MD
Consultant
Department of Diagnostic Radiology
Mayo Clinic
Jacksonville, Florida
Professor of Diagnostic Radiology
Mayo Medical School
College of Medicine
Rochester, Minnesota

Robert A. Pooley, PhD
Consultant in Radiologic Physics
Department of Diagnostic Radiology
Mayo Clinic
Jacksonville, Florida
Assistant Professor of Radiologic Physics
Mayo Medical School
College of Medicine
Rochester, Minnesota

James B. Vogler III, MD
Clinical Associate Professor of Radiology
Department of Radiology
University of Florida College of Medicine
Gainesville, Florida
Co-director Invision Outpatient Imaging Center
North Florida Regional Medical Center
Gainesville, Florida

译者前言

我们很荣幸有机会承担《肌肉骨骼系统磁共振成像》（第6版）的翻译工作，本书由美国麦约医院Thomas H. Berquist教授主编，是一部世界医学影像学界所公认的有关肌肉骨骼系统磁共振成像的权威性专著。该书在美国已经过6次修订和再版，足以说明这本专著的权威性和可读性。

上海交通大学附属第六人民医院骨科、介入影像科和核医学科是全国重点医学学科，在骨关节诊治方面积累了丰富的临床经验。我们组织了上海交通大学附属第六人民医院骨关节疾病多学科医疗团队，同时邀请全国部分知名的骨关节诊疗专家共同翻译本书，并结合我院临床实践进行简短评述。本书的出版将对我国肌肉骨骼和关节疾病MRI医学事业的发展有积极推动作用。

肌骨系统MRI影像诊断一直是临床工作中的重点也是难点，而本书囊括了几乎所有肌肉骨骼和关节疾病MRI诊断知识，从MRI成像基本原理开始，到每个身体解剖区域均进行了系统性的介绍。通过学习本书，读者将会了解如何选择合适的成像技术，如何使用核磁共振成像来评估每个解剖区域的具体临床问题。书中配以3000多张高质量的图像，包括了新的解剖图谱及影像图片，全彩色图像设计贯穿始终，而无与伦比的视觉清晰度，有助于读者的理解和记忆；同时该版本增加了最新技术及新的脉冲序列等的介绍，更新了参考文献并突出了最近发表的文章和研究，以便读者了解该领域最新动态。总之，本书因其图像的精彩丰富、病例的广泛全面、行文的朴实易懂而深受广大读者的欢迎，对于医学生、住院医师，以及相关工作的临床医师（如影像科和骨科医师等）均具有重要的指导意义，希望本书中文版的出版对他们日常的学习和工作能提供很好的帮助。

最后，我要感谢科学出版社在本书翻译过程中给予的大力支持，使其能够在短期内得以与广大读者见面；感谢为本书出版给予支持与帮助的上海交通大学附属第六人民医院骨科、介入放射科及核医学科的各位同仁。

由于时间紧迫、水平有限，译作疏漏之处，恳请广大读者不吝赐教、补正。

李明华

上海市第六人民医院 主任医师

上海交通大学 二级教授、特聘教授

上海市医学重点学科和国家临床重点专科学术带头人

国家卫健委突出贡献中青年专家、上海市领军人才

中华放射学会常务委员

中华神经放射学会副主委

上海市放射学会主委

原书前言

《肌肉骨骼系统磁共振成像》（第5版）2006年出版，近年来磁体系统越来越多样化，同时3.0T高场强MRI广泛应用于临床影像。新的多通道阵列线圈及脉冲序列极大提高了肌肉骨骼系统成像能力。钆对比剂广泛应用于常规检查、直接关节造影及血管成像，但是要考虑到钆对比剂潜在的并发症，如肾源性多系统硬化。波谱成像已作为临床常用技术，但研发相对缓慢。

再版的第6版《肌肉骨骼系统磁共振成像》将MRI最新技术和进展应用于肌肉骨骼系统疾病诊断中，更新了50%的图片及参考文献。第6版《肌肉骨骼系统磁共振成像》共分16章，第一章对磁共振成像的基本原理、常用的脉冲序列及术语做了更新，以便更好地理解以后各章节中使用的特殊MRI技术。第二章对磁共振成像做了详尽的描述。第三章介绍了诸如患者体位、线圈选择和脉冲序列选择的基本原则和MRI伪影的优化处理，钆对比剂的安全问题和不良反应及镇静药的应用等新内容也包括在第三章中。

第四章至第十一章在上一版本基础上进一步拓展了磁共振成像解剖知识的理解，新增加了特殊部位磁共振技术的应用，如儿童MRI应用渗透在每一章节中。第五章明显不同于旧版，着重于脊椎关节病和脊髓及髓周病变的陈述。第十二章、十三章、十四章分别对肌肉骨骼系统肿瘤、感染和骨髓疾病单列成章，以便更全面、更系统了解和掌握相关知识。第十五章介绍某些MRI新技术应用及全身系统性多部位病变的MRI应用。第十六章对磁共振波谱的临床应用做了详尽阐述。

本书囊括了几乎所有肌肉骨骼和关节疾病MRI诊断知识，并将最新的MRI技术和进展融入肌肉骨骼系统疾病的诊断中，可作为影像科和骨科医师的重要参考书。同时MRI的深入研究及最优化临床应用将对医疗改革的新纪元产生重要影响。

目　录

第一章　磁共振成像的基本原理和术语 …………………………………… 1
第二章　MRI图像的解读 …………………………………………………… 29
第三章　肌肉骨骼系统MRI常用检查技术 ………………………………… 54
第四章　颞下颌关节 ………………………………………………………… 81
第五章　脊柱 ………………………………………………………………… 101
第六章　骨盆、髋部和大腿 ………………………………………………… 168
第七章　膝关节 ……………………………………………………………… 264
第八章　足、踝关节和小腿 ………………………………………………… 381
第九章　肩关节和上臂 ……………………………………………………… 493
第十章　肘关节和前臂 ……………………………………………………… 579
第十一章　手和腕关节 ……………………………………………………… 633
第十二章　肌肉骨骼系统肿瘤 ……………………………………………… 705
第十三章　肌肉骨骼系统感染 ……………………………………………… 799
第十四章　弥漫性骨髓病变 ………………………………………………… 824
第十五章　肌肉骨骼系统的其他疾病 ……………………………………… 869
第十六章　磁共振波谱的临床应用 ………………………………………… 911

第一章

磁共振成像的基本原理和术语

Robert A. Pooley · Joel P. Felmlee · Richard L. Morin

本章提要

一、核磁共振现象
二、核磁共振信号
三、磁共振影像
四、磁共振成像脉冲序列
五、运动效应
六、流动和运动补偿技术
七、血管成像技术
八、快速扫描技术
九、平行成像技术
十、化学位移成像技术
十一、磁共振成像伪影
十二、RF线圈
十三、接收线圈强度/均匀性校正
十四、3T和1.5T采集
十五、磁共振成像应用
十六、安全性
十七、操作方面
十八、场所要求
十九、总结
二十、附录

本章内容旨在帮助那些刚开始学习磁共振成像者熟悉核磁共振（NMR）现象和磁共振成像（MRI）的基础概念与基本原理。有必要从一开始就认识到，本章主要是作为初学者的辅导材料之用。除了NMR自身物理现象相关的基本概念外，与临床影像学相关的成像技术也在本章中进行了讨论，旨在为MRI的初学者提供一些基础指导。初学者需要意识到的是，要想充分理解与MRI相关的物理学原理，通常需要花不少时间。目前，对MRI的基本物理特性有很多探讨与呈现的途径。更多技术细节和深入报道可在MRI相关教材和综述中获取。附录中的术语节选自美国放射学院MR术语词汇表，供大家参考。

表1.1列出了MRI发展历史的时间表。NMR的原

表1.1　MRI的发展史

1946	核磁共振现象和技术的阐明——Bloch，Purcell
1951	单维空间定位——Gabillard
1952	Bloch和Purcell获得诺贝尔奖
1959	NMR的血流探测——Singer
1971	离体肿瘤的NMR探测——Damadian
1972	在体肿瘤的NMR探测——Weisman
1972	NMR成像——Damadian
1973	NMR软组织成像——Lauterbur
1975	商业发展
1981	磁共振原型机的临床试验

理最初是在20世纪40年代后期由斯坦福大学的Bloch教授和哈佛大学的Purcell教授阐明的。在1952年，他们因此而共同获得了诺贝尔物理学奖。NMR的重要性在于其能够明确样品的分子结构。在20世纪70年代，NMR的原理被用于类似CT横断面图像的生成。1981年起，该技术开始被应用于临床研究。

MRI所提供的丰富诊断信息引起了人们对MRI的浓厚兴趣及其在临床上的迅速应用。尽管MRI的影像模式与CT类似，但基本原理却截然不同。事实上，MRI与CT影像的形成取决于原子中完全不同的部分。MRI是由原子核提供成像信号，这与传统的X线诊断成像由电子决定成像密度有所不同。而且，会影响MR信号的不仅限于原子核，其结构与生化环境也有一定作用。

目前，快速成像技术不断涌现，已成为重要的临床检查手段。平面回波成像（EPI）和基于快速自旋回波和梯度回波的采集方式允许在亚秒至屏气范围内（15s）采集图像。这些技术具有进行快速采集和高分辨成像的潜力，从而可以"消除"许多生理运动伪影。利用这些快速采集技术进行功能和流动信息的成像是临床与研究的热点领域。

本章将用类比方法阐明MRI的物理原理，即从传统物理学而非"量子力学"观点进行讨论。虽然两种方式均可对NMR现象进行确切解释，但其在数学建

模与对潜在物理学原理的形象化方面有所不同。

一、核磁共振现象

当某种原子核（有奇数质子、奇数中子或两者均为奇数）被置于强磁场中时，其将沿磁场方向排序，并开始以一定的速度或频率（Larmor频率）旋转。如果以该频率发射射频脉冲，原子核将吸收射频（RF）脉冲能量并被"激发"。当射频终止后，原子核将释放电磁波而发生弛豫，弛豫过程中释放的RF能量即为NMR的信号来源。一个系统吸收某种特定方式能量的能力被称作"共振"。这种情况类似于小孩荡秋千，如果荡到最高点，那么能量的最大值传递给了秋千。如果试图把小孩推到中间点，则会导致能量传递减低，这种情况就是"失共振"。因此，该例中的共振条件即指以秋千摆动的精确频率推动秋千的时间。

原子核在磁场中的进动在概念上类似于陀螺在重力场中的进动，见图1.1。当有外力作用于旋转物体时，就会发生旋转。奇数质子、奇数中子或两者均为奇数的原子核具有这种"旋转"特性，只不过此时是与磁场发生相互作用，此即原子核在磁场中的进动。进动频率或称Larmor频率取决于原子核自身的特性和磁场强度，后者用特斯拉（T）或高斯（G）来表示，1T = 10 000G。Larmor频率的数学定义公式为

$$\omega = \gamma B_0$$

ω是Larmor频率，B_0是静磁场强度，γ是旋磁比（旋磁比为一常数，每个原子核都有一个特定的旋磁比常数）。不同原子核与不同场强下的Larmor频率见表1.2和表1.3。质子在1.5T磁场中的Larmor频率为64 MHz，这与第三频道电视信号的转播频率相同。

表1.2　氢质子的Larmor（共振）频率

场强（Tesla）	共振频率（MHz）
0.15	6.4
0.35	14.9
0.50	21.3
1.00	42.6
1.50	63.9
2.00	85.2
4.00	170.3

表1.3　场强1.0T时的Larmor（共振）频率

原子核	Larmor频率（MHz）
^1H	42.6
^{13}C	11.0
^{14}N	3.0
^{31}P	17.1

总之，NMR基本过程已在图1.2中阐明，总共包括三步：①把样品置于磁场中，引发原子核进动；②以Larmor频率发射RF脉冲；③"记录"传回的NMR信号。需要指出的是发射的RF频率和回收的MR信号频率取决于兴趣区的原子核与磁场强度B_0。

二、核磁共振信号

NMR产生的RF信号形式取决于原子核的数目（质子密度）和原子核的弛豫时间（T_1值和T_2值）。T_1值（自旋-晶格弛豫时间）描述的是原子核恢复至与静磁场B_0方向一致所需的时间，它反映的是质子的化学环境。T_2值（自旋-自旋弛豫时间）描述的是原子核在横向平面中失相位（失相），它反映的是质子与周围原子核中质子的关系。这些过程在图1.3中已

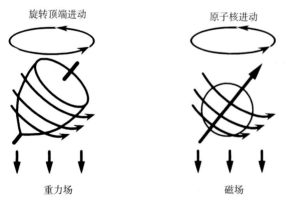

图1.1　进动示意图

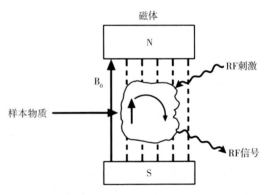

图1.2　NMR基本过程示意图。经RF刺激使磁化矢量旋转90°

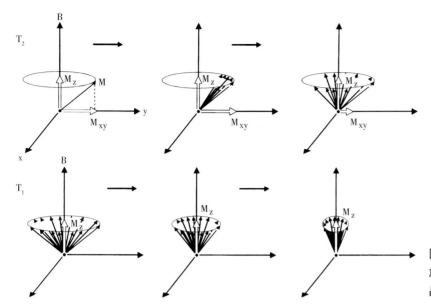

图1.3 90°脉冲后的T_2弛豫（自旋-自旋弛豫，横向弛豫）和T_1弛豫（自旋-晶格弛豫，纵向弛豫）示意图

做解释。NMR信号的强度取决于质子密度、T_1或T_2值，这些数值由脉冲序列所决定，稍后会做进一步讨论。该信号的本质和由于弛豫造成的衰减极为重要，下面将进行详细讨论。

图1.4诠释了NMR信号的基本特征——自由感应衰减（FID）。MR信号是在x-y平面或横向平面中检测到的以时间为横轴的波形，见图1.5。需要指出的是在一次90°脉冲之后，磁矢量即在横向平面。采集到的信号是波动的，这是由于在横向平面测量时，磁矢量沿纵轴旋转所致。因此，旋转中的信号被转换成随时间呈正弦变化的电压。

需要强调的是只能测得宏观的磁化矢量，也就是所研究的所有自旋核的几何集成（图1.6）。事实上，并不是所有的原子核都以同样频率进动。由于围绕每个原子核的电子的相互作用和相邻分子的运动，每个原子核都受到具有轻微差别磁场的影响。RF脉冲之后的第一个过程是每个原子核旋转的相位聚集产生宏观磁化矢量M_{xy}（与指挥官向一群士兵发出的"集合"命令类似）。然后，这些相位聚集的自旋原子核转变为z轴方向，所获得的宏观磁化矢量即可转化为依时间波动的MR信号。

如图1.4所示，由于RF脉冲停止后核自旋失相，失相引起宏观磁化矢量幅度衰减和MR信号衰减。由于这种现象发生在x-y平面或横向平面，这个过程又叫横向弛豫。从化学意义上讲，这种弛豫是由于相邻原子核的相互作用所致，所以，又称为自旋-自旋弛豫。图1.7诠释了含有不同T_2值物质的T_2弛豫作用。

如上所述，随着原子核的失相或T_2弛豫的发生，整列原子核恢复至沿主磁场的z轴方向排列，即与B_0

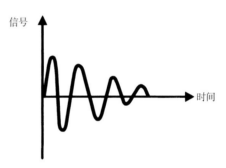

图1.4 自由感应衰减（FID）曲线，NMR信号的基本特征

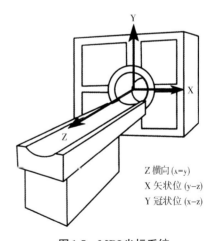

Z 横向(x-y)
X 矢状位(y-z)
Y 冠状位(x-z)

图1.5 MRI坐标系统

方向一致。在质子沿B_0重新排列并恢复到平衡状态的过程中，纵向磁化矢量或者说宏观磁化矢量的z轴随时间延长而增加。因为T_1弛豫是沿纵轴发生的，所以被称作纵向弛豫。从化学意义上讲，该过程是由每个原子核与其化学骨架（水、脂肪、蛋白质等）所结合的强度所决定，所以该弛豫过程又名自旋-晶格弛豫，不同T_1值物质的T_1弛豫作用见图1.8。

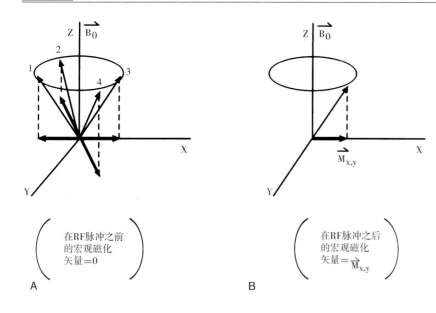

图1.6 由单个核形成的宏观磁化矢量示意图。图A.显示核1、2、3、4在磁场B_0中进动，由于任意方向核的x、y轴成分的代数和，最终测量到的宏观磁化矢量为0；图B.显示核1、2、3、4相位一致所形成的宏观磁化矢量，测得的宏观磁化矢量为横向平面即xy平面的磁化矢量成分

三、磁共振影像

图1.9为MRI系统的示意图。要形成NMR现象，需要有一个强磁场、射频发射器和射频接收器。若要形成MR图像，尚需要额外的梯度线圈来编码信号，从而确定信号的来源。另外，需要有计算机系统来控制RF脉冲序列、梯度、数据采集、数据处理及完成最终的图像重建。

最常见的MRI类型是应用加在主磁场上的附加磁场来获得空间定位。理解这种现象的关键点在于Larmor方程，进动频率与磁场强度直接相关。如果不同空间内各点值不同的磁场共同累加于一个主磁场，那么进动频率将与空间位置相关，这类似于钢琴上不同的键具有不同的频率。这种频率与空间位置的转换见图1.10。

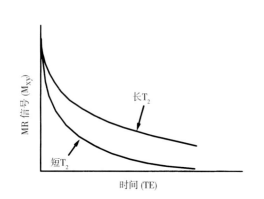

图1.7 RF激励停止后横向平面（xy）磁化衰减曲线

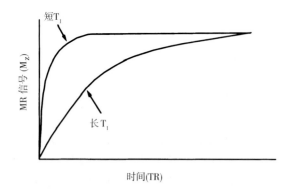

图1.8 纵向（z轴）磁化恢复曲线

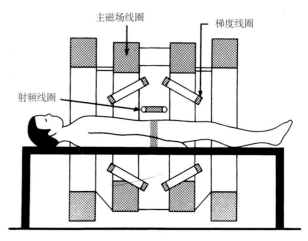

图1.9 MRI系统示意图

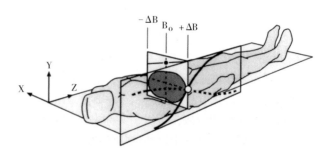

图1.10 通过梯度磁场重叠对MR信号进行空间编码示意图。（不同的共振频率代表梯度场中不同位置）

最常用的成像技术为二维傅里叶变换（2DFT），即应用三个相同的梯度场来进行空间定位。重要的是应该明确所有这三个梯度都将在不同的时间开关。x、y、z梯度的特定应用及何时应用决定了对x、y、z轴中的哪一个轴进行定位。总的来说，MR信号定位可通过选择性地应用层面选择、相位编码和频率编码梯度来实现。这些梯度的时间分布见图1.11，下面将通过横断层面的采集对每个梯度场进行详细阐述。

进行层面选择首先需要施加一个z轴方向的梯度磁场，这一过程是通过窄带宽的射频脉冲来完成的。这样就只激发兴趣层面内的原子核，于是这些原子核以相同的频率和相位进动（图1.10）。然而，由于所探测到的信号来自于整个层面，所以此时还无法形成MR影像。

然后，通过沿y轴施加一个梯度来控制自旋进动的相对相位。在施加y轴磁化梯度时，沿y轴不同位置的原子核以不同频率进动（图1.12）。如果没有梯度存在，原子核仅以与主磁场强度相关的Larmor频率进动。如果施加一个略高的梯度磁场与梯度重叠（图1.12），则第1排原子核的进动频率略高于第2排，第2排略高于第3排，依此类推。当梯度关闭时，所有各排的原子核再次以同样频率进动。然而，因为开始时第1排进动频率略高于第2排，第1排原子核的位置较第2排靠前。也就是说，它们以同样频率进动，但是相位不同。类似地，接下来的各排都将以相同频率进动，但是相位不同。要获得相位编码方向的区别，这个过程必须重复许多次（例如，256次）。以逐渐递增相位编码的，在前后位方向上的冠状位MR图像见图1.13。

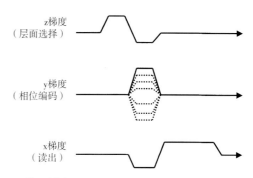

图1.11 单层横断面MRI采集与时间函数梯度场作用示意图。本例层面选择为头尾方向（C-C），相位编码为前后方向（A-P），频率编码为右-左方向（R-L）

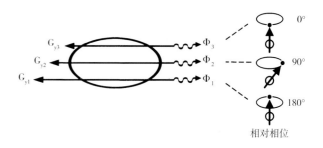

图1.12 y轴方向的相位编码，梯度从上到下逐渐增加

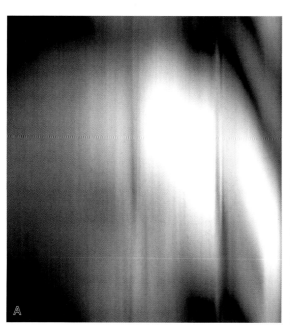

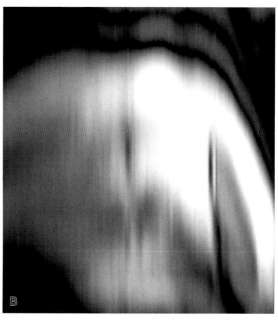

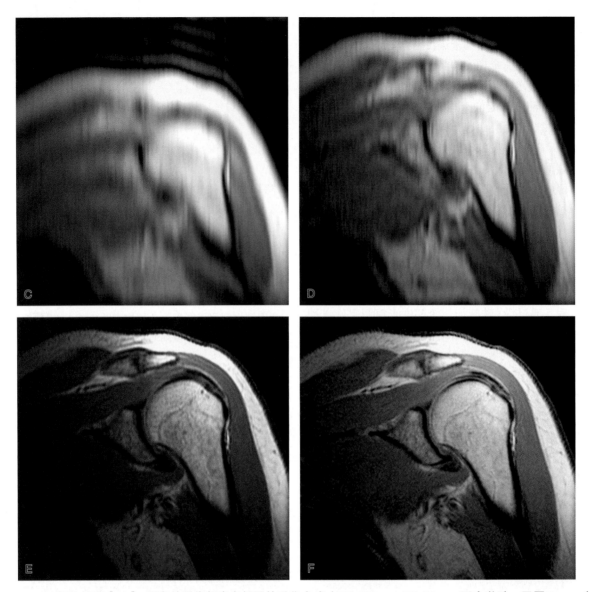

图1.13 MRI相位编码[10]。所有的影像都来自相同的采集方式（TR 500ms，TE 20ms，两次激励，层厚5mm，相位编码256）。去除原始数据以证实相位编码的作用。图A～F相位编码分别为2、8、16、32、64、256

进动原子核由沿x轴施加的梯度磁场进行频率编码，这个梯度使原子核以不同频率进动（图1.14），通常在MR信号采集时应用，因而又称读出梯度。

MR信号经数字化处理后，存储在采集工作站（k空间）内，经随后的傅里叶重建形成MR图像。k空间也称为频率空间，其内的每一点都代表了成像物体不同的空间频率。MR信号强度（也就是k空间内每个数据点的值）代表着成像物体内空间频率的频度。低空间频率邻近k空间的中心，包含了与影像对比度有关的信息。高空间频率位于k空间周边，包含了与影像锐度有关的信息。可以通过观察k空间以及从k空间中心及周边重建的影像得以证实，见图1.15。

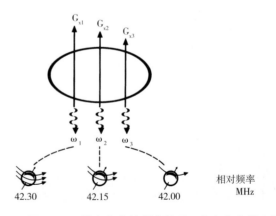

图1.14 x轴方向上的频率编码，由左向右梯度递减

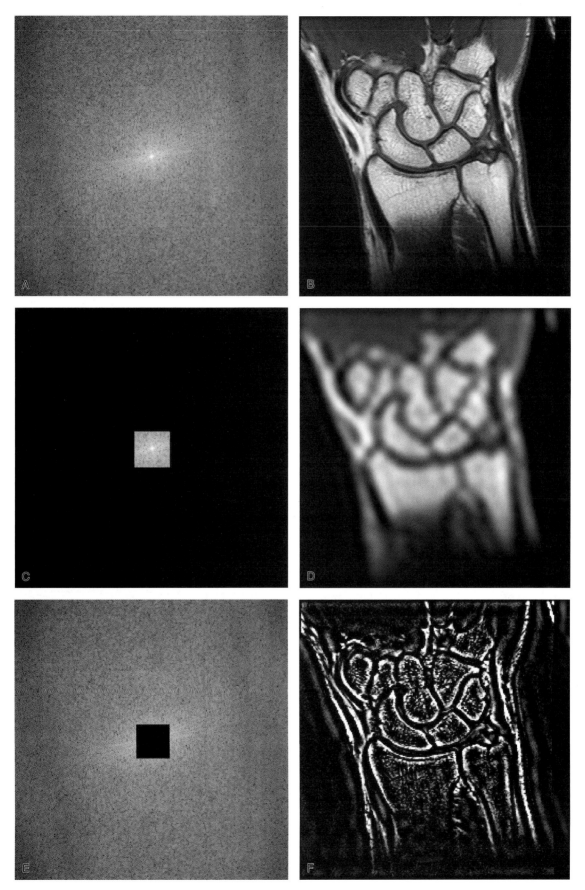

图1.15 k空间重建图。A.原始k空间数据;图B.由图A重建的图像,显示有良好的图像对比及空间分辨力;图C.k空间的中心部分;图D.由图C数据重建的图像,显示图像对比良好,但空间分辨力差;图E.k空间的周围部分;图F.由图E数据重建的图像,图像对比差,但空间分辨力好

四、磁共振成像脉冲序列

MRI脉冲序列指的是RF脉冲和x、y、z方向上的梯度脉冲序列及数据采集形成MR信号的全过程。

一个脉冲序列最基本的组成成分是特定的RF激励与之后的信号探测。图1.16和图1.17表示两个脉冲序列即反转恢复（IR）序列与自旋回波（SE）序列的计时示意图。下面将对每一个序列进行详尽的阐述。

IR序列的示意图见图1.16。IR序列的特点是应用足够能量的RF脉冲使原子核旋转180°，经过一个恢复时间（TI），再应用90°脉冲（使磁场转向横向平面），最后检测信号。IR序列可用来检测磁化矢量的纵向弛豫时间（图1.18）。因为IR序列检测的磁化矢量范围是从$-M_z$到$+M_z$，如果应用相位敏感图像重建，由于T_1弛豫的不同，对于某一样本，IR序列检测到的这种差异要比应用自旋回波序列检测到的要大（纵向磁化在0到$+M_z$之间变化）。但是这种差异在量值重建法图像上并不明显（图1.18）。因此，T_1值不同所致的图像对比在IR序列中更明显。图1.19是应用IR序列采集并进行量值重建所获得的图像。

图1.17是SE序列的脉冲示意图。SE脉冲序列的特点是应用90°脉冲使原子核旋转到横向平面，即x-y平面，然后使用一系列的180°脉冲，在间隔回波时间（TE）后形成一系列可检测的信号，故又称为自旋回波。脉冲重复时间（TR）之后，整个脉冲序列再次重复。自旋回波的形成见图1.20。SE序列的基本特点在于90°脉冲后原子核失相位。如果这个失相旋转系统再被旋转180°，各个自旋的原子核将趋向一致（同相）而不是分散（异相）。当所有的自旋核重新聚拢时，就产生了自旋回波。此后，自旋系统将再次失相位，并可于另一个180°脉冲后相位再重聚。采用不同的TR和TE，SE序列可用来显示由于自旋-晶格（T_1）或自旋-自旋（T_2）弛豫时间不同所造成的差异，即T_1加权像（T_1WI）和T_2加权像（T_2WI），见图1.21。图1.22为用该序列获得的MRI图像。

总之，自旋质子密度、T_1值和T_2值代表了组织的固有特性。TE和TR是由操作者控制影响MR信号采集特征的技术性参数。TR和TE可以被调整，从而产生组织间信号差异和最终的影像对比度，可由质子密度加权像、T_1和T_2加权成像来显示。

前文对脉冲序列的讨论仅涉及RF激励和信号采集，这也适用于波谱和成像。对MRI而言，脉冲序列仍需明确与用于影像重建的信号准备或定位所需的各种梯度相关的时间信息。

MRI脉冲序列的图例可见图1.11和图1.23。注意梯度被标明为层面选择梯度、相位编码梯度和读出梯度（频率编码）。这样标注的原因是层面选择梯度可以沿轴面、冠状面和矢状面方向，与之相应的相位编码

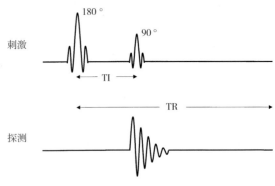

图1.16 反转恢复脉冲序列

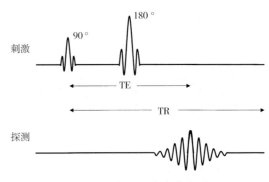

图1.17 自旋回波脉冲序列

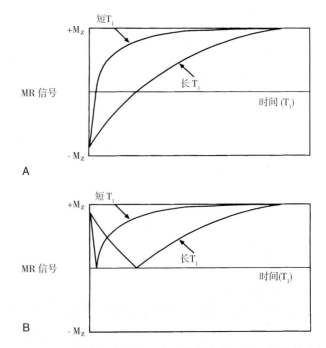

图1.18 反转恢复脉冲序列中磁化的恢复。图A.相位敏感图像重建；图B.量值图像重建

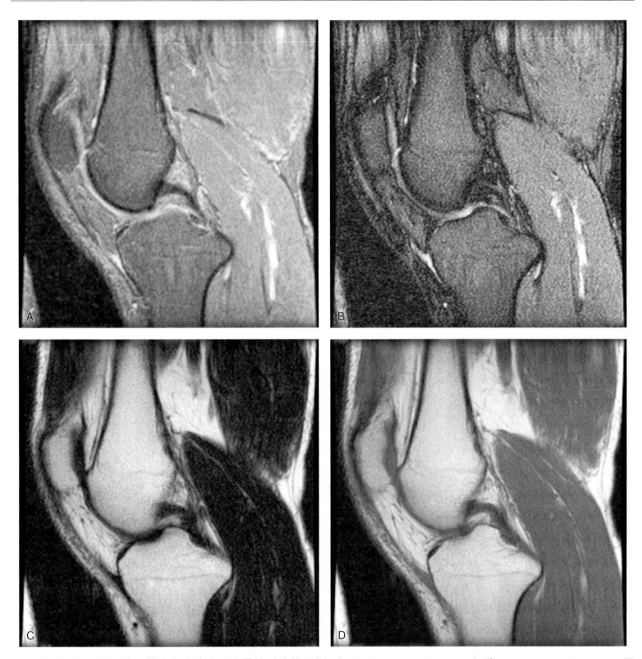

图1.19 使用不同TI的反转恢复脉冲序列和量值重建的图例。(TR 1500ms，TE 14ms，矩阵256×192，FOV 24cm，层厚5mm，0.75激励，使用了饱和技术) 图A.TI=100ms；图B.TI=170ms；图C.TI=400ms；图D.TI=800ms

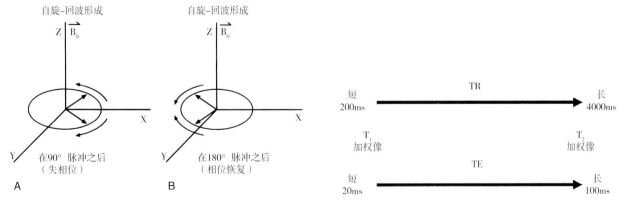

图1.20 自旋回波的形成。图A.90°RF后每个原子核各自进动；图B.180°脉冲后各原子核进行互相聚拢（复相）

图1.21 自旋回波序列时图像对比依赖性图解

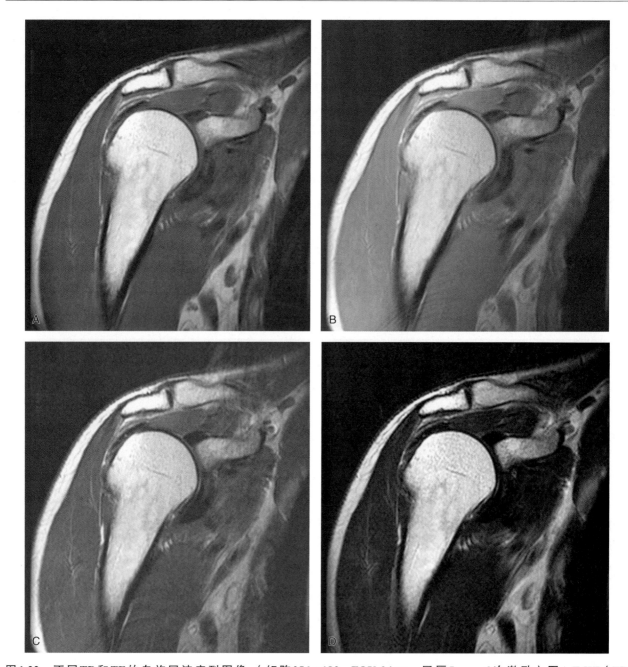

图1.22 不同TR和TE的自旋回波序列图像。（矩阵256×192，FOV 24cm，层厚5mm，2次激励）图A.T_1WI（TR 500ms，TE 20ms）；图B.质子密度加权像（TR 2000ms，TE 20ms）；图C.T_2WI（TR 2000ms，TE 60ms）。图D.FSE序列T_2WI（TR 3000ms，TE 90ms）

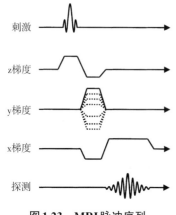

图1.23 MRI脉冲序列

梯度和读出梯度为分别垂直于层面选择梯度的另两个平面。代表相位编码的虚线表示这个脉冲序列多次重复，每次重复使用不同大小的相位编码。该序列的其他参数（RF、G_X、G_Z）在每次重复时需保持精确一致。

正是由于三个梯度序列的时相和相对于时相设置的不同决定了目前成像序列的多样化。在随后的章节中，作者将使用图解以更好地理解应用不同脉冲序列的差别和影响。理解频率转换作用和失相效应是理解MRI图像特点和伪影的关键。因为这是一个目前发展非常活跃的领域，相似的技术被不同的厂家同时开发，导致同一过程同时存在许多不同的命名。

应该注意到，虽然不同的研究小组和生产厂商得到了基本类似的脉冲序列，但在应用中由于硬件和软件的差异可导致轻微但有时却是非常重要的影像差别。表1.4和表1.5列出了不同厂家类似MRI序列的首字母缩略语，这些缩略语在文献中时常会用到。若读者渴望得到有关这些技术的更为详尽的信息，可进一步咨询相关厂家的技术代表。

五、运动效应

运动伪影根据在图像采集期间的运动严重程度及时间可造成一定范围内的图像损毁。尽管未造成严重的图像伪影，但运动如何降低了图像分辨率见图1.24。图1.24A中的腕部影像有明显的图像分辨率丢失，而图1.24B的影像则未受运动影响。图像采集的一个重要环节是关于如何减少患者活动的准备工作；这部分的工作必须被临床技师充分认识并切实践行，从而尽可能地减少运动的发生。

新的快速成像技术能够在更短的时间内获得影像数据，因此，也减少了运动伪影。专业化的图像采集（Propellor、Blade等）将获取一些关于k空间中心的数据，然后改变采集角度（类似于CT），之后再获取一些关于k空间中心的数据，再次旋转，如此往复，直至所有需要的k空间数据被采集。这种采集方式通过旋转采集框减少了运动伪影强度，并且有效地避免了图像周围的伪影。尽管空间分辨率可能稍有损失，但这些技术正在不断改进并可以与其他平行成像技术联合使用从而缩短扫描时间以减少图像中运动造成影响的可能。新的应用主要包括腕部、肘部、膝关节和肩关节，尤其是已知在摄片过程中运动的患者。

六、流动和运动补偿技术

MRI数据采集过程中，组织结构的任何移动均可引起不同程度的伪影，从而导致图像欠清晰（这和其他检查设备中遇到的情况一样）直到由密集条纹所致的整个图像模糊。具体到患者身上，运动伪影可因体内液体流动或生理性运动而引起。由于相位编码方向的采集时间（TR×相位编码步级的数目）比频率编码方向的采集时间（10ms左右）要长很多，所以运动对相位编码方向的影响要严重得多。伪影通常表现为相位编码方向上的条带状影。尽管在数据采集过程中液体流动和生理运动的基本原理相同，但不同的运动方式将产生不同的运动伪影，所以需要不同的方法来消除。

表1.4　减少运动伪影技术

缩略语	描述	开发商
A.空间预饱和以减少特定位置的MR信号强度		
SAT	饱和或预饱和	GE、Hitachi、Shimadzu、Siemens
REST	局部饱和技术	Philips
B.减少脂肪信号强度的频谱预饱和		
FATSAT	脂肪饱和	GE、Siemens
SPIR	反转恢复频谱预饱和	Philips
ChemSat	化学饱和	GE
C.TE时间内运动所致相位位移的减少		
GMR	梯度运动相位重聚	Siemens
GMN	梯度运动消除	GE
FLOW COMP	流动补偿	GE、Toshiba
CFAST	脑脊液伪影抑制技术	Toshiba
FLAG	流动可校正梯度	Philips
FC	流动补偿	GE、Philips、Siemens
GR 或 GRE	梯度相位重聚（复相）	Hitachi

表1.5　快速MRI脉冲序列的缩略语

缩略语	定义
FSE/TSE	快速自旋回波/Turbo自旋回波。使用一系列180°脉冲来产生多个自旋回波。每个回波均用于填充k空间
RARE	弛豫增强快速采集。在多个180°脉冲的每两组之间进行相位编码以减少采集时间（而不是采集多个回波）
基于梯度－回波技术	
FAST	也称FISP或GRASS，是一种只在相位编码方向上重聚焦、增强T_1/T_2效应的SFP序列
FISP	稳态自由进动快速成像，请参见FAST
FLASH	快速小角度单次激发成像。在下一RF脉冲前使横向磁化矢量失相。信号强度取决于T_1和T_2^*值
FSPGR	快速SPGR，使用节段性RF脉冲和节段性回波（数据收集仅来自于一部分的回波）来减少成像时间
GRASS	稳态梯度回返，请参见FAST
GFE	梯度场回波成像。快速GFE即FGFE或FFE
SFP	稳态自由进动
SPGR	毁损（扰相）梯度回波。使用RF脉冲破坏（失相）残存的信号，可用于二维或三维成像
SSFP	另一种广泛使用的短SFP
TRUE FISP	是在读出和相位编码方向均失相的一种SFP序列，信号随T_1/T_2和T_2^*的不同而异。也称FIESTA和平衡的快速场强回波
VIBE	容积插入屏气检查。FLASH技术最适于腹部三维成像
通用技术	
EPI	回波－平面成像。快速读出技术包括：BLIP-EPI应用于两次读出间期的梯度脉冲；SEPI应用于螺旋EPI
HALF FOURIER	仅使用一半数目的相位编码来获得使用全部相位编码相同分辨力的成像技术。也表达为Fractional或Partial Fourier
SMASH	一种将来自多个线圈的k空间数据插入从而形成图像的平行影像技术
SENSE	一种将来自多个线圈的"未打开"的主要影像数据重建为更大视阈的平等影像技术

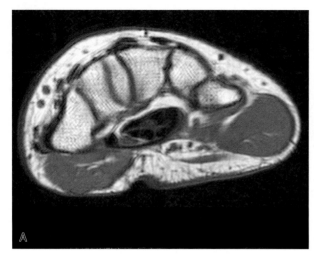 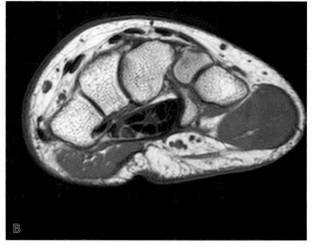

图1.24 运动效应。图A.患者的运动造成明显的图像分辨率降低；图B.患者无运动

图1.25所示的流动伪影是流动血液中的自旋质子在梯度磁场中移动而获得相位。由于流动不稳定，故相位增长的量也就不同。2DFT图像重建将这些相位的变化转换成沿相位编码方向的信号强度分布即形成流动伪影。通常应用两种方法来消除流动伪影：瞬间零梯度（GMN）和空间预饱和（SAT）。两种技术都是通过改变基础脉冲序列来获得不同的校正。GMN主要是消除自旋运动引起的相位增长，由此来减少伪影并形成血管呈高信号的图像。SAT能消除由于未饱和的自旋质子流入所产生的高信号并形成血管呈低信号的图像。GMN和SAT技术的脉冲序列组成分别见图1.26和图1.27。如图所示，GMN通过改变层面选择和频率编码梯度来实现。SAT通过外加一个90°RF脉冲和在多层面采集时，每个层面重复一个定位梯度来完成。流动补偿的效果见图1.25。表1.4简要介绍了各种减少伪影的技术及不同开发商所使用的缩略语。

七、血管成像技术

尽管流动补偿技术可以用来抑制来自血流的多余信号，仍有其他一些技术可生成血流图像以观察血管结构。目前应用的三种最基本技术是时间飞越法（时飞法，TOF）、相位对比法（PC）和对比增强MR血管成像。

TOF技术是基于流动补偿梯度回波脉冲序列，可利用"流动相关增强"现象来区别运动和静止态的自旋质子。因为TOF脉冲序列应用短TR，静止的自旋质子的净磁化来不及完全恢复。这些自旋质子产生的信号较低，在图像中形成暗的像素。流入该组织的血液没有经过反复RF脉冲激励的新鲜的自旋质子，形成图像中亮的像素。为了优化这种流动相关增强效应，成像层面应与血流方向垂直（图1.28A）。然后可对成像容积内的诸多层面进行重组，如使用最大强度投影技术，以完整显示血管结构（图1.28B）。

PC技术是指在使用双极（正极和负极）梯度的同时，利用运动自旋质子的相位差进行成像的一种技术。对于静止组织，应用双极梯度将不会产生自旋质子的净相位效应。在应用双极梯度时，运动的自旋质子要经历不同数量的正和负的相位聚集，导致净相位差，从而可区分动态与静态组织（图1.28C）。

通常用来显示血管结构的第三种成像技术是对比增强血管成像（CE-MRA）。这种方法需应用顺磁性对比剂如钆螯合物，通过缩短T_1来增强对比剂注射后的血流信号。其成像脉冲序列是优化的快速T_1加权序列，以在对比剂的高峰浓度通过兴趣区血管结构时获得k空间中心的图像对比信息（图1.28D）。CE-MRA还可用来进行多期容积采集，仅需注射一次对比剂就可形成全部周围血管图像（图1.28F）。

八、快速扫描技术

总的来说，MRI图像分辨力的主要局限性在于患者生理运动造成的图像模糊。为此，采集技术得到了改进，从而可在极短时间内采得MRI数据。一个常用的方法是减小RF激励的翻转角（小于常用的90°），由此减少弛豫恢复所需的时间。这样，恢复时间缩短，从而得以快速采集。小翻转角的概念见图1.29。如前所述，采集的信号通常为一个回波，除非回波不是由连续的180°RF脉冲产生，而是由梯度磁场反转产生。梯度回波（GRE）或称为场回波（FE）成像的脉冲序列见图1.30。GRE的成像原理为应用梯度场使不同位置的场强不同，从而使自旋质子失相位。通

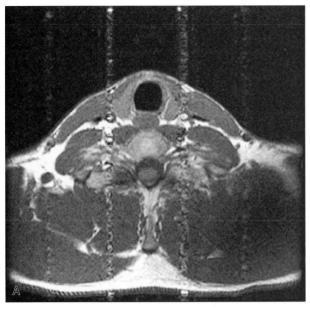

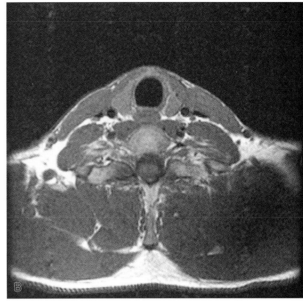

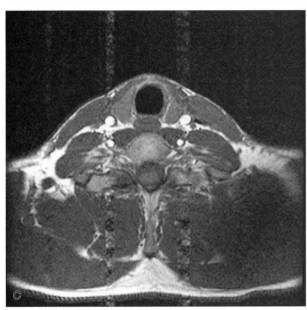

图1.25 流动伪影补偿。图A.无流动补偿；图B.使用空间预饱和进行补偿；图C.使用梯度瞬间无效补偿

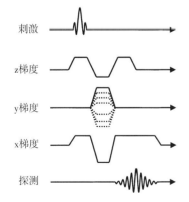

图1.26 梯度瞬间无效脉冲序列示意图。额外施加一个层面选择（z）和频率编码（x）梯度对流动进行补偿

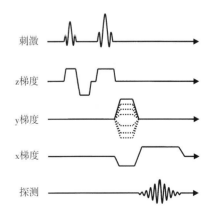

图1.27 空间预饱和脉冲序列示意图。应用额外的RF脉冲和z轴梯度来进行上下方向的预饱和

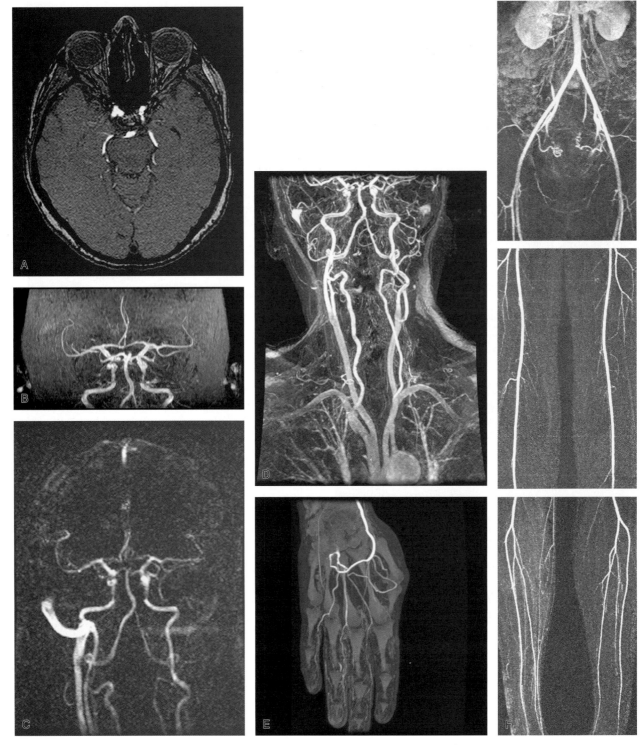

图1.28 MR血管造影。图A.TOF序列的原始图像;图B.由TOF原始图像进行最大强度投影(MIP)所得到的重建图像;图C.相位对比MRA;图D.对比增强MRA;图E.手部透视下对比增强MRA;图F.单次对比剂注射后多节段周围血管MRA

过翻转梯度方向(-G到+G),可以使开始失相位的自旋质子相位重聚(图1.31)。GRE成像中的对比加权相关因素列于表1.6中。

另一项技术是应用多自旋回波采集不同方位的图像,而不是产生多幅图像,以这种方法采集8个回波可使扫描时间减少8倍,但是层面选择和图像对比度问题也同样重要。总的来说,与标准采集方法即每个TR一次成像相比,其可在较短时间内获得有诊断价值的图像对比与分辨力。不同的快速扫描技术可见表1.5。平面回波快速成像技术(EPI)可在短至40ms内采集MR图像信息。虽然间隔采集的EPI版本可在标准成像硬件上使用,但是通常还是需要特殊硬件。

第一章 磁共振成像的基本原理和术语

这些技术应用多次激励或采集来获得图像。根据间隔次数与所需图像分辨力而不同，采集1幅图像所需的屏气时间为1～20s。

九、平行成像技术

被置于患者体表的接收线圈具有不均一的信号反应，见图1.32A。这一现象可被利用来减少图像采集时间或是增加图像分辨率。单一部位影像的信号由多个线圈分别测量。这一数据的丰度可被用于充填k空间，从而使完整的图像得以通过更少的相位编码步骤得以重建（最终扫描时间减少见图1.32B），或是增加标准数据的采集从而在不延长时间的情况下提高影像分辨率。

平行成像技术或许可在大量脉冲序列（没有增强影像修饰）中得以实现，并且非常具有实用价值，已有高SNR或是梯度磁场转换率限制采集速度。最为精髓的在于，平行成像技术的实现是通过减少沿着相位编码方向的FOV的一个（2、4或多个）因子实现的，因此会造成一些混淆的发生。混淆的图像是将来自一定排列（平行成像技术的要求之一）中多个线圈的"未打开"的影像作为图像重建过程的一部分。适合平行成像技术的应用包括血管成像（尤其是提供高SNR的增强剂注射）和3D成像技术。传统上会应用校正扫描来测量每个线圈的信号反应；这些数据对于精确的影像重建非常重要。校正扫描可能会包含于临床脉冲序列之中，或是在临床数据之外单独获得。在单独扫描时可能会因运动的存在而造成运动伪影，而如果同时扫描的话则可避免伪影所造成的影响。如果不考虑运动的问题，单独的校正扫描则可带来更高的影像质量。包含于临床脉冲序列中的校正扫描受限于扫描参数及临床序列的SNR。单独的校正扫描有不同的采集参数（如TE、TR）并可被比临床脉冲序列更高的SNR采得。在一些例子中平行成像技术可被用于减少其他伪影（如存在疑问的影像），这是通过更短的回波长度和更短的全程扫描时间实现的。关于平行扫描技术和应用的综述在Larkman和Nunes的文章中被讨论。

十、化学位移成像技术

"化学位移"现象的原理是自旋质子在相同场强下Larmor频率不同。作用于原子核的实际磁场取决于原子核所附着分子的分子构型，这又取决于原子核周围的电子构型。由于电子的屏障效应，电子构型导致了

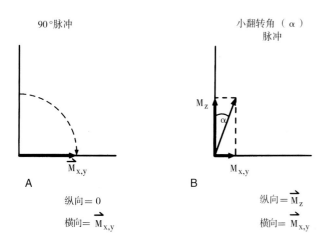

图1.29 有限翻转角的RF激励。图中反映了RF脉冲激励后纵向磁化的改变

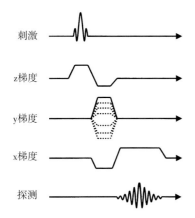

图1.30 梯度回返回波脉冲序列示意图。额外应用的频率编码梯度（x）导致相位重聚并因此产生回波

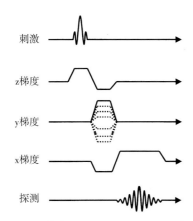

图1.31 梯度反转产生的回波。G_{X1}和G_{X3}参见图1.14

表1.6 梯度回波序列的对比依赖性（GRASS）

TR	TE	翻转角（α）	加权像
长（300 ms）	短（13 ms）	高（60°）	T_1
长（300 ms）	长（30 ms）	低（10°）	T_2^*
短（30 ms）	短	高（60°）	T_2^*
长（300 ms）	短	低（10°）	质子密度

原子核周围磁场的细微变化。所以，在恒定的外场强中，脂肪的进动频率与水不同（如1.5T时两者的差值约为220Hz）。因而，可以说"位移"是由于原子核所处的"化学"环境不同所导致的进动频率的差异。

化学位移可干扰影像的重建过程并引起影像的空间移位。图1.33A和B显示的是在圆柱形水模中一

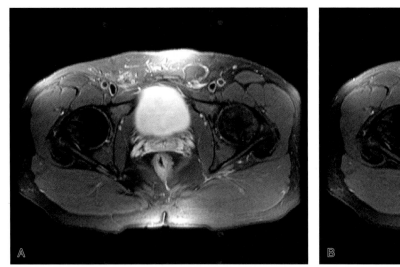
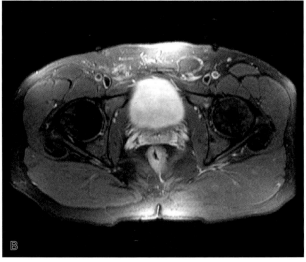

图1.32 MRI中的平行成像。图A.原始影像，图像采集时间为2：36；图B.平行成像技术采集所得图像，图像采集时间为1：28

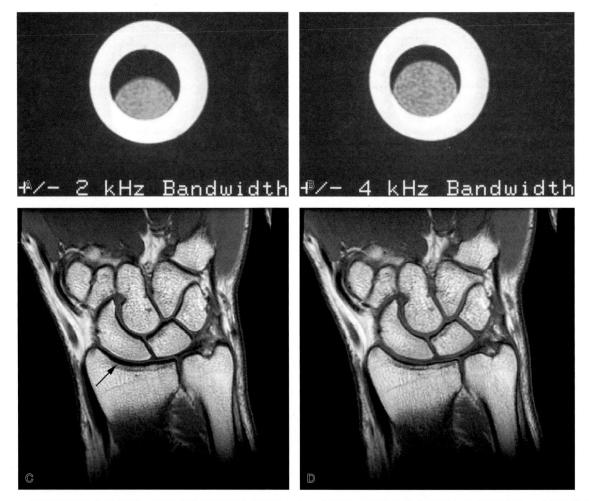

图1.33 MRI图像的化学位移。图像中的频率编码为垂直方向，应用较窄的接收带宽时影像移位更明显；以上图像的接收带宽分别为 ±2kHz（图A），±4kHz（图B），±10kHz（图C），±32kHz（图D）

瓶矿物油的冠状面影像。位于中心的矿物油沿频率编码方向发生了位移，位移量取决于化学位移（在1.5T时3.4ppm=220Hz）与采集接收带宽。接收带宽决定了沿频率编码轴影像视野的频率范围。当频率范围变窄即带宽变窄时，220Hz的化学位移将是一个较大的距离。比如，32kHz的采集带宽与频率编码分辨力为256时，图像中每个像素的频率范围为125Hz（32 000Hz/256像素）。在这幅图像中，由于化学位移而引起的位置变化是1.76像素（220Hz除以125Hz/像素）。带宽为4kHz时化学位移是14像素（220Hz/16Hz/像素），见表1.7。这一位移也可在图1.33C和D的对比中观察到，可以明显地观察到桡骨冠状位的增厚（图1.33C箭头）。

表1.7　频率编码为256、1.5T时伴随采集带宽的化学位移

接收带宽（kHz）	伴随220Hz化学位移的移位像素数目
±16（32）	1.76
±8（16）	3.50
±4（8）	7.00
±2（4）	14.00

化学位移现象可被用来获取水或脂肪信号被抑制的影像。这种技术由Dixon首先报道，所用的脉冲序列见图1.34或在特定TE值下获得的梯度回波影像。如图1.35所示，由于进动频率的差别，当两者一致（同相）或相反（反相）时可获得脂肪和水信号。这些影像的代数融合导致两者中的某一种信号被抑制，见图1.36。

也可用其他技术来抑制不需要的信号。如图1.37和图1.38所示，通过STIR脉冲序列可以完成脂肪抑制。应用短TI成像可使脂肪的净纵向磁化矢量达到最小。频谱预饱和（脂肪饱和）是在执行成像脉冲序列之前应用仅使脂肪的自旋质子饱和的RF脉冲来完成。第二种技术又称为"经典"脂肪抑制，通过激励水中的窄范围质子频率来实现。没有被激励的脂肪中质子不参与MR信号形成。这些脂肪抑制技术可减少影像中任何位点的脂肪信号，并且依赖于RF的一致性，例如在应用表面线圈时，可导致围绕表面线圈部位的脂肪抑制不均匀。

十一、磁共振成像伪影

MRI伪影有许多来源，但总体上讲，伪影主要来源于那些影响自旋质子频率与相位分布的因素。特定频率的信号强度对应于空间某一特定点的信息。因

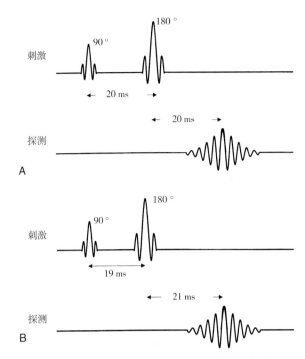

图1.34　化学位移成像的脉冲序列。图A.时间相等时获得自旋回波序列的同相位图像；图B.时间不等时获得自旋回波序列的反相位图像

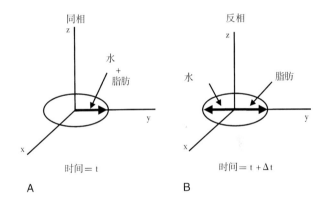

图1.35　水和脂肪的进动表现，水较脂肪进动快

此，在一特定频率上任何改变频率或增加信号的因素都可以导致沿频率编码方向信号的移位或强度增加。与此类似，扫描间期改变自旋进动相位的相对顺序将在相位编码方向上产生伪影。这些伪影来源广泛，如数据采集问题、电磁噪声、患者移动、磁场不均匀、磁敏感性、计算机功能故障和化学位移等。表1.8中列出了常见伪影及其对图像的影响，这些伪影的来源在本章末尾所列的一些参考文献中已有详细解释。其中几种MR伪影见图1.39。有必要认识到某些特定的伪影可能与一些特殊类型的成像过程有关（如自旋-回波成像与GRE成像）。

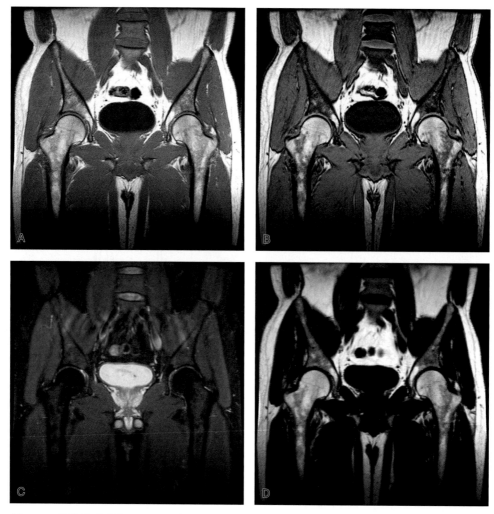

图1.36 化学位移成像。图A.同相位图像；图B.反相位图像；图C.水的图像；图D.脂肪图像

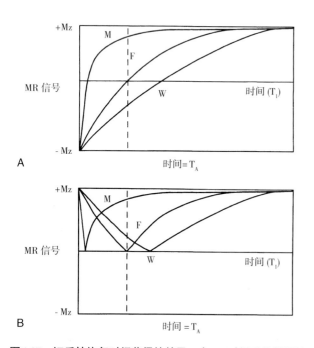

图1.37 短反转恢复时间获得的效果。在TA时间采集数据的累积，组织F的信号将是零，两种其他的具有长或短T_1时间的组织信号则被增强。图A.相位敏感重建；图B.量值重建

表1.8 MRI伪影

频率效应	相位效应
化学位移	卷积-周围/混淆
磁敏感性	Gibbs（伪影）
磁场不均匀性	移动

十二、RF线圈

总体来说，RF线圈选择应当考虑到所需要满足的临床问题的空间容量，理想的线圈表现（SNR），为了能够满足高分辨率图像的需求及图像的一致性（既要与线圈保持一致，又要完成进动运输），因此，如果RF线圈表面不一致，由于疾病所造成的组织强度的轻微差异将无法被发现。RF线圈容量（鸟笼或是Helmholtz设计）传统上是单通道接收器并能提供高SNR和图像一致性；需要注意的是被成像的物体必须置于容量线圈的中心。相位组线圈表面可以由许多接收通道构成，当将这些通道联合后最终可以提供更高的SNR，但通常会需要一定的图像强度校正来

提供均一的图像，否则信号会出现间隔。在临床应用中这一校正过程对于RF线圈的表现而言是至关重要的。

线圈选择的原则在于使用足够大到能够覆盖临床感兴趣区的最小线圈（即最高SNR）。如果使用了平行成像技术以减少采集时间，接着使用相位组接收线

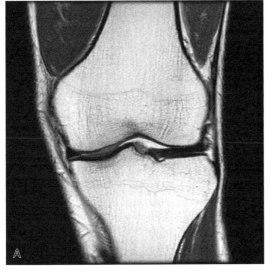

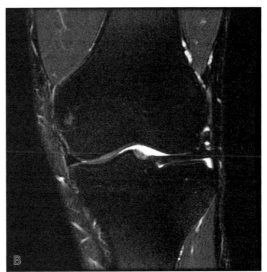

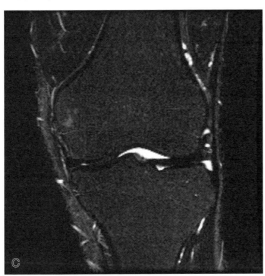

图1.38 脂肪抑制。图A.传统的FSE，无脂肪抑制；图B.通过STIR技术脂肪抑制；图C.通过脂肪饱和技术脂肪抑制

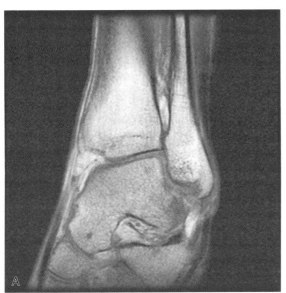

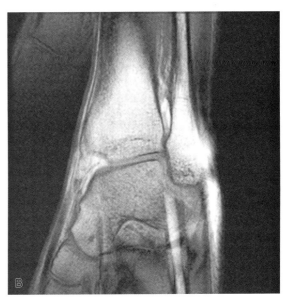

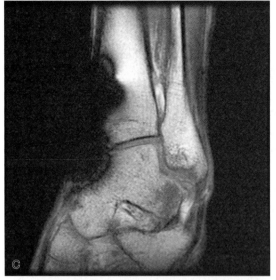
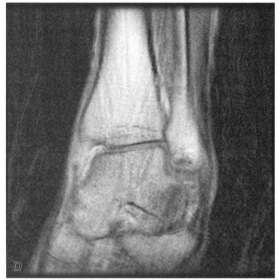
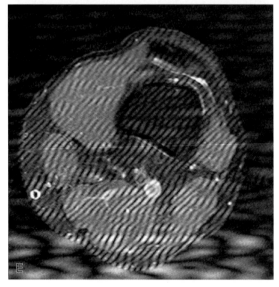

图1.39 MRI伪影。图A.自旋-回波序列，TR 300ms，TE 30ms，频率编码为上下方向（S-I）；图B.图像卷积，频率编码为右-左方向（R-L）；图C.金属伪影（为放在皮肤表面的回形针所致）；图D.患者运动伪影（采集过程中踝部缓慢活动形成的伪影）；图E.RF伪影（干扰来自附近的另一台MR扫描仪）

圈，图像均一性校正也必须采用。RF线圈相位组采用8、16或者更高的接收通道，这将会成为临床影像学中至关重要的因素，从而提供高SNR以支持高分辨率图像并减少时间平行影像技术的应用。

十三、接收线圈强度/均匀性校正

正如之前的平行成像技术部分中所述，接收线圈（包含多种线圈矢量）在线圈附近有最强信号，随着距离增加信号衰减。这一现象在单独的表面线圈与线圈组中都很明显，见图1.40A。表面的高信号是由线圈位置和几何形状所导致的直接伪影。可以通过算法和技术的应用来校正图像中这些高亮部分附近的线圈。图像的均一性校正见图1.40B，在保证图像分辨率以显示潜在的解剖学结构的同时，也能够通过与原始采集数据对比保持图像的对比度权重。

十四、3T和1.5T采集

3T和1.5T采集在信-噪比（SNR）和基于T_1延长在更高场强下的强化存在一定差异。3T场强下会表现出高SNR，并可以表现为更高的图像质量，更高的图像分辨率和通过平行成像方式所得到的更为快速的采集。有时高分辨率和快速采集可被联合应用于减少伪影，如发现周围有金属物品时。这也会造成更高的费用成本，3T场强的成型工艺更为复杂，在更高的共振频率下RF线圈的表现更为困难，RF吸收（SAR）更高并且可以限制获得的层面数，T_1延迟改变了图像的对比度，精度和B_0效应，在3T场强下上述表现更为突出，并且3T场强下也可把其他一些易损因素加重。不仅如此，3T成像设备费用更高，从而造成所得图像的花费及价格的提高。综上所述，高场强更带来额外的图像质量，同时也需选择合适的图像采集工具。

T_2加权的1.5T STIR见像如图1.41A，脂肪饱和下的3T快速自旋-回波图像见图1.41B，图中列出了一个采集设备和SNR效果的极端例子。3T场强下脂肪饱和的自旋-回波设备在图像上表现为高SNR，高分辨率，高均一性和低伪影。STIR图像也是如此，但是SNR及分辨率较低，伪影较高。

图1.42A中的手指影像是在1.5T场强下采集所得，与图1.42B中的3T场强采集相对比。3T图像显示出了更高的空间分辨率和SNR，并且得到了更佳的图像质量。更高的流动强度和钆对比在3T场强图像中更为明显。

Anderson等进行了腕部的3T和1.5T图像质量对比，结果显示在三角形的纤维软骨部位，相比于1.5T场强下的图像，3T场强下的图像显示出了更高的敏感度、特异度和精度。这些发现印证了3T场强下更高的SNR。不仅SNR，1.5T场强需要4倍的采集时间以获取相同的图像质量改进。这一SNR改进可以通过更短的扫描时间和更少的患者运动伪影带来扫描效率的改进，另外，也可采用一些其他的技术来获得更高的SNR，如高带宽和平行影像技术。

从1.5T到3T图像将会造成的成像过程改变可能包括以下几种：TR改变从而解释T_1延长，更高的图像分辨率（薄层、FOV降低、宽矩阵），更高的采集带宽，更好地使用平行影像技术，采集层数的减少，从而解释增加的SAR。

T_2加权的1.5T膝关节图像如图1.43A所示，脂肪饱和的快速自旋回波3T图像（图1.43B）显示了另一个采集设备及SNR的例子。本例中3T方法显示了更

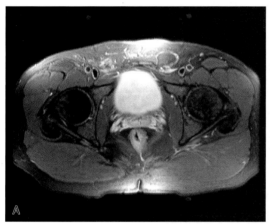
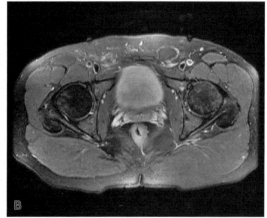

图1.40 接收线圈的强度-均一性校正。图A.未经校正的原始图像；图B.校正后的影像。两幅图像的窗宽窗位一致

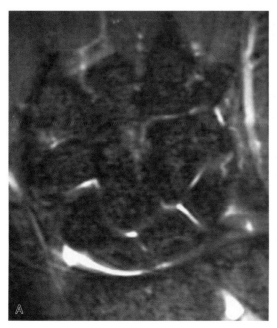
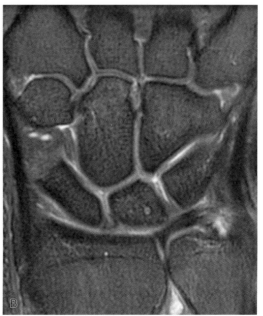

图1.41 腕部图像因场强不同所造成的图像质量差异。图A.T_2加权的1.5T场强下的STIR；图B.3T场强下的脂肪饱和快速自旋回波

高的图像分辨率和更强的对比度。

T_1加权的1.5T手部图像如图1.44A所示,图1.44B中的3T场强下的图像显示了更高的图像分辨率,并且通过采集流程的改进得到了更好的对比度。更宽的影像矩阵,TR从500ms延长至900ms,采集带宽增加从而获取3T图像。

伪影是必须考虑在内的因素,在3T场强所带来更高SNR的同时,更高的采集带宽能够使伪影最小化。图1.45中的T_2加权影像显示了3T场强下高带宽影像被用于降低Herbert旋转后的伪影(图1.45A),提高的SNR被用于支持患者侧低B_0层的图像(图1.45B),图1.45C中为1.5T场强下的情况。上述两个例子中,3T场强均显示了最小的伪影。

总而言之,在采集流程得到修正,从而更好应对相关技术挑战的前提下,3T场强采集能够改进图像质量。RF强度增加,成像线圈性能,薄层或是RF不均一性所造成的图像阴影等,都代表了与更高场强相关的重要的管理挑战。

十五、磁共振成像应用

生物学效应

与MRI生物学效应相关的因素主要有以下三个:强静磁场(B_0)、随时间变化的磁场(梯度)和射频(RF)激励磁场。

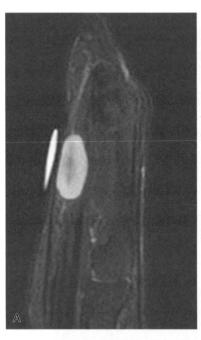
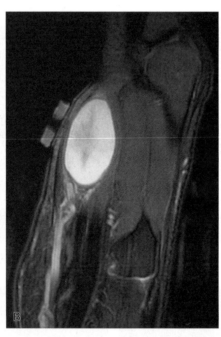

图1.42 在手指图像上场强对于图像质量的影响。图A.1.5T采集场强;图B.3T采集场强

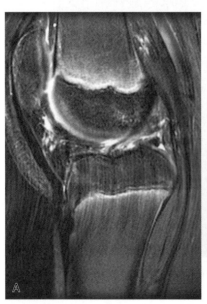
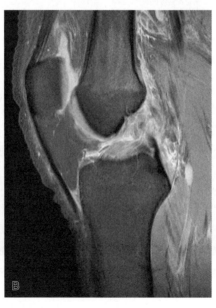

图1.43 膝关节不同场强对图像质量的影响。图A.T_2加权的1.5T场强图像;图B.脂肪饱和的快速自旋回波的3T场强图像

第一章 磁共振成像的基本原理和术语

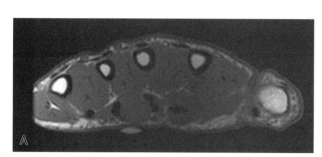
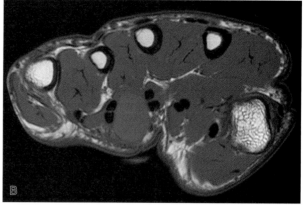

图1.44 手部场强对图像质量的影响。图A.T_1加权的1.5T场强图像；图B.T_1加权的3T场强图像

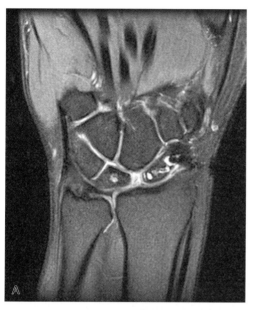
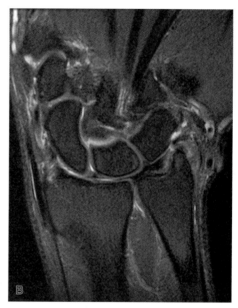

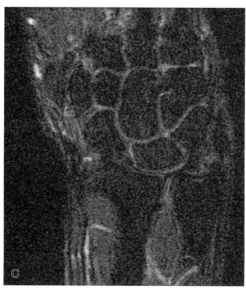

图1.45 腕部场强对图像质量的影响。图A.T_2加权伴Herbert旋转的3T场强；图B.患侧T_2加权的3T场强；图C.患侧T_2加权的1.5T场强

第一个方面是有关强静磁场（B_0）的作用。关于磁场的基本理论概念主要涉及B_0对易于被化学键结合或生物化学反应的分子内质子和电子的影响。对细胞、组织和生物体进行的在体和离体实验研究后发现：常用MRI场强未发生破坏性生物学效应。目前，8T场强作为可接受上限，尚无明显的破坏性生物学效应被报道。

第二个关注焦点在于时间依赖性的磁场（梯度

场)的作用。磁场的变化可在生物组织内产生电流，受影响的主要是心脏和神经系统。此外，一定的梯度磁场也可以刺激视网膜。这种诱导依赖于磁场变化速率（dB/dt）和负荷周期（脉冲宽度与脉冲间隔延迟的关系）。系统研究发现，产生这些生物效应的域值都很高，通常MRI梯度磁场小于400T/s，不会发生生物刺激作用。梯度磁场对周围神经的刺激会产生感觉异常而不是破坏性生物效应，故可以把有无感觉异常作为操作时安全水平的衡量指标。因此，临床上dB/dt的改变只要不引起患者不适或疼痛都是允许的。

EPI和快速自旋回波均为很有发展前景的成像技术，但两者均有较高的dB/dt值，多超过40T/s，其对人体的影响是目前的研究热点。

第三个关注焦点在于与RF激励相关的生物学效应。这一领域长期以来都是科学研究的主题。其主要的生物学效应是受RF脉冲激励后原子与分子振动产热。产热量取决于以下几个因素：RF频率、RF能量吸收和人体的热调节机制。

特定吸收率（SAR）是RF吸收的量化指标，SAR使用每单位质量的瓦特值来描述能量积聚。吸收量的大小主要取决于人体的导电性、人体密度和RF激励的电场强度。SAR与RF脉冲的强度、带宽、脉冲间隔及患者的吸收特性有关。目前使用的多数MRI系统需要输入患者体重并计算某一脉冲序列的SAR，这种计算常导致对RF脉冲产热的过高估值，因为许多目前的计算模式并未包括健康人体体温调节机制的效率。尽管RF脉冲产热可能导致患者体温升高，但对那些心血管和体温调节系统正常的患者并无损害。所以，RF脉冲产热并不是临床常规MRI检查的限制条件。

美国食品药品管理局（FDA）已经针对关于MR静磁场、随时间变化梯度磁场和RF磁场场强中尚未明确的危险因素制定了相关指南，现有指南已列于表1.9中。目前，所有临床所使用的MRI系统及操作都是在这些指南范围内的。

表1.9　美国食品药品管理局规定的安全参数标准

静磁场（B_0）	≤8T
特异吸收率（SRA）	a.≤4W/（kg·15min）（全身） b.≤3W/（kg·10min）（头） c.8W/（kg·5min）（头或躯干）或12W/（kg·5min）（四肢）
梯度磁场变化（dB/dt）	在严重不适或引起疼痛的神经刺激阈值以下
听觉噪声	≤140dB（声压的非加权峰值水平）或99dB〔听觉保护的A-加权平方根（r.m.s.）声压水平〕

十六、安全性

MRI的工作环境要求与其他成像方法不同。下面讨论接受MRI检查的患者和在MRI环境中工作人员的安全问题。通过严格操作规程和对工作人员的不断培训可以把风险降到最低。应常规设置医疗急救和防火安全措施。MRI环境中使用的安全措施对扫描室中的每个人都能进行保护。对MRI室安全负责人进行培训和指导显得十分重要。

目前正在研究钆增强剂对造成身体虚弱或是神经系统纤维化（NSF）的作用。该疾病由Cowper在2000年提出，然而，这一疾病的确切病因目前尚未明确。主要的危险因素包括肾功能不全，通过GFR测定可以获悉。在对肝肾功能不全患者进行造影剂注射的问题上有关机构应当有明确的流程及安排。增强磁共振所用的几种钆对比剂中，其中之一明确的，钆（Omniscan），已有一些与之相关的NSF不良反应报道，因而引起了重视。一个可能的发病机制是钆离子从配体外解离。

下面是患者进入MRI室之前有关其安全性的重要问题。

在进入MRI室之前，确认可疑装置的安全性很重要。装有心脏起搏器的患者不能进入MRI室；体内有各种类型动脉瘤夹与导管的患者也不能进入MRI室；强磁场有可能破坏有磁性牙托的义齿。在行MRI检查之前，应向患者交代MRI检查有关的禁忌证。

进入扫描间的所有仪器必须证明对MRI是安全的，甚至那些经常移入移出扫描间的设备也必须检查。

确认与患者监护有关的导管和导线在扫描室内是安全的，尤其在使用表面线圈或心电门控时更为重要。

心电图导线应尽可能低于磁体中心，不要让导线碰到磁体的内壁。

如果允许，尽量让患者远离导线与磁体内壁。一般来说，MRI技师在摆放患者时应该把临床兴趣区放在中央。

由于静磁场与RF磁场的存在，在MRI设备内及其周围应用特殊的装置或设备前，必须确认是否在MRI机内适用。

患者在接受钆对比剂注射前应明确筛查与NSF相关的危险因素。注射前需对需要注射的对比剂类型及浓度再次核实。

下面是工作人员的安全问题，当进入MRI室或在其内工作时应记住以下几点。

磁场是持续存在的，任何铁磁性物质都可能成为投射物，有造成伤害的可能。

带有心脏起搏器者不能进入MRI扫描室。MRI技师也必须知道动脉瘤夹、导管、人工耳蜗、血管滤器、磁性托架的义齿不能进入MRI室。

进入扫描室时，应掏空口袋，以尽可能减少投射物的可能。

再次强调，任何进入扫描室的设备必须证明对MRI是安全的。即使是经常移入或移出扫描室的设备也应进行仔细检查。例如，你可能预料不到有谁在MRI安全设备上放了一把剪刀，那可能会引起严重后果。

到目前为止，尚未发现在临床MRI环境中对人体的有害作用。MRI最大的危险是意外进入扫描间的金属物体被吸向磁体。MR扫描时的噪声仍是一个未解决的问题，可建议使用耳塞或采取其他保护听力的措施。MRI使用的RF场可以使患者轻微发热，不过，FDA制定了患者被允许暴露于RF磁场的最大限度。位于磁体孔径以外的RF强度，在3ft（1ft=0.3m）外时应衰减至1/1 000 000，持续暴露于磁体外3ft处的RF场中100年，应相当于在磁体中1h。在行临床MRI检查时，工作人员不会因暴露于RF场中而引起体温升高。

十七、操作方面

与其他成像系统一样，MRI系统的详细操作过程在很大程度上与各放射科和使用单位的操作要求有关。但可制订一些适用于各种检查的通用MRI运行参数。

MRI的安全问题比其他成像系统更为重要。1～4T的强大磁场足以将轮椅吸起并吸向磁体。所以，应限制铁磁性物体进入MRI室，并有专人管理。许多工具也应限制进入MRI室，如维修人员、急救人员甚至消防人员的工具也禁止进入MRI室。起搏器在≥5G时会改变起搏模式，应禁止进入场强＞5G的范围。在金属物体进入MRI室之前，应该用一个强的小磁体对其检测，以明确它是否含有铁磁性物质。特别是当设备可能被带出MRI室外进行维修或调试时，这一点更为重要。

在设计与安装MR系统时，有许多关于患者与工作人员安全方面的问题需要讨论和解决。某些安装有医学生物移植物的患者禁止进行MRI检查。可使用仪器来检测现存的哪种装置在MRI检查时受限，如果存在该装置，必须立即禁止进行MRI检查。

急救操作的目的必须明确，因急救复苏小组进入MRI室可能对患者和工作人员造成严重伤害。为了患者的舒适和确保患者的安全，提供视、听监控显得十分重要。扫描危重患者时，必须有呼吸和心脏监控。

把所有报警系统（扫描间氧气、患者氧气、计算机房温度、制冷剂存储、烟雾检测、氦释放等）安装在一个控制板上对工作人员来说十分必要，这有利于技师准确迅速地找到报警的来源。许多单位给MRI室的门上锁，只有授权的工作人员（通常是MRI操作技师）可拿到钥匙。安装报警设备，如电视或远红外线监控系统来提醒MRI技师有人接近MRI室的门也有必要。

提倡购买安全的MRI用冷却气体，当出现意外的失超事件时，氦气会被释放到MRI室，此时要保证在任何位置都可呼吸到安全的气体。这种情况发生的可能性很低，但是具有灾难性的后果。若无安全的呼吸气体，冲进MRI室帮助患者的技师在将患者推出房间之前即很可能死于窒息。

对于那些刚刚应用MRI的单位，在常规操作MRI系统之前，首先要让放射科工作人员、监管人员、工程师、保安人员、管理人员和消防人员接受足够的常规安全操作训练。

从操作意义上讲，最重要的是MRI脉冲序列的安装与选用，以便使MRI的诊断能力得到优化。由于有许多扫描序列与参数，扫描时要依据患者的具体情况，选择合适的脉冲序列和扫描时间。

十八、场所要求

在医院中，MRI设备的安装要求与其他成像设备明显不同。目前，许多MRI设备使用的是超导磁体，场强在0.2～4T。依据其设计，这些设备运行时需要有RF屏蔽与磁场屏蔽。RF屏蔽是用来减少环境中RF辐射的干扰，只保留MRI设备产生的RF脉冲。

磁场屏蔽的目的有两个：主要目的是遮挡周围环境，使MRI机周围的各种电器设备不致于影响强磁场；另一目的是维持一个很高程度的磁场均匀性。由于进动频率与磁场强度相关，均匀的激励需要均匀的场强。磁体附近大块铁金属将使磁场发生变化。环境中金属的这种作用可通过匀场来解决，在磁体中放置数块金属（被动匀场）或应用额外的匀场线圈产生小磁场来增加或减少磁场的场强，从而产生均匀的磁场（主动匀场）。所以，影响磁场均匀度的主要问题并不是大的静止的金属物体，而是移动的金属物体，如运行中的电梯或交通车辆。

磁体设计的新技术进展已可提供许多具有不同场

强、尺寸和磁屏蔽的磁体。新的磁体设计包括"主动"磁屏蔽，其可减少磁"印记"。这项技术应用额外的线圈来抵消外来的边缘磁场。使用这种方法尚需要磁体外金属屏蔽。要认真考虑磁体的边缘磁场和邻近区域要安装的设备来决定房间磁体屏蔽的必要性。场地的震动性分析也很重要，要符合MRI设备这方面的最低要求。在选址过程中一定要进行实地测量，确定与建筑、交通车辆、空气处理设备及其他可能影响MRI设备安置稳定性因素有关的震动水平。

目前，RF与磁场屏蔽并不是确定MRI场地的障碍。设备供应商通常会提供设计和安装合适屏蔽所必需的详细计划。

对于超导磁体系统，必须提供设施来允许磁体在失去超导状态（失超）时释放大量氦气。而且，必须有存放冷却剂的合适设备。

重要的一点是应该考虑到MRI场地周围的医用气体（氧气、空气、吸入气）的运输，同时设计一个靠近MRI装置的指定区域。场强>25G时心脏除颤器通常不能工作。紧急情况时需要额外的照明、电源和空间。电源置于墙壁内引入MRI室。

十九、总结

磁共振成像是一项利用静磁场、梯度磁场与RF磁场对人体内部结构成像的技术。这项技术的基本原理在于把患者置于强磁场中，用射频脉冲激励原子核，当原子核恢复到激励前状态时检测其发出的无线电波。这项技术应用非电离辐射来激发和检测信号，由于弛豫时间不同可获得最佳的组织对比。MRI属无创性检查，是目前所有医学成像技术中优选的检查方法，而且目前尚无不良生物效应的报道。MRI系统的安装、操作与传统的成像系统明显不同，在筹划时需要更高的要求及更多关注。

二十、附录

摘自参考文献6美国放射学院的MRI术语解释。

1.卷积　任何信号成分以高于Nyquist的频率极限采样时，将会在频谱中"折叠"，所以看起来像是位于较低频率，这种采集的结果即卷积。在傅里叶变换中，这可使重建区域边缘之外物体的部分影像卷褶到相反的方向。

2.伪影　成像过程中图像上产生的假影。由于噪声所造成的信号强度的随机波动与伪影不是一个概念。

3.衰减　能量的减低，如由于通过介质或电子元件所造成的衰减。电子系统的衰减通常用分贝（dB）来表示。

4.B_0　为MR系统中静磁场的传统表示符号（单位Tesla）。

5.B_1　为MR系统中射频磁场的传统标记符号。由两个相反的旋转矢量组成，通常是在垂直于B_0的平面。在Larmor频率时，与进动自旋质子相同方向旋转的矢量将与自旋质子发生强烈的相互作用。

6.带宽　描述频率范围的常用术语。

7.化学位移　结合于分子不同位置的原子核，由于电子轨道磁屏蔽效应而产生的Larmor频率差异，即为化学位移。化学位移使得在高分辨NMR波谱内区分不同的分子组成和区分原子核在分子内的不同位置成为可能。位移的量与磁场强度成正比，通常用相对于标准的百万分之一（ppm）共振频率来表明某一物质的共振频率。对于给定的频谱线的实际频率取决于环境因素，如由于磁敏感性改变对局部磁场强度造成的影响。

8.化学位移成像　是一种可提供单一谱线或一组谱线限定范围内的化学位移局部信号强度分布图的磁共振成像技术。

9.化学位移空间抵消　为沿频率编码梯度方向不同化学位移区域明显空间抵消的影像伪影（图1.32）。

10.一致性　在旋转或摆动的物体或波之间保持稳定的相位关系。自旋质子失去相位一致性会导致横向磁化减小，从而MR信号减小。

11.对比-增强血管成像（CE-MRA）　一种显示血管结构的技术，将具有缩短T_1值的顺磁性对比剂注入血管，使用快速T_1WI脉冲序列扫描来增强血液信号。对比剂团注必须准确计时，以便对比剂的高峰浓度在k空间的中心采集时通过兴趣区的血管结构。

12.平面回波成像　用一特定的激励脉冲获得一个完整的平面影像的MR成像技术。在x轴梯度磁场保持不变的情况下，周期性地切换y轴梯度磁场时可检测到的NMR自由感应衰减信号。通过对所得到的自旋回波链进行傅里叶变换就可以得到激励平面的影像。

13.翻转角　由RF脉冲产生的相对于静磁场方向的宏观磁化矢量的旋转量。

14.流动相关增强　在应用某些MRI技术时，自成像层面之外流入的非饱和自旋质子使流动的血液或其他液体的信号增强。

15.傅里叶变换成像　该技术至少在一个方向应用可变的梯度脉冲进行相位编码，该梯度脉冲在沿着MRI信号读出之前与之垂直的另一个方向施加。然后,从已经编码的MR信号经傅里叶变换重建影像。这种成像技术中的一种方法是自旋卷积成像。通常应用的技术是二维傅里叶变换（2DFT）成像。

16.**自由感应衰减（FID）** 如果自旋质子产生了横向磁化矢量,比如通过90°脉冲,MR信号一过性地以特征性时间常量T_2（或T_2^*）向零衰减,这种衰减就是FID。事实上,由于强大的RF激励对接收器电子的残存效应及接收器无效时间的存在,使得FID的第一部分不能被检测到。

17.**频率编码** 为在某一磁场梯度方向上沿检测的信号方向对MR信号来源进行的编码。使得沿磁场梯度方向有一个相应的共振频率梯度。在不存在其他位置的编码时,所获得信号的傅里叶变换是有关物体投射的信息。

18.**高斯** 为厘米－克－秒（cgs）计量体系中磁流的密度单位即静磁场强度的单位。根据位置的不同,地球的磁场为0.5～1G。目前常用磁场强度单位是Tesla（T）（1T=10 000G）。

19.**梯度回波** 为了去除由于梯度积累而产生的位置依赖性的相位移动,在重聚RF脉冲之前、后,通过转换梯度磁场的方向或通过施加梯度磁场的平衡脉冲来产生的自旋回波。在后一种情况中,梯度回波通常调整到与RF SE一致。

20.**梯度磁场** 是在指定方向上改变强度的磁场。MRI中共同使用梯度磁场和选择性激励来选择成像区域,并用来编码从被成像物体接收到的MR信号的位置。测量单位是特斯拉/米（T/m）。

21.**旋磁比** 是某一粒子磁矩与角动量的比值。对于某一特定原子核来说是一常数。

22.**影像采集时间** 仅指数据采集时进行MR成像所需要的时间。总的影像采集时间是重复时间（TR）、激励次数和相位编码数目三者的总和。此外,影像重建时间对于成像速度也很重要。在比较连续层面成像与容积成像这两种技术时,应当考虑每一层的当量影像采集时间及实际的影像采集时间。

23.**脉冲间隔时间** 指在脉冲序列中两个连续的射频脉冲之间的时间。特别重要的是,在反转恢复（IR）序列中的反转时间（TI）以及产生自旋回波时90°脉冲与随后的180°脉冲之间的时间,后者大约是自旋回波时间（TE）的一半。重复脉冲序列之间的时间称为脉冲重复时间（TR）。

24.**反转恢复（IR）** 在脉冲序列开始时翻转原子核磁化的MRI脉冲序列。不同结构成像中产生的自旋质子的部分T_1弛豫可以用于形成显著依赖于T_1的影像。由于各种结构的T_1弛豫时间不同,其表现就不同。需要指出的是,这是通过T_1弛豫加权获得的影像,而不是直接产生的T_1影像。可以通过计算某一区域施加反转脉冲和未施加反转脉冲信号的变化,或施加具有不同TI值的反转脉冲时信号的变化来计算该区域的T_1值。

25.**k空间** 由数字化的MR信号所构成。k空间中数据点代表了成像物体中不同的空间频率,并通过傅里叶变换重建形成临床影像。

26.**纵向磁化（M_Z）** 为沿静磁场方向的宏观磁化矢量。被RF脉冲激励后,M_Z将接近它的初始值M_0,并具有特征性的时间常数T_1。

27.**纵向弛豫** 为激励后纵向磁化恢复到平衡值的过程,自旋原子核与周围晶格之间能量交换需要的时间。恢复的速率用特性化的T_1时间表示。

28.**宏观磁化矢量** 某样本在一个特定区域单位体积内的净磁化矢量,是所有单个微观原子核磁化量的集合。

29.**磁场梯度** 为在指定方向上改变强度的磁场。在MRI中通过选择激励来选择成像区域,也用来编码从成像物体接收到的NMR信号的位置。梯度强度用毫特斯拉/米（mT/m）或高斯/厘米（G/cm）来表示。

30.**磁共振（MR）** 在静磁场中通过合适的RF磁场激励后,原子核或电子吸收/发散电磁能所引起的共振现象。共振频率的峰值与磁场强度成正比,可用Larmor方程计算得到。

31.**磁化率（magnetic susceptibility）** 为物体磁化能力的一个概念。各种组织间磁化率不同可导致激励和所获得的信号不同。

32.**最大强度投影** 用来把横断面的原始血管影像重建为可见的血管结构的技术。这种技术将每排中最亮的像素投影在垂直于视角的平面上。可多角度重建,以便更好地观察血管。

33.**相位** 在周期性运行中（如旋转或正弦曲线样运动）,相对于圆周某一特定部位的位置。

34.**相位对比血管成像** 在施加双极梯度时,通过相位累积的不同来区分流动血液中运动的自旋质子与周围静止组织的MR血管成像技术。

35.**相位编码** 沿信号采集前的方向施加一个梯度磁场,沿具有不同相位的空间方向来编码MR信号来源的分布。总的来说,需要采集一组具有适当的不同相位编码梯度脉冲的信号,以沿编码方向重建信号来源的分布。

36.**进动** 自旋质子相对较慢地绕轴旋转,从而形成一个圆锥形的运动轨迹;该旋转通过施加力矩造成旋转轴的方向改变来完成,并持续呈直角指向力矩的平面。自旋核的磁动量将经历这样一个力矩：即当以一定角度与磁场方向倾斜时，就会导致以Larmor频率进动。一个熟悉的例子就是重力对陀螺旋转运动的作用。

37.脉冲序列　产生NMR影像的RF［和（或）梯度］磁场脉冲的时间排序。用来产生特定影像脉冲间隔时间的缩写有TR（脉冲重复时间）、TE（回波时间）和TI（反转时间），单位为毫秒（ms）。例如：2500/30/1000表示IR脉冲序列，TR、TE和TI分别为2500ms、30ms和1000ms。如果使用多个自旋回波，如应用Carr-Purcell-Meiboom-Gill序列，则使用的回波数应当标出。

38.复相梯度　在一个选择性激励脉冲之后所应用的短暂的梯度磁场，梯度的反相偏转用于选择性激励。梯度反转的结果是自旋质子的复相（这些自旋质子已在沿着选择性梯度的方向相互之间失相），在选择性激励过程之后形成一个梯度回波，改善了成像的敏感性。

39.共振　应用等于或接近某机械或电子系统固有频率的脉冲进行相对短周期的激励，在机械或电子系统内引起的大幅度振动。在NMR装置中，共振指NMR本身或RF调频脉冲。

40.饱和恢复（SR）　一种特殊类型的部分饱和脉冲序列，即预先施加脉冲使自旋质子处于饱和状态，这样在下一个脉冲时间自旋质子已从初始的无磁化状态恢复。

41.空间频率　物体或信号在一定距离内发生的速率。例如：分辨力测试模式可包括发生在空间频率为10线/厘米处的若干线（物体）。在MRI中，被投照物体的低空间频率靠近k空间的中心成像，提供的是有关影像对比的信息。高空间频率靠近于k空间的周边成像，提供影像锐度的信息。

42.自旋　基本微粒或微粒系统（如原子核）内在的角动量，即是说也对磁动量或微粒或原子核的进动（如自旋）有影响。原子核的自旋具有特征性的常数。成对的质子或中子的匹配使相互间的自旋抵消，所以，具有奇数的质子或中子的原子核有不等于零的旋转向量，特点是整数或半整数量的"核自旋数目"。

43.自旋回波（SE）　自由感应衰减表面上已消失后，NMR信号的重现，是应用特定的RF脉冲序列如小于或等于T_2时间的Carr-Purcell序列（RF SE）或成对的磁场梯度脉冲（梯度回波），从而有效地反转自旋质子失相（复相）的结果。与RF自旋回波不同，由于化学位移或磁场的不均匀性，梯度回波不会使相位的差别重聚。

44.自旋回波（SE）成像　应用自旋回波而不是自由感应衰减的MRI成像技术。如果TE值等于或大于某些细微结构的T_2时，可以产生强烈的依赖T_2的影像。需要指出，自旋回波成像不直接产生T_2分布的影像。自旋回波可以由多个回波链产生，比如Carr-Purcell-Meiboom-Gill脉冲序列。

45.T_1值　又称自旋-晶格或纵向弛豫时间。与自旋质子沿静磁场方向排列有关的特征性时间常数。在z轴方向从零磁化开始，在T_1时间内质子磁化将增大到其最大值的63%。

46.T_2值　又称自旋-自旋或横向弛豫时间。为自旋质子相互作用产生的与静磁场成一定角度的自旋质子失相的特征性时间常数。沿x-y平面以非零磁化值开始，在T_2时间内，其x-y平面磁化衰减，丧失其初始值的63%。

47.T_2^*值（T-two-star）　由于质子自旋方向和静磁场成一定角度导致的相位一致性丧失而观察到的自由感应衰减的时间常数，通常是磁场不均匀性和自旋-自旋（T_2）弛豫共同作用的结果。这可导致横向磁化和NMR信号的快速消失。

48.TE　回波时间。是RF脉冲与用来产生回波的读出梯度的中心之间的时间。

49.Tesla（特斯拉T）　磁场强度通用单位。1特斯拉=10 000高斯。

50.TI　反转时间。反转（180°）RF脉冲的中间与随后用来检测纵向磁化量的激励（90°）脉冲之间的时间。

51.时飞法（TOF）血管成像　利用流动血液中运动的未经RF脉冲激励的自旋质子成像，其较周围组织中静止接收RF脉冲激励的自旋质子信号高。

52.TR　脉冲重复时间，两个相同的相继脉冲序列之间的时间。

（张欣韵　王　阳　沈晨天　李海庆　罗全勇　译）

参考文献

（图1.1；图1.2）摘自：Fullerton GD. Basic concepts for nuclear magnetic resonance imaging. Magn Reson Imaging, 1982, 1: 39-55

（表1.4）摘自：Acronyms common to MRI. J Magn Reson Imaging. 1992; September/October: 2（S）SMRI MR research guide 1992-1993 edition

第二章

MRI图像的解读

Mark S. Collins · Richard L. Ehman

本章提要

- 一、基本影像学解读
- 二、组织特征化
- 三、组织弛豫时间的意义
- 四、肌肉骨骼组织的弛豫时间
- 五、病理对组织弛豫时间的影响
  - （一）炎症
  - （二）肿瘤
  - （三）纤维化
  - （四）脂肪浸润
  - （五）血肿
- 六、影响组织弛豫时间的其他因素
- 七、弛豫时间及脉冲序列参数对MRI图像对比度的影响
- 八、T_1及T_2加权序列
- 九、梯度回波序列中的MRI图像对比
- 十、MRI成像技术的选择方法
- 十一、其他MRI序列的图像对比
- 十二、其他技术
- 十三、血管结构的MRI表现

MRI是放射科医师与临床医师所使用的能够为肌肉骨骼病理提供准确诊断的常用有效诊断工具。相较于传统的X线平片、核医学检查、CT和超声，MRI为临床鉴别诊断提供了最佳的敏感度与特异度，包括了一系列的骨、软骨和软组织病理。肌肉骨骼系统成像的目标在于，提供足够清晰的空间分辨率，并保持最大信-噪比，从而评估复杂的软组织解剖。最为重要的是，最终目的在于能够在正常结构的背景下显示足够清晰的病变组织图像，从而有助于提高诊断信心。这需要通过调整成像序列从而达到最佳的临床诊断评估，有时或许会需要静脉内或关节腔内注射钆对比剂。

本章对可用于明确影像学诊断的技术做一概述。这些技术考虑到了正常与病理肌肉骨骼组织的固有磁共振组织特点。这些物理特性可以通过调整MR参数来突出表现，通过将多模态的MR序列最佳组合显示清晰的病理过程。对于有经验的肌肉骨骼系统影像从业者而言，在实际应用时会因不同的磁场，线圈和独特的序列设计而有自己的个人偏好。但无论如何，最终目标都是一致的：采用更佳的成像技术，通过合理的解读，得到最为准确的诊断。

一、基本影像学解读

MR图像的解读首先要区分正常结构与病变组织。肌肉骨骼系统病变在MRI上表现为形态异常、信号异常或者是两者兼有。图2.1A为膝关节前交叉韧带的急性损伤，表现为形态异常（纤维不连续或模糊，韧带松弛及肿块样改变）及信号异常（由于关节腔内出血或水肿所致）可以看出。图2.1B为韧带的慢性撕裂伤，表现为形态异常（韧带变薄或松弛），而信号正常。图2.2显示了冈上肌肌腱内部撕裂伴局部增厚，伴异常信号，但是大体形态学基本正常。

大部分不含脂肪的实性软组织肿块具有非特异性MR特征，从而无法得出组织特异性诊断。不过，有时通过对形态学及软组织肿块内部信号特征的仔细评估可以在组织活检前得到一个较为明确的诊断。图2.3为两例外周神经鞘瘤，其特征为贯穿神经走行呈纺锤形。图2.4为一例软组织肉瘤，以其内的信号特征可做出准确诊断。图2.5为一个良性弹力纤维瘤的典型MR表现，其影像学表现具有特征性，无须活检。

结合其他影像学检查方法，如平片、骨扫描、超声及CT，来解读MR图像将更加有益。通常来说，肌肉骨骼系统MR病例应结合相应的平片共同做出诊断。图2.6为一例外伤后骨化性肌炎。如果没有平片上的特征性条带与周围组织钙化特征，MR可能会误判为软组织肿瘤或是感染性病变。不幸的是，如果该病例进行了经皮组织活检，组织病理学可能会倾向于

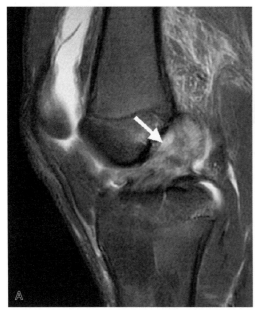 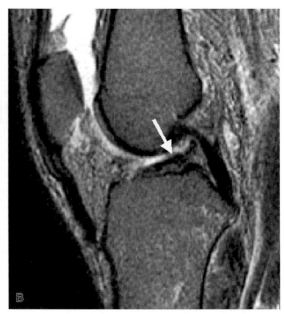

图2.1　图A.脂肪抑制T₂WI快速自旋回波–XL（FSE-XL）。急性前交叉韧带（ACL）撕裂（箭头），形态异常（模糊的、不连续的韧带纤维和团块效应）及异常的信号强度增高（关节腔内出血及肿胀）；图B.脂肪抑制T₂WI快速自旋回波–XL（FSE-XL）。慢性前交叉韧带（ACL）撕裂（箭头），形态异常（韧带不连续，变薄或松弛），但信号强度正常

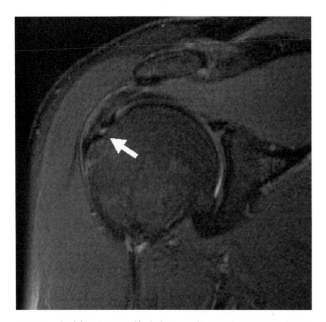

图2.2　脂肪抑制T₂WI快速自旋回波–XL（FSE-XL）。冈上肌肌腱远端下方部分撕裂（箭头）（手术证实），撕裂处局部T₂信号异常，然而，肌腱形态大体正常

软组织肿瘤，必将导致不合理的过度治疗。

这些病例仅列出了一部分肌肉骨骼病理的基本影像技术的应用。后续章节将会介绍更多通过解剖学定位得出特异性诊断的例子。

二、组织特征化

用MR技术获取组织类型和病理类型的过程称为"组织特征化"。MRI的"组织特征化"概念常用于对弛豫时间的定量测量。许多学者曾研究了活体多种组织弛豫时间的组织特征化。虽然对弛豫时间的精确测量对临床可能有用，但尚未得到充分验证，因此，其在临床上的应用并不广泛。

如何进一步扩大组织特征化的定义范围，临床影像中的主要特点是什么？这个问题的关键在于"成像"。本章阐述的一些重要组织特征对某一成像方式而言是独特的，其中包括解剖学细节的显示，依据形态学表现便可诊断孤立性病变（图2.7）。另一种类似的特征为组织结构：如正常肌肉结构呈网状，而肌肉内肿块则通常较为均质（图2.8）。众所周知，即使典型的组织特征参数在不同成像方式中可能都有其特殊含义。

MR图像主要反映运动氢原子核的分布。在各种因素中，图像中每个像素的亮度主要依赖于相关体素内运动质子的密度和这些质子对施加的外加磁场或磁场强度的反应（详见第一章）。这种反应依赖于质子的化学和生物物理环境，可简洁地描述为弛豫时间T_1和T_2。

T_1弛豫时间，又称T_1值或自旋–晶格弛豫时间，是一个指数性的时间常数，主要描述某一物质置于强大外磁场中其磁化量的递增（图2.9）。T_1弛豫时间指施加90°射频脉冲后，纵向磁化矢量恢复到最大值的近2/3（实际约63%）所需时间。组织中水分子的自旋–晶格弛豫时间主要受水分子复杂的旋转、震动和

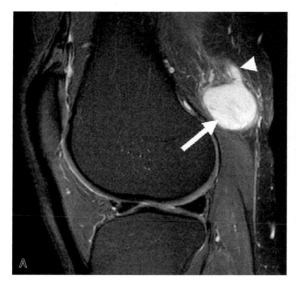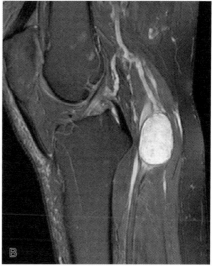

图 2.3　图 A. 脂肪抑制 T_2WI 快速自旋回波 –XL（FSE–XL）。腘窝上方胫神经周围神经鞘瘤（PNST）（箭头）（手术证实），通过病变的影像形态学改变即可做出明确诊断，该例可见连续性穿行的神经结构（箭头）；图 B. 脂肪抑制 T_2WI 快速自旋回波 –XL（FSE–XL）腘窝下方胫神经 PNST（手术证实），梭形肿块伴连续性穿行的神经结构为典型影像学表现

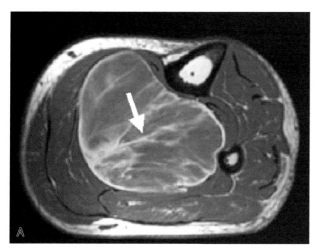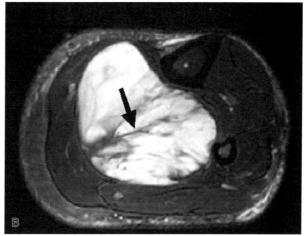

图 2.4　轴位 T_1WI（图 A）和 T_2WI（图 B）。小腿后方深部黏液样脂肪肉瘤（手术证实），肿块内部可见线形的脂肪束，从而证实了该诊断（箭）；大部分软组织肉瘤具有非特异性的 MR 表现，不能做出定性诊断

转换模式及邻近大分子的影响。

T_2 弛豫时间，又称 T_2 值或自旋-自旋弛豫时间，指在均匀磁场中横向磁化矢量指数性衰减的时间常数（图 2.10）。这样，自旋回波序列中，净横向磁化矢量在当回波时间 TE 与 T_2 时间相等时，约为 90° 射频脉冲后衰减至最大磁化量的 2/3（实际上为 63%）所需的时间。横向磁化是产生 MRI 信号的成分，与 T_1 一样，自旋-自旋弛豫也依赖于分子的自由运动，同时也受本章稍后将描述的其他因素影响。

大多数 MR 设备很难精确测量活体组织器官和病变的弛豫时间，这主要是由于需要发射强大、准确的 RF 能量和产生影像需要复杂运行步骤，如选择 90° 和 180° 射频脉冲时，其层面边缘部分的 T_1 和 T_2 值常不精确；发射不精确射频脉冲所获取的组织信号与理想的脉冲不吻合，依据这些测量数据计算出的弛豫时间也将不准确。其他问题如施加的梯度场、运动及选择的数据点较少，也可导致弛豫时间测量不精确。

尽管存在一些问题，但在静态组织中活体测量弛豫时间的可重复性却很好。另一方面，生理运动可使根据图像数据计算出的弛豫时间产生明显的随机与系统性误差。某一类型 MR 设备所测得的弛豫时间通常不能直接与其他 MR 设备上测量的同一组织的数据比较。这是由于上述成像设备的特定系统误差及弛豫时间的场强依赖性所致，如肌肉组织的 T_1 时间在 1.5T（特斯拉）时约为在 0.15T 时的 2 倍。

鉴于上述问题，定量测定组织弛豫时间用于临床

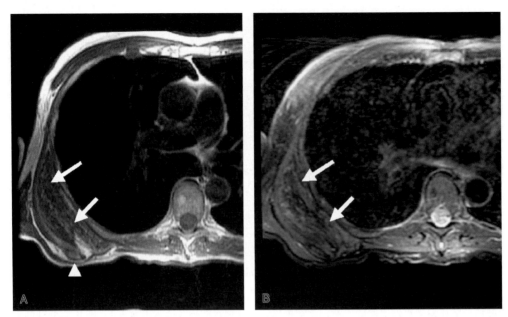

图2.5 轴位T_1WI（图A）和T_2WI（图B）。躯干上部典型部位、典型表现的背部弹力纤维瘤（箭头），呈椭圆形，纤维-脂肪成分位于背侧锯肌深部和肩胛骨下缘（箭头）

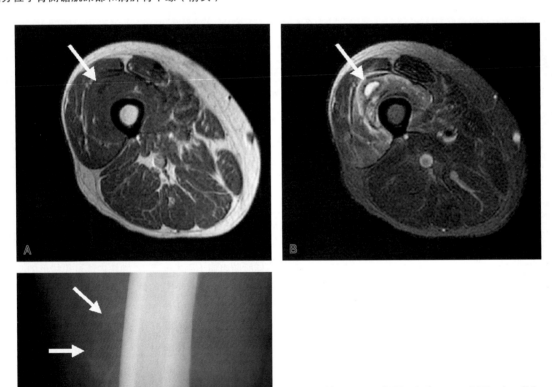

图2.6 轴位T_1WI（图A）和T_2WI（图B）。成年男性患者外伤后，大腿可触及肿块，病变区域呈网状和模糊的异常增高的T_2信号和股中间肌占位效应，内含不规则的中央液性聚集区（箭头）；相应部位前后位X线平片（图C）模糊的周围矿化带，证实了创伤后骨化性肌炎的诊断

诊断的开展缓慢也就不足为奇了。但有必要了解正常组织与病变组织的相对弛豫时间关系，这是理解MRI灰阶变化的关键。

自旋质子密度又称运动质子密度或氢质子密度，是决定组织在MR图像上表现的另一个重要参数。但对活体组织自旋质子密度的测量几乎没有文献报道，可能是由于在成像设备上进行绝对测量比较困难，所得到的自旋质子密度为相对值，只能在同一影像上进行比较。自旋质子密度的差别是一些组织影像对比的重要来源，如脂肪组织与肌肉组织的质子密度即存在很大差别。

MR技术还具有检测或监测组织其他物理学特征的潜在能力，从而能够无创性地进行组织特征化。如测量水分子扩散率；还可依据共振频率中特征性的化学位移来鉴别不同的质子群。

三、组织弛豫时间的意义

本章并不打算详细讨论在生物学系统中检测弛豫时间的物理机制。事实上，这些机制相对而言较难理解。然而，目前有关该领域的一些观点有助于理解临床MR成像中正常和病理组织表现。

弛豫时间描述的是应用干扰性RF脉冲后共振质

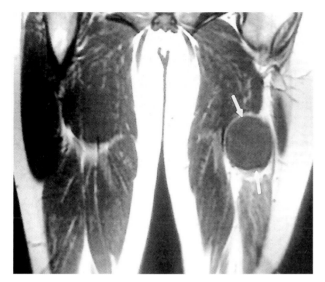

图2.7 恶性软组织肿瘤（箭头）。由于其占位效应及均质性不同于相邻的肌肉而区分，而不是靠信号强度的差异

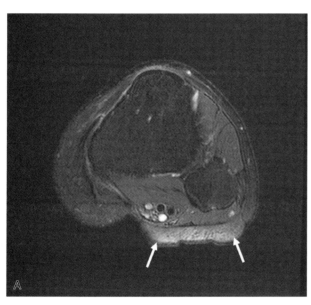
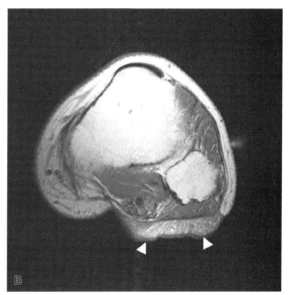

图2.8 腿前部肉瘤切除术后。图A.T_2WI显示一高信号肿块（箭头），提示肿瘤复发；图B.相同位置T_1WI显示"肿块"内存在与正常肌肉相似的细小脂肪条纹（箭头），可有效排除肿瘤。实际上，这一所谓的"肿块"是最初在手术切除时植入肿瘤床的肌肉皮瓣

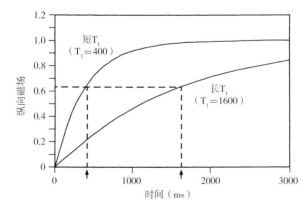
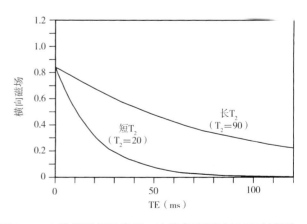

图2.9 T_1弛豫时间示意图。该线条图阐述了90°射频脉冲后，纵向磁化矢量减少到0再恢复过程

图2.10 T_2弛豫时间示意图。该线条图阐述了90°射频脉冲后横向磁化矢量指数性衰减过程

子宏观磁化时间的变化过程。宏观磁化矢量（既有大小又有方向），是组织中每个共振质子瞬间磁化矢量的总和。单个质子的磁化行为本质上是量子力学所涉及的内容，但大量质子的累加过程产生宏观磁化矢量，其大小及方向的变化可假定为一个连续的过程。

如上所述，自旋－晶格弛豫时间（T_1值）描述的是90°射频脉冲后被衰减或减少的纵向磁化矢量的"恢复"过程。在这一过程中，一些被RF脉冲激发后跃迁到高能状态的质子必然向称为晶格的周围环境释放能量，此即相当于那些与主磁场方向大致相反的质子的磁化矢量逐渐恢复为与主磁场同一方向的过程。

这一过程依赖激励质子与晶格中相邻原子核的相互作用。质子受邻近原子核迅速变化磁场的扰动。质子的变化频率由质子及其邻近原子核的旋转与转换运动决定。质子以Larmor频率在系统中波动对激励自旋晶格弛豫最为有效。

一个质子的磁场与一个邻近的具有磁动量原子核间相互作用的特征性时长称为相关时间 τ，其基本上与由运动导致的周期性磁场波动时间成正比（即，与频率成反比）。每种分子运动模式均有一个特定的相关时间。对于旋转运动，相关时间与旋转周期成比例（图2.11）。对于直线运动，相关时间可以认为与布朗"跳跃"间的平均时间成比例。总的相关时间是伴随每个波动运动的单个 τ 值的并行积累：

$$1/\tau_c = 1/\tau_r + 1/\tau_d \qquad (2.1)$$

如图2.12所示，随相关时间延长，晶格弛豫时间减到最低，然后再增加。曲线最小值位置由Larmor频率决定，因而最终由B_0场强决定。自由水的相关时间短，约为10^{-12}s，因此，其自旋－晶格弛豫时间较长。

质子的自旋－自旋或T_2弛豫时间也依赖于相关时间。分子水平的T_2弛豫时间也受缓慢变化的磁场和静磁场的强烈影响。这样，某些梯度磁场将使运动质子的进动频率随时间变化而发生小的随机性改变。因此，只要有稳定的梯度磁场，质子就会在相当长的时间内相互处于同相位，这表现为T_2弛豫时间的减少（见第一章）。图2.12显示与T_1弛豫时间相反，T_2弛豫时间随相关时间的延长而持续缩短。因此，实性组织由于分子运动非常缓慢和相关时间较长，质子的T_1弛豫时间较长而T_2弛豫时间较短。

虽然纯水的T_1和T_2弛豫时间均较长（>2s），但观察到组织内水的弛豫时间则短得多，这是因为很多大分子具有亲水性。大分子（包括蛋白质和核酸）具有电偶极子和电离子，溶液中大分子的H^+，能与水分子相结合（图2.13）。在该水化层中的水分子的运动比自由水缓慢，因此相关时间较长（$\tau_c = 10^{-9}$s）。因而，结合水的T_1和T_2弛豫时间要比自由水短得多。

单个水分子在大分子水化层中的停留时间十分短暂。因此，单个水质子在结合水和自由水间重复交换时，其弛豫时间也在相应变化。在这些"快速交换"状态下，所测得水质子的弛豫时间将是结合和自由状态弛豫时间的平均值，其由每个状态的分数加权而定。

$$1/T_{1o} = (1-F_b)/T_{1f} + F_b/T_{1b} \qquad (2.2)$$

这里T_{1o}是所观察到的T_1，T_{1f}和T_{1b}分别为游离和

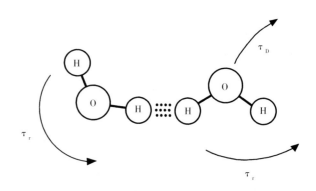

图2.11 当水分子在布朗运动中杂乱而随机跳跃时，质子偶极力矩以一个特定的周期相互作用，称作相关时间

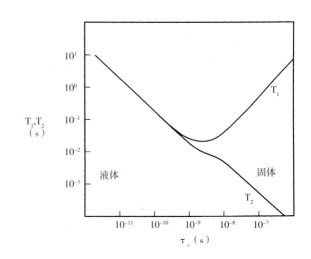

图2.12 相关时间与T_1和T_2弛豫时间的关系

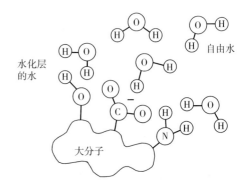

图2.13 细胞质中水分子结构的两态模式

结合状态的弛豫时间，F_b是结合质子所占的分数。这个公式也同样适用于T_2。已有更复杂的方式可用来解释组织弛豫表现，但这个简单的，双态快速交换模式对理解临床影像非常有益。自由水的T_1弛豫时间约为2500ms，而结合水小于100ms。这也提示含结合水较多的组织弛豫时间短于含自由水较多的组织。

组织中水分子弛豫时间还依赖于其他许多因素，场强是其中最重要的一个因素。图2.12显示当场强升高时，T_1弛豫时间曲线的凹槽移向左上，这意味着在较高场强中，该范围的相关时间内（如结合水分子）的质子弛豫时间将会较长。由于结合水成分的影响，多数组织T_1弛豫时间随场强增加而延长。相反，多数组织的T_2弛豫时间则相对不依赖于场强变化，但有一个重要的临床例外将在下文描述。

顺磁性对比剂如Gd-DTPA可显著影响组织的弛豫时间。这些物质具有非常强的磁动量，以类似于质子场内质子间相互作用的方式干扰质子来增强相邻质子的弛豫。具有顺磁性的物质很多，由于其存在不成对的轨道电子，后者产生的磁偶极动量约比质子磁动量强700倍，因而这些分子的质子弛豫增强效应也相应较强。

当有效量的顺磁性对比剂加入水溶液中时，T_1和T_2弛豫时间被缩短，这个效应可用下面公式表达：

$$1/T_{1o}=1/T_{1d}+1/T_{1p} \quad (2.3)$$
$$1/T_{2o}=1/T_{2d}+1/T_{2p} \quad (2.4)$$

这里T_{1o}和T_{2o}是加入对比剂后的弛豫时间，T_{1d}和T_{2d}是无顺磁性对比剂的溶液或组织的弛豫时间，T_{1p}和T_{2p}代表加入顺磁性对比剂之后额外的弛豫过程。后两者的量依赖于顺磁性物质的浓度。

$$1/T_{1p}=K_1[p] \quad (2.5)$$
$$1/T_{2p}=K_2[p] \quad (2.6)$$

[p]是顺磁性物质的浓度，K_1和K_2取决于顺磁性物质的类型和组织或溶液的特征性常数。

顺磁性物质可以是内源性的，亦可为外源性注射的MRI对比剂。内源性顺磁性物质的浓度不足以影响多数正常人体组织的弛豫，但在某些病理状态如输血性血色素沉着病时将会有明显影响。

四、肌肉骨骼组织的弛豫时间

活体定量测量的组织弛豫时间表临床实用价值不高，因为其依赖于场强、成像技术及所使用的测量方法。然而，宏观理解正常与病理组织的相对弛豫时间特征对于有效解读MRI图像十分必要。由于肌肉骨骼系统组织类型较少，这项工作对于肌肉骨骼系统相对容易。

在通常用于质子成像的场强（0.15～1.5T）下，大多数软组织的T_1弛豫时间为250～1200ms，而T_2弛豫时间为25～120ms；液体、纤维组织的T_1和T_2弛豫时间则与软组织不同。表2.1扼要地列出了肌肉骨骼组织的相对弛豫时间。

表2.1　肌肉骨骼组织弛豫时间

组织	T_1	T_2
肌肉	中等	短
脂肪组织	短	中等
神经	中等	中等
其他软组织	中等到长	中等到长
肌腱、骨	—	很短

这些组织的弛豫时间关系可归纳为一个简单的弛豫时间图（图2.14）。该图显示大多数肌肉骨骼系统软组织的弛豫时间大致上可分为三类。与大多数其他组织相比，脂肪组织的特征是T_1弛豫时间很短，大多数常用的MR成像技术中可突出它的短T_1值表现。正常骨骼肌的T_2弛豫时间短，这一点具有特征性。其他大多数软组织，包括肿瘤在内，其T_1弛豫时间长于脂肪组织，T_2弛豫时间长于肌肉。骨组织、肌腱及致密纤维组织中运动的质子密度低，因而这些组织在大多数MR图像上呈低信号。这些组织间的弛豫时间差别和MR表现不同，是理解和掌握肌肉骨骼系统临床MR影像的基础。

五、病理对组织弛豫时间的影响

很多肌肉骨骼组织受到特定病理过程的影响，可

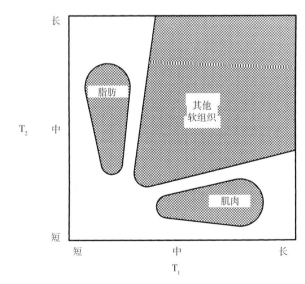

图2.14　肌肉骨骼组织弛豫时间图

显著改变其弛豫时间。这些变化的意义和基本的生物物理学机制尚未明确，目前几乎没有对此定量测量的临床应用研究。但在MR图像中，其在信号强度和组织对比度上的变化具有诊断意义。一些重要的肌肉骨骼系统疾病弛豫时间变化的总趋向归纳于表2.2中。

表2.2 肌肉骨骼系统常见病变的弛豫时间

病理过程	T_1	T_2
炎症	增加	增加
肿瘤	增加	增加
纤维化	—	减少
脂肪浸润	减少	—
间质出血	增加	增加

（一）炎症

炎症一般以T_1和T_2弛豫时间延长为特征。水肿的存在似乎是其改变的最佳解释。细胞外（可能还有细胞内）水的聚积使组织中水的总含量增加。前文描述的双模态快速转换模型有助于理解为什么轻微的水含量变化即可引起明显的弛豫时间改变。由于水分子在细胞内、外间隙自由扩散，而大分子接合位点的数目相对固定，水的增加即代表自由水的增加。

图2.15从理论上预测了含有不同自由水成分组织的T_1值，可由公式2.2计算出来。弛豫时间T_{1f}、T_{1b}分别确定为2500ms和50ms。当自由水增加到85%以上，T_1弛豫时间迅速增加。例如，当自由水从91%增加至92%时，弛豫时间将增加10%。

（二）肿瘤

除少数肿瘤外，大多数实体肿瘤的弛豫时间均较正常组织延长，许多文献均对此做了研究。一些研究已证实组织中水分子的增加与弛豫时间延长的关系，然而其他研究则尚未证实。弛豫时间的变化可能反映肿瘤组织中自由水与结合水比例的变化，可能与水在大分子内及其邻近水化层中的排列方式有关。

虽然肿瘤组织的T_1和T_2弛豫时间延长通常小于炎症性病变，但两者有相当大的重叠，所以鉴别这两种疾病常必须结合形态学和病史。

（三）纤维化

正如上述，纤维组织为主的组织自旋质子密度低，因此，几乎没有MR信号。实质组织的弥漫性纤维化难以通过MR发现，除非纤维化继续进展且大块的实质组织被纤维组织取代。成熟纤维组织的T_2弛豫时间常常减低。相反，肉芽组织阶段未成熟的纤维组织T_2弛豫时间相对较长，在T_2WI上表现为高信号。

（四）脂肪浸润

由于脂肪组织T_1弛豫时间很短，因而活体肌肉和其他肌肉骨骼组织的脂肪浸润可以引起T_1弛豫时间缩短。这与大部分其他与疾病相关的自旋-晶格弛豫时间改变的一个明显区别是其弛豫曲线不是单一函数。这是由于脂肪质子与正常组织质子间几乎没有交换。因此，其弛豫是双函数，即由脂肪分子引起的快速弛豫和由正常组织中水分子引起的较慢弛豫。大部分活体测定T_1值的方法不能显示回归曲线的双函数本质，而只单纯表现为弛豫时间缩短。

（五）血肿

肌肉与其他组织的间质性出血常引起T_1与T_2弛豫时间延长，可能与出血伴有炎症与水肿有关。

血肿的弛豫时间（由血管外血液聚集形成）变化相当复杂，受其内顺磁性物质的明显影响。氧合血红蛋白内的铁是无顺磁性的"低自旋"状态的二价铁。因此，静止状态氧合血液的质子弛豫时间主要由其内的蛋白浓度（白蛋白和血红蛋白）决定，此时水分子处于结合的快速弛豫状态。与大多实性组织相比，新鲜氧合血液的T_1与T_2弛豫时间为中等改变或延长。在小于1.0T磁场的MRI设备中，脱氧血红蛋白对血肿的弛豫时间几乎没有影响。脱氧血红蛋白所包含的是"高自旋"状态的二价铁，具有顺磁性。由于分子结构不同，不成对电子区域难以接近水分子。因此，水分子不能与顺磁性中心发生作用，T_1弛豫时间无强化。

随时间推移，脱氧血红蛋白氧化转化为正铁血红蛋白，后者所含的铁为三价铁，具有强顺磁性。水分子相对自由地接近顺磁性位点，因此正铁血红蛋白的弛豫时间缩短。由于正铁血红蛋白的存在，血肿的

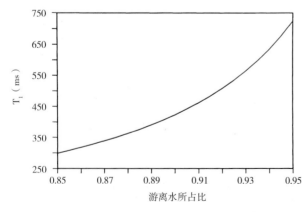

图2.15 自旋-晶格弛豫时间与呈快速两态模式交换的未结合水或游离水间的关系

T_1弛豫时间缩短比T_2更显著。这就可以解释为什么急性血肿T_2比T_1弛豫时间短,且比实性组织长的特征。由于正铁血红蛋白含量低,因而T_{1p}和T_{2p}较长,公式2.3和2.4显示T_{1o}将比T_{2o}更易受正铁血红蛋白浓度的影响。例如,若一急性血肿的T_{1d}和T_{2d}值分别是600ms和150ms,一段时间后少量正铁血红蛋白形成,产生了1000ms的顺磁性作用(T_{1p}和T_{2p}),然后再测血肿的T_{1o}和T_{2o}值将分别是375ms和130ms。在T_1WI上,这将引起信号强度显著增高。

在更高场强(>1.0T)下,另一个生理过程开始影响血源性物质的弛豫时间。实验观察资料显示,高场强(1.5T)下血肿的T_2弛豫时间可能极短,而在低或中等场强下其T_2值比软组织长。这是因为虽然脱氧血红蛋白不是一个有效的质子弛豫增强因素,但它能导致红细胞胞质的磁化率与血浆显著不同。当一种物质放置于外磁场中,局部磁场强度通过乘以容积磁化率系数,可明显与外磁场强不同。

血浆与细胞质间磁化率的差异导致了红细胞内、外场强的微弱差异。虽然这一场强梯度仅为主磁场场强的百万分之一或百万分之二(1~2ppm),但足以缩短高场强下的T_2弛豫时间,其机制主要是由于水分子沿红细胞膜邻近梯度场的扩散(图2.16)。如果缺乏梯度场,以这种方式运动的氢质子累积的相位差也不复存在,但此种梯度场则将引起横向磁化更快速的衰减。这一相位差与梯度的平方成正比。因梯度与外磁场场强成正比,因而这种效应在高场强时更为显著。

有趣的是,只有当红细胞膜完整时,才会存在T_2弛豫时间增强效应。红细胞溶解时,脱氧血红蛋白均匀分布,局部梯度场消失。图2.17是一个简单的实验,实验中两个稀释的脱氧血红蛋白样本在0.15T和1.5T MRI设备中成像。图像中右侧样本已被渗透溶解,0.15TT_2WI上两个样本信号相等,而在1.5T时红细胞膜完整的样品信号明显减低。0.15T时测量两个样本的T_2弛豫时间以及在1.5T时测量红细胞膜溶解的样本T_2弛豫时间都大于150ms,1.5T时红细胞膜完整的样本T_2弛豫时间小于45ms。

由于含铁血黄素巨噬细胞附近磁化率梯度的存在,类似的场强依赖性T_2质子弛豫增强效应常可在陈旧性出血病灶的周围见到。

总的来说,血肿的弛豫时间受许多因素影响,包括蛋白浓度、顺磁性的正铁血红蛋白形成和高场强时由于局部磁化率的不均匀性造成的T_2质子弛豫增强效应等。

六、影响组织弛豫时间的其他因素

某些组织的表观T_2弛豫时间依赖于其所处的静磁

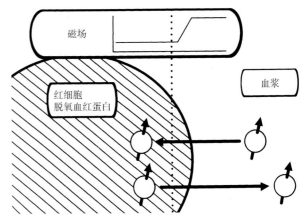

图2.16 由于存在梯度磁场,含有脱氧血红蛋白的红细胞膜附近水质子的扩散经历了小的共振频率位移。在高场强下,可选择性地引起T_2弛豫时间缩短

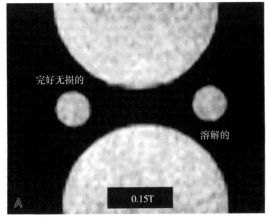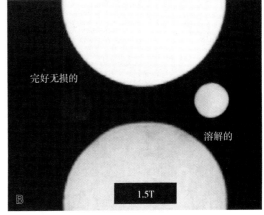

图2.17 图A.装有血液的两个玻璃管(小圆形)的低场T_2WI。该图像显示血液溶解的红细胞和完整的红细胞两支玻璃管的信号强度无差异。两个大圆形是参考标准;图B.与图A中相同的玻璃管,高场强下示含有未溶解红细胞的玻璃管的信号强度明显降低

场方向。这一现象发生在有空间定向的大分子组成的组织中,如肌腱。高度有序的分子排列限制了水质子的运动和方向。偶极子间相互作用的结果导致这种物质的T_2弛豫时间依赖于其与静磁场之间的夹角。这个现象已被实验和临床MRI研究所证实。当肌腱或韧带与静磁场的方向构成55°角时,T_2延长最长,这一角度常被称为"魔角"。肌腱处于魔角方向时,由于T_2延长将表现为更高的信号强度。信号强度增加在T_1和质子密度加权序列最明显。在肌肉骨骼系统成像中,勿将魔角效应与肌腱病变混淆。通过改变解剖学结构或依赖于延长的TE序列能够将魔角效应最小化,从而获得精准的影像学解释。肌腱变直并不总是由于线圈构造的限制。然而,两个关于肌腱变直的特殊例子包括足踝及跟腱的足底部松弛及FABS位的应用(屈曲、外展和旋后位)从而评估肱二头肌肌腱远端(图2.18和图2.19)。

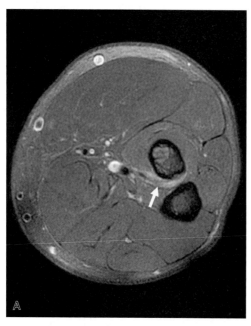 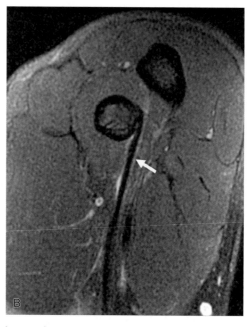

图2.18 肌腱走向对MR信号的影响。图A和图B均为SE序列T_1WI(TR 500ms,TE 13ms),两者窗宽、窗位相同。图A.足中立位时踝部肌腱的斜轴面像,显示腓长肌腱(箭头)与腓短肌腱内的信号增高;图B.与图A同层面踝部肌腱的斜轴面像,但足取跖屈位,显示腓长肌腱和腓短肌腱均呈低信号。当足取中立位时,这些肌腱走向正好处于近"魔角"方向;而跖屈位时,肌腱几乎与主磁场方向平行

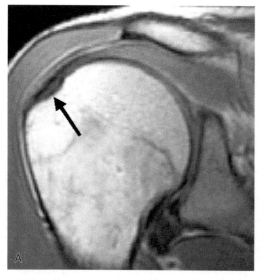 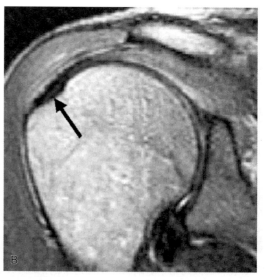

图2.19 TE值对魔角效应的影响。图A.双时相自旋-回波质子密度图像(TR=2000/TE=20)显示冈上肌腱呈中等信号(箭头);图B.同一位置上的T_2WI图像(TR=2000/TE=60),信号强度轻度减低,是特征性魔角效应

七、弛豫时间及脉冲序列参数对MRI图像对比度的影响

在临床MRI图像中，组织的表现依赖于组织特征和使用的脉冲序列参数。正如前文所述，在这一范畴中最重要的组织特征是T_1、T_2弛豫时间和质子密度N（H）。自旋回波序列中最重要的脉冲序列参数是自旋回波脉冲重复时间（TR）和回波时间（TE）。反转恢复序列有另外一个重要参数：反转时间（TI）。下面将着重讨论自旋回波序列，因为该序列在目前临床中最常用。在随后的章节中也将对梯度回波成像的一些特征作一概述。

应理解影响不同组织间对比的组织特征和脉冲序列参数的重要性。脉冲序列提供了临床成像中用于特征化组织的基础，其还为从大量可能的参数组合中选择合适的MRI技术提供指导，使检查能适应个性化诊断的需要。

典型的MRI图像显示方式是依赖于从患者体内每一个相应体素所获得MRI信号像素的亮度（图2.20）。每个体素的进动磁化矢量有一定的幅度和与之相邻诸体素的磁化矢量相应的相位角。这两个量依赖于体素内质子的弛豫时间、自旋质子密度和质子运动及所使用MR技术。相位角常用来确定MR信号的空间位置。每个体素磁化矢量的幅度决定最终图像上相应像素的亮度。

研究从组织得到自旋回波信号强度的简化模式很有价值：

$$信号强度 = N(H) e^{-TE/T_2} (1 - e^{-TR/T_1}) \quad (2.7)$$

N（H）是自旋质子密度，T_1和T_2分别是自旋-晶格和自旋-自旋弛豫时间，TR是脉冲重复时间，TE是回波延迟时间。此公式虽然忽略了许多影响自旋回波信号的重要因素，如运动、流动、扩散、脉冲序列及成像设备等技术细节，但对于理解图像对比的基本原理仍很有帮助。

首先注意的是信号强度与质子密度成正比，这对任何TR和TE组合都适用。T_2的信号强度依赖于等式中的第一个指数，而T_1信号强度依赖于小括号内的条件。

等式2.7中小括号内的强度变化可用图2.9表示。自旋回波序列是以一个90°RF脉冲开始，这个脉冲使与主磁场平行的磁化矢量（纵向磁化矢量）转到横向平面，可利用的有效纵向磁化矢量的大小依赖于上一个90°脉冲后所经历的时间。与组织的T_1值相比，具有长TR值的自旋回波序列将由较大的纵向磁化矢量转到横向平面，而短TR值将使有效纵向磁化矢量减少。当TR至少为组织T_1值的3倍时，纵向磁化矢量将大于在无限等待时间下最大值的95%。如果TR与T_1值相等，有效磁化矢量将约为最大值的63%。随TR进一步减小，有效磁化矢量变得越来越小，后者称为"部分饱和"状态。需注意的是，一特定TR的自旋回波序列可能导致一长T_1值组织的部分饱和，但其他具有短T_1值的组织将不会被部分饱和。

一旦纵向磁化矢量被90°RF脉冲转到横向平面，在TE/2时施加一个180°RF脉冲则可于TE时间获得一个自旋回波信号。公式2.7显示，信号强度或自旋回波信号强度依赖于TE/T_2比值控制的指数性衰减函数。显然，短TE序列将比那些与横向弛豫时间T_2相关的长TE时间的序列产生更强的自旋回波。如图2.10所示，在其他条件相同的情况下，长T_2值的组织所产生自旋回波信号强度高于那些短T_2值的组织。

所有这些都说明TR是MR操作者可选择和改变的参数，可使特定组织产生最大信号（MR信号强度依赖于纵向磁化矢量，即T_1的增长率）。TE的选择决定一个自旋回波产生前潜在信号的T_2衰减指数。可以用这种方式选择TR和TE，使两种弛豫时间不同的组织分别产生最大与最小的强度差异（对比）。

正如公式2.7所提出的，如果一种组织的T_1值增加，它的自旋回波信号强度将减低。这是因为可获得的用于转到横向平面的纵向磁化矢量较少，而后者产生自旋回波（图2.9）。T_2则与此相反，如果组织的T_2值增加，其自旋回波信号强度将增加，这是由在自旋回波形成前几乎没有横向衰减发生所致（图2.10）。

八、T_1及T_2加权序列

T_1和T_2加权序列的概念对于选择序列和理解MR图像的灰阶很有帮助。假设若希望两种T_2弛豫时间不同组织产生对比，就要选择一个在不同T_2组织间产生

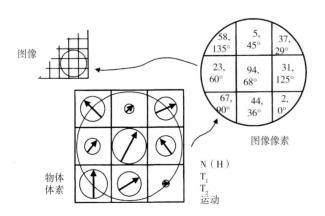

图2.20 图像像素与体素之间的关系

很大强度差异而对T_1差异相对不敏感的序列。第一，可通过选择长于所有组织T_1弛豫时间的TR时间达到，这就保证了90°脉冲后有足够的恢复时间，从而使所有组织的纵向磁化充分释放，可忽略特定的T_1弛豫时间影响；第二，可通过选择较长的TE，这样在慢和快T_2衰减的组织之间能够产生明显的自旋回波信号强度的差别。

因而，SE序列T_2WI就是TR时间比兴趣区组织的T_1弛豫时间长，且TE也相对较长的序列。依赖于长TR以消除T_1值的影响，而对T_2值差别的敏感性由TE决定。虽然具有不同T_2值的组织间相对信号强度的差别随TE延长而增加，但在实际应用中，允许的最大回波延迟有实际限度。因为绝对信号量随回波延长时间减少而降低，导致图像中某些点的信噪比很低，以致于图像信号衰减，此时再进一步强化相对对比已无益。

若以T_1值的差别为基础区分不同组织，为了将T_2依赖性强度差别减到最少，需要使TE尽可能缩短。通过选择短TR，依赖于T_1弛豫时间的组织将被置于部分饱和状态。长T_1值的组织在两次90°脉冲之间的T_1值将不会恢复到短T_1值的组织，所以其自旋回波信号将减低。

因而，SE序列T_1WI是一个短TR和短TE的序列。实际上，在自旋回波序列中，很短的TE在技术上很难达到，并且可以缩短的TR范围有限，若选择极短的TR和TE将导致纵向磁化进行性减少，使信噪比更低。

T_1和T_2加权序列是十分有用的MRI序列，它们可以定量地识别病变与邻近组织的弛豫时间特征，这对诊断十分有帮助。但应用这些序列的最重要原因是它们能够提供最好的病变对比。许多病理改变包括炎症、肿瘤及实质出血等均可使T_1和T_2弛豫时间相应地增加。如上所述，这倾向于使自旋回波信号强度产生相反的变化，所以对某些TR和TE组合，病变与邻近正常组织间的对比可能减低。特别是在自旋回波技术中，当TR值为500～1500ms，TE值在20～40ms范围产生的SE序列非T_1亦非T_2加权，肿瘤与其他软组织呈等信号很常见。图2.21所示的就是这种情况。通过应用重T_1或T_2加权序列，可减少这些问题的发生率。一般来说，同一部位的成像最好应用至少两组不同的TR和TE组合。

评价特定MRI技术的一个方法是检测某一特定组织的T_1值和T_2值，在给予小量刺激时的变化引起的影像强度的量值和方向的变化。举例来说，如果T_1值和T_2值都增加，T_1WI上将显示信号强度的减低，T_2WI上信号强度增加，混合或非加权技术中组织信号强度无变化。以此为标准，大多数长TR和长TE的自旋回波序列可以被看作重T_2WI。另一方面，如果没有采用非常短的TE时间（10～15ms）则很难得到重T_1加权的自旋回波影像。应用IR序列则容易获得重T_1WI。

MRI中病变的显示不单依赖于相对或绝对信号强度差别的对比。噪声是另一个必须注意的因素，其包括热噪声和固有噪声（如运动伪影）。尽量选择和发现使特定组织获得"最佳"信噪比的脉冲序列十分重要。实际上，这些方法都有很大的局限性，因为我们很难精确地知道病变与周围组织的弛豫时间。另外，优化对比的过程可使其他组织界面清晰。MRI最明确的目标是采用简单的方法显示病变，使其具有足够的

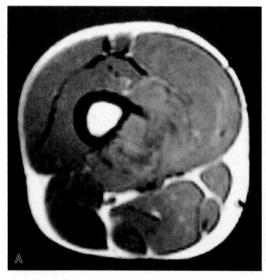
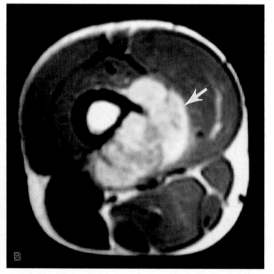

图2.21 软骨肉瘤患者。图A.SE序列质子密度加权像不能很好地区分肿瘤与周围肌肉；图B.SE序列T_2WI可清晰地显示肿瘤与邻近肌肉的对比和分界（箭头）

对比，从而能够发现病变。这一目标最好通过应用一系列不同的MRI成像技术来实现，其中至少应包括T_1WI和T_2WI。

九、梯度回波序列中的MRI图像对比

梯度回波技术（见第一章）已越来越多地应用于肌肉骨骼系统成像，特别是关节成像。梯度回波技术能够提供良好的影像对比度，扫描速度快，并且允许使用高分辨率的三维采集技术；而常规SE序列若达到上述要求则需要较长的采集时间。梯度回波序列中增加了另外一个能够影响影像对比度的参数，名为翻转角，常用符号α表示。有几个特征可以区分梯度回波序列与自旋回波序列。其中最重要的一个是梯度回波序列可以使用非常短的脉冲重复时间，即可快速采集图像。由于在每个脉冲重复周期内，小翻转角的RF脉冲只干扰一部分纵向磁化，因此，可使用很短的TR时间。自旋-回波技术则有所不同，每个重复周期中的纵向磁化减少都要从90°RF脉冲开始。

梯度回波技术可大致分为：①"稳态"梯度序列，如稳态梯度回返回波序列（GRASS）和稳态自由进动快速成像序列（FISP）；②"毁损"（又称"扰相"）梯度序列，如快速小角度激发（FLASH）成像和扰相梯度回波序列。"剩余横向磁化"概念是该分类的核心。当短TR时间被用于梯度回波序列时，每个RF脉冲产生的横向磁化在下一个RF脉冲被应用之前可能并未完全失相，这尤其易见于具有长T_2弛豫时间的组织。如果横向磁化矢量在下一个RF脉冲到来时仍存在，其中一部分将转换成纵向磁化矢量。下一个RF脉冲可以将该纵向磁化矢量的一部分再转换成横向磁化矢量。以这种方式，磁化矢量可以在纵向和横向之间往返循环。这一稳态磁化矢量即为每个梯度回波中信号产生的来源。

稳态序列使用各种方法来保持及增强稳态磁化对形成梯度回波信号的作用。在GRASS和FISP图像中，液体和其他具有长T_2弛豫时间组织的信号强度因此得以增强。因此，这些图像常具有与SE序列T_2WI图像类似的对比特征。

以FLASH为代表的"扰相"梯度回波序列，使用各种方法消除稳态磁化矢量的影响。该方法倾向于减少长T_2弛豫时间组织的信号强度。扰相梯度序列特别适于提供T_1加权的对比特征。

在应用长脉冲重复时间时，稳态与扰相梯度回波序列的差别会被减弱，因为两个连续RF脉冲间较长时间间隔允许横向磁化矢量完全消失（图2.22）。

梯度回波序列图像的对比特征较SE序列更为复杂，且梯度回波序列会受到很多技术和组织本身因素的强烈影响，而使其灰阶特征及一致性较SE序列更难预测。梯度回波序列比SE序列更易受到磁场不均匀性、磁敏感性效应及运动伪影的影响。梯度自旋回波的磁敏感性效应或可被用于做出精确的组织学诊断。图2.23展示了一例膝关节色素沉着绒毛结节性滑膜炎的病例。滑膜肿块中含铁血黄素的顺磁性效应在梯度自旋回波（GRE）序列中得到良好显示。这一现象是指"晕状伪影"。此外，梯度回波序列还将被金属伪影明显降级。

十、MRI成像技术的选择方法

肌肉骨骼系统MRI临床应用中遇到的某些实际问题可作为说明序列选择和解读MRI图像理论基础的例子。这些问题包括原发软组织肿瘤的检测、软组织肿瘤术后复发和血肿的确定。

正如本书第十二章所述，MRI最成功的应用之一是显示肌肉骨骼系统软组织肿瘤。这类病变常被肌肉所包绕，并且是MR检查的首选部位。一般规律很简单：大多数恶性软组织病变较肌肉组织具有更长的T_1和T_2弛豫时间。与其他大多数软组织相比，正常骨骼肌组织具有显著缩短的T_2弛豫时间，当然比大多数恶性软组织肿瘤更短。综上所述，图2.24显示了预期的纵向磁化弛豫时间。肿瘤的较长T_1值意味着肿瘤的纵向磁化小于肌肉，在短TR，如500ms时更是如此。

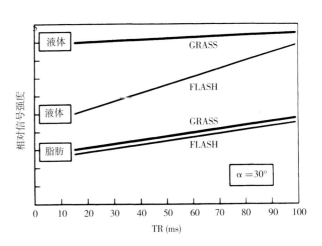

图2.22 "稳态"型梯度回波序列与"毁损"型梯度回波序列图像对比特征的比较。长T_2弛豫时间物质（如液体）在短脉冲重复时间的信号强度差异最明显。图示说明稳态序列适于提供T_2加权对比特征，而毁损序列提供T_1加权对比最佳

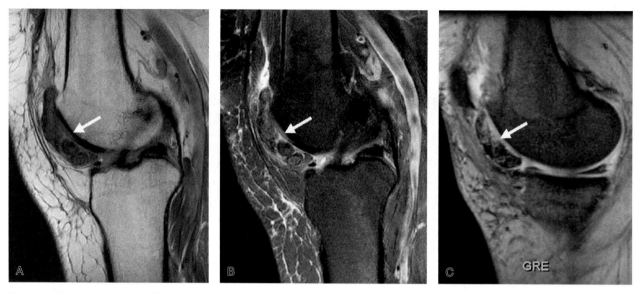

图2.23 女性患者，有膝关节痛和手术所致的复发性积液，病理证实为色素沉着绒毛结节性滑膜炎。质子密度（图A）和 T_2 加权FSE-XL图像（图B）示关节内分叶状低信号肿块（箭头）；在梯度回波序列图像（图C）中，肿块信号因为含铁血黄素的顺磁效应而衰减

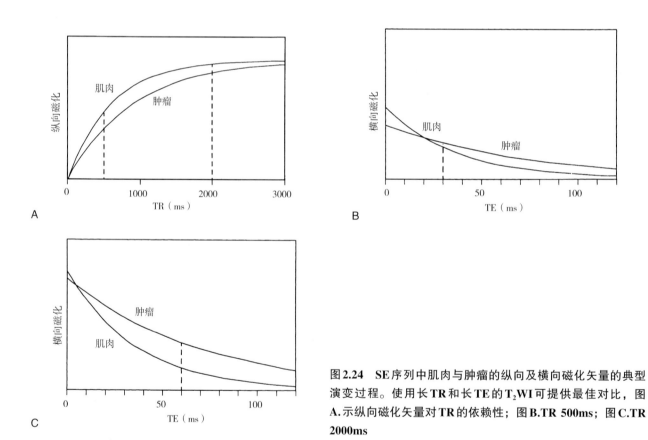

图2.24 SE序列中肌肉与肿瘤的纵向及横向磁化矢量的典型演变过程。使用长TR和长TE的 T_2WI 可提供最佳对比，图A.示纵向磁化矢量对TR的依赖性；图B.TR 500ms；图C.TR 2000ms

图2.24B 显示的是在一个相对短TR的脉冲序列中180°RF脉冲后发生的横向磁化时间。肌肉具有较短的 T_2 值，导致其横向磁化衰减得比肿瘤更快，以致两条曲线交叉。在图2.24C中显示的是应用较长TR时的横向磁化矢量，可以发现开始的横向磁化矢量较强，而且肿瘤与肌肉的初始差别较小；因为肿瘤和肌肉的 T_2 弛豫时间差别很显著，在 T_2 加权序列中得以通过高对比度显示。T_1WI 的自旋回波序列在该例中提供了较差的对比度，因为其对 T_1 与 T_2 的差异提供"混合"效应。

肿瘤周围并非总是由单一组织包绕，此时需要几种不同的MRI技术来完全勾画病变的边界。图2.25显示的是一例骨盆复杂软组织肉瘤患者的 T_1、T_2 和增强影像。此时有必要使用所有序列所提供的基本信息从而为术前评估精确勾画出肿瘤边界及与其比邻的重要结构的关系。图2.26显示了一例伴有骨皮质破坏和软组织肿胀的股骨远端骨肉瘤患者的 T_1WI 和 T_2WI 图像。在髓腔内的肿瘤边界在 T_1WI 图像中显示最佳，

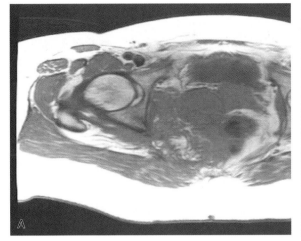
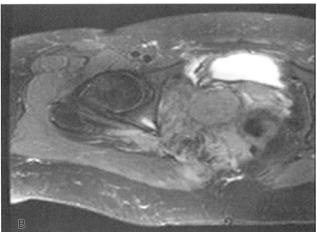
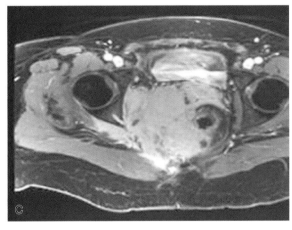

图2.25　图A.T_1WI；图B.T_2WI和图C.T_1WI增强显示1例骨盆复杂软组织肉瘤

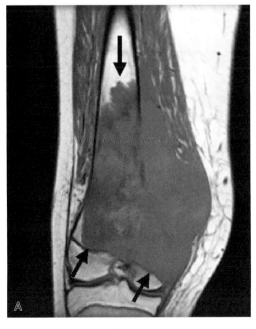
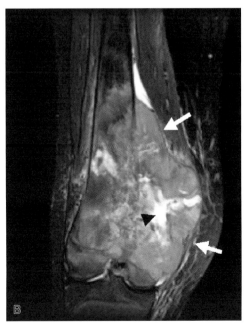

图2.26　青少年男性患者股骨远端骨肉瘤的冠状位 T_1WI。（图A）和 T_2WI 压脂（图B）图像；T_1WI（图A）提供了髓内肿瘤与邻近黄骨髓的良好对比（黑色箭）；T_2WI（图B）显示了肿块软组织成分和邻近正常结构间更好的对比（白色箭头）。中央坏死区可见（箭头）。由于基质矿化，肿瘤在 T_2 图像上呈相对低信号

介于肿块和正常高信号髓腔脂肪信号影。T_2WI压脂信号能更好地显示骨外软组织成分和肿块中央坏死成分。由于存在明显的基质矿化,大部分肿块在T_2WI图像上呈低至中等信号强度。

正如图2.14所示,脂肪组织的T_1弛豫时间比几乎其他任何软组织都短。脂肪与肿瘤的T_2弛豫时间可有重叠。图2.27A显示即使在短TR时,脂肪的有效纵向磁化矢量也很大。图2.27B显示了脂肪与肿瘤的T_1WI自旋回波序列的横向磁化矢量。可以看出这一序列在短回波延迟时间时可以提供高对比度。尽管如图2.27C所示,当TR长时,横向磁化矢量更强,但脂肪与肿瘤间的对比度较差。

因此,SE序列T_1WI对区分脂肪组织与其他组织的差异十分有价值。尽管它们不是特殊的T_1加权,但脂肪极短的T_1弛豫时间可以提供足够的T_1依赖性对比度,图2.25A中T_1WI的自旋回波图像勾画出了肿瘤与脂肪组织的分界,但与肌肉组织的分界则难以确定。T_2WI则正好相反。

如前所述,由于血肿形成的特殊物理学过程能够影响其弛豫时间,所以血肿的MRI表现差异很大。其中的一部分具有诊断价值。由于正铁血红蛋白的质子弛豫增强效应,在所有场强中,此期血肿的T_1弛豫时间都可能较短。第二个具有特征性的影响是红细胞膜完整时,脱氧血红蛋白在高场强中产生的选择性T_2质子弛豫增强。如图2.28所示,完整红细胞内的脱氧血红蛋白在中、低场强的T_1WI和T_2WI中都呈高信号。在高场强中,选择性T_2缩短效应的作用使血肿在SE序列T_1WI和T_2WI中均表现为非常低的信号。图2.29为示意图,图2.30显示了一个临床病例。

这些例子说明通过选择合适的扫描参数可以改变MRI序列的影像对比。结合组织弛豫表现的基本知识,可提供对组织特征定性的能力,比形态学影像诊断更好。

十一、其他MRI序列的图像对比

自从20世纪80年代初MRI被应用于临床后,研究人员不断地开发出新的脉冲序列和成像技术。有些MRI序列提供了更好的(或至少差异性的)图像对比度,有些MRI序列则缩短了成像时间。影像科医师在临床实践中对于如何选择MRI序列常会感到困惑。

在肌肉骨骼系统MRI中,应用这些改进后技术的目的在于减少生理性运动伪影、提高MR扫描效率、获得更高的空间分辨率,或是提供特定的组织对比度等。

近年来,"快速自旋回波(FSE:某些厂家又称为turbo自旋回波序列)"序列被广泛应用。1986年首次描述了FSE这一序列,该序列的产生是基于一种被称

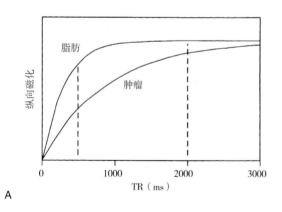

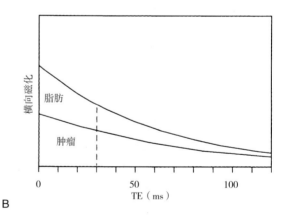

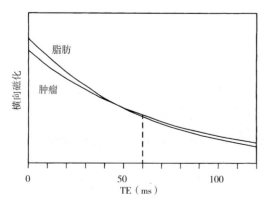

图2.27 用相对较短的TR和TE获得的SE序列T_1WI最易获得肿瘤与脂肪组织之间的清晰对比度。图A.纵向磁化矢量对TR的依赖性;图B.TR=500ms;图C.TR=2000ms

第二章　MRI 图像的解读

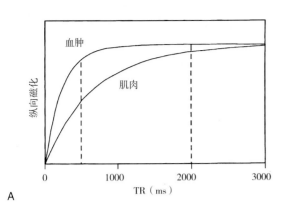
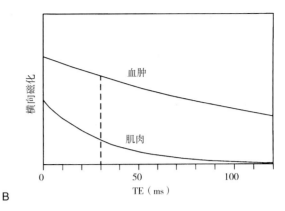
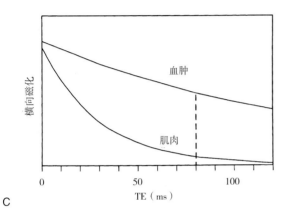

图 2.28　典型的中、低场强下亚急性血肿的磁化矢量改变。图 A. 纵向磁化矢量对 TR 的依赖性；图 B.TR=500ms；图 C.TR=2000ms

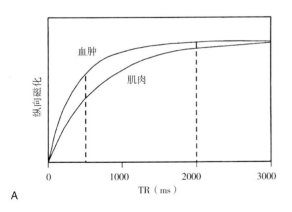
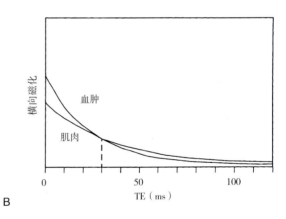
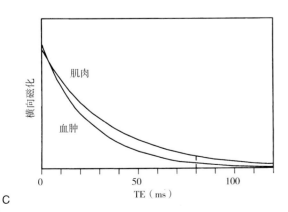

图 2.29　高场强下亚急性血肿的磁化矢量改变。图 A. 纵向磁化矢量对 TR 的依赖性；图 B.TR=500ms；图 C.TR=2000ms

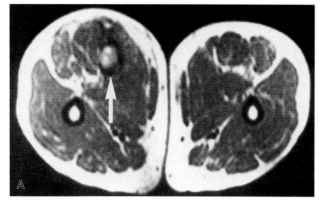
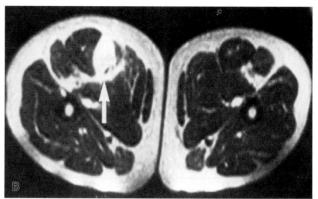
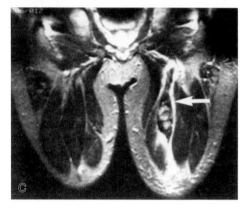

图2.30　图A.低场（0.15T）MRI下亚急性血肿在重T_1WI显示一低信号强度的晕环，中心为高信号（箭头），低信号由T_1延长所致，中心区因血红蛋白氧化变性产生的顺磁性物质导致T_1缩短而表现高信号；图B.由于T_2弛豫时间长，血肿（箭头）在低场强T_2WI上表现为高信号；图C.高场强（1.5T）MRI机在同一天采集的与图A、图B同一血肿的冠状面T_2WI，在图B中以同一序列显示的血肿周边高信号区，由于高场强时T_2值缩短而呈低信号（箭头）

作弛豫增强的快速采集方式（RARE）。FSE序列最重要的特征是能够比传统的自旋-回波在更短的时间内获得T_2加权图像。

FSE序列通过对自旋回波链中每个回波施加不同的相位编码梯度，从而在每个TR周期内获取多重图像。举例来说，如果一个序列的每次重复时间可以采集16个回波，那么完成一幅图像总采集时间就会减少16倍。FSE序列图像是在对许多不同的TE时间所获得的数据进行重建后得到的。实际上，FSE序列图像的对比度通常由平均或有效TE值描述。反过来讲，通过调整相位编码采集的顺序可以改变一个序列的有效TE值。

FSE序列与常规SE序列比较，前者图像对比度较差，因此，难以可靠地评估韧带、肌腱和半月板撕裂。如果传统的自旋-回波序列，比如膝或肩关节并未涵盖在常规检查中，为了避免由于对比度的降低所造成的漏诊，则需要对半月板和肩袖肌腱的形态学进行评估。FSE序列在检测和发现肌肉骨骼系统肿块方面也缺乏可靠性。问题在于对于肌肉骨骼组织而言，MRI序列并不总能提供足够值得信赖的对比度。FSE序列对于发现出血病灶敏感性不足。

尽管与常规SE序列相比，FSE序列显示病变的对比度较差，但这一扫描序列的T_2WI分辨力较高，可更加清晰地显示病变形态。FSE序列采集时间较短，因此，可通过增大矩阵或增加激励次数来获得较高的图像分辨率。在试图获得高分辨率图像时，应避免使用短的有效TE和长回波链，因其可使图像的边缘模糊，从而导致图像质量下降。因此，应用短的有效TE时，应相应地减小回波链的长度；使用较长的有效TE能得到相对更高的空间分辨率，这是因为外周的重建空间可被高信噪比的短TE回波填充。

FSE技术的临床应用包括头颅、脊柱、骨盆、肌肉骨骼系统和腹部。一般而言，该技术已取代了常规的SE-T_2WI。在头颅和脊柱研究中，FSE序列图像与SE序列图像几乎不能区分，但FSE序列具有明显的图像采集时间上的优势。图2.31是一个采集时间为8min 46s的矢状面常规SE序列T_2WI与采集时间仅为1min 6s的FSE序列图像的比较。

随着高分辨率技术的发展和改进，FSE序列在肌肉骨骼系统中的应用更加广泛。FSE图像可能是T_1、质子密度，或是依赖于指定TR和有效TE的T_2WI。与传统的自旋回波序列相比，在FSE图像上脂肪和水倾向于具有更高的信号强度。因此，应用一些压脂技术来提高T_2WI的病理学特点是有优势的。图2.32显示了一例髌骨软化症患者在矢状位上加和不加T_2压脂的FSE图像。许多肌肉骨骼图像应用"杂交"（介于质子密度和T_2加权之间）的FSE序列伴长TR和40~50ms的有效TE时间。当所采用序列的有效TE

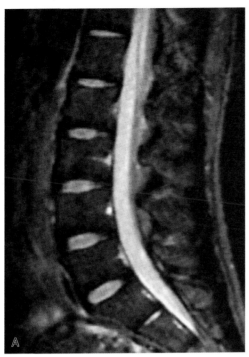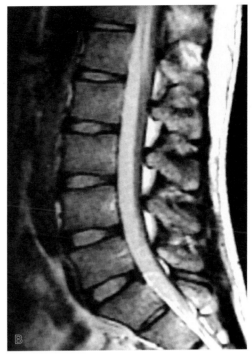

图2.31 腰椎图像的比较。图A.常规SE序列T_2WI，采集时间8min 46s；图B.FSE序列的采集时间仅为1min 6s

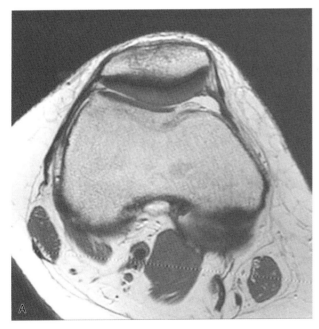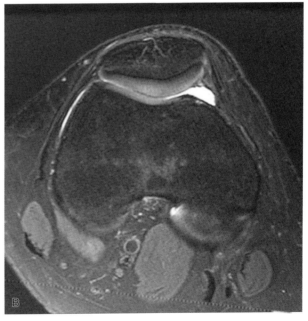

图2.32 1例髌骨软化症患者的T_2加权FSE图像，不伴（图A）和伴有（图B）脂肪抑制。相对于常规的自旋回波图像，脂肪在FSE图像上具有更高信号

少于40ms时，要注意识别在肌腱褶曲和韧带中存在的魔幻角伪影。由于关节积液和透明关节软骨存在鲜明的对比度，脂肪抑制杂交和T_2加权的FSE序列在评估软骨损伤与再生时非常有用，提供了一个MR"关节"外观。图2.33显示的是1例关节软骨损伤患者伴有近期外侧髌骨半脱位的图像。

如前所述，FSE序列在四肢关节周围的复杂解剖结构提供高分辨率细节方面可能是最为有用。图2.34显示了1例临床证实为踝关节复杂韧带伤的足球球员，图像是由1.5T场强的足踝部专用线圈扫描所得。图2.35显示了采用高分辨率，T_2压脂的FSE序列所得到的腕骨、软骨和韧带的精美细节。该图像是由高度特异性的腕部线圈在3T场强下将信噪比最大化得到。3T场强也同样能够缩短成像时间。

与常规自旋回波和GRE图像相比，FSE序列图像受金属置入物伪影的影响较轻。金属伪影之后可被

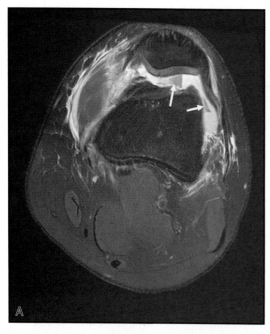
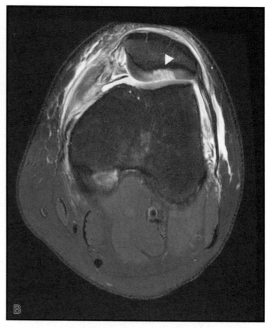

图 2.33　轴位高分辨率 T_2 压脂的 FSE-XL 图像显示了一个股骨内侧髁的急性、创伤后软骨缺损（箭头）

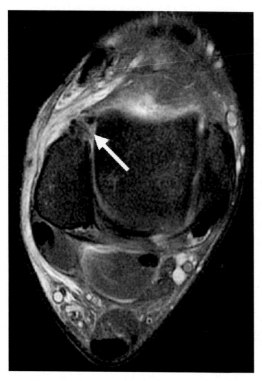

图 2.34　轴位的高分辨率 T_2 压脂 FSE-XL 图像显示了一位年轻运动员胫腓前下韧带的撕裂（箭头）

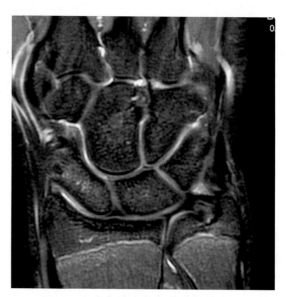

图 2.35　腕部的冠状位高分辨率 T_2 压脂 FSE-XL 图像。3T 场强下的腕关节特有线圈显示了一位无症状患者腕部骨骼、软骨和韧带的精确解剖学细节

加宽的带宽消除。不仅如此，宽带宽接收线圈下的 FSE-IR 图像所得金属伪影减少，T_2 压脂图像更为均一（图 2.36）。其他可减少金属伪影的因素包括增加频率编码梯度强度和基质，减少扫描区域和使用更长的回波长度，并应用频率编码梯度平行于金属硬件长轴。金属伪影在更高场强图像中会更为明显。

十二、其他技术

目前，活体氢质子和磷原子波谱在生化水平评估组织特性潜能已引起广泛关注。这些技术具有很大发展潜力，但尚未广泛应用于临床。

还有许多其他 MRI 技术可用于识别组织特征。某些最简单、最振奋人心的技术似乎特别适用于肌肉骨骼病变。一个极好的例子是从标准的MR图像中计算出特定目标图像。可以计算出T_1、T_2和质子密度图。不仅如此，从这些图可以派生出各种依赖于T_1、T_2和N（H）的特殊功能的其他图像。

脂肪抑制技术已广泛应用于肌肉骨骼系统MRI，最常用于T_2WI上突出病变。波谱预饱和或为最有用的方法，并适用于常规SE和FSE检查、梯度回波和对比剂增强成像。该脂肪抑制技术在磁体中心获取时可以得到最为均一的图像。脂肪抑制有时为非均一的，当图像的获取偏离了中心，或在弧形软组织及在空气干扰时，常见于肩关节及足跟部。FSE-IR序列或许能够在这些病例中提供更为可靠的压脂图像（图2.37）。IDEAL快速自旋-回波图像已成为一种极具潜力并非常有用的脂肪抑制技术。与标准频率脂肪抑制的快速自旋-回波相比，IDEAL的优点包括更佳的水-脂肪分离，提高了诊断质量和液体-软骨信噪比，并且由于金属硬件所致的图像降级更少。缺点包括图像

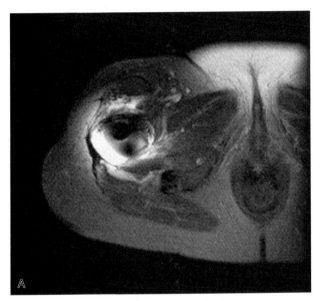 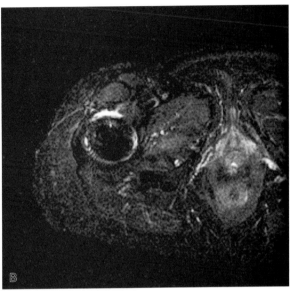

图2.36　图A.T_2压脂的FSE图像在加宽的接收带宽下消除了髋部疼痛患者部分金属伪影；图B.使用FSE-IR序列在更宽接收带宽和TI=130ms下，金属伪影进一步得以消除，并且脂肪抑制更加均一化

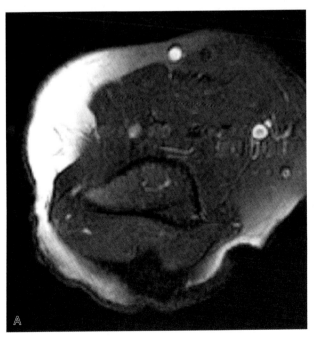 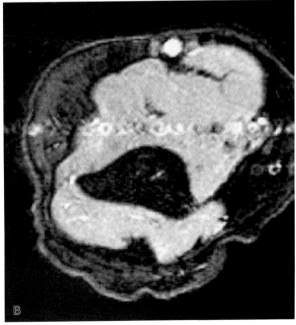

图2.37　肘关节轴位T_2WI图像。（图A和图B）在非中心处呈现非均一性脂肪抑制。同一患者使用FSE-IR序列提供了如图B中所示的均一脂肪抑制

采集时间稍有延长和缺乏相位包裹选择。

钆造影剂的静脉注射或是关节腔内注射被用于一些肌肉骨骼的MR病例中，从而能够提供额外的诊断信息。静脉注射钆造影剂最大的用途在于区分软组织及骨内病变是实性的还是囊性的（图2.38）。静脉注射钆造影剂的其他适应证包括评估软组织感染、骨关节炎、骨坏死和缺血、硬化性腱鞘炎，并可评估复杂的术后积液。关节内注射钆对比剂可用于评估关节软组织病理，如肩关节和髋部的盂唇撕脱伤（图2.39）。偶尔，也可用于评估膝关节或是胫距关节的骨软骨损伤，并检测腕部及肘部的隐匿性韧带损伤。

十三、血管结构的MRI表现

在多数肌肉骨骼系统MRI图像上可辨别不同大小的动脉和静脉，了解这些血管结构很有意义。如病变需手术治疗，就需明确骨肌肿瘤与主要血管的关系。外伤及其并发症可以影响肢体的血供及静脉回流。动脉粥样硬化和深静脉血栓形成是四肢血管常见的原发性血管疾病。

在大多数MRI图像中，正常动、静脉表现变化颇多。血管腔可为低、高或混杂信号，容易导致如静脉血栓形成等重要病变的诊断困难（图2.40）。

为了选择有助于诊断血管疾病的MRI检查技术，应当对血液流动在MRI中表现的物理过程有一个基本的了解。为了简化问题，接下来仅讨论与成像层面相垂直血管的MRI表现。

流动血液的信号强度由三个基本过程决定：饱和效应、自旋相位和廓清效应。饱和效应（图2.41）依赖于流动血液的T_1弛豫时间长于多数软组织。因此，如果脉冲序列T_1加权的选择恰当，血管内血液的信号

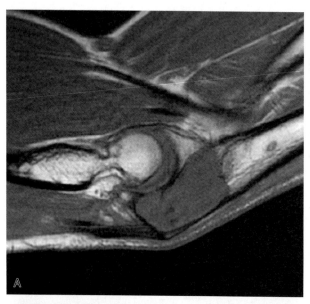

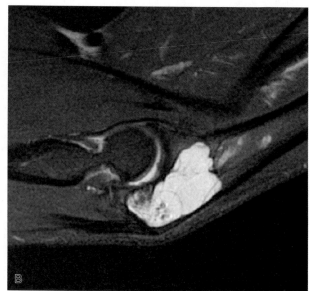

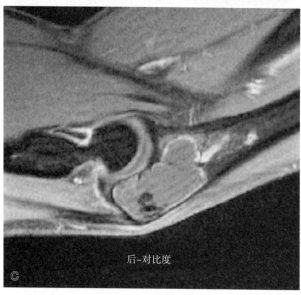

图2.38 尺骨近端骨内腱鞘囊肿。肘关节矢状位T_1WI（图A）和T_2WI（图B）图像显示位于尺骨近端的关节及邻近关节病变。应用静脉内钆造影剂（图C）证实了病变的囊性特征

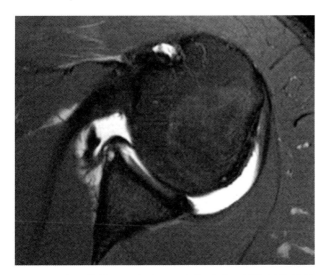

图2.39 肩关节的MR造影显示创伤后前盂唇撕裂伴软骨缺失

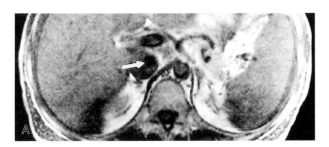
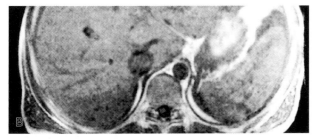
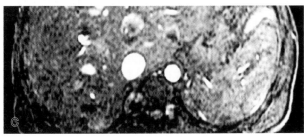

图2.40 图A.该患者曾经行MRI检查诊断为下腔静脉（IVC）血栓形成。本次随访的SE序列T_1WI再次证实了IVC内除了明显的再通区（箭头）外，尚有缺乏低信号"流空"即高信号的区域；图B.较图A靠上的一个层面也显示整个IVC腔内均呈较高信号，提示IVC血栓形成；图C.相对于SE序列表现，同一层面水平采集的梯度回波图像显示整个IVC腔内的流动增强，可除外血栓形成。进一步MRI检查证实该患者有心包增厚，诊断为缩窄性心包炎，后来患者施行了局部心包切除术。因此，SE序列图像中IVC腔内信号增高是由于缩窄性心包炎时IVC内慢血流引起。提示即使在SE序列图像上的血管"流空"缺如，诊断血管内血栓形成时也要慎重

强度将会低于邻近组织。

饱和效应常被"流动相关增强"机制所抵消（图2.42）。这是由在90°RF脉冲的间隔内成像容积外的流动血液所引起。这些"新鲜的"自旋质子具有充分的纵向磁化矢量，因为它们没有预先被RF脉冲部分饱和，因此能提供更多自旋回波信号，这是MRI图像上血管腔表现为高信号的主要原因。从本质上讲，这一效应在最接近图像容积血管入口处的层面中最明显。流动相关增强（常伴有流动伪影）可以被"空间预饱和（SAT）"技术减弱。

其他两个效应倾向于减弱流动血液的信号强度。其中一个叫"自旋失相位"效应。图2.43显示的是与某一像素对应的体素可概念性地被分解为更小的单位，称为"等性体"。整个体素的净磁化矢量是单个等性体磁化矢量的和。如果等性体之间相位角不一

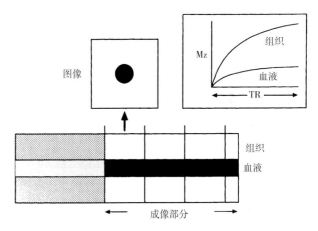

图2.41 血液比许多组织特别是血管周围脂肪组织的T_1弛豫时间长。在忽略流动效应的情况下，因为血流更为饱和，故T_1WI上血流将比周围组织信号低

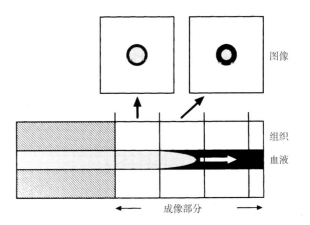

图2.42 血管腔内血液的流动相关增强效应抵消了血液的饱和效应。未被RF脉冲激励的自旋质子在两次重复脉冲之间流入层面内。由于它们未被饱和，故可产生更多信号。在邻近未被激励的层面，这一效应更加明显

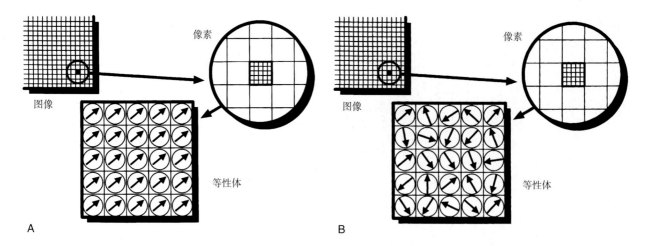

图2.43 每个体素从概念上讲可以再分为更小的单位，称等性体。来自每个等性体的自旋回波信号是一个有大小和相位（方向）的矢量。如果大多数等性体的相位角一致时（图A），则矢量一致并且增加；如果存在不同相位角（图B），那么从体素得到的净信号将减少

致，那么它们的矢量和将会减小，这就是自旋失相位效应的基本原理。血流中的运动自旋质子在成像过程中受梯度磁场的支配。这些由梯度磁场引起的等性体的相位聚集与组织中相关的静止自旋质子不一样。相位移动的量依赖于单个等性体的速度及梯度场的强度和持续时间。在SE序列成像时，具有不同相位角的磁化等性体总和在一起处于无序状态，使信号强度减低（图2.44）。

失相位效应可以减低血流的信号强度，以致掩盖了可能存在的任何流动相关增强。"瞬间零梯度"（GMN）或"流动补偿"技术可以抵消梯度的失相位效应，从而使信号强度恢复（图2.45）。这一技术可用于减少梯度回波成像中血流伪影和SE序列T₂WI中的组织运动伪影和脑脊液流动伪影。"偶数回波相位重聚"现象有时可在多回波SE序列中的偶数回波图像中引起类似效应。

降低MRI图像中血流信号强度的最重要的机制就是"廓清效应"，见图2.46。质子必须接受90°和180°RF脉冲来产生自旋回波信号。在多数成像设备中，这些脉冲具有层面选择性，所以它们的作用局限于成像层面空间内。在90°与180°RF脉冲间隔期间，层面以外的流动质子不会产生信号。这就确立了血流的"阻断速度"，高于这个速度，管腔内就不会存在信号。这个速度可通过层厚除以90°和180°RF脉冲的间隔时间来计算。应注意的是廓清效应在梯度回波成像中不会起作用，因为该序列只使用单一RF脉冲。

自旋回波成像对显示具有可靠的明显流空的血管

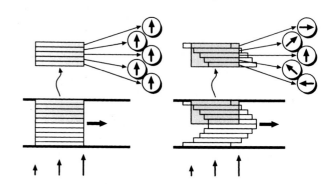

图2.44 图A."栓流"（plug flow）是一假设管腔中心的流速与周边相同的流动模型。这样每个等性体有相同的速度，沿血管底边的垂直箭头代表每点的局部磁场强度。这个梯度使每个等性体的相位角随着沿血管的流动而改变，但因为流速相同，所以在自旋回波时体素中所有等性体的相位角相同；图B."层流"（laminar flow）是流速以抛物线样剖面穿过管腔的状态。这个例子中，当等性体流经梯度磁场时，由于流速不同产生了相位聚集的误差。这样，在SE序列扫描时，来自体素的净信号强度减小，因为等性体不能一致性相加。这被称作"失相位效应"（去相效应）

非常有价值。可以通过使用SAT技术避免流动相关增强，如需避免GMN和更多廓清时，使用稍长的回波间隔来避免流动相关增强使流空效应改善。另一可用来显示明显血管的替代方法是使血管呈高信号，这一方法中经典的就是使用梯度回波序列（梯度回波不受廓清效应的影响）和GMN来减少失相。

MRI中还可观察到许多不同的流空效应，但这里描述的原理可以适用于解释其中大多数的流空效应。

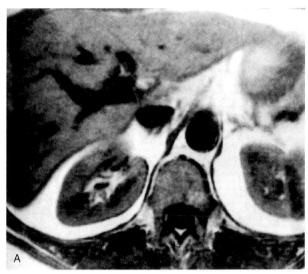
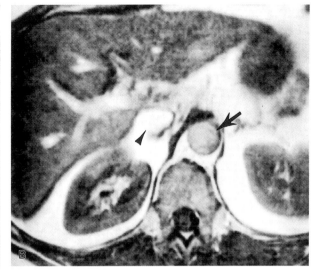

图2.45 消除体素内失相效应。图A.上腹部T_1WI显示主动脉、下腔静脉和肝内血管均呈低信号;图B.使用相同参数但加一个瞬间零梯度(流动补偿)采集到的图像,即消除体素失相效应的MRI脉冲序列技术。与图A比较,主动脉、下腔静脉及肝内血管的信号强度明显增高。消除体素内失相具有明显的相关增强,在图A中存在的相关增强被失相效应抑制。可见主动脉(箭头)的信号强度比下腔静脉(箭头)更低。这是将在图2.46中所描述的"廓清效应",廓清效应在血流速度高的血管中更为显著

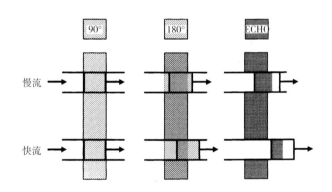

图2.46 "廓清效应" 在90°与180°脉冲之间,移出层面外的自旋质子将不会产生自旋回波信号。由廓清效应引起的信号丢失量随流速增加而增加。在非常快速的血流中,血管腔内所有的血液将被置换,从而自旋回波信号为零。在这样的流动方式中,置换所有质子的最小流速称为"阻断速度"

(张欣韵 王 阳 沈晨天 李海庆 罗全勇 译)

第三章

肌肉骨骼系统MRI常用检查技术

Thomas H.Berquist

本章提要

一、患者选择
二、患者筛选：安全性问题
　（一）MR安全性
　（二）MR条件性
　（三）MR不安全性
三、患者的监测和镇静
四、患者体位摆放和线圈选择
五、脉冲序列和层面选择
　（一）钆对比剂
　（二）钆对比剂的不良反应
六、磁共振血管成像
　其他MR成像参数
七、常见伪影
　（一）运动伪影
　（二）化学位移
　（三）饱和伪影
　（四）卷褶伪影
　（五）截断伪影
　（六）脂肪抑制不均
八、弛豫时间/波谱

磁共振成像（MRI）是评价肌肉骨骼系统病变的一种非常好的检查方法。呼吸运动对胸腹部检查会有明显影响，而对脊柱、骨盆下部及四肢影响不大。当出现运动伪影时，尤其是呼吸运动伪影，可采用新的成像序列和运动伪影抑制技术。MR可行冠状位、矢状位、轴位和任意斜位成像，也可行辐射成像，即从某一中心点做多方位斜位成像。此外，还可行三维成像，尤其对于解剖结构复杂的部位。

新的线圈技术、更快的脉冲序列及对比剂使用的增多，拓宽了磁共振在肌肉骨骼系统中的应用范围。关节成像技术和血管成像技术已被普遍应用。波谱也较多被应用，但还未在日常临床工作中作为常规。

新的磁场设计，包括高场强MRI（最高达8T）、开放式MRI及肢体MRI（图3.1）目前均已应用。肢体专用成像系统价廉、易于安放，场强范围0.2～1.0T。对于某些患者，体位摆放可能有困难，且与全身MRI成像仪相比，视野（FOV）受限。

原则上，场强越高其空间及图像对比度分辨率越高。3T及更高场强（7T）MRI成像的经验越来越丰富。信噪比（SNR）随场强增大而线性增加。例如，3T的SNR为1.5T的2倍。这使得图像空间分辨率提高，而

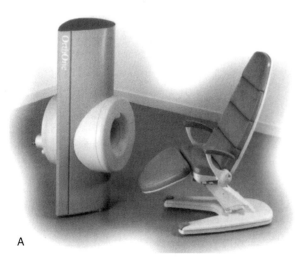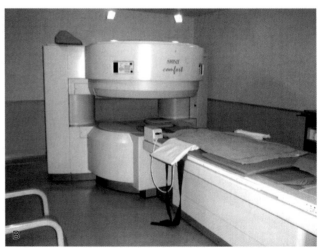

图3.1　图A.肢体MRI；图B.开放式MRI

未增加成像时间。化学位移伪影在3T上更加明显，但可通过增加带宽弥补。脂肪抑制在3T上较1.5T更均一。超高场强（7~9T）MRI的出现，使空间分辨率及波谱分辨率提高，成像速度加快，波谱成像技术得到改进。目前临床上，大多肌肉骨骼系统检查仍在1.5T或更低场强的肢体或开放式MRI上进行。在大型机构，3T MRI成像越来越多。

MRI检查不同于X线平片或CT检查。为了获得最佳的图像质量及恰当的病变特征，MRI检查前必须全面考虑患者筛选、体位摆放、线圈选择、脉冲序列及静脉内或关节腔内注射对比剂等因素。本章将讨论肌肉骨骼系统磁共振的一些临床实际问题。更多详细的成像技术及其临床应用将在后续的解剖学相关章节中进一步讨论。

一、患者选择

MR图像是通过静磁场、梯度磁场和射频脉冲（RF）产生的（见第一章），因此无电离辐射。迄今为止，在常用磁场强度（≤2T）下，未发现其会产生有害生物学效应。MRI在3T及超高场强（7~9T）下的安全性有待进一步研究。然而，至今，多数患者能够在这些场强下很好地耐受检查。在7T场强下有不少患者出现不适情况，包括眩晕和闪光。7T场强下的检查时间也会增加。

二、患者筛选：安全性问题

用MRI为患者检查前，必须考虑患者的筛选与安全问题。国际医学磁共振学会推荐，每一机构都应建立用于患者筛选的标准策略。

筛选方法根据设备类型、患者（比如，从事金属行业或建筑工人、儿童等）及健康人对MRI的了解和一些潜在危险因素而不同。

目前多数认为，患者应在MRI检查前，填写一份易答的专项调查问卷（表3.1），并于检查前进一步口头询问。这样可以防止忽略一些明显的危险因素，如心脏起搏器、颅脑动脉瘤夹、体内金属异物或电子装置等。当怀疑患者体内有金属异物时，应行X线检查，或必须做CT检查，以确定或排除潜在的危险。Boutin等回顾分析了205家机构的MRI安全检查资料，结果显示，85%用X线检查（尤其是怀疑眶内异物者）、41%用CT检查、12%用金属探测器对患者进行筛选。Shellock和他的同事已在着手制订MR安全性相关策略。

表3.1 MRI检查安全筛选问题表

患者信息
医疗编号：
年龄：
身高：
体重：
幽闭恐惧症。是__ 否__
乳胶过敏。是__ 否__
药物/对比剂过敏。是__ 否__如果有，请指出过敏类型
以前是否做过MR检查？是__ 否__如果有，请说明时间和检查指征。
有无肿瘤病史？是__ 否__如果有，何种类型？
有无背部手术史？是__ 否__如果有，何时？
有无脑部手术史？是__ 否__如果有，何时？
有无脑部深刺激史？是__ 否__
有无眼部金属异物受伤史？是__ 否__

女性患者
最后一次月经时间：_____
自某次月经后有可能怀孕吗？是__ 否__
有无使用受孕药物，避孕物或激素治疗等？是__ 否__
是否处于哺乳期？是__ 否__

有无下述任何一项？ 是 否
1.心脏起搏器或除颤器？（停下并询问工作人员） __ __
2.脑动脉瘤夹？（停下并询问工作人员） __ __
3.胰岛素泵或植入泵？（停下并询问工作人员） __ __
4.植入性药物注射设备？（停下并询问工作人员） __ __
5.骨生长刺激物？（停下并询问工作人员） __ __
6.子宫托？（停下并询问工作人员） __ __
7.内置测步器的金属线？ __ __
8.心脏瓣膜/支架假体？ __ __
9.血管内支架，滤器或线圈？ __ __
10.Swan-Ganz导尿管和温度探头？ __ __
11.脊髓或心室内支架？ __ __
12.人工耳蜗或耳植入物？ __ __
13.助听器？（检查前请移除） __ __
14.任何类型的假体（关节、骨、眼、阴茎） __ __
15.经皮药物传输系统？ __ __
16.文身（眼线、唇等）？ __ __
17.其他金属碎片（子弹、弹片、BB等）？ __ __
18.任何磁场内的其他植入物？ __ __
19.金属网植入物？ __ __

在MRI扫描前，你将会被要求除去所有衣物并换上检查通用外衣。请把所有私人物品置于你的带锁的更衣柜中。记住，大多数金属物品不能被带入扫描设备中。

姓名（打印）_____（签名）_____
表格填写者：患者本人____家属____其他____
检查者：护士____MRI技师____放射科医师____其他____

磁场可影响某些金属植入物和电子装置。许多情况下，无法明确金属植入物的确切成分。需要不断努力研发新的电子设备、泵及矫形植入物，以明确这些设备是否对患者MR检查构成风险。Shellok和同事目前仍在不断更新这些设备对常规MR检查的影响，并将其认定为MR检查安全或MR可兼容设备。美国国际磁共振测试与材料任务组对一些容易混淆的术语做了进一步定义。下列新定义由Shellock和Spinazzi界定。

（一）MR安全性

该设备无已知的任何MR环境下检查风险。MR安全性设备是非金属，非导体且非磁性的。

（二）MR条件性

某些经过检测且在特定条件下使用无风险的设备。MR环境包括场强、梯度场、脉冲频率磁场及一些特定的吸收频率。这些设备已被标明在特定MR环境中的检测结果。检测结果应当标明目前的导电性、热度、电磁场兼容性，神经刺激性，噪声，设备间的相互作用及MR操作的安全性。应明确列出任何可能影响设备安全性的参数。

（三）MR不安全性

MR不安全性设备是在已知任何MR环境下都可能造成危险的设备。包括任何磁性设备或物品。

尽管还有待进一步研究，但已证实多数植入物对患者有潜在危险或影响图像质量。心脏起搏器为磁共振检查禁忌，其相关影响主要有抑制心脏起搏器、心脏非同步起搏、引发患者不适、发热及起搏器植入部位运动感。另外，如果电源装置在扫描范围内，可使图像质量明显下降。尽管目前有些研究证实起搏器、所植入的同步电复律（ICD）装置并非MR检查的绝对禁忌，但我们及其他多数机构仍将心脏起搏器视作"MR不安全"设备。

几年前，在0.35～1.5T的MRI机上对许多心脏瓣膜进行的研究证实，多数瓣膜产生的伪影可忽略不计。目前研究认为，带有这些心脏瓣膜假体的患者行MRI检查是安全的。然而，某些瓣膜可发生移位或扭转（对静磁场的反应），但这种影响很小，不作为禁忌证。目前，人工心脏瓣膜和瓣膜成形术环已在3T场强下进行研究，结果表明，年龄相关性老年性心脏瓣膜病同磁场的作用也非常微弱。Edwards等认为，这可能是老年患者中变硬的瓣膜组织使得金属缝合线难以发生移位。因此，心脏金属瓣膜和瓣膜成形术环并非MR检查禁忌。行心脏瓣膜置换术的患者（通常也带有开胸术后缝线）及遗留有心包膜处的起搏器缝线的患者可行MRI检查。

早期研究标明，脑动脉瘤夹在MR检查时会发生明显扭转对患者造成风险。Brown等证实，17-7HP不锈钢制成的钳夹发生的扭转及伪影最明显；含钛或钽的钳夹出现的扭转及图像变形最小。之后在高达8T场强下的研究提供了更多关于患者安全性与动脉瘤夹的信息。这些研究也证实了17-7HP或405不锈钢动脉瘤夹为MRI检查绝对禁忌。由钛合金、纯钛和奥氏体不锈钢或某些不具有磁性或仅有弱磁性物质所制成的动脉瘤夹为MRI检查之非禁忌。

我们机构多数外科钳不含磁性物质或仅含非常微弱的磁性物质，其对患者检查没有风险，术后即刻可行MR检查。不含磁性或仅有非常微弱磁性的止血钳可能会造成图像局部失真，但对患者无检查风险（图3.2）。Shellock和Spinazzi最近报道了几例内镜下止血钳对患者MR检查可造成潜在风险（表3.2）。

表3.2　胃肠道内镜下止血夹带标记指示MR检查过程可能会对患者有害

Resolution clip（Boston Scientific）
Long Clip HX-600-090L（Olympus Medical Systems）
QuickClip 2（Olympus Medical Systems）
HX-201LR-135（Olympus Medical Systems）
HX-201-UR-135（Olympus Medical Systems）
QuickClip2 Long（Olympus Medical Systems）
HX-201LR-135L（Olympus Medical Systems）
HX-201UR-135L（Olympus Medical Systems）

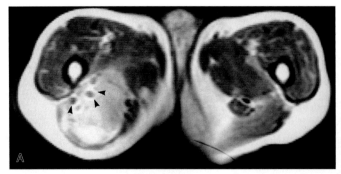
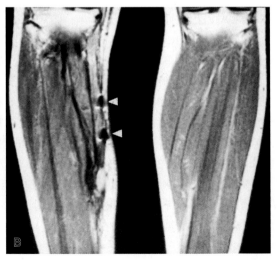

图3.2　止血钳产生的MRI图像伪影。图A.脂肪肉瘤部分切除术后，行0.15T MRI检查（SE 500/20），由外科钳引起的局部无信号区伴周围环形高信号（黑箭头）；图B.1.5T腓肠肌冠状位MRI图像，右腓肠肌内侧外科钳伪影（白箭头）

对于其他非矫形用金属装置包括牙科材料、耳部植入物、血管内滤器和弹簧圈、生殖泌尿道（GU）假体、眼内植入物及子宫内节育器也都有过研究。某些可取下的牙托含铁磁性材料，并可导致局部明显伪影（表3.3），这种材料应在MRI检查前取出。某些永久性装置，如支架，可能含铁磁性物质，但患者可安全行MRI检查。肌肉骨骼系统的MRI检查一般涉及面部，因此，义齿产生的伪影通常对MRI图像质量影响不大。对于配有含磁性永久性义齿的患者，一般不进行MRI检查，因其对磁场的确切影响不明。

表3.3 牙科用材料MRI伪影

材料或假体	伪影
牙科用汞合金材料	无
软组织敷料	无
矫正金属丝	有
Ⅲ型黄金	有
Ⅳ型黄金	有
固定于黄金上的瓷材料	无
丙烯酸树脂牙冠和齿桥	无
钛假体	有
聚亚酯	无
Ⅲ型黄金部分固定义齿	有
金属性石膏冠	有
上颌可去除的充填体	有

人工耳蜗植入物大多为MR检查禁忌，因其对设备和患者均可能有风险。某些植入物在较低场强下可能为MR所兼容，但目前我们仍认为所有的这类植入物为"MR不安全性设备"。

由于GU假体、血管内滤器和弹簧圈本身的位置因素，通常会产生伪影，因此需要慎重考虑（图3.3）。多数阴茎假体和GU括约肌假体不含磁性物质，但Omni Phase（Dacomed）例外，其含较多金属物质。Shellock和Teitelbaum等对血管弹簧圈、支架和滤网进行了体内及体外研究（表3.4），其资料表明，304和316不锈钢材质的血管内植入物最易产生伪影和图像变形。尽管316不锈钢材质最初不含磁性物质，但其在制成医疗用品（如Palmaz内支架）过程中会发生某些变化。由β-3钛、Elgiloy、镍钛诺和mP32N合金制成的医疗用品会产生较小伪影。尽管这些物质具有磁敏感性，并可造成不同程度的伪影，但体内有这类装置的患者通常仍可安全进行MRI检查。铁磁性材料（如Greenfield滤器，由316L不锈钢制成）并不会产生移位及造成下腔静脉（IVC）穿孔。MRI检查前应使用X线检查来确定某些含铁磁性成分的装置［如Gianturco栓塞螺圈、Gianturco鸟巢样滤器、Gianturco Z形支架、Greenfield滤器（316L不锈钢），以及可回收下腔静脉滤器及Palmaz血管内支架］等的位置。如果这些装置与磁场垂直或紧邻检查部位，就不宜行MRI检查，而且对患者造成的风险（因这些装置移位所造成）可能更大。Shellock和Shellock评估了10个血管内支架后得出：由Elgiloy（钴、铬、镍、铁和钼），铂-镍，或钽所制成的支架并不会对MR检查造成太大影响（位移或发热）。

表3.4 血管重建材料和MRI伪影

装置	材料	公司	伪影
Greenfield滤器	a）316L不锈钢 b）β-3钛	Meditech, Watertown, MA Ormco, Glendora, CA	显著极 轻或无
Mobin-Uddin下腔静脉伞	Elglnoy和硅橡胶	American Edwards, Santa Ana, CA	轻度
Amplatz可回收下腔静脉滤器	mP 32N合金	Cook, Bloomington, IN	轻度
Gunther可回收下腔静脉滤器	304不锈钢	William Cook, Europe	严重
Gianturco鸟巢下腔静脉滤器	304不锈钢	William Cook, Europe	严重
可回收滤器	304不锈钢	Thomas Jefferson Univ., Philadelphia, PA	严重
Cragg镍钛诺螺旋下腔静脉滤器			轻度
Maass螺旋下腔静脉滤器	Mediloy不锈钢	Medinvent, Lawanne, Switzerland	中度
Maass血管内滤器	Mediloy不锈钢	Medinvent, Lwanne, Switzerland	中度
Palmaz内支架	316不锈钢	Ethicon, Summerville, NJ	严重
GEC螺圈	304不锈钢	Cook, Bloomington, IN	严重

Levine等曾评估了多种新的心血管植入物。永久性心脏起搏器、同步电复律装置及心脏瓣膜之前也有述及。因此，下面我们将重点讨论这些研究者所研究的其他心血管植入物上。大多冠状动脉和周围血管支架为316L不锈钢或镍材质，也可为其他一些合金，但均为非磁性或仅有微弱磁性的材质。支架是一类被植入在血管壁上且被牢固固定的植入物。尽管某些研究证实在支架置入术6~8周后行MR检查是安全的，但并无很强烈的临床证据支持在这段之间之后的MR检查是否安全。因此，多数冠状动脉或周围血管支架被标记为"MR检查安全性材质"或"某些条件下MR检查安全性材质"。大动脉支架也同样是非磁性或仅有微弱磁性的，不会对需要行MR检查的患者造成危害。然而，由某些支架［Zenith AAA心内膜

血管支架（Cook），Endologix AAA支架（Endologix）和Lifepath AAA支架（Edwards Life-sciences公司）]会产生明显的磁化伪影，从而影响对病变进行评估，IVC滤器就属这类材质（图3.3），但尚未证实会对患者MR检查有害。术后4～6周，支架与血管壁完全融合。对此应特别注意，包括患者病历中的产品

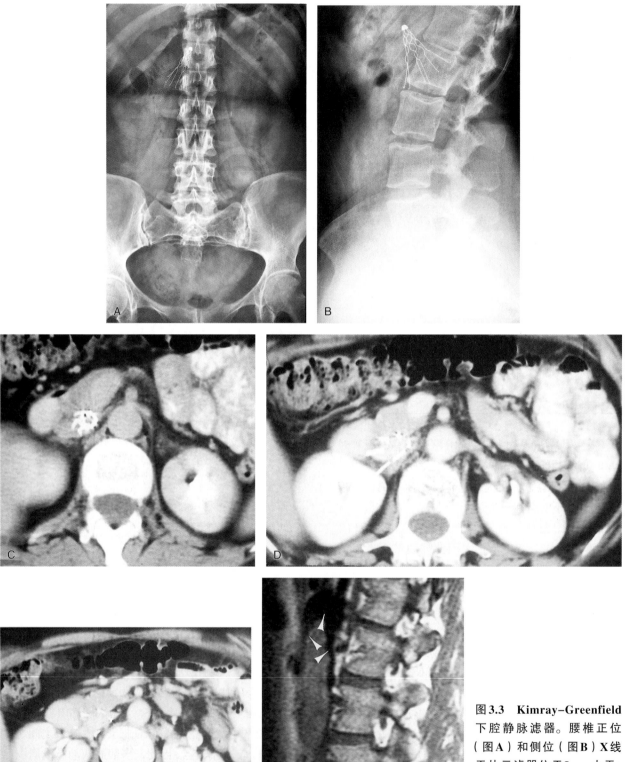

图3.3 Kimray-Greenfield下腔静脉滤器。腰椎正位（图A）和侧位（图B）X线平片示滤器位于$L_{1～2}$水平；图C～E. CT图像示部分条纹伪影；图F.矢状位T_1WI示伪影（箭头）及被拦截的血栓

商标，从而避免由于MR兼容性问题所导致的混淆情况。

另一个潜在且更为棘手的情况是患者体内存在非医源性异物或铁磁性物质。有些患者并不知道自己体内有弹片或其他金属异物（图3.4）。上述情况下，直到检查发现伪影前并无太多可采取的措施。如果患者自述自己体内可能有异物，应于MRI检查前对相应部位行X线检查，眶内铁异物尚需行CT检查；如果临床提示体内有异物，则应取消MRI检查。若异物在肢体内，且不靠近神经或其移动不会引起损害，应在密切监视下行MRI检查（此时技术员应在机房内，在两个脉冲序列间期或扫描时询问患者有无异常）。若异物在体内存在超过6个月，将被瘢痕组织固定，从而降低了移位的危险性。眼线、文眉、眼影等面部化妆和文身的涂料内也可能含有铁磁性物质，如棕色的硫化铁、红色的氧化铁、蓝色的氯化钴，可引起局部发热和皮肤炎症，尤其是文眼线的患者更应注意。当碰到这些情况时，应尽量避免行MRI检查。

矫形假体、金属板、螺丝钉和假关节等通常使用高级不锈钢、钴-铬合金、钛或多种合金等材料制作。这些材料均为非铁磁性物质，但也常含有少量铁磁性杂质。在我们单位，所有矫形假体都进行过磁化特性和发热实验，未发现有发热及磁化反应。Davis等研究了RF脉冲和磁场改变对金属夹和假体的影响。含少量金属的假体产热很少，几乎不能被检出。盐水中两个邻近的髋关节假体可以产热。然而，即便是较大假体，其产热对患者来说也是安全的。当患者心电图电极放置不当或呈环路时，其产生的热量将会烧伤皮肤。

MRI图像上，非铁磁性物质引起的伪影非常小，若小到几乎不引起信号丢失则可忽略。金属伪影的大小取决于材料的大小、形态、磁化率和所用MRI的磁场强度。在低场MRI中，可出现局部变形（图3.5）。在高场设备中（≥1.0T）伪影常更明显（图3.6）。MRI图像上见到的多数伪影是由铁磁性和非铁磁性物质导致局部磁场不均所致，由磁场不均导致金属表面的信号强度减低，这种伪影常常出现在频率编码方向上。

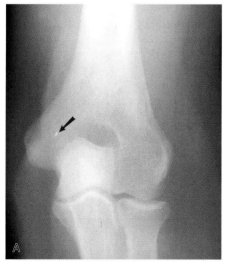
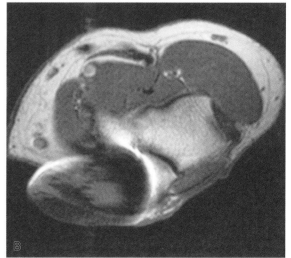
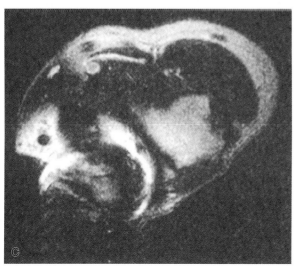

图3.4 肘关节X线平片（图A）示一微小金属异物（箭头），T_1WI（图B）和T_2WI（图C）可见由其所致的明显伪影

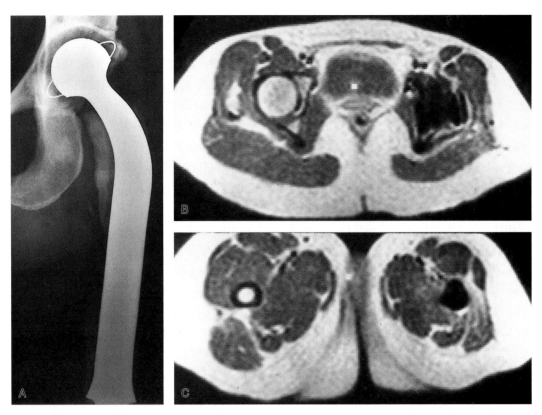

图3.5 图A.全髋成形术后X线平片,股骨头及股骨上段可见较大金属物;图B.低场强(0.15T)MR图像,股骨头层面可见金属假体局部形态及大小变形;图C.较小且光滑的股骨干区伪影不明显

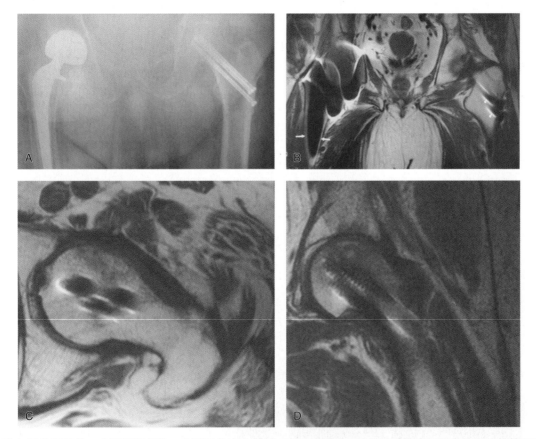

图3.6 图A.骨盆正位片,右髋双极假体,左髋三枚空心螺钉;图B.冠状位T_1WI示股骨头区明显伪影(相较于图3.5B),但股骨干区骨质光滑、清晰(箭头);空心螺钉光滑部分(箭头)伪影较小。轴位(图C)及冠状位(图D)图像显示螺钉螺纹部分伪影略明显

不同矫形装置产生的伪影常有显著差别。对髋关节假体来说，形态不规则的股骨头、颈所产生的伪影要大于体积小且形态规则的股骨干（图3.5）。金属螺丝钉和Harrington棒所致伪影更明显（图3.7），这可能是由于螺丝钉外形不规则（螺纹和嵴）、特定的位置或混杂了较多铁磁性物质所致。有时，即使是很少量的铁磁性物质也会引起明显伪影。比如，组织学检查证实存在金属碎屑，提示内固定所用螺丝钉内含少量铁磁性物质。此外，钻孔部位也会产生钉道伪影。如果在体内存留时间超过3个月，其周围可出现纤维组织反应。有时X线平片未发现明显金属物质，但在MRI图像上仍会出现伪影（图3.7）。

近年来发展了许多改变磁共振参数从而减少金属伪影的方法。美国每年约会做12万的全髋关节检查，大多都是有髋关节假体的患者（图3.5和图3.6）。不管假体属何类型或矫形装置是否存在，一般均可使用同样的参数来修正。参数修正包括许多传统脉冲序列（有些能改善伪影，有些则加重伪影）、层厚、矩阵、带宽、倾斜角度（VAT），减少伪影的新序列（MARS）。场强增加时，金属伪影会更明显。

某些传统的脉冲序列可以减少伪影，而其他序列则会加重金属伪影。短TE（回波时间）或T_1加权自旋回波（SE）序列可减少伪影。快速短T_1反转恢复（STIR）序列可增加金属移植物周围的信号强度。同样，使用水分子激励替代脂肪抑制不仅可减少伪影，同时也可将成像时间减半。

快速自旋回波（FSE）和梯度回波（GRE）序列加重植入物周围伪影。GRE序列下，哪怕是点状的金属碎屑，也会产生明显的放大效应（图3.8）。这类不

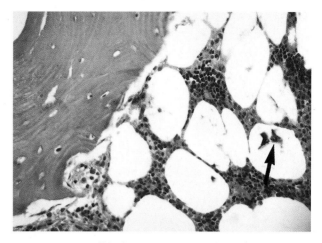

图3.7 组织学标本，可见螺丝钉道内残留金属碎屑

匹配伪影仅出现在频率编码方向，同场强的不均匀性成正比，而同频率编码梯度场强成反比（图3.8）。提高频率编码梯度、改变频率编码方向（让其同金属物平行）可减少伪影。而现实中，由于金属板、螺钉、金属棒与螺帽等金属植入物方向及位置多变，实际操作往往难以实现。

将带宽从16mHz增加至64mHz时，可明显减少髋关节植入物的伪影（图3.9）。加大矩阵（相当于或超过256×256）及增加信号采集次数也可减少金属植入物周围局部图像变形。

其他减少伪影的技术包括VAT和MARS。VAT技术在信号采集期间通过补偿梯度来校正局部场强的不均匀性。MARS在采集期间，同时增加带宽并添加额外梯度场。将这些参数同时运用于频率编码梯度（Gx），并将相同方向及幅度作为层面梯度（Gz）。这样会降低信噪比，但却能明显改善图像质量。

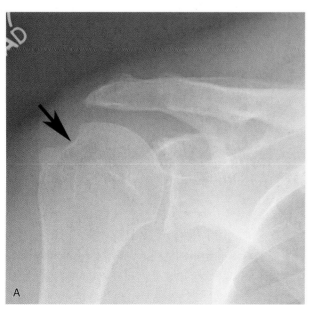

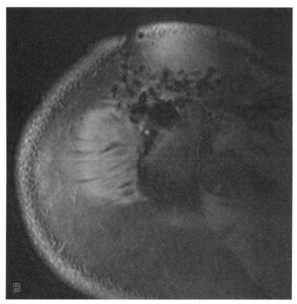

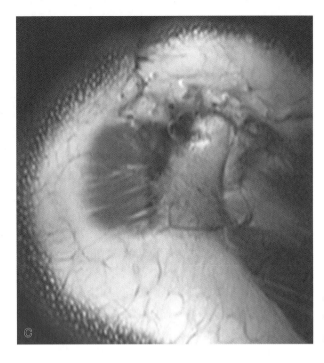

图 3.8 图 A.肩关节正位片示肩袖修补术后肱骨头局部缺损（箭头），未见明确金属物影。轴位 GRE（图 B）和 T_1WI（图 C）示微小金属碎屑所致伪影，GRE 序列图像还可见放大效应

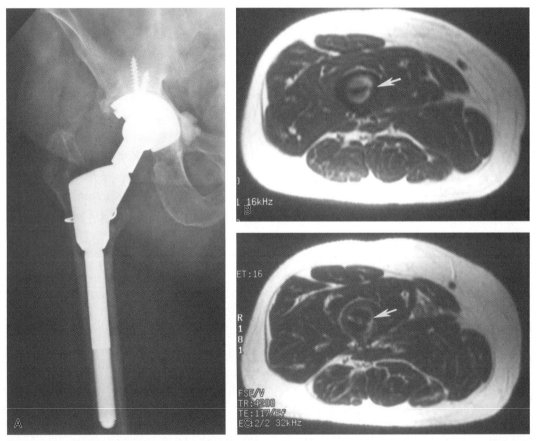

图 3.9 图 A.（右髋成形术后）髋关节正位片。注意当带宽由 16kHz（图 B）增加至 32 kHz（图 C）时图像质量的变化（箭头）

甲基丙烯酸甲酯和骨水泥材料常用于填充骨髓腔和粘接各种成分。甲基丙烯酸甲酯的 MR 伪影较小，表现为无信号的暗区，但无局部图像变形（图 3.10）。

有时外固定物体积较大，但多为非铁磁性材料，其成分与内固定物相似。MRI 检查前，可用手持磁铁方便地检测有无磁性物质。图像质量衰减程度因磁敏感性不同而异。近年来，已经开始用非铁磁性材料来制造固定器械。表 3.5 按照引起伪影由小到大的顺序

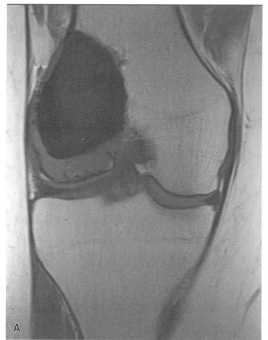
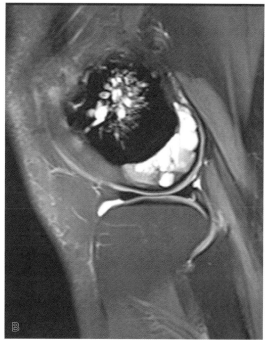
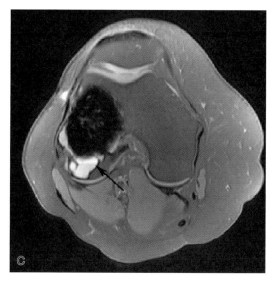

图3.10 骨巨细胞瘤刮除并用甲基丙烯酸甲酯填充术后，上段胫骨MR图像。图A.冠状位T_1WI；图B.矢状位；图C.轴位抑脂FSE T_2WI未见伪影，但可见伴动脉瘤样骨囊肿样成分的复发性肿瘤（图C箭头）

列出外固定物。除产生伪影外，这些外固定物的大小也会限制线圈的选择，从而导致信噪比（SNR）和图像质量下降。尽管如此，多数患者仍可用头线圈或体部线圈进行检查。

表3.5 外固定装置产生的MRI伪影

成分	伪影
石墨	无或轻微
钛	轻微
铝	轻-中
不锈钢	中-重

带有石膏或巨大敷料（Robert-Jones等）的患者也可进行MRI检查。尽管此时线圈的选择受到更大限制，但尚未发现任何因这些材料所致的图像质量下降。

三、患者的监测和镇静

需用镇静药、麻醉药或镇痛药的患者，MRI检查前必须要考虑患者的年龄、临床状况和MRI检查的类别及扫描时间。在MRI检查过程中，可监测患者的生理学参数如血压、心率、体温、呼吸频率、血氧饱和度。如若可行，应在无药物（镇静药、麻醉药或镇痛药）干预下行MR检查。

与传统透视或CT扫描仪相比，大多高场强MRI扫描架对患者检查有所限制。多数患者能较好耐受新型高场强短磁体MR检查，中、低场强（0.02～0.5T）

的开放式MR设备和四肢MR（图3.1）更方便患者进出，且体位摆放灵活。这类设备更适合于幽闭恐惧症和肥胖患者。检查过程中，患者应躺在圆柱形磁体或开放式磁体的中央（图3.11）。尽管患者有压抑的不适感，但仅有3%～4%有幽闭恐惧症的患者需使用镇静药。具有幽闭恐惧倾向的患者，采用俯卧位将更易耐受MRI检查（图3.11）。磁体内的噪声也会引起患者焦虑。对于某些患者，可佩戴非金属头戴式耳机听音乐以减轻焦虑。在检查过程中，让患者朋友或家属坐在磁体旁与其交谈或给患者读些东西，则更容易耐受MRI检查（无论成人还是儿童均适用）。但要记住，应注意陪同人员的安全问题。某些患者，尤其是儿童，需口服或静脉注射镇静药。

焦虑、有明显疼痛或不能保持固定体位的患者，常无法耐受长时间的MR检查。术前给药对某些患者可能会有用。6岁以下儿童也许无法配合以达到最佳MR检查效果，因此，扫描过程中可让家长或朋友在磁体旁与其交谈。如果这种办法不可行，就应使用镇静药。多达20%的成人也需使用镇静药。使用镇静药时，应选择最安全有效者，并且需在检查过程中观察患者情况。此外，适当观察及随时移出患者也同样重要。

MRI检查前，应筛查患者可能存在的危险因素，包括呼吸系统（慢性肺部疾病、哮喘等）、心血管、神经系统、胃肠道及其他系统的情况。美国麻醉学会设计了一个分类表对以下疾病进行分类：第1类为健康人；第2类为轻度全身性疾病的患者；第3类为重度全身性疾病的患者；第4类为严重且危及生命的全身性疾病患者；第5类为终末期、预期存活时间不超过24h的患者。某些特殊情况下1、2类患者也需镇静后再行MRI检查。

根据患者的状态和所需的镇静类型，镇静可以分为几类。清醒状态下的镇静是一种药物学诱导的情况，可抑制患者的意识，但患者对语言指令有反应。深度镇静类似于全身麻醉，患者不易被唤醒。应根据患者的临床情况及所需镇静的程度来选择镇静药物的种类。

应尽可能使用口服镇静药物，水合氯醛就是一种对儿童（尤其是2岁以下儿童）有效的口服镇静药，使用时应逐渐加量。1岁以上儿童可考虑口服水合氯醛给药。对于2～4岁儿童，如前述方法无效，儿科医生建议，可考虑逐渐加量。Greenberg等报道，对部分难以镇定的儿童来说，联合应用水合氯醛（50～100mg/kg，检查前30min给药）和地西泮（安定）（2～4mg/kg，检查前2h给药）可取得满意的效果。

Mason等报道通过静脉注射戊巴比妥可成功使94%～98%的儿童镇静。这一方法对1%～2%的患者无效，对1.2%的人有相反作用，6%的人出现不良反应。对那些难以镇静的患者，可加用枸橼酸芬太尼和盐酸咪唑二氮䓬。近期，Koroglu等调查了丙泊酚（Diprivan）和右旋美托咪啶（Precedex）在儿童镇静中的副作用。右旋美托咪啶是一种 α_2-肾上腺受体拮抗剂，镇静效果良好，且无心血管不良事件或呼吸抑

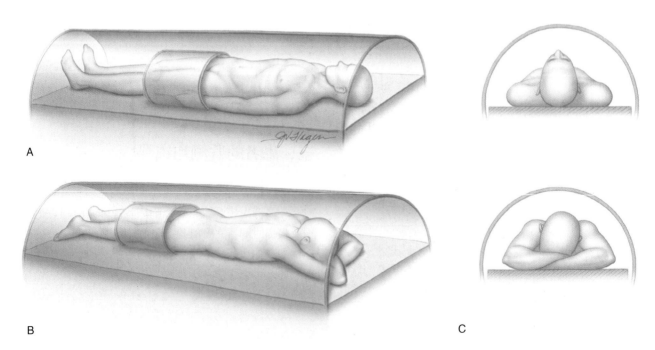

图3.11　患者俯卧位（图A）及仰卧位（图B）示意图，图C为从患者一端看

制。丙泊酚镇静起效快，但在儿童中不常用。对比这两种药物的镇静效果、血流动力学和对呼吸的影响，Koroglu等指出丙泊酚镇静起效快、恢复时间短，但容易出现低血压和低氧血症。

静脉内注射镇静药或镇痛药后，需对患者进行密切观察，但起效及镇静效果易掌控。一般患者可采用芬太尼，年龄较大的患者静脉注射苯那拉明（Benadryl）。具体使用哪种静脉注射镇静药，要依据患者状况、检查时长和医师个人偏好。

最初，主要担心患者MR检查过程中无法对其进行有效监测。铁磁性麻醉装置无法置于机房内或磁体旁，主要考虑其潜在的风险性及对图像质量的影响。目前，已有许多设备可安全用于血压、心率和血氧饱和度及所有必需的生理学参数的监测。患者应由专业的工作人员进行监护，如护士、麻醉护士、专业技术人员、放射科医师或麻醉师。

对应用静脉内注射镇静药或全身麻醉的患者，因常配戴心电监护仪，所以要格外小心。Boutin等报道的14例MR检查相关损伤的患者中，有9例与灼伤有关。我们的经验是，大多数问题与患者体型较大、接受全身麻醉或ECG电极放置靠近磁体基底部而患者又不能同MRI检查技师沟通所致。

已经应用过镇静药，尤其是深度镇静的患者，检查之后仍应密切观察。患者离院之前，其应病情稳定、易唤醒、反射正常并能准确回答问题。儿童可以交给家长或其监护人，成人24h内不允许驾车。如果检查结束后必须外出，需有成人陪同。

最好是给患者和相应的负责医师一份类似于前述安全性问卷调查表的文件。这份文件应包括合理的检查前准备（如运送与陪同患者等）。如需应用镇静药物（事前并未预料到），而患者是独自一人来做检查的，应重新安排检查时间。

四、患者体位摆放和线圈选择

患者检查体位方面需要考虑的因素有患者的体型、检查部位及预约检查时间。对患者进行MRI检查时，需选择最能与患者紧密匹配的线圈即能覆盖所检查解剖部位的最小线圈，以获得最大的信噪比（SNR）和最佳的空间分辨率。体线圈用于检查躯干和大腿（图3.11），患者可采取仰卧或俯卧位（图3.12）。当怀疑为后部软组织病变时，患者应采取俯卧位，这样可以避免软组织受压和解剖结构变形。体线圈也可以用于下肢肿瘤的检查，尽管表面线圈的图像质量更好，但体线圈有利于显示整个病变结构和大范围的正常解剖。这样一来，患者可以被快速检查，并避免漏诊跳跃性病变（图3.13）。

两端开放的头线圈可用于儿童双侧小腿的对比性检查。这种情况下，为避免小腿后部软组织受压，患儿需取俯卧位（图3.12B）。

用维生素E片标记感兴趣区时需要注意，不要因组织压迫引起局部解剖变形而导致误诊（图3.14）。

肌肉骨骼系统检查多采用表面线圈，其信噪比是较大的头颅和体线圈的4～6倍。所采用线圈类型取决于解剖部位和是否需做运动性检查或需要加做特殊体位的检查。一般来说，应将选择线圈的敏感性与视野（FOV）匹配，以获得最佳图像质量。大多数外周肢体MRI检查常选用8～14cm的FOV。表面线圈（扁平线圈）通常只是接收线圈，其成像范围较小。视野深度约为线圈半径的一半。这导致线圈附近的

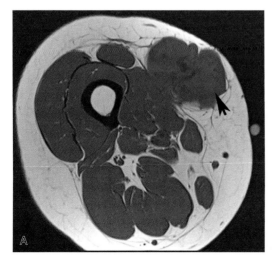
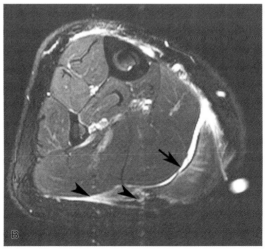

图3.12　患者体位。图A.仰卧位，T_1WI示未分化多形性肉瘤（箭头），局部组织无变形；图B.仰卧位，轴位抑脂FSE T_2WI显示腓肠肌撕裂（箭头）及延伸至感兴趣区的流动伪影（箭头），后部软组织扁平并变形

脂肪组织信号较高，而远离线圈的脂肪组织信号较低（图3.15）。新的软件程序现可在整个成像范围内获得更为均一的信号强度。虽仍存在信号不均的现象，扁平线圈或双扁平线圈在患者体位摆放和容许范围活动方面为MR的电影成像比较有优势（图3.16）。

表面线圈信号不均一，而圆周环绕的容积线圈或部分容积线圈可克服这点。部分容积线圈包括Helmholtz成对线圈或轮廓线圈，这些线圈部分包绕检查部位。全容积线圈包绕整个检查部位，其所得信号均匀（图3.16），但在一定程度上限制了患者体位摆放。

新线圈的研发，包括可同时检查双侧肢体的双控线圈及多通道相控阵线圈。Wang ZJ报道了采用三个独立正交循环的组合线圈，该技术比单环线圈对射频场塑形能力强。目前，多通道相控阵线圈能够在更高场强下提高图像质量。这类线圈降低了高场强下由组织内信号波传播所致的信号强度变异。

下肢检查的摆位相对简单，将被检部位置于近中线处，采用表面线圈并配合小FOV，从而获得最佳图像。膝关节、足和踝关节的检查也相对容易。而上肢检查的摆位则相对困难，尤其对于体型较大的患者更是如此。此时可通过旋转患者体位，将肘、腕或肩关节尽量靠近中线，这样可以部分克服图像质量较差的问题（图3.17A）。如果上述方法不可行，可在检查时嘱患者将上肢举过头顶（图3.17B）。这种检查方法会使患者感觉不适，不能坚持很长时间。高达25%的上肢举过头顶的患者检查时有运动伪影。有关线圈选择和患者体位摆放的更为详尽的信息将在后续章节中就其特定的临床应用专门讲述。

五、脉冲序列和层面选择

第一、二章讨论了MRI脉冲序列和组织特性的基本原理。多种不同MR脉冲序列［如自旋回波（SE）序列、快速自旋回波（FSE）序列、反转恢复（IR）序列、短TI反转恢复（STIR）序列、梯度回波（GRE）序列等］及许多可变的TR、TE的选择常使初学者感到困惑。还要考虑到脂肪抑制或水刺激信号等

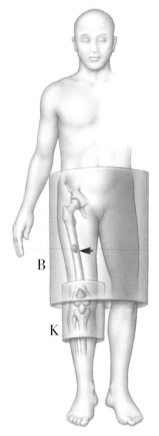

图3.13 股骨远端肿瘤患者检查示意图。用膝关节线圈（K）所得图像质量最佳。但如果选择体线圈（B），中段的病变（箭头）也不会漏诊

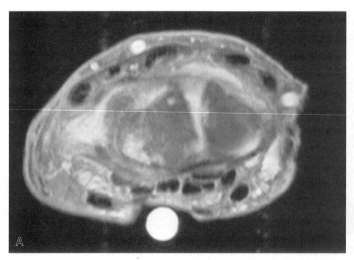 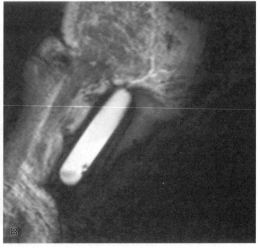

图3.14 轴位（图A）和冠状位（图B）T_2WI图像示一较大维生素E胶囊引起的感兴趣区变形

其他参数。回波平面和灌注-弥散成像在肌肉骨骼系统的研究中应用较少。

大多数肌肉骨骼系统的成像在1.5T或更低场强下进行。然而，近年来3.0T场强的MRI临床应用越来越多。为此，当述及肌肉骨骼系统常见脉冲序列时，我们还将会提到在1.5T和3.0T MRI中所采用技术的不同。

近年来脉冲序列主要致力于缩短检查时间、提高病变检出率及改善病变的显示。现有经验表明，在多数肌肉骨骼系统适应证中，T_1WI和T_2WI或STIR已满足对病变检出的需要，并可提供病变特征必要的信息。此外，还应选用合适的其他脉冲序列、静脉或关节腔内注射钆对比剂及MR血管成像等来优化成像。

在本章中，我们着重介绍常用的序列。更为详尽的检查方案将会在下述相应解剖部位的章节中展开。短TR/TE的自旋回波序列即SE序列T_1WI可提供极佳的图像质量及解剖细节，且成像速度快，[TR时间短（扫描时间=TR×采集次数[NA或NEX]×相位编码步级数[128～512]）。常规SE序列T_1WI采集时间为4～5min。FSE T_1WI成像速度更快，但目前在肌肉骨骼系统的成像中我们更倾向于采用常规SE T_1WI。但对配有骨科假体或其他硬件的患者除外，这类患者，采用FSE T_1WI更佳。

正常组织在常规SE序列T_1WI上有其特征性的MR表现。脂肪和骨髓呈高信号（表3.6）。肌肉呈中等信号，神经组织的信号强度稍低于肌肉，骨皮质、韧带、肌腱和纤维软骨呈低信号。透明软骨信号强度介于肌肉和脂肪之间。透明软骨和纤维软骨的MR信号强度同其所含胶原纤维类型及含水量有关。透明软骨（关节软骨）含水量较纤维软骨（如半月板）高75%～80%。纤维软骨、韧带和肌腱主要由Ⅰ型胶原纤维组成（关节软骨由Ⅱ型胶原纤维组成），含水量较低。

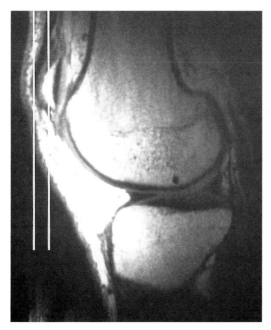

图3.15 用前部表面线圈（白线）获得的矢状位图像，可见远离线圈的部位信号减低，而线圈附近脂肪信号较高

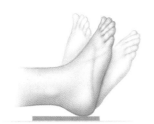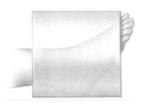

图3.16 采用表面线圈和容积线圈进行踝关节检查示意图，前者体位摆放灵活，而采用固定式容积线圈时足底必须固定

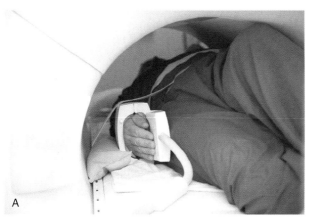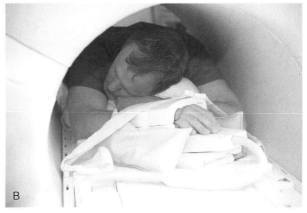

图3.17 图A.将患者的手臂置于身体一侧，并将腕关节置于线圈中心，该体位易于配合；图B.将患者手臂置于头顶（改良版超人体位），导致多数患者很快出现肩痛及运动伪影

表 3.6　肌肉骨骼系统组织的信号强度

组织	SE 序列 T_1WI	SE 序列质子密度加权像	SE 序列 T_2WI
脂肪	高（白）	高（白）	低
骨髓	高（白）	高（白）	低
透明软骨	灰	灰	亮
肌肉	中等	中等	中等
神经	中等（稍低于肌肉）	中等（稍低于肌肉）	中等（稍低于肌肉）
纤维软骨	低（黑）	低（黑）	低（黑）
韧带—肌腱	低（黑）	低（黑）	低（黑）
血管	低（黑）	低（黑）	低或高

1.5T 和 3.0T MR 成像的 T_1 弛豫时间不同。在 4.0T 场强下 T_1 弛豫时间增加 70%～90%，在 3.0T 下略缩短。为解决这一问题从而保证图像质量，必须在 3.0T 场强下延长 TR 时间同时缩短 TE 时间。此外，在 3.0T 场强下采集 T_1 加权图像需要减少层厚和延长采集时间。正常骨髓和脂肪组织在 T_1WI 上对比良好（图 3.18A）。但短 TE/TR [SE 500ms/（7～10）脉冲序列] 时软组织病变信号强度同骨骼肌相近（图 3.18A）。因此，必须采用水敏感序列比如 T_2WI 或 STIR，从而提高病变的显示率（图 3.18B）。自旋回波序列的长 TE 和 TR（TE ≥ 60ms，TR ≥ 2000ms）可获得 T_2WI。传统的自旋回波序列的 T_2WI 已被 FSE 序列所取代（图 3.19 和图 3.20）。

异常组织（T_2 弛豫时间延长）在 T_2WI 上信号强度增高，从而同肌肉（图 3.18B）、骨皮质和纤维组织（韧带、肌腱、瘢痕组织）相区分。关节液（事实上，绝大多数液体）在 SE 序列 T_2WI 上及梯度回波（GRE）序列 T_2WI 上呈高信号（图 3.19）。我们通常采用双重回波（质子密度和 T_2 加权）快速自旋回波序列加或不加脂肪抑制（图 3.20）。传统的双重回波（质子密度和 T_2）T_2 加权序列需要 8～13min（例如：2000/20，80，256×256，1 次采集=8min53s）。FSE

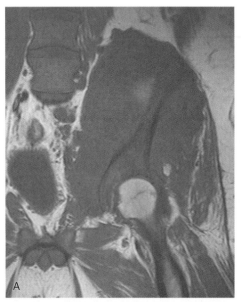

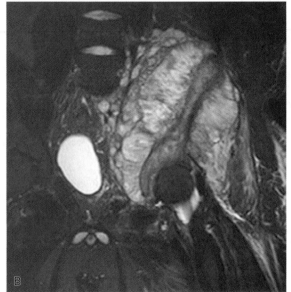

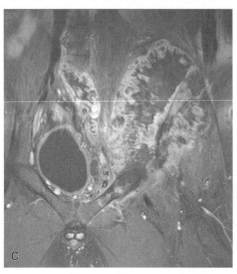

图 3.18　左侧髂骨高级别骨肉瘤并侵犯周围软组织。图 A. 冠状位 T_1WI 示肿瘤和正常组织及髓内高信号脂肪对比良好；图 B. 抑脂 FSE-T_2WI 示骨及软组织中高信号肿瘤组织，骨髓及软组织脂肪信号被抑制；图 C. 抑脂 T_1WI 增强示肿瘤组织强化，而坏死成分呈低信号

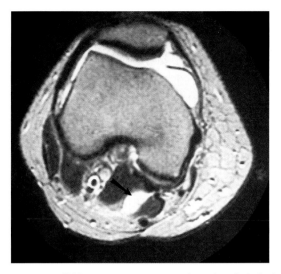

图3.19 膝关节轴位SE 2000/80ms图像，髌上囊内高信号液性信号。腘窝囊肿内亦可见液性信号（箭头）

序列的质子密度或T_2加权不到4min（比如，FSE T_2伴脂肪抑制——4000/92，ETL 8，256×256，1次采集=3min39s）。脂肪抑制或水激励常采用FSE序列（非常规情况除外）。脂肪抑制是为了在质子密度和T_2加权序列上突出显示水的信号。脂肪信号常被化学位移伪影所抑制。此外，常采用T_1WI行钆对比剂增强。FSE序列脂肪抑制常采用频率选择性脂肪饱和方法。脂肪饱和对组织的不均匀性或磁敏感性敏感，但很难达到均匀抑制脂肪的效果（图3.39）。加入脂肪饱和脉冲序列会延长扫描时间。

水激励是脂肪抑制的一种替代方法，采用这一方法，仅有水分子可被激发。检查时间缩短至T_1加权脂肪抑制序列的一半，而质子密度和T_2加权序列则达不到这一效果。脂肪抑制效果在水激励时更均匀，而且能降低金属伪影的影响。

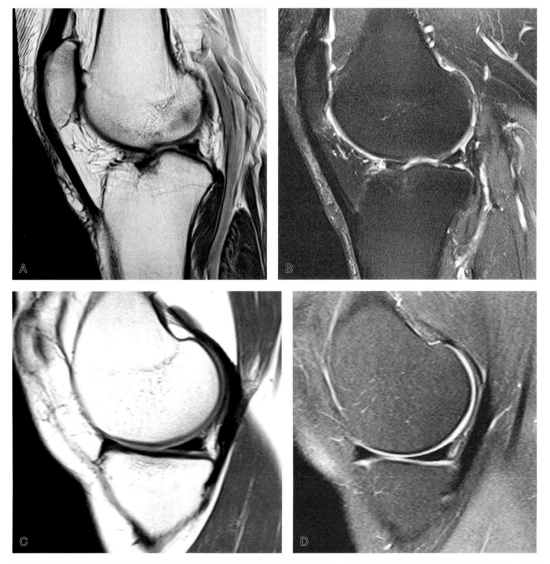

图3.20 （1.5T）膝关节矢状位质子密度成像及T_2WI快速自旋回波成像。图A.质子密度成像清晰显示解剖；图B.快速自旋回波抑脂T_2WI示高信号关节液及中等信号的软骨，骨髓及软组织脂肪被抑制。快速自旋回波质子密度成像（图C）和压脂序列（图D）显示半月板和关节软骨

以上两种技术配合质子密度和T_2加权序列用来评估关节软骨。这种情况下，质子密度FSE序列的脂肪抑制优于水激励的方法。

在1.5T和3.0T或更高场强下，弛豫时间不同。与1.5T相比，T_2弛豫时间在3.0T下缩短了约10%。Gold等报道，在1.5T和3.0T下，分别可将TR从4000ms增加至6000~8000ms，TE从52ms减少至48ms，回波时间从8ms增加至16ms，层厚从3mm降低至1.8mm。

除脂肪组织外，在长TE/TR时，正常组织的信号强度相近（表3.6）。脂肪组织信号可在长TE的SE序列第二回波时被抑制（图3.20）。

血流一般不产生信号，因此，在MRI图像上血管表现为低信号，该现象是由于运动的质子未同静止组织一样被激励，在信号采集前已流出所采集的层面。但是，流动可产生流动相关伪影并难以解释。血管内信号强度（表3.6）取决于血流速度、血管在成像平面的方向（垂直或斜形）、有无涡流、所采用脉冲序列及单层或多层激发等因素。第二章已清晰阐述了某些血管内信号强度变化的机制。在心脏收缩期，大动脉内血流速度快，其分支则血流速度慢，管腔中央比近血管壁的速度快。静脉血流速慢于动脉，且受呼吸、传导性搏动及肌肉压力等因素影响而不恒定。正如前文所述，当血流速度很快或相应区域有涡流时，会产生流空信号。而当出现血栓时，血管内信号强度升高，尤其是静脉内血栓形成时，管腔通常会扩张（图3.21）。未饱和的质子即未被激励的质子进入成像层面时也可出现血管内信号强度增高，即所谓的"流动相关增强"，常发生于慢血流时，静脉常见。偶数回波重聚焦时也可出现血管内信号增高。例如，对于双回波序列，SE序列T_2WI（TR 2000ms，TE 60ms）上血管的信号强度要高于第一个回波（TR 2000ms，TE 20ms）。此时，不要与血栓混淆。同理，舒张期由于血流速度减慢，也可造成血管内信号增高，该现象称为舒张期假门控。

另一个与流动相关的问题是线性伪影的产生，当采用2D傅里叶变换时，常出现在动脉（图3.22）。这种伪影出现在相位编码方向上。以下两种方法可以解决这一问题。第一，如果病变部位已知，那么可以改变相位编码方向，以防伪影掩盖兴趣区；第二，可以采用空间预饱和技术来饱和进入扫描层面的质子。这样也可有效地减少流动伪影（见第二章）。

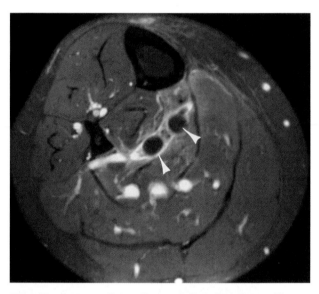

图3.21 小腿MR增强图像示两支较大静脉由于血栓而无流空（箭头）

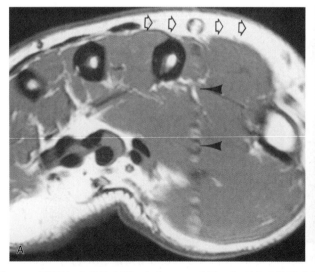
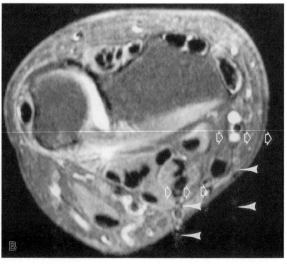

图3.22 质子密度成像（图A）和T_2WI（图B）示流动伪影（箭头）。变换相位编码方向可改变伪影方向，将其在感兴趣区内消除

STIR是另一种脂肪抑制技术。目前，采用TI为100～150ms，TE为30ms，TR为1500ms的IR序列代替通常反转时间为600～700ms的IR序列。目前，大多数机构采用快速STIR技术可在4～5min完成。STIR序列可以使病灶信号明显增强，尤其是在常规序列中骨髓信号强度仅有轻微改变时（图3.23）。

GRE序列中降低翻转角及重复时间。SE序列使用成对RF脉冲，而GRE序列采用单一射频脉冲联合梯度场翻转。不同厂商的GRE序列叫法不同（如FISP，快速稳态进动成像；FLASH，快速小角度激发；GRASS，稳态梯度衰减采集；GRIL，隔行扫描式GRASS），但图像表现相近（见第一章）。对于不能配合检查的患者，可用GRE序列替代常规SE序列以缩短扫描时间，减少运动伪影。GRE序列尤其适用于上肢检查（运动伪影常见）。采用这些快速成像序列还可方便地进行MR电影成像。快速扫描技术还可用于3D成像。我们采用一种名为DESS（双重回波稳态）的三维GRE成像技术来评估关节软骨情况（图3.24）。

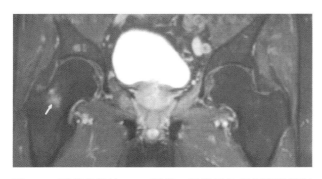

图3.23 冠状位快速STIR图像，骨髓及软组织脂肪抑制效果良好，可清楚显示右侧股骨颈不全骨折（箭头）

TR期可获得两种不同的梯度回波序列。第一种是重T_2加权的PSIF（时间反转FISP），第二种是FISP。

弥散-灌注敏感成像已成为一种神经成像的有用技术，除用于鉴别良恶性椎体压缩骨折外，其在肌肉骨骼系统的成像中应用较少。已证实，良性压缩骨折信号衰减明显，而恶性压缩骨折时信号衰减轻微。这是因为，良性病变骨折中水肿和出血导致水分子弥散增高，而恶性病变压缩骨折中肿瘤细胞使水分子弥散减低。良性病变的表观弥散系数要高于恶性病变。

不同脉冲序列及其他成像参数的具体应用将在后续章节中相应的解剖及其病变中详细讨论。但钆对比剂的应用及MR血管成像技术将在本章中详细讨论，以免后续章节冗余。

（一）钆对比剂

近年来，静脉内或关节腔内注射对比剂的MRI检查已成为常规。钆是一种顺磁性金属离子，有7个不成对电子。由于不良反应小，并可有效缩短T_1时间，故已广泛应用于MRI检查。为避免其毒副作用，钆需与一些物质螯合，如二葡甲胺（钆喷酸葡胺）、四氮杂环癸烷四乙酸和二亚乙基三胺五乙酸。所使用的化合物不同，其不良反应及T_1弛豫效应也有一定程度的差别。但多数情况下，临床上常用浓度为0.1mmol/kg。

1.静脉内注射 钆对比剂静脉注射后，在血管内停留很短时间，然后迅速分布于细胞外液中。富血供区域如肿瘤、感染等迅速强化且强化持续时间比正常组织长。静脉注射的方式依据所拟诊病变而不同。然而，在大多数情况下，先行平扫T_1WI及T_2WI，而后行T_1WI或梯度回波成像的增强扫描。GRE和FSE序

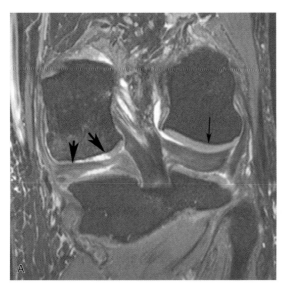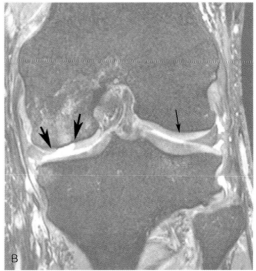

图3.24 膝关节3T冠状位DESS图像。（图A和图B）。显示覆盖于股骨外侧髁的正常关节软骨（小箭头）及内侧髁部分关节软骨局部缺损（箭头）伴关节面下骨髓水肿

列也用于MRI动态增强研究。常采用T_1WI压脂增强扫描（图3.25）。

有学者主张采用动态扫描技术评价肌肉骨骼系统肿瘤的良恶性及其对治疗的疗效。使用1.5T MR，先平扫，采用TR为40ms，TE为10ms，翻转角为90°的GRE脉冲序列扫描，每分钟采集3幅图像。结果发现，同良性肿瘤及正常组织相比，恶性肿瘤显示陡峭的信号强度曲线斜率。然而，依照作者的经验，由于肿瘤的生物学行为和病变的特征并不总是一致的，故需进行更深入的研究（图3.26）。

近年来，随着高压注射器团注动态增强扫描技术（0.1～0.2mmol/kg，注药速度2～4mmol/s）和快速成像技术（3～7s获多幅图像）的使用，使得MRI图像可显示早期血管内和间质内的对比剂聚积。早期强化发生在动脉强化后5～6s。强化类型（如无强化、周边强化、弥漫均匀强化或不均匀强化等）有助于病变性质的判断和良恶性肿瘤的鉴别。MR动态增强扫描的应延迟至3～5min或以上。

Vanel等采用动态增强对比减影MRI技术来评估侵袭性和恶性病变的复发。T_1WI和T_2WI后，再弹丸式静脉注射钆对比剂行增强扫描。注射对比剂后45s，1.5min和5min行快速T_1WI。21例患者中除了一例复发患者外，其余患者都接受了手术治疗，并且都在注射对比剂前采集了T_2WI的图像。基于这些数据，我们认为动态扫描可能对某些特定的或模棱两可的未使用对比剂检查的患者有价值。

静脉注射钆对比剂增强检查也可以用于关节内结构紊乱及其他一些关节疾病的诊断。关节病时滑膜可强化（见第十五章），滑膜可于注射对比剂后10min强化，强化程度随时间的延长而增加，所以通常在注射对比剂

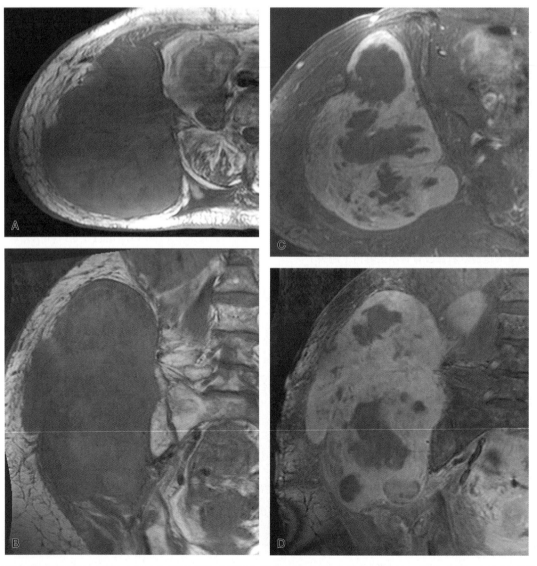

图3.25　高级别脂肪肉瘤。轴位（图A）和冠状位（图B）图像示含脂极少的较大肿块；轴位（图C）和冠状位（图D）抑脂T_1WI增强表现无特异性，但可清晰显示较大坏死区，从而可指导经皮穿刺活检

1h后进行关节成像。这一技术所得图像与关节腔内注射对比剂所得图像相似。间接关节成像技术在小关节,尤其是手、腕、足和踝关节最有用,而在大关节中相对少用。滑膜改变和血管容积变化可用于检测类风湿关节炎等病变的疗效(图3.27)。动态增强扫描可用于疗效的评价,关节周围的炎性病变也可强化。

2. 关节腔内注射钆对比剂 近年来,关节腔内注射钆对比剂即关节造影检查也越来越多,最常用于肩、肘、腕、髋和膝关节,当然也可用于其他任何关节。我们常规采用关节腔内造影诊断某些特定的关节疾病,如关节软骨缺损,韧带或肌腱部分撕裂,以及肩、髋关节唇撕裂伤。尽管该技术属微创检查,但需制订检查规范,因其检查费用和时间相应增加,需获得患者的知情同意及伦理委员会批准。

钆对比剂的稀释度,稀释溶液以及用于关节腔内注射的安全性已有明文规定。Brown等发现正常的盐溶液,碘对比剂和利多卡因可以和钆对比剂安全混合而无须考虑游离钆的释放等不良反应。碘对比剂是一种重要的稀释溶液,可用于确定细针在关节腔内的位置。Schulte-Altedorneburg等回顾了从1987年到2001年关节腔内注射钆对比剂的相关临床研究。2mmol/L浓度时关节腔内注射安全且有效。尽管美国食品药品管理局并未批准钆对比剂在关节腔内使用,大多数机构使用时只是征得伦理委员会批准。

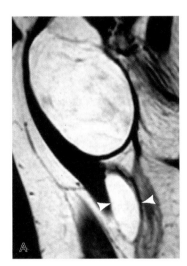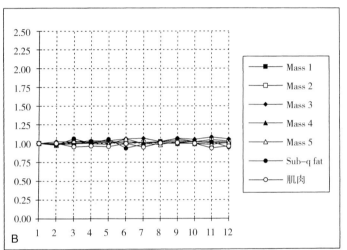

图3.26 图A.大腿低级别肉瘤患者,矢状位图像显示,紧邻肿瘤下方一典型脂肪瘤(箭头)。对5个区域绘制动态增强曲线(图B),时间信号曲线呈平台型,同正常肌肉及脂肪类似,此种表现不支持恶性肿瘤

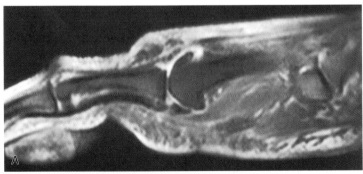
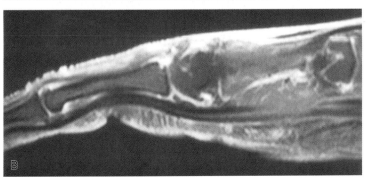

图3.27 矢状位压脂T_1WI(图A和图B)增强显示跖趾关节及近端趾间关节骨赘及滑膜组织增强

每种关节特定的关节造影术将会在后续章节中详细讨论,在这里仅述及一些基本概念。大多数认为将0.2ml钆对比剂与50ml生理盐水混合可提供最佳的关节腔对比。我们使用50:50的麻醉药混合物(利多卡因或罗伟波卡因)以及碘对比剂来稀释钆对比剂。碘对比剂可用于确定细针位于关节腔内,麻醉药可减轻不适,并且可确定疼痛来源。关节腔内注射对比剂后,应在30min内采集MR图像,以获得最佳对比。脂肪抑制T_1WI有利于显示关节腔内的细节。而传统的不加脂肪抑制的SE或FSE序列可用于评价关节周围病变。肩关节及髋关节唇周围的囊性病灶不会充填对比剂。因此,T_2WI可能是确定这类病变的唯一成像方法(图3.28)。

(二)钆对比剂的不良反应

钆对比剂的螯合物可用于静脉内或关节腔内注射。和其他对比剂一样,可发生急性和迟发性反应。有关静脉内注射钆对比剂的不良反应已有很多报道。Murphy等报道了21 000例接受静脉注射钆对比剂患者中有36例发生不良反应,将其分为四种类型:①轻度非过敏性(15例出现恶心呕吐);②轻度过敏反应(12例出现荨麻疹或红斑);③中度过敏反应(7例出现呼吸系统症状);④危及生命的过敏反应(2例出现胸前紧缩感,呼吸窘迫或眶周水肿)。总体过敏反应发生率为0.17%,有生命危险的过敏反应发生率为0.01%。

Hunt等和Dillman等分别评估了158例,439例和78 353例患者。在Hunt的研究中,在158例,439例静脉注射钆对比剂的患者中有522人出现急性反应。最常见的不良反应为皮疹(274例,占52.5%)和恶心(92例,占17.6%)。仅有16例需要进一步观察、转运和治疗(0.000 1%)。

Dillman等评估了65 009名成人和13 344名儿童患者。54例(48名成人和6名儿童)出现急性不良反应,其总体发生率在成人为0.07%,在儿童为0.04%。轻度过敏反应发生率为74%(同前述报道一致),中度过敏反应发生率为19%,重度过敏反应发生率为7%(4例)。既往对碘过敏的患者更易于对钆对比剂产生不良反应。在这组研究中,50%出现不良反应的患者有碘过敏或其他危险因素。

静脉内注射钆对比剂的还会发生迟发性反应,其中最为有意义的是近期研究发现的钆对比剂与神经系统纤维化(NSF)神经纤维化病(NSD)有关。这一现象最早是1997年发现一位透析患者出现了这一疾病,相关报道由Cowper等于2000年发表。与钆对比剂相关的疾病有肾脏疾病、肝肾综合征和肝移植相关并发症。NSF或NSD患者表现为皮肤增厚,最常累及肢体远端、其他器官纤维化、关节僵硬、骨痛和眼球黄斑增多。症状随肾功能改善会有所好转,但在某些病例中症状则进行性加重,并最终死亡(约5%)。

常用的五种钆放射性药物:

Magnevist(钆喷酸葡胺),Bayer Healthcare

MultiHance(钆喷酸葡胺),Bracco

ProHance(钆特醇),Bracco

Omniscan(钆双胺),GE Healthcare

OptiMARK(钆弗塞胺),Mallinckrodt

据报道,Magnevist和MultiHance是最为稳定的螯

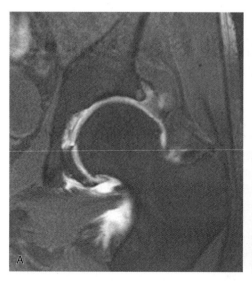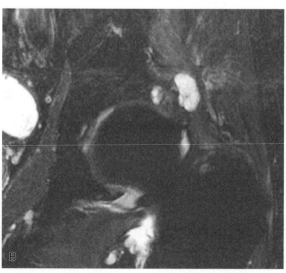

图3.28 髋臼旁囊肿,抑脂T_1WI(图A)和T_2WI(图B)髋关节造影图像,由于囊肿不摄取对比剂,所以髋臼旁囊肿仅在T_2WI上可清晰显示

合物。可采用特定的技术和方案来解决NSF或NSD，从而避免不良反应。可监测的肾功能指标有很多，但肾小球有效滤过率（eGFR）最常用。我们在大量肝肾移植病例中得到了有效的经验，现总结如下：

1. 如果患者存在以下问题，门诊患者需在5d内，住院患者需在2d内检测eGFR：

（1）患者是否接受过透析治疗或有无肾功能不全？

（2）患者是否接受了肝移植？

（3）患者的肝功能异常是否严重到需要进行肝移植手术的程度？

2. 基于eGFR的相关处理

1）eGFR<30

①不使用对比剂进行检查。

②选择其他影像学检查方法。

③对具有最高风险的患者减低药物剂量（MultiHance）。

2）eGFR=30~60

减少或使用标准剂量的MultiHance或由负责的放射科医师决定

3）eGFR>60

常规对比剂用量（不同检查部位有所不同）。

有报道，应用静脉内钆剂会伴发假性高钙血症。

我们至今未碰到明显的不良反应，即便万一出现，也会将碘对比剂和麻醉药物及钆对比剂配合使用以完成这一检查。因此，当发生不良反应时，是否需用拮抗剂目前还不清楚。对碘对比剂过敏的患者禁用碘剂。

有关MR关节造影的潜在问题已有较多报道。对有禁忌证或相对禁忌证者，不能使用关节内钆对比剂。对已知关节感染的患者、既往对造影剂过敏及局部有复杂性疼痛综合征（交感神经反射弧破坏）的患者均不能进行MR关节造影检查。还有一种情况，钆对比剂还可加重交感神经反射弧的损害。使用抗凝剂的患者应在检查时也应格外小心。如需关节腔内注射，国际标准化比值（INR）应大于1.5。至今，除了注射相关性关节压力外，其他不良反应罕见。未见报道严重的不良反应。关节腔注射后感染发生率在0.003%。

六、磁共振血管成像

MRI可以提血管的重要信息，如动脉、静脉、淋巴管（图3.29）。在过去的几年中，MR血管成像技术取得了长足的进步。

非增强MRA和弹丸式注射钆对比剂增强MRA技术均有发展。最初，血管成像技术多用于头、颈部检查。时间飞跃（TOF）和相位对比技术在最早时用来进行MR血管成像（MRA），以取得同传统血管造影相比拟的效果。这些技术常常会受到伪影的干扰（图3.30），包括自旋-饱和、涡流和由于薄层重建所致阶梯伪影。

增强技术取代了早期的这些技术，前者提高了图像质量和对小血管的显示。新的成像技术还可在弹丸式注射钆对比剂后行二维和三维扫描。多数MRI机器可行对比增强三维扫描。

文献中报道过许多方法，一些为商业化，而其他则已被普遍使用。注射后扫描时间是可预估的（从肘前窝到腹主动脉约需要30s）或更为理想的方法是可以通过试验剂量来测定对比剂峰值时间。这在手、腕、足和踝的小血管成像中尤其重要（图3.31）。某些MR机器可自动追踪对比剂到达时间并触发成像，如果无法使用试验剂量，则可考虑使用这一方法。其他方法已有报道，Chomel等采用弹丸式注射后，每间隔1s对踝部进行成像，共扫描70s，发现了最佳的对比剂增强效果。Tatli等采用先行2ml对比剂试验剂量，而后以相同速率注射20ml正常生理盐水的成像方式，对感兴趣区每2秒采集一次图像，并通过分析得到对比剂峰值强化时间。

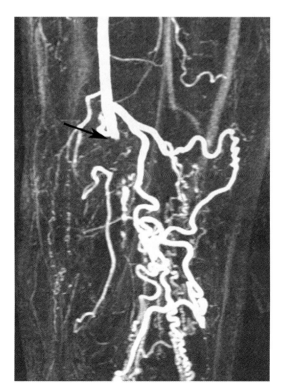

图3.29 MR血管造影显示，腘动脉远端（箭头）完全性闭塞，伴周围多发侧支血管形成

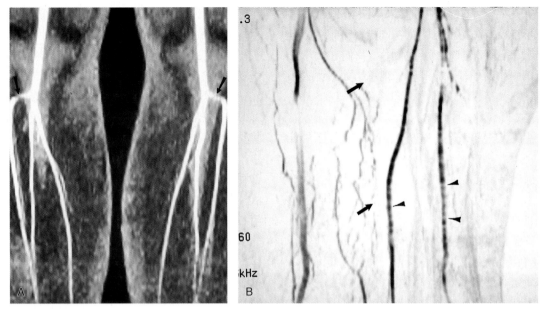

图3.30 图A.下肢MRA,可见由于层面内流动饱和所致胫前动脉近端局部信号缺失伴管腔形态不规整;图B.2D-TOF血管成像显示搏动性伪影(箭头)和侧支血管中流空伪影(箭头)

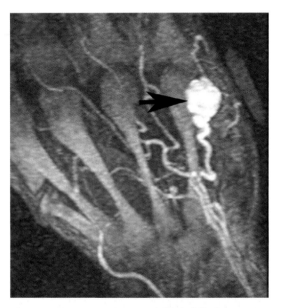

图3.31 手MRA示血管瘤(箭头)

成像参数在不同MR厂家有所不同。要获得高质量MR血管成像,必须有极短TE和TR及高性能梯度场。目前的大多研究是在1.5T的系统下进行的,但是随着时间推进,相应参数调整后在3T场强下可以获得更好的SNR。可采用短TE/TR扰相GRE序列行三维成像。斜冠状位扫描(大FOV,成像时间短)在小腿检查中尤为有用。而矢状位扫描更适用于足部检查。检查方法随解剖部位不同而不同。评估整个下肢时,可采用移床技术。杂交技术整合了单一弹丸式注射3D血管成像与两站式二次注射,常用于盆腔和大腿的检查。

无论采用哪种检查方法,3D增强MR血管成像技术优于传统血管成像技术,其将敏感度从92%提高到97%,特异度从89%提高到98%。此外,MR血管成像比传统血管成像副作用小,尤其适用于老年人和糖尿病患者。

其他MR成像参数

层面的选择因要检查组织的体积、拟诊病变的大小和线圈的类型(如体线圈、紧密适配线圈或表面线圈)而有所不同。薄层扫描(1~3mm)利于显示小的区域和细微解剖细节。较大范围的检查可采用0.4~1.0 cm层厚。这种层厚的扫描非常适合FSE序列T_2WI检查。当行T_2WI检查时,层间隔对避免受激励的相邻层面间质子的干扰非常重要。这一现象可以影响邻近层面的信号强度和对比。在T_2WI检查时通常选择层间隔为层厚的13%。T_1WI主要是观察解剖结构,对比并不太重要,因此层间隔可较小。

选择恰当的FOV也非常重要,尤其采用表面线圈行外周肢体检查时更是如此。小FOV可以明显提高空间分辨率,但随FOV减小,其信噪比也随之降低。

另外,一些参数如矩阵大小和激励(采集)次数不但影响图像质量,而且影响成像时间。采用256或512的矩阵,可以提高空间分辨力和降低像素的大小,但成像时间延长。采集次数是另外一个影响因素，增加采集次数可以提高信噪比和图像质量，但亦延长成像时间。成像时间取决于TR、采集次数和矩阵大小。例如，T_2加权成像序列需8.53min，而FES-T_2WI只需3～5min。但在某些病例中可能会影响病变的显示及对比度。

当进行MRI扫描时，必须考虑图像质量、检查时间及应用的其他参数，如流动补偿技术、呼吸补偿（盆腔、躯干）、预饱和技术及用于相位或频率卷积的补偿。所有成像参数都将在相应的解剖及病变章节中进行更全面的讨论。

七、常见伪影

在本章之前的部分和第一章磁共振成像的基本原理和术语中我们已经讨论了部分MRI伪影（金属伪影、流体伪影等）。在这一部分，我们将讨论其他一些常见的伪影和对策。

（一）运动伪影

运动伪影主要因患者不适及体位摆放引起，这一问题先前已有所提及（图3.32）。而呼吸运动和蠕动会在胸壁、腹部及盆腔中上部成像中影响图像质量。这些伪影的发生是由于相位编码梯度不能恰当编码运动中的结构。因此，运动的结构在相位编码方向上重复重建（图3.33）。此外，心脏跳动、血流，甚至脑脊液的流动中都会产生类似的鬼影，呼吸和心电控可减少这类伪影。流动补偿或预饱和技术可以减少流动伪影。在外周肢体中，血压计袖带可减少MRA中的静脉掩盖。胰高血糖素可有效降低蠕动伪影，常用于腹部成像，而很少用于盆腔和髋部检查。

（二）化学位移

化学位移伪影是一种错误匹配性位移，当脂肪和水分子信号重叠时表现为高信号，分离时呈低信号，在高场强磁共振（>1.5T）中更明显。在肌肉骨骼系统成像中，常可出现数种伪影。最简单的例子要数由脂肪组织所包裹的腱鞘囊肿（图3.34）。伪影在中枢神经系统和体部含脂病变（肝的脂肪部分、似内脏边界更清晰）中有一定益处。改变频率和相位编码方向或增加带宽可减少化学位移伪影。

（三）饱和伪影

饱和伪影是指由相邻成像层面重叠所致信号丢失。在肌肉骨骼系统成像中，当成像平面同椎间盘平行（图3.35）或采用放射状成像时（图3.36）会出现饱和伪影。采用GRE序列去除层面重叠或减少翻转角可以减少这一伪影。

（四）卷褶伪影

卷褶伪影或称包裹伪影是将部分图像的感兴趣区重叠至层面相反方向所致。这一伪影常见于FOV太小的情况，从而造成FOV外的相位编码信号被包含在FOV内（图3.37）。加大FOV可以校正这一问题，但如果变化太大，也可能会造成图像质量下降（如从8cm到16cm）。过多采样使得相位编码步骤及相位编码方向上的FOV加倍，扫描时间同时加倍，可将采集次数减半来矫正，从而保证图像质量且同时消除卷褶伪影。此外，使用矩形FOV也可减少卷褶伪影。

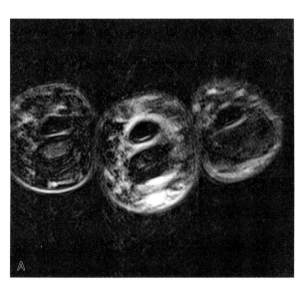

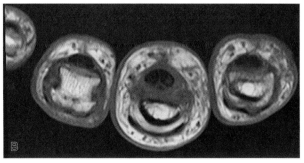

图3.32 由于不适所致运动伪影。图A.手高于头部所得手轴位图像，由于肩关节疼痛所致运动伪影，图像不能满足诊断需要；图B.将手置于身体两侧（容易配合）再次检查，无运动伪影出现

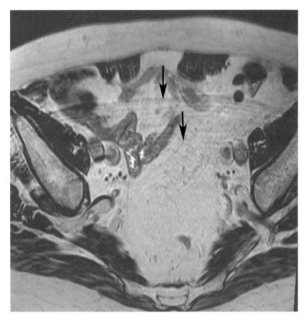

图 3.33 盆腔 T_1WI 示运动伪影(箭头)

(五)截断伪影

截断伪影类似于平行的条纹,在组织信号强度有显著差别的区域最为明显(图3.38),如关节软骨或伴有关节腔积液的半月板。这种伪影最常见于脊柱,常出现在相位编码方向。每次采样相当于一次相位编码,将在k空间填充一个傅里叶行。当k空间中的傅里叶行过少时,就会产生截断伪影。可在相位编码梯度上加大矩阵来进行校正。

(六)脂肪抑制不均

脂肪抑制技术在肌肉骨骼系统中常用,可提高病灶在骨髓和软组织中的显示率。也常用于增强或关节造影。常通过频率选择性脂肪饱和技术实现。脂肪抑制不均常见于组织结构突然发生变化,如颅颈交界和肢体远端等(图3.39)。也见于有金属植入物的患者(图3.40)。在肢体附近放置水囊从而使局

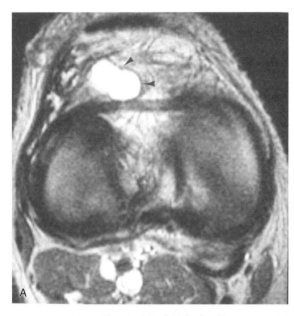 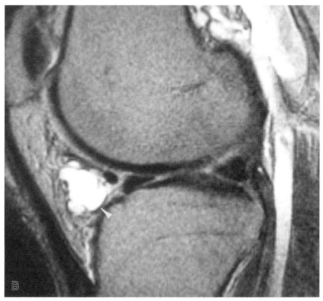

图 3.34 髌下脂肪垫腱鞘囊肿。轴位(图A)及矢状位(图B)T_2WI 示化学位移伪影所致低信号边界

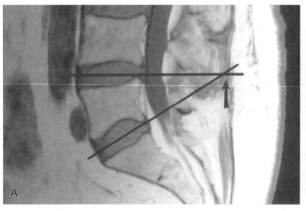 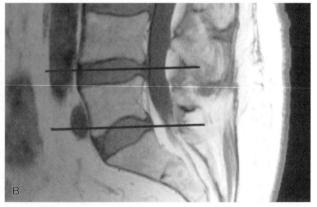

图3.35 图A.腰椎矢状位,成像层面在椎间盘,箭所示交叉区域在轴位图像上会出现信号缺失;图B.将成像层面平行来矫正

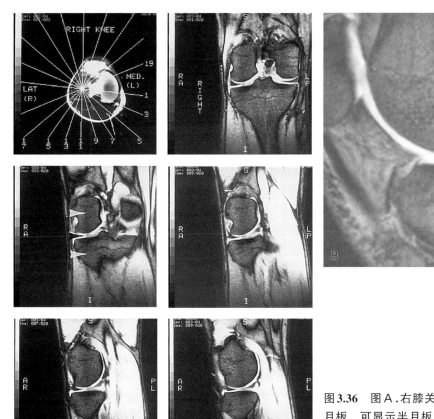

图 3.36 图 A. 右膝关节放射状 GRIL 图像评价半月板，可显示半月板的切线位，但在交叉点可见一无信号带（箭头）；图 B. 近观矢状位图像上重叠成像层面区的无信号带（箭头）

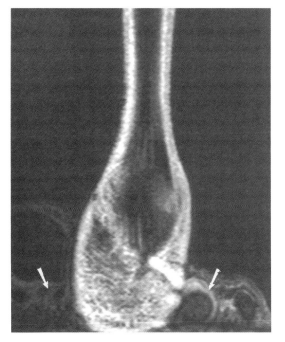

图 3.37 卷褶伪影，踝关节冠状位 DESS 图像见足叠加

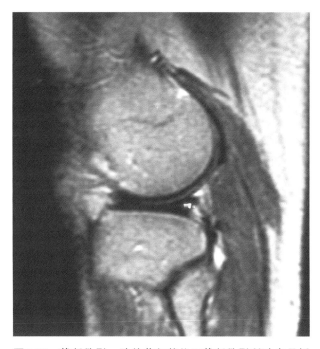

图 3.38 截断伪影。膝关节矢状位示截断伪影所致半月板后角线样高信号（箭头）

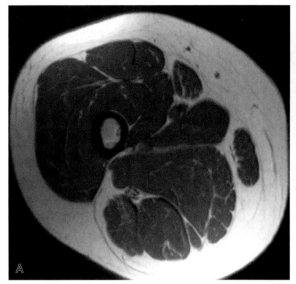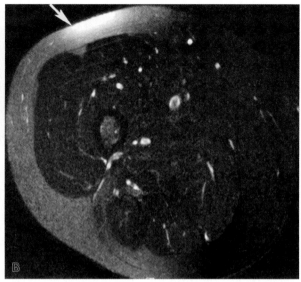

图 3.39 脂肪抑制不均。图 A. 大腿轴位 T_1WI 示高信号脂肪组织；图 B. 抑脂 FSE-T_2WI，从左向右线圈（箭头）附近的脂肪信号不一

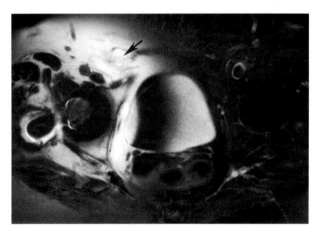

图 3.40 右髋成形术后患者，轴位脂肪抑制 FSE T_2WI，可见移植物周围脂肪未抑制（箭头）

部磁场均匀，或选择特定的脉冲序列或成像参数从而使脂肪抑制均匀。STIR 序列或水激励脂肪抑制更均匀。

八、弛豫时间/波谱

MR 的一些特异性数据如 T_1 及 T_2 弛豫时间，如今早已不为人们所重视。然而，有数据显示 1.5T 或更高场强的成像设备可以测量 T_1、T_2 弛豫时间，准确度误差约 5%。MR 波谱尚未广泛应用于临床，目前主要应用于肌肉病变、肿瘤治疗疗效及移植排斥反应（见第十六章）。

（张欣韵　王阳　沈晨天　李海庆　罗全勇　译）

参考文献

（表3.1）摘自以下参考文献（8，38，39，41~43，45~71）

（表3.2）引自：Shellock FG, Spinazzi A. MRI safety update 2008：Part 2, Screening patients for MRI. AJR Am J Roentgenol, 2008, 191：1-10.

（表3.3）引自：Carr AB, Gibilisco JA, Berquist TH. Magnetic resonance imaging of the temporomandibular joint：preliminary work. J Craniomandib Disord, 1987, 1（2）：89-96; Shellock FG, Myers SM, Kimble KJ. Monitoring heart rate and oxygen saturation with a fiber-optic pulse oximeter during MR imaging. AJR Am J Roentgenol, 1992, 158：663-664.

（表3.4）引自：Shellock FG, Myers SM, Kimble KJ. Monitoring heart rate and oxygen saturation with a fiber-optic pulse oximeter during MR imaging. AJR Am J Roentgenol, 1992, 158：663-664; Teitelbaum GP, Ortega HV, Vinitski S, et al. Low-artifact intravascular devices：MR imaging evaluation. Radiology, 1988, 168：713-719; and Theumann NH, Pfirrmann CWA, Antonio GE, et al. Extrinsic carpal ligaments：normal MR arthrographic appearance in cadavers. Radiology, 2003, 226：171-179.

（表3.5）：经允许，摘自 Ballock RT, Hajek PC, Byrne TP, et al. The equality of magnetic resonance imaging as affected by the composition of halo orthosis. J Bone Joint Surg Am, 1979, 71A：431-434

第四章

颞下颌关节

Thomas H. Berquist

本章提要

一、介绍
二、解剖
三、成像技术
四、图像平面和脉冲序列
五、对比-增强磁共振成像
六、颞下颌关节紊乱
七、颞下颌关节疾病的处理
八、其他颞下颌关节病变
九、误区

在颞下颌关节紊乱病的诊断中,MRI检查已经取代了关节造影和CT检查。MRI能直接显示TMJ的关节盘并可对其准确定位,而且其为非创伤性检查方法。另外,MRI还能显示关节内和关节盘病变,从而可了解关节盘的含水情况及其形态学变化,这将有助于确定颞下颌关节紊乱病的严重程度。尽管MRI对骨骼细微结构的分辨力不如CT,但其仍可准确显示大多数骨质病变。此外,MRI还可显示其他关节内和关节周围的病变。

近些年来,超声也可作为TMJ疾病随访检查技术。然而,超声依赖于检查者的大量经验。至今,超声技术在颞下颌关节内部结构紊乱中尚未得到频繁使用。

一、介绍

颞下颌关节(temporomandibular joint,TMJ)疾病在美国人群中的发病率可高达28%。颞下颌关节紊乱最常见于20~40岁的女性。由于临床检查的诊断准确率仅为54%,影像学在TMJ疾病的诊断中起到非常重要的作用。

二、解剖

TMJ是滑膜关节,由纤维关节盘将其分为上、下两个关节腔。除非关节盘穿孔,一般情况下两者并不相通。TMJ由下颌骨的髁突和颞骨关节窝组成(图4.1)。

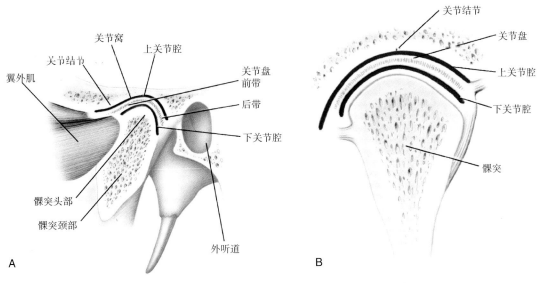

图4.1 TMJ矢状面(图A)和冠状面(图B)示意图

从左向右测量（冠状位），下颌髁突介于 15～20mm，而在前后位上为 8～10mm。轴位图显示两髁突间夹角为 145°～160°（图4.2）。因此，在采集矢状位图像时，可从斜矢状位平面上同时获得两个髁突的图像。关节的解剖结构随年龄和性别而有所不同，并且随年龄增长发生退行性改变。

正常的关节盘呈双凹形，可分为三个部分（图4.3）。最厚的部分称为后带，中间带最薄，分隔前带和后带，呈双凹形或"蝶结"形。关节盘有多条韧带附着，用于维持其相对稳定。关节盘后部有一韧带，称为双板区，其作用是将关节盘固定于髁突边缘和颞骨的关节囊上。关节盘后附着处富有血管和神经。

关节盘向前附着于翼外肌的上腹侧（图4.1），靠双板区的弹性纤维维持肌张力平衡。由于翼外肌向内走行进入翼板，因此，关节盘由向前而转变成略向前内。另外，关节盘的前部、内侧和外侧均有关节囊附着。

闭口位时，关节盘后带（图4.3）正常位于髁突顶部。关节盘的下关节腔位于下颌髁突的弧形关节面上。部分开口位时，髁突向前移位，而正常关节盘仍以髁突为中心。完全开口位时，较薄的中间带介于髁突和颞骨关节结节之间（图4.3）。关节盘在矢状面上的正常活动轨迹呈一向上突起的弧线，其活动范围一般超过 10mm。

TMJ 的颅侧由颞骨形成。关节的上部为关节窝，前侧为关节结节，当由闭口位转为开口位时，关节盘将移动该结构（图4.3 和图4.4）。

三、成像技术

在 1.5T 和 3.0T 系统中，对 TMJ 评估的成像方案已有诸多报道。多数学者认为应采用 TMJ 开口位和闭口位的矢状面成像，也有学者主张使用冠状面动态观察或静脉内、关节腔内注入钆对比剂后进行研究。理想的检查方案应依据患者的临床表现和内科医师或牙科医师对颞下颌关节病变的具体检查要求进行选择。

在所有场强下，固定的 MRI 基本成像参数对于保证高效率的检查和优质的图像质量十分必要。多通道小表面线圈（7.62～12.7cm）有助于提高信噪比和确

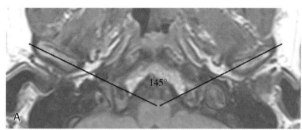

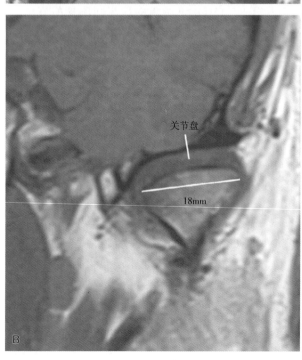

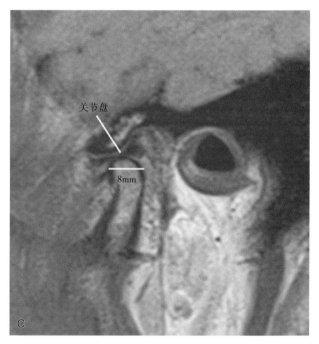

图4.2 图A.MR轴位图像显示了颞下颌髁突在轴面图像上成145°夹角；图B.冠状位图像显示颞下颌髁突横向宽度测量所得为18mm；图C.矢状位图像显示颞下颌髁突在前后位的距离为8mm

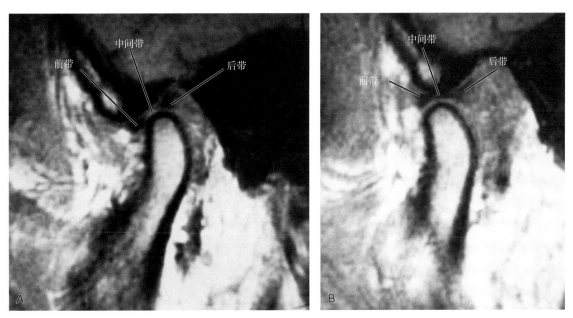

图4.3 TMJ闭口位（图A）和开口位（图B）的矢状面MRI图像。闭口位（图A）时，关节盘后带在正常情况下恰好位于髁突的上方。开口位（图B）上更易见到关节盘，较薄的中间带介于髁突和颞骨关节结节之间

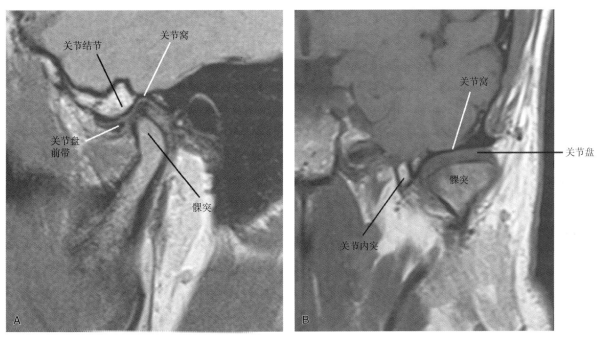

图4.4 矢状位（图A）和冠状位（图B）MR图像显示颞下颌关节颅侧的关节解剖

保得到高质量的图像。双侧匹配线圈（图4.5 A和C）的使用最为常见。这种检查方式保证了在进行单侧检查时，对双侧TMJ进行同一时间节点的对比成像（图4.5 B）。新的扫描仪允许双侧线圈和头线圈同时使用，从而使检查项目的使用更为广泛（图4.5 D）。小视野（FOV 10～14cm）、矩阵256×256或256×192和1～3次激励是应用最多的MRI扫描参数。但也有一些学者更愿意使用GRE序列，其矩阵为512×512。

四、图像平面和脉冲序列

轴面和冠状面定位像可采用SE序列T_1WI（TR 794ms，TE 17ms），FOV 16cm，矩阵256×256，单次激励，扫描时间<30s，在体表可触摸到的TMJ处进行3mm层厚的扫描。然后确定其矢状面和冠状面成像（图4.6及表4.1）。在轴面定位像上，髁突向内侧成角约30°。尽管存有争议，但大多数医师习惯采用斜矢状面和斜冠状面成像（图4.6）。不管是垂直矢状

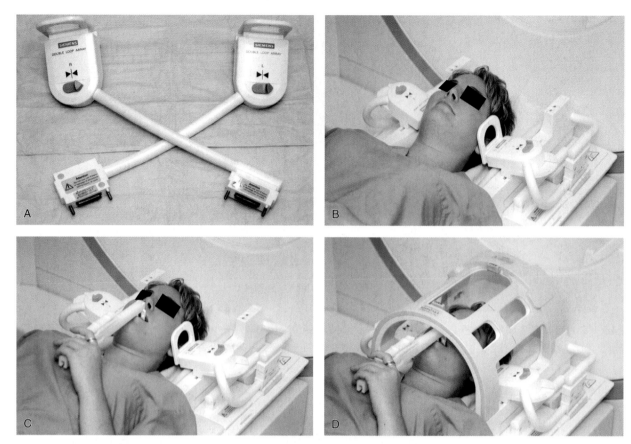

图4.5 TMJ成像的线圈及开放设备。图A.双侧匹配表面线圈；图B.患者佩戴双侧线圈进行双侧TMJ成像；图C.患者佩戴双侧线圈在开放设备中进行电影成像；图D.图中患者佩戴双侧线圈和头戴设备。开放设备被用于电影成像

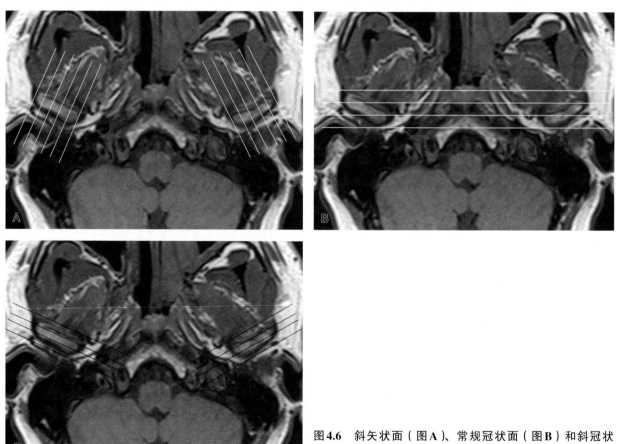

图4.6 斜矢状面（图A）、常规冠状面（图B）和斜冠状面（图C）定位像

面还是斜矢状面，大多数机构采用1.5T和3.0T场强下层厚为2～4mm的成像。

1.5T和3.0T场强下的矢状面成像方法已有多种报道（表4.1）。采用开口位和闭口位的T_1WI可评估TMJ的基本解剖和关节盘位置。其成像参数包括TR 2000ms，TE 23ms，矩阵256×256或256×192，层厚2～3mm，单次激励和FOV 12～14cm。除非临床医师有特殊要求，一般没有必要采用完全开口位。闭口位时，髁突位于颞骨关节窝内，关节盘则介于髁突和关节窝之间（图4.7）。由于关节盘呈极低信号，且紧贴于低信号的上、下关节面骨皮质间，因此，在很多情况下难以对其准确分辨。部分开口位时，髁突稍微移出关节窝外，关节盘与骨皮质表面分开，则较易看到关节盘（图4.2B）。

部分开口位时，关节盘常处于正常位置，这可能会漏诊关节盘前移位。因此仅依据部分开口位的结果来评估关节盘的位置会产生许多假阴性。因此，在闭口位上判断关节盘的位置及在部分开口位上评估关节盘的大小、形态和信号特点就甚为重要（图4.2和图4.7）。部分开口位上评估关节盘的大小和形态也有助于在闭口位上更准确地对关节盘进行定位（图4.2和图4.7）。如果单纯依据闭口位图像，则几乎不可能诊断轻度但为数众多的TMJ病变。

近年来，其他的矢状面成像方法也越来越普及。T_2加权的自旋回波、脂肪抑制的快速自旋回波或turbo自旋回波序列在开口位和闭口位上被证明对诊断关节积液有用。快速或turbo自旋回波T_2加权序列已经在很大程度上取代传统的自旋回波序列并减少了扫描时间（表4.1）。质子密度序列（图4.7及表4.1）在评估关节盘形态上非常有用，具有与膝关节滑膜病

表4.1 颞下颌关节成像参数

图像平面	脉冲序列	层厚（mm）	扫描野（mm）	矩阵	采集次数
横断面和冠状面定位像	SE 500/13	3	160	256×256	1
斜矢状面闭口位（双侧TMJ）	PD turbo SE 2000/23：ET 7	3	120	256×256	3
斜矢状面张口位（双侧TMJ）	PD turbo SE 2000/23：ET 7	3	120	256×256	3
斜冠状面闭口位（双侧TMJ）	PD turbo SE 2000/26：ET 7	3	140	256×256	3
斜冠状面张口位（双侧TMJ）	PD turbo SE 2000/26	3	140	256×256	3
动态矢状面成像（双侧TMJ）	PD BLADE 1200/29：ET 13	3	120	256×256	3

PD.质子密度；SE.自旋回波

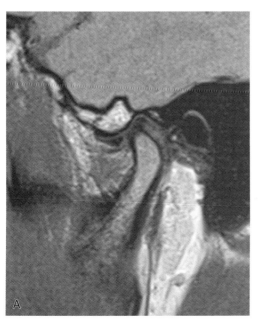
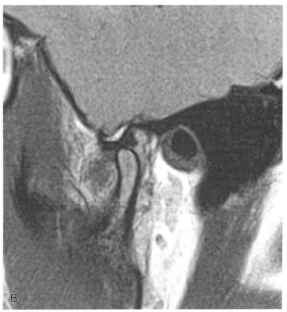

图4.7 turbo自旋回波质子密度矢状位图像在闭口位（图A）和开口位（图B）的MR图像。在开口位更易显示关节盘

理结果相似的价值（见第七章）。据报道，GRE也可用于TMJ的开口位和闭口位成像或与多次小角度增幅成像结合产生电影动态成像。

有学者采用一种特殊装置使口以1～3mm的增幅逐渐张大，同时对每个位置应用快速GRE序列成像（表4.1及图4.5）。这样可获得12幅或更多的图像，每幅图像代表TMJ从闭口位到开口位时所处的不同位置。采用表4.1中所述的电影成像法，获得每幅TMJ图像所需时间为7.06min。然后，将这些图像连起来播放即形成电影成像，其可显示髁突和关节盘的运动，如果存在的话，也可显示关节盘活动受限（图4.8）。由于这种成像方式是采用外部装置使口张开，

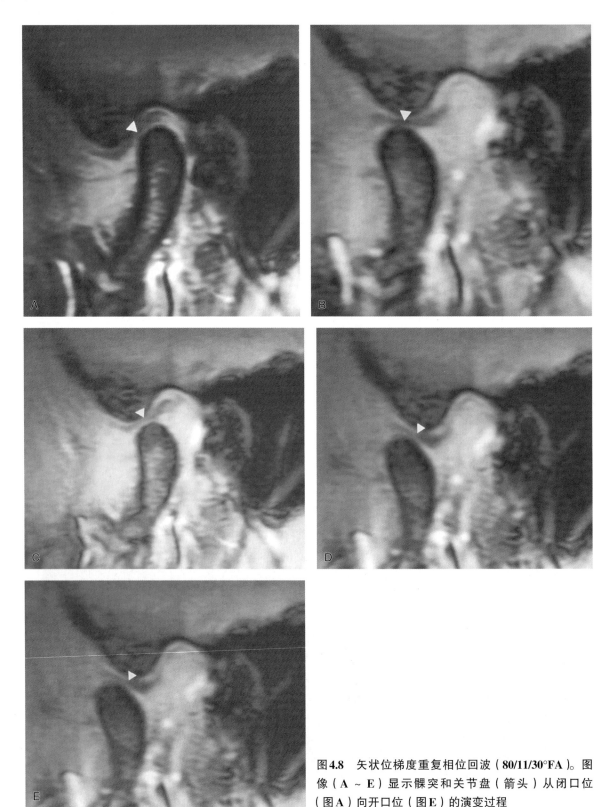

图4.8 矢状位梯度重复相位回波（80/11/30°FA）。图像（A～E）显示髁突和关节盘（箭头）从闭口位（图A）向开口位（图E）的演变过程

并非患者自主的肌肉活动,故不能真实地反映患者TMJ的生理学和生物力学的变化。而且,TMJ的运动是一个动态过程,其经常处于变化之中。因此,任何TMJ的运动研究,如颞下颌关节造影、CT或MRI,都只不过观察的是一个暂时的状态。

TMJ的电影动态成像对于获得髁突和关节盘从开口位到闭口位的运动数据提供了额外的信息(图4.8);而且,电影动态成像还可更清晰地显示诸如"关节盘卡位"的形态学变化及其他异常改变。

近年来,更多新的脉冲序列已被开发出并可替代梯度自旋回波技术。我们现在采用BLADE序列(西门子医疗,埃朗根,德国),这是一种turbo自旋回波运动,为我们对TMJ运动的研究提供帮助。这种序列(表4.1)是一种质子密度BLADE(TE 39s,TR 1200s,ET 13,采集层厚3mm,FOV 12cm)。

冠状面成像(斜冠状面更佳;图4.6)对于评估医学和外侧关节盘移位很有帮助。质子密度序列显示了关节窝及髁突的关节盘位置(图4.9)。

3D容积成像对TMJ的评估也很有帮助。与单层扫描相比,3D容积成像可对人体某一部位的全部组织进行快速成像,然后再对其进行所需层面的薄层重建。对TMJ的3D容积成像可采用矢状面图像进行定位,再对髁突使用1mm层厚重建。据报道,小角度翻转成像(约20°)较大翻转角度成像可更好地显示关节盘。

五、对比-增强磁共振成像

最终,一些中心在某些特定的条件下会在静脉内或关节腔内注射钆对比剂。解剖学上,通过静脉腔内注射钆对比剂,在脂肪抑制T_1加权图像上可以更加清晰地检出后脱位及骨髓病变。通过静脉注射对比剂更易探测早期滑膜炎症。Ogasawara等描述了使用静脉注射0.1mmol/kg钆对比剂,接着获取张口和闭口时的斜矢状位图像,在注射对比剂后获取T_1加权脂肪抑制和T_1加权FSE序列图像,证实了其强化效果。

Suenaga等使用了一种快速团注法注射后采集T_1加权脂肪抑制斜矢状位图像,在注射后第2、4、6和10分钟时评估早期滑膜炎症情况。在我们的临床实践中,很少使用静脉注射钆对比剂,除非患者有风湿性关节炎或其他早期炎症性关节病变(图4.10)。我们没有使用MR关节成像,由于这项侵入性检查伴随的时间、花费及难度等问题。然而,MR关节成像确实能提供诸如粘连、穿孔或是后位分离等更多信息。

Toyama等评估了11例做了MR关节成像患者的13个关节情况。穿刺部位含有少量的碘对比剂。钆对比剂溶液(0.3~1.0ml或0.25mmol/L)被注射至下部(0.3ml)和上部(0.5ml)关节间隙内。如果存在穿孔,一般会注射1ml左右的对比剂以填满两个间隙。钆对比剂被缓慢注射至双侧上部及下部关节间隙内以避免关节囊破裂。

当对比剂流入相邻的另一间隙,可以得出穿孔或后位分离的诊断。粘连的诊断是靠对比剂不能完全充填注射的间隙得出的(图4.11)。外科手术相关的几乎100%为穿孔患者。粘连诊断的准确性在下部为85%而在上部为77%。

六、颞下颌关节紊乱

颞下颌关节紊乱病是指关节盘的位置及其与髁突和关节结节的相对关系异常。该病病因尚未明确,女性多见,为男性的3~5倍,患者通常在40岁左右时症状较明显。有学者认为颞下颌关节紊乱病的可能病因为外伤、原发性骨质异常、颞下颌关节不对称、错位咬合、夜间磨牙、运动过度、压力和后牙的缺失等。

正常情况下,关节盘的双板区在闭口位时一般位于髁突的12点处(图4.2A)。然而,高达34%的无症状患者的关节盘可有不同程度的前移位、内侧移位或外侧移位。

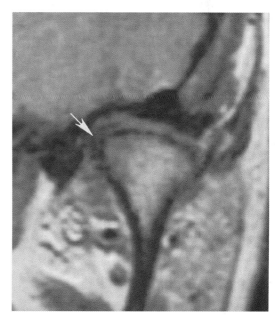

图4.9 冠状位质子密度成像(TSE 1500/19)显示了关节盘在关节移位后的变化(箭头)

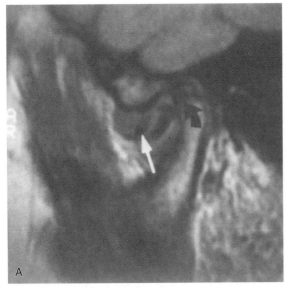
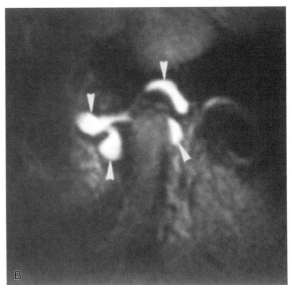
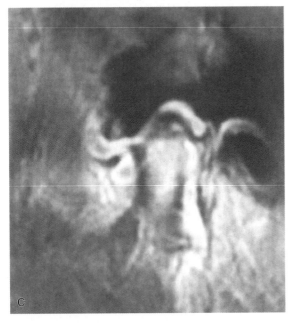

图4.10 风湿性关节炎患者TMJ对比增强评估。图A.T_1WI矢状位非增强图像在闭口位表现为关节前移位（垂直箭头）和髁突腐蚀（弯曲箭头）；图B.T_2加权斜矢状位图像显示关节上下腔的关节积液（箭头）；图C.T_1加权对比增强的矢状位图像显示滑膜增强不伴液体强化

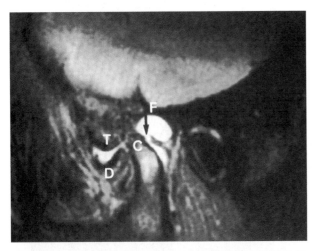

图4.11 女性患者伴关节前移位不伴缩小和骨关节炎的TMJ的MR关节成像。矢状位成像图像显示后侧分离（箭头）。C.髁突；D.关节盘；F.关节窝；T.颞下颌隆突

颞下颌髁突（图4.12A）位于关节窝的正中稍偏后。矢状位上正常的髁突是6.41mm（范围：4.2~8.2mm）。在矢状位图像上髁突尺寸的减小也可能造成颞下颌关节紊乱。Kurita等描述了髁突尺寸、尤其是由内向外和颞下颌关节紊乱间的联系（图4.12B）。关节窝的尺寸和形状也同样很重要，外形的改变可能会对关节盘移位起到重要作用。一个关节的形态学改变可能会影响对侧的TMJ。

颞下颌关节紊乱病呈渐进性进展。初期，关节盘前移位、内移位和外移位在闭口位时较明显；而在开口位时，关节盘移位程度减轻。随着后带（图4.1）的弹性纤维逐渐松弛，关节盘移位不再随开口或髁突的运动而减轻。随时间延长，关节盘变形，出现继发的骨和关节改变及关节盘穿孔。

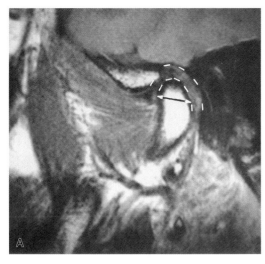
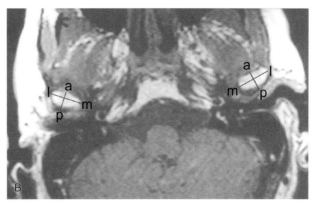

图4.12 髁突尺寸和关节间隙的测量。图A.矢状位T_1WI图像显示髁突AP尺寸（双箭头）（正常为6～10mm）和关节间隙（平行线）的评估区域；图B.通过髁突的轴位图像。在左侧衰减图像和右侧颞下颌关节紊乱患者中正常前后位和内外侧位测量。ap. 前后位；ml. 内侧－外侧

Wilkes于1989年对颞下颌关节紊乱病进行了临床分期（表4.2）。初期，患者在开口早期或闭口晚期出现弹响，但并无疼痛或活动受限。弹响是此期患者最常出现的症状，约占53%。病变呈渐进性发展，一段时间后，患者可出现关节活动幅度减小、疼痛、关节压痛、活动受限和捻发音。

表4.2 颞下颌关节紊乱病的临床和病理特点（Wilkes分期）

分期	临床特点	病理特点
Ⅰ期	弹响发生在开口初或闭口末，无疼痛和活动受限	关节形态正常
Ⅱ期	弹响次数增多，暂时性的关节绞锁或卡位，发作性疼痛、压痛和头痛	关节盘前移位，变形早期，中间带边界清楚
Ⅲ期	频发的关节疼痛、压痛和头痛，主要为机械性症状	关节盘移位并明显变形，关节盘不同程度粘连，无骨质改变
Ⅳ期	慢性症状，活动受限，关节活动度改变	关节盘变形程度增加，骨质改变，骨赘形成，关节前、外、后隐窝多发粘连
Ⅴ期	关节活动度下降，功能减低，检查时可听见破碎音	关节盘和关节面退行性变，侵蚀，粘连和软骨下囊肿形成

Schellhas将颞下颌关节紊乱病的影像学表现与其组织学特点相对照，其结果与Wilkes对颞下颌关节紊乱病的临床和手术结果非常相似（表4.3）。正如他们所预料的那样，颞下颌关节紊乱病患者的关节盘和关节的形态学变化与其临床和组织学特点关系密切。如果病变进一步发展，则其在图像上更加明显，表现为关节盘变形、关节改变、髁突变形和骨坏死。

表4.3 颞下颌关节紊乱病的影像学特点

分期	MRI特点
Ⅰ期	关节盘前移位，关节盘形态正常，开口受限
Ⅱ期	关节盘移位、变形，开口受限±关节信号改变±关节积液
Ⅲ期	关节盘移位、变形，无开口受限±关节积液
Ⅳ期	严重的关节盘变形、移位，无开口受限，关节积液，骨改变
Ⅴ期	严重的关节盘变形，无开口受限，关节盘穿孔、粘连，进行性的骨质变形（缺血性坏死、骨软骨炎、骨质硬化）

MRI可确定病变程度（临床分期Ⅰ～Ⅴ）和受累部位（单侧或双侧）。在我们的临床实践中，通常评估双侧关节的改变，双侧（80%～90%）及对比是非常有用的。同时，可使用矢状面、冠状面和电影动态成像进行观察（表4.1）。MR表现必须紧密结合临床特征，因为高达34%的无症状患者可能会有不同程度的关节移位。

在MRI图像上，对关节盘的形态和位置进行评估必须从矢状面的开口位和闭口位开始。但在某些情况下，其解剖结构仅在MRI电影动态成像上才能清晰显示。特别是在关节盘变形和关节盘向内侧或外侧移位时，此时矢状面成像往往难以诊断。在这种情况下，应该增加冠状面质子密度成像（表4.1）。

如上所述，正常关节盘呈"蝶结"形或鼓锤形外观，后带比前带稍大（图4.2，图4.7和图4.8）。在T_1WI图像上，整个关节盘呈低信号，其信号即使轻微改变也可被显示出来。关节盘由类似于脊椎髓核的蛋白多糖构成，因此，关节盘也存在某种程度的水合

作用，以后带最明显，其在T_1WI上呈中等信号，而在T_2WI或梯度回波序列上呈高信号（图4.13）。当颞下颌关节紊乱病进一步发展时，关节盘的正常水合作用丧失，其在T_1WI上的正常信号也随之消失。是关节盘水分丢失所致，其程度与患者症状的持续时间和退行性骨关节病（DJD）有关。除了观察关节盘的信号强度变化，还要对其形态进行评估。文献报道，关节盘可呈双凹形、双层板形、半凸形、双凸形或折叠形（严重变形）（图4.2和图4.14）。

正常的关节盘和不能确切分类的关节盘除外，Tasaki等将TMJ关节盘的移位分为八类。不能确切分类的关节盘是指关节盘有大的穿孔、有手术史或影像学检查显示不清而难以确定其移位者（图4.15）。关节盘向前移位时，其后带位于髁突的前方，且不伴有关节盘的内、外侧移位（图4.15B）。关节盘也可部分性向前外侧移位（图4.15C）或向前内侧移位（图4.15D）。前外侧旋转移位（图4.15E）和前内侧旋转移位（图4.15F）也可见到。关节盘的上分可向两侧旋转移位，位于髁突外侧者称为关节盘外侧移位，位于髁突内侧者称为关节盘内侧移位，关节盘后移位罕见（图4.15G–I）。有学者对一组300例关节盘移位患者研究后认为，关节盘前移位和前外侧移位最多见，

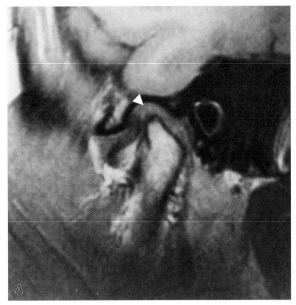
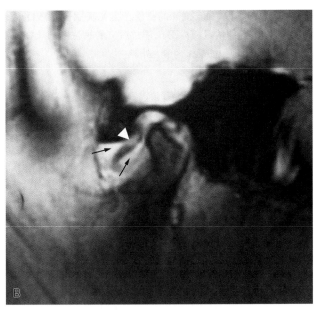

图4.13 颞下颌关节的T_1WI（图A）和GRE序列图像（图B）。图A.T_1WI显示关节盘前移位，其后带呈中等信号（箭头）；图B.GRE序列图像显示由水合作用所致的后带呈高信号（箭头），上、下关节腔内可见积液（小箭）

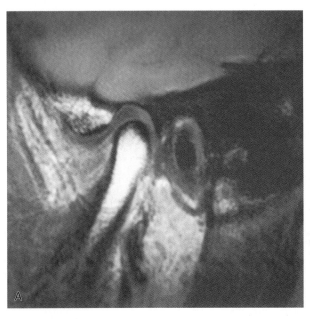
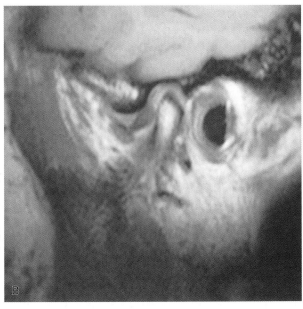

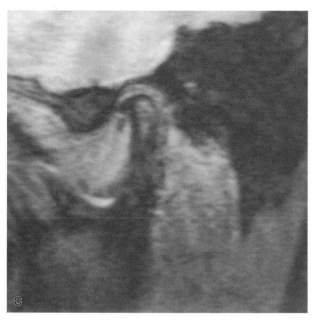

图4.14 在闭口位的关节盘位置。图A.双凹；图B.双凹和前方关节盘脱位；图C.显著变形

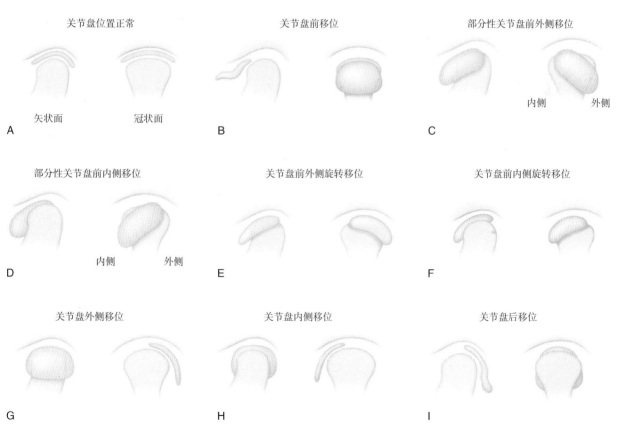

图4.15 关节盘移位分类示意图。图A.关节盘位置正常；图B.关节盘前移位；图C.部分性关节盘前外侧移位；图D.部分性关节盘前内侧移位；图E.关节盘前外侧旋转移位；图F.关节盘前内侧旋转移位；图G.关节盘外侧移位；图H.关节盘内侧移位；图I.关节盘后移位

占46%。而另一学者对一组57例有症状但关节活动正常的志愿者研究后发现，关节盘处于正常偏上位置者占70%。

90%以上关节盘前移位且无变形的患者开口受限（图4.16）。如果关节盘变形（图4.14B和C），76%以上的患者不能闭口。

各型关节盘移位发生率的研究报道各有不同。Foucart等对一组732例TMJ患者研究后认为，78%的患者有关节盘前移位（52%患者开口受限，26%的患者开口正常）（图4.17）。此组病例中也可见到

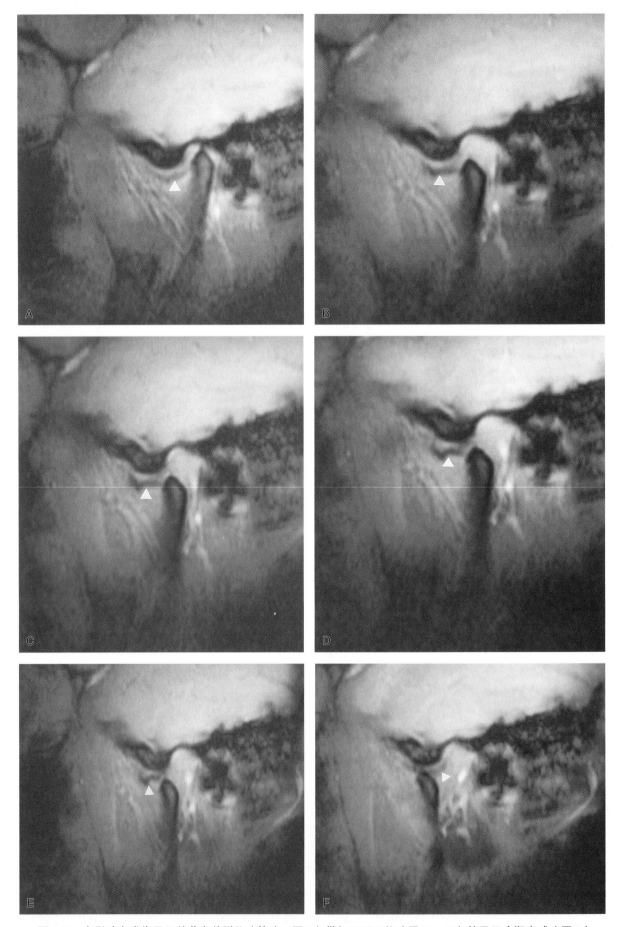

图 4.16 电影动态成像显示关节盘前脱位（箭头，图 A）带扣至开口位（图 B ~ E）并显示晚期衰减（图 F）

旋转移位（34%的患者无开口受限，53%的患者开口受限）。其他类型关节盘移位少见（部分性前移位占11%，内侧或外侧移位占5%，"关节盘卡位"占4%）。在此组研究中，MRI评估关节盘移位及其分类的准确度达95%，而骨质异常的诊断准确度为93%。对TMJ同时行矢状面和冠状面成像有助于诊断关节盘的旋转移位、内侧移位和外侧移位（图4.18和图4.19）。

关节盘卡位在常规MRI的矢状面上难以充分显示，因此尤其值得注意。正常情况下，伴有开口受限的关节盘前移位患者的关节盘随髁突的运动可以复位。但少部分患者（4%~11%）的髁突在从闭口位到开口位移动时，关节盘仍固定于正常位置或移位的位置上。在这种情况下，电影动态成像有利于确定关节盘的位置以判断关节盘是否卡位。正确认识关节盘卡位十分重要，因为这有助于确定患者的治疗方案。

多数关节盘移位的MRI分类并不包括关节盘卡位或关节盘后移位。

关节盘后移位罕见，仅占颞下颌关节疾病的0.001%~0.01%。患者可能表现为下颌在从张口位咬𬌗时的突然发作。后带正常时应该在12点钟方向，后带后移位时后方会延至1点钟方向。Westesson等对一组3200例关节盘移位的患者调查后发现，有32例（1%）为关节盘后移位。其中，26例关节盘变扁并部分向后超出髁突，3例患者的整个关节盘位于髁突后方，其余3例伴有关节盘中心穿孔，大部分关节盘位于髁突后方（图4.20）。同时，50%的患者伴有关节盘内侧或外侧旋转移位。因此，在采用矢状面成像确定关节盘后移位的同时，也要注意冠状面成像。

根据关节盘形态学的变化，有学者提出了评估颞下颌关节紊乱病严重程度的分级表。关节盘前移位且仍维持正常的"蝶结"形或鼓锤形者称为Ⅰ级颞下颌关节紊乱病；关节盘前移位且其形态异常者则称为Ⅱ级颞下颌关节紊乱病（图4.14 B和C）。

有学者对一组200余例颞下颌关节紊乱病研究后发现，17%的Ⅰ级颞下颌关节紊乱病伴有DJD，而Ⅱ级颞下颌关节紊乱病则为95%。与正常颞下颌关节和Ⅰ级颞下颌关节紊乱病相比，Ⅱ级颞下颌关节紊乱病的症状持续时间更长，关节弹响更明显。由于颞下颌关节紊乱病最终会发展为DJD，因此，分级表很好地体现了该病的严重程度与DJD间的关系。多数Ⅱ级颞下颌关节紊乱病手术治疗已不能恢复，但Ⅰ级颞下颌关节可实施关节盘修复术。关节盘水分丢失所致的信号降低不能作为分级的指标，据被认为这是由于

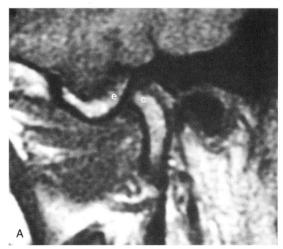

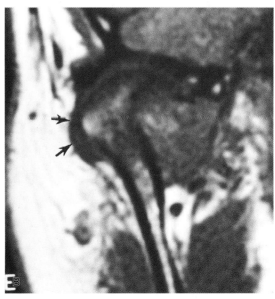

图4.18 长期伴有症状的颞下颌关节紊乱病患者的TMJ图像。矢状面图像（图A）不能清晰显示位于髁突（c）和关节结节（e）间的关节盘。冠状面图像（图B）显示关节盘外侧移位（箭头）

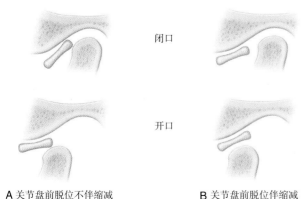

A 关节盘前脱位不伴缩减　　　　B 关节盘前脱位伴缩减

图4.17 图示关节盘前脱位不伴（图A）或伴缩减（图B）

有很多主观因素和客观条件影响了关节盘的信号，如摄影技术、窗宽和窗位，甚至冲洗胶片的温度。然而，对于DJD和症状持续较长的颞下颌关节紊乱病患者来说，关节盘信号的降低则有统计学意义。外科医师和解剖学家曾报道正常关节盘柔韧、有弹性，如合并颞下颌关节紊乱病时，则关节盘变得僵硬，缺乏弹性。长期严重的颞下颌关节紊乱病会导致关节盘活动紊乱、关节盘变性并伴有继发于DJD的骨质改变（图4.21）。

其他一些MR特征也可能对评估颞下颌关节紊乱有用。关节积液的存在就是其中之一。关节积液更常见于有症状的患者，而大量积液仅在有症状的患者中有过报道。关节积液也伴有关节盘形态的改变。因此，关节积液最多见于Ⅳ期颞下颌关节紊乱病的患者（表4.2～表4.4）。46%的伴有关节弹响的患者也可见到明显的积液（表4.4）。关节积液在T_2WI图像上表现为高信号（图4.10B和图4.13B）。MRI对于评估其他骨与软组织异常也同样有用。

表4.4　颞下颌关节紊乱的继发表现

关节积液
关节间隙不对称
髁突尺寸
髁突骨髓水肿
隆突变形
运动过度
翼外肌变形
关节囊/韧带松弛

关节和关节外软组织异常可能也会促使颞下颌关节紊乱和关节盘移位的发生。关节囊、韧带的松弛及翼外肌病理与关节的高活动度和关节内紊乱相关。患者表现为伴有弹响、绞锁或面部肌肉的疼痛。运动过度可以在矢状位图像上测量得到。当外侧髁越过隆突

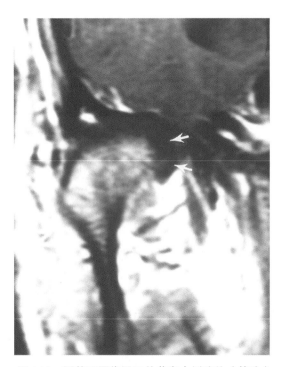

图4.19　冠状面图像显示关节盘内侧移位（箭头）

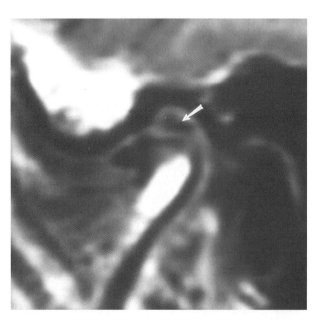

图4.20　慢性颞下颌关节功能紊乱患者的TMJ矢状面图像。TMJ内可见由关节盘大穿孔所致的向后移位的关节盘大碎片（箭头）

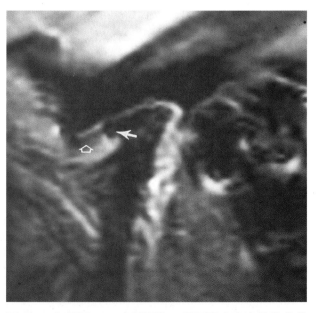

图4.21　矢状面GRE序列图像。显示髁突变扁并伴其前缘骨赘形成（箭头），关节盘可见变形并向前移位（空心箭头）

超过30°时会发生上述情况（图4.22）。

Yang等描述了在MRI图像上表现为翼外肌形态异常（过度增生、萎缩、挛缩）的患者有77%伴有活动过度（图4.22）。在同一组患者中，40%伴有关节盘脱位。在没有脱位的患者中，有些伴有髁突在关节盘上的压迫。

在另一项研究中，Yang等发现在MR显示翼外肌形态异常的患者中有75%伴有关节盘前脱位。翼状肌上腹最常涉及，下腹的发生频率相对较少，有30%的患者伴有双侧的累及。

骨性改变也会涉及颞下颌关节的髁突或隆突（图4.23）。在严重颞下颌关节紊乱发生后，会发生一些改变，而其他一些改变也会使得颞下颌关节紊乱的病变易于发现。

隆突的改变包括变平，形状变化（盒状，乙状结肠型）及关节变形（图4.24）。变平可能是关节盘脱位的诱导因素，但是长期改变的最终结果仍将为颞下颌关节紊乱。

关节间隙的对称性（图4.25）和颞下颌关节髁突的改变也被评估过。髁突的改变包括尺寸和外形的变化（图4.12），侵蚀，水肿，骨坏死，剥脱性骨软骨炎和骨赘等（图4.21）。颞下颌关节髁突的尺寸也被评估并与关节盘脱位相关联。Kurita等测量了髁突

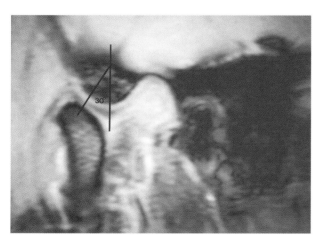

图4.22 矢状面GRE序列图像显示髁突运动大于30°，表明运动过度。关节盘压缩

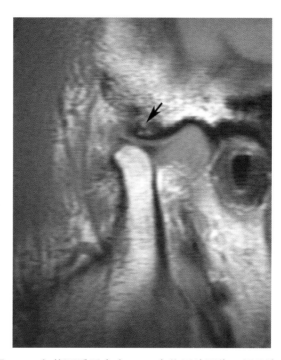

图4.23 矢状面质子密度turbo自旋回波图像。显示隆突部位的软骨下硬化和小软骨下囊肿（箭头）

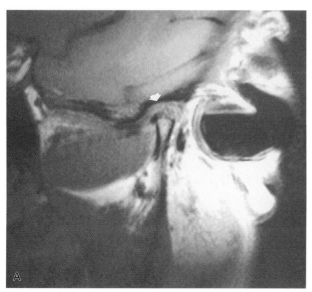

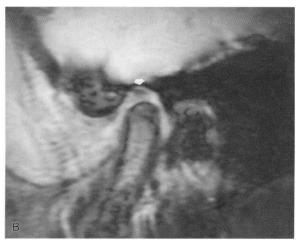

图4.24 图A.矢状位T₁WI伴关节前脱位和颞下颌关节窝（箭头）变平；图B.矢状位梯度自旋图像显示颞下颌关节窝（箭头）的正常深度

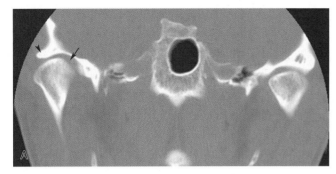
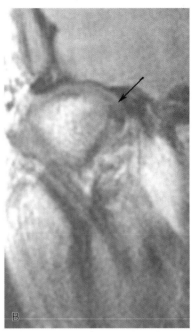

图4.25　图A.冠状位CT图像显示右侧关节间隙不对称（箭）伴边缘增生；图B.冠状位MR图像显示关节盘内侧脱位（箭头）

（从内侧到外侧，以及从前到后）并且发现了关节盘脱位和横向（内侧到外侧）尺寸的减少（图4.12B）。在37%关节盘脱位的患者中，颞下颌关节髁突外侧上极显示骨吸收。这一特征在冠状位或轴位的MR图像上最为明显。

水肿和形状改变是最为早期的表现，伴随有其他的病因发生在明显的颞下颌关节紊乱之前或之后（图4.26）。随着其他关节的骨髓水肿发生，骨髓水肿的MR表现与阳性症状有关，并且可能会进一步诱发骨坏死（图4.27）。

如前所述，DJD常发生于长期严重的颞下颌关节紊乱病（表4.2和表4.3）。骨质硬化在T_1WI和T_2WI上均呈低信号。骨髓水肿在T_1WI上呈低信号，而在T_2WI上则呈高信号。尽管有学者曾报道髁突缺血性坏死的MRI表现，但因仍存有争议而未被广泛接受。其典型表现为关节积液，并伴有髁突内的正常骨髓被呈低信号的纤维组织和骨硬化取代。关节盘前脱位的患者与正常对照组相比，前关节间隙通常会增加和后关节间隙会减少（图4.28）。

目前，除非关节盘穿孔特别大，否则不能在常规MR图像上显示（图4.11）。经手术证实，MRI可漏诊67%以上的关节盘穿孔。对多数临床医师来说，这并不算是一个严重的缺点。目前，还没有治疗关节盘穿孔的最佳方案，但极少数外科医师却将其作为手术治疗的一个标准。目前，诊断关节盘穿孔必须采用传统的关节造影和MR关节造影。

七、颞下颌关节疾病的处理

颞下颌关节紊乱病的临床和影像学评估是确定非手术治疗还是手术治疗的关键。Wilkes分级仍然是一种治疗颞下颌关节疾病患者的有用的临床工具（表4.2）。治疗方式是为了减少疼痛，改善功能和减缓关节疾病的进展。

非手术治疗对于轻至中度颞下颌关节紊乱的患者是恰当的。治疗方案可能包括流质饮食、抗炎药物和辅助器械如咬合保护装置及咬棒，物理治疗和类固醇激素注射。

手术方案包括关节穿刺术、关节镜、髁突切除术、改良髁突切断术、关节盘复位和关节盘切除不伴

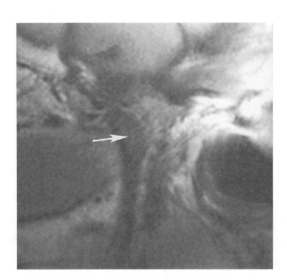

图4.26　矢状位质子密度加权图像。显示由于骨髓水肿所致的颞下颌关节远端（箭头）低信号强度

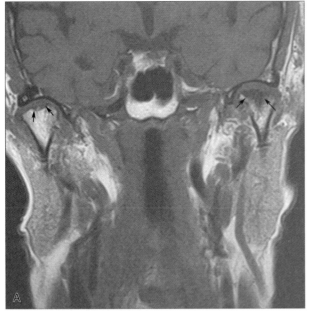
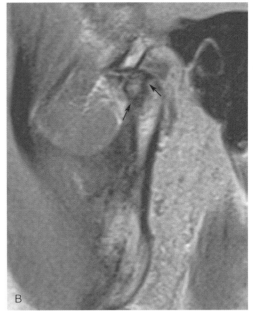
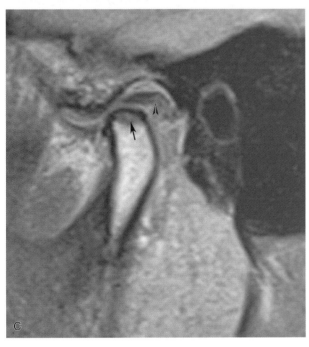

图4.27 颞下颌髁突骨坏死。冠状位（图A）和矢状位（图B和图C）T_1WI图像显示颞下颌髁突骨坏死（箭），左侧更严重。后带有增厚（小箭头）

和伴置换术。手术修复通常是为有局部疼痛并且严重影响患者生活质量的患者准备的。

关节穿刺术包括关节的扩张和穿刺活检。同样也可能会用到类固醇激素和麻醉药物的注射。更新的方法是联用肉毒杆菌毒素注射疗法。治疗效果或可与关节镜修复媲美。

70%以上伴有开口受限的关节盘前移位患者可采用关节盘复位术。关节盘复位过程会产生混合的，通常是短期疗效。然而，由Abramowicz和Dolwick等报道的一项近20年的随访调查显示94%的患者在关节盘复位术后可获得症状的有效改善并提高生活质量。

置换术通常用于预防疾病进一步进展至DJD并减轻疼痛。据报道，关节盘置换术有自体移植（筋膜、皮肤和肋骨）或同种异体移植（特氟隆、硅酮和硅化橡胶）。

MRI有助于评估非手术治疗或外科手术治疗的决策。用夹板固定的关节盘复位术的患者可能会在张口时关节盘再次破裂。如果陶瓷支架在前方使用，直接与磨牙上的管道相结合，就能获得更加令人满意的影像学结果。

一些患者通过关节切除而不伴置换术治疗。在这种治疗方式下，MRI对于评估进展性的骨性改变非常有用。否则，常常会有额外的材料充填于关节盘内，在MR图像上呈现出中度至高度信号强度。

MRI有助于评估颞下颌关节内的硅胶和普罗成形膜/特氟隆植入物。在矢状面T_1WI上，这些植入物呈线样低信号影（图4.29）。MRI不仅可显示假体的确切位置并判断其是否断裂，还可显示假体周围大量巨细胞反应性增生和瘢痕组织形成，如果其影响TMJ的功能，则必须摘除假体（图4.30）。T_2WI和静脉注入钆对比剂后的增强扫描图像更有利于评估颞下颌关节内的积液、滑膜炎和并发症。其他并发症包括假体松动、上皮嵌入、感染及关节重塑等。

八、其他颞下颌关节病变

很少采用MRI对TMJ外伤或其他关节病进行诊断，但对于某些特定的病例来说，MRI仍具有一定的价值。

累及TMJ的病变包括风湿性关节炎（图4.10）、痛风、磷酸二氢钙沉积病、滑膜软骨瘤、色素沉着绒毛结节性滑膜炎（图4.31）、强直性脊柱炎和感染性病变。45%的风湿性关节炎患者可累及TMJ。28%～63%的患有慢性关节炎的青少年有TMJ受累。累及TMJ的骨软骨瘤病、关节内游离体和肿瘤（图4.32）罕见。

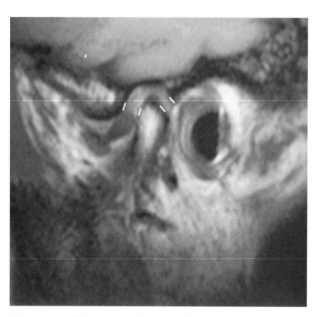

图4.28 矢状位T_1WI图像显示关节盘前脱位。前关节间隙较后关节间隙更宽（直线）

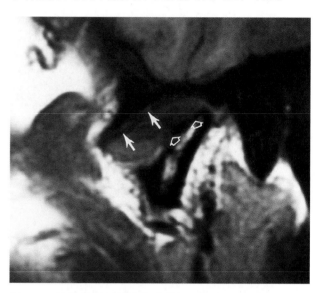

图4.30 植入体断裂并大量肉芽组织形成，患者有普罗成形膜/特氟隆（箭头）植入病史。植入体呈线样低信号，TMJ内可见大片中等信号影，由肉芽组织长入所致。可见髁突（空心箭头）变形

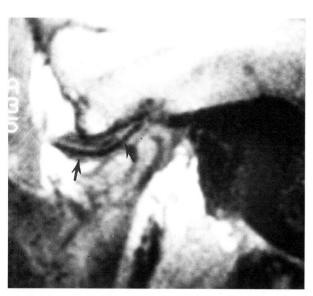

图4.29 硅胶植入体。硅胶（箭头）在MRI上呈均匀一致的低信号。髁突运动过程中，其介于颞骨关节窝和髁突之间

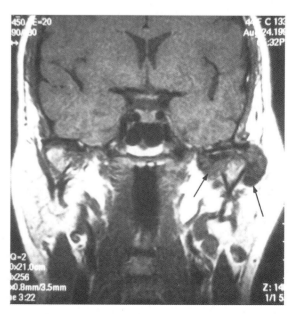

图4.31 冠状位T_1WI图像显示由于绒毛颗粒色素沉积所致软组织大量增生（箭头）

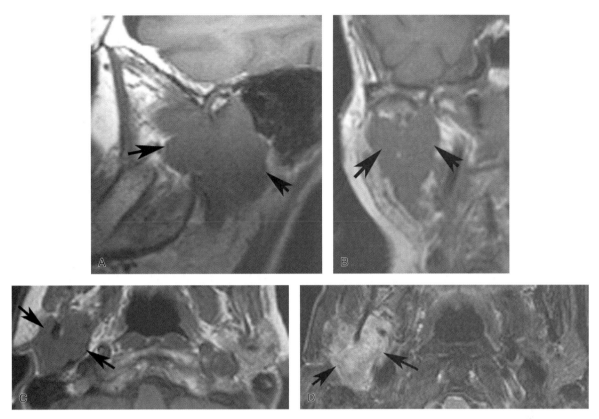

图 4.32 腮腺肿瘤包裹 TMJ。矢状位（图 A），冠状位（图 B）和轴位 T_1 加权（图 C）及轴位 T_2 加权（图 D）图像显示完整包裹的颞下颌颈部（箭头）

累及 TMJ 的各种疾病的 MRI 检查方法与颞下颌关节紊乱病的检查方法相似。但经静脉注入钆对比剂后的脂肪抑制 T_1WI 可更好地评估早期滑膜病变。

九、误区

尽管 MRI 数据采集和图像处理日臻完善，但必须牢记其可能导致的几种诊断误判。技术因素和图像质量差是其中较为突出的问题。部分颞下颌关节紊乱病和关节盘变形患者的关节盘常常难以准确定位。其他的诊断误判也时有文献报道。Crabbe 等曾报道在 GRE 序列图像上，颞浅动脉的流空效应可在髁突后方形成低信号影，易与颞下颌关节内游离体和关节盘后移位混淆（图 4.33）。

72%～99% 的患者可见到对称性的颞骨气化。颞骨自围生期胎儿开始气化至成人停止，不应将其与骨硬化混淆。X 线平片和 CT 有助于两者的鉴别（图 4.34）。

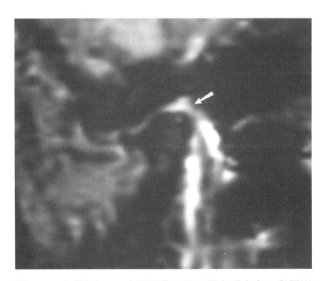

图 4.33 矢状面 GRE 序列图像。显示髁突后方有一卵圆形的低信号影（箭头），这是由颞浅动脉的流空效应所致

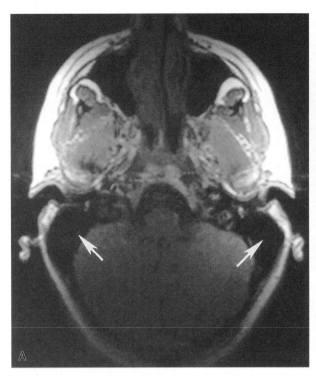 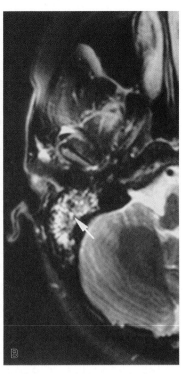

图4.34 颞骨气化。图A.轴位T_1加权图像显示颞骨由于正常气化所致的低信号强度（箭头）；图B.T_2加权的轴位图像显示由于乳突炎所致的乳突弥散高信号强度（箭头）

（徐燕君　孙文萍　魏小二　赵俊功　译）

参考文献

（图4.10）摘自Suenaga S, Ogura T, Matsuda T, et al. Severity of synovium and bone marrow abnormalities of the temporomandibular joint in early rheumatoid arthritis: role of gadolinium enhanced fat-suppressed T1-weighted spin echo MRI. J Comput Assist Tomogr, 2000, 24（3）: 461–465.

（图4.11）摘自Toyama M, Kurita K, Koga K, et al. Magnetic resonance arthrography of the temporomandibular joint. J Oral Maxillofac Surg, 2000, 58（9）: 978–983.

（表4.2）Wikes CH. Internal derangements of the temporomandibular joint. Pathological variations. Arch Otolaryngol Head Neck Surg, 1989, 115: 469–477.

（表4.3）Schellhas KP. Internal derangement of the temporomandibular joint: radiologic staging with clinical, surgical, and pathological correlation. Magn Reson Imaging, 1989, 7: 495–515; and Wilkes CH. Internal derangements of the temporomandibular joint. Pathological variations. Arch Otolaryngol Head Neck Surg, 1989, 115: 469–477.

（图4.31）摘自Kisnisci RS, Tuz HH, Gunhan O, et al. Villonodular synovitis of the temporomandibular joint: case report. J Oral Maxillofac Surg, 2001, 59（12）: 1482–1484.

第五章

脊　柱

Daniel F. Broderick · Thomas H. Berquist

本章提要

一、技术因素
二、正常解剖
　（一）脊柱
　（二）椎间盘
　（三）韧带
　（四）脊髓和脊神经
　（五）硬脊膜
　（六）血管
三、检查技术
四、磁共振增强对比剂
五、病变
　（一）退行性疾病
　（二）无须手术治疗的椎间盘退行性变
　（三）需手术治疗的椎间盘退行性变
　（四）术后评价
　（五）肿瘤
　（六）炎症性病变
　（七）脱髓鞘疾病
　（八）外伤
　（九）骨质疏松性压缩骨折及经皮穿刺介入

当有多种影像检查方法可供选择使用时，临床医师会趋向于选择更简单、更恰当的检查方法。MRI是唯一能直接显示脊髓的影像学检查技术，这是其他有创或无创性的成像技术所不具备的优点。在笔者的临床实践中，脊柱MRI检查约占全部MRI检查患者的35%。

多种因素可以影响MRI图像的质量，其中包括临床病情、成像技术及解剖因素等。脊柱MRI检查需要综合考虑诸多的因素，如临床经验、特殊的设备、特定的成像序列，甚至患者的反应等，才能获得足够的影像信息，并常需应用多种特定的成像技术方能使MRI在脊柱检查中发挥更大的作用。MRI能有效地对神经系统疾病进行定位、定性诊断。神经内科及神经外科对疾病的准确评估是临床诊断的关键，且对于选择适当的MRI序列也至关重要，MRI可进一步证实临床诊断。MRI对于神经科、风湿科及整形外科影像评价及MRI序列的优化同等重要，因为上述病变一般均可通过MRI做出诊断。对于处理那些患有疼痛或复杂临床病症的患者来说，常需影像科医师同临床医师的通力合作。

一、技术因素

相对于脑MRI而言，脊柱成像较为复杂，颅脑容积和组成相对恒定，而脊柱却不尽然。诸多因素，如脊柱的长度、脊柱的背侧定位和较小的椎管内结构等均限制了容积线圈（如体线圈）在脊柱MRI中的应用。为了提高影像质量和有效增加信噪比，必须使用表面线圈。16~24cm的小FOV有助于提高空间分辨力。因此，如无多通道线圈时，使用多个线圈亦可对全脊柱进行成像。目前，已将脊柱线圈固化入扫描床中，以获得多部分脊柱成像（图5.1），而颈椎需单独成像线圈（图5.2）。

众所周知，患者的生理运动和不自主运动可能会

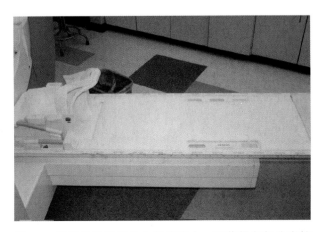

图5.1　将脊柱线圈固化入扫描床中，以获得多部分脊柱成像

导致解剖结构和病变细节的模糊。因此，在对患儿和疼痛患者进行MRI检查前应分别给予镇静药或镇痛药。患者的自主运动是可以消除的，而邻近脊柱的某些运动器官如心脏、大血管、横膈和含气消化道的生理运动仍可造成运动伪影。心脏冲动、血液流动、横膈运动、正常吞咽动作和脑脊液流动均可产生类似于病变或能掩盖病变的伪影。这些伪影在T_2WI和GRE序列图像上表现得尤为明显，主要是由于固有运动导致空间位置误读所致。伪影的存在降低了脑脊液与脊髓信号的对比，并可导致局部脑脊液信号减低和相应部位的脊髓信号增高（图5.3）。在T_1WI上，这些伪影虽不明显，但能在脑脊液中形成小片状高信号（图5.4）。有鉴于此，一系列的运动补偿技术，包括流动补偿梯度、预饱和脉冲序列、相位和频率梯度方向翻转及心搏和呼吸门控等正逐渐应用于临床以减少患者的生理运动所造成的伪影，此时脑脊液与脊髓信号之间的对比增大，并能使误读伪影减小到最低限度。很多MRI机生产厂商均提供此种软件，其中的一些软件对于减小运动伪影及增强病变与正常解剖结构的分辨力大有裨益。

另一种能掩盖病变或类似于髓内病变的伪影称为截断伪影或Gibbs现象，这是与样本有关的效应，其发生在高对比的界面，如脑脊液–脊髓交界面。当成像部位相对于所用像素较小时，此伪影较为明显。截断伪影表现为平行于脑脊液–脊髓界面的高低相间的条带状异常信号，在矢状面上尤为明显，与脊髓空洞表现相似。使用小FOV薄层扫描、192×192或更大的矩阵可减小此类伪影。

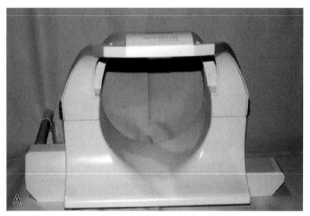
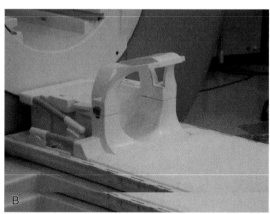

图5.2　颈椎线圈（图A）和多个附件（图B）

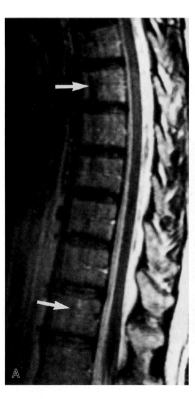
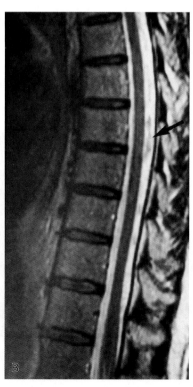

图5.3　相位误读伪影来自心脏运动。图A.当相位编码方向为前后位方向时，可以看到线样高低信号（箭头）。脑脊液和硬膜外画面模糊（T_2WI）。图B.相位编码方向已改变，从前后方向改为上下方向，从而提高了图像。仅见轻微的脑脊液搏动伪影（箭头）（T_2WI）

在脊柱成像中，脊柱内固定装置亦可产生某些难以解释的伪影。选择合适的成像参数，如在快速采集弛豫增强（RARE）序列中使用多个180°重聚脉冲重复可明显地减少伪影。亦可应用宽频带接收器（32kHz）及较小像素（矩阵512×512）成像来减少伪影，但这往往会降低信噪比（图5.3和图5.5）。

患者的体型、脊柱的生理性弯曲和椎管的大小不但对于获得良好的图像有重要影响，而且也带来成像技术上的困难。有些患者的体重超过了检查床所能承受的限度，也有些患者因体型过大而不能进入

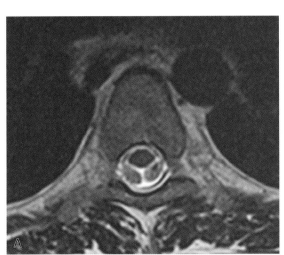
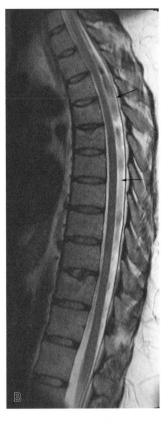

图 5.4 脑脊液搏动伪影。轴向（图A）和矢状面（图B）T₂WI显示搏动伪影（箭头）

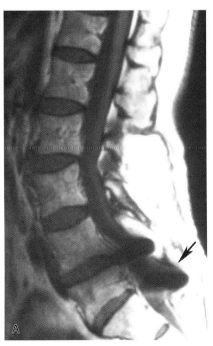
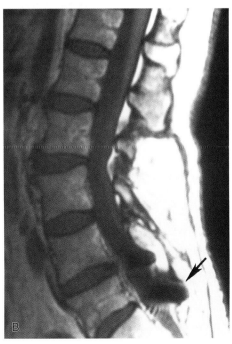

图 5.5 腰椎MRI金属伪影减少。图A.矢状面SE序列T₁WI（TR 450ms，TE 20ms，矩阵256×192，带宽16kHz），可见脊膜囊严重变形，为椎弓根内的螺钉引起的金属伪影所致（箭头）；图B.通过使用RARE序列（回波链长度4）和增加带宽（32kHz），伪影明显减少（箭头），且椎间盘与脊膜囊之间的界面显示清晰

磁体内。脊髓的直径约为1cm，而某些实质性病变的直径仅仅只有几个毫米。对于只有1mm或更细的神经根则更需要良好的对比和较高的空间分辨力方能显示。如果MRI检查时间超出患者所能忍受的限度，即使高性能的MRI机，也不能采集到高质量的MRI图像。

二、正常解剖

脊柱由多种不同类型的组织结构组成，其解剖较为复杂。椎管中容纳有脊髓，椎体起机械支撑作用，椎体之间的椎间盘起缓冲作用。多条韧带将脊柱连成一体。脊髓被脑脊液浸泡，脊柱对脊髓起保护作用。相邻椎骨的上、下切迹共同围成一对椎间孔，内有脊神经通过。脊柱供血动脉的血管网丰富，供应椎骨、椎旁肌肉、脊膜和脊髓。椎管内和椎体周围引流静脉网收集回流的静脉血。依选择的脉冲序列不同，每一种组织都具有其相应的MRI表现特点。图5.6～图5.14说明脊柱在MRI常用成像层面和脉冲序列上的正常表现。

（一）脊柱

脊柱由颈椎7块、胸椎12块、腰椎5块、骶椎5块和尾椎4块共33块椎骨组成，但仅有20%的人属于这种情况。骶骨和尾骨分别由骶椎和尾椎长合而成。颈椎的数目相对固定，而尾椎椎体数目的变异较大，椎骨总数在32～35变化。可以使用不同的方法对脊椎位置进行较精确的定位。

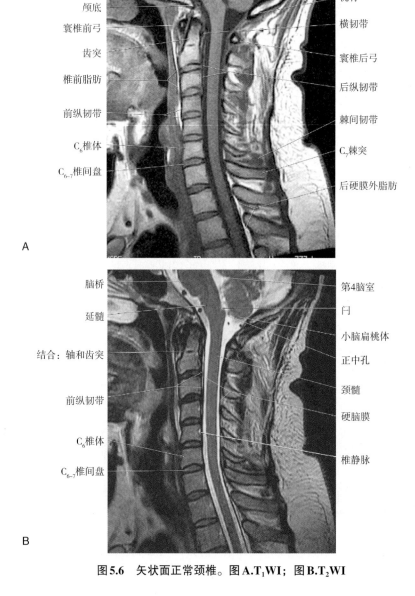

图5.6 矢状面正常颈椎。图A.T_1WI；图B.T_2WI

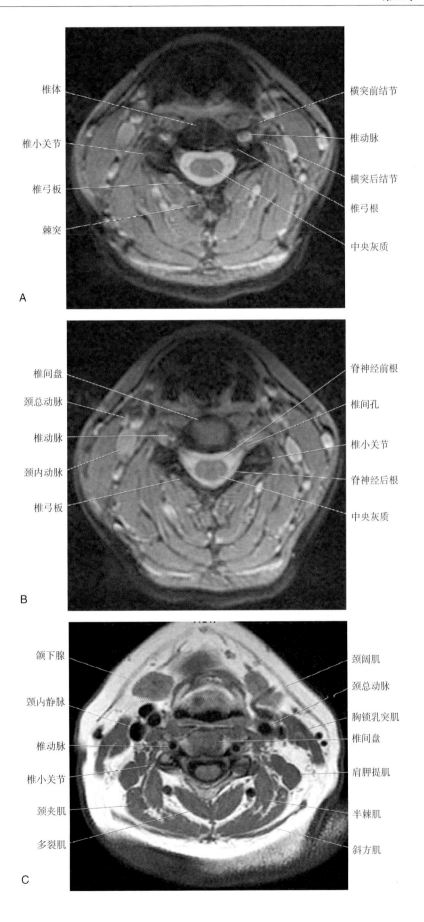

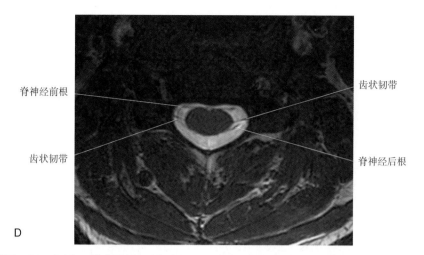

图5.7 正常颈椎轴面。图A和图B.梯度回波;图C.T$_1$WI;图D.三维稳态构成干扰序列(3T)(TR 8.9ms, TE 4.4ms, 35°翻转角)

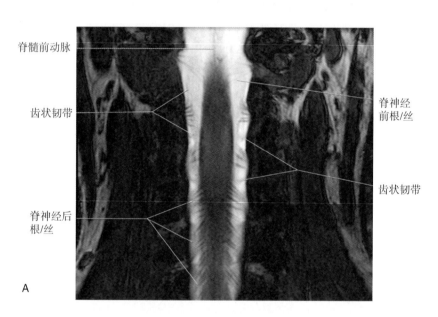

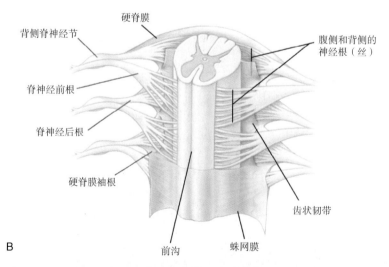

图5.8 颈髓冠状面。图A.三维稳态(3T)构成干扰;图B.图解

第五章 脊 柱

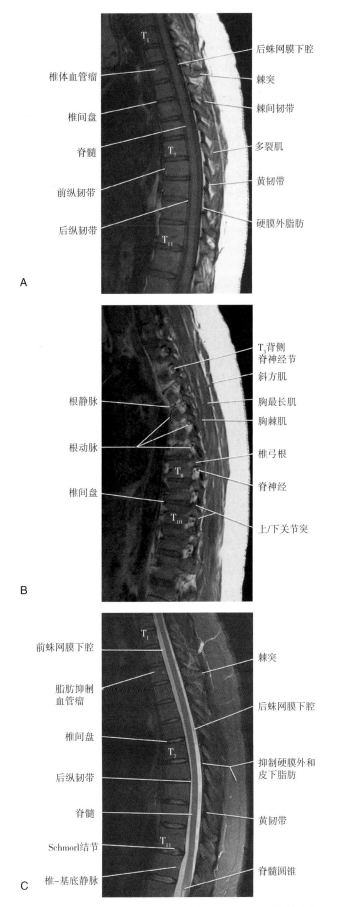

图5.9 正常胸椎矢状面。图A.T_1WI，中线；图B.T_1WI外侧中线；C.T_2WI

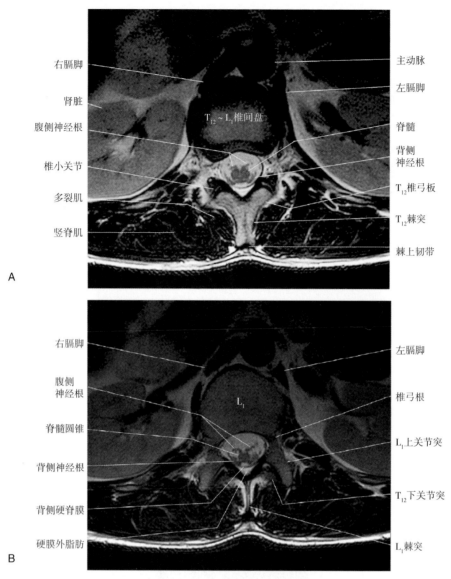

图 5.10 正常胸椎轴向平面，T_2WI。图 A.脊髓远端水平；图 B.圆锥水平

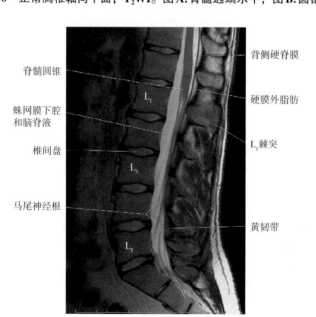

第五章 脊 柱

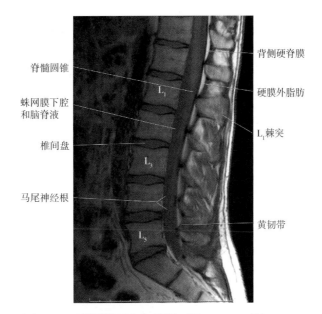

图5.11 正常腰椎正中矢状面。图A.T₁WI；图B.T₂WI

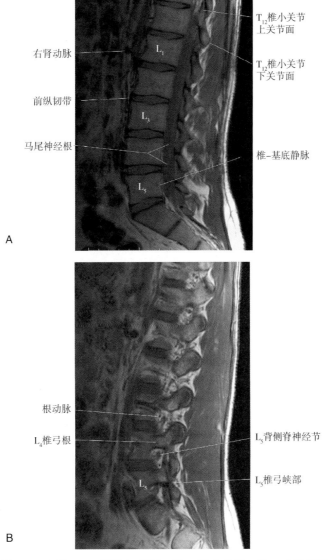

图5.12 正常T₂WI腰椎矢状面。图A.偏中线侧；图B.中线远侧

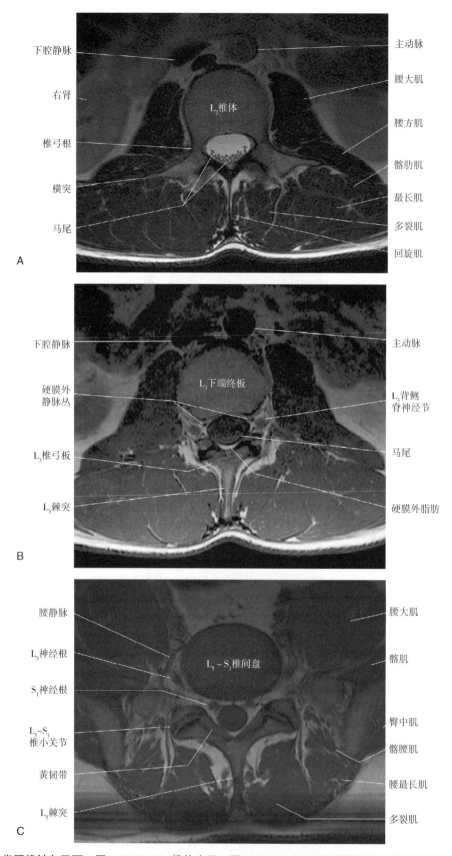

图5.13 正常腰椎轴向平面。图A.T$_2$WI，L$_2$椎体水平；图B.T$_1$WI，L$_3$下端终板水平；图C.T$_1$WI，L$_5$椎间隙水平

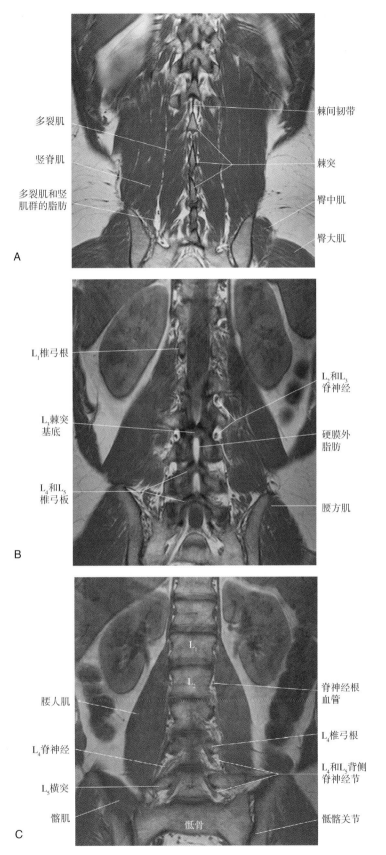

图 5.14 正常腰椎冠状面 T_1WI。图 A. 棘突后方；图 B. 椎板后方；图 C. 椎体/椎弓根平面

大多数情况下，矢状面上右侧肾动脉相当于$L_1 \sim L_2$椎间盘水平。矢状面大FOV图像上，可以将C_2作为脊椎准确的定位标志。Akbar等推荐使用自动化系统来定位胸椎和腰椎椎体，207名患者显示，不通过椎体定位，占7.7%的椎体变异中69%不能被检出或被误读。Hughes和Saifuddin推荐使用髂腰韧带从轴位来定位腰椎体，因为该韧带总是起源于L_5。

椎骨的形态类似，但各部椎骨也有其不同之处，尤其是寰椎和枢椎结构特殊。椎骨由前部的椎体及后部的椎弓构成。椎弓由两侧椎弓根向后延伸至关节突所形成。椎弓分别向上、下方突起，形成上、下关节突，并与相邻椎骨的两个上下关节面形成滑膜关节。两侧椎板向后延伸并在后方正中融合形成棘突。因而，椎体及两侧椎弓共同围成环状椎孔，多个椎孔相通即构成椎管。分别自椎弓向两侧方和后方伸出的横突及棘突均为骨骼肌的附着点。除滑膜关节外，在颈椎还可以见到钩椎关节，也称Lushka关节，此关节由成人颈椎体上面侧缘向上突起（称椎体钩）与上位椎体的前后唇缘相接形成。Lushka关节并非真正意义上的关节，它往往由退行性变所引起，提示椎间盘向侧方突出。

在每一个椎体水平都有相对应的脊神经从椎间孔中穿出。在颈椎，由上、下两个椎体及其椎弓根所围成的椎间孔往往较长呈管状即所谓的神经根管。颈椎椎间孔或神经根管的前壁由颈椎椎体的后部或钩突构成，后壁由椎小关节及关节突构成。腹侧及背侧神经根位于椎间孔底部，相当于椎间盘平面或椎间盘以下平面。腰椎椎间孔的上下缘由相邻椎骨的上下椎弓根构成，椎体及其下方的椎间盘构成椎间孔的前壁，椎小关节和一小部分黄韧带构成椎间孔的后壁。腰段脊神经根位于椎间孔的上部，走行于椎间盘平面以上。

第1、2颈椎因其特殊的功能及形态而分别称为寰椎和枢椎，它们对头颅起支撑作用并能完成旋转和倾斜动作。寰椎，或称第1颈椎，呈环形，无椎体，由前弓、后弓和两侧侧块构成。寰椎的上关节面与颅底的枕骨髁相关节，下关节面与枢椎的上关节面相关节。自枢椎椎体向上的突起称为齿突，其同寰枢前弓的后缘构成滑膜关节，此关节周围有一系列强韧的韧带给予加强，这将在后续章节中讨论。正因为有此枢轴关节的存在，头颅方可以转动。

椎体的信号强弱取决于骨髓的类型和红、黄骨髓的比例。正常情况下，椎体中红骨髓的比例高于黄骨髓，因此正常椎体在RARE序列及T_1WI上为中等或高信号，在T_2WI为中等或略低信号，而在GRE序列上为低信号。黄骨髓及纤维组织的分布状况决定了椎体信号的均匀与否。终板在T_1WI上为低信号，在T_2WI及GRE序列上亦为低信号，这是由于不同组织（骨皮质表面覆盖有软骨）的混合效应及化学位移伪影所致。椎小关节面的软骨在T_1WI及T_2WI上均呈低信号，因此不易同骨皮质区分开来，但关节软骨在GRE序列上表现为高信号，可较易与骨组织区分。放疗后患者骨髓常为脂肪组织所替代，因此在T_1WI上表现为高信号（图5.15）。

（二）椎间盘

椎间盘位于相邻椎体之间，起着"弹性垫"的缓冲作用，能够缓冲脊椎所受的机械压力。椎间盘的中央部为胶冻状的髓核，为胚胎脊索的残存物；椎间盘的周围部为多层纤维软骨按同心圆排列组成的纤维环，后者可抵御辐射状张力。胶原纤维（Sharpey纤维）附着于相邻上、下两个椎体终板年轮状的突起上。椎间盘的上下面各为一薄层透明软骨所覆盖，后者与相邻椎体终板的软骨相延续。尽管正常椎间盘内的这些组织成分在组织学上可以区分，但病理状态下则不能将其分开。椎间盘的髓核与纤维环无法用肉眼区分。

椎间盘的信号由其含水量的多少决定。正常椎间盘在T_1WI上呈低信号，T_2WI及GRE序列上呈高信号。病理状态下，T_2WI上髓核信号减低是由于椎间盘的含水量减少所致，这已得到病理学的证实。椎间盘的髓核含有85%~90%的水分，最内侧的纤维环含水量为70%~80%，靠外侧的纤维环含水量最低。外侧纤维环在T_1WI及T_2WI上均呈低信号，因此，不易与前纵韧带、后纵韧带及椎体终板区分。髓核与纤维环的移行带在青年人的MRI图像上容易区分，随着年龄的增长，此移行带就变得越来越不明显。矢状面T_2WI上椎间盘的中心部位可以看到横行走向的低信号，其大小可以变化，从小的切迹状至长条带状。低信号形成原因不明，有些学者在病理上可见到此处有纤维环样的组织，因而认为是退变的纤维组织所致，而其他的研究者则对此未能做出病理学上令人满意的解释。

髓核和纤维环中的水分可随增龄而逐渐丢失。随着髓核的胶冻状基质逐步被排列紊乱的纤维软骨所代替，髓核的生化构成也随之改变。最终，影像学及病理学上已不能将退变的髓核与纤维环区别开来。椎间盘逐渐脱水成为主要由纤维软骨构成的退变结构，其在MRI T_2WI上信号进行性减低。

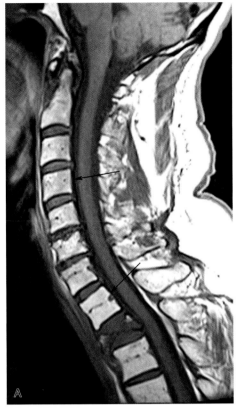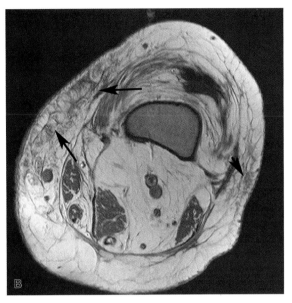

图5.15 胸椎体恶性病变放疗后变化，颈椎矢状面（A）和胸椎轴面（B）T_1WI，毗邻病变椎体内高信号脂肪（箭头）

（三）韧带

椎体和椎间盘由多个韧带所连接。前纵韧带上端附于颅底，向下延伸终止于骶骨，沿途贴附于各椎体与椎间盘的前缘。后纵韧带起自枢椎，止于骶骨，其与椎体终板及椎间盘的后缘紧密结合，而与椎体中部结合较为疏松，使椎内静脉丛前组和椎基底静脉得以通过。椎体水平硬膜外前间隙的解剖已了解得很详尽。后纵韧带借其中线部位的隔膜与椎体的后部紧密结合。此隔膜由后纵韧带向两侧扩展分隔硬膜外间隙，从而有助于确定肿瘤或感染蔓延的类型。

后纵韧带向上扩展延续为枢椎与枕骨斜坡下部之间的覆膜。黄韧带连接相邻两椎弓板，此韧带因在外科手术中所见为黄色而得名。黄韧带向后外侧延伸至椎小关节周围。棘间韧带连接相邻椎骨的棘突，棘上韧带是连接全部棘突尖之间的纵行韧带。

颅椎交界处的韧带起加固寰椎关节及颅颈交界的作用。寰枕前膜位于枕骨大孔前缘与寰椎前弓之间，相应的寰枕后膜连于枕骨大孔后缘与寰椎后弓之间。十字韧带因其形状呈十字交叉状而得名，是非常重要的起固定作用的韧带。十字韧带的水平部即寰椎横韧带将齿突稳定于寰椎骨环中，垂直部同覆膜一起附于枕骨大孔前缘。齿突尖韧带由齿突尖延伸至枕骨大孔前缘。翼状韧带由齿突尖向两侧延伸，连于两侧枕骨髁。

除黄韧带外，由于大多数韧带含有大量的胶原成分，故在MRI的各个序列上均类似于骨组织而表现为低信号。这些韧带同椎体骨皮质、纤维环的外部纤维及硬膜紧密地结合在一起，在MRI上难以分辨。黄韧带在T_1WI和T_2WI上均呈中等信号，GRE序列上呈高信号。这些韧带信号的不一致源于其生化成分的不同，黄韧带由20%的胶原成分及80%的弹性蛋白所组成。

（四）脊髓和脊神经

脊髓在枕骨大孔水平起自延髓的尾部。脊髓末端的位置有较大变异，并与年龄有关。小于3月龄胎儿脊髓的长度同脊柱的长度相等。此后，由于脊柱与脊髓生长速度不同，脊髓圆锥末端逐渐上升，直至成年人的L_1椎体平面，但可上下变动于$T_{11} \sim L_2$椎间隙平面。脊髓圆锥向下续为终丝，止于第1尾椎。正常终丝的直径不超过2mm。

椎管内的脊髓在不同的水平粗细不等。$C_{5\sim6}$脊髓节段水平最粗即颈膨大，$T_{5\sim9}$脊髓节段最细，自T_{10}至圆锥的腰段脊髓复又增粗。脊髓的前后径则相对一致，为9～10mm。

脊神经由背侧的后根及腹侧的前根汇合而成，前根属运动性，后根属感觉性。颈髓有8对脊神经根，而颈椎只有7个椎体，因此，前7对脊神经根在相应椎体水平的椎弓根上缘穿出椎管。例如，第5颈神经干在C_5椎弓根上缘平C_4椎间隙水平穿出椎管。第8颈神经干在C_7椎弓根下缘平C_7椎间隙穿出椎管。T_1椎体以下，脊神经干均通过同序数椎骨下方的椎间孔穿出椎管，例如：T_1脊神经干平T_1椎间隙，T_2脊神经干平T_2椎间隙水平，以此类推。在颈段脊椎，脊神经根在穿出相应的椎间孔时呈水平走行。因脊柱同脊髓的长度不一致，胸神经根则接近竖直走向。在脊髓圆锥末端以下，腰骶部的神经根在离开硬膜囊和椎管以前，在椎管内垂直下行较长一段距离形成马尾。

脊髓在T_1WI上呈中等信号，GRE序列及T_2WI上呈低信号。使用高场强高分辨力的MRI机，在GRE序列及T_2WI上可显示脊髓的某些内部结构。在轴面图像上可以分辨中央呈H形的略高信号区，代表中央灰质，周围环绕着略低信号的白质束（图5.7）。矢状面GRE序列及T_2WI上可见脊髓中央呈长条状的略高信号。白质与灰质之间的信号差别是由于两者水含量、弛豫时间的不同和髓鞘的有无所致。T_1WI上灰白质不易区分。如果使用高场强高分辨力的MRI，神经根及束支可以在脑脊液的衬托下而得以显示（图5.7和图5.8）。

（五）硬脊膜

脊神经和脊髓外的硬脊膜与颅腔内的硬脑膜相连续。蛛网膜与硬脊膜紧密相贴，两者之间形成潜在的腔隙。软脊膜紧贴于脊髓及神经根的表面而不易与其分离，它与蛛网膜之间所形成的腔隙为蛛网膜下腔，其内充满脑脊液且与脑蛛网膜下腔相通，在脊髓两侧，软脊膜增厚并向外突，形成齿状韧带与硬脊膜相连。脑脊液在T_1WI上显示为明显低于脊髓的更低信号，不易与硬脊膜或后纵韧带区分。在GRE序列及T_2WI上，脑脊液明显高于脊髓信号。

（六）血管

脊髓由一支较粗大的脊髓前动脉和两支较细小的脊髓后动脉供血，脊髓前动脉供应脊髓的前2/3~4/5，脊髓后动脉供应剩余的后部脊髓。很多情况下，脊髓前、后动脉不对称，且在不同水平脊髓的血液供应可来自椎动脉、肋间动脉及腰动脉等的根动脉脊髓支。在颅底部，脊髓前动脉由双侧椎动脉颅内段的脊髓支汇合而成，额外的动脉供血可见于其他2~3个颈椎水平。胸髓上部供血较差，约第四胸节水平是脊髓供血差别的分水岭。胸腰髓主要的血液供应来自于根髓大动脉，即Adamkiewicz动脉，其通常（85%）起自T_9~L_2水平的左侧（75%），形成先上升后下降的发夹样脊髓前动脉（图5.16）。脊髓静脉系统同动脉系统大致相对应，许多髓静脉支引流入软脊膜静脉，后者与较大的脊髓后静脉及较小的脊髓前静脉相吻合。伴随神经根走行的根静脉将软脊膜静脉中的血流引流入硬膜外腔内的椎内静脉丛，后者为脂肪组织所包绕。椎内静脉丛的血液通过穿通椎体的椎基底静脉和穿出椎间孔的前纵硬膜外静脉引流入椎外静脉丛，后者引流至奇静脉系统。

三、检查技术

脊柱MRI检查必须使用表面线圈以获得较高的信噪比和分辨力，目前多个不同形状的阵列线圈、多通道线圈及颈部专用线圈得到应用。脊柱线圈固化入我们的1.5T MRI扫描床内（图5.1）。因表面线圈的FOV有一定的限制，因此每次只能检查脊柱的某一节段。表面线圈外形和构造多样，如颈部专用线圈（图5.2）。检查颈段脊柱必须使用特殊的后置线圈。其形状需同颈椎的生理前凸相吻合，以使患者检查时

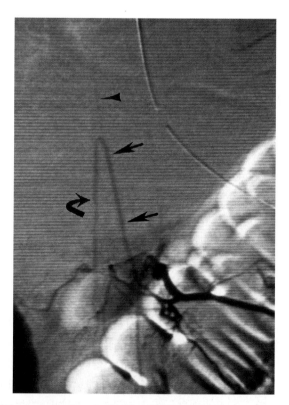

图5.16 Adamkiewicz动脉。脊髓造影显示Adamkiewicz动脉特征性发夹样弯曲（箭），上升支（箭头）和下降支（弯曲箭）

感觉舒适。如无此种线圈，可以使用17.78～27.94cm的矩形"汽车牌照状平板"线圈或12.7cm的环形线圈。

我们使用8通道双模式矩阵脊柱线圈可获得类似多个表面线圈沿脊柱长轴排列所得的成像结果（图5.17）。操作人员借助于此技术可在短时间内获得矢状面全段脊柱或某一段脊柱的高质量、高分辨力图像，且操作人员可以省去搬动患者和更换线圈的麻烦，因而可缩短检查时间。新的软件系统进一步提高了快速查看全脊柱的能力，它能将高分辨的分离数据整合成单独一幅图像（图5.17）。新近问世的还有专供儿童使用的多通道阵列线圈系统，其非常适合于患儿的MRI检查，因患儿在检查时往往需要使用镇静药（图5.18）。

脊柱成像已在1.5T磁共振系统得到广泛应用，而3.0T磁共振系统也常规应用于临床。然而，除颅脑外，我们神经放射学家建议脊柱检查使用1.5T磁共振系统。

脉冲序列因感兴趣区不同而有很大不同。表5.1列出脊柱检查常规方法。颈椎、胸椎、腰椎常规检查序列包括矢状位T_1WI成像（如自旋回波、快速自旋回波），我们更倾向于后者，此外应包括常规自旋回波矢状位T_2WI成像。在诊断椎间盘退行性病变时，紧接着应做平行于椎间隙的轴面切面（图5.19）。在腰椎成像时，轴面T_1WI有助于清晰显示椎管内的脂肪、椎间盘、神经根和椎骨骨质。通常使用轴面FSE序列T_2WI以区分椎间盘和脑脊液。颈椎成像常使用轴面GRE序列，因其能很好地区分脊髓、硬膜囊、椎间盘及椎骨骨质结构，且不易产生FSE序列中常见到的流动伪影。轴面GRE序列图像可很好地显示并进一步确定矢状面上显示的硬膜内或髓内病变。如发现硬膜内病变或临床疑诊有脊膜病变或脊椎血管畸形，应使用矢状面和（或）轴面T_1WI对比剂增强扫描以明确诊断。骨转移瘤患者应加入脂肪抑制技术及对比增强，脊柱外伤患者应加入STIR序列及GRE序列。

对于脊柱侧凸的患者需使用特殊的成像方法。通常情况下，每一层面上仅仅只能显示一小段椎管或脊

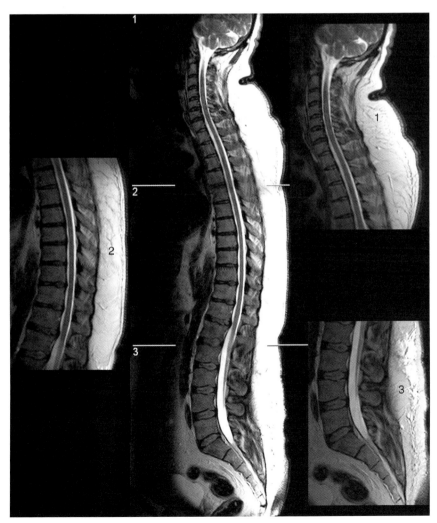

图5.17 快速自旋回波T_2WI。该图像是通过使用后处理工具将3个感兴趣区的高分辨率图像组合而成的

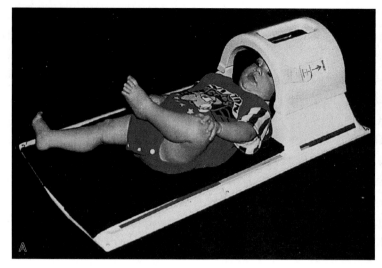
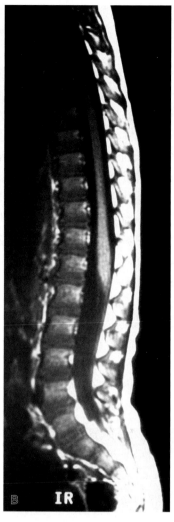

图5.18 儿科用相控阵多通道线圈。图A.跛行患儿仰卧于颅脑-脊柱联合线圈上；图B.选择性使用中下部相控阵线圈对胸腰段脊柱行矢状面成像所获得的T_1WI

表5.1 常规脊柱MRI成像序列

	成像切面	TR（ms）	TE（ms）	脉冲序列	其他	矩阵/激励次数	层厚/层间距（mm）	FOV（cm）
颈椎	矢状面	1550	110	T_2 restore	—	512/1	3/33%	24
	矢状面	495	10	T_1 TSE	ET=3	512/1	3/33%	24
	轴面	495	18	GRE	30 flip	512/3	3/0	16
	轴面	4000	94	TSE T_2 FS	ET=23	256/1	3/18%	16
胸椎	矢状面	4000	114	T_2 TSE	ET=23	512/2	4/25%	34
	矢状面	576	13	T_1 TSE	ET=3	512/3	4/25%	34
	轴面	4000	125	T_2 TSE FS	ET=19	320/1	4/50%	16
腰椎	矢状面	2500	93	T_2 TSE	ET=23	512/2	4/25%	28
	矢状面	523	11	T_1 TSE	ET=3	512/3	4/25%	28
	轴面	4000	104	T_2 TSE oblique	ET=19	256/1	4/0	18
	轴面	2760	93	T_2 TSE FS	ET=23	256/1	5/20%	18
多平面	矢状面	500	11	T_1 TSE	ET=3	512/2	3/20%	48
	矢状面	3000	105	T_2 TSE FS	ET=23	256/2	3/20%	48

ET.回波段长度；TSE.快速自旋回波；FS.脂肪抑制

髓，因此硬膜内病变常因部分容积效应而显示不清。使用冠状面T_1WI常能提供更多的信息。也可使用斜冠状面和矢状面扫描，以期在每幅图像中尽量显示更长的脊柱节段。由于脊柱侧凸的存在，故难以在一幅或几幅连续的图像中充分地显示椎管内病变。在某些成像系统和大多数工作站中提供有图像重建软件，从而可对侧凸脊柱的病理改变或椎间盘—椎管界面进行图像重建显示（图5.20）。当临床上患者有脊髓病变病史时，应使用增强扫描以增加硬膜内病变的对比度。

脊柱MRI成像有很多脉冲序列和成像方式，而不能仅单一地使用某一种方式。成像前应常规使用预饱和脉冲以减少心脏、大血管、胸壁和腹部的正常生理运动所产生的伪影。其他运动补偿技术，如呼吸补偿和心电门控，也有助于减少伪影，但并非每一次成像都需使用所有的运动补偿技术。选择合适的重复时间、回波时间及翻转角度才能在T_2WI上获得脊髓与脑脊液的良好对比，RARE序列或GRE序列图像质量均不同程度地取决于运动补偿技术的使用与否及磁场的类型。有关脊柱成像可供选择的方案可参见表5.1。选择合适的脉冲序列之后，常使用"视窗"技术进行有益的补充，这将在本章随后的小节中讨论。需要强调的是，检查前必须对每一个要求行脊柱MRI扫描的患者进行详细的询问，以便选用最佳的脉冲序列，从而更好地回答临床所提出的问题。

四、磁共振增强对比剂

目前静脉注射用的磁共振增强对比剂主要有5种：马根维显（Berlex实验室，Wayne，NJ）、欧乃影（Nycomed Inc., Princeton, NJ）、ProHance（Bracco Diagnositics, Princeton, NJ）、莫迪司（Bracco Diagnositics, Princeton, NJ）、OptiMARK（Mallinckrodt Inc., St.Louis, MO），其均为强顺磁性钆剂的螯合物。

同传统的自身能够显影的碘对比剂不同，顺磁性物质本身并不产生信号。事实上，它们只是改变所在组织内的分子环境来影响氢原子核的信号。因有不成对电子的存在，顺磁性物质的磁动量较相邻氢原子的

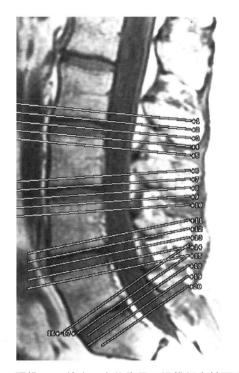

图5.19 腰椎MRI检查。定位像显示沿椎间盘轴面成像的定位线倾斜方向

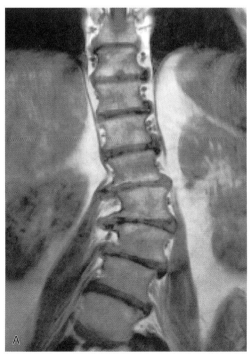
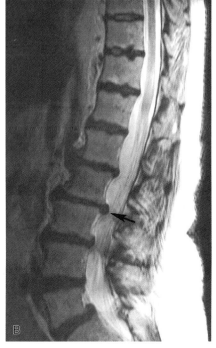

图5.20 脊柱侧凸患者的曲面重建MRI图像。图A.冠状面T_1WI显示腰椎脊柱侧凸；图B.应用矢状面曲面重建技术重建出的矢状面T_2WI，显示L_{2-3}椎间盘脱出（箭头）

磁动量要大得多。顺磁性对比剂可与水分子相结合，结合水与自由水之间不停地进行着质子交换，而顺磁性物质较大的磁动量在T_1或T_2弛豫中均能增强结合水质子的弛豫或缩短其弛豫时间。临床所用对比剂的有效剂量主要增强T_1弛豫，因而在对比剂浓聚的部位，T_1WI上为高信号。

钆对比剂在中枢神经系统中的分布同碘对比剂。组织的血流供应及血脑屏障的破坏是对比剂浓聚的必需条件。钆对比剂以原形经尿路排出。6h内可以排出80%，24h排出90%。生物半衰期约为90min。

更详细的钆对比剂的应用及其副作用在第三章及骨骼肌肉MRI常规技术应用中讨论。

五、病变

（一）退变性疾病

为了方便影像科与外科的交流，美国神经放射学会、美国脊柱放射学会和北美脊柱放射学会就腰椎间盘病变的专业术语及分类达成一致。此定义以解剖和病理为基础，而不是病因学，与临床症状的联系或需要专门的治疗。专业术语及分类专门用于腰椎，也可外延性地应用于颈椎、胸椎。

MRI是评价患者脊柱痛的一项重要手段。MRI不仅能显示无症状患者退变的椎间隙、椎间盘、椎小关节病变，也能显示高发生率的椎间盘突出（20%~70%），椎间盘膨出（20%~81%），退变椎间盘（46%~93%），纤维环的撕裂（14%~56%）及椎管狭窄（1%~21%）。许多研究已经证实，MRI较CT脊髓造影能更多地检出病变，在颈椎更是如此。很多此类病变的影像学改变较少且无相应的临床症状，Teresi等对进行喉部MRI检查而无脊髓症状的患者研究后发现，16%~26%的患者可见脊髓明显受压。这些研究强调了将解剖变异与特征性临床症状结合的重要性。MRI检查具有易行性和无创性，因而在对这些病变的检出中发挥着其他检查无可替代的作用，依据MRI发现可避免不必要的手术治疗。

美国放射学院适用标准包括慢性颈部疼痛及急性下腰痛患者的成像指导原则。MRI检查不仅提供了脊柱详细的解剖细节，而且能为有明显神经症状、提示有严重的全身系统性疾病、X线提示骨质或椎间盘破坏的患者提供佐证。

（二）无须手术治疗的椎间盘退行性变

1.纤维环退变　椎间盘退行性变是脊柱MRI检查最常见的病变，为随增龄而发生的正常退变，通常在青年时期即已开始，往往是由于水分的丢失而导致椎间盘高度减低和弥漫性膨出。尸检所见退行性变的纤维环有三种形式的撕裂：环状、放射状和横行撕裂。环状及横行断裂无临床意义，而放射状撕裂是否具有临床意义尚存有争议，后者是指自椎间盘表面至髓核之间纤维的全层撕裂，但髓核并没有明显的突出。髓核缓慢渗漏至纤维环及椎管内常会引起慢性腰背部疼痛，又称为"椎间盘性"疼痛。尸体椎间盘内的纤维环放射状撕裂在MRI T_2WI上为高信号，在活体椎间盘中的对比剂增强为外科手术中所见的血管性肉芽组织，但两者临床相关性的研究仍有待进一步的深入。

Pfirrmann等根据MRI成像特点将椎间盘退行性变分类。退变椎间盘使用T_2WI成像分级，包括结构、信号强度、髓核和纤维环的区分和椎间盘高度。Ⅰ级：椎间盘信号均匀一致，明亮与脑脊液等信号，髓核和纤维环明确区分。Ⅱ级（图5.21）：椎间盘信号欠均匀或水平横带消失，髓核和纤维环仍能明确区分，信号强度明亮，椎间盘高度正常。Ⅲ级：髓核和纤维环不能明确区分，信号强度中等，椎间盘高度略减低（图5.22）。Ⅳ级：髓核和纤维环不能区分，信号强度中等-低信号，椎间盘高度中等减低。Ⅴ级：椎间盘塌陷，髓核和纤维环不能区分，呈低信号（图5.23）。

2.椎体骨髓变化　椎体骨髓变化是对急性或慢性炎症、退变等的相应反应。Modic等将骨髓信号变

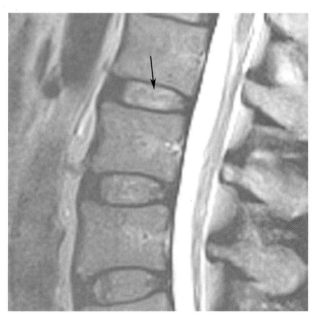

图5.21　Ⅱ级椎间盘退行性变。髓核和纤维环仍能明确区分，椎间盘高度正常，但有水平条纹（箭头）

化模式分为三型：Ⅰ型的特征性表现为T_1WI上呈低信号，T_2WI上呈高信号，提示急性、慢性炎症或肉芽组织增生致骨髓水肿（图5.24），增生肉芽组织增强时明显强化。Ⅱ型的特征性表现为T_1WI上呈高于正常骨髓的高信号，T_2WI上呈略高或等信号，提示骨髓信号被脂肪信号取代（图5.25）。Ⅲ型的特征性表现为T_1WI及T_2WI上均呈低信号，是由于慢性反应性骨硬化所致（图5.26）。Ⅱ型和Ⅲ型提示椎体慢性期的变化，也可以认为是Ⅰ型的后遗改变。尽管这些变化在无症状志愿者中不常见到，且对于腰背部疼痛患者的诊断意义尚不明确。这些信号变化活跃时，正确认识退行性改变病因学而非肿瘤或感染十分重要。

最近有报道将椎间盘突出症状患者应用于Modic分型系统。Ⅰ型断裂的终板及其相邻骨髓腔内血管纤维组织形成，提示感染或症状明显。研究表明，Ⅰ型，73%患者腰背部疼痛，而Ⅱ型仅占8%。Ⅱ型提示为慢性或更稳定。动态增强能很好地显示椎间盘退变及Modic变化。

（三）需手术治疗的椎间盘退行性变

1. 髓核突出　髓核经纤维环破裂处突出可导致椎间盘疝即椎间盘突出。腰椎椎间盘最常向后突入椎管内，可为中央型突出，亦可为左后外侧型或右后外侧型突出。除非突出严重造成椎管明显受压，中央型椎间盘突出常无临床症状，偶尔中央型突出包绕椎管引

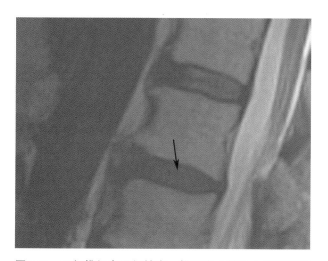

图5.22　Ⅲ级椎间盘退行性变。椎间盘（箭头）信号强度较低，高度稍有下降，髓核纤维环不能明确区分。其上一椎间盘Ⅱ级退行性变

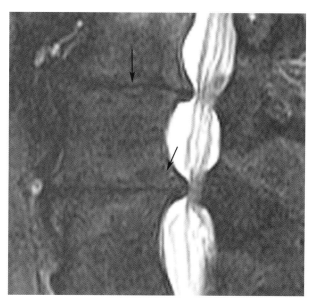

图5.23　Ⅴ级椎间盘退行性变。矢状位T_2WI显示椎间盘（箭）完全塌陷，骨质塑形（下方箭）和椎管变窄

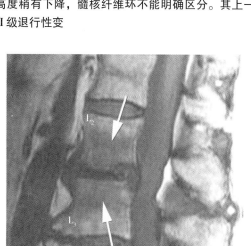 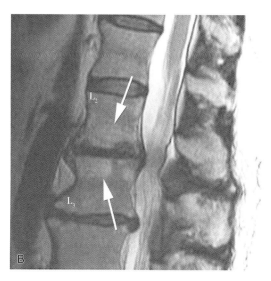

图5.24　Ⅰ型椎体骨髓的变化（Modic）。图A.在L_2椎体下方和L_3椎体上方T_1信号减低；图B.快速自旋回波序列T_2WI图像对应T_2信号增加

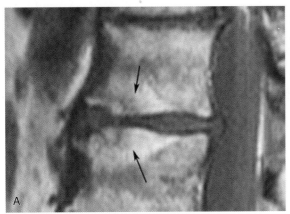 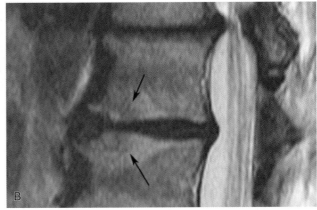

图5.25 Ⅱ型椎体骨髓的变化（Modic）。L_3椎体下方和L_4椎体上方T_1信号增高（箭头）；图B.快速自旋回波序列T_2WI图像上对应T_2信号增加（箭头）

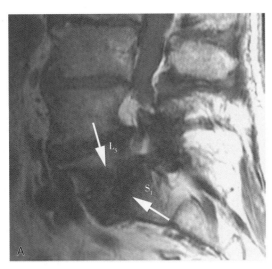 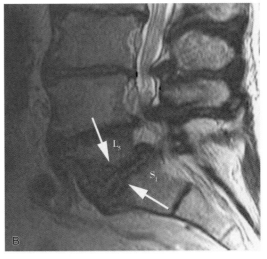

图5.26 Ⅲ型椎体骨髓的变化（Modic）。L_5椎体下方及S_1椎体上方信号降低；图B.相应的T_2加权图像上信号降低，并看到特征性骨质硬化

起马尾综合征。左后外侧型或右后外侧型突出的椎间盘可压迫走行于椎间孔内的神经根而导致神经根痛。10%～15%的椎间盘突出为外侧型，可突至椎间孔内或椎间孔外，此型椎间盘突出程度较轻，常与纤维环膨出混淆。椎间盘外侧型突出压迫椎间孔内的神经根可导致相应椎体节段的神经根病。其他部位的突出包括中央型突出伴有椎间盘突入邻近的椎体内形成Schmorl结节（图5.27）和椎间盘向椎体前方突出，对于后两者，是采取手术治疗抑或内科非手术治疗仍有争议。目前认为，中央前突出的椎间盘不需手术治疗。

笔者认为，椎间盘突出的概念应为髓核突出但仍被外层纤维环所限定，常需手术治疗。在矢状面及轴面MRI图像上，只有在椎间隙水平可见到椎间盘。一旦髓核碎裂且完全突出于纤维环之外则称为椎间盘脱出，脱出的髓核多向下游走而低于相应的椎间隙水平；亦可向上游走而高于椎间隙平面。髓核脱出后常为后纵韧带所阻挡，当其穿破后纵韧带即成为游离的椎间盘碎块，其不再依附于相应水平的椎间盘，而是向上或向下游走。突出（图5.28A），指移位的原始椎间盘组织边缘的最大距离小于突出椎间盘的最大距离；脱出（图5.28B）指移位的椎间盘组织超出原始椎间盘边缘，在任何层面均宽于突出椎间盘；游离（图5.28C）指脱出的椎间盘组织碎片远离脱出椎间盘与原始椎间盘没有连续，常头尾位，位于硬膜外间隙；膨出（图5.28D）指椎间盘范围超出环形骨质边缘，纤维环以相对一致的形式超出骨性边界数毫米，膨出而不是突出是因为，没有辐射状破坏及纤维环纤维化。

并非所有的椎间盘突出都需外科手术治疗。影像学检查可显示很多椎间盘退行性变和椎间盘突出，但很多患者并无症状。椎间盘纤维环撕裂及局限性椎间

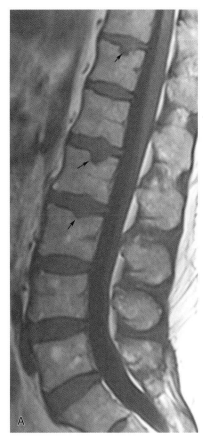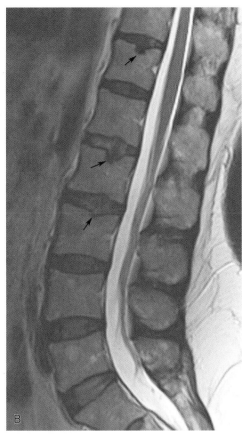

图 5.27 矢状位 T_1WI（图 A）和 T_2WI（图 B）显示多个 Schmorl 结节（箭头）

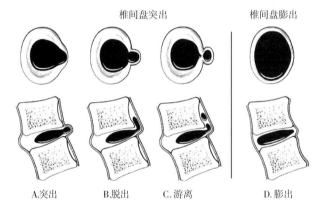

图 5.28 基于共识命名法的椎间盘突出和膨胀示意图。图 A 椎间盘突出症，定义为相对较短、宽的椎间盘组织延伸到了纤维环；图 B. 椎间盘脱出，定义为更高、更窄的椎间盘辐射状地延伸到了纤维环；图 C. 游离，定义为脱出的椎间盘组织碎片远离脱出椎间盘与原始椎间盘没有连续；图 D. 膨出，定义为椎间盘周边宽基膨出是由于核和环的间隙高度和径向扩展的缩短

盘突出也常在无症状患者中检出。影像或手术发现有椎间盘脱出、游离的椎间盘碎块和神经根压迫的患者，临床上常有症状。对于椎间盘膨出，观察者间的差异多达50%，突出的椎间盘须足够大且位于相应的部位，如左后外侧型或右后外侧型或外侧型突出，压迫神经根引起相应的临床症状时，才需要手术治疗。

矢状面MRI图像可检出腰椎间盘突出，但需进一步在轴面图像上证实。CT脊髓造影诊断椎间盘突出的标准同样可运用于MRI。椎间盘突出表现为局限性病灶，T_1WI、T_2WI 信号减低，包绕 T_1WI 高信号的硬膜外脂肪，与 T_2WI 脑脊液不易区分（图5.29）。突出的椎间盘常导致椎间盘轮廓局部膨隆，左后外侧型或右后外侧型突出可见到硬膜外脂肪受压和脊神经根受压移位。急性椎间盘脱出的游离体在 T_2WI 上的信号较相应的椎间盘信号高，通常认为是继发的炎症反应所致（图5.30）。MRI轴面 T_1WI 增强扫描显示突出椎间盘的外周部分可强化，通常认为其为修复而向内生长的新生血管所致，因而在轴面 T_1WI 上可区分突出的椎间盘碎块与硬膜囊，然而增强扫描尚不能作为未经手术椎间盘突出患者的诊断标准。外侧型椎间盘突出不易显示，矢状面或轴面像上可见椎间孔内软组织肿块影和椎间孔内的脂肪受压消失（图5.31）。成像条件适当时，MRI诊断腰椎间盘突出不亚于脊髓造影。但笔者认为，很多因素如运动、患者因素和摆位不正，尤其是老年患者椎管内脂肪相对缺乏，均可影响MRI检查结果。多达20%的临床症状典型的椎间盘突出可被MRI漏诊，脊髓造影可显示MRI上正常或仅有脊椎关节强硬和神经根病的椎间盘突出。

单纯的颈椎间盘突出相对于腰椎间盘少见。骨赘

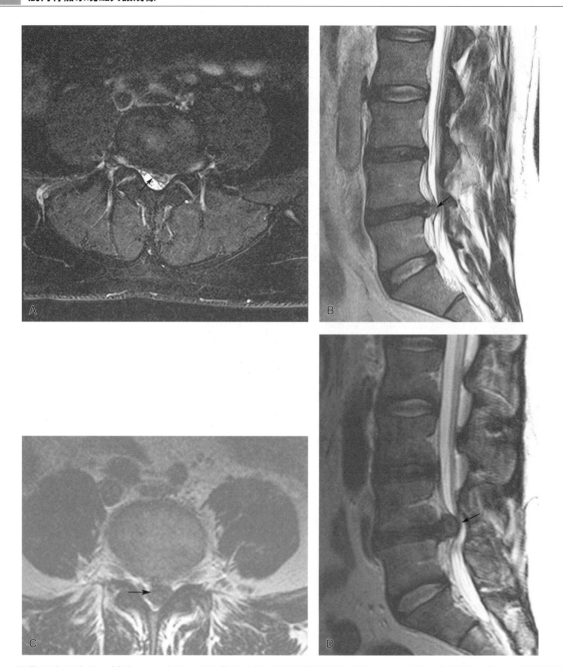

图 5.29 腰椎间盘突出症。轴位 T_2WI（图 A）和快速自旋回波脂肪抑制矢状位 T_2WI（图 B）显示一个旁中线椎间盘突出（箭头）；轴位（图 C）和（图 D）矢状位 T_2WI 显示 10 个月后进展明显（箭头），邻近的硬膜囊完全消失

或椎间盘-骨赘复合体是造成神经根压迫和神经根病的最常见原因。有很多研究表明，MRI 诊断颈椎间盘突出与 CT 脊髓造影相当，尤其是突出的髓核较大或向中线突出时（图 5.32）。

MRI 已经成为能显示绝大多数脊髓型颈椎病原因的技术。然而，高效的 MRI 技术对于颈椎退变性疾病（如严格区分硬的还是软的椎间盘疾病），还是有难度的，而治疗方法的选择是需要明确的，如化学髓核溶解术适用于软的椎间盘疾病，而外科减压术适用于硬的椎间盘（钙化或骨赘）。

因颈椎相对于腰椎结构细小，同时硬膜外脂肪的相对缺乏，造成软组织对比欠佳；患者吞咽动作需要相对短的扫描时间。研究表明，矢状位 FSE-T_2WI、矢状位、轴位增强 T_1WI 可高效显示椎间盘疾病（图 5.33）。使用这些序列，94% 纤维环撕裂在 T_1WI 增强序列显示强化。然而，区分硬的还是软的椎间盘疾病还是不肯定的。Sengupa 等发现诊断硬的椎间盘敏感度为 87%，而特异度仅为 44%。因颈椎间孔及其内结构细小，应使用薄层扫描和小 FOV 成像方可更好地评价颈椎间孔。当所需的成像技术条件超过 MRI 的分辨力限制时，可能会漏诊或高估较小的椎间盘突出。

CT 脊髓造影也有很多缺陷，但其空间分辨力较

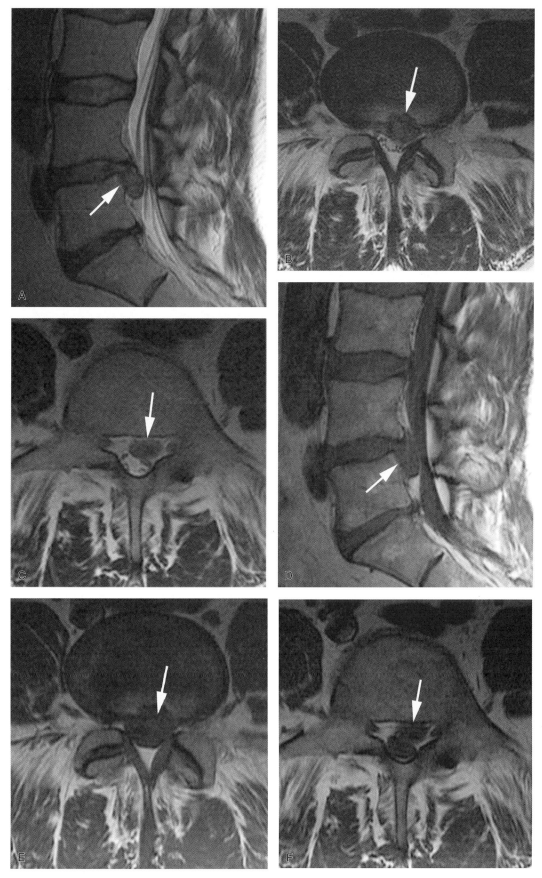

图5.30 腰椎椎间盘脱出。L_4椎间盘突出与挤出的片段边缘的距离大于基底的宽度。椎间盘尾部下移至L_5终板上方。图A和图D.椎间盘有类似于原始椎间盘的T_1和T_2信号强度。轴位像T_2WI(图B和图C)显示中央和中央偏左椎间盘脱出,硬膜囊变形及左侧L_5神经根起源和硬膜外脂肪完全消失(图E、图F)T_1WI

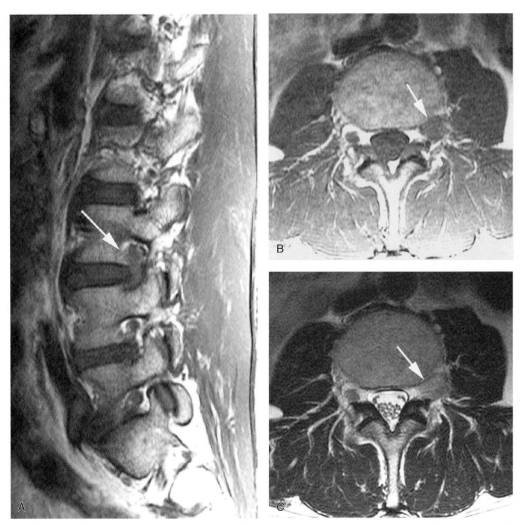

图 5.31 外侧型椎间盘脱出。图 A. 矢状位 T_1WI 显示 L_3 左侧椎间孔异常软组织团块（箭头）；图 B. 轴位 T_1WI 显示 L_3 下方终板水平左侧后缘软组织团块，椎间孔内的脂肪受压消失（箭头）；图 C. 轴向 T_2WI 与图 B 相同水平，显示突出的椎间盘位于 L_3 终板与左侧移位的神经根之间（箭头）

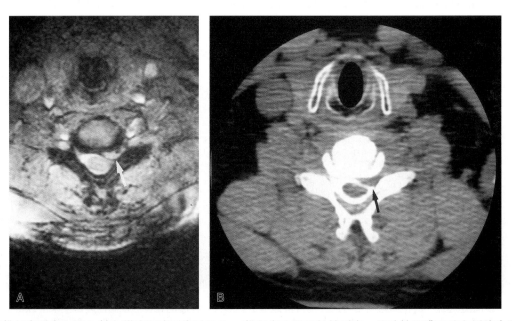

图 5.32 颈椎间盘脱出。图 A. 轴向梯度回波图像显示 $C_{6\sim7}$ 椎间盘左侧局灶性脱出，导致蛛网膜下腔左侧消失和椎间孔被部分充填（白色箭）；图 B. 同一层面的 CT 脊髓造影证实了 MRI 上的发现（箭头）

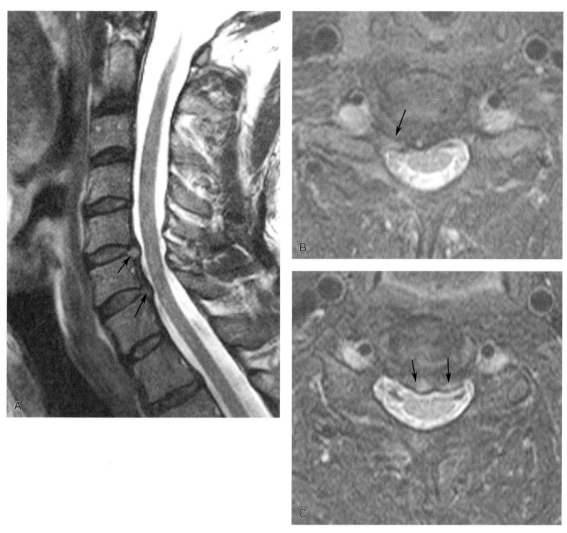

图 5.33 矢状位 T_1WI（图 A）显示 $C_{5\sim6}$、$C_{6\sim7}$ 椎间盘突出（箭头）。轴位 T_2WI 显示 $C_{6\sim7}$ 右侧神经孔受压（图 B，箭头）和 $C_{5\sim6}$ 椎间盘双侧突出（图 C，箭头）

好，因此，CT 脊髓造影结合高分辨率 CT 平扫更有助于诊断具有明显临床症状的较小颈椎间盘突出，且能区分硬的还是软的椎间盘。因此，CT 对于手术方案的制订是很有帮助的。

胸椎间盘突出亦可见到，但较其他少见。至今，对于胸椎间盘疾病仍没有大样本 Meta 分析。除非突出的椎间盘较大引起脊髓压迫，否则多数胸椎间盘突出患者无临床症状，不需手术治疗。

Girard 等回顾分析 480 例胸椎间盘，仅有 10% 发生椎间盘突出，而绝大部分（75%）发生在 $T_{6\sim9}$ 水平，随访显示，突出椎间盘 67% 是稳定的，27% 改善。胸椎间盘退变占 14%，绝大多数发生在 $T_{6\sim10}$ 水平。骨髓的变化较少发生于胸椎（2.3%）。

用于诊断颈或腰椎间盘突出的影像学标准同样适用于胸椎间盘。轴位图像对于显示脊髓受压的程度很有必要。通常，我们采用矢状位 T_1 和 T_2 加权快速回波序列和轴位 T_2 加权快速回波序列筛查胸椎（图 5.34）。

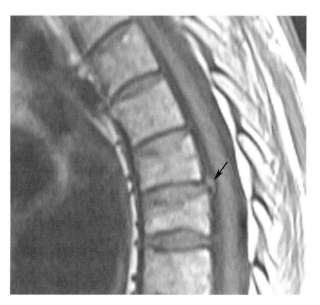

图 5.34 矢状位 T_1WI 图像显示压缩变形的 T_6 和 T_7 合并椎间盘突出症（箭头）

2. 椎管狭窄　椎管狭窄是由于周围软组织、骨软骨结构进行性增生，造成脊柱、外侧隐窝或孔的狭窄（图5.35）。这一过程会影响到多个平面，一个或多个解剖区域，但腰椎、颈椎更常见。胸椎较少受累。腰椎椎管狭窄多见于50～60岁患者。临床症状包括经典的神经性跛行，神经根压迫，中部下腰痛及非根性四肢痛。

椎间盘退行性变导致的椎间盘高度变低常会引起脊柱不稳及椎小关节和韧带所受应力方式的变化。此时，椎小关节、韧带及邻近终板的椎骨常常增生肥大以稳定脊柱。这些增生肥大的组织连同弥漫性膨出的椎间盘可导致椎管狭窄、侧隐窝狭窄和（或）椎间孔狭窄。病变进展可导致脊柱关节强硬和椎管狭窄，从而引起神经根或马尾受压。MRI上常可见椎间隙平面背侧和腹侧硬膜囊明显受压（图5.36）。因矢状位图像常引起误导，如需评判椎管狭窄的程度，必须依靠轴位T_1WI和T_2WI。但T_1WI上常低估椎管和椎间孔狭窄的程度，而T_2WI或GRE序列图像又常常过高估计其狭窄的程度。类似的改变往往可在颈椎MRI图像上见到，患者可无症状，也可引起压迫性脊髓病（图5.37）。随着脊髓受压和变形增重，脊髓病变的发生率也随之增加。与腰椎变化相似，颈椎退行性改变

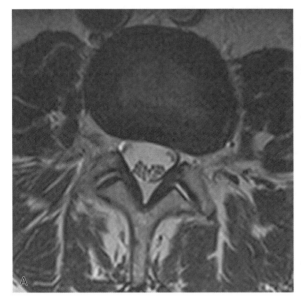
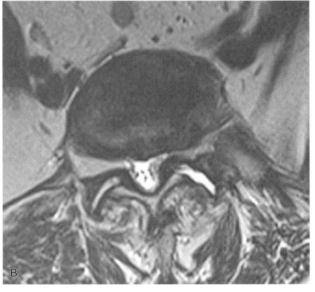

图5.35　图A.轴位T_2WI图像显示正常椎管和侧隐窝；图B.轴位T_2WI图像显示明显的中央管和侧隐窝狭窄

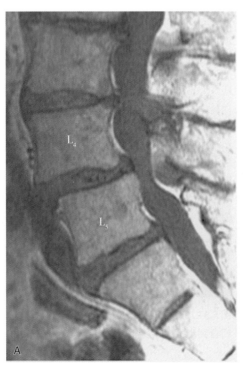
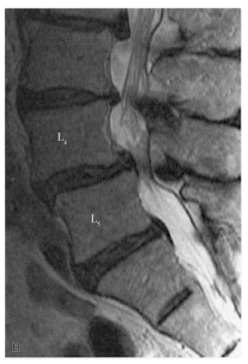

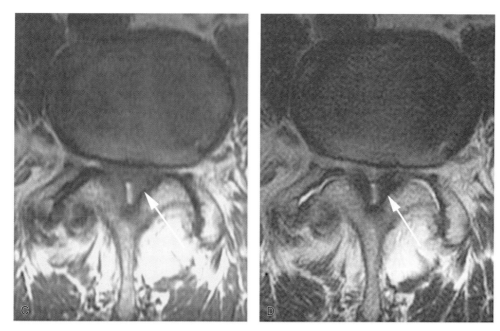

图5.36 重度腰椎管狭窄。矢状位T_1WI（图A）和T_2WI（图B）图像显示L_4前滑脱。轴位T_1WI（图C）和T_2WI（图D）图像显示椎小关节明显退变增大与黄韧带增生肥大（箭头），导致椎管重度狭窄，患者假性跛行

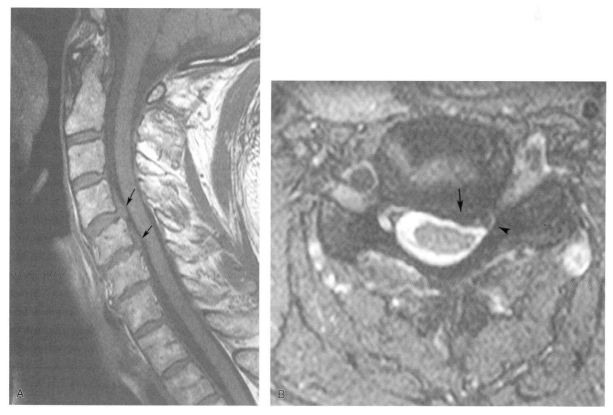

图5.37 颈椎椎管狭窄。图A.矢状位T_1WI显示$C_{4~5}$、$C_{5~6}$椎间盘突出（箭头）；图B：轴位梯度回波图像显示椎管（箭）和左侧侧隐窝（箭头）变窄

常累及中下段颈椎。慢性压迫可引起脊髓软化，T_2WI上表现为脊髓实质内的高信号，其对判断预后很有帮助。有脊髓软化（T_2WI上高信号）同无软化的患者相比，前者预后较差，且手术治疗或内科治疗效果均不理想。脊髓软化晚期常导致脊髓坏死囊变或萎缩。此时，患者即使接受治疗，预后也较差。当影像学表

现同患者的症状和体征不一致时，CT脊髓造影能提供更多的信息。

3.滑膜囊肿　滑膜囊肿起自关节周围组织，可发生于任何关节，其中包括脊柱的椎小关节，后者的退行性改变所导致的滑膜囊肿，90%发生于腰椎，10%发生于颈椎。临床症状类似髓核突出或椎管狭窄所致的神经根痛，但不是神经根病及椎管狭窄的常见原因。影像学上滑膜囊肿表现为椎体侧后方的硬膜外肿块，T_1WI和T_2WI上类似脑脊液信号。因滑膜囊肿内可含有气体，也可发生钙化或出血，其信号亦发生相应的变化（图5.38）。

颈椎椎间关节旁囊肿很少引起与退行性改变有关的神经根病和脊髓病变。与腰椎滑膜囊肿不同的是，颈椎滑膜囊肿没有真正的滑膜衬里，且多数位于$C_7 \sim T_1$椎管侧后方近小关节处。典型的颈椎滑膜囊肿在T_1WI上与黄韧带信号相似，在T_2WI上呈等或低信号（图5.39）。

（四）术后评价

脊背手术失败综合征是指术后症状没有改善或恶化。患者有顽固性疼痛。脊背手术失败综合征发生率为5%～50%，尽管近期研究表明5%～10%比较准确。引起术后持续性腰痛的病因很多，包括脊柱应力改变及脊柱不稳、蛛网膜炎、硬脊膜瘢痕和椎间盘突出术后复发。

据报道椎间盘突出术后复发在原手术区域占7%，在邻近区域占3%。椎间盘突出术后复发更常见于术前MRI显示轻度退变（Ⅰ～Ⅲ级）的椎间盘。使用Pfirrann等推荐的分级系统，椎间盘突出术后复发能降低30%～40%（图5.21～图5.23）。

如果病因学是肯定的，重复手术可能成功。但是，研究表明，多达83%脊背手术失败综合征患者发生严重的硬膜囊纤维化。如果原先的手术范围广泛，严重的硬膜囊纤维化达91%。本组患者硬脊膜囊粘连

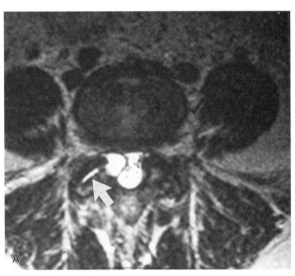

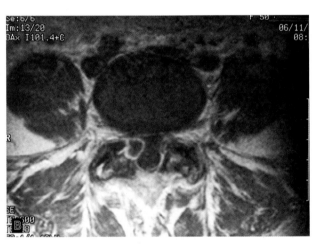

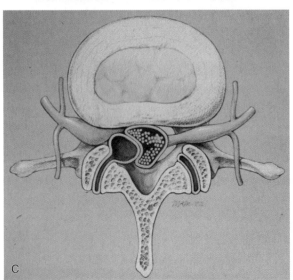

图5.38　滑膜囊肿。图A.轴位T_2WI显示囊肿类似脑脊液信号，注意L_4椎小关节内的液体（箭头）；图B.T_1WI对比增强显示囊肿周边强化；图C.示意图显示滑膜囊肿压迫硬膜囊后外侧

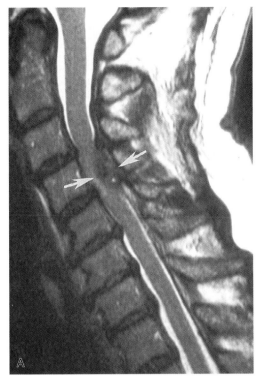
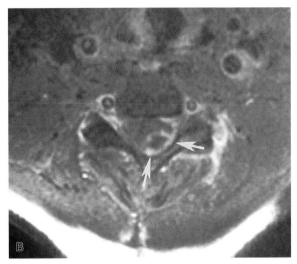

图5.39 颈椎滑膜囊肿。颈椎滑膜囊肿（箭头）在矢状位T_2WI呈低信号（图A），在T_1WI压脂对比增强显示等信号，且周边环形强化（图B）

松解术成功率达80%，再次手术是必要的。当有更大范围异常时，如不稳定，可能需要关节融合术和脊柱重建。

临床上脊背手术失败综合征病因很难诊断。遗憾的是，患者的影像表现与临床症状不是密切相关的。多种成像技术，包括CT脊髓成像，核素扫描及MRI增强检查。MRI轴位、矢状位采用T_1WI、T_2WI序列，而对比增强用于术后脊柱的评价。对比术后早期及6个月或更长时间的MRI影像特点是不同的。

在手术后早期，出现多骨，椎间盘，脊椎管和术区的异常是正常的。近期椎间盘切除术的患者，椎间盘和纤维环可能有高信号。术后6周，多达67%患者椎间盘发生对比增强。髓核变化是多样的，可以高信号，也可以低信号，但椎体的高度会有些许降低。可发生终板炎Ⅰ型，即T_1WI低信号，T_2WI高信号。

术后早期20%～62%会出现神经根增强（图5.40）。术后3个月增强明显减低，术后6个月信号缺失。手术后早期软组织信号异常常见，少许液体积聚是正常的，3个多月后软组织信号恢复正常。

椎间盘手术后6个月随访，先前描述的团块（如瘢痕组织）演变，约50%患者会更明显地环绕硬膜囊。椎间盘信号强度恢复正常。

MRI诊断的术后并发症包括：椎间盘突出术后复

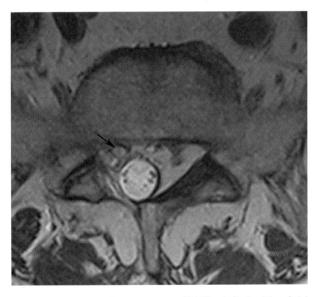

图5.40 轴位对比增强T_1WI显示椎板切除术后3周，右侧神经根增强（箭头）

发（5%～11%），硬脊膜瘢痕及粘连（8%～14%）（图5.41），术后椎间盘炎（3.7%）（图5.42），蛛网膜炎（3%）（图5.43，图5.44）。

临床上通常不能将之鉴别开来。椎板切除术后患者再发性疼痛的影像学评估虽然较为困难，但其临床意义重大。因椎间盘突出复发的患者可再次手术，而在其他情况下再次行椎板切除术反而可使症状加重，

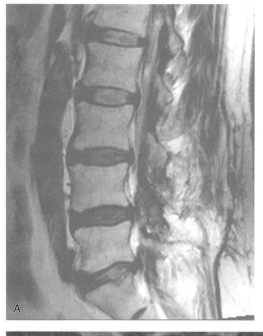
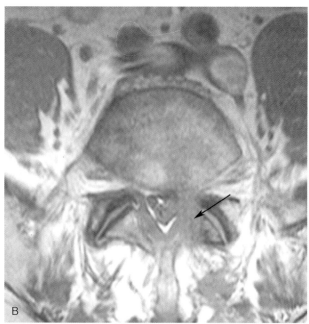
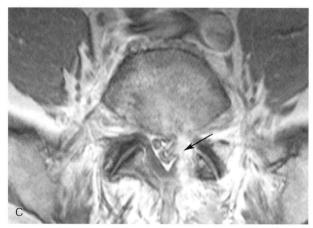

图5.41 硬膜外瘢痕。图A.矢状位T_1WI显示术后后部软组织的变化；轴位T_1WI（图B）和对比增强图像（图C）显示硬脑膜瘢痕强化明显（箭头）

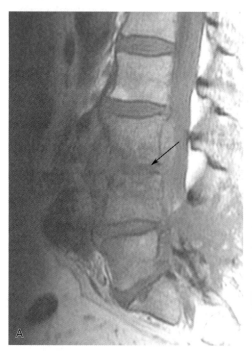
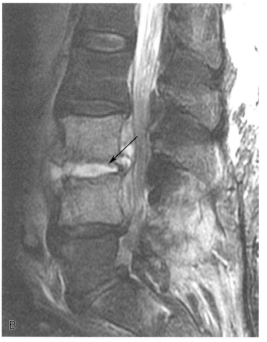

图5.42 术后椎间盘感染。矢状位T_1WI（图A）和T_2WI（图B）图像显示椎板切除术后L_{3-4}椎间盘感染（箭头）

第五章 脊柱

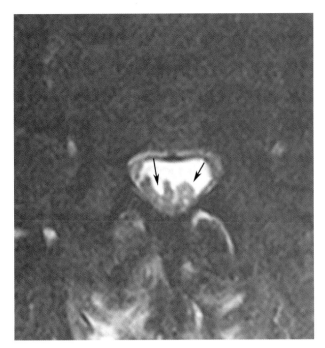

图5.43 蛛网膜炎。轴位T₂WI显示后部神经根聚集成束（箭头）

如脊柱更为不稳、蛛网膜炎加重和硬脊膜瘢痕增多。MRI有助于鉴别椎间盘突出复发抑或硬脊膜瘢痕。

蛛网膜炎时，马尾神经根相互聚集成束或移位至硬膜囊的外周并贴附于硬膜囊壁，硬膜、神经根和瘢痕组织共同导致所谓的硬膜增厚。蛛网膜炎的MRI表现文献中已有报道。Ross等经典描述了三种分型，Ⅰ型：神经根在椎管的中央聚集成团形成1个或多个绳索样改变（图5.44）。Ⅱ型：神经根在周边部，硬脊膜囊看上去空虚。Ⅲ型：是最严重的，表现为等信号强度，圆锥以下蛛网膜下腔消失。其在T₂WI上表现为神经根聚集成束、神经根移位至硬膜囊的周边部和硬膜增厚或形成假性脊髓，类似于CT脊髓造影（图5.43，图5.44）。对比增强对诊断没有帮助。

众所周知，椎间盘突出术后复发和术后瘢痕的鉴别诊断通常较为困难，CT脊髓造影和CT增强扫描不能鉴别两者，但MRI增强扫描有助于两者的鉴别（图5.45，图5.41）。MRI平扫上椎间盘突出术后复发或硬膜瘢痕均表现为椎间隙水平的软组织块影，并可见硬膜外脂肪受压消失，不能分辨脊神经。此软组织块影可与椎板缺如部位连续，但也可不连续。在T₁WI和T₂WI上，有时软组织块影的信号不同于硬膜囊、椎间盘和神经根，据此可做出瘢痕组织的诊断。但多数情况下，此软组织块影的信号强度同正常神经组织结构难以区分，此时利用静脉内钆对比剂增强扫描有助于两者的鉴别。瘢痕组织血供丰富，故其强化明显（图5.41）；椎间盘组织血供较少而无明显强化，但随时间的推移，强化会逐渐由终板弥散至椎间盘。因此，为区分瘢痕组织与硬膜囊、神经根和椎间盘，对比剂注入后应立即行轴位T₁WI扫描。如硬膜外软组织块明显强化，且穿行于椎间孔内的神经根显示清晰无受压移位表现，即可做出硬脊膜瘢痕的诊断（图5.35）；若软组织块影不发生强化，伴有神经根受压或移位，应高度怀疑为椎间盘突出术后复发。有时，强化的瘢痕组织及不强化的椎间盘可同时见于同一患者（图5.45）。即使使用最好的成像技术，如同时有软组织强化和神经根受压移位，也很难做出椎间盘突出术后复发或术后瘢痕两者之间的鉴别诊断。笔者观察到已经手术证实的椎间盘碎块可发生强化，硬膜瘢痕亦可导致脊神经根粘连和移位。

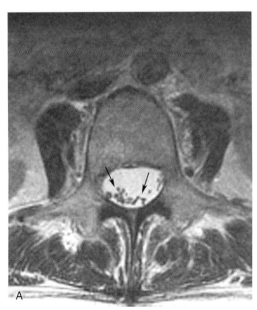

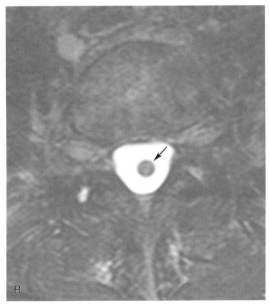

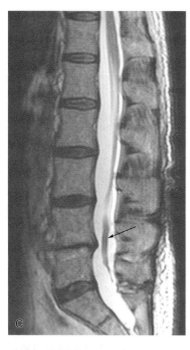

图5.44 蛛网膜炎形成假性脊髓。轴位T₂WI（图A）上腰椎显示轻度神经根聚集成束（箭头）和下方层面（图B）形成假性脊髓（箭头）；矢状位T₂WI（图C）显示远侧形成假性脊髓（箭头）

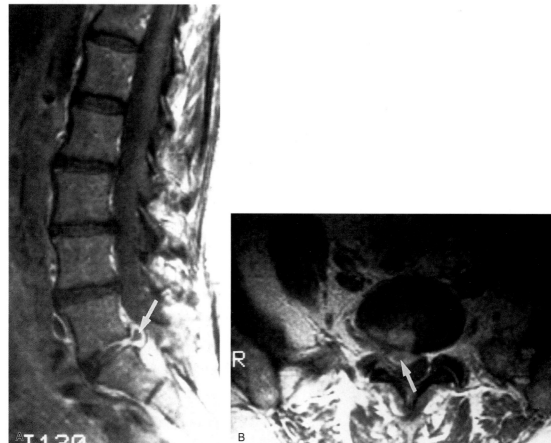

图5.45 椎间盘突出术后复发。对比增强后矢状位T₁WI（图A）和轴位（图B）显示强化的瘢痕组织围绕不强化的突出的椎间盘（箭头）

（五）肿瘤

脊柱肿瘤可以来源于骨性结构、椎旁软组织、硬脊膜囊及脊髓。日常工作中，骨肌放射学家处理的是骨和椎旁软组织病变。我们首先讨论这些肿瘤性病变，然后讨论脊髓病变。

1. 骨肌肿瘤及肿瘤样病变　脊柱骨性病变可以是良性的，也可以是恶性的。成年人脊柱常见的是转移瘤和骨髓瘤。表5.2总结了脊柱最常见的原发肿瘤及肿瘤样病变的发生率。最常见的良性肿瘤是骨母细胞瘤,43%累及脊柱,在颈椎、胸椎、腰椎、骶椎的分布基本一致(表5.2)。骨母细胞瘤较少见,占所有骨肿瘤的1%,良性骨肿瘤的3.5%。CT影像特点较MRI更为典型。CT显示特征性的钙化基质和周围的骨髓反应。MRI特点是67%病例T_1WI、T_2WI显示低信号,周围骨髓反应及病变主体的异常信号,增强后病变可见强化(图5.46)。然而,其特点较CT缺乏特异性。

良性血管性病变(海绵状血管瘤约占26%)常见于脊柱,在怀疑其他病变而行MRI检查时常被偶然发现,这些病变约11%穿刺活检证实。Dahlin系列证实,病变在胸椎更为多见一点。T_1WI、T_2WI高信号伴椎体斑驳样改变是海绵状血管瘤的特征性影像表现(图5.47)。T_1WI高信号与血管结构和脂肪有关。

脊柱的骨巨细胞瘤很少见。大宗病例系列统计,1277例累及脊柱的病变,骨巨细胞瘤仅占2.7%。梅奥诊所报道568例患者中,骨巨细胞瘤85例(占15%),而其中骨巨细胞瘤发生于骶骨最多见,占62%(表5.2)。剩余病例分布于脊柱其他部分(颈椎9例,胸椎12例,腰椎11例),而且骨巨细胞瘤易发生于20~40岁的女性。

Kwon等描述了脊柱骨巨细胞瘤的MRI成像特点。组织学上,病变包含巨细胞,梭形细胞基质,胶原纤维组织,并且在某些病例中可出现继发动脉瘤样骨囊肿的组织学特点。X线上,骨巨细胞瘤表现为溶骨性、膨胀性骨质破坏且无明显肿瘤基质。在MRI图像各序列上,均为不均质信号。骶骨病变经常跨越中线,侵及骶髂关节。病变T_1WI呈低信号,T_2WI呈不均质低信号(图5.48)。T_2WI低信号可能与骨巨细胞瘤中含

表5.2 脊柱的骨肿瘤和肿瘤样变

病变	总量	数目(脊椎内百分比)
骨良性病变		
骨母细胞瘤	87	37(43)(11 C, 8 T, 10 L, 8 S)
血管瘤	108	28(26)(6 C, 18 T, 4 L)
骨巨细胞瘤	568	85(15)(9 C, 12 T, 11 L, **53 S**)
动脉瘤样骨囊肿	289	40(14)(3 C, 17 T, 8 L, 12 S)
骨样骨瘤	331	39(11.8)(5 C, 11 T, 16 L, 7 S)
软骨黏液样纤维瘤	45	2(4.4)(1 C, 1 S)
骨软骨瘤	748	19(2.5)(3 C, 6 T, 7 L, 3 S)
内生软骨瘤	290	6(2.1)(2 C, 2 T, 1 L, 1 S)
纤维组织细胞瘤	9	1(1.1)(1 S)
纤维结构不良	560	5(0.8)(1 C, 2 T, 1 L, 1 S)
软骨母细胞瘤	290	1(0.8)(1 T)
骨恶性病变		
脊索瘤	356	220(61.7)(22 C, 11 T, 18 L, **169 S**)
血管外皮细胞瘤	80	14(17.5)(7 C, 6 T, 1 L)
淋巴瘤	694	119(17)(6 C, 45 T, 31 L, 34 S)
骨髓瘤	814	131(16)(25 C, 15 T, 56 L, 35 S)
纤维肉瘤	255	26(10)(2 C, 3 T, 4 L, **17 S**)
恶性纤维组织细胞瘤	83	7(8.4)(2 C, 5 S)
软骨肉瘤	895	72(8)(13 C, 23 T, 18 L, 18 S)
尤因肉瘤	512	34(6.6)(1 T, **33 S**)
骨肉瘤	1645	55(3.3)(8 C, 14 T, 15 L, 18 S)

按照脊髓受累发生率降低排序:C.颈椎;T.胸椎;L.腰椎;S.骶骨
(粗体字体表示脊柱段好发处)

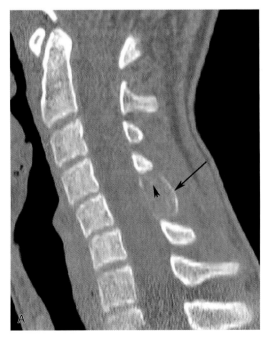
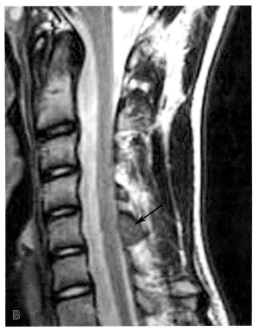

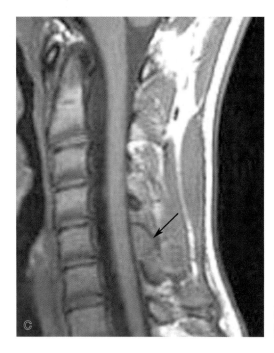

图5.46 13岁青春期男孩的C_5后部骨母细胞瘤。矢状位CT图像（图A）显示后方膨胀性病变（箭）伴有少量钙化基质（箭头）。矢状位T_1WI（图B和图C）显示病变非特异性的膨胀

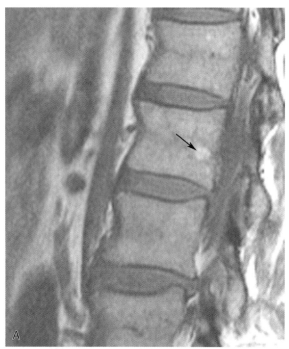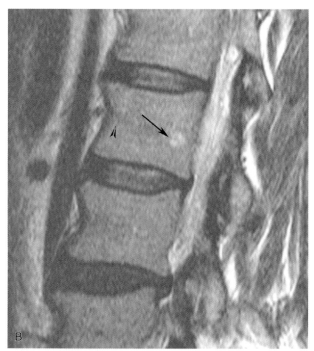

图5.47 血管瘤。矢状位T_1WI（图A）和T_2WI（图B）显示腰椎高信号小血管瘤（箭头）

纤维组织成分及含铁血黄素有关。继发动脉瘤样骨囊肿时，囊变区在T_2WI呈高信号。增强扫描多变且没有特异性。完整切除骶骨肿瘤是困难的，同时辅助放疗时，约10%可恶性转化。

10%～11.7%的骨样骨瘤发生于脊柱。与骨母细胞瘤类似，病变经常累及椎弓后部。组织学上，骨样骨瘤小于骨母细胞瘤（<2cm），其内包含骨样编织及富含血管的瘤巢。病变常发生于10～20岁，疼痛以夜间为著，服用阿司匹林或非甾体类药物症状缓解。

在脊柱，高达70%的患者伴疼痛性侧弯。

X线可以显示局灶性的硬化及病灶相应水平的脊柱侧弯。目前CT已经是最好的成像手段，用于骨样骨瘤的定位，诊断及处理。然而，通过认识MRI图像及其他成像新技术，使得MRI成像更有特异性。T_1WI、T_2WI均为局限性病变，T_1WI呈低-中等信号，T_2WI呈典型高信号，周围常见骨髓及骨膜水肿（图5.49）。Liu等研究显示，动态增强提高了富含血管瘤巢诊断特异性，注射对比剂后，瘤巢于30s，90s，150s明显强

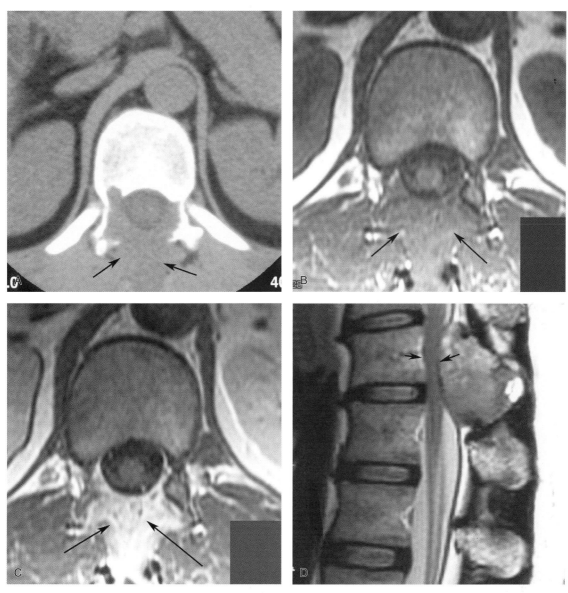

图5.48 骨巨细胞瘤侵及下胸椎后部（箭头）。轴位CT图像（图A）显示后方骨质破坏，无肿瘤基质。轴位T_1WI（图B）和T_2WI（图C）显示后方信号异常及骨皮质缺失（箭头）。矢状位T_1WI（图D）显示相关的脊髓压迫（箭头）

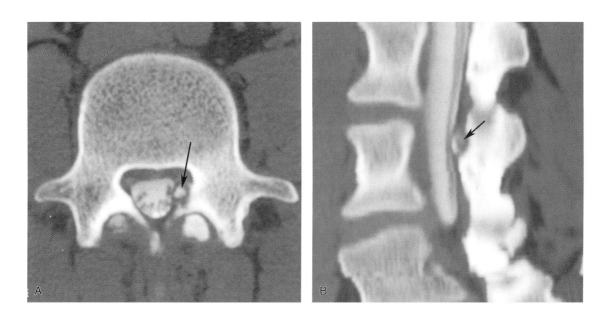

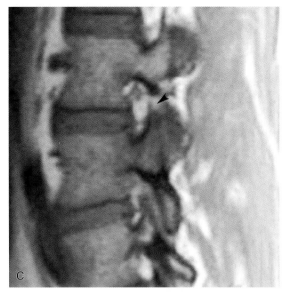
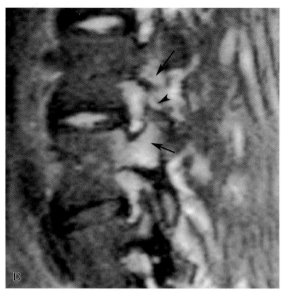

图5.49 24岁男子L₄骨样骨瘤。CT轴位（图A）和矢状位（图B）显示骨样骨瘤起源于椎板表面（箭头），硬膜囊轻微偏移。矢状位T₁WI（图C）和T₂WI（图D）病灶显示不清（箭头）与周围脊髓水肿（箭）

化，而晚期廓清，而这些增加了MRI相对于CT的特异性。骨样骨瘤的治疗采取完整的外科手术切除或射频消融术。

其他良性骨病变（表5.2）发生于脊柱的较为少见。

MRI常用来评价恶性骨肿瘤，如转移瘤、骨髓瘤及潜在侵及椎管的恶性肿瘤。MRI可以详细显示骨、软组织及神经部分，同时提供正确的处理计划（图5.50～图5.52）。我们常用的脊柱扫描序列包括：轴位FSE T₁WI、T₂WI及矢状位T₁WI、T₂WI压脂序列，

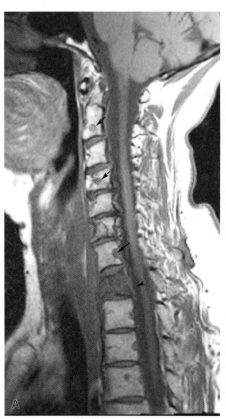
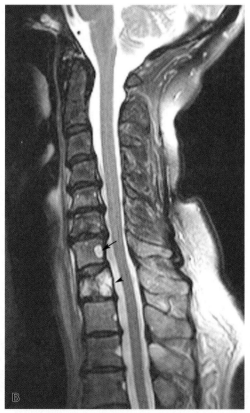

图5.50 多发性骨髓瘤。矢状位T₁WI（图A），T₂WI（图B）显示穿凿样病灶（箭）和T₁压缩骨折，未明显累及骨性椎管（箭头）

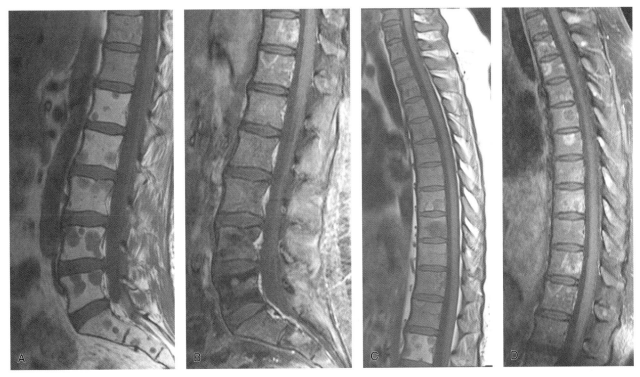

图 5.51 转移瘤。矢状位 T_1WI（图 A 和图 C）和增强 T_1WI（图 B 和图 D）显示胸腰椎多发转移，未累及椎管

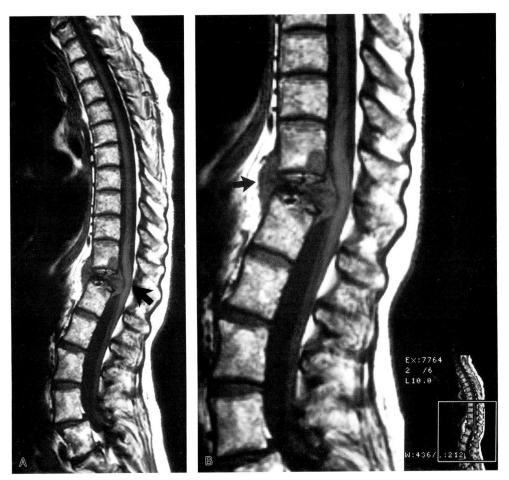

图 5.52 转移瘤与脊髓压迫。图 A. 矢状位 T_1WI 显示乳腺癌转移引起的 T_{12} 椎体病理性压缩骨折，并突入硬膜外间隙压迫胸段脊髓（箭头）；图 B. 放大 2 倍图像病变显示得更清楚，注意椎旁软组织肿块（箭头）

对比增强采用T_1WI压脂轴位及矢状位序列。我们常用使用1.5T MRI进行检查，尽管近期研究表明，3.0T较1.5T在鉴别正常骨髓还是弥漫骨髓浸润病变方面更有效。

脊柱常见的原发恶性骨肿瘤见表5.2。最常见的是脊索瘤，约61%发生于脊柱，其中77%位于骶椎。纤维肉瘤及尤因肉瘤也有易发生于骶椎的倾向。对于肿瘤组织学来说，影像特点无特异性。脊索瘤和骨巨细胞瘤的鉴别诊断以侵犯范围、血供及强化程度为基础。脊索瘤起源于骶尾骨的中心伴较大软组织肿块内含钙化（30%～70%）。MRI信号强度是典型的T_1WI低信号、T_2WI高信号（图5.53）。骨巨细胞瘤（图5.48）血供更丰富且不包含肿瘤基质。此外，骨巨细胞瘤常偏心性生长可跨越骶髂关节累及骶骨。

良性和恶性软组织肿瘤均可发生于椎旁。Kransdorf回顾性分析了39 179例良性和恶性软组织肿瘤发现，绝大多数肿瘤组织学归入第七、八组（表5.3）。80%恶性软组织肿瘤归入第八组，67%良性软组织肿瘤归入第七组。绝大多数软组织肿瘤影像特点是非特异的。然而，特定的良性病变具有较特征性MRI特点。脂肪瘤T_1WI显著高信号，而T_2WI低信号，且信号均一，无对比强化。海绵状血管瘤通常包含多少不等的脂肪及匍行的血管结构。色素沉着绒毛结节性滑膜炎及腱鞘巨细胞瘤由于含铁血黄素的沉积在梯度回波呈现大片低信号。肌间黏液瘤信号均一，T_1WI低信号、T_2WI高信号。

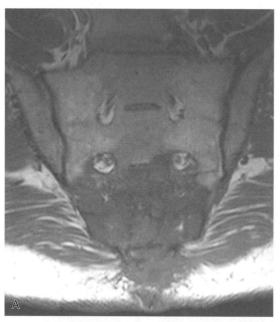

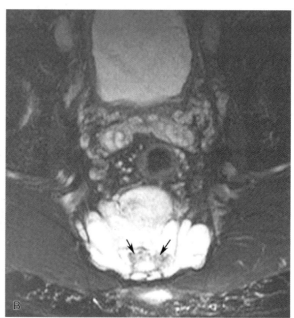

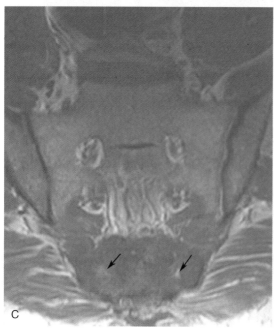

图5.53 骶骨脊索瘤。冠状位T_1WI（图A）和轴位T_2WI（图B）图像显示骶尾骨的中心一个较大软组织肿块，在T_1WI上低信号，在T_2WI上高信号，T_2WI低信号区为钙化（图B，箭头）。对比增强T_1WI图像（图C）病变只有分散轻微的增强（箭头）

表5.3 39 179例良性和恶性软组织肿瘤数据

肿瘤	病例（%）
良性肿瘤（约67%的病变）	
脂肪瘤/变异体	16
纤维组织细胞瘤	13
结节性筋膜炎	11
血管瘤	8
纤维瘤病	7
神经纤维瘤	5
神经鞘瘤	5
恶性肿瘤（805例）	
高级别多形性肉瘤	24
脂肪肉瘤	14
平滑肌肉瘤	8
恶性神经鞘瘤	6
隆突性皮肤纤维肉瘤	6
滑膜肉瘤	5
纤维肉瘤	5
未分类肉瘤	12

恶性病变倾向于边界不清、T_2WI信号不均一。任何肿瘤伴椎旁软组织肿块均可通过神经孔累及硬膜外间隙。更详细的关于骨及软组织病变将在第十二章肌肉骨骼肿瘤中讨论。

2.髓外硬膜内肿瘤和髓内肿瘤　根据肿瘤与硬膜囊和脊髓的关系，椎管内肿瘤可分为三大类：硬膜外肿瘤、髓外硬膜内肿瘤和髓内肿瘤。硬膜外病变前面已讲述。

3.髓外硬膜内肿瘤　脊膜瘤和神经源性肿瘤如神经纤维瘤和神经鞘瘤，是最常见的髓外硬膜内肿瘤（图5.54），少见的肿瘤尚包括脂肪瘤、囊肿和转移瘤。

（1）脊膜瘤：脊膜瘤好发于中年妇女的胸段脊柱，常位于脊髓的后方，压迫脊髓后柱。少数情况下，也可位于脊髓的前方。典型的脊膜瘤表现为境界清楚、可与脊髓分开的硬膜外肿块，T_1WI、T_2WI和GRE序列图像上与脊髓实质信号相同。脊膜瘤内的钙化在MRI上呈低信号（图5.55）。因脊膜瘤缺乏血脑屏障，增强扫描常均匀强化。肿瘤常呈广基底附着于

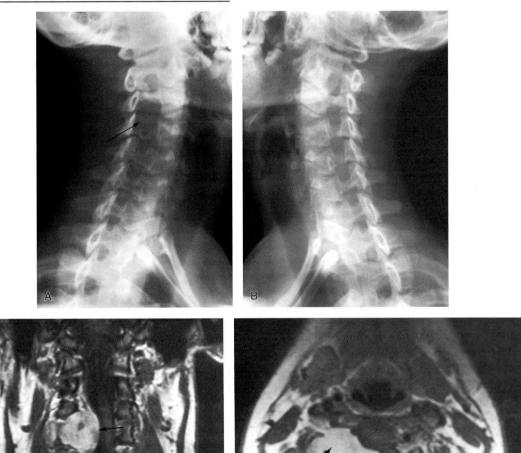

图5.54　颈椎神经纤维瘤。在颈椎斜位X线片（图A和图B）显示在$C_{3\sim 4}$右侧神经孔明显扩张（箭头）。冠状位（图C）和轴位（图D）MR图像显示大的神经纤维瘤骑跨椎间孔，脊髓受压向左移位（箭头）

硬脊膜，并可见到硬膜尾征（图5.56）。

（2）神经源性肿瘤：与脊膜瘤不同，神经源性肿瘤（神经纤维瘤和神经鞘瘤）可发生于椎管内的任何节段。神经源性肿瘤好发于青年人，无性别倾向性。其临床症状取决于肿瘤的发生部位（颈段、胸段或腰段），有时可与脊膜瘤所引起的临床症状相似，但神经源性肿瘤所引起的临床症状常较多。神经鞘瘤是起源于神经鞘施旺细胞的肿瘤，而神经纤维瘤则起源于神经纤维本身。神经纤维瘤可发生于非神经纤维瘤病的患者。神经纤维瘤分三种类型：单发、丛状、弥漫性。绝大多数（约90%）神经纤维瘤是单发的，单发神经纤维瘤中央为纤维胶原呈低信号，而外周为黏液样基质呈高信号，即典型的"靶征"。丛状神经纤维瘤是神经纤维瘤病Ⅰ型的特征性表现。弥漫性神经纤维瘤病少见，主要见于儿童和青少年（图5.57）。

神经源性肿瘤的典型表现为境界清楚、略有

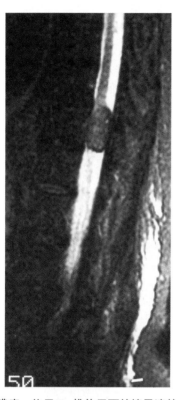

图5.55 脊膜瘤。位于T_{10}椎体平面的境界清楚的髓外硬膜内肿块，经手术证实为钙化的脊膜瘤

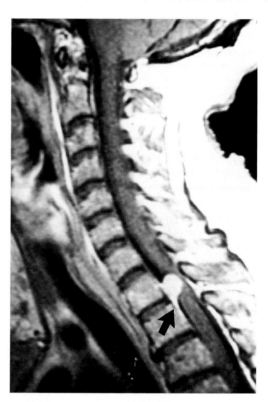

图5.56 脊膜瘤。明显均质强化的硬膜内脊膜瘤，可见硬脊膜尾征（箭头）

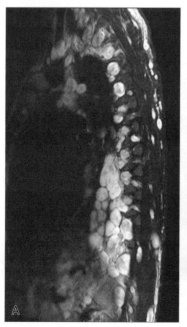

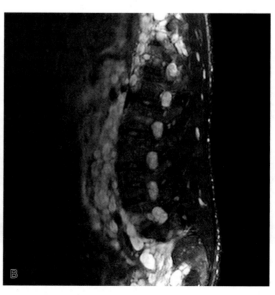

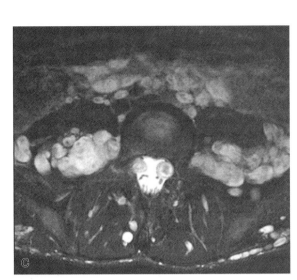
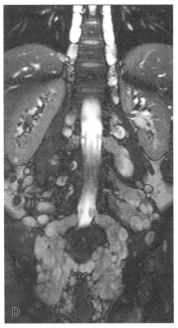

图5.57 弥漫性神经纤维瘤病。胸腰椎矢状位（图A和图B）、胸椎轴位（图C）、胸腰椎冠状位（图D）T_2WI显示深部和浅表弥漫性神经纤维瘤病

分叶的位于脊髓外侧或侧后方的髓外硬膜下肿瘤（图5.54）。16%的神经源性肿瘤可通过椎间孔侵入椎旁软组织内形成硬膜外的肿块，形态学上酷似哑铃状，硬膜外的肿块可很大而使椎间孔增宽。与脊膜瘤MRI表现相似，神经源性肿瘤在T_1WI、T_2WI和GRE序列图像上的信号强度近似于脊髓实质信号。但神经源性肿瘤MRI表现可多种多样，其易发生囊变和中心性坏死，表现为类似于脑脊液的长T_1长T_2信号。如囊变或中心性坏死的范围较大，MRI平扫尤其是使用大FOV扫描时，常难以做出正确的诊断。增强后T_1WI上表现也多种多样，其可均匀、不均匀强化或周边强化，强化特点取决于囊变的程度（图5.58）。

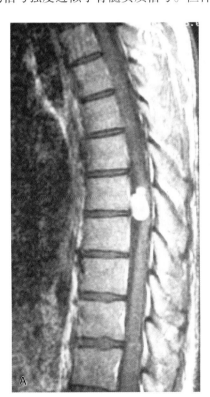
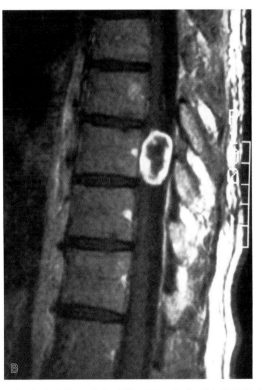

图5.58 神经鞘瘤。图A.T_8椎间隙平面可见一明显强化、轻度分叶的硬膜内肿块；图B.没有对比增强很难确定神经鞘瘤内坏死的存在

（3）脂肪瘤：脂肪瘤是由于神经管闭合过程中胚胎性的皮肤外胚层植入形成的先天性胚胎源性肿瘤，类似于皮样囊肿和表皮样囊肿。椎管内脂肪瘤的信号同其他部位的脂肪信号相似，在T_1WI和RARE序列T_2WI上表现为高于脊髓实质的高信号，在常规T_2WI和GRE序列图像上表现为低信号（图5.59）。MRI增强扫描如不使用脂肪抑制技术，正常短T_1高信号的脂肪将会与强化混淆，可误诊为脊膜瘤或神经源性肿瘤。椎管内脂肪瘤少见，可位于椎管内的任何节段，但多位于或接近脊髓圆锥处，常同时伴发神经管闭合不全。脂肪瘤境界锐利，略有分叶，通常并不引起脊髓变形。青少年患者的脂肪瘤常伴发脊髓拴系。大的脂肪瘤可引起症状（图5.60），而小的脂肪瘤常在无脊髓症状患者的检查中偶然发现。

（4）硬膜内囊肿：脊柱硬膜内囊肿很少引起脊髓压迫症状。此部位的囊肿包括脊膜囊肿、蛛网膜囊肿、室管膜囊肿、肠源性囊肿或神经肠源性囊肿、畸形性囊肿和上皮性囊肿。大多数硬膜内囊肿为先天性疾病，常伴发先天性脊柱发育异常。室管膜囊肿起源于中央管发育时脱落的异位室管膜碎块，可

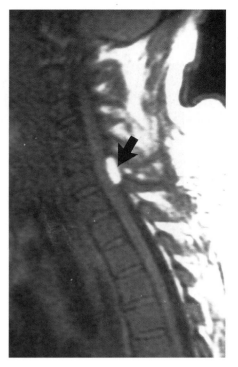

图5.59 硬膜内脂肪瘤。T_1WI显示硬膜内肿块的信号类似于皮下脂肪（箭头）

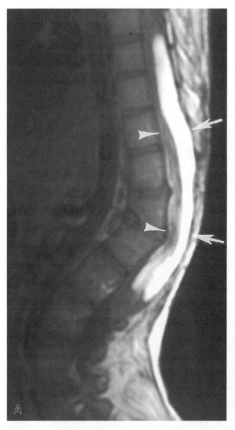 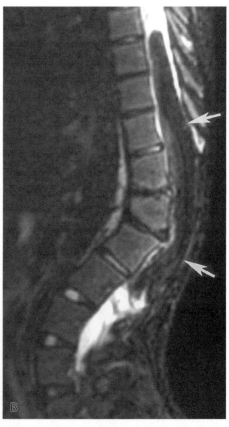

图5.60 胸段椎管内巨大的硬膜内脂肪瘤。图A.显示特征性T_1WI高信号的巨大硬膜内脂肪瘤（箭）压迫胸髓（箭头）；图B.STIR图像显示肿块的脂肪信号被抑制（箭）

发生于脊柱的任何节段。神经肠源性囊肿来自于原始神经肠管的残存物，多位于脊髓腹侧，可发生于胸段，但更常见于颈、胸段交界。Nabors等将脊膜囊肿分为三型：Ⅰ型（无神经根）和Ⅱ型（有神经根）的患者通常无症状，但常引起相邻骨质的受压变形。Ⅲ型即蛛网膜囊肿是硬膜内囊肿中最为常见的一种，好发于50～60岁的人群，较其他先天性囊肿的发病时间晚。继发于创伤或慢性炎症的蛛网膜囊肿可称为蛛网膜下囊肿。MRI是最有效的术前影像学检查方法，其可诊断和发现囊肿的特征及评价其他相关的脊柱异常（图5.61）。如果MRI诊断硬膜内囊肿有疑问，此时可使用脊髓造影以更好地显示囊肿（图5.62）。

（5）硬膜内转移瘤：硬膜内转移瘤可为中线区的原发性中枢神经系统肿瘤（如松果体肿瘤、室管膜瘤、髓母细胞瘤和成胶质细胞瘤）的种植转移，原发性脊髓肿瘤（如室管膜瘤）的直接浸润或原发非神经源性肿瘤（如乳腺癌、肺癌和黑色素瘤）的血道播散。小的硬膜内转移瘤在MRI平扫中很难见到，MRI增强后，表现为脊髓及马尾表面软脊膜的局灶性或弥

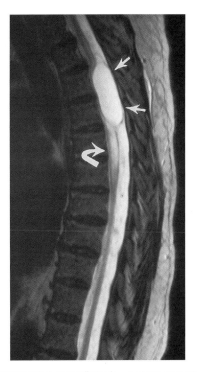

图5.61　胸段硬膜内蛛网膜囊肿。矢状位FSE序列T_2WI，显示脊髓后方硬膜内蛛网膜囊肿（箭头）压迫胸髓。弯箭所示为囊肿下方脊髓内的异常高信号

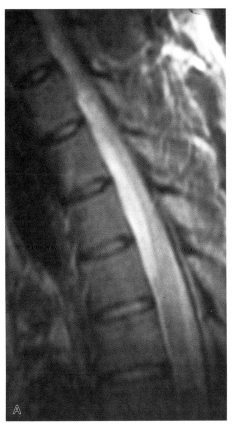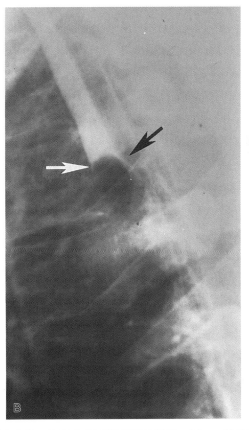

图5.62　胸段硬膜内蛛网膜囊肿。图A.T_2WI显示胸髓向后方移位，但没有看到明显的肿块影；图B.X线脊髓造影证实了脊髓前方的硬膜内肿块，并可见半月征（白箭）和胸髓受压（黑箭）

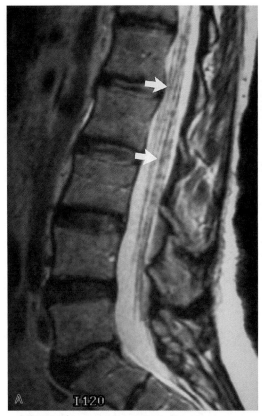
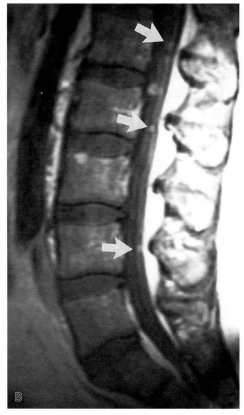
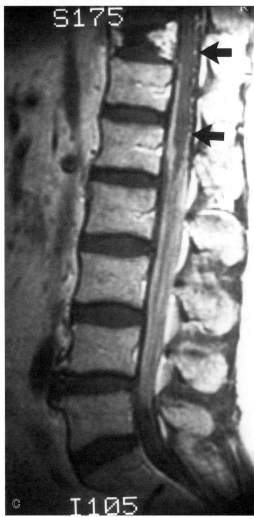

图5.63 硬膜内转移瘤。图A.乳腺癌转移，矢状位T_2WI可见马尾神经上附着多个小结节（箭头）；图B.黑色素瘤转移，显示明显强化的较大肿瘤结节（箭头）；图C.淋巴瘤，显示包裹马尾神经根的弥漫性线带状强化和沿软脊膜表面的蔓延（箭头）

漫性非特异性强化（图5.63）。尽管有些学者报道增强MRI能更好地诊断转移瘤，然而MRI和CT脊髓造影对于脊膜转移性肿瘤检出的准确度目前尚无定论。因MRI是一种无创性的检查手段，因此，常作为诊断此类肿瘤的首选影像学检查技术。脑脊液的细胞学检查较任何影像学检查都更准确，始终是诊断脊膜转移瘤的金标准。

4. 脊髓内病变

（1）室管膜瘤：室管膜瘤约占所有原发性脊髓肿瘤的62%，是最常见的原发性脊髓肿瘤。室管膜瘤可发生于脊髓的任何部位，但常发生于脊髓圆锥及终丝。其常见于30～60岁的成年人，男女发病率无明显差异。室管膜瘤为生长缓慢、境界清楚的良性肿瘤，可为局灶性，也可侵犯脊髓的较长节段，常引起椎管扩大和变形。瘤内可发生出血、囊变及钙化，瘤体上方和（或）下方的脊髓亦可有增粗和囊变。MRI表现包括脊髓呈梭形膨胀增粗，肿瘤在T_1WI上信号低于脊髓实质，T_2WI及GRE序列图像上呈高信号。起源于终丝的室管膜瘤可表现为与脊髓圆锥分界清楚的肿块，难以与神经源性肿瘤鉴别（图5.64）。因室管膜瘤体内可合并有出血、钙化或坏死，其信号变化常较为复杂。约1/3室管膜瘤含铁血黄素常沉积于病变的上下缘（"帽征"）。影像学检查可见室管膜瘤并发脊髓囊肿，囊内常含有高蛋白液体，可表现为实性病变而难以同室管膜瘤或水肿相鉴别。相对于长节段的脊髓囊肿，室管膜瘤常较小且与其不成比例，两者在平扫上通常难以鉴别。此时T_1WI增强扫描对于诊断髓内肿瘤非常必要。强化的肿瘤边缘可与水肿或脊髓囊肿相区分。增强扫描可更好地显示髓内肿瘤，以便在手术时减少所需椎板切除的范围（图5.65）。

（2）星形细胞瘤：星形细胞瘤是最常见的髓内胶质瘤之一，其发病率仅次于室管膜瘤而居第2位。然而，如果将起源于终丝的肿瘤除外，星形细胞瘤将比室管膜瘤更为常见。星形细胞瘤的好发年龄略早于室管膜瘤，为30～40岁，男女发病无明显差异。星形细胞瘤是儿童最常见的原发性脊髓肿瘤，其恶性程度不一，高度恶性的星形细胞瘤好发于低龄人群。其MRI表现也同室管膜瘤一样变化较大，年轻患者的星形细胞瘤常更具浸润性，累及长节段的脊髓，MRI上信号较为均匀（图5.66A）；成年患者的星形细胞瘤信号多不均匀，常发生出血、坏死或囊变（图5.66B～D）。与室管膜瘤一样，星形细胞瘤的增强扫描T_1WI对于确定肿瘤的范围很有必要。

（3）血管母细胞瘤：血管母细胞瘤是一种少见的良性原发性脊髓肿瘤，常伴发von Hippel-Lindau病。

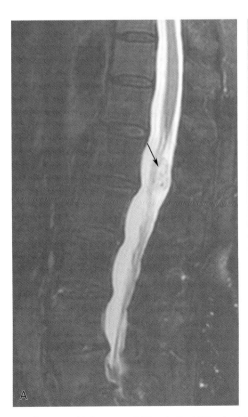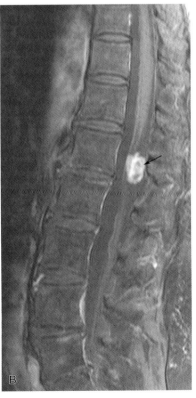

图5.64 室管膜瘤。矢状位T_2WI（图A）和（图B）对比增强MR图像显示周边强化的室管膜瘤（箭头）

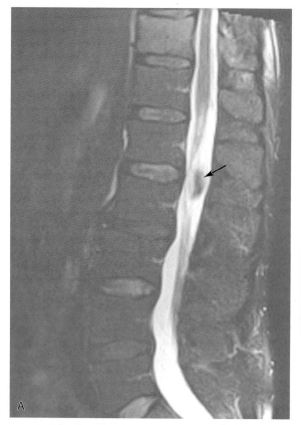
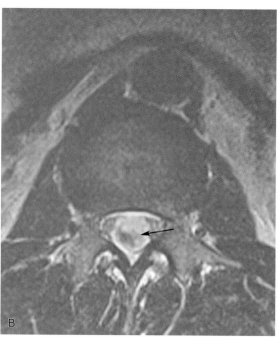
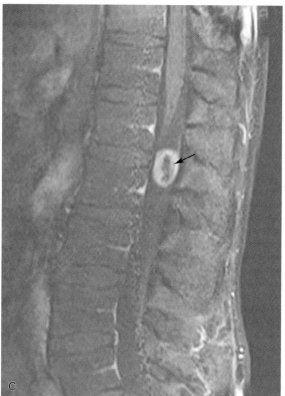

图5.65 室管膜瘤。矢状位T_2WI（图A）显示脊髓圆锥低信号为主的室管膜瘤（箭头）；轴位（图B）和矢状位（图C）对比增强脂肪抑制T_1WI显示周边强化（箭头）

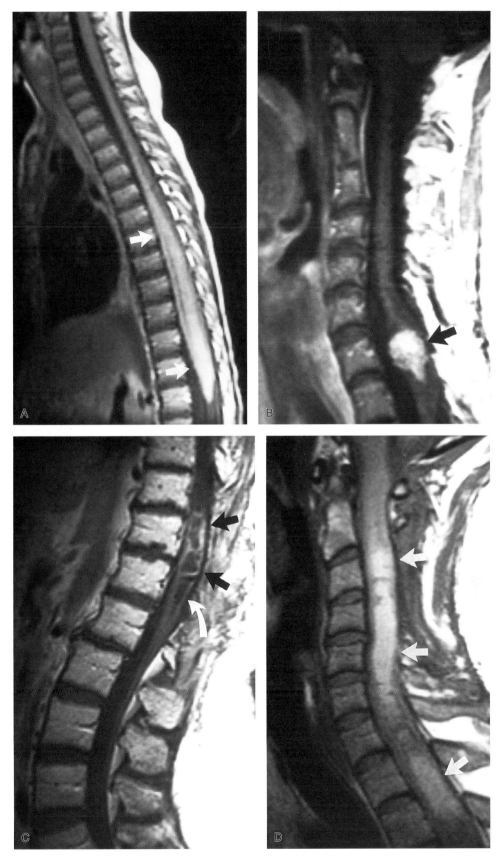

图 5.66 星形细胞瘤。图 A. 此患儿远侧脊髓及脊髓圆锥有一弥漫性强化肿块（箭）；图 B. 另一成年患者于 C_7 椎体平面见一境界清楚均匀强化的星形细胞瘤（箭）；图 C. 星形细胞瘤复发患者，瘤体周边强化伴有部分囊变或坏死（箭头），肿瘤下方脊髓空洞形成（弯箭）；图 D. 非增强 T_1WI，显示膨大的颈髓内高信号改变（箭头），手术证实此高信号为星形细胞瘤内急性出血

肿瘤可单发，也可多发。其好发于颈髓，并附着于软脊膜上。血管母细胞瘤强化明显，瘤体内可合并囊变（图5.67）。肿瘤血管丰富，瘤体内的血液引流入软脊膜后静脉丛。相关发现还包括脊髓背侧可见蜿蜒纡曲的流空血管（图5.68）。肿瘤内血管的存在、髓内肿块囊变和壁结节强化常提示为血管母细胞瘤。如髓内肿块不伴有囊变，应与脊髓血管畸形鉴别。

（4）转移瘤：脊髓内转移瘤很少见，仅占所有肿瘤患者的1%～3%。髓内转移瘤可来自于中枢神经系统的原发性肿瘤，后者经脑脊液通路播散引起继发性髓内转移；或由中枢神经系统之外的原发性肿瘤血供转移到脊髓。转移灶可单发，亦可多发。脊髓呈梭形或不规则形增粗，也可不增粗。病变段脊髓在T_1WI上呈低信号，T_2WI上由于继发性脊髓水肿而呈高信号。转移灶本身常很小，仅不对称地累及一段脊髓实质。有时仅能通过增强扫描方能显示髓内转移瘤（图5.69）。

（六）炎症性病变

脊柱和脊髓均可发生炎症性病变。炎症性、感染性病变包括强直性脊柱炎、银屑病性关节炎、类风湿关节炎、反应性关节炎及炎症性肠病等均可累及脊柱及骶髂关节。在讨论脊柱感染性病变病因学之前，先讨论脊柱关节病的MRI特点。

1.脊柱关节病　脊柱关节病包括多种病变，如强直性脊柱炎、银屑病性关节炎、类风湿关节炎、反应性关节炎及炎症性肠病性关节炎等。脊柱关节病好发于年轻患者，也可发生于儿童（16岁以前），称为幼年型脊柱关节病。

幼年型脊柱关节病是血清阴性脊柱关节病，有家族史倾向，类似于成人常伴有肌腱韧带附着点炎及骶髂关节侵犯。约90%患者HLA-B27阳性伴脊柱及骶髂关节侵犯。类风湿因子及抗核抗体阴性。幼年型脊柱关节病与成人脊柱关节病类似，有典型的骶髂关节

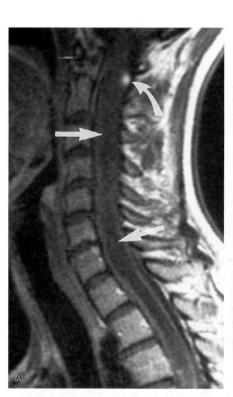
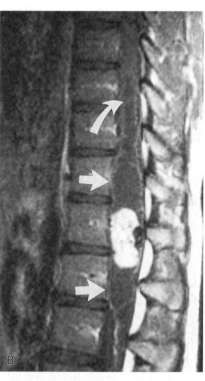
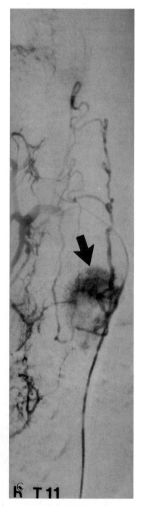

图5.67　血管母细胞瘤。图A.增强扫描显示脊髓增粗和长节段的脊髓空洞（箭头），并可见C_1椎体平面一附着于软脊膜的明显强化的血管母细胞瘤（弯箭）；图B.另一血管母细胞瘤患者可见一较大的明显强化的血管母细胞瘤并囊变（箭头）和脊髓空洞（弯箭）；图C.与图B同一患者的脊髓血管造影证实了由右侧T_{11}肋间动脉供血的血管性肿瘤（箭头）

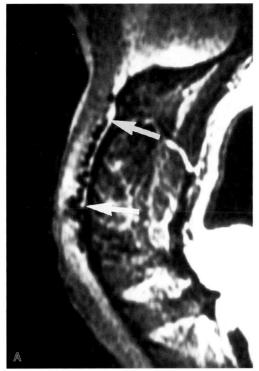
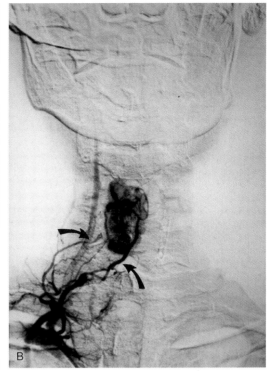
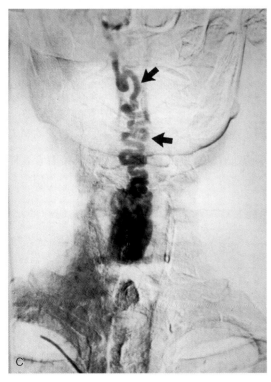

图5.68 血管母细胞瘤。图A.增粗的脊髓内可见长T_2信号，并可见脊髓后方类似血管畸形的扩张血管（箭头）。右锁骨下动脉造影动脉期（图B）和静脉期（图C）正位图像，可见由甲状颈干颈升支供血（弯箭），其回流静脉为扩张的软脊膜静脉丛（短箭）的血管性肿瘤

炎伴脊柱侵犯。然而，下肢关节侵犯更易见于儿童。

幼年型脊柱关节病是不常见的，16岁以前，发病率为（10～15）例/每10万。幼年型脊柱关节病常累及大小关节与幼年型类风湿关节炎很难区分。骶髂关节炎可发生于1/4患者，可单侧或双侧，可不对称。关节侵犯及指甲陷落伴多年的进行性皮疹。

炎症性肠病性关节炎常发生于16岁以前，占多达17%的患者，克罗恩病患者有较高发病率。外周关节受累较幼年型脊柱关节病更常见。反应性关节炎成人较儿童常见。

成人脊柱关节病与前述脊柱关节病相似，难以鉴别。实验室检查也相似。患者后背痛、外周关节受累。银屑病性关节炎易累及诸如手等小关节，而反应性关节炎易累及足等小关节。幼年型脊柱关节病常有家族史给诊断提供了佐证。

传统X线能发现脊柱关节病的正常骨质密度，附

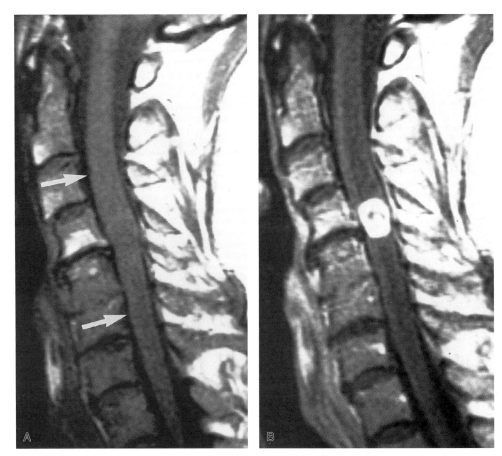

图5.69 脊髓内转移瘤。图A.矢状位T_1WI于颈髓内可见一较长的非特异性占位性病变（箭）；图B.增强后为一明显强化的肿块，手术证实为转移瘤

着点炎，骨膜炎及骨质侵蚀。骶髂关节的骨质侵蚀更易发生于髂骨侧，因该区域关节软骨相对较薄。随着骨质侵蚀进展，关节间隙增宽（图5.70，图5.71），后期骨修复、关节强直（图5.72）。

脊柱炎症变化发生于脊椎韧带附着处伴附着处骨髓水肿，继之韧带骨化，关节强直。依据特定的区域，

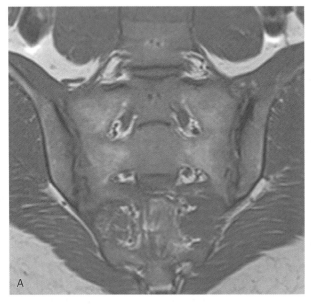
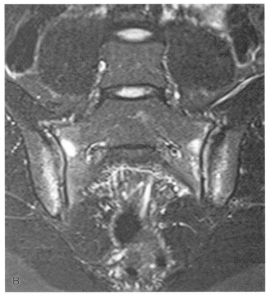

图5.70 早期强直性脊柱炎。斜冠状位T_1WI（图A）和T_2WI（图B）图像显示骶髂关节异常信号，T_2WI（图B）最容易看到周围骨髓水肿

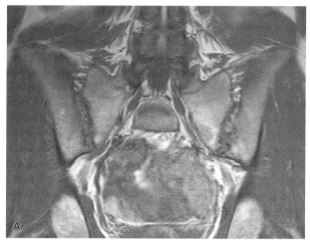
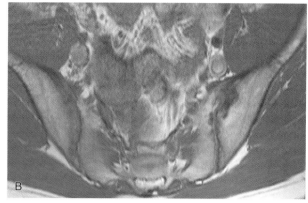
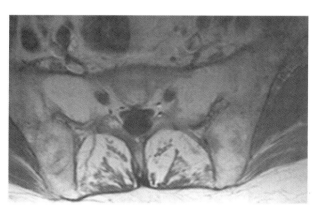

图5.71 强直性脊柱炎。冠状位（图A）和轴位（图B）T_1WI显示骶髂关节增宽伴骨质侵蚀。轴位脂肪抑制增强图像显示信号增强（图C）

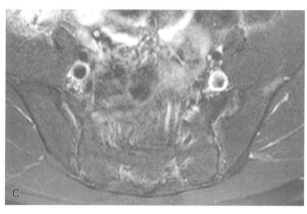

图5.72 轴位T_1WI显示骶髂关节完全融合的强直性脊柱炎，黄骨髓替代、椎旁肌肉萎缩

炎症分为四种不同模式。Romanus 病灶，炎症发生于椎体终板边缘，前后炎症变化发生于前后纵韧带附着处。Anderson 病灶来源于椎间盘及椎体终板。另外两种类型炎症发生于后部关节及分离韧带骨受累区域。

炎症早期变化及积极的治疗方案如肿瘤坏死因子抑制剂的引入，可通过MRI和（或）动态增强来评价活动期病变的进展及消退。韧带附着处、椎间盘及终板和后部关节的炎症早期变化可通过MRI较早发现（图5.73）。韧带及附着处骨髓水肿亦可通过T_1WI、T_2WI早期发现。检查应包括全脊椎及骶髂关节以利于全面评估。动态对比增强MRI用来评价类风湿关节炎的滑膜炎症及疾病活动性。与此类似，此项技术也用来发现强直性脊柱炎早期小的骨质侵蚀及活动性滑膜炎症。

此外，脊柱关节病可伴发神经性症状。包括蛛网膜炎伴纤维化，神经根异常如硬脊膜扩张和蛛网膜囊肿及憩室引起的神经根的直接压迫（图5.74）。

2.脊柱感染　脊柱感染包括椎间隙感染、椎体骨髓炎、椎旁脓肿、硬膜外炎症或脓肿等。脊柱感染中腰椎占52%，颈椎占26%，胸椎占22%。这些患者的临床症状多种多样，包括脓毒血症、局部疼痛和压痛及截瘫等。因脊髓造影检查有可能引起医源性脊膜炎，因而MRI对于临床上疑有脊柱炎症性病变的诊断独具优势。

3.化脓性椎间盘炎　椎间盘感染可局限于一个椎间盘，少见情况下亦可累及多个椎间盘。2岁以前儿童椎间盘血供丰富，而随年龄增长至13岁血供逐渐下降变为乏血供组织。因此，儿童椎间盘感染可不累及椎体。成人开始椎体受累，然后椎间盘受累。化脓性病菌可自远处化脓性病灶经血流播散至脊柱，开始仅累及椎体终板，然后自椎体终板扩散至椎间盘，后者为相对乏血供组织，不能有效地限制炎症反应，因而导致病原菌大量生长繁殖，加之蛋白水解酶的释放，很快导致椎间盘崩解，相邻椎体终板也被累及。

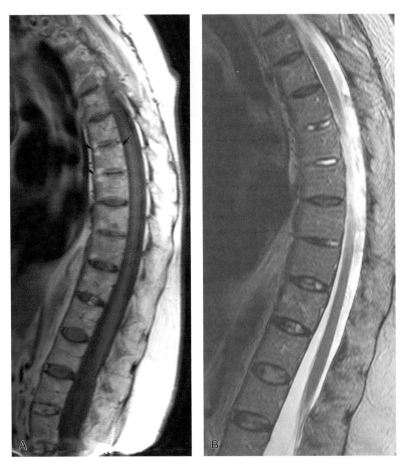

图5.73 胸椎矢状位T_1WI（图A）和T_2WI显示前纵韧带平滑低信号和椎体边缘异常骨髓信号（箭头）。T_2WI图像上椎间盘信号异常（图B）

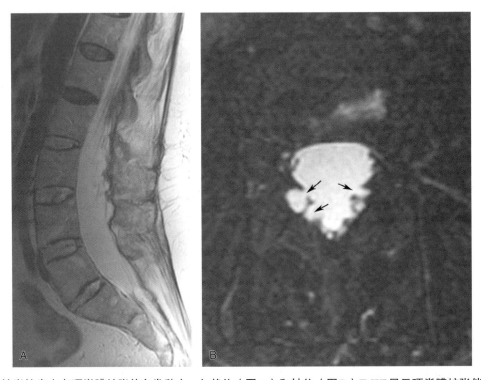

图5.74 强直性脊柱炎患者硬脊膜扩张伴多发憩室。矢状位（图A）和轴位（图B）T_2WI显示硬脊膜扩张伴后部多发憩室（箭头）

随时间的推移及病原菌的毒性作用，整个椎体可被累及并发展为椎体骨髓炎，且可合并椎旁或硬膜外脓肿。一旦炎症扩散至硬膜外间隙，其可扩散累及上下几个脊椎节段，硬膜外炎症包括炎症反应（血管翳）和脓肿。脓肿约50%见于化脓性感染，约95%见于结核感染。如硬膜外炎症范围较广，可使脊髓受压引起压迫性脊髓病，亦可由硬膜外椎静脉的血栓性静脉炎引起脊髓梗死。

有关化脓性椎间盘炎的MRI表现，文献中已有详尽的描述。T_1WI上可见受累椎间盘信号减低，椎间隙高度变低甚至消失及相邻椎体终板内的正常骨髓信号消失。椎体信号改变的程度取决于骨髓炎的程度。T_2WI上受累椎间盘显示为高信号，增强扫描出现强化。相邻椎体终板在T_2WI上亦可显示为高信号，但并非总是如此（图5.75，图5.76）。这些MRI表现对于诊断椎间盘化脓性炎症具有一定特异性，有别于很

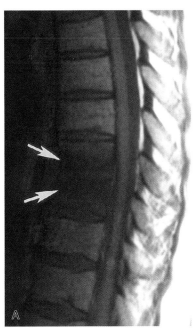
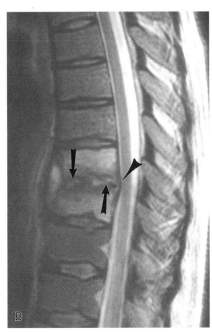
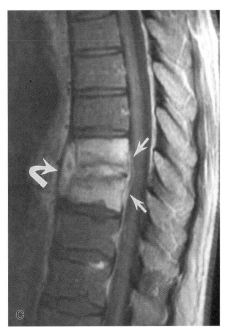

图5.75 化脓性椎间盘感染。图A.一静脉注射毒品吸毒患者，T_1WI椎体骨髓信号异常（箭），椎间盘难以辨认；图B.T_2WI椎间盘和相邻椎体呈高信号（箭），并可见硬膜外炎性病灶部分压迫脊髓（箭头）；图C.脂肪抑制序列对比剂增强显示弥漫性强化，包括椎体前部（弯箭）及硬膜外蔓延（箭）

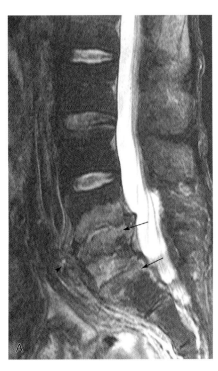
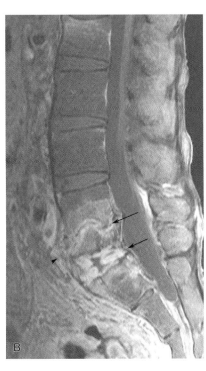

图5.76 多个椎间盘感染。矢状位T_2WI（图A）和脂肪抑制对比增强T_1WI（图B）显示$L_{4\sim5}$和$L_5\sim S_1$椎间盘化脓性感染（箭）及其前方蔓延（箭头）

少侵犯椎间盘及相邻椎体的转移瘤。

4.椎旁脓肿和硬膜外脓肿　在轴位T_1WI或T_2WI上可清晰地显示椎旁脓肿，MRI表现类似于软组织肿块或局部液体积聚，其可有分隔，也可发生强化（图5.77）。化脓性感染较结核菌感染有相对较厚的壁。血源性播散的化脓性病原菌主要侵犯硬膜外腔。MRI是确定硬膜外炎症蔓延范围的最佳影像学检查方法，在T_2WI上显示得尤为清楚（图5.77）。硬膜外脓肿有时同邻近脊膜炎所致的脑脊液样信号改变很难区分。对比剂增强扫描有助于明确诊断，特别是确定脓肿的部位、范围及其对治疗的反应（图5.78）。

脊柱神经性关节病（Charcot脊柱）是一种少见的累及椎间盘、相邻椎体和椎小关节的进行性破坏性关节病。临床及影像学上均难以同化脓性椎间盘炎鉴别。Wagner等报道如有椎间盘真空现象、椎小关节受侵、椎体前移位、椎间关节结构破坏并伴有骨性碎片、弥漫性椎体信号异常和椎间盘边缘性强化则提示为脊柱神经性关节病。

5.结核性脊椎炎　结核性脊椎炎是一种少见病，其临床和MRI表现均与化脓性关节盘炎和骨髓炎明显不同。与化脓性感染患者几天至几个月的病程相比，结核性脊椎炎起病隐匿，病程常为数月至数年，后者的MRI表现包括广泛椎体破坏及椎间隙相对保持完

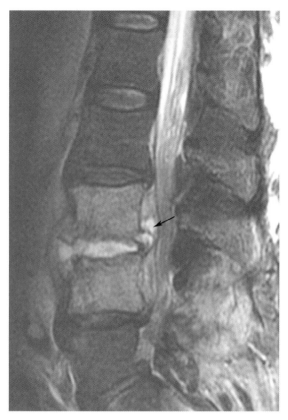

图5.77　矢状位T_2WI显示椎间盘感染伴硬膜外脓肿（箭头）

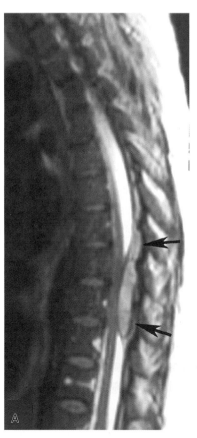 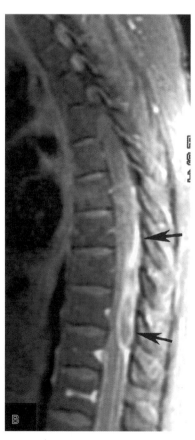

图5.78　硬膜外脓肿。图A.胸椎矢状位T_2WI显示脊髓后方硬膜外脓肿（箭头）压迫胸髓；图B.脂肪抑制增强后，硬膜外病灶强化清晰可见（箭头）。这是一近期肝移植术后患者

好，类似于肿瘤的影像学改变。结核性脊椎炎常首先侵犯椎体的前下分引起驼背，但也可侵犯椎体后分乃至整个椎体。感染常沿韧带下播散累及多个椎体，并常扩散至椎旁软组织引起椎旁脓肿。Jung等报道了结核性及化脓性椎旁脓肿的明显差异，结核性椎旁脓肿常薄壁、边界清晰、信号均匀（占95%），而化脓性常为厚壁、边界模糊、信号不均匀，较结核性少见（占50%）。韧带下多平面播散结核性较化脓性更为常见，分别为60%和25%（图5.79）。仅靠MRI鉴别结核性脊椎炎与肿瘤常较为困难。其他少见的感染性病变如布鲁菌病和芽生菌病，也可引起类似的影像学改变（图5.80）。

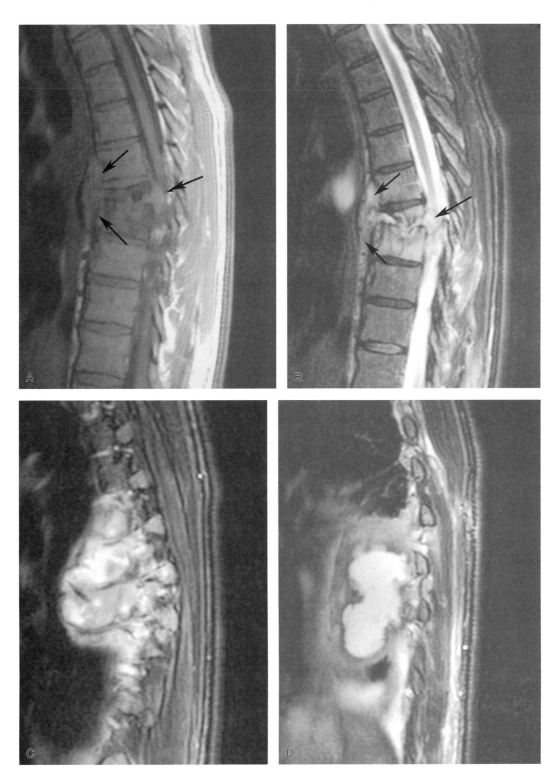

图5.79 结核性脊椎炎。矢状位T_1WI（图A）和T_2WI（图B）图像显示椎体塌陷伴后凸畸形。前后纵韧带下均有侵犯（箭头）。旁矢状位T_2WI（图C和图D）显示大的薄壁脓肿

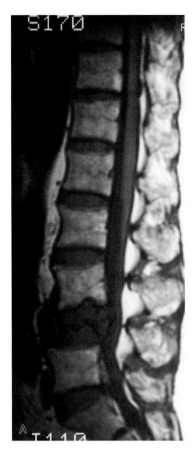
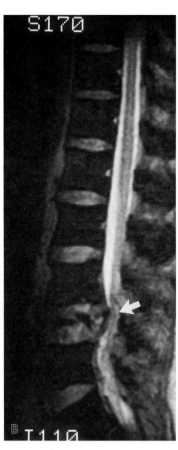

图5.80 芽生菌病。图A.腰椎T_1WI显示L_4椎体破坏,几乎完全塌陷,$L_{4~5}$椎间盘及相邻的椎体相对正常;图B.梯度回波图像显示病变L_4椎体向后移位突入椎管,致中央性椎管狭窄(箭头)

6.脊髓感染和脊髓炎症　脊髓的炎症性病变少见。化脓性细菌、真菌、结核杆菌、囊尾蚴(囊虫)和类肉瘤病(结节病)引起的脊髓感染和炎症已有报道,但这些病变的MRI表现仅限于个案报道。此类病变常表现为非特异性脊髓增粗,T_1WI上呈低信号,T_2WI上呈高信号。增强扫描有助于对活动性炎症、肉芽肿和脓肿进行准确定位,并将之与病灶周围水肿区分开来。笔者曾见到结核(图5.81)和结节病性脊髓炎呈片状髓内强化和线样软脊膜强化。尽管脊髓感染同肿瘤的鉴别较为困难,有时甚至不能鉴别,但如有病灶扩散、增强后呈片状强化和易侵犯软脊膜等影像学特点则提示为炎症或感染。

7.横贯性脊髓炎　特发性急性横贯性脊髓炎是一种原因不明的脊髓炎症性病变,其病因可能为自体免疫性疾病导致的微小血管病变所致。

横贯性脊髓炎可能与多种疾病有关,如获得性免疫缺陷综合征、变态反应、病毒或癌性代谢物。临床上,患者常有急性双侧肢体感觉、运动和自主神经功能障碍。横贯性脊髓炎常累及中段胸髓。最初的影像学检查可无阳性发现,MRI上仅表现为长节段的脊髓增粗,T_1WI呈低信号,T_2WI呈高信号(图5.82)。常可见包括灰、白质在内的全脊髓受累。强化方式多种多样,多为斑片状或周边强化。尽管

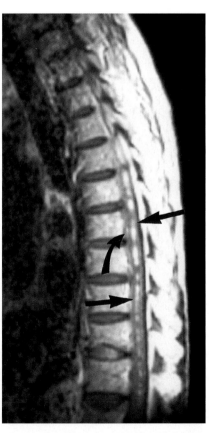

图5.81 结核性脊柱炎。对比增强序列显示脊髓不常见的结节样强化(箭头)及轻微的软脊膜强化(弯箭头)。切开活检证实了抗梭杆菌阳性

横贯性脊髓炎与多发性硬化（MS）和肿瘤的鉴别诊断较为困难，但MS斑块常位于脊髓的周边部，即白质，且长度多不超过2个椎体节段。横贯性脊髓炎MRI上脊髓异常信号的范围常大于临床体检所估测的范围，此差异及相关的急性症状均有助于其与肿瘤鉴别。

8.放射性脊髓炎　头颈部肿瘤、肺癌、霍奇金病和胸腺瘤等放射治疗后可合并脊髓放射性损伤，后者包括急性—过性放射性脊髓病和慢性进行性放射性脊髓炎。导致放射性脊髓损伤的因素很多，如照射总剂量、照射野大小、分次照射计量、受照射脊髓节段长度和技术失误。最常见的放射性脊髓炎是慢性进行性放射性脊髓炎，典型的慢性进行性放射性脊髓炎的潜伏期多为2～19个月。此后，患者出现亚急性进行性脊髓病的症状。影像学检查的作用在于排除其他能引起脊髓损害的疾病，如硬膜外压迫或髓内转移瘤和原发性肿瘤。

仅有少量文献描述了放射性脊髓炎的MRI表现。主要论述的是症状出现后不同时期的MRI表现，有关照射剂量与MRI表现的关系并未涉及。他们均对症状出现后8个月内的患者进行了MRI检查，可见脊髓增粗，呈长T_2信号，并累及照射野内的多个脊髓节段，增强后可有局限性片状强化，后期出现脊髓萎缩（图5.83）。

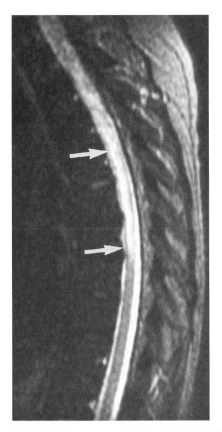

图5.82　横贯性脊髓炎。T_2WI显示上中段长段胸髓内轻微的占位效应及异常的T_2高信号（箭头）。切开活检证实为炎性病变，排除了肿瘤

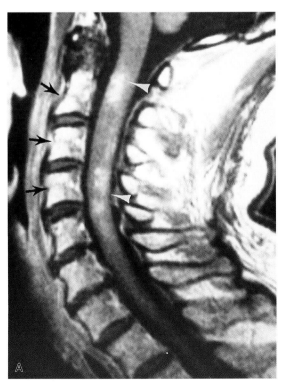
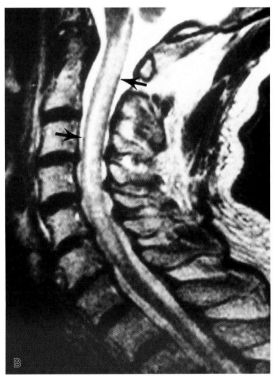

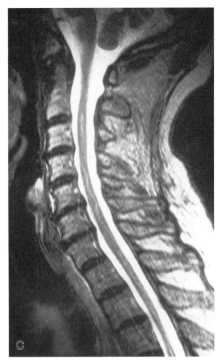
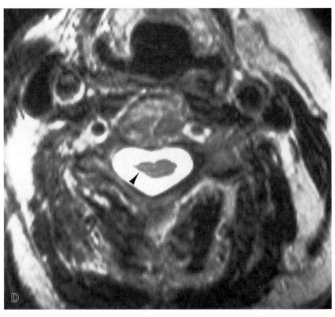

图 5.83 放射性脊髓炎。此患者为右侧面部恶性肿瘤,于放疗数月后出现放射性脊髓病。图 A.照射野内脊髓片状强化(白箭头),同时椎体骨髓信号的改变(黑箭);图 B.相同层面 T_2WI 脊髓水肿和脊髓内高信号(箭)。以后随访的矢状位(图 C)和轴位(图 D)T_2WI 显示脊髓右侧明显萎缩(箭头)。这一患者进行了详细的检查排除了可能引起脊髓强化的其他疾病

(七)脱髓鞘疾病

MRI 是诊断脊髓脱髓鞘斑块的优选影像学方法,同时也是唯一能直观地显示这些病变的影像学检查方法。多数 MS 患者在影像学检查前临床上已明确诊断,其中 10% 的 MS 患者可能以脊髓损害为首发症状。

MRI 技术的发展对于使用何种方式(如哪一个脉冲序列最理想或哪几种脉冲序列联合应用)显示脊髓斑块目前尚有争议。快速液体衰减反转恢复(FLAIR)序列虽能很好地显示脑内病变,但对于脊髓内病变显示不佳。磁化转换-预备梯度回波序列和

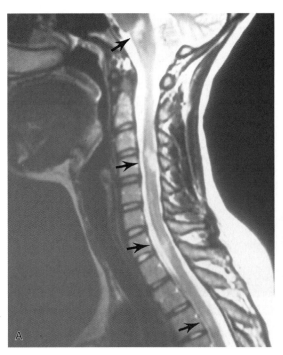
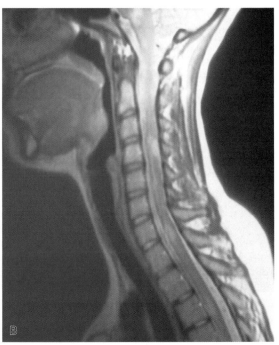

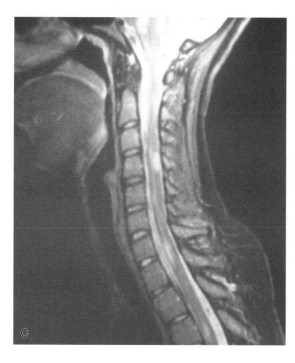

图5.84 多发性硬化。图A.多个脉冲序列均显示脑干、颈髓和上段胸髓内的脱髓鞘斑块（箭头）；图B.质子密度加权像；图C.STIR序列

快速STIR序列可较好地显示脊髓内斑块（图5.84）。脊髓脱髓鞘斑块表现为脊髓内不对称性的长T_2信号，常侵犯脊髓的后索（41%）和外侧索（25%）。脊髓内脱髓鞘斑块可见于脊髓的任何部位（图5.85），但多发生于颈髓（图5.86）。病变长度自2～64mm不等，84%的病灶长度小于15mm。2/3的斑块为孤立性斑块，13%为多发斑块。脊髓内斑块的占位效应少见，不到14%。

在作者报道的病例中，首次MRI检查增强后约有一半的脱髓鞘斑块显示强化（图5.87）。另外，也有斑块强化的其他报道。此结果表明，脊髓脱髓鞘斑块的强化类似于脑内脱髓鞘斑块的强化，均提示其为活动性病灶，病灶无强化并不完全意味着为非活动性病变。Larsson等注意到脱髓鞘斑块在注入对比剂45～60min后延迟扫描强化最显著，此强化特点同髓内肿瘤的强化不同，后者常常在注入对比剂后立即强化。

脊髓MRI显示有脱髓鞘斑块的患者，有必要进行颅脑MRI扫描，若为活动期患者，高达76%可同时合并有脑部病变（图5.88）。偶尔，有必要进行活检以排除肿瘤的可能性。

（八）外伤

近期美国放射学会明确了怀疑脊柱损伤的MRI应用标准。以下情况需行MRI检查：颈椎外伤伴可疑脊髓病；颈椎外伤先于治疗计划之前的软组织评价；颈椎外伤伴可疑韧带损伤；MRI造影颈椎外伤可疑动脉损伤；胸腰椎外伤可疑脊髓损伤。

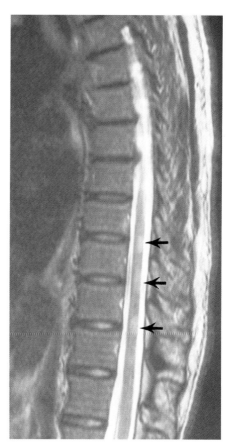

图5.85 胸髓多发性硬化。矢状位T_2WI显示仅胸髓内有脱髓鞘斑块（箭头）

MRI能很好地评估急性或慢性脊柱外伤。然而，MRI固有的缺陷限制了其在急性脊柱外伤患者中的应用。这些限制包括缺乏能与MRI匹配的急救系统、固定器或牵引器及急救人员无法对进行MRI检查的患

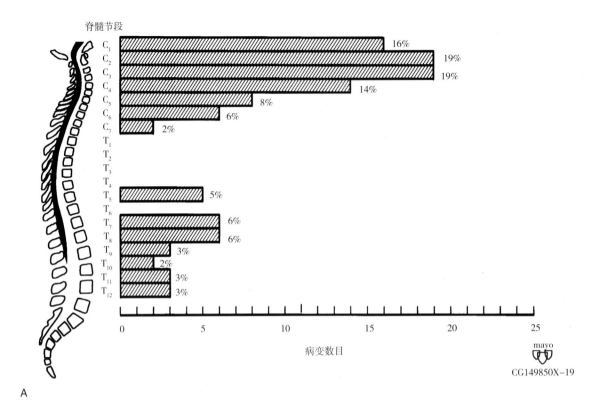

A

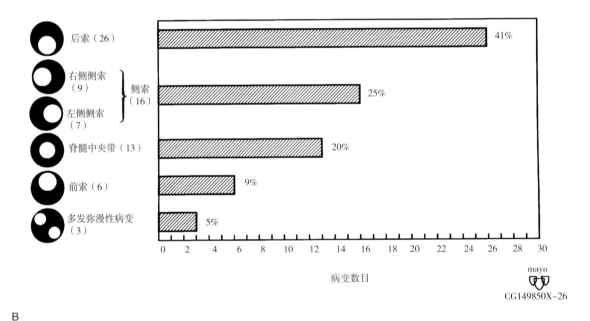

B

图 5.86 多发性硬化。此条形图显示脱髓鞘斑块的好发部位；图 A.显示 MS 斑块所在的脊髓节段；图 B.显示 MS 斑块在脊髓横断面上的位置

者实施抢救措施等。目前，很多厂商研制成功的可与 MRI 匹配的医疗器械大大促进了 MRI 在急性创伤中的应用。

MRI 可最佳地诊断急性脊柱外伤中的韧带损伤。Denis 等将脊柱结构分为三柱：前柱，包括前纵韧带、前部纤维环和椎体前部；中柱，包括后纵韧带、后部纤维环和椎体后部；后柱，包括后部韧带复合体和椎弓，后部韧带复合体包括棘间韧带、棘上韧带、黄韧带和椎小关节囊，MRI 具有可靠地检出这些韧带损伤的能力。近期研究比较了韧带损伤术中和术前 MRI 表现的敏感性，MRI 诊断椎间盘（93%）、后纵韧带（93%）和棘间韧带（100%），前纵韧带（71%）和黄

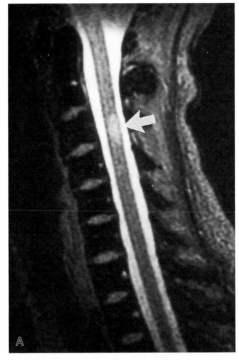
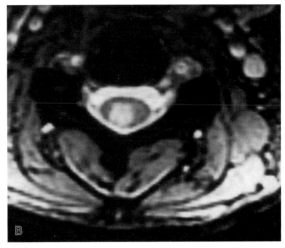
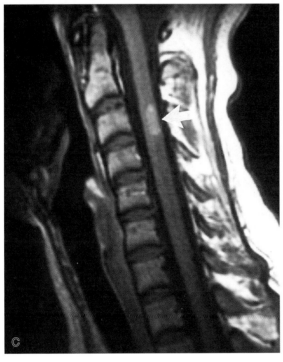

图5.87 多发性硬化。图A.颈椎矢状位T_2WI显示上段颈髓轻度增粗,C_3椎体平面脊髓内长T_2信号（箭头）；图B.脊髓内MS斑块位于脊髓后索偏右侧；图C.显示MS斑块轻度强化（箭头）

韧带（67%）。由于脊柱的稳定取决于中柱和后柱结构的完整性，因此，韧带损伤的存在与否是外科手术治疗的重要指征之一（图5.89）。

MRI可直观地显示外伤性脊髓挫伤或由椎骨碎片和外伤性椎间盘突出所造成的脊髓压迫（图5.90）。与脊髓造影相比，MRI可提供有关脊髓的更多诊断信息。脊髓内血肿和水肿可依两者在T_2WI上信号特点的不同而轻易地鉴别开来。外伤后数小时，急性血肿在T_2WI上显示为由脱氧血红蛋白和细胞内正铁血红蛋白所造成的低信号。使用1.5T MRI机GRE序列（创伤患者常规检查序列）对于T_2WI上的低信号显示最佳（图5.91）。与之相反，脊髓水肿及挫伤在T_2WI上为高信号，但此时急性血肿与脊髓水肿在T_1WI上无法区别。急性脊髓内血肿与脊髓挫伤的预后明显不同：有脊髓内血肿的大多数患者常合并严重或完全的脊髓损害，且神经功能不能恢复；仅有脊髓水肿或脊髓挫伤的患者常为不完全或较轻的脊髓损害，且神经功能较易恢复。

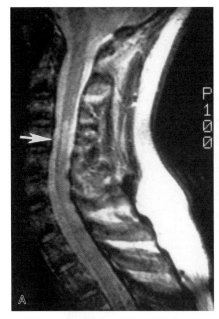
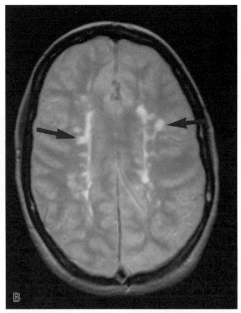

图 5.88 多发性硬化。图 A. 矢状位 T_2WI 显示 C_4 椎体平面脊髓实质内异常长 T_2 信号，但无明显占位效应（箭）；图 B. 颅脑轴位图像显示脑内多发脱髓鞘斑块，从而证实了多发性硬化的诊断（箭）

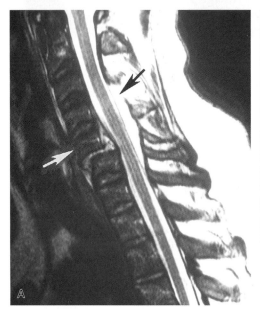
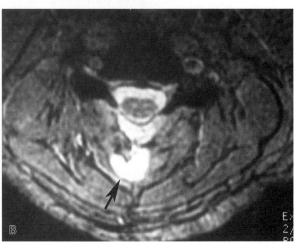
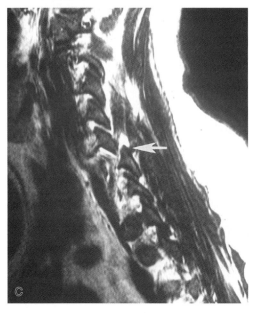

图 5.89 韧带损伤并椎小关节绞锁。图 A. 急性外伤后颈椎矢状位 FSE 序列 T_2WI 显示 C_5 椎体向前半脱位（白箭），并可见背侧硬膜外积液或积血（黑箭）；图 B. 棘间韧带损伤所致局部积液（箭）；图 C. $C_{5\sim6}$ 椎小关节绞锁（箭）

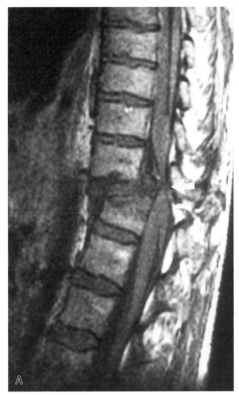
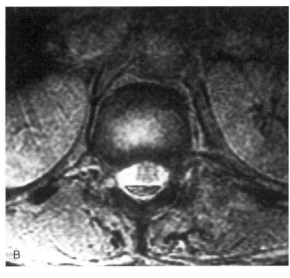

图5.90 急性创伤。图A.矢状位T_1WI显示Chance骨折（屈曲牵张性骨折），T_{11}后脱位致脊髓受压（箭头）；图B.轴位梯度回波图像显示椎管后方脑脊液/血液平面

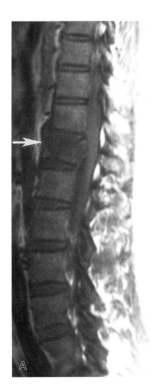
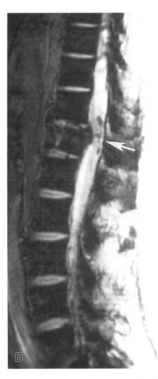

图5.91 外伤性脊髓血肿。图A.T_1WI难以显示胸髓内的急性血肿和T_{12}椎体压缩骨折（箭头）；图B.血肿（箭头）在GRE序列图像上较易诊断

MRI特别有助于诊断慢性脊柱外伤，并可最佳地显示外伤数月至数年后的脊髓损伤及其新发或进行性神经系统功能障碍。外伤后进行性脊髓损伤的病因包括脊髓囊肿（此囊肿可自创伤平面向头侧或尾侧延伸）和蛛网膜炎（伴随有继发粘连和脊髓拴系）。MRI较CT延迟脊髓造影能更准确地鉴别脊髓软化与脊髓囊肿，矢状位T_1WI、T_2WI和质子密度加权像上所见的类似脑脊液信号的病变常为脊髓囊肿（图5.92）。此鉴别诊断对神经外科意义重大，因伴发有外伤平面以上脊髓病和脊髓囊肿的患者需行分流术，且术后患者症状将大为好转，尤其是当囊肿体积较大时更是如此。同样，向外伤平面以下延伸的下降性脊髓病和脊髓囊肿的患者也是分流术的适应证。然而，即使囊肿分流术后MRI上囊肿周围的脊髓软化灶异常信号消失，脊髓软化的治疗效果也较差。创伤平面的蛛网膜炎及脊髓拴系可引起脑脊液流动的变化，有时也引起脊髓软化。脊髓拴系松解术后脊髓内的异常信号可消失。

外伤可致臂丛神经损伤。损伤位置与手术及预后相关。起源于脊髓的神经根撕裂命名为节前损伤，不能自行修复及外科手术修复。节后损伤理论上可外科手术修复（图5.93A）。MRI能无创地显示臂丛神经损伤。高分辨力CT脊髓造影较MRI能更好地显示臂丛神经损伤患者的神经根撕裂。MRI能检出蛛网膜下腔变形或假性脊膜膨出，但两者并非总是由外伤所致。然而，随着MRI硬件技术的进展使得检出撕裂损伤更为恒定可靠（图5.93B和C）。

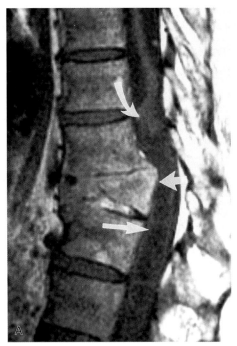
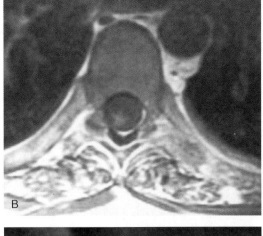
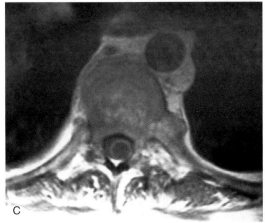

图5.92 慢性创伤。图A.胸椎矢状位T_1WI显示T_8爆裂骨折和椎体后缘骨折块局部向后突出（短箭）。损伤平面以上可见脊髓畸形（弯箭）和外伤后的脊髓囊肿（长箭）；图B.T_7水平轴位T_1WI；图C.T_9水平轴位T_1WI

（九）骨质疏松性压缩骨折及经皮穿刺介入

椎体压缩骨折仅次于骨质疏松，估计每年医院收治70余万例患者，其中女性约15%有患病风险。随着人口老龄化，将来50年患病人口将增加4倍。随着经皮椎体成形术、椎体后凸成形术进展，使得治疗方法多样化。所有这些方法就是将骨水泥注入椎体压缩骨折部位，来治疗未愈的压缩骨折所致的后背疼痛。两者均使得骨折碎片部分稳定，减少了椎体骨皮质表面骨膜反应引起的疼痛。椎体后凸成形术通过膨胀骨松质髓腔内高压力球囊，使得压缩骨折的椎体重新塑形，其优于骨水泥治疗。

经皮椎体成形术是一种通过增强脊椎的稳定性来治疗背痛的手术。在胸椎和腰椎经椎弓根入路，在颈椎经前外侧入路向椎体内注入聚甲基丙烯酸甲酯（PMMA）（图5.94）。T_1WI和T_2WI上PMMA均呈低信号（图5.95）。这些区域呈特征性的球状表现不要将其误诊为成骨性转移瘤。此手术用于治疗由椎体血管瘤、骨质疏松症和恶性椎体压缩所导致的背痛。详细的手术过程请参阅其他文献。

对于此类患者应特别注意其影像学表现。椎体成形术前MRI检查评价椎体压缩骨折相当重要，通常MRI平扫可显示一处以上的椎体压缩骨折。MRI上有水肿存在的急性骨折，PMMA固定术后预后较好；但对于那些骨髓信号正常的已愈合骨折，其治疗效果不佳。经皮椎体成形术前，骨折的椎体需精确定位。MRI上的发现应同体格检查时的疼痛部位相一致。影像学检查疑诊为病理骨折时应特别标明，以便在PMMA注入前进行活组织检查。椎体压缩的程度需用量化指标来表示，因椎体高度压缩50%以上时，此手术将很难施行。最后，还应准确描述肿瘤蔓延或骨折碎片向后压迫硬脊膜外腔或椎间孔的程度。

约30%骨折在MRI图像上发现在裂开的压缩骨折的椎体终板下液体积聚，或在X线平片呈现气体充填裂隙（图5.96）。此种改变在胸腰椎结合处常见。根据骨折的年龄，继发于沿着骨折平面的屈伸暴力，骨折部分可不连续。这些需要注意，因为术者需用骨水泥填充这些裂隙，以获得更好的固定及椎体高度的恢复。最后，疑诊为病理骨折时需要特别注意，因为PMMA注入前应行穿刺活检。

椎体成形术后MRI图像特点包括骨髓水肿和椎体高度丧失。Dansie等描述不复杂的椎体成形术后，约

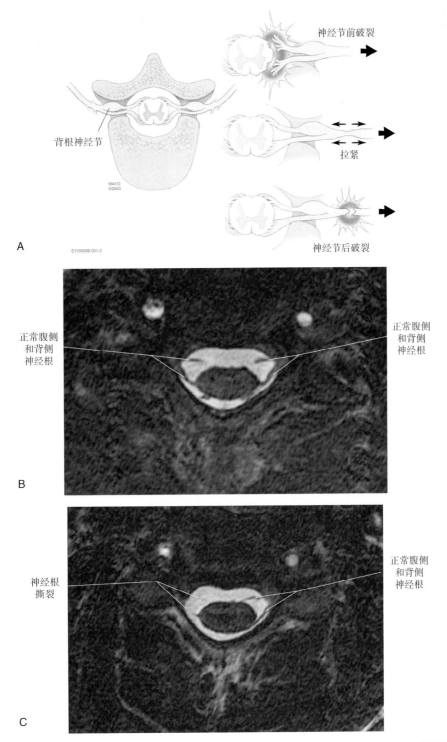

图 5.93 颈神经根撕裂伤。图 A. 神经根撕裂伤的类型。轴位三维稳态构成干扰序列能最佳显示正常神经根及高分辨率显示脑脊液及神经根的对比（图 B），神经根撕裂（图 C）

33%患者伴骨髓水肿。术后6个月随访仍有22%持续水肿（图5.97）。成功行椎体成形术后，约18%椎体高度丧失。这些影像表现在随访研究中应该不会被认为是永久疼痛性原因。

约20%患者在术后1年会因新的压缩骨折所致的疼痛再次就诊。许多研究回顾分析了术后相邻椎体及远处新的骨折。新的骨折的危险因素包括骨质密度减低，胸腰椎联合处成形及骨内裂隙。成形术后1个月，多达67%出现术后新的骨折。邻近椎体最常累及，是多个水平椎体骨折的4.62倍。

其他并发症也可发生。椎体成形术后所有并发症发生率1.8%～15.6%。前述已报道椎体新鲜压缩骨折后肋骨骨折。并发肋骨骨折发生率，300例大宗病例中约占0.3%，而小宗病例中多达6.9%。

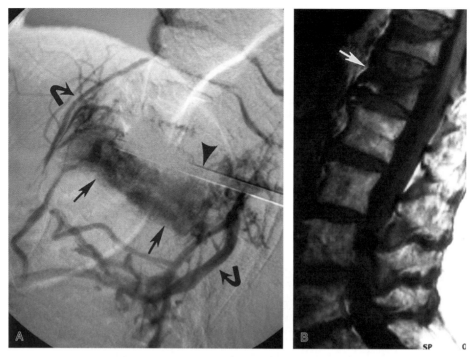

图5.94 经皮椎体成形术。图A.11号套管针（箭头）经椎弓根入路进入L_1椎体内。聚甲基丙烯酸甲酯注入前，静脉造影显示压缩椎体密度增高（箭）和引流静脉（弯箭）。图B.腰椎矢状位T_1WI显示多个椎体压缩骨折，L_1椎体压缩骨折（箭）是引起患者疼痛的原因

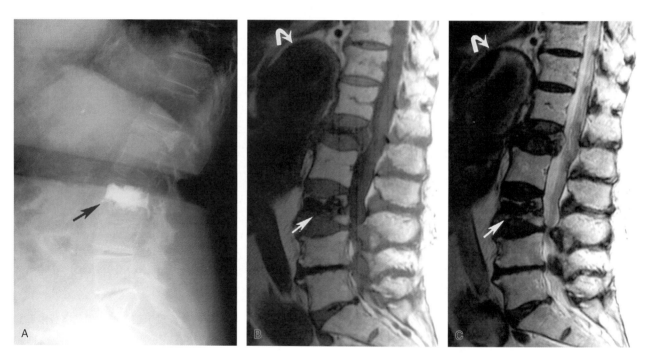

图5.95 椎体成形术后MRI表现。图A.L_3椎体成形术后（箭）的侧位X线平片。聚甲基丙烯酸甲酯（箭）在X线平片上呈高密度，而在T_1WI（图B）和T_2WI（图C）上均呈低信号。同时可见一巨大的主动脉瘤（弯箭）

感染并不常见，仅占1.6%。然而，并发症需要去除骨水泥及行椎体清创术，或更为严重的椎体次全切术及骨柱移植术。

骨水泥泄漏或溢出常无症状，常发生于椎体成形术后，占48%~74%。椎旁骨水泥泄漏可致神经根激惹和脊髓压迫，但发生率很低，约1.6%。骨水泥泄漏入静脉可致骨水泥或脂肪引起的肺动脉栓塞。

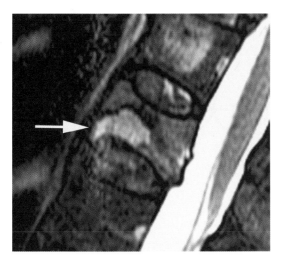

图5.96 椎体裂隙。矢状位脂肪抑制T_2WI显示胸椎椎体裂隙内充满液体（箭）

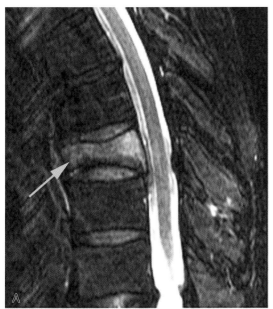 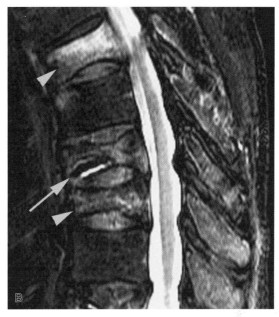

图5.97 先前治疗过的压缩骨折残余骨髓水肿。图A. T_8椎体成形术前获得的矢状位脂肪抑制T_2WI，显示急性或亚急性压缩骨折伴骨髓水肿（箭）；图B. 在T_8椎体成形术（箭）后13个月随访，轻度无症状水肿持续存在。复发性疼痛来自于新的T_6和T_9压缩骨折（箭头）

（孙贞魁 李明华 译）

参考文献

（图5.96）引自Lane JI, Maus TP, Wald JT, et al. Intravertebral clefts opacified during vertebroplasty: pathogenesis, technical implications, and prognostic significance. AJNR Am J Neuroradiol, 2002, 23 (10): 1642-1646.

第六章

骨盆、髋部和大腿

Thomas H. Berquist

本章提要

一、介绍
二、技术
　（一）骨盆和骶髂关节
　（二）髋部
　（三）MR关节造影
　（四）大腿
三、解剖
　（一）骨的解剖
　（二）肌的解剖
四、神经血管结构
五、诊断误判
六、适应证
　（一）骨髓水肿
　（二）骨坏死
　（三）快速破坏性髋关节病
　（四）骨髓水肿
　（五）髋部暂时性骨质疏松
　（六）外伤
　（七）软组织损伤
　（八）髋臼唇旁囊肿
　（九）股骨髋臼撞击综合征
　（十）坐骨股骨撞击综合征
　（十一）肿瘤
　（十二）关节病
　（十三）感染
　（十四）髋关节成形术
七、儿科疾病
　（一）检查技术
　（二）解剖
　（三）股骨头骨骺骨软骨病
　（四）先天性髋关节发育不良
　（五）股骨头骨骺滑脱
　（六）旋转畸形

一、介绍

骨盆和髋部的MRI检查作为一种影像学检查手段已得到了广泛的应用。这主要是由于其对早期检出缺血性坏死的高敏感度及特异度。类似于肌肉骨骼系统的其他部位，MRI在骨盆、髋部和大腿中的应用同样得到了持续发展。新的脉冲序列、静脉内及关节腔内对比剂的应用和其他技术上的革新都极大地促进了MRI的推广和应用。成像多在高场强（0.3T）下进行。

二、技术

骨盆、髋部和大腿MRI扫描层面与脉冲序列的选择取决于患者的临床适应证。我们一般使用1.5T和3.0T磁共振成像。患者的年龄和临床状况同样也很重要。对于某些患有疼痛或幽闭恐惧症的成年患者可能需要使用镇静药，而对于儿童则常需使用镇静药（见第三章）。对于某些特殊的扫描技术本章将随后予以讨论，而某些标准扫描技术则适用于筛选检查。

（一）骨盆和骶髂关节

对于疑诊为骨盆和（或）骶髂关节疾病的患者可使用体线圈进行MRI检查，而对婴儿和儿童则可使用一些较小的线圈。患者取仰卧位，以三个平面的扫描像作为定位像（图6.1）。应尽量摆好患者的体位（图6.2），使患者的双髋关节位于同一平面上。双腿内旋（两踇趾相互靠拢），使图像上的双侧转子和软组织影对称以利于对比。为使其舒适，患者的膝关节下方可以垫高，但此时髋关节将成-15°屈曲位，因此，对于疑诊为髋部疾病的患者应避免使用这种体位。若疑诊患者后方软组织异常，应取俯卧位，这样可减少软组织受压和解剖结构的变形。当取得定位像后，应采用自旋回波T_1WI和快速自旋回波T_2WI行轴面扫描（表6.1）。同一成像层面的扫描应使用相同的层厚，以使T_1WI和T_2WI能进行精确的对比。同样，应使用STIR或脂肪抑制T_2WI和T_1WI序列行冠状面扫描（表6.1）（图6.3和图6.4）。一些医院主张对于髋关节疼痛的患者仅采用冠状面STIR序列进行影像检查。当使用冠状面或矢状面扫描时，应根据所选成像区域体积的大小选择适当的层厚，此两种序列和成像平面基本上能对骨盆区域的筛选检查提供足够的信息（表6.1）。对特殊情况下所需其他的脉冲序列和成像平面将在下文予以讨论。视野（FOV）的选择需视患者体形而定，成年患者通常使用34～40cm即可，矩阵为256×256或512×512，单次激励（NEX）。扫描骨盆上部时应使用呼吸补偿技术以减少运动伪影。为明确某一特定部位的解剖可使用薄层扫描。

如疑为骶骨或骶髂关节的病变，应使用不同的扫描方法以提供更多的信息。这对于疑诊为骶髂关节病的患者来说显得尤为重要。使用T_1WI、T_2WI和STIR对骶骨（图6.5）和骶髂关节进行成像时，还应使用斜冠状面进行补充扫描。在使用静脉注入钆对比剂时，脂肪抑制技术显得尤为重要。钆对比剂的使用能较好地显示骶髂关节的早期或急性炎症性改变。

（二）髋部

对于症状局限于髋部的患者，MRI检查技术稍有不同。常使用三个平面定位像序列为基准，使用4mm层厚进行无层间隔的冠状面T_1WI（SE 540/15）扫描。由此常可检出髋部缺血性坏死和其他明显的骨髓异常。当无缺血性坏死证据或疑为其他异常时，则应使用同表6.1（骨盆和骶髂关节）中的轴面SE和脂肪抑制T_2WI序列进行扫描。对于疑为股骨头缺血性坏死或轻微股骨头骨软骨异常的患者，可使用表面线圈或双重电偶线圈以提高图像质量。采用12～16cm的小FOV矢状面图像，可更好地显示累及股骨头表面的病变（图6.6）。

对于可疑股骨头改变、关节软骨、滑膜或髋臼唇病变的检出，可能需要特殊的检查序列和静脉或关节腔内使用钆对比剂。对上述情况也应使用表面线圈或偶极线圈并使用12～16cm的小FOV。应用脂肪抑制FSE序列T_2WI能更好地检出关节软骨的早期改变。

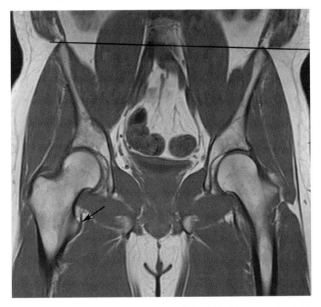

图6.1 骨盆冠状面T_1WI显示患者轻度位置不正，因在同一层面中显示右侧小转子（箭头）而未能显示左侧小转子，骨盆亦有轻度倾斜（髂嵴上方的黑线）

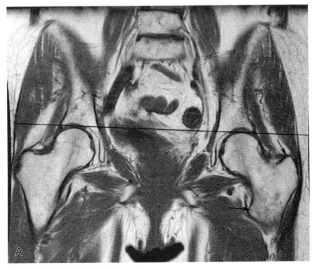 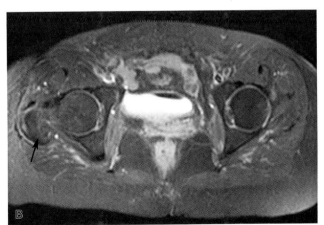

图6.2 图A.冠状面T_1WI显示骨盆倾斜（黑线）及患者体位不正，左侧可见大小转子（箭头），而右侧则需在其他层面显示；图B.脂肪抑制FSE T_2WI轴面图像显示双侧股骨头位于不同层面。右侧可见大转子（箭头），对侧股骨头上方部分可见

表6.1 骨盆、髋部和大腿的MR检查（基于1.5T磁共振）

	脉冲序列	层厚	矩阵	视野（cm）	采集次数	成像时间
骨盆-SI关节						
轴面定位像	15/5 FA40°	3～5 1cm层距	256	40	1	26s
冠矢轴面	SE 410/17	6mm	512	34～40[a]	2	5min20s
轴面	TSE 4000/102	6mm	512	34～40[a]	2	4min36s
冠状面	SE 580/13	5mm	512	34～40[a]	1	5min2s
冠状面	STIR 5600/109/165	5mm	256	34～40[a]	2	4min34s
髋部						
冠状面	SE 536/15	4mm	320	20～24	1	4min38s
轴面	TSE 4000/102	6mm	512	20～24	2	4min36s
矢状面	SE 536/15	4mm	320	20～24	1	4min38s
大腿						
冠状面定位像	SE 400/15-20	3 1cm层距	128×256	42	1	51s
轴面	TSE 4000/102	6mm	512	30～42[a]	2	4min36s
冠状面或矢状面	SE 536/15	4mm	320	30～42[a]	1	4min38s
关节造影						
轴面	SE 568/15	4mm	256	18	1	4min55s
矢状面	SE 568/15	4mm	256	18	1	4min55s
冠状面	SE 420/15	4mm	256	18	1	3min36s
冠状面	TSE 4000/92（脂肪抑制）	4mm	256	18	1	3min39s
斜冠状面	SE 420/15	4mm	256	18	1	3min39s
斜矢状面	SE 420/15	4mm	256	18	1	3min39s

TSE.快速自旋回波；FA.翻转角度；SI.骶髂关节；SE.自旋回波；STIR.短时反转时间恢复。[a]根据患者体形和兴趣区的大小而定

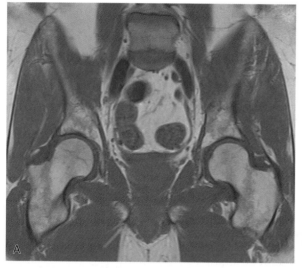
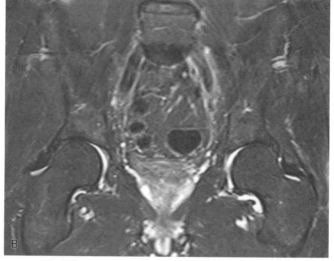

图6.3 3.0T骨盆和髋部冠状面图像。图A.冠状面650/10图像，回波链1；图B.冠状面快速自旋回波图像，3800/62，回波链7

　　三维干扰梯度回波序列（TR 60ms，TE 5ms，翻转角40°）对软骨病变检出的准确率可达90%以上。薄层快速扫描三维技术可进行多平面重建以利于显示关节软骨的轻微改变。轴面、冠状面或矢状面T_1WI和T_2WI序列能对大腿进行初步评价（表6.1）。

　　静脉注射钆对比剂有助于成人和儿童的关节软骨和滑膜轻微缺血性病变的检出。对比剂注入后使用常规序列和脂肪抑制SE序列T_1WI（图6.7）。

（三）MR关节造影

　　现已普遍使用MR关节造影以更好地确诊某些特殊的髋部病变（图6.7）。MR关节造影较常规MRI能更好地显示关节腔内的异常，如软骨缺损、关节游离体和髋臼唇撕裂。虽然静脉内注射对比剂后>15min延迟扫描，同样可获得关节造影的效果，但对比剂的剂量较难以掌握且无法获取关节液用于检验。因

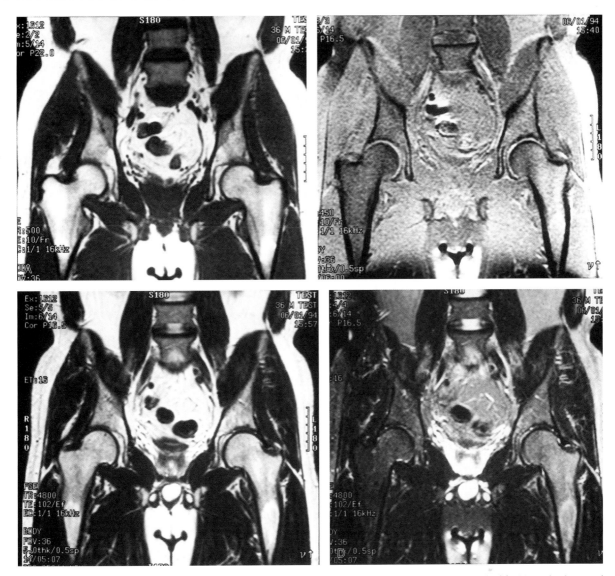

图 6.4　1.5T 骨盆和髋部冠状面图像。图 A. 冠状面 SE 序列 T_1WI（TR 500ms，TE 10ms）；图 B. 脂肪抑制 SE 序列 T_1WI（TR 450ms，TE 10ms）；图 C. 冠状面 FSE 序列重 T_2WI（TR 4800ms，TE 102ms）；图 D. 脂肪抑制 FSE 序列 T_2WI（TR 4800ms，TE 102ms）；FSE 序列 T_2WI 同常规 SE 序列 T_2WI 相比，两者对比度不同，且 FSE 序列 T_2WI 的脂肪抑制效果较差。相比右侧图像，左侧图像骨盆脂肪信号抑制和信号强度的减低明显不同。均衡的脂肪抑制技术对于避免错误地解释图像非常重要

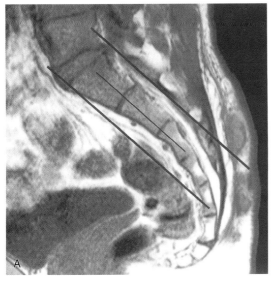
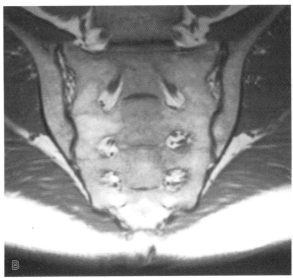

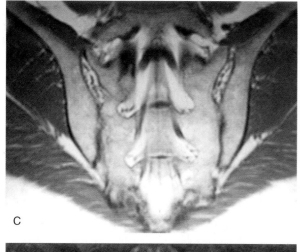
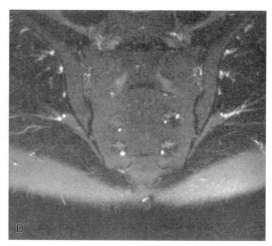
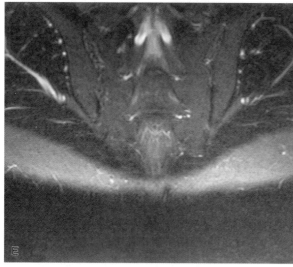

图6.5 为检查骶骨和骶髂关节所行的矢状面定位像(图A)用以选择成像平面和切层。骶骨和骶髂关节的斜冠状面T_1WI图像(图B、图C)和相同层面的脂肪抑制T_2WI图像(图D、图E)

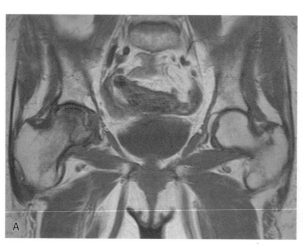
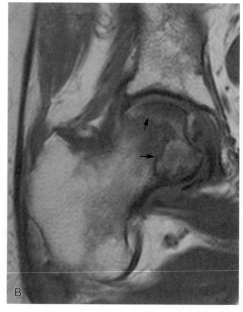

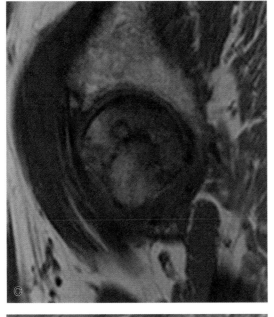

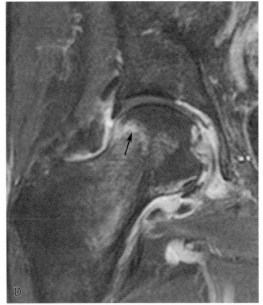

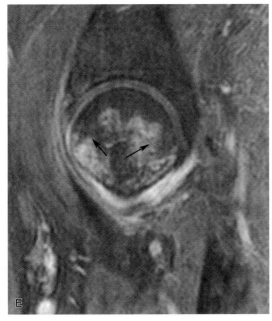

图6.6 右侧股骨头缺血性坏死。图A.使用体部线圈和大FOV（42cm）对双髋进行冠状面T_1WI成像。使用小FOV（16cm）和表面线圈进行T_1WI冠状面（图B）和矢状面（图C）及FSE T_2WI冠状面（图D）和矢状面（图E）序列能较好地显示坏死与正常结构交界面（箭头）的细节

此，直接MR关节造影（图6.7）更为常用。对比剂（1mmol的钆溶液8～20ml）在透视导向下注入关节，注射时需使用50%的碘对比剂和50%的布比卡因稀释钆溶液，以帮助确定髋部疼痛的部位。患者关节进行适量的运动后被送入MR磁体内。MR关节造影的扫描应使用表面线圈及12～18cm的小FOV，根据不同的病变可选用轴面、冠状面、矢状面、倾斜面或辐散成像（表6.1）。近来的研究显示，辐散成像未对诊断提供更多有价值的信息。因此，笔者医院不进行辐散成像。MR关节造影最常使用脂肪抑制SE序列T_1WI和T_2WI序列，亦可使用3D GRE序列（30/9，翻转角45°）。

MR髋关节造影属于侵袭性检查，其所承担的轻度风险与常规X线关节造影相同，且检查时间和费用均高于常规MRI检查（图6.8）。

（四）大腿

通常，应联合使用T_1WI和T_2WI以全面显示大腿的软组织和股骨上段。常使用包括髋部和大腿的冠状面图像作为定位像进而实施其轴面常规或脂肪抑制T_2WI的扫描，根据T_2WI的发现，然后再行决定采用冠状面或矢状面T_1WI扫描，其对病变特征的确认将很有帮助。倘需确定病变（如肿瘤、脓肿或血肿）累及的范围，则有必要使用两个不同的切面成像。短TI反转恢复序列（STIR）或增强后SE序列T_1WI对于疑似病变的显示很有帮助。

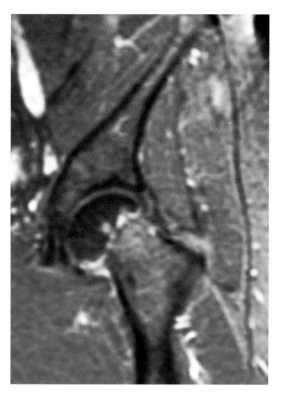

图6.7 冠状面增强后脂肪抑制T_1WI显示股骨颈骨折。因有血管损伤,股骨头未强化

新的血管成像序列(见第一章和第三章)对于疑诊为骨盆或大腿部位血管异常的显示也大有裨益。本章随后还将讨论不同成像技术的特殊临床应用。

三、解剖

熟悉骨和软组织结构在不同切面MRI上的解剖学表现十分重要(图6.9 ~ 图6.11)。

(一)骨的解剖

骨盆由两块髋骨所构成,其后分通过骶髂关节同骶骨相关节,前分则通过耻骨联合相连接。两侧髋骨均由髂骨、坐骨和耻骨三部分组成,髋臼则由这三块骨的体汇合而成。髋臼后壁坚固,其同髋臼顶共同组成承重区。髋臼缘由纤维软骨唇所包绕(图6.8和图6.13)。了解髋臼唇的形状、其与股骨头的关系及其结构是否完整,对于婴儿、儿童和成人都很重要。为了完整地显示此纤维软骨唇,须使用特殊的成像平面和关节内注入钆造影剂,这些技术将随后予以讨论。

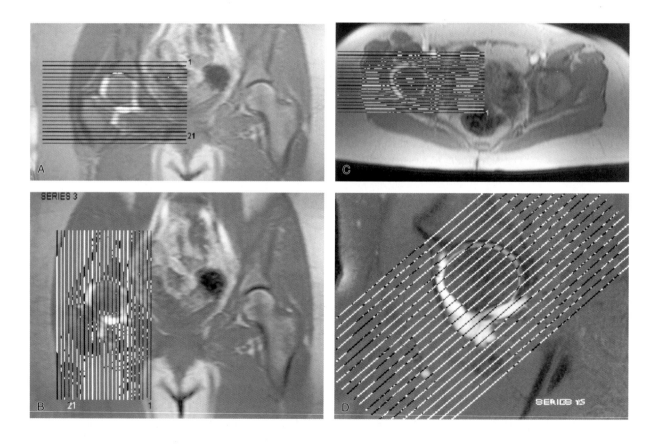

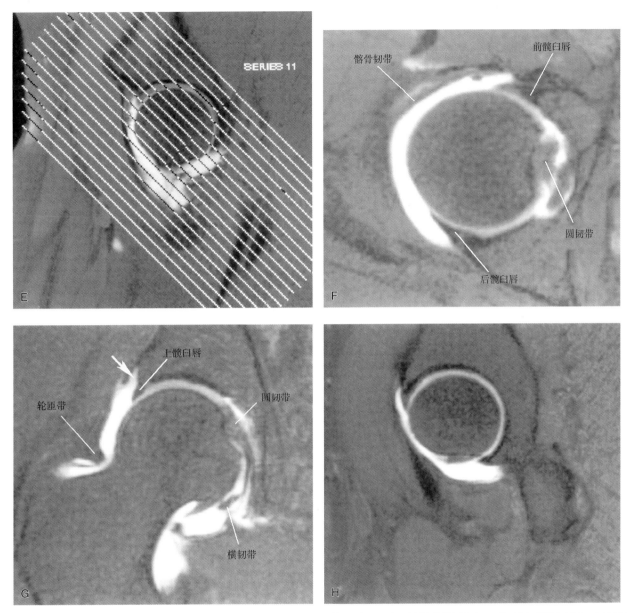

图6.8 正常MR关节造影。轴面(图A)、矢状面(图B)、冠状面(图C)、斜冠状面(图D)和斜矢状面(图E)定位像。正常轴面(图F)、冠状面(图G)和矢状面(图H)关节造影图像。关节囊附着于上髋臼唇(图G中的箭)近端数毫米处,形成髋臼唇上隐窝

因骨盆的诸关节在MRI上很容易识别,在此有必要对其做进一步的探讨。骨盆前部的耻骨联合由两侧耻骨借纤维软骨盘连结构成,两侧耻骨由耻骨上韧带和耻骨弓形韧带连结,纤维软骨盘为上述韧带所包绕(图6.9和图6.12)。骶髂关节属滑膜关节,有骶髂前、后韧带予以加强(图6.12)。骶髂后韧带较前韧带强韧,这使得骶髂关节能做轻微的前倾运动。此外,还有几条附属韧带辅助加固骶髂关节,这些韧带包括:①起自骶骨下外侧缘,止于坐骨结节的骶结节韧带;②起自骶骨下缘,止于坐骨棘的骶棘韧带;③起自L_5横突前下部,向下与骶髂前韧带融合,止于骶骨底部的髂腰韧带。这些韧带在MRI图像上显示为黑色或无信号区。骶髂关节的滑囊内含少量液体,在轴面SE序列T_2WI或增强后MRI图像上非常容易识别(图6.7)。

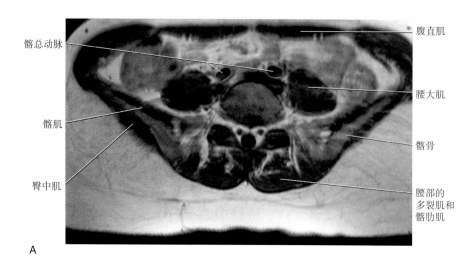 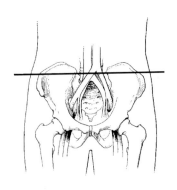

A

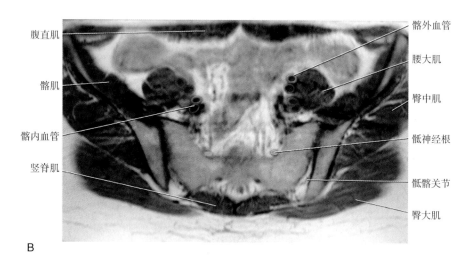 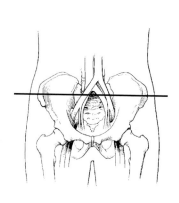

B

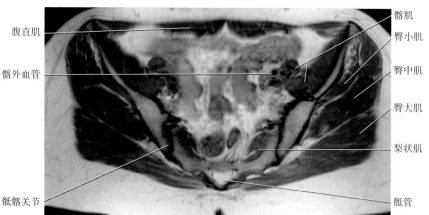 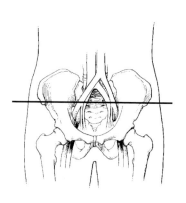

C

第六章 骨盆、髋部和大腿

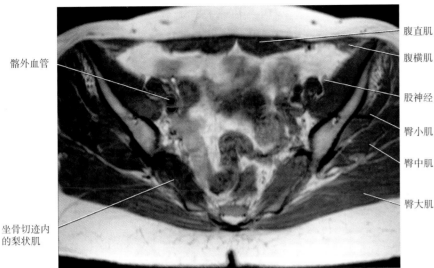

D

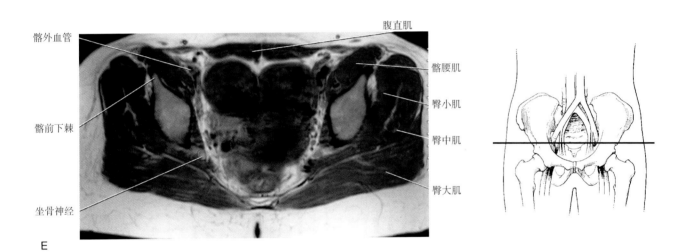

E

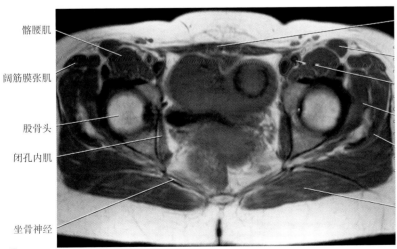

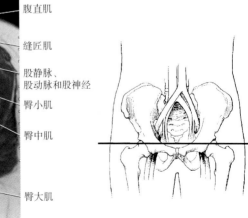

F

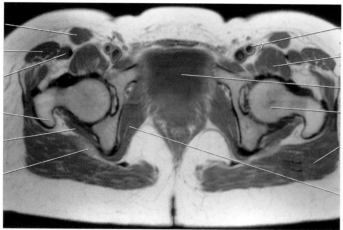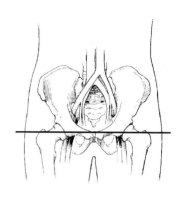

G

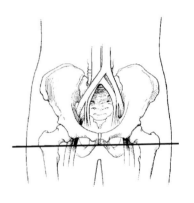

H

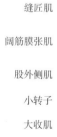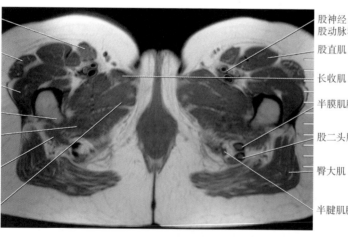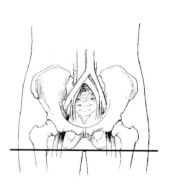

I

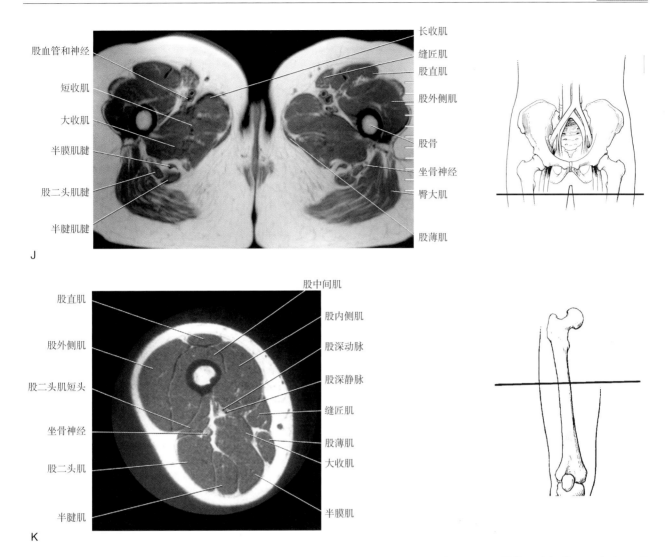

图6.9 骨盆、髋部和上段股骨的轴面MR图像（TR 405ms，TE 16ms）及其示意图。显示骨盆和髋部的MRI解剖。图A.通过骨盆上部的轴面图像及其示意图；图B.通过骶骨上部的轴面图像及其示意图；图C.通过骶髂关节下部的轴面图像及其示意图；图D.通过坐骨切迹的轴面图像及其示意图；图E.通过髂前下棘的轴面图像及其示意图；图F.通过股骨头上部的轴面像和示意图；图G.通过股骨头和大转子的轴面图像及其示意图；图H.通过股骨颈的轴面图像及其示意图；图I.通过股骨小转子的轴面图像及其示意图；图J.通过股骨上段的轴面图像及其示意图；图K.通过大腿上段的轴面图像及其示意图

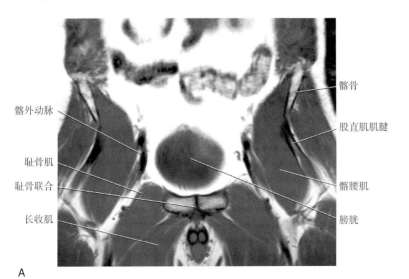

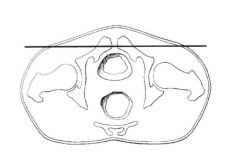

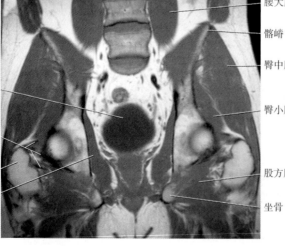
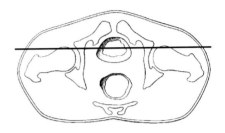
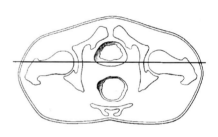
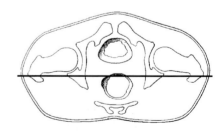

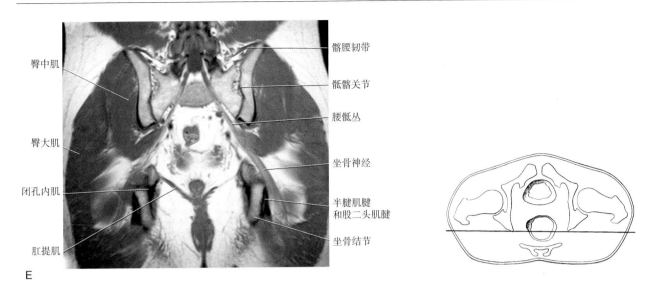

图6.10 骨盆、髋部和大腿的冠状面SE序列T₁WI（TR 450ms，TE 20ms）及其解剖示意图。图A.通过耻骨联合的冠状面图像及其示意图；图B.通过髋关节前份的冠状面图像及其示意图；图C.通过髋关节中部的冠状面图像及其示意图；图D.通过股骨大转子的冠状面图像及其示意图；图E.通过坐骨的冠状面图像及其示意图

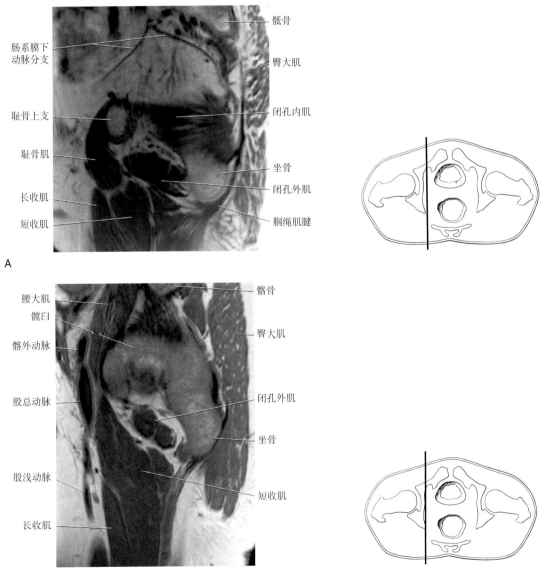

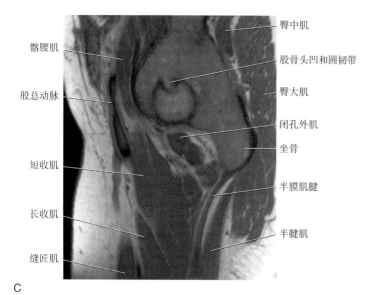
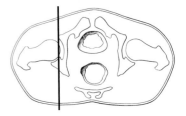

C

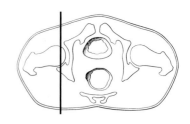

D

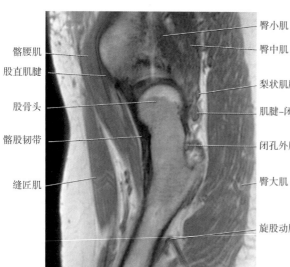
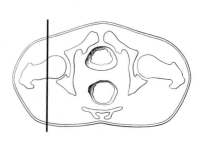

E

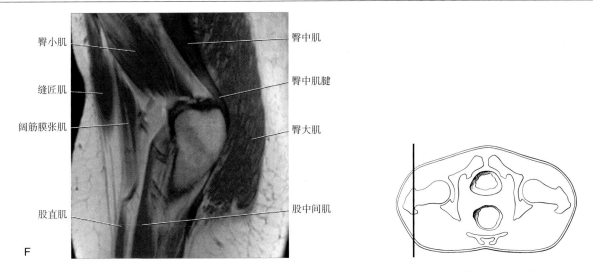

图6.11 通过骨盆、髋部和大腿自内向外的矢状面SE序列T_1WI（TR 450ms，TE 15ms）及其解剖示意图。图A.通过髂骨内侧近坐骨切迹的矢状面图像及其示意图；图B.通过髂耻联合的矢状面图像及其示意图；图C.通过内侧关节间隙的矢状面图像及其示意图；图D.通过股骨头内侧分的矢状面图像及其示意图；图E.通过股骨的矢状面图像及其示意图；图F.通过大转子的矢状面图像及其示意图

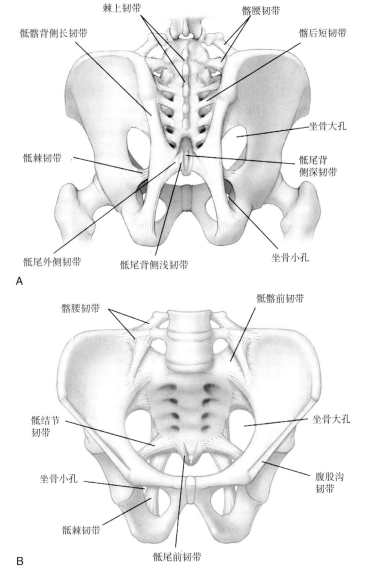

图6.12 骶髂关节后方和骶髂关节前方及耻骨联合区域内韧带的示意图

髋关节属杵臼关节。髋关节滑膜囊衬于关节纤维囊的内侧，而髋臼的关节面及股骨头则为透明软骨所覆盖（图6.8和图6.13）。有几个重要的关节内结构可在MRI图像上显示。圆韧带坚韧，其起自股骨头凹，止于髋臼，此韧带进入髋臼内壁的小切迹内并被脂肪所包绕（图6.10E和图6.13）。髋臼缘被纤维软骨性的髋臼唇所包绕，后者在MRI关节造影图像上较常规MR图像显示更为清晰，但须联合使用轴面、冠状面、倾斜面（图6.8）或辐散成像（图6.14）方可完整显示此结构。髋臼唇下方欠完整，而由横韧带予以连接（图6.8G和图6.13），此韧带呈椭圆形，不可误认为髋臼唇撕裂。这些环绕着髋关节囊的韧带同关节囊交织在一起，在MRI上不易区分。主要的韧带（图6.15）包括：①耻股韧带，起自紧邻髋臼的耻骨体，向前走行，止于转子间线，在附着部与髂股韧带的下支融合。②髂股韧带较粗，其可能为支持髋关节的最强韧的韧带。髂股韧带呈三角形，其顶点附着于髂前下棘和髂骨体的下分，底边则附着于转子间线（图6.15）。③坐股韧带是三个主要韧带中最细的一条，其起自髋臼后下方的坐骨。该韧带上部纤维呈水平走向，下部纤维则向外上方走行并止于股骨颈后上方与大转子的结合部。了解髋关节和股骨头的血液供应也很重要，尤其是在探讨有关缺血坏死的病因学时，这将在随后的有关缺血坏死的章节中详细讨论。

（二）肌的解剖

熟悉骨盆、髋部和大腿肌的轴面、冠状面、矢状面和倾斜面的解剖对于合理解释MRI图像，以及评价与这些结构有关的临床症状甚为重要。与髋关节运动有关的肌很多，因而可基于其功能对之做一简要的讨论。

髋关节的主要伸肌包括臀大肌和大收肌的后部（图6.16）。此外，半膜肌、半腱肌、股二头肌、臀中肌和臀小肌在某种程度上也可辅助完成伸展动作（表6.2）。

使髋关节屈曲的肌主要为髂腰肌（图6.17），此外，耻骨肌、阔筋膜张肌、短收肌和缝匠肌也可使髋关节屈曲。辅助髋关节屈曲的肌还包括长收肌、大收肌、股薄肌和臀小肌。熟悉髂肌和腰大肌解剖对准确解释MR图像十分重要。髂肌体部走行与髂腰肌肌腱平行，附着于股骨近端。某些情况下，可出现较小的髂肌肌腱走行与髂腰肌肌腱平行，附着于小转子。髂腰肌肌腱与髂肌及其肌腱间由少量脂肪分隔（图6.18）。

大腿的内收动作主要由内收肌群和股薄肌来完成（图6.9、图6.11和图6.17），前者包括短收肌、长收肌和大收肌。辅助内收的肌尚包括臀大肌、耻骨肌和闭孔外肌。腘绳肌群亦轻度辅助内收。髋关节的内旋主要由臀中肌、臀小肌和阔筋膜张肌来完

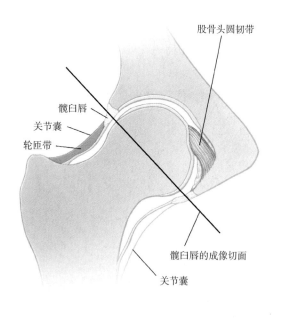
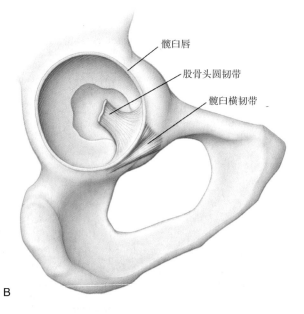

图6.13 图A.髋关节冠状面示意图显示关节的主要组成部分和关节囊及髋臼唇的成像切面（线）；图B.轴面剖面示意图显示髋臼窝和髋臼唇

第六章 骨盆、髋部和大腿

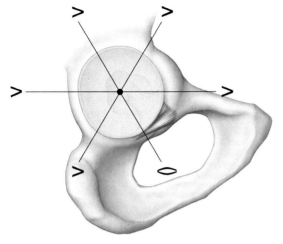

图6.14 辐散成像切面和不同切面上的髋臼唇构型示意图

成。半腱肌和半膜肌也参与内旋,股薄肌在某种程度上亦辅助内旋。髋关节的外旋主要由臀大肌、臀部的短旋肌群(梨状肌、闭孔内肌)和孖肌群来完成(图6.19)。

表6.2总结了骨盆和髋部肌的起点、止点和作用。在各个切面上熟悉这些肌的解剖及其与神经血管结构之间的关系对于正确评价骨盆、髋部和大腿的MRI图像至关重要。

臀大肌(表6.2)是一块大而倾斜走行的肌,形成特有的臀部隆起(图6.9、图6.11、图6.16和图6.19)。其起自髂骨后方、骶骨背面和尾骨。臀大肌有深、浅两组止点,部分臀大肌的止腱同阔筋膜张肌腱的纤维相融合组成髂胫束的一部分,臀大肌的

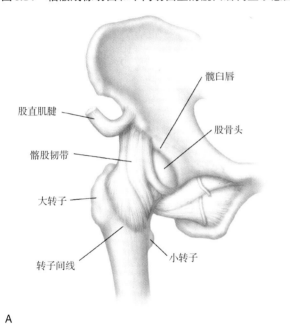

A

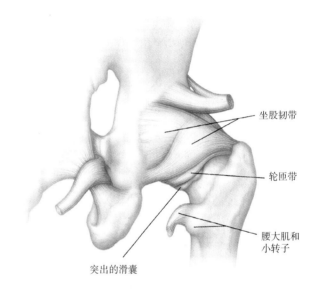

B

图6.15 髋关节支持韧带的前面观(图A)和后面观(图B)

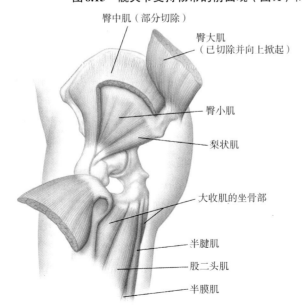

图6.16 大腿伸肌示意图

表6.2 骨盆、髋部和大腿的肌肉

肌肉	起点	止点	作用	神经支配
臀大肌	髂骨后面	股骨臀肌粗隆	大腿后伸	臀下神经（$L_5 \sim S_1$）
	骶骨背外侧面和尾骨	髂胫束	大腿外旋	
臀中肌	髂嵴下方髂骨后面	股骨大转子后外侧	大腿外展	臀上神经（$L_4 \sim S_1$）
臀小肌	髂骨中后面	股骨大转子前缘	大腿外展	臀上神经（$L_4 \sim S_1$）
阔筋膜张肌	髂嵴前分	髂胫束	屈大腿，大腿内旋和外展	臀上神经（$L_4 \sim S_1$）
梨状肌	$S_2 \sim S_4$骶骨前外侧面	股骨大转子上缘	大腿外旋和外展	S_1，S_2
闭孔内肌	耻骨和坐骨缘	股骨转子窝	大腿外旋	$L_5 \sim S_2$
上孖肌	坐骨棘后部	闭孔内肌腱	大腿外旋	$L_5 \sim S_2$
下孖肌	坐骨结节	闭孔内肌腱	大腿外旋	$L_5 \sim S_2$
股方肌	坐骨结节外侧	转子间线下方的股骨后面	大腿外旋，外展	$L_4 \sim S_1$
髂腰肌				
腰大肌	$T_{12} \sim L_5$椎体外侧缘	股骨小转子	屈大腿，辅助外展	$L_2 \sim L_4$
腰小肌	$T_{12} \sim L_5$椎体外侧缘	髂耻隆起	骨盆前屈	$T_{12} \sim L_2$
髂肌	髂嵴下方髂窝内表面	股骨小转子	屈大腿	$L_2 \sim L_4$
缝匠肌	髂前上棘	胫骨上端的前内侧面	屈大腿，辅助外旋	股神经（$L_2 \sim L_3$）
股四头肌				
股直肌	髂前下棘	髌骨上缘	伸膝，辅助大腿前屈	股神经（$L_3 \sim L_4$）
股外侧肌	股骨上外侧面和后外侧面	髌骨外上缘	伸膝	$L_3 \sim L_4$
股内侧肌	股骨后内侧面	股直肌内侧腱	伸膝	$L_3 \sim L_4$
股中间肌	股骨体的前面	髌骨后上缘	伸膝	$L_3 \sim L_4$
耻骨肌	耻骨上支	股骨耻骨肌线	屈大腿	股神经（$L_2 \sim L_3$）
长收肌	耻骨前面	股骨粗线内侧分	大腿内收	闭孔神经（$L_2 \sim L_3$）
短收肌	耻骨体、耻骨下支	股骨粗线上部	大腿内收	闭孔神经（$L_2 \sim L_3$）
大收肌	坐骨支、耻骨下支	股骨粗线、收肌结节	大腿内收	闭孔神经和胫神经（$L_3 \sim L_5$）
股薄肌	耻骨下支近耻骨联合处	胫骨上端前面	大腿内收，内旋	闭孔神经（$L_3 \sim L_4$）
闭孔外肌	闭孔膜外缘	股骨转子窝	大腿外旋	闭孔神经（$L_3 \sim L_4$）
半腱肌	坐骨结节后内侧	胫骨上段前面	伸大腿，屈膝	坐骨神经胫支（$L_5 \sim S_1$）
股二头肌	长头：坐骨结节后内侧	腓骨头	伸大腿	长头：坐骨神经的胫神经支（$L_5 \sim S_1$）
	短头：股骨粗线侧缘	腓骨头	屈膝	短头：坐骨神经的腓神经支（$L_5 \sim S_2$）
半膜肌	坐骨结节后外侧	胫骨上段后内侧	伸大腿，辅助内旋和大腿内收	坐骨神经的胫神经支（$L_5 \sim S_2$）

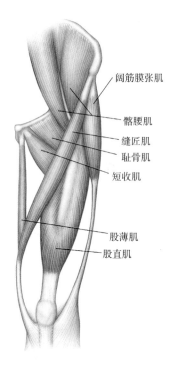

图6.17 大腿屈肌示意图

深组止于股骨的臀肌粗隆，位于股骨转子间线后缘的下方。在股骨大转子平面的肌腱表面常为一皮下滑囊覆盖，在肌腱和大转子之间常有一较大的滑囊（图6.20）。当上述二囊有炎症或感染时，其在T_2WI上常表现为邻近肌止点的特征性高信号改变。

臀中肌（图6.8～图6.11和图6.19）起自髂嵴下方的髂骨翼后面，向外下方伸延，止于股骨大转子的后外侧。常有一滑囊位于前部肌腱纤维和相邻的股骨大转子之间（图6.20）。大部分臀上神经和血管位于臀中肌和臀小肌之间（图6.9）。臀小肌也呈扇形，其起自髂骨翼后面较靠下的部位，走行方向与臀中肌相仿，止于股骨大转子的前上缘。臀小肌与股骨大转子间也有一滑囊。臀中肌和臀小肌组成髋关节的外展肌群，且均由臀上神经支配。

阔筋膜张肌（图6.17）起自髂嵴的最前分，向后下走行止于髂胫束前部。阔筋膜张肌由臀上神经支配，其作用是使大腿屈曲、内旋和外展。

第六章 骨盆、髋部和大腿

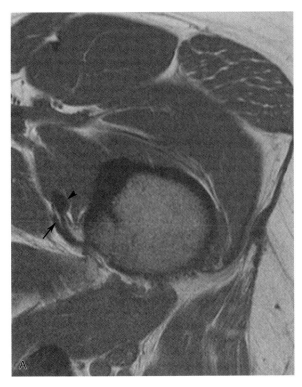

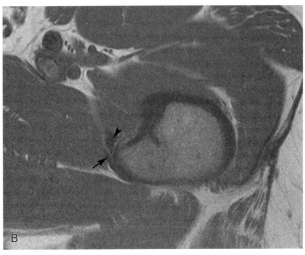

图6.18 轴面T_1WI MR图像（图A和图B）显示髂肌肌腱（箭头）和位于其内侧的髂腰肌腱（箭），两者均附着于小转子

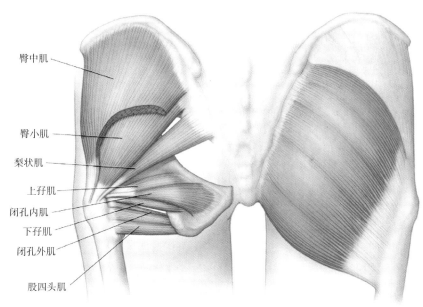

图6.19 大腿外旋肌示意图

梨状肌（图6.9和图6.19）是臀部小肌中最靠上方的一块，常可导致臀部的血管性病变。梨状肌几乎完全充填坐骨大孔（图6.9），后者尚有骶静脉丛和相应的神经血管结构通过。臀上神经和血管常沿梨状肌上缘走行，而阴部神经和血管及臀下神经和血管会同坐骨神经常沿其下缘走行（图6.28）。高达10%人群的坐骨神经与分支经由梨状肌穿过。此肌起自$S_2 \sim S_4$椎体的外侧方，向后外侧方走行至髋关节，止于股骨大转子的上缘。

闭孔内肌起自闭孔内壁周围的骨面（图6.9和图6.11），向外侧穿过坐骨小孔，经由坐骨小切迹的后部向后方走行达髋关节，止于转子窝上方的股骨大转子内侧面。在此部位经常可见一滑囊将肌腱与骨质分开。除非有炎症或其内为液体充盈，否则滑囊在MRI图像上一般不易辨认。

上孖肌和下孖肌（图6.9和图6.19）分别位于闭孔内肌的上方和下方。上孖肌起自坐骨棘后部，下孖肌则起自坐骨结节的上部。这两块肌的肌束汇合后共

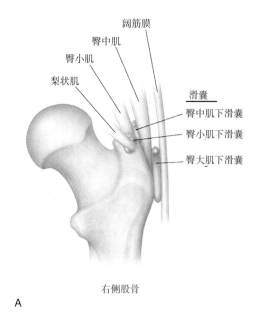

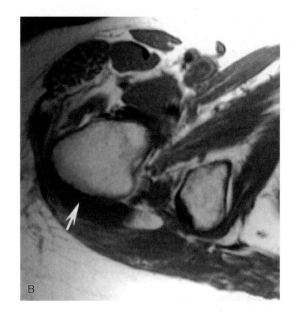

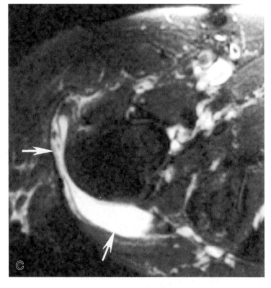

图 6.20　图 A. 近股骨大转子的滑囊示意图。轴面 T_1WI（图 B）和 T_2WI（图 C）显示双侧转子附近滑囊炎（箭头）

同止于闭孔内肌腱，并协助闭孔内肌外旋髋关节。

外旋肌群的最后一块肌是股方肌（图6.19），其起自坐骨结节外侧，止于转子间线下方的股骨后面（图6.10和图6.19）。

大腿前群肌（图6.21）包括髂腰肌、缝匠肌、股四头肌和耻骨肌。

髂腰肌由髂肌和腰大肌组成（图6.9、图6.18和图6.21）。腰大肌起自 $T_{12}\sim L_5$ 椎体外侧缘腹膜后，向下并轻度向外侧走行，与髂肌汇合后共同止于小转子。腰小肌是一块不恒定的肌，常起自 T_{12} 和 L_1 椎体交界处，并沿腰大肌前外侧缘走行，止于髂耻隆起。髂肌起自髂嵴下方的髂窝内表面，向前方轻度倾斜走行至髋关节，与腰大肌一起止于小转子（图6.21）。髂腰肌囊是一个很重要的滑囊，可引起临床症状和髋部疼痛。其恰好位于髋关节前面和髂腰肌之间，此滑囊长可达3～7cm，宽可达2～4cm，高达15%人群的髂腰肌囊与髋关节相交通（图6.22）。

缝匠肌是一条长带状肌，其起自髂前上棘，向内侧倾斜走行于大腿内侧，止于膝关节下方的胫骨上段前内侧面（图6.21）。大部分缝匠肌止点位于股薄肌和半腱肌止点的上方，这三条肌的肌腱联合组成鹅足肌腱。在缝匠肌止点的深部常有一滑囊，将其与股薄肌和半腱肌分开。

股四头肌由四块肌组成：股直肌、股外侧肌、股中间肌和股内侧肌，它们都共同止于髌骨（图6.9、图6.10和图6.21）。其中位于最前方的一块肌为起自髂前下棘的股直肌，与股四头肌中的其他肌不同的是，只有股直肌跨越髋关节。股直肌在大腿前面浅层走行，会同股四头肌其余三块肌一同止于附着在髌骨上缘的股四头肌腱。股直肌的另一非恒定起点可为髋

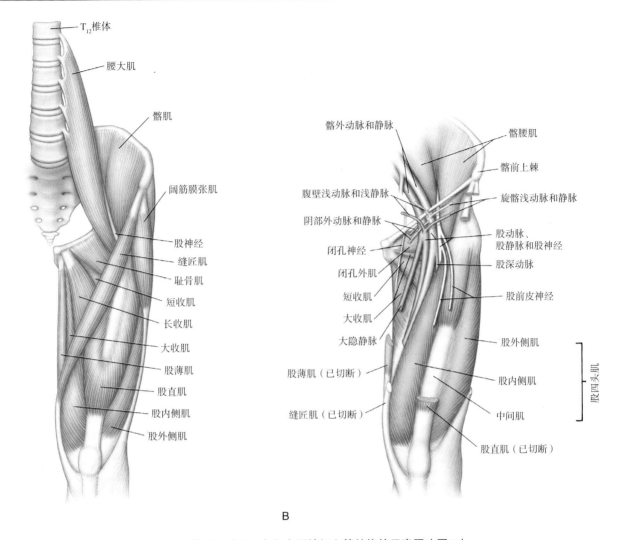

图6.21 大腿前群肌（图A）和大腿神经血管结构的示意图（图B）

臼上缘，了解这一点很重要，因有一滑囊常位于此反折腱头的深面。股四头肌腱连同髌骨形成髌韧带，止于胫骨结节。

股外侧肌是股四头肌中较大的一块肌，其前方由股直肌和阔筋膜张肌所覆盖（图6.9和图6.21）。股外侧肌位于股中间肌的前外方，前者起自股骨大转子下方的股骨干上，沿股骨粗线和肌间隔缘向后外侧走行。股中间肌腱止于髌骨的外上缘，组成股四头肌腱的一部分。股内侧肌起自小转子前下方股骨干的后内侧面，向下方走行止于股直肌内侧腱。股中间肌包绕股骨前、内和外侧的大部（图6.21）。股中间肌的前方由股直肌、两侧则由股外侧肌和股内侧肌所覆盖。股中间肌的肌纤维在向远端走行过程中同股内侧肌和股外侧肌的肌纤维相融合，共同止于髌骨的后上缘。

耻骨肌起自耻骨上支的前上面，向外下方斜行，止于自股骨小转子延续至股骨粗线的耻骨肌线（图6.21）。解剖学家常将短收肌、长收肌、大收肌、股薄肌和闭孔外肌合称为前内侧肌群，因这几块肌均由闭孔神经所支配（表6.2）。在大腿上部的横断面图像上，长收肌位于内收肌群中的最前方（图6.9）。长收肌起自近耻骨联合的耻骨支上部，呈三角形，向下外侧方走行至股骨中段，止于股骨粗线的内侧面，其与耻骨肌和髂腰肌共同组成股三角底。短收肌以一宽肌腱起自耻骨体和耻骨下支，呈三角形，止于股骨粗线的上半部分。在轴面图像上常可见到股薄肌走行于长收肌和大收肌的内侧面（图6.9和图6.21）。

类似于内收肌群的其他肌，大收肌亦呈三角形但较大（图6.21），其起自耻骨下支的下部和坐骨支的全长，向外下方走行，其上部纤维止于股骨粗线，下部纤维止于股骨内髁上方的收肌结节。

股薄肌细长，起自耻骨下支近耻骨联合处（图6.9、图6.10和图6.21），在大腿的内侧走行，位于内收肌群的浅层（图6.10）。股薄肌在走行至近膝关节处，先位于缝匠肌和半膜肌之间，后位于缝匠肌和半腱肌之间。而在膝关节下方，其肌腱弯向前方止

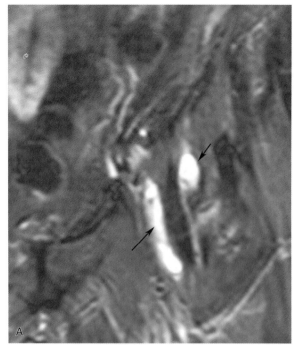
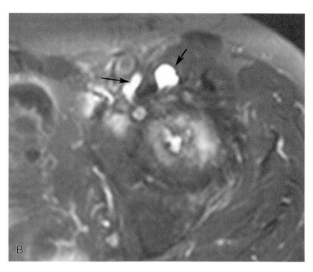
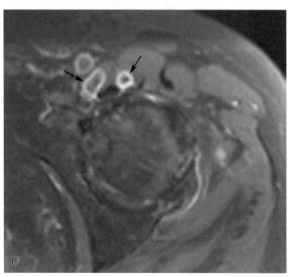

图6.22 进展期退行性关节炎患者左髋出现一形成两个分叶状的髂腰滑囊。冠状面（图A）、轴面（图B）T_2WI和增强脂肪抑制T_1WI（图C）显示该滑囊（箭头）延伸至髂腰肌腱的两侧

于胫骨上端的前内侧。在股薄肌、缝匠肌和半腱肌腱与胫骨之间有一称作鹅足囊的滑囊。

闭孔外肌（图6.9、图6.10和图6.21）位于内收群的最深层。其起自闭孔的外侧缘，即耻骨上、下支和坐骨上缘，向外下方走行位于髋关节囊的后方。闭孔外肌腱与关节囊之间可有滑囊相分隔。此肌的作用主要是使大腿外旋。

大腿后群肌通常称为腘绳肌群，包括半腱肌、股二头肌、半膜肌和起自坐骨结节的一部分大收肌（图6.23）。除股二头肌的短头外，腘绳肌群的所有肌均起自坐骨结节。半腱肌与股二头肌长头一起起自坐骨结节的后内侧。在股骨内髁上方，半腱肌的肌腱绕向膝关节的后方，沿膝关节的内侧面走行，在股薄肌腱和缝匠肌腱的后方止于胫骨上段前面。正如前文所述，半腱肌与股薄肌和缝匠肌的肌腱共同组成鹅足复合体。

股二头肌有长、短两个头（图6.23），其长头与半腱肌腱共同起自坐骨结节下份的后内侧，短头起自股骨粗线的外下缘。股二头肌短头向下方走行时位于长头肌腹的外侧，并在膝关节水平形成一跨越膝关节的总腱，止于腓骨头。

半膜肌以扁长肌腱起自坐骨结节后外侧，其起点位于股二头肌和半腱肌共同起点的外侧（图6.23）。当半膜肌跨越膝关节时，在内侧半月板的后方移行为肌腱后发出一倾斜支附着于内侧副韧带。半膜肌止于膝关节下方的胫骨上段后内侧。

四、神经血管结构

骨盆、髋部和大腿的神经血管结构相当复杂，且这些结构同骶骨及上文提及的诸肌之间的关系对评价神经血管束的病理改变至关重要（图6.24和图6.25）。MRI轴面图像可很好地显示这些结构（图6.9），而冠状和矢状面图像则较难显示，因后2种切面上很难追踪显示神经血管结构走行的改变（图6.10和图6.11）。仅腰骶丛可在冠状面（图6.26）、矢状面和斜冠状面上显示，后者亦可很好地显示骶孔内的神经结构（图6.27）。

腹主动脉常在L_4椎体平面分支形成髂总动脉，后者于骶髂关节处分为髂内和髂外动脉（图6.24）。髂内动脉又分支成为分别供应后组或臀部肌肉的臀上和臀下动脉（图6.28）。这些血管及其分支在常规切面的MRI图像上难以显示。股动脉为髂外动脉在腹股沟韧带下的直接延续。髋关节的血液供应来自旋股动脉和经由股骨圆韧带的闭孔动脉分支。股浅和股深动脉的分支与股浅静脉和大隐静脉分支（图6.24）位于同一平面，均略远于旋股动脉和闭孔动脉的分支水平（图6.24）。这些大动脉及其伴行静脉在连续轴面MRI图像上（图6.9）较容易显示。在大腿上部（图6.24），股浅动脉位于长收肌的前方，缝匠肌的深部。股深动脉和静脉在近股骨粗线附近位于长收肌和大收肌的外侧（图6.9）。股深动脉穿支走行于股骨粗线的后外侧方，位于大收肌和腘绳肌群之间。现今的MR血管造影可显示所有这些大血管（图6.27）。

骨盆、髋部和大腿的主要的神经结构发自腰骶丛（L_1~S_2）（图6.25）。T_{12}和S_3神经的部分腹支也参与此神经丛。骶神经支自骶孔腹侧穿出后会同L_4~L_5神经一起构成坐骨神经（L_4~S_3）（图6.26和

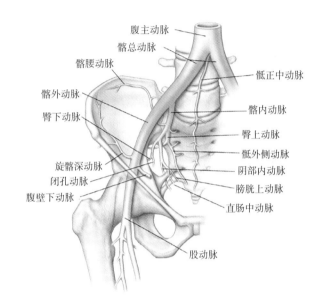

图6.24 骨盆和大腿的大血管示意图

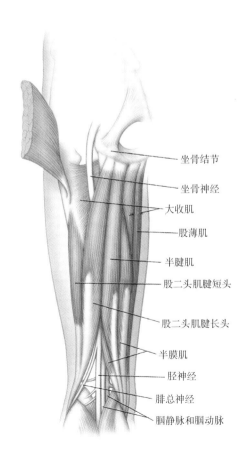

图6.23 腘绳肌群示意图

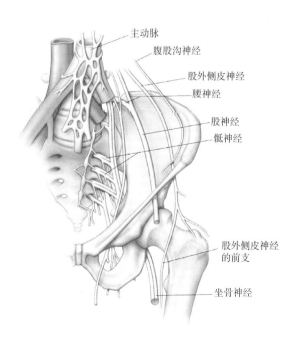

图6.25 骨盆和髋部主要神经结构的示意图

图6.27），坐骨神经穿行于骨盆的后部，位于髋关节的后方（图6.26）。这在MRI轴面图像上可很清楚地显示（图6.9和图6.25）。

约85%的人的坐骨神经于梨状肌下缘进入臀部（图6.28）。有时，坐骨神经穿行于梨状肌之间，或被此肌分隔为胫神经和腓总神经。坐骨神经向远端走行时，位于闭孔外肌、孖肌和股四头肌的后方（图6.9和图6.28）。股后皮神经也在梨状肌的下方走行，但在MRI图像上不易识别。臀上神经行于梨状肌上方，臀中肌和臀小肌之间（图6.28）。在大腿后部，坐骨神经在大收肌后方和股二头肌深面下降（图6.8）。其分支支配腘绳肌群。在膝关节上方，坐骨神经通常分为腓总神经和胫神经（图6.23）。

骨盆和大腿前部的肌由闭孔神经和股神经共同支配（表6.2）。二者均由 $L_2 \sim L_4$ 神经发出。在股三角内，股神经位于股动、静脉的外侧（图6.21）。股神经到达股三角的上部，随即分为肌支与皮支，其中最大的神经支可在MRI图像上显示。这些分支（隐神经和支配股内侧肌的神经）介于长收肌群与缝匠肌之间（图6.9）。闭孔神经穿闭膜管进入大腿，下行于耻骨肌之后（图6.21），其前支介于长、短收肌之间，后支位于短收肌后方。

五、诊断误判

反复阅片可以减少MR读片中的某些错误。有关硬件和软件所致的MRI伪影，在骨盆、髋部和大腿与其他部位并无显著不同（图6.29～图6.31）。由于越来越多的患者进行关节置换术或骨折后放置内固定，现在骨盆和髋部骨骼植入物的金属伪影相当普遍（图6.31）。MR影像在这些患者中的作用将在本章稍后讨论。然后，通过使植入物与磁场方向平行、更改脉冲序列来减少频移及增加带宽使用其他参数可以减少骨科植入物的伪影。现有新兴研究中的技术可以极大地改善MR在这些骨科植入物中的应用（图6.32）。钛类植入物含铁磁成分较少，产生的伪影要比钴铬合金类植入物要少。本节将着重进一步讨论某些骨和软组织的变异。

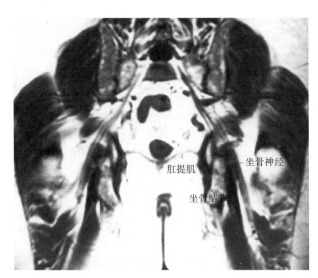

图6.26 骨盆冠状面SE序列（TR 450ms，TE 15ms）显示骶神经丛和坐骨神经的走行。注意坐骨神经与坐骨之间的关系

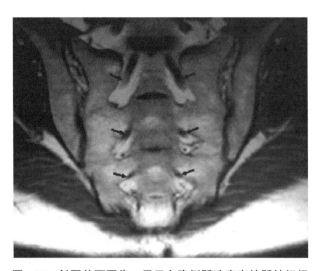

图6.27 斜冠状面图像。显示自腹侧骶孔穿出的骶神经根（箭头），后者被脂肪组织所包绕。骶髂关节亦显示良好

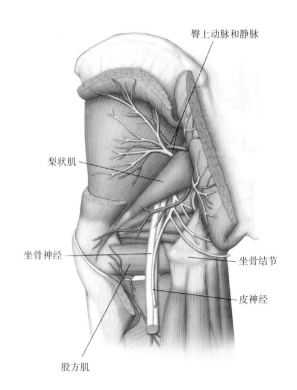

图6.28 臀部神经血管结构的解剖

当患者被疑诊为软组织肿块（图6.33）或坐骨神经病变时，正确认识软组织的变异就显得尤为重要。对于疑诊梨状肌综合征的患者，很有必要了解坐骨-梨状肌的正常变异。正如前文所述，坐骨神经一般走行于梨状肌的下缘，但其也可穿梨状肌或由梨状肌将其分隔成胫神经和腓总神经。多达51%的患者有腰小肌缺如。骨盆和大腿的其他肌肉变异常可引起肌肉融合（例如股方肌和大收肌融合）或将肌腹分离。一些较小的肌肉如孖肌和股方肌可缺如，引起肌肉两侧不对称。由运动所致的肌肉信号改变常可在某些运动量较大的年轻患者中发现，这些信号改变通常累及整块肌肉，其与运动量的大小、程度和持续时间有关，且同肿瘤或其他软组织病变所致的异常信号不同。

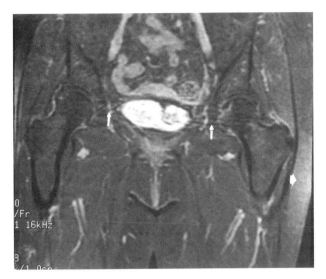

图6.29　骨盆冠状面T_2WI脂肪抑制MR图像显示运动伪影（上方箭头）和脂肪抑制不对称（大白色箭头）

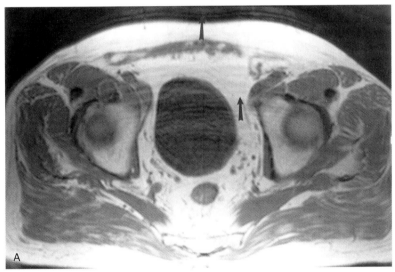

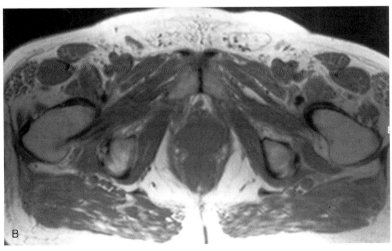

图6.30　相位编码方向的呼吸运动伪影。骨盆上方层面（图A）和下方坐骨结节层面（图B）的轴面T_1WI图像。由于呼吸和小肠运动，图A（箭头）有较多伪影

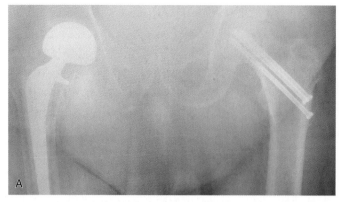
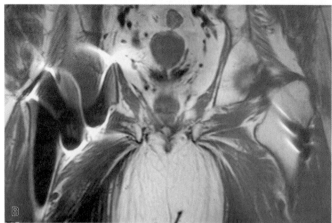
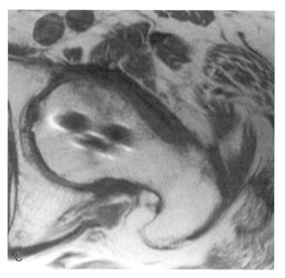

图6.31 图A.骨盆前后位片显示该患者右侧植入双极人工股骨头,左侧植入3根固定螺钉。冠状面(图B)T_1WI显示双侧髋部伪影,右侧更为明显。左髋轴面T_1WI(图C)显示髋部钉子周围少量伪影。骨髓显示清晰

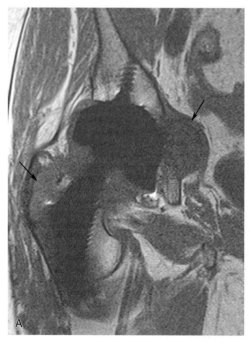
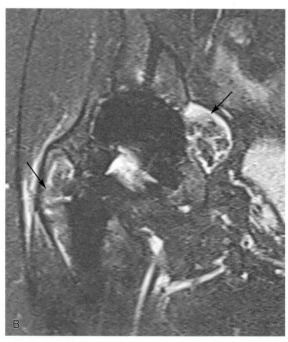

图6.32 正在研究中的序列图像显示全髋关节假体周围少量伪影。冠状面T_1WI(图A)和快速STIR回波链长度17的图像(图B)显示股骨和髋臼部分的骨质溶解(箭头)

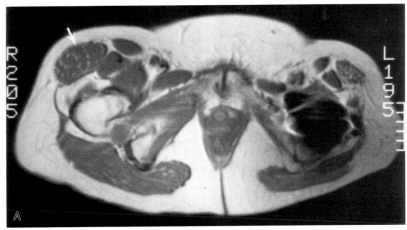

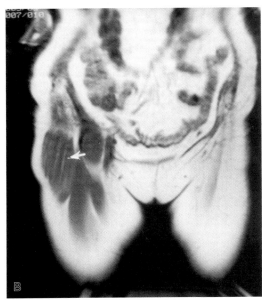

图6.33 阔筋膜张肌肥大。轴面（图A）和冠状面（图B）T₁WI图像显示肌肉明显增大，临床上触摸类似软组织肿块

另外，不应将滑囊炎（图6.18和图6.20）误诊为肿瘤。本章有关解剖学的小节中已对绝大部分滑囊进行了阐述。闭孔外肌滑囊较髂腰肌或大转子滑囊少见，此滑囊与髋关节后下方相通，增大时可将闭孔外肌向下推移（图6.34）。然而还有某些少见的滑囊亦可位于梨状肌和股骨之间以及臀部肌群和坐骨结节之间。这些滑囊大小不一，在T₂WI上呈边界清晰的高信号，T₁WI上为低信号（图6.35）。

骨盆、髋部和股骨内的骨髓信号变异和股骨头局部信号异常常可造成混淆。本书第十四章详细介绍了骨髓的MRI成像，在此仅讨论某些较常见的问题和正常变异。

随年龄增长，造血髓将转换为脂肪髓，这可能部分与骨髓血流量下降有关。在年轻患者，股骨头骺和大转子内常为脂肪髓，在T₁WI上为高信号（图6.36）。在轴面图像上，股骨头骺的部分容积效应也可造成混淆（图6.36），但其可在冠状面或矢状面上得到纠正，不至误为病理改变。随年龄的增长，转子间区的造血髓逐步被脂肪髓所取代，至50岁以上几乎全部为脂肪髓（图6.37）。股骨头和股骨颈内受压承重的骨小梁在T₁WI和T₂WI上均表现为线样低信号（图6.38）。若不熟悉髋臼和股骨骨髓信号的正常变异就可能会做出假阳性诊断，如误为缺血性坏死或转移瘤（图6.39）。

凹入小窝（herniation pit）常表现为股骨颈内境界清楚的异常信号区。这些凹入小窝是由于关节囊前份的机械性效应所致的局部骨皮质缺损，导致软组织凹入股骨颈。约5%的成年人有此种骨皮质缺损。影像学检查显示凹入小窝几乎均位于股骨颈的前外侧1/4（图6.40），其直径约1cm，有边界清楚的硬化缘。呈分叶状的凹入小窝文献亦有报道。随时间的推移，凹入小窝也可增大，但其在影像学上仍保持特征性表现（图6.41）。增大的凹入小窝可能导致股骨颈骨折。凹入小窝MR表现典型，有其典型的发病部位，在T₁WI上常呈低信号，T₂WI上呈边缘有低信号环的高信号，不应与缺血性坏死、转移瘤或骨间腱鞘囊肿混淆。当其MRI表现不典型时，同X线平片对比将有助于明确诊断。

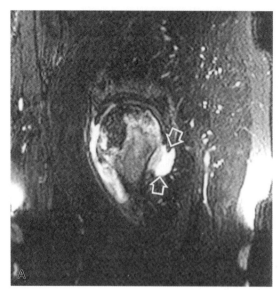
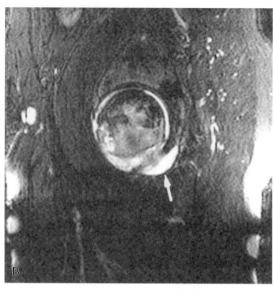

图6.34 股骨头缺血坏死患者的矢状面T₂WI脂肪抑制快速自旋回波图像。图A和图B显示关节腔积液伴闭孔外肌滑囊。图A.该滑囊从后方与关节腔相通（空心箭头）；图B.滑囊向内侧延伸

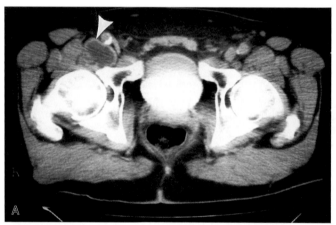
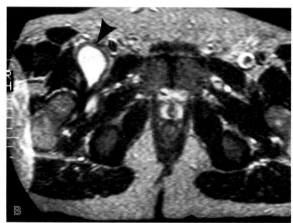
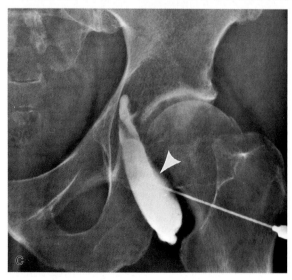

图6.35 增大的髂腰肌滑囊（箭头）被误认为肿块。CT（图A）和T₂加权（图B）MR图像显示一明显扩大的滑囊（箭头）。自滑囊内侧注入造影剂后（图C）行穿刺抽吸，以期达到诊断和治疗的目的。抽吸术一般无法达到长期的疗效

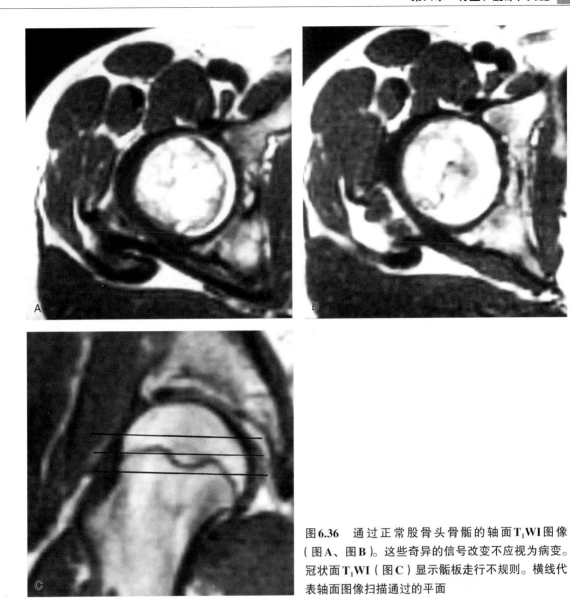

图6.36 通过正常股骨头骨骺的轴面T₁WI图像（图A、图B）。这些奇异的信号改变不应视为病变。冠状面T₁WI（图C）显示骺板走行不规则。横线代表轴面图像扫描通过的平面

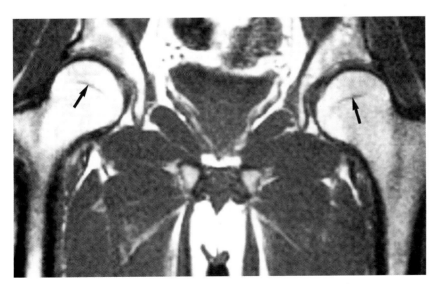

图6.37 成人髋部。骨盆和髋部的T₁WI图像显示股骨头和股骨颈内主要为脂肪髓信号。已愈合的骺线（箭头）不应误为缺血坏死

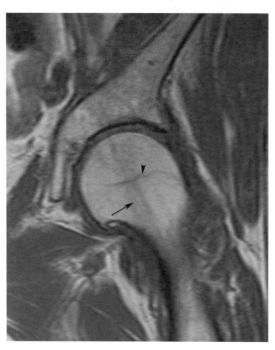

图6.38 髋关节冠状面 T_1WI 图像。显示股骨颈内由骨小梁结构所致的低信号区（箭）。亦可见骺线（箭头）

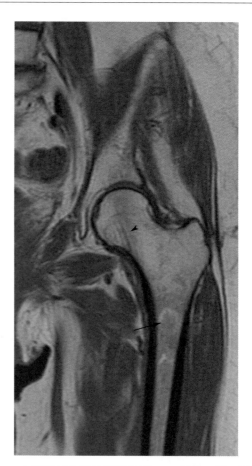

图6.39 左侧髋部和股骨的冠状面 T_1WI 图像。显示股骨转子下骨髓腔内出现的"靶征"（箭），此属正常的骨髓过渡区。该图亦可见股骨颈处的骨小梁结构（箭头）

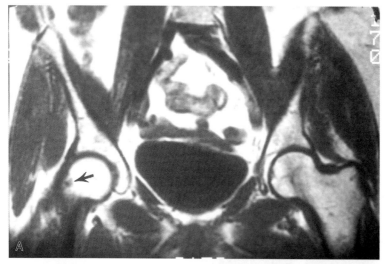

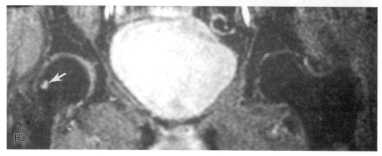

图6.40 骨盆冠状面 T_1WI（图A）和轴面 T_2WI 图像（图B）显示一典型的疝窝（箭头）

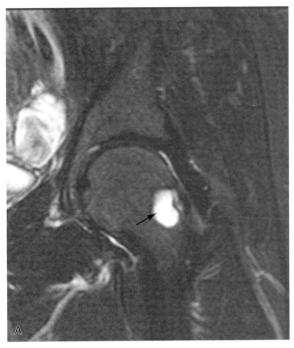
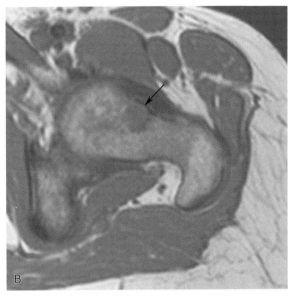

图6.41　大型疝窝。冠状面T₂WI（图A）和轴面T₁WI（图B）图像显示左侧一大型疝窝（箭头）

一个简单但常犯的错误是未将MRI与其他图像，尤其是常规X线平片做对比。而这在骨盆和髋部的MRI检查中尤为重要，因此处的骨髓信号变异易于导致误判（图6.42）。另外，在没有X线平片或CT进行参考时，髋部常见的局部异位骨化或关节周围钙化常可与其他病变混淆（图6.43）。

六、适应证

大多数患者常因疼痛、外伤史或疑诊为骨或软组织肿瘤而进行骨盆、髋部和大腿肌肉骨骼系统MRI检查。髋部疼痛原因众多。申请骨盆、髋部和大腿肌肉骨骼系统MRI检查的患者可为成年人亦可为儿童，以下将回顾性分析现今MRI在骨盆和髋部的应用。儿科疾病将单独在本章的最后一节中讨论。

（一）骨髓水肿

MR可诊断早期股骨头缺血性坏死，而在晚期其诊断价值与X线平片相仿。但当缺血性坏死尚未发展至MRI上常见的地图状骨质异常、双线征或其他典型征象时，缺血性坏死的早期诊断常较困难。"弥漫性骨髓水肿综合征"一词常用于描述临床上病因不明的一过性病变。其在中年男性中最为好发，最常见于髋部、膝部和踝部。要判断其为一过性病变首选需要排除髋关节的暂时性骨质疏松和局部游走性骨质疏松。

弥漫性骨髓水肿也可以是骨缺血性坏死的早期表现。MR上表现为股骨头和（或）股骨颈T₁WI上呈低信号，而在T₂WI上呈高信号。Iida等报道使用激素或进行肾移植等的高危人群伴发骨髓水肿，有85%会进展为骨缺血性坏死。但亦有许多情况包括一过性骨髓水肿、游走性骨质疏松、暂时性骨质疏松、感染、外伤、肿瘤和体重改变，均可出现骨髓水肿。尽管对于一过性骨髓水肿、暂时性骨质疏松和早期骨坏死的MRI征象还存在一些争议，但近年来，对它们的认识已渐趋明确。虽然确切诊断仍有一定困难，但综合利用X线平片、核素成像、MRI图像和临床症状尤其是易感因素等信息，有助于鉴别诊断和治疗方法的选择，如行非手术治疗或手术治疗（如髓心减压术等）。

（二）骨坏死

骨坏死泛指骨和骨髓组织细胞的坏死。缺血性坏死通常指的是骨骺或软骨下骨质的坏死，而干骺端或骨干坏死通常称之为骨梗死。

当有血栓形成、外压性病变、血管壁病变或外伤性血管破裂所致的血流受阻时，常发生骨坏死。Jiang和Shih研究了骺线与股骨头缺血性坏死之间的关系（图6.37和图6.38），发现很多在MRI上表现为呈线样低信号的骺线不连续。在72例股骨头缺血坏死的病例中，有32例（44%）生长障碍线完整的从一侧皮质延续至另一侧。表6.3中列举了多种可能引起骨坏死的病

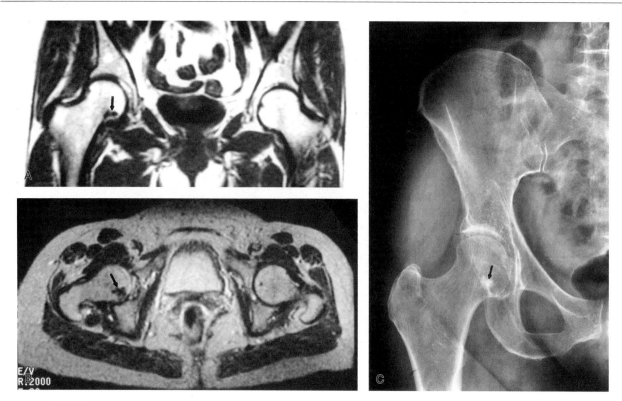

图 6.42 良性骨岛。冠状面 T_1WI（图 A）和轴面 T_2WI（图 B）图像。显示右股骨颈内小片状低信号区（箭头）。前后位（图 C）X 线平片显示轻度软骨钙质沉着、退行性关节炎和硬化性骨岛（箭头），后者导致 MRI 图像上的信号异常

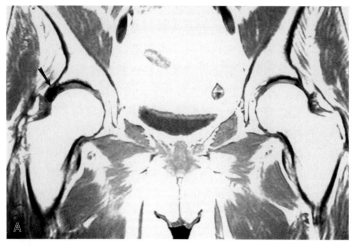

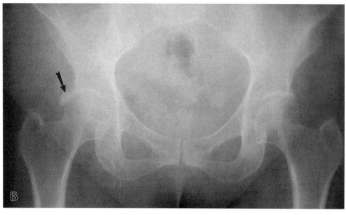

图 6.43 冠状面 T_1WI（图 A）显示髋臼唇周围的低信号区。前后位（图 B）X 线平片显示由羟磷灰石沉积病所致的明显高密度钙化（箭头）

因。尽管骨坏死可发生于骨的任何部位，但最常见也是最重要的骨坏死为股骨头的缺血性坏死。因此，在这里有必要对后者的病理生理学和MRI特征予以讨论。

表6.3　骨坏死的病因

外伤
皮质类固醇
镰状细胞病
酒精中毒
戈谢病
氮麻醉
辐射
胶原病
胰腺炎
特发性病变

髋关节易发生缺血坏死的原因部分源于其血管解剖结构的特点，股骨头凹动脉的供血范围仅为股骨头凹的相邻骨质（图6.44）。旋股内、外侧动脉则供应股骨头的其他区域和股骨颈的骨质（图6.44），在股骨颈发生骨折和移位时，特别容易受到损伤。

某些直接原因如化疗、放疗或灼伤，骨内血管外改变如骨髓水肿，或骨髓浸润性病变如戈谢病，也可导致非外伤性细胞死亡。

脂肪栓塞和（或）脂质代谢功能紊乱常可导致非外伤性骨坏死。Jones报道了由于脂质代谢紊乱引起骨坏死的4个分期和3种可能的机制。脂肪肝、血浆脂蛋白不稳定与融合、脂肪组织或脂肪髓破裂或脂肪组织在非骨质区破裂均可引起脂肪栓塞。脂肪栓塞（0期）导致骨组织内血管闭塞（Ⅰ期），脂酶增高，随后引起自由脂肪酸和前列腺素升高（Ⅱ期）。这些改变可引起局灶性血管内凝血、血小板凝集和血栓形成，最终导致骨坏死。

髋关节缺血性坏死患者的早期诊断和适当疗法的选择至今仍是一个很富挑战性的课题。早期诊断将使患者得益于非手术治疗：如使用拐杖以减少髋关节的负重、髓心减压术和血管蒂移植术等。

骨缺血性坏死的早期诊断对于影像学检查技术来说曾是一大挑战。早期骨缺血性坏死在X线平片上常无异常发现，即使为Ⅱ期病变，其X线平片上的改变也不很明显。此时就需使用较前后位和斜位X线平片更为复杂的检查技术方能检出病变（表6.4）。核素检查对于Ⅱ期缺血性坏死的检出很有帮助。但其同样也很难检出其早期改变。利用双侧髋关节对比法有时也难以奏效，因多达81%患者为双侧股骨头同时受累。

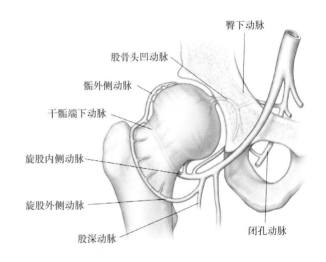

图6.44　髋关节血管解剖结构示意图

表6.4　髋关节缺血性坏死的分期

分期	临床表现	X线平片	MRI	病理
0	无症状	正常	正常或均匀的水肿（T₁WI上呈低信号，T₂WI上呈高信号）（图6.45）软骨下区无强化或钆对比剂增强后因水肿所致的强化（图6.48）	骨髓造血细胞坏死，随后脂肪细胞和骨细胞坏死
Ⅰ	可能有症状	正常或有片状骨质疏松（图6.45A）	正常或均匀的水肿（T₁WI上呈低信号，T₂WI上呈高信号）或在T₁WI上呈低信号区软骨下区无强化或钆剂增强后因水肿所致的强化	骨窦充血成纤维细胞增生、骨髓再生不良、空泡陷窝形成
Ⅱ	疼痛、髋关节僵硬	混合性骨质减少、骨质减少和硬化、囊变（图6.45C和6.52）	楔形新月征（X线平片Ⅲ期）	中心组织坏死、边缘纤维化血管再生、坏死骨小梁上新骨形成
Ⅲ	髋关节僵硬、腹股沟和膝关节疼痛	新月征、死骨片、骨皮质塌陷、关节保持正常（图6.45D、E）	新月征、死骨片、骨皮质塌陷、关节保持正常	坏死组织由肉芽组织所包绕
Ⅳ	疼痛、跛行、可较为严重	Ⅲ级以上退行性改变、关节间隙变窄（图6.45F）	Ⅲ级以上退行性改变、关节间隙变窄（图6.54）	较Ⅲ级改变严重

T₁WI.T₁加权像；T₂WI.T₂加权像

Ficat 与 Ficat 和 Arlet 根据股骨头缺血性坏死的 X 线平片和临床特征将其分为四期（图 6.45）。此分期方法同样适用于 MRI 图像（表 6.4）。0 期和 I 期的 X 线平片无异常发现，且临床症状也很轻微；II 期为局灶性软骨下透亮区或硬化，这在常规 X 线平片上常被漏诊（图 6.45C）；III 期（图 6.45D 和图 6.45E）和 IV 期（图 6.45F）的 X 线表现为新月征、进行性软骨下骨质塌陷和退行性骨关节病，这在 X 线平片上易于诊断（表 6.4）。

由于针对早期缺血性坏死的疗法，现越来越多地运用髓心减压、血管移植和更加保守的治疗，许多中心已对 Ficat 和 Arlet 分期进行了修改。Steinberg 等

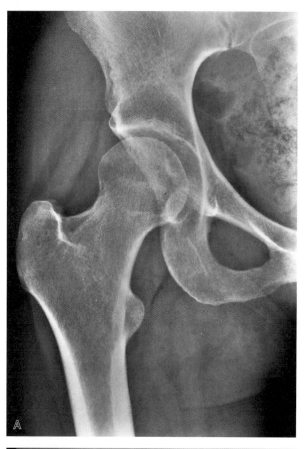

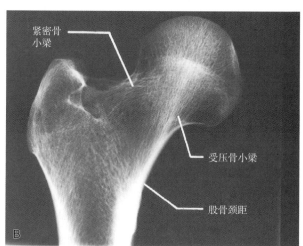

紧密骨小梁

受压骨小梁

股骨颈距

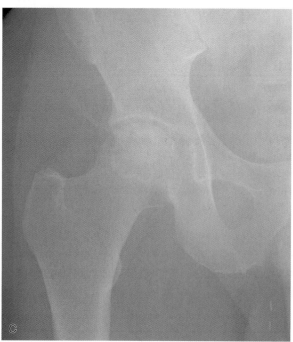

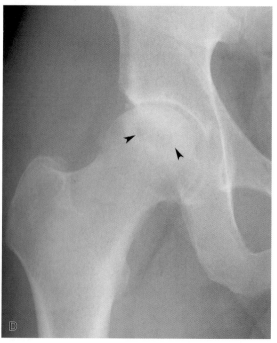

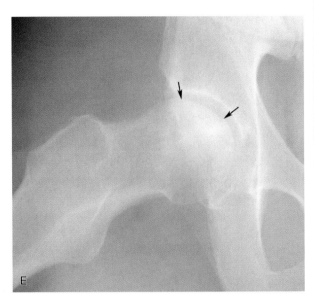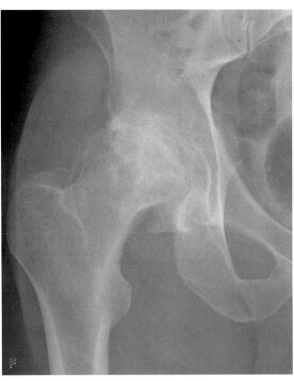

图6.45 股骨头缺血性坏死的X线表现。图A.正常髋关节前后位片；图B.股骨头标本像显示正常股骨头外形和骨小梁的形态；图C. Ⅱ期缺血性坏死：前后位X线平片显示股骨头混杂透亮和硬化区，但无关节面塌陷；Ⅲ期缺血性坏死：前后位（图D）和蛙斜位（图E）X线平片显示透亮区（箭头）和关节面塌陷（箭）；图F.Ficat Ⅳ期或改良Ⅴ期缺血性坏死：右髋前后位X线平片显示缺血性坏死进展伴关节面塌陷和关节间隙完全消失

（表6.5）报道了宾夕法尼亚大学分级和分期法，他们将之前所讨论的对决定股骨头缺血性坏死治疗有意义的影像特征进行了整合。0期为X线和MRI正常表现。Ⅰ期表现为X线平片表现正常，而核素扫描和MR有异常表现。Ⅱ期表现为股骨头溶骨性或硬化性改变，Ⅲ期有软骨下骨塌陷，即新月征。Ⅲ期病变可进展至股骨头扁平，Ⅴ期则发展为关节间隙狭窄和髋臼改变，而Ⅵ其则为退行性骨关节病。根据影像表现，Ⅰ~Ⅴ期病变还可分为数个亚分期（表6.5）。

应选择MR影像来进行分期，其可为手术医师提供股骨头受累范围、髋臼受累范围和缺血性坏死准确分期的信息。

在论及缺血性坏死相应的MRI特征以前，这里有必要将本章中尚未详细探讨的特殊成像技术再复习一下。冠状面T_1WI对于股骨头缺血坏死的诊断非常必要（图6.46A）。使用30~42cm的FOV，4mm层厚，1次采集和256×256或192×256的矩阵，可在短至2~4min获得MRI图像。此种成像技术可进行高危人群的普查。Tervonen等对无症状的高危人群进行MRI检查，发现约有6%的患者患有隐匿性股骨头缺血坏死。最近，Iida等报道有使用激素或进行移植等的高危人群中，85%的患者可从骨髓水肿进展为缺血坏死。

表6.5 股骨头缺血性坏死分型

分期	诊断标准
0期	X线平片、骨扫描和MRI正常或无阳性诊断
Ⅰ期	X线平片正常；骨扫描和（或）MRI异常
A	轻度（股骨头受累<15%）
B	中度（15%~30%的股骨头受累）
C	重度（股骨头受累>30%）
Ⅱ期	股骨头内出现透亮或硬化改变
A	轻度（股骨头受累<15%）
B	中度（15%~30%的股骨头受累）
C	重度（股骨头受累>30%）
Ⅲ期	软骨下塌陷（新月征）不伴关节面扁平
A	轻度（关节面受累<15%）
B	中度（15%~30%的关节面受累）
C	重度（关节面受累>30%）
Ⅳ期	股骨头扁平
A	轻度（关节面受累<15%，压缩<2mm）
B	中度（15%~30%的关节面受累或压缩2~4mm）
C	重度（关节面受累>30%或压缩>4mm）
Ⅴ期	关节间隙狭窄和（或）髋臼改变
A	轻度
B	中度
C	重度
Ⅵ期	进展性退行性改变

对于已发现异常的病例可使用表面线圈和小FOV行双髋关节矢状面扫描,以期确定髋关节受累的范围并改进股骨头病灶的定位,为治疗方案提供参考(图6.46B)。矢状面或(和)冠状面T_2WI或脂肪抑制FSE序列T_2WI对于明确髋关节的解剖和关节软骨的改变至关重要。正确评价髋臼软骨缺失、淋巴腔形成和缺血性改变同样也很重要(图6.47),这些影像学发现可指导选择不同的手术方式。在大多数情况下,股骨头缺血坏死的手术治疗是采用关节面重建或双极植入体,但当髋臼也有异常改变时(图6.47),全髋成形术的治疗效果则更佳。Fink等报道约9.5%的股骨头坏死可并发髋臼缺血坏死。

对于患有系统性疾病、类固醇治疗和肾移植等的高危患者,采用脂肪抑制增强后T_1WI可望早期检出缺血性改变(图6.48)。

早期缺血坏死在MRI常规序列图像上可表现为正常。使用钆对比剂增强扫描(图6.48)和脂肪抑制T_1WI则更易检出早期病变。红骨髓的强化程度高于黄骨髓。因对比剂在人体内可自由分布于细胞外间隙,故强化的程度与血流量或毛细血管通透性有关,或与两者均有关。钆对比剂静脉注射后,正常骨髓迅速强化,典型者在36s内信号强度增高80%以上,而缺血区则无强化(图6.48)。随后的时间段(7d),缺血区周边常可强化(图6.49)。Li等使用脂肪抑制钆对比剂增强扫描将缺血性坏死分为三期:Ⅰ期表现为股骨头内局限性低信号,其周围由高信号缘或充血区

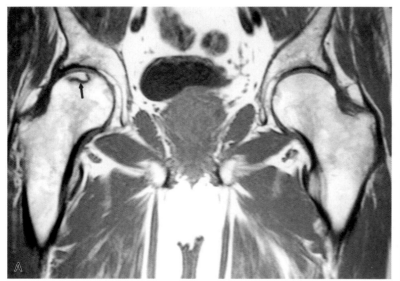
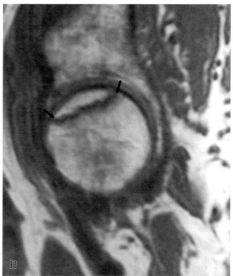

图6.46 早期股骨头缺血性坏死患者的髋部T_1WI图像。X线平片显示为正常。图A.冠状面图像显示软骨下线样小缺损区(箭头);图B.右髋关节矢状面图像更清晰地显示了病变累及的范围(箭头)

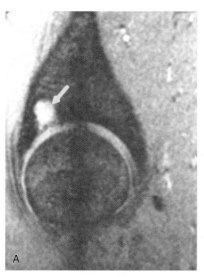
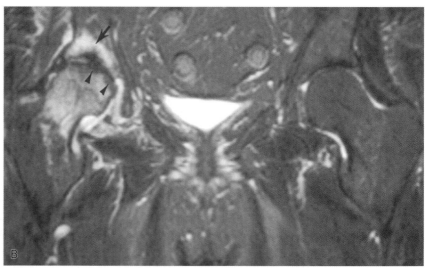

图6.47 图A.矢状面GRE序列T_2^*WI显示一髋臼的淋巴腔(箭头);图B.冠状面脂肪抑制快速自旋回波T_2WI图像显示骨髓水肿、缺血性坏死(箭头)和髋臼不全骨折(箭头)

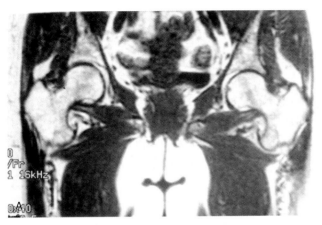
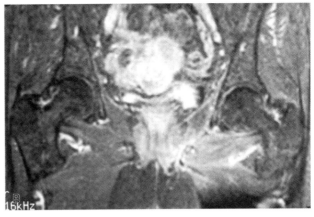

图6.48 类固醇激素治疗的系统性疾病患者。图A.冠状面T_1WI显示正常；图B.脂肪抑制钆对比剂增强后T_1WI显示双侧股骨头的信号强度低于转子间和髋臼区域的信号，提示双侧股骨头血流量下降

环绕；Ⅱ期常表现为股骨头和股骨颈内弥漫性强化的骨髓水肿（图6.47B）；同时合并有Ⅰ期和Ⅱ期改变者为Ⅲ期。尽管骨髓水肿未必会进展为缺血坏死，但很多学者仍认为骨髓水肿是缺血坏死的早期阶段。骨髓水肿与缺血坏死的鉴别诊断将在随后的章节中讨论。确定一过性骨髓水肿是否消失的唯一方法是行MRI随访观察。

不论使用何种成像技术，缺血坏死的MRI表现总在某种程度上同其病理改变相对应。尽管晚期骨缺血坏死的诊断不需要增强扫描，但其有助于清晰显示坏死区及其周边的反应性改变（图6.48和图6.49）。

正常股骨头和股骨颈的MRI信号强度取决于其脂肪细胞、骨髓造血细胞和骨小梁（图6.50）。骨髓的MRI表现与年龄有关，因此，当解释MRI图像时，必须考虑到这些因素。在胎儿期，髋关节各骨内的骨髓均属造血髓。出生后及婴幼儿的股骨头骨骺和大、小转子内的骨髓转换为脂肪髓（图6.51A和B），至2岁时骨骺内全为脂肪髓。儿童的干骺端、转子间和骨盆

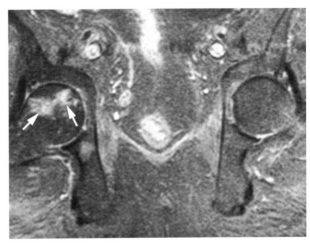

图6.49 冠状面增强后脂肪抑制T_1WI图像显示股骨头局灶性坏死区伴周围强化的充血区（箭头）

内主要为红骨髓（图6.51C）。20～40岁的中青年人，股骨头和大、小转子内为脂肪髓；而股骨颈和转子间为红骨髓或骨髓造血细胞，约94%患者的近端骨干内亦为红骨髓。88%的50岁以上的人群，上述区域均

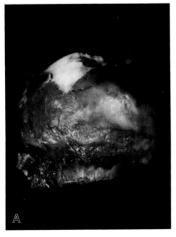
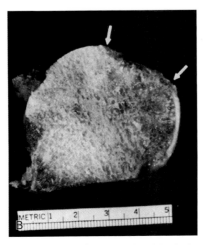
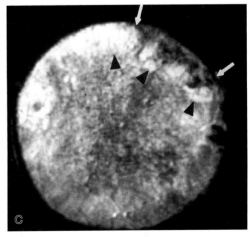

图6.50 股骨头缺血坏死所致关节面塌陷（白色箭）患者的大体标本（图A）及其冠状切面（图B）。轴面图像（图C）显示关节面缺损（白色箭）及坏死边缘和相邻软骨下反应性骨质改变（箭头）

由脂肪髓所构成（图6.51D）。

很多原因可引起股骨头缺血坏死（表6.3）。缺血后的不同时期，所有的骨组织成分均不同程度地发生坏死。骨髓造血细胞对缺血最为敏感，故骨髓造血细胞的坏死先于脂肪细胞的坏死。继造血细胞坏死后，骨细胞也很快发展为坏死。在坏死的早期阶段，不难见到坏死与存活组织并存的现象。早期的动物实验显示，坏死后7d内的MRI表现仍为正常。自7d以后，T_1WI上才能显示由淋巴细胞浸润所致的不均匀性低信号，后者在最初的16d内逐渐增大，20d时股骨头内明显可见均匀低信号（图6.52），病理上表现为淋巴细胞浸润增加和早期纤维化形成。然而此阶段缺血坏死在X线平片上仍表现为正常（表6.4）。文献报道，早期缺血坏死还可表现为T_1WI上股骨头和股骨颈内均匀低信号，类似于一过性骨髓水肿（图6.52），对此两种情况均应采取非手术治疗。动态随访对于明确诊断和排除其他炎性病变（尤其是感染）则至关重要。

缺血坏死的早期阶段，坏死区的边缘常表现为一低信号带，尤易于在冠状面T_1WI上显示（图6.53），而坏死区内信号强度仍与正常黄骨髓的信号类似。坏死区周围环绕的低信号带很可能是由充血所致的。早期缺血坏死的X线平片表现为正常，当有轻微硬化或透亮区存在时，则提示为缺血坏死Ⅱ期（表6.4）。此时坏死区在核素成像上表现为冷区。

2周后，坏死区周围的细胞逐渐演变为成纤维细胞，其在T_1WI上表现为低信号。充血带在T_2WI上则表现为混杂的高、低信号缘，充血改变在增强后MRI图像上更易显示（图6.54）。此期的X线平片或同位素成像与早期相比并无明显差异。

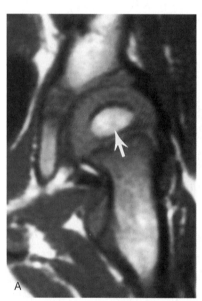
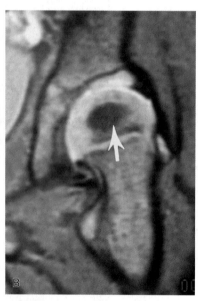
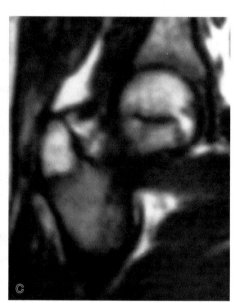
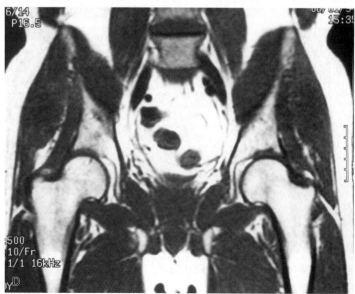

图6.51 不同年龄段髋部骨髓的不同类型。幼儿髋部冠状面T_1WI（图A）和T_2WI（图B）显示骨化阶段发育中的骨骺内脂肪信号（箭）；图C.青少年冠状面T_1WI显示股骨头和大转子内的脂肪髓；图D.60岁老年人，髋部冠状面T_1WI显示双侧股骨上段内均为脂肪髓

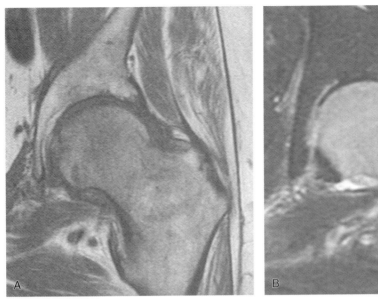
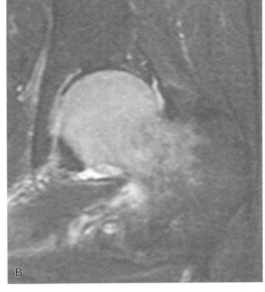

图6.52　冠状面 T_1WI（图A）和 T_2WI（图B）图像显示骨髓水肿所致的股骨头和股骨颈上段异常信号

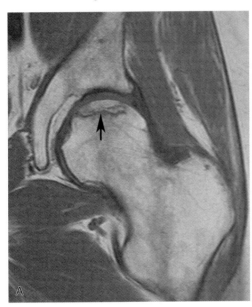
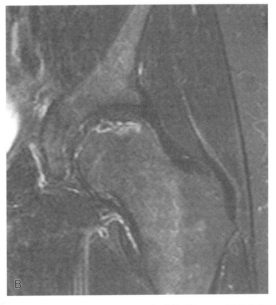

图6.53　图A.冠状面 T_1WI 图像显示坏死区的低信号缘（箭）。坏死区内含脂肪信号。脂肪抑制 T_2WI 冠状面图像（图B）显示坏死区边缘的高信号。坏死区与其余正常股骨头和股骨颈一样呈脂肪抑制后的低信号

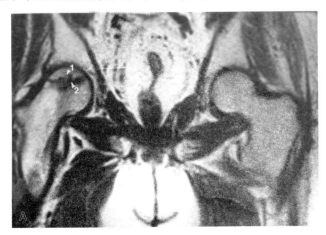
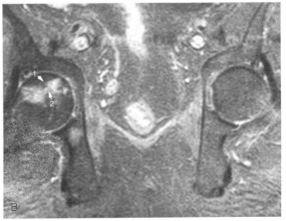

图6.54　冠状面 T_1WI（图A）和增强脂肪抑制 T_1WI 图像（图B）显示坏死区（1）和充血反应区（2）。增强后可更清晰地将反应性充血与纤维组织区分开

缺血坏死Ⅱ期（图6.56），持续充血和骨小梁应力变化导致T_1WI、T_2WI和增强后所示的低信号缘增宽（图6.54和图6.55）。T_2WI上充血区仍为高信号。X线平片上表现为地图样的透亮或硬化区（图6.50）。

随病情进展，软骨下骨质塌陷，即为缺血坏死Ⅲ期（表6.4和表6.5），X线平片上可见新月征（图6.45D），此时在T_1WI上表现为软骨下线状低信号，T_2WI上呈高信号，同时伴股骨畸形改变（图6.57）。T_2WI上，后者在低信号皮质的衬托下，更容易被识别。早期软骨下骨质塌陷仅在使用表面线圈时的冠状面和矢状面图像上见到。事实上，软骨下骨折在冠状面CT重建图像上更易识别。

当股骨头缺血坏死进展至Ⅳ期时（表6.4和表6.6），其MRI表现同X线平片表现相类似。然而，MRI图像更易显示此期的渗出性改变。与髋关节MRI常规体线圈的大FOV图像相比（图6.51），X线平片（图6.45D～F）更易于检出轻微的关节间隙改变。

一些报道认为关节腔积液和骨髓水肿的范围与患者的症状和股骨头缺血坏死分期有关。Huang等评价了根据最大骨髓水肿范围所制定的分期，以及与股骨头缺血坏死分期相关的关节腔积液范围。0级积液为无积液；1级为少量积液；2级为积液沿股骨颈延伸（图6.59）；3级为大量积液伴关节囊增大（图6.58B）。水肿和积液（2级）均在缺血坏死Ⅲ期（表6.4和表6.5）最多见。骨髓水肿在关节疼痛的患者中更多见，而非关节积液。

尽管MRI对缺血坏死的检查尚未完善，但其有助于缺血坏死的病理分期。Mitchell等在T_1WI和T_2WI序列（表6.6）上评价病变的信号强度，并与X线平片所见对照后发现：当病变的信号强度类似于脂肪或骨髓时，临床症状和X线平片上通常表现为早期（Ⅰ期或Ⅱ期）缺血坏死；当病变的信号强度类似于液体或纤维组织时（表6.6），则常提示为进展期病变（Ⅲ期或Ⅳ期）。Beltran等也曾描述了缺血坏死的MRI信号特点并将其分为早期、中期和晚期。作者则更倾向于将MRI表现与病理改变相对照（表6.4），并根据影像特点（表6.5）进行分期来帮助选择治疗方法。充分理解缺血坏死的这些病理学改变和形态学特征，有助于提高MRI检查的敏感性和特异性。与X线平片、CT和核素成像相比，MRI无疑是诊断和随访缺血坏死的最佳影像学检查方法。Glickstein等报道MRI鉴别缺血坏死与正常髋关节的特异度与敏感度分别达到98%和97%，鉴别缺血坏死与其他髋关节疾病的敏感性则达到91%。与核素成像相比，MRI诊断缺血坏死的敏感度为96%，而前者仅为86%。同样，高达18%经穿刺活检证实为缺血坏死患者的核素检查呈假阴性。

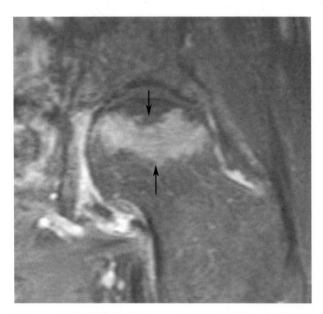

图6.55 冠状面脂肪抑制T_1WI增强图像显示一宽的移行区（箭）

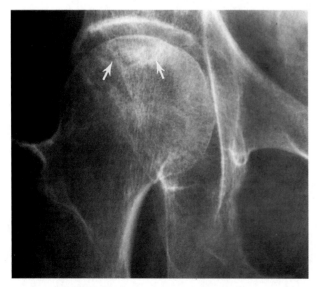

图6.56 髋关节前后位X线片显示股骨头缺血性坏死Ⅱ期，透亮区伴周围坏死（箭）

表6.6 股骨头缺血性坏死的MRI信号特点

信号强度		类似信号强度	X线分期
短TR/TE	长TE/TR		
高	中等	脂肪	Ⅰ～Ⅱ
高	高	血液	Ⅰ～Ⅱ
低	高	液体	Ⅲ～Ⅳ
低	低	纤维组织、骨组织	Ⅲ～Ⅳ

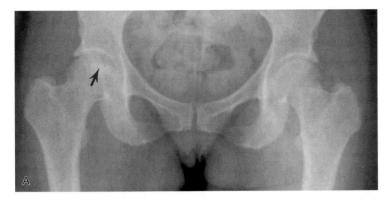
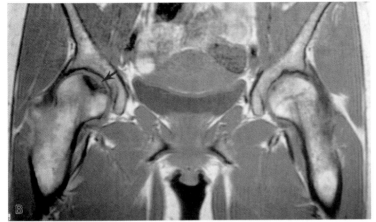
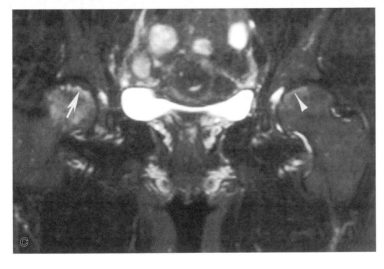

图6.57 图A.前后位X线平片显示右侧股骨头硬化（箭）和塌陷。冠状面T_1WI（图B）显示坏死区混杂信号伴股骨头畸形（箭）。冠状面T_2WI（图C）显示软骨下塌陷区（箭）骨髓水肿伴信号增高。左侧亦可见早期软骨下改变（箭头）

常规T_1WI和T_2WI上的形态学改变对于病变的检出和治疗方案的选择至关重要。T_1WI、STIR或FSE T_2WI和对比剂增强扫描或MR关节造影有助于评价关节软骨和髋臼的改变。动态增强可发现早期的缺血坏死。然而，即使在股骨颈骨折的患者中，笔者也不常规使用这一检查方法。

多年来，已先后有17种分型方法来评价股骨头缺血坏死受累范围，以帮助选择最佳的治疗方案。轴面、冠状面和矢状面和三维图像相结合能更好地定量评价股骨头和坏死区内承重面受累的范围。

Lafforgue等使用三个测量参数确定病变的位置和累及范围。在冠状面T_1WI上进行测量不仅简便且重复性好，因此在随诊时可很容易地进行对比。冠状面图像上α角的测量是选取坏死区的最大径与股骨头的中心连线所得（图6.60）。此角大于75°的患者预后常不佳并进展为关节塌陷。小于或等于45°的患者治疗效果较好，且治疗后多不再进展。

Koo和Kim进一步对此方法做了改进。Koo和Kim（图6.61）在冠状面和矢状面中间层面的图像上，选取股骨头中心进行角度测量来定量评价股骨头的病变受累范围。Cheng又对此做了修改，并在冠状面和矢状面图像上显示最大受累范围的层面上进行测量。坏

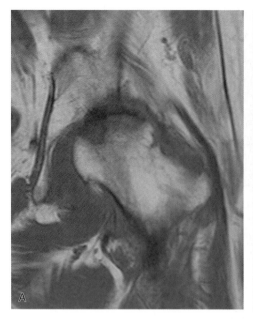
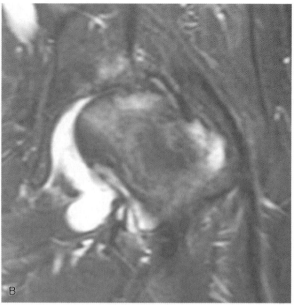

图6.58 冠状面 T_1WI（图A）和快速自旋回波 T_2WI（图B）显示Ⅳ~Ⅴ期股骨头缺血性坏死，可见股骨头上外侧脱位、关节畸形和关节间隙消失及大量关节腔积液（表6.4和表6.5）

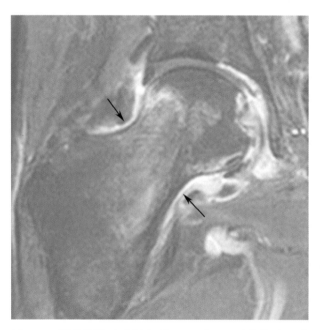

图6.59 冠状面快速自旋回波 T_2WI 显示2型关节腔积液（箭头）和骨髓水肿

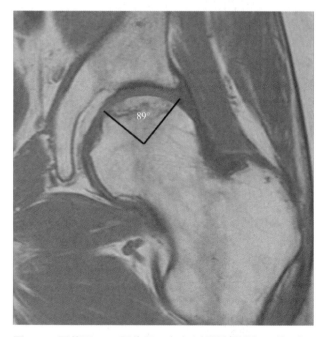

图6.60 冠状面MRI图像显示如何测量股骨头坏死的α角。自坏死区边缘至股骨头中心点画连线所形成的角（α角）是一个非常有用的预后指标。如此角 75°时预后较差，45°则预后较好。图中显示α角为89°

死指数为冠状面角度/180 × 矢状面角度/180 × 100。

另一方法为Kerboul改良法，即把冠状面和矢状面图像上（图6.62）最大受累范围所得的坏死角相加。在随访3~5年患者中，如果角度总和小于200°（1级），则表示无关节面塌陷，33%的患者为2级（角度总和为200°~249°），所有角度总和大于240°的患者表示有关节面塌陷。因此，所有3级（250°~299°）和4级（大于300°）的患者均有关节面塌陷。

另一被学者接受的方法（表6.5）为评价股骨头受累的百分比，然后将其分为三级：小于15%、15%~30%和大于30%。

对于股骨头关节面坏死的范围可使用多种技术来评价。Lafforgue等先沿股骨头的关节面延伸画一个圆（图6.63），然后使用坏死区的面积（A×B）/直径（D）

的平方×100即得股骨头受累的百分比（图6.63）。

Shimizu等使用类似的方法预测股骨头塌陷，并可同时评估承重面及股骨头的受累状况。使用冠状面T_1WI重复性好、患者花费少且检查时间较短。如前所述（图6.63），此法亦先沿股骨头的关节面画一个圆，如自坏死区边缘所画出的最大径小于股骨头直径的1/4则为A级；大于1/4而小于1/2为B级（图6.64）；大于直径的1/2为C级。Shimizu等除提出上述的承重面受累的评估方法外，还描述了T_1WI上坏死区信号强度的改变，并将坏死区的信号分为高、混杂或低于正常骨髓信号强度。联合使用以上方法，可判断患者的预后：当仅有小于1/4的股骨头受累时，股骨头通常不会塌陷；而约有35%的B级和62%的C级缺血坏死将于32个月内发生股骨头塌陷；若股骨头承重面受累范围小于33%，则不会发生股骨头塌陷；但当股骨头承重面受累范围大于66%时，则仅有29%的患者股骨头不发生塌陷；股骨头呈类似于脂肪信号的高信号者，79%的病例32个月内不发生塌陷；呈混杂信号者则在11个月后仅有15%的病例不发生塌陷；股骨头呈低信号者则几乎均不发生塌陷。

Malizos等用三维成像、重建和4mm层厚技术来定量评价股骨头受累情况。这些技术中，笔者更倾向于使用Cheng提出的改良法在冠状面和矢状面图像上测量股骨头最大受累面积。然后，最好还是运用有关骨科手术医师所习惯的方法。

在MRI问世前，常以X线平片分期（表6.4）来指导缺血坏死的治疗。缺血坏死Ⅰ期和Ⅱ期仍可使用髓心减压术，Ⅲ期和Ⅳ期则需行全髋关节置换术。如前文所述，骨缺血坏死的MRI表现同病理改变相关，且早于X线平片的表现。以往使用X线平片的研究显示，大多数患者在髓心减压术后仍可发生进行性的股骨头缺血坏死。然而，近年来使用髓心减压术和带血管蒂腓骨移植术治疗早期缺血坏死（Ⅰ和Ⅱ期）的效

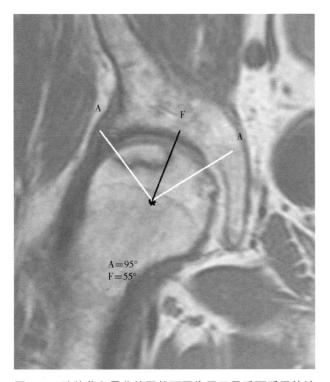

图6.61 髋关节和骨盆的冠状面图像显示承重面受累的计算方法。髋臼承重角（A）为经由承重面的边缘（白线，A）至股骨头中心点的连线所成。此病例中角A为95°。股骨头受累的角度（F）由髋臼承重线内坏死区的边缘切线所构成。在此病例中角F为55°。F/A×100=% 即为承重面受累的百分比。在此病例中55/95×100=57%。承重面受累如>45%预后不佳，<45%则预后较好

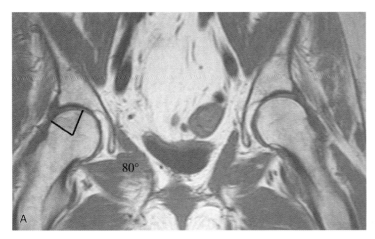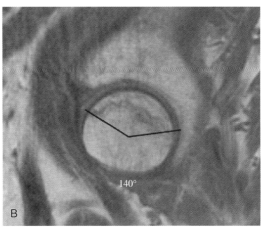

80+140=220 2级–33%可能塌陷

图6.62 改良Kerboul法预计股骨头塌陷。在显示股骨头坏死区最大受累面的冠状面（图A）和矢状面（图B）上，自股骨头中心向坏死区边缘连线。将两个角度之和分为1～4级。1级=<200°；2级=200～249°；3级=250～299°，4级=>300°。此病例中两角之和为200°，即2级，塌陷可能为33%。所有角度>240°的患者均会在3年内出现股骨头塌陷

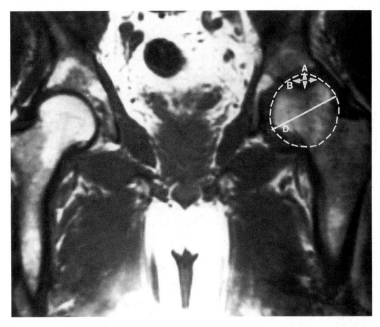

图6.63 股骨头缺血坏死受累百分比。沿股骨头关节面延伸画出一个圈。坏死区（A×B）除以直径（D）（白线）的平方×100即股骨头受累的百分比。根据作者的经验，该方法比图6.60～6.62中的方法使用更为困难

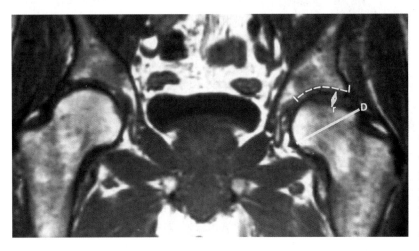

图6.64 Shimizu等报道的股骨头受累评估方法。骨盆冠状面T_1WI显示左侧股骨头内坏死区，其信号强度低于正常骨髓。D线为股骨头的直径。如果距离（r）小于直径（D）的1/4，即为A级缺血坏死。坏死区的面积大于承重面（虚线）的2/3时股骨头塌陷的概率增大

果则较为满意。

髓心减压因能检出轻微骨髓水肿和早期缺血坏死而在临床上应用广泛。恰当地使用髓心减压和带血管蒂骨组织移植可减少或延缓施行髋关节成形术的必要性。Scully等对照研究了Ⅰ～Ⅲ级缺血坏死患者接受髓心减压术或植入带蒂血管束术后的结果后发现，两者对于Ⅰ级缺血坏死均有效。髓心减压术治疗Ⅱ、Ⅲ级缺血坏死4年后的有效率分别为65%和21%，效果不令人满意。而植入带蒂血管束的有效率则分别为89%和81%。Camp及Hopson等也报道了同样的结果。

Lieberman等回顾了基于表6.5所示的分型法决定的各项治疗方案。该分型法包括了X线平片和MR的特点。他们的报道中包含了多种手术方法（表6.7）。髓心减压是针对Ⅰ期和Ⅱ期这些早期病变最常用的方法。该结果显示Ⅰ期和ⅡA期（X线显示有硬化但无囊变）的治疗成功率（患者无症状，病变无进展）可高达95%。其他报道显示Ⅰ期和Ⅱ期病变（表6.5）治疗成功率超过80%。

表6.7 股骨头缺血坏死的治疗方法选择

避免负重
髓心减压术
髓心减压术/带血管蒂腓骨移植
髓心减压术/无血管蒂腓骨移植
截骨术
髋关节面成形术
双极髋部成形术
全髋关节成形术

使用髓心减压和带血管蒂腓骨移植除能减压外还能提供承重支持和血管再通。Ⅰ期和Ⅱ期缺血坏死的治疗成功率达91%。对Ⅰ期和Ⅱ期病变非带血管蒂移植的成功率约为90%。关节表面成形术5年和10年手术成功率分别为91%和60%。全髋关节成形术的长期手术成功率最高。

第六章 骨盆、髋部和大腿

表6.8总结了Lieberman等对表6.5所示的分型法进行回顾后，所推荐的治疗方法。

表6.8 股骨头缺血坏死的治疗方法

影像分期[a]	症状	治疗
Ⅰ，Ⅱ	无	观察 ± 髓心减压术 ± 骨移植
Ⅰ，Ⅱ	有	髓心减压术 ± 骨移植
ⅠC，ⅡC，Ⅲ，ⅣA	有	骨移植，表面或全髋关节成形术
ⅢB，ⅣC	有	表面或全髋关节成形术
Ⅴ，Ⅵ	有	全髋关节成形术

[a] 包括A、B、C三个亚分期（表6.5）

骨盆和股骨上段骨梗死（图6.65）的MRI表现非常典型。而骨梗死的X线平片、CT和核素成像的表现却缺乏特异性，其可表现为较骨梗死更为严重的病变如恶性病变或感染，亦可无阳性发现。在T_1WI上，骨梗死表现为骨干或干骺端的低信号区，环以境界清晰的匍行边缘，病灶常可多发。在T_2WI序列上，此边缘显示得更为清晰，并可见由高低信号带所构成的"双线征"，此征象可由化学位移伪影（高信号带位于低信号带的对侧）或由充血、新骨形成或钙化（高信号带始终与低信号带伴行）所致。常在慢性骨梗死中见到的骨硬化和钙化在T_1WI和T_2WI上均表现为低信号区。

（三）快速破坏性髋关节病

Ryu等曾报道了5年内仅见的20例股骨头进行性破坏，并命名为快速破坏性髋关节病。与典型的缺血坏死不同，此病常在2～12个月导致股骨头快速破坏。X线平片上多数表现为Ⅲ或Ⅳ期缺血坏死，常见骨质碎裂，股骨头关节面缺失，并伴有大量关节积液（图6.66）。55%的病例同时合并有髋臼受侵。Watanabe等和Yamamota等报道在老年女性和肾移植患者中出现软骨下不全骨折亦可导致快速髋关节破坏，也称快速破坏性变形性关节病。该病病因不明。鉴别诊断包括类风湿关节炎、感染和神经营养性关节病，但可根据临床症状或关节液检查排除这些诊断。尽管本病的病因尚不明，但于外科手术切除的标本中均显示有缺血性骨坏死。

该病在X线平片和MR上有一定的特点。Boutry等报道其MR特点包括关节腔积液（100%的患者出现），骨髓水肿（100%），髋臼骨髓水肿（83%），股骨头扁平和变形（92%）和软骨下囊肿（83%）（图6.67）。

（四）骨髓水肿

骨髓水肿或一过性骨髓水肿是否为早期缺血坏死的一种表现抑或为无后遗症的一过性表现，至今仍存

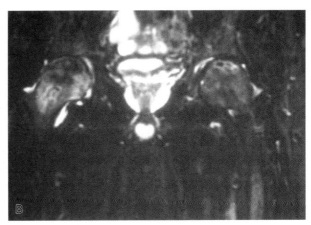

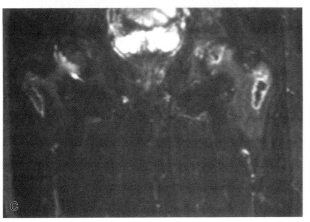

图6.65 类固醇激素治疗Crohn病的患者。冠状面T_1WI（图A）显示双侧股骨头缺血坏死和转子区域骨梗死。脂肪抑制增强后图像（图B、图C）显示骨坏死周边因充血所致的强化

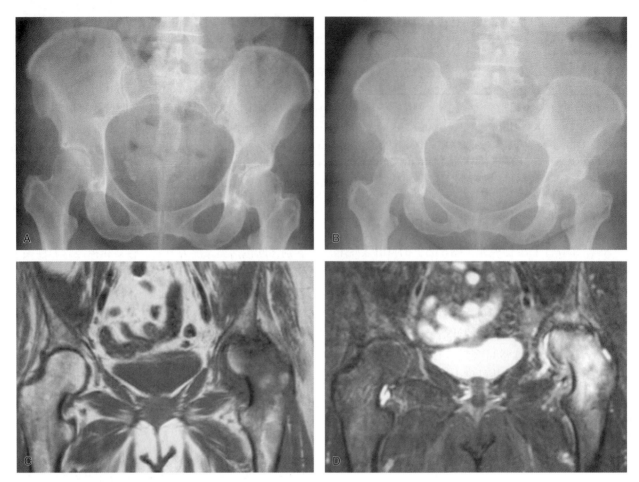

图6.66　相隔3个月的X线平片（图A、图B）显示左侧股骨头出现迅速的破坏。MR T_1WI（图C）和 T_2WI（图D）显示股骨头明显出现畸形和广泛骨髓水肿

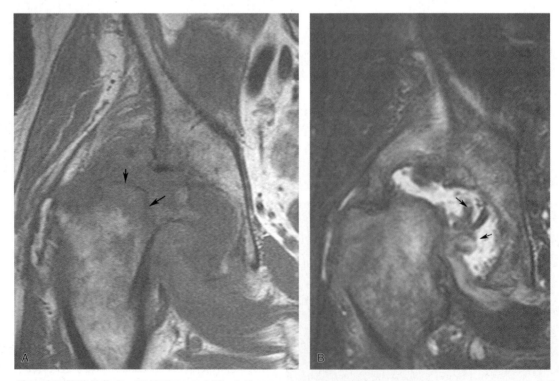

图6.67　快速破坏性髋关节病。冠状面 T_1WI（图A）和 T_2WI（图B）显示股骨头完全破坏（图A中的箭头）伴关节间隙内大量关节腔积液和骨软骨碎片（图B中的箭头）。相比图6.66中的病例，此病例股骨颈和髋臼的水肿较少

在争议（表6.9）。X线平片上表现为股骨头和转子间暂时性骨质疏松，γ闪烁图上表现为放射性浓聚。此为排他性诊断，鉴别诊断包括早期骨坏死、髋关节的暂时性骨质疏松及诸如感染、创伤和肿瘤等能引起骨髓水肿的疾病。VandeBerg等描述了股骨头骨髓水肿在T_1WI上的4种形态特点：股骨头内异常低信号，并累及软骨下骨；异常信号可向股骨颈延伸，在髋臼处也可有轻微的信号异常；异常信号边界不清；T_1WI上仅轻度降低的异常均匀信号。骨髓水肿在T_2WI和STIR序列图像上为高信号，行增强后会有轻度强化（图6.52和图6.68）。

骨髓水肿或骨髓水肿综合征的镜下改变为菲薄的骨小梁伴成骨活跃，其周围有水肿、脂肪细胞破坏和血管充血。

骨髓水肿在6～12周MRI随访检查时，常显示好转或未进展为典型骨坏死，而暂时性骨质疏松症状出现8周后在X线平片上多表现为异常。因而，很有必要将MRI图像同X线平片加以对照分析。如8周后

表6.9 暂时性骨质疏松、骨髓水肿和缺血性坏死（缺血坏死）的临床和影像学特征

	暂时性骨质疏松	骨髓水肿	缺血性坏死
起病	急骤	常为隐匿性	渐进性或隐匿性
症状	负重时疼痛、跛行	静息疼痛，随后跛行加重	静息疼痛，随后跛行加重
病因	不明	不明	血供受阻
男女发病比例	3：1	大致相同	相同
发病率	罕见	少见	常见
发生缺血坏死的高危因素	无	可有	有
双侧受累	无	无	50%～80%
X线平片特点	症状出现4～6周后可见骨质减少	有或无骨质减少	骨质硬化、透亮区、软骨下塌陷
骨扫描	股骨头、股骨颈和转子间弥漫性示踪剂浓聚	股骨头和股骨颈弥漫性示踪剂浓聚	局灶性示踪剂浓聚或光量子数减少
MRI	股骨头，股骨颈和转子间T_2WI上呈高信号，T_1WI上呈低信号	股骨头和股骨颈T_2WI上呈低信号，T_1WI上呈低信号	局灶性软骨下病变，有或无骨髓水肿
预后	2～6个月痊愈	2～6个月痊愈	70%～80%进展
治疗	保守治疗，避免负重	非手术治疗或髓心减压术	髓心减压术，植入带蒂血管束，髋关节成形术

T_2WI，T_2加权图像；T_1WI，T_1加权图像

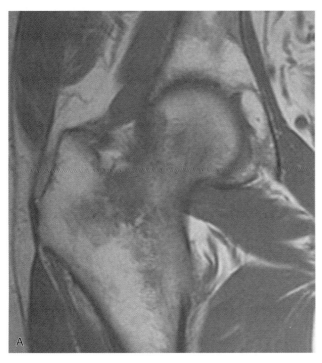
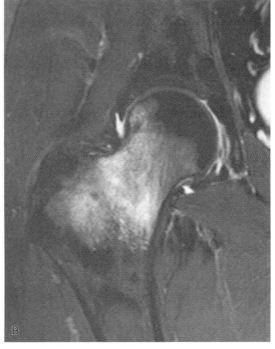

图6.68 一过性骨髓水肿（综合征）。冠状面T_1WI（图A）和快速自旋回波T_2WI（图B）显示股骨头和股骨颈处低信号，边缘欠清（图A），伴T_2WI（图B）上股骨头和股骨颈处更为广泛的等高信号

无股骨头和股骨上段骨质减少的影像学表现，则不能做出暂时性骨质疏松的诊断，应行MRI随访检查以排除由骨坏死或其他一些疾病所造成的改变。Lecouvet等和VandeBerg等报道了MRI图像上软骨下的改变有助于判断病变系短暂性抑或为不可逆性。T_2WI或对比剂增强后T_1WI上未显示任何软骨下改变的病灶均属短暂性病变。T_2WI上骨髓水肿和长径大于12.5mm或厚度大于4mm的软骨下病变（图6.69），诊断缺血坏死的阳性预测值分别为85%和73%，其在对比剂增强后T_1WI上则分别为87%和86%。

骨髓水肿病因不明，但与缺血、创伤和复杂性区域疼痛综合征有关。MR可有多种表现，如髋关节暂时性骨髓水肿、压力反应、骨性关节炎和骨缺血坏死。

对于骨髓水肿的患者应采取非手术治疗，但当有软骨下改变或临床上有缺血坏死高危因素存在时，则应采取髓心减压术治疗（图6.70）。

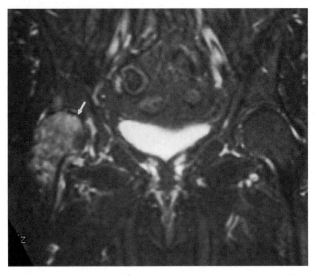

图6.69　T_2WI上显示骨髓水肿，可见右侧股骨头和股骨颈处高信号。软骨下线状低信号区（箭）提示其为不可逆性病变或早期缺血坏死

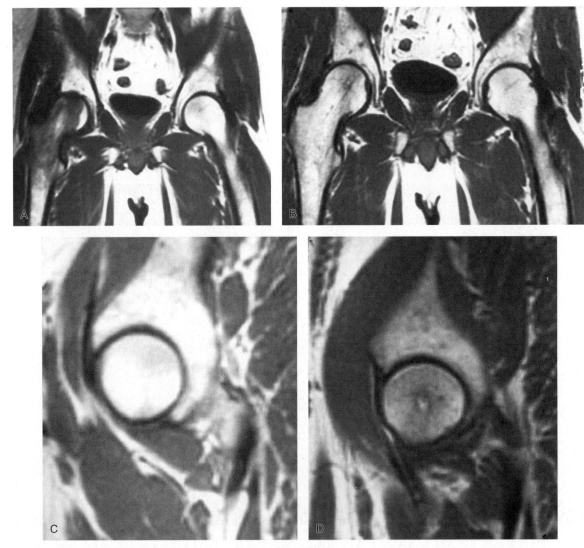

图6.70　伴有骨坏死高危因素的骨髓水肿患者，经髓心减压术治疗。图A.冠状面T_1WI显示右侧股骨头和股骨近端内骨髓水肿。髓心减压术后1年冠状面T_1WI（图B）和矢状面图像（图C、图D）显示为正常

（五）髋部暂时性骨质疏松

暂时性骨质疏松是众多可引起髋部疼痛和骨髓水肿的疾病之一，其病因不明。女性常于孕期9个月时发病，此妊娠期的钙质需求可引起骨量的丢失。此外，基因异常也是可能的病因之一。现已明确该病均可见于男性和女性，男性多于女性，男女比例为3 : 1，最好发于青年或中年男性（表6.9）。

Guerra 和 Steinberg 描述了本病的三个临床阶段：最初阶段为急性疼痛、跛行和患髋功能减退，此阶段持续约1个月；第二阶段持续约2个月，临床症状无明显变化，X线平片上显示受累股骨头、股骨颈和股骨上段骨质减少（图6.71）；第三阶段临床症状有所改善，通常持续约4个月，但亦可持续6～12个月。髋关节症状缓解后，其他关节亦可受累，呈游走性骨质疏松。

症状出现4～6周后，影像学上出现特征性的骨质减少（表6.9）对于诊断很有帮助（图6.71）。骨扫描和MRI图像常能较早地显示异常改变。γ闪烁图上显示为股骨头和股骨颈内弥漫性示踪剂浓聚（图6.72）。MRI T_2WI 上为高信号，T_1WI 上为低信号，这些异常信号常见于股骨头和股骨颈内，关节腔内也常见积液，但无常见于缺血坏死的软骨下骨质塌陷（图6.73）。

鉴别诊断包括其他能引起骨髓水肿的疾病，如交感反射性营养不良，后者与暂时性骨质疏松的X线平片表现相似，但交感反应性营养不良常累及上肢，且易伴有皮肤改变及血管舒缩功能障碍，并常较暂时性骨质疏松的患者更为虚弱无力。

暂时性骨质疏松患者的临床症状常可自发缓解（表6.9）。因而当明确诊断后应采取非手术治疗。

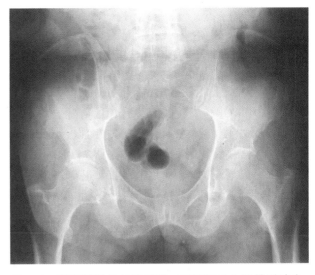

图6.71 髋部暂时性骨质疏松。可见股骨上段骨质减少，髋关节间隙和髋臼骨质密度正常

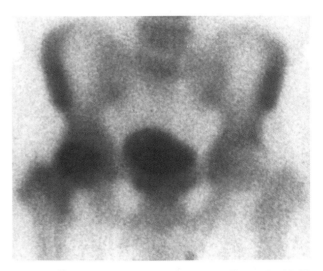

图6.72 $^{99m}TcMDP$（亚甲基双磷酸）骨扫描显示右侧股骨头和股骨颈内弥漫性示踪剂浓聚

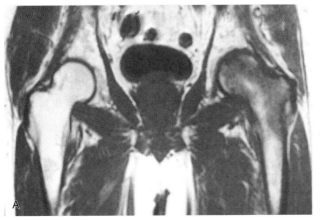 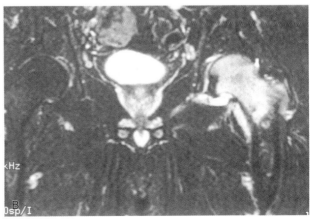

图6.73 髋部一过性骨质疏松。图A.冠状面 T_1WI 显示股骨头和股骨颈内的低信号，但软骨下无地图样改变，因而此病例不能诊断为骨缺血性坏死；图B.冠状面 T_2WI 显示左侧股骨头和股骨颈内高信号及关节积液

(六) 外伤

骨组织外伤 MRI已成为对骨盆、髋部和大腿的骨、关节和软组织外伤的重要检查手段（表6.10）。但通常大多数急性骨损伤不需行MRI检查，因为常规X线平片、CT和核素检查已可做出诊断。然而MRI却可较早地检出轻微骨折，如应力性骨折、股骨颈骨折、撕脱骨折和隐匿性骨折（图6.74和图6.75）。Deutsch等报道了9例X线平片表现为正常的患者经MRI检查后证实为髋部骨折。同时，多达74%的外伤患者经MRI检查后可检出临床上未曾发现的软组织损伤。

表6.10 骨盆和髋部损伤

骨组织	软组织
撕脱骨折	肌肉、肌腱撕裂
应力性/功能不全骨折	肌肉拉伤
骨软骨骨折	肌肉挫伤
骨挫伤	滑囊炎
	韧带撕裂
	髋臼唇撕裂
	转子疼痛综合征

近年来，MRI已取代核素成像，成为排除儿童和成年人骨盆和髋部轻微骨折的一种更为经济有效的检查技术。Bogost等报道了MRI检出的骨盆和

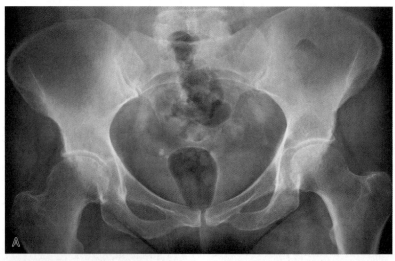

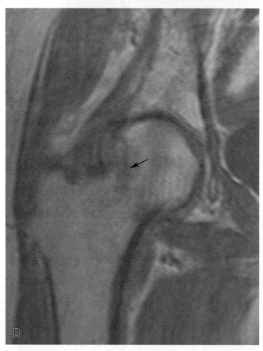

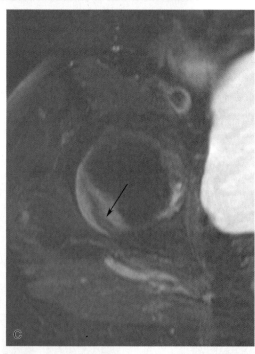

图6.74 右侧髋部疼痛患者，X线平片表现正常（图A），冠状面T_1WI（图B）和轴面T_2WI（图C）显示股骨颈内斜行骨折伴轻度移位

第六章 骨盆、髋部和大腿

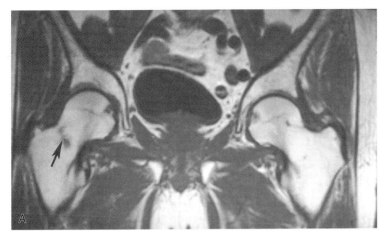

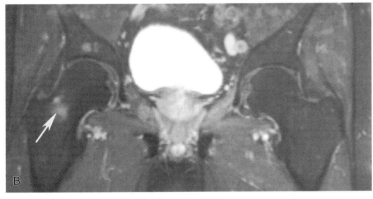

图6.75 股骨颈外侧功能不全骨折。X线平片表现正常。冠状面T_1WI（图A）和快速自旋回波（图B）图像清晰地显示骨折（箭）

髋部隐匿性骨折375例，占总数的23%。常规冠状面T_1WI是有效筛检出骨组织损伤的成像方式（图6.74B、C和图6.76），其所需检查时间较短，因而可早期拟出治疗方案以减少病情的延误和医疗费用。而依据核素成像做出诊断，则常延误治疗2～3d（图6.76）。对急性外伤，MRI亦可明确地判定损伤的程度。

将来随着MRI在各种损伤中应用经验的不断累积，其在评价骨盆和髋部骨组织创伤中的作用将会越来越大（表6.10）。

撕脱骨折最常见于儿童和青少年，少见于成人。然而，撕脱损伤亦可发生于老年骨质疏松的患者。撕脱骨折是由于肌肉强力收缩引起长骨体生长部骨折所致。常见的撕脱骨折（图6.77）包括髂前上棘（缝匠

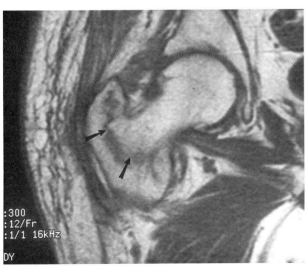

图6.76 无错位的转子间骨折。X线平片表现正常，而冠状面T_1WI则明确显示了骨折（箭头）

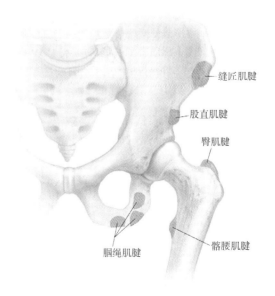

图6.77 与肌肉相关的撕脱骨折部位的示意图

肌）、髂前下棘（髂腰肌）和坐骨结节（腘绳肌）骨折（图6.78）。在年轻患者中，撕脱损伤常与如足球、体操、拉拉队和跑步之类的运动有关。成人和老年人中小转子的撕脱损伤需考虑由转移性病变引起的病理骨折。近来，髂前上棘、坐骨结节和髂前下棘的病理性撕脱骨折亦见报道。

多数有移位的骨折在X线平片上较易识别，但一些轻微骨折的患者则有可能漏诊。根据X线平片表现可选择进一步行MR检查。一般使用T_1WI和脂肪抑制T_2WI序列即可。在一些隐匿性骨折病变中，增强后脂肪抑制T_1WI序列可有助于诊断（图6.78和图6.79）。

应力性骨折是由力量较小的创伤反复作用所导致的急性骨折。骨质吸收和形成不平衡导致骨质力量较弱，伴骨小梁的微小骨折，若持续创伤，则最终导致骨皮质骨折。应力性骨折占运动损伤的10%，而多达30%的军人可发生此类骨折。一些研究报道应力性骨折在骨盆和股骨近端的发生率和发生部位。此处的应力性骨折占所有应力性骨折的1%~10%。Kiuru等回顾了340名军人的应力性骨折，其中60%累及股骨，40%累及骨盆。绝大多数股骨骨折发生在股骨颈（67%），32%在股骨近端，而1%在股骨头。股骨颈应力性骨折可为压缩性骨折或分离性骨折。压缩性骨折发生在股骨颈内下方（图6.80），X线平片表现为硬化改变，较少移位。分离性骨折表现为股骨颈外上方的透亮区，常有移位（图6.75）。

40%的应力性骨折发生在骨盆。而其中49%发生在耻骨下支，41%发生在骶骨，4%在耻骨上支，4%在髂骨，而1%在髋臼（图6.81）。24%的患者出现多发应力性骨折。Williams等则报道在军人中髋臼骨折发生率较高（6.7%）。70%的髋臼骨折发生在髋臼顶，30%在前柱。

X线平片对发现诊断早期应力性骨折的敏感度、特异度和准确率分别为37%、79%和60%。与之相对，

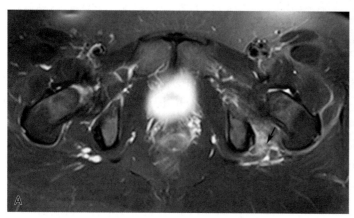
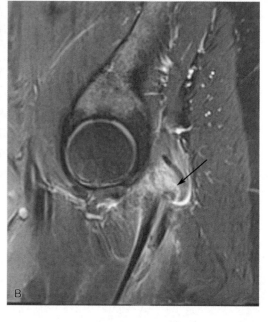

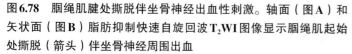

图6.78 腘绳肌腱处撕脱伴坐骨神经出血性刺激。轴面（图A）和矢状面（图B）脂肪抑制快速自旋回波T_2WI图像显示腘绳肌起始处撕脱（箭头）伴坐骨神经周围出血

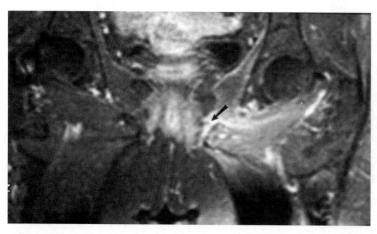

图6.79 腹股沟疼痛的成人。脂肪抑制快速自旋回波T_2WI图像显示收肌处部分撕脱（箭头）

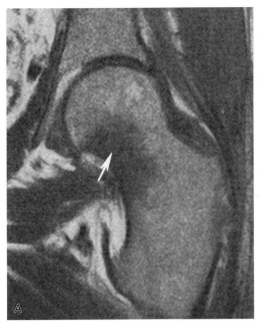 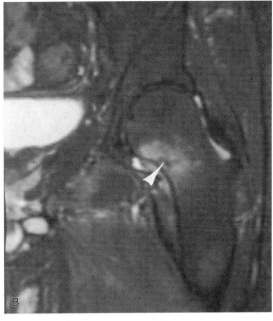

图 6.80　股骨颈内侧（压缩性）应力性骨折。冠状面 T_1WI（图 A）显示内侧大片骨髓水肿（箭）。快速自旋回波 T_2WI 图像（图 B）显示水肿和低信号的骨折线（箭头）

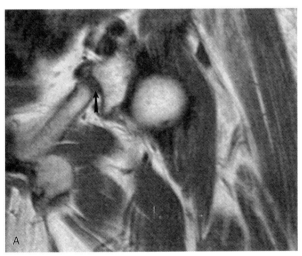 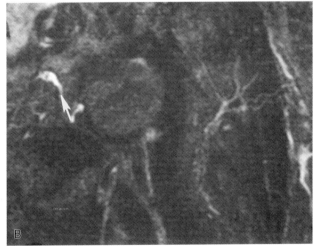

图 6.81　慢性耻骨上支骨折后不连。冠状面 T_1WI（图 A）显示边界清晰的骨折端及断端间的低信号（箭头）。T_2WI 图像（图 B）显示骨折后不连所致的高信号液体（箭头）

MRI 的敏感度、特异度和准确率分别为 100%、86% 和 95%。Kiuru 等对应力性骨折的 MR 特点进行分级。Ⅰ级为骨髓水肿，Ⅴ级为骨髓水肿、骨膜改变、骨折线和骨痂形成（表 6.11）。T_1WI、T_2WI 和 STIR 序列可显示这些特征。动态增强可能也有助于诊断，特别是在评价骨折线、骨痂和肌肉水肿的时候。作者一般常规不用此动态增强检查技术。但根据 Kiuru 等所述，注射造影剂时应首先团注 0.1mmol/kg 的钆剂，再注射 20ml 生理盐水冲洗。可使用短 T_1 反转损毁梯度回波多相位序列（8/2，翻转角 45°，轴面和冠状面各 60 层）。对比增强也有助于评价股骨颈骨折患者的血流情况。

表 6.11　应力性骨折：Kiuru 分型

分级	MR 影像特点
Ⅰ	骨髓水肿
Ⅱ	骨髓和骨膜水肿
Ⅲ	骨髓、骨膜和肌肉水肿
Ⅳ	骨折线
Ⅴ	骨内膜或骨膜结痂

Verrall 等报道 77% 的澳大利亚橄榄球运动员发生耻骨骨髓水肿或骨挫伤。耻骨联合处炎症亦很常见，注射治疗效果较好。

功能不全骨折（insufficiency fractures）常见于骶骨、耻骨支和髋臼上部和股骨颈（图 6.82～图 6.86）。

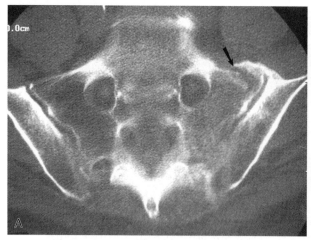
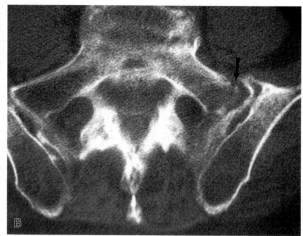

图6.82 轴面CT图像（图A、图B）显示骶骨功能不全骨折（箭头）

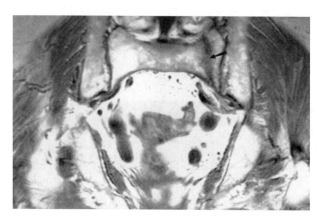

图6.83 冠状面T_1WI显示左侧骶骨功能不全骨折（箭头）

这些骨折常引起老年人的下腰痛和腹股沟处疼痛，尤其是患有骨质疏松的老年妇女。多数病例曾有恶性肿瘤的病史或曾接受过放射治疗。但随着MR在功能不全骨折中应用经验的不断累积，我们已能将其同转移性疾病鉴别。

迄今，核素扫描和CT仍被用来诊断功能不全骨折，且其在CT上更具特异性（图6.82）。然而，功能不全骨折有其更为明确的MRI特征，即在功能不全骨折18d后出现骨髓水肿（T_2WI上信号增高，T_1WI上信号降低）。骨折线常为低信号，因而易于在T_2WI或STIR序列图像上显示（图6.84D和图6.85B）。功能不全骨折的慢性期，骨折线内可能有液体信号，后者在脂肪抑制对比剂增强的脂肪抑制T_1WI上常不能显示。然而在某些情况下，此液体信号可使骨折线更易辨认。当发现线状水肿和骨折线存在时，则极有助于排除转移性疾病的诊断。对于诊断仍有困难的病例，可使用CT扫描协助诊断（图6.82）。

骨盆、髋部和大腿亦可发生骨软骨损伤。急性骨软骨损伤可伴股骨头半脱位或脱位同时发生。撞击损伤亦可导致软骨和软骨下骨细微骨折。

分离性骨软骨炎的MR表现均相似。该病在髋部少见，但最常见于股骨头凹附近。大多数患者为青少年，表现为步行时疼痛和髋部旋转受限。患者过去可有发育性髋部发育不良，股骨头骨骺骨软骨病或外伤的病史。

根据软骨病变的MR影像表现可将其分为4级。1级为软骨完整而软骨下骨信号异常。2级损伤为骨软骨部分分离，3级为骨软骨完全分离，即液体信号完全包绕分离的骨软骨碎片，4级则为骨软骨移位。

MRI能准确定位病变和判断受累范围。T_2WI或DESS图像能显示关节软骨，但其分级的准确性不高。MR关节造影对骨软骨病变分级的准确性超过了90%。

（七）软组织损伤

MRI对于急性和慢性软组织损伤，如肌肉、肌腱、韧带和神经血管结构损伤的检出、分类与治疗监测是一种理想的方法。

1. 肌肉/肌腱损伤　在专业和非专业运动员中，大腿肌群及其骨盆附着处的损伤较为常见。损伤也可继发于一些基础疾病，如肾衰竭、糖尿病、结缔组织病等，或使用激素的患者。对肌肉、肌腱损伤与撕脱骨折进行鉴别十分重要，因为对撕脱骨折，特别是腘绳肌腱处撕裂骨折常需手术干预。

软组织损伤的分级和确定损伤范围有助于确定治疗方案和预计恢复时间。尽管超声能有效地做出诊断，但MRI对评价肌腱损伤的恢复更好。肌肉挫伤常由肌肉与钝物直接撞击所致，股四头肌和臀肌最常受累。MR表现为T_2WI或STIR上境界不清、羽毛状的高信号区。1级拉伤可导致少量肌肉或肌腱纤维撕裂。

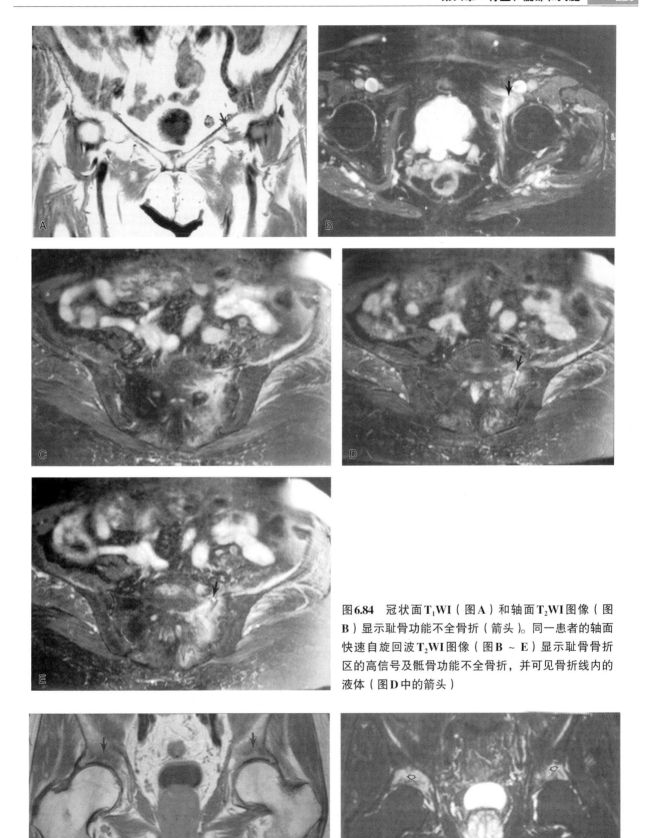

图 6.84 冠状面 T_1WI（图 A）和轴面 T_2WI 图像（图 B）显示耻骨功能不全骨折（箭头）。同一患者的轴面快速自旋回波 T_2WI 图像（图 B ~ E）显示耻骨骨折区的高信号及骶骨功能不全骨折，并可见骨折线内的液体（图 D 中的箭头）

图 6.85 双侧髋臼功能不全骨折。冠状面 T_1WI（图 A）显示双侧髋臼区的低信号（箭）。T_2WI 图像（图 B）显示高信号水肿，且骨折线清晰可见（空心箭头）

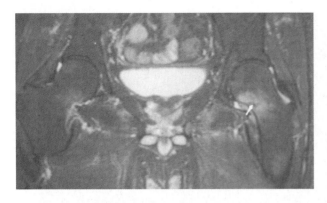

图6.86 冠状面脂肪抑制快速自旋回波T_2WI图像显示股骨颈内侧功能不全骨折和中央的骨折线（箭头）

2级拉伤则有50%的肌纤维断裂，3级拉伤为完全撕裂（图6.87和图6.88）。T_2WI序列的轴面和冠状面或矢状面图像能对损伤进行分级。

血肿由液体聚集形成，尽管其内成分无法完全明确，但一般而言是由损伤为急性、亚急性或慢性所决定（图6.89）。急性血肿时由于完整的红细胞内有含脱氧血红蛋白，其在T_1WI或T_2WI上呈相对肌肉低或等信号。亚急性血肿由于含正铁血红蛋白，T_1WI呈高信号，T_2WI呈不均匀信号。慢性血肿由于纤维组织增生和含铁血黄素沉积，可形成一低信号的壁。不幸的是，大多数血肿在成像时，T_1WI和T_2WI上均呈

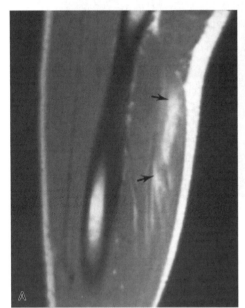

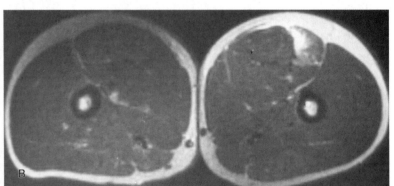

图6.87 股二头肌2级拉伤。一足球运动员大腿的矢状面（图A）和轴面（图B）T_2WI图像显示腘绳肌撕裂及股二头肌内出血（箭头）。异常信号累及约50%的肌肉纤维，但无血肿形成。此运动员6周后又能重返赛场

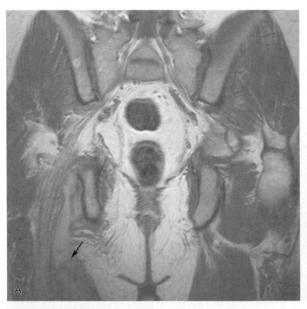
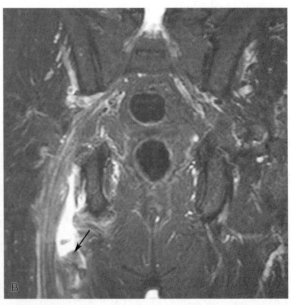

图6.88 腘绳肌腱起始处完全撕裂（3级）。冠状面T_1WI（图A）和T_2WI图像（图B）显示腘绳肌腱起始处完全撕裂且伴有血肿形成，并可见肌肉向远端回缩（箭头）

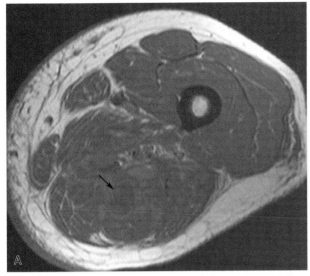
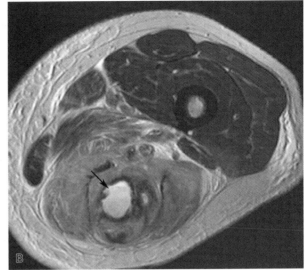
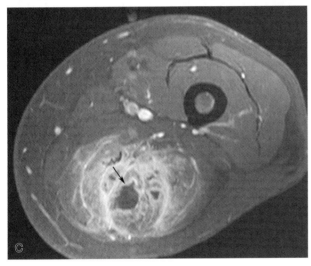

图6.89 肌肉撕裂伴血肿形成。轴面T_1WI（图A）、质子密度加权（图B）和增强后脂肪抑制T_1WI（图C）图像显示半腱肌内血肿及其后方周围肌肉内的水肿

混杂信号。

CT上能较为准确地诊断骨化性肌炎，能较MR更易显示软组织周围的钙化或骨化。在一些病例中，MRI能显示中央不均匀信号区伴液–液平。T_2WI上可见周围低信号的关节囊伴纤维组织或钙化形成。

肌腱损伤可累及腹肌、臀肌、髂腰肌、收肌或腘绳肌。

腘绳肌群包括股二头肌、半膜肌和半腱肌。股二头肌长头起自坐骨结节内侧面，短头起自股骨粗线，后者亦可缺如仅存在长头肌腱。股二头肌腱止于腓骨头。半腱肌起自坐骨结节下方并同股二头肌形成联合肌腱（图6.90）。其远端与股薄肌伴行止于胫骨前方的Gerdy结节。半膜肌起自坐骨结节上外侧，肌腱走行于其他腘绳肌的内前方，其远端含多个肌腱束止于胫骨内侧髁、关节囊和斜腘韧带。

腘绳肌损伤在运动员中最常见（图6.87～图6.89）。股二头肌最常受累，半膜肌次之。据Koulouris和Connell报道的179例腘绳肌损伤中，有

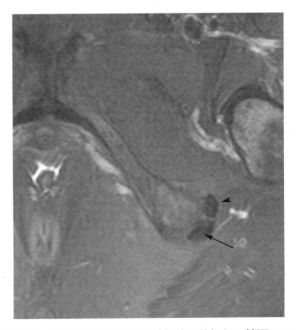

图6.90 坐骨结节水平腘绳肌腱起始处的解剖。轴面T_2WI MR图像显示股二头肌和半腱肌（箭）的联合肌腱及前方半膜肌腱（箭头）

5%出现多肌肉受累。其他学者报道多达33%的病例出现多肌肉受累。在Koulouris和Connell的一系列报道中，154/179例（86%）腘绳肌损伤累及肌肉中部（见图6.87），20/179例（11%）累及起始端，仅4/179例（2.2%）累及远端肌腱。明确近端损伤的范围和肌肉回缩的程度十分重要，这些损伤需要尽早手术修复（图6.88）。大多数肌肉中部和远端肌腱损伤仅需非手术治疗。

轴面、矢状面或冠状面T_2WI或STIR能够对损伤进行分级，从而帮助制订治疗方案和预计恢复时间（图6.87 ~ 图6.89）。斜冠状面图像对于评价肌肉完全撕裂分离的程度最好。

MRI有助于对损伤后恢复过程进行随访。随访中信号改变渐趋正常，即肌肉信号恢复正常并同时可见所有序列上均呈低信号的瘢痕组织，后者早在损伤后6个月便可出现。由于多达30%的运动员在受伤后第一年内会出现损伤反复，故随访中仔细的临床和影像检查十分重要。另外，对于肌腱而言，再次损伤往往比初次受损更为严重。

腹股沟损伤可引起长期活动能力明显减退、无法参加体育运动，在运动员中尤其如此。其鉴别诊断繁多，因而诊断困难，容易延误。鉴别诊断包括收肌损伤、腹直肌损伤、耻骨炎、应力性反应或骨折、腹股沟后壁异常以及疝。运动疝包括腹直肌外侧附着处、短收肌和长收肌前方起始处、耻骨联合关节囊和前耻骨骨膜损伤。腹股沟损伤最常出现在足球、橄榄球、网球、冰球和曲棍球，或者任何需要反复脚踢、关节扭转或关节在不同方向上急速变化的体育运动。

复习腹股沟区的解剖对于理解MR图像十分重要（图6.91）。腹直肌有内侧头和外侧头均止于耻骨联合上缘。虽然亦应评价其在矢状面和冠状面MR图像上的表现，但仍以轴面图像上观察最好（图6.91）。短收肌和长收肌以及股薄肌共同起源于耻骨近联合处旁下缘。耻骨联合为微动关节，中央含一软骨盘。该关节一般含少量液体，在成熟过程中软骨盘内可自发出现一裂隙。韧带分别在前、后、上、下方向支持该关节，其中下方的弓状韧带最为强韧。

运动疝的症状多在单侧出现，但亦可两侧均有。

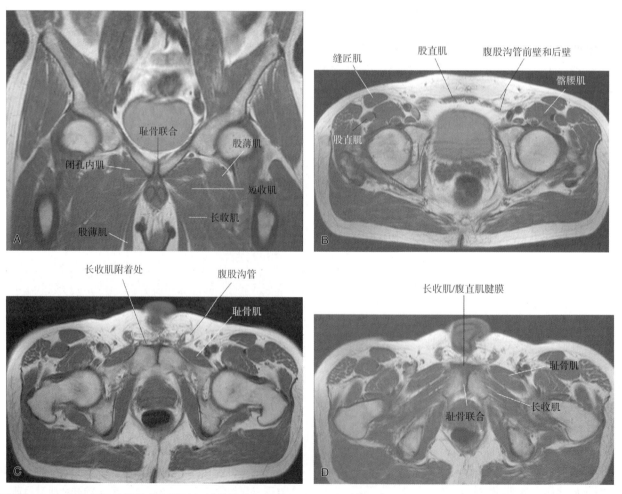

图6.91　MR图像显示腹股沟解剖及该区域的损伤。冠状面（图A）和轴面（图B ~ D）T_1WI MR图像上已标注解剖部位

其损伤最常累及长收肌。单纯长收肌损伤占所有运动疝的27%，而收肌/腹直肌腱膜复合损伤（图6.91D）则出现在15%～30%的患者中（图6.92）。肌腱和腱膜损伤的急性期或活动期可表现为T_2WI或STIR上的信号增高。对比增强亦有助于诊断（图6.92）。慢性损伤表现为肌肉萎缩或瘢痕形成（图6.93）。继发性裂隙征亦可提示腹股沟损伤。在耻骨联合关节内正常含少量液体，其在水敏感的MR序列上呈高信号。MR图像上或在耻骨联合注入造影剂后，若此原有的裂隙穿过关节囊，则称为继发性裂隙（图6.94）。Brennan等注意到在腹股沟损伤的运动员中，67%可见继发性裂隙征。

耻骨联合炎症（耻骨炎）发生在上述活动造成反复微小创伤之后。慢性剪切力和肌肉不平衡可造成耻骨联合处不稳定。炎症反应可累及关节、关节囊、邻近的骨质和骨膜，以及周围肌肉附着处。X线平片可显示骨质侵蚀和耻骨联合间隙增宽伴局灶性透亮影和硬化影。然而，这些为晚期表现。MRI可显示骨髓水肿，以及关节囊和肌腱附着处水肿（图6.95）。继发性裂隙征可在常规MR上或耻骨联合处注射造影剂后看到。

疝和腹股沟壁缺损（见图6.91）在运动员中也很常见。腹股沟疼痛的运动员中，15%有腹股沟壁异常或疝。

近来对臀中肌和臀小肌撕裂认识越来越多。这些损伤在临床上很难诊断。本章稍后将与大转子综合征一起对臀肌撕裂进行详尽的讨论。亦有报道髂腰肌、阔筋膜张肌和股直肌撕裂。

髂腰肌损伤少见，但偶可发生，尤其在需要反复脚踢的运动员中。髂腰肌损伤最常见的位置为小转子附着处。撕脱性损伤也可发生在未成熟的骨骼中。髂腰肌拉伤和完全撕裂也可出现。轴面和冠状面T_2WI或STIR序列有助于对髂腰肌损伤进行分类和随访（图6.96）。在年轻人中T_1WI图像有助于评价撕脱的骨片。

股直肌起点有2个附着处。直头起源于髂前下棘，反折头起源于髋臼上外侧缘。于起点远端约2cm

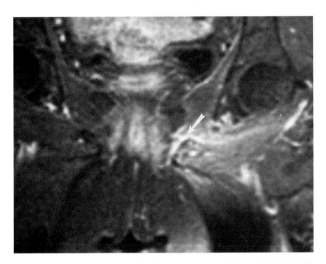

图6.92 冠状面增强后脂肪抑制T_1WI图像显示收肌/耻骨肌撕脱损伤（箭头）

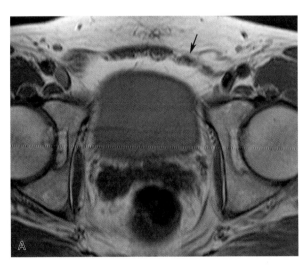

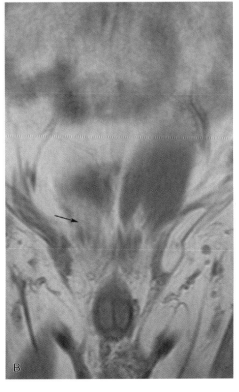

图6.93 慢性腹直肌撕裂。轴面（图A）和冠状面（图B）T_1WI图像显示腹直肌萎缩（箭头），其主要累及外侧束

处两头共同形成联合肌腱。股直肌撕裂亦可发生在需要脚踢的运动中。股四头肌群中股直肌损伤最常见。损伤最常发生在肌肉或肌-腱连接处。股直肌起点损伤伴或不伴骨质撕脱则较前少见。Ouellett及其同事回顾了4年中的MR影像认为股直肌起点损伤占所有股直肌损伤的0.5%。

轴面和冠状面或矢状面MRI可见对损伤进行定位和定性。T_2WI或STIR对发现病灶最佳。除非出现血肿，否则一般无须增强检查（图6.97）。

上述软组织和肌肉损伤以保守治疗最多。大多数肌肉完全撕裂则需手术治疗。

体育锻炼后或在肌肉延迟性酸痛（delayed onset muscle soreness，DOMS）的患者中也可出现肌肉信号增高。DOMS表现为锻炼后约24h受累肌肉的疼痛，1～3d内达高峰，并在1周内缓解。症状消失后，MR影像改变仍可持续数周。

肌间隔综合征常发生于小腿（见第八章），但也有见于大腿的报道。肌间腔内压力升高常可导致持续性疼痛和循环受阻，如不及时诊断和治疗，可导致肌坏死和肌纤维化。运动过度也可导致横纹肌溶解（图

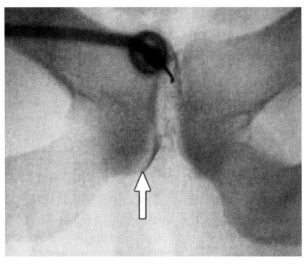

图6.94 一运动员腹股沟损伤后于耻骨联合内注入造影剂，图像显示造影剂（箭头）流出正常的原发裂隙（"继发性裂隙征"）

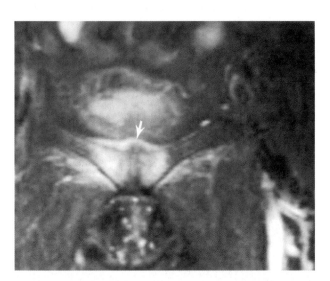

图6.95 冠状面脂肪抑制快速自旋回波T_2WI图像显示耻骨联合周围水肿，伴其上方韧带肿胀和水肿（箭头）

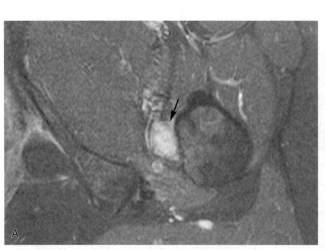

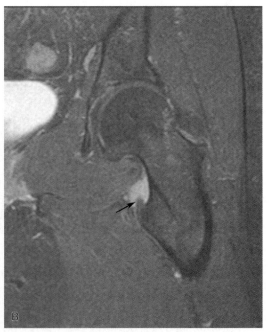

图6.96 髂腰肌撕裂伴血肿。轴面（图A）和冠状面（图B）脂肪抑制快速自旋回波图像显示远端肌腱残留（箭头）及周围的血肿

6.98），其病理生理学基础为细胞膜完整性受损，导致细胞内液溢出至细胞外间隙，早期诊断及评价受累肌的范围相当重要。横纹肌溶解可同时伴有肌酸激酶、乳酸脱氢酶（LDH）、天冬氨酸氨基转移酶等酶含量的升高，可使用核素来进行检测。MRI 轴面和矢状面或冠状面 T_2WI 或 STIR 序列图像可更清晰地显示肌受累的程度。肌坏死的后遗症包括肾衰竭、高钾血症和低钙血症。

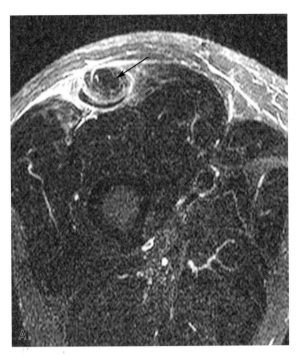
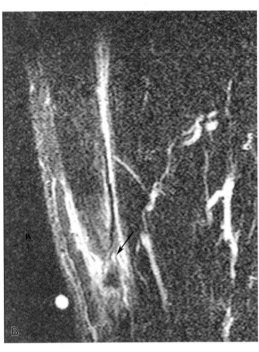

图 6.97　远端股直肌大部分撕裂。轴面（图 A）和矢状面（图 B）快速自旋回波 T_2WI 图像显示股直肌大部分撕裂（箭头）伴周围血肿形成

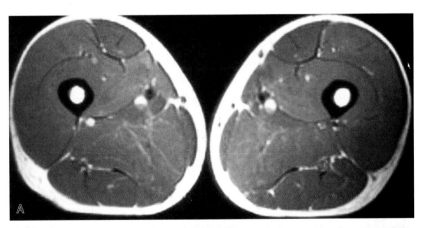
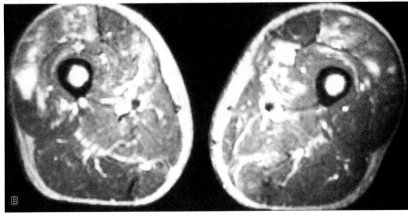

图 6.98　一自行车运动员运动过度所致的横纹肌溶解。轴面 T_1WI（图 A）显示为正常。同一层面的轴面 T_2WI（图 B）则显示双侧大腿弥漫性水肿和出血，尤以内收肌群和股四头肌群明显

2. 梨状肌综合征　梨状肌综合征是一种少见的症状，一般是由于梨状肌异常或外伤后坐骨神经受压所致。梨状肌起自骶骨前面及髂骨的背侧面，经由坐骨切迹止于股骨大转子的上分。近来 Russell 等在研究中对100例患者和200例骶神经根进行评价后认为，99.5%的患者 S_1 神经根位于梨状肌上方。75%的患者 S_2 神经根同样位于梨状肌上方，而25%则穿过梨状肌走行。0.5%的患者 S_3 神经根位于梨状肌上方，2.5%位于其下方，97%穿过梨状肌走行。95%的患者 S_4 神经根位于梨状肌下方。

梨状肌异常或外伤后肌和筋膜炎症均可导致坐骨神经受压。下背部疼痛或坐骨神经痛的患者中，多达6%确诊有梨状肌综合征。梨状肌上测得的数字压力，或直肠外侧壁或盆腔体格检查均可发现患者的症状。

MRI 有助于排除腰椎间盘疾病，并可显示肌和神经内的信号异常，轴面 T_2WI 或 STIR 序列图像可更好地检出梨状肌综合征（图6.99）。我们同时也用轴面和斜冠状面增强脂肪抑制 T_1WI 序列。

当非手术治疗无效时，可使用抗炎药物、理疗、类固醇激素局部注射和外科松解术治疗。

3. 大转子疼痛综合征　大转子疼痛综合征是风湿科医师、骨科医师、运动医学医师和私人医师常遇到的疾病。该综合征在中老年女性，以及在跑步和做健美操的人群中常见。患者表现为髋部外侧疼痛和大转子区局部压痛。患侧卧位及爬楼梯可加剧疼痛。鉴别诊断包括腰椎病变、纤维肌痛、滑囊炎、关节炎、髂胫束综合征、羟（基）磷灰石沉着病和收肌肌腱炎。

对大转子区解剖进行简单的回顾有助于理解大转子综合征的病理和影像特点。大转子有4个面：前面、外侧面、后面和上后面。前面（图6.100）为臀小肌肌腱附着处。该面在轴面 MR 图像上最易观察，但也可在矢状面和冠状面图像上看到。外侧面为臀中肌肌腱的附着点，最易在冠状面 MR 图像上观察（图6.100D 和 E）。后面被转子滑囊所覆盖，在矢状面上观察最好（图6.100A～C）。上后面是臀中肌主要肌腱的附着处，在矢状面图像上最易观察（图6.100A～C）。

髋部周围存在许多滑囊可引起炎症，包括臀中肌、臀小肌和梨状肌在大转子附着处周围的各滑囊。Woodley 等描述了髋部周围8个原发性和继发性滑囊。根据本节内容，我们将着重讨论与大转子有关的3个原发性滑囊。臀大肌下滑囊位于大转子外侧，并与臀中肌附着处密切相关（图6.20A）。臀中肌下滑囊位于臀中肌下方及大转子的后上方。臀小肌滑囊较少见到，为一小滑囊，位于臀小肌肌腱深部前方，并与髋关节囊相邻。滑囊可与关节相通。

大转子处疼痛可能与滑囊炎症（图6.101）或退变或臀中肌和（或）臀小肌撕裂有关（图6.102和图6.103）。这一肌腱复合体类似肩袖，其许多病变均与年龄相关。此外其类似肩袖尚有一血管分界区。多达50%的患者大转子处可见骨赘形成。X 线平片上亦可见肌腱或滑囊明显钙化。钙化可为营养不良所致，或由羟磷灰石沉积病引起（图6.104）。骨赘可引起撞击。滑囊炎也常由臀肌肌腱撕裂引起。MR 检查时应使用小 FOV（18cm）和轴面、冠状面和矢状面 T_2WI 成像。增强检查可能有助于检查肌腱细微病变和确定滑膜炎症。大转子疼痛综合征的患者中，85%有滑囊扩张，而无症状患者中仅30%可见。

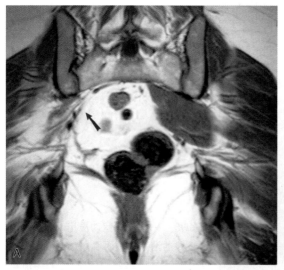
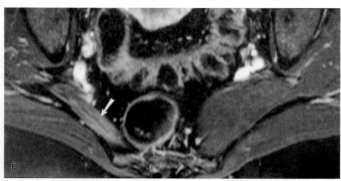

图6.99　慢性梨状肌综合征。冠状面 T_1WI（图 A）显示右侧梨状肌萎缩（箭头）。脂肪抑制快速自旋回波图像（图 B）显示萎缩和炎症（箭头）

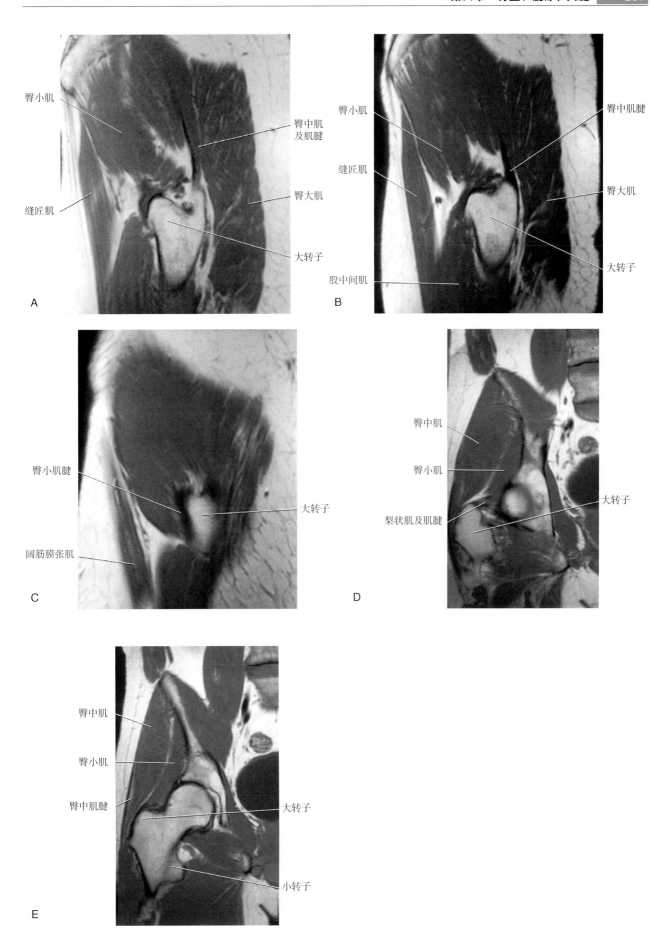

图 6.100 大转子解剖。自内向外的大转子矢状面图像（图 A ~ C）及冠状面图像（图 D 和 E）显示肌-肌腱解剖

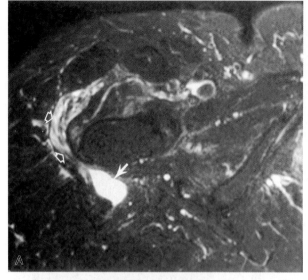
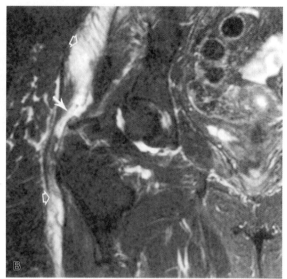
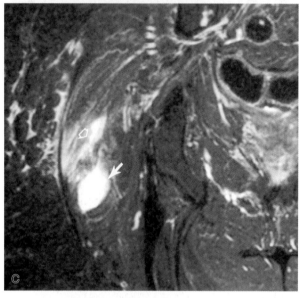

图6.101 慢性转子疼痛的老年女性患者经多次注射治疗。轴面（图A）和冠状面（图B和图C）脂肪抑制T_2WI图像显示由于最近多次注射所致的滑囊内液体（箭头）及滑囊周围高信号（空心箭头）

近来的研究对MRI诊断臀中肌和臀小肌撕裂的影像特点及准确性进行了评价。Cvtanic等认为T_2WI可见大转子上方信号增高、肌腱增长、肌腱连续性中断及大转子外侧信号增高（图6.102和图6.103）可做出诊断，其准确性为91%。大转子上方出现信号增高区对诊断肌肉撕裂的敏感度（73%）和特异度（95%）最高。Blankenbaker等对256例髋关节做了回顾性研究发现，T_2WI上转子周围有信号增高的患者更倾向于诊断臀肌肌腱病。除非有滑囊明显扩张，否则滑囊积液一般与患者症状无关（见图6.101）。Steinert及其同事对150例大转子表面不规则的患者进行了评价，并将这些X线平片表现与MR上的肌腱异常进行了对比。他们发现X线平片上大转子表面不规则超过2mm来诊断MR上所显示的肌腱病、肌腱部分或完全撕裂的阳性预测值为90%。

这些患者中也可有明显的臀肌萎缩。通过与未受累侧髋部进行对比即可做出诊断。

大转子疼痛综合征也可发生在全髋关节置换术后。Pfirrmann及其同事认为髋关节置换术后的大转子疼痛综合征患者可有肌腱异常和肌肉脂肪浸润萎缩。这些患者中也常见滑囊扩张。

大转子疼痛综合征的治疗包括注射类固醇激素、理疗和超声波治疗。高级别和完全性臀中肌和臀小肌撕裂需要手术治疗。

4.滑囊炎　髋部周围有20个滑囊。滑囊沿滑膜排列，常在肌腱摩擦处形成。前一节已对转子滑囊进行了讨论。其他2个重要的滑囊为髂腰滑囊和臀大肌坐骨滑囊。臀大肌坐骨滑囊炎常与坐骨区的直接外伤有关。髂腰滑囊炎可由髂腰肌肌腱的慢性磨损引起。然而，髂腰滑囊炎常与骨性关节炎（56%）、类风湿关节炎、色素沉着绒毛结节性滑膜炎骨缺血坏死、痛风、感染和全髋关节置换术后有关。

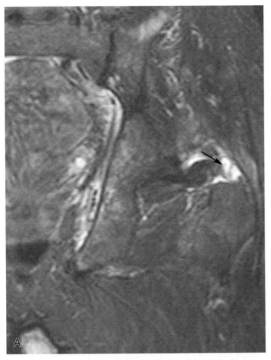
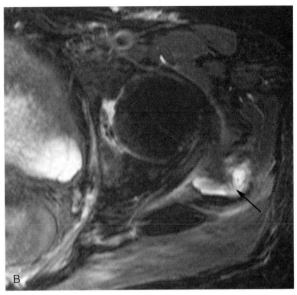
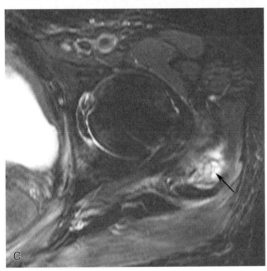

图 6.102 臀中肌腱撕裂。轴面（图 A）和冠状面（图 B 和图 C）快速自旋回波 T_2WI 图像显示由于肌腱附着处部分撕裂所致的肌腱周围高信号（箭头）

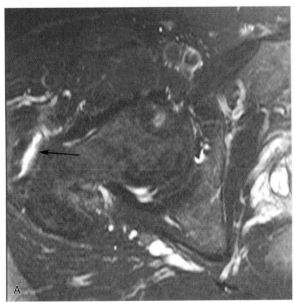
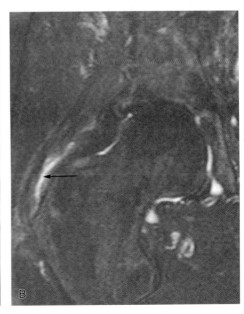

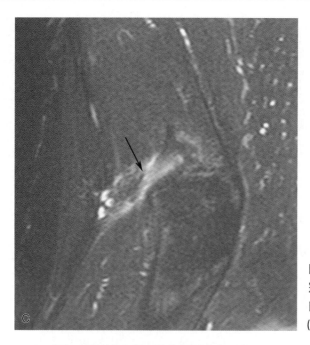

图6.103 臀小肌部分撕裂。轴面（图A）、冠状面（图B）和矢状面（图C）快速自旋回波T_2WI图像显示臀小肌附着处部分撕裂（箭头）

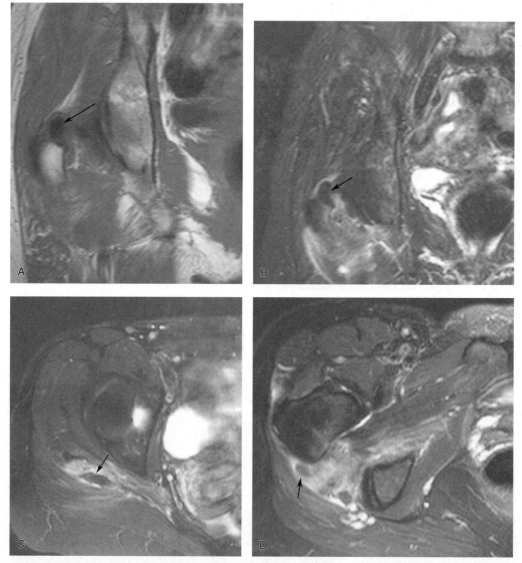

图6.104 羟磷灰石沉积病。冠状面T_1WI（图A）、快速自旋回波T_2WI（图B）和轴面（图C和图D）快速自旋回波T_2WI图像显示由于臀中肌附着处周围羟磷灰石沉积所致的低信号（箭头）

髂腰滑囊位于髋关节囊和髂腰肌-肌腱联合处之间。该滑囊起自边缘韧带下方，止于小转子水平，内缘为股血管，外缘为股神经（见图6.35）。15%～20%有症状的病人中，此滑囊与髋关节相通。滑囊造影、超声、CT和MRI可显示髂腰滑囊。但以轴面和矢状面或冠状面MR T2WI图像显示滑囊是否相通及范围最佳。通常不需要增强检查来排除其他疾病。

近来Robinson等报道了闭孔外肌滑囊的MR影像特点。尽管他们认为该结构为滑囊，但也有学者认为是一隐窝。闭孔外肌滑囊沿着闭孔外肌与髋关节囊相延续（见图6.34）。他们的所有病例中，有10例显示与髋关节相通。所有患者均有与髂腰滑囊炎患者相似的症状。轴面和矢状面T₂WI图像可明确滑囊的范围。

5.弹响髋　弹响髋表现为髋关节不同程度活动时可听到咔嗒声或弹响声。髂胫束中前臀大肌部分穿过大转子，或髂腰肌肌腱穿过髂耻粗隆或股骨头外侧时，可引起关节外弹响（图6.105）。关节内如游离体、外侧结构撕裂和骨软骨骨折这些病因存在时，也可引起弹响。

肌腱造影和超声下运动试验可确诊髂腰弹响，即内侧弹响。髋部屈曲、外展和外旋时最易显示弹响（图6.105）。所有的MRI设备均无法在成像让关节有足够的活动。因此，大多数情况下选择超声来评价髂腰肌腱弹响。MRI中使用快速梯度回波序列和开放磁体可完成动态运动试验。MRI也有助于发现扩大的髂腰滑囊或盂唇旁滑囊，这些滑囊可能引起肌腱活动异常。另外，MRI有助于发现肌腱炎症、髂胫束综合征，并排除关节内病变（图6.106）。

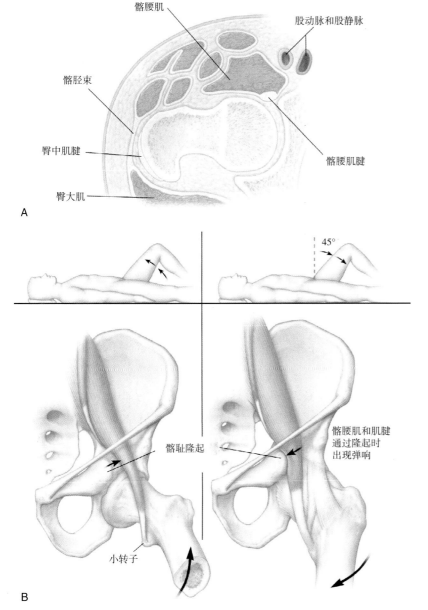

图6.105　图A.髂腰肌和髂胫束与神经血管结构和大转子间的正常关系示意图；图B.屈曲和伸直位时髂腰肌腱弹响示意图

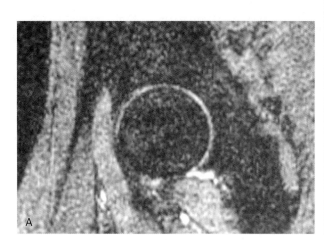

图6.106 弹响肌腱综合征引起的髂腰肌炎症。矢状面GRE图像分别显示正常的髂腰肌（图A）和出现异常高信号的髂腰肌炎症（图B，箭头）

髂腰肌腱弹响（内侧弹响）的治疗包括荧光透视下或超声指导下注射药物。非手术治疗失败的患者也可行内镜下松解术。

MRI还有助于诊断关节损伤。对于髋臼唇和关节软骨的轻微损伤，有必要使用小FOV和表面线圈技术进行检查。在多数情况下，尚需在关节内注入对比剂方能更清晰地显示关节囊、关节软骨和髋臼唇的解剖结构。虽然某些病例可能仅需行常规MRI检查，但大多数病例尚需使用MR关节造影（图6.107）。

关于MR关节造影曾见于一些作者的报道。当疑诊关节病变时，应选用能紧密接触人体的偶极线圈、较小的FOV（图6.79）和应用关节内对比剂以提高图像质量（表6.1）。

技术介绍一节中已对髋关节的MR关节造影作了简单的讨论，但这里有必要对其作更深入的回顾。多数情况下术前应行无菌准备，患者仰卧于X线透视台上。局部注射表面麻醉药前，医师应以触诊确定大腿血管的位置。一般选择股骨颈外侧缘区穿刺进入髋关节。荧光镜下使用5cc小针筒及局麻药可确定注射点。浅层软组织内注入局麻药后，使用20G脊柱穿刺针在股骨头和股骨颈连接部外侧垂直或轻微倾斜地刺入髋关节。如自穿刺针内抽出关节液或向关节腔内注射少量碘对比剂，即可证实穿刺针是否位于关节腔内。我们在20ml针筒内混入5ml碘对比剂（欧乃派克300）、10ml麻醉药（罗哌卡因）、5ml生理盐水和0.1~0.2ml剂（钆双胺和卡地胺钠或根维显），然

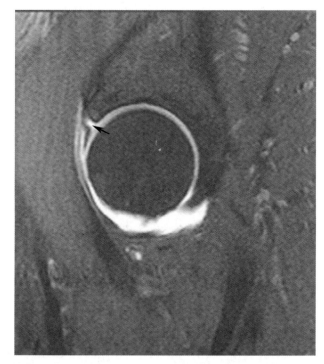

图6.107 矢状面MR关节造影显示髋臼唇前上部周围分离（箭头）

后进行髋关节MR关节造影。具体的注射剂量应根据压力、患者耐受程度和关节囊大小而定。此后，患者被送入MRI磁体内，取仰卧位，将相位阵控线圈置于患侧髋部，并在患者膝关节下方垫上海绵垫以使其舒适。为了更好地观察髋臼唇，有些人主张使髋关节处于内旋位，也有人主张使用牵引。但后者常可引起运

动伪影，故作者不予推荐。

通常使用18cmFOV，256×256矩阵获得轴面、冠状面、矢状面和斜面图像（表6.1）。为较好地显示髋臼唇，可使用多种成像序列和切面。由于髋臼唇呈倾斜走行，故采用斜冠状面、斜矢状面或3D成像能更好地加以显示。但也有些作者仅使用矢状面、轴面和冠状面脂肪抑制T_1WI来显示髋臼唇。近来的研究报告认为以斜轴面来显示髋臼唇撕裂最好。

Plotz等对10°间隔的放射面成像与传统斜轴面和冠状面成像进行了对比。相比传统平面，的诊断敏感度从60%提升至80%，准确率从70%提高至85%，但两者特异度均为100%。Yoon及其同事发现传统平面和放射平面成像间并无优劣之分。

6. 髋臼唇撕裂　正常髋臼唇呈低信号，类似三角形（图6.108）。其附着于髋臼的前、上和后缘，下缘与髋臼横韧带融合，但髋臼唇下缘的下分可与该韧带分离，不应误判为撕裂。髋臼唇的前唇常较薄，后唇较厚（图6.108）。

髋臼唇内血管较少，以前方、下方和后方区域血供最丰富，但同时也是最易损伤和受到最大机械应力的部位。

许多研究对儿童和无症状成人的髋臼唇变异进行

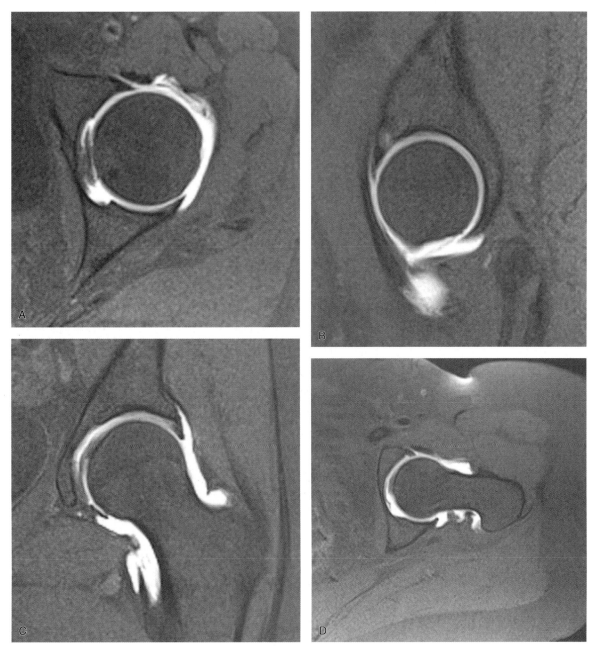

图6.108　轴面（图A）、矢状面（图B）、冠状面（图C）和斜轴面（图D）MR关节造影图像显示正常低信号髋臼唇呈三角形

了评价。年龄低于11岁的儿童中，髋臼唇前上部呈三角形，内可见线状信号增高；上中部呈低信号的三角形；而后上部为扁平状。在12～13岁的儿童中，髋臼唇表现基本与前述相同，但较少见到前上部的信号增高区。相比成人，儿童髋臼唇的髋臼覆盖面较小，但体积较大。

Aydingoz和Ozturk评价了180名无症状患者的360例髋臼唇。患者根据年龄分为5组，即10～19岁组、20～29岁组、30～39岁组、40～49岁组和50岁以上组。15%的患者髋臼唇影像表现有所不同，25%大小有所区别。如他们所预计的，这些形态和内部信号改变与年龄有关。10～19岁人群中，18%的女性和32%的男性可见髋臼唇信号增高，较20～29岁年龄患者略多。30岁以上人群中，37%女性和50%男性可见髋臼唇信号增高，而在50岁以上组的志愿者中，55%女性和90%男性可见信号增高改变（图6.108）。

69%的人群髋臼唇呈三角形，16%呈圆形，12.5%呈扁平状，2.5%缺如。尽管大多数学者认为髋臼唇缺如为异常表现，但一些学者报道10%～14%正常人中可见缺如。

目前尚有对髋臼唇沟及其他变异的报道。目前对这些髋臼唇下沟是否存在尚存争议，同时对其位置也有争议。大部分髋臼唇撕裂发生在前上盂唇（～95%），而多达5.6%的患者同时存在后方髋臼唇撕裂。后下髋臼唇下沟可与盂唇撕裂相混淆。Saddik等报道在121例关节镜手术和MR关节造影检查患者中，22%存在髋臼唇下沟，且位置多变。25例患者髋臼唇存在1个沟，其中11例位于前上盂唇区，12例位于后下盂唇区，1例位于前下区，1例位于后上区。Studler及其同事报道57例显示盂下隐窝的患者中，18%有手术史。一般常在矢状面MR图像上用"钟面法"来描述髋臼唇变异和撕裂（图6.109）。在上述的患者组中，13%的髋臼唇沟位于8点钟位置，4%位于9点钟，2%位于10点钟。与髋臼唇撕裂相比，沟或隐窝均不会延伸至髋臼唇内部。

另一髋臼唇变异出现在横韧带与髋臼唇前下交界的结合处。据报道32.8%的髋关节造影中出现此裂隙样改变，且相比典型的盂唇撕裂，其位置更靠下方。

与膝关节的半月板类似，可根据髋臼唇的形状和信号强度的改变对其损伤进行定性和分类。Czerny等依据MR关节造影的表现（包括形状和其髋臼附着点）将髋臼唇的病变分期（图6.110）：正常（图6.110A）呈低信号的三角形，髋臼唇隐窝清晰可辨；ⅠA期损伤表现为髋臼唇内的高信号，但尚未达关节面，隐窝尚存（图6.110B）；ⅠB期损伤髋臼唇增厚，且隐窝消失（图6.110B）；ⅡA期损伤造影剂已延及关节面，但仍可见隐窝；ⅡB期损伤同ⅡA期，但隐窝消失（图6.110C）；ⅢA期损伤时髋臼唇同髋臼缘分离，但仍保持其正常三角形外形（图6.110D）；ⅢB期损伤时，不仅髋臼唇与髋臼缘分离，且伴有髋臼唇增厚、信号异常和隐窝消失（图6.110D）。采用这些诊断标准，MRI关节造影诊断髋臼损伤的敏感度、特异度和准确率分别为91%、71%和88%。

Blankenbaker等将Czerny分期和Lage关节镜分期分别与MR关节造影表现进行了对比。与Czerny分期不同，Lage关节镜分期不考虑是否存在前髋臼唇隐窝。

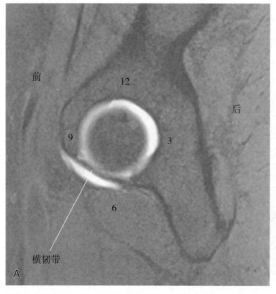
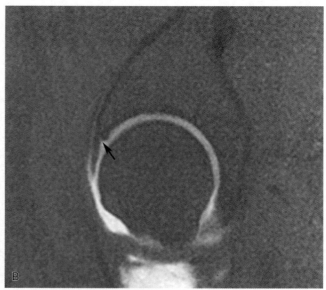

图6.109　图A.矢状面MR图像显示用"钟面"技术来描述髋臼唇变异和病变；图B.矢状面MR关节造影显示10点钟位置一微小的髋臼唇下隐窝

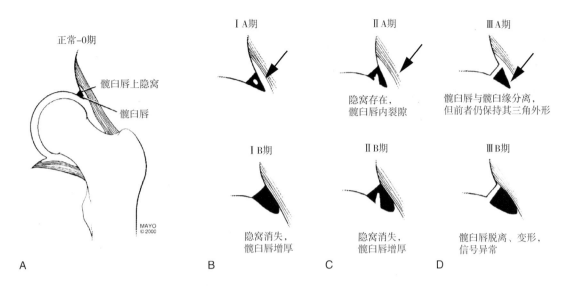

图6.110 髋臼唇损伤的Czerny分级。图A.0期，正常髋臼唇呈低信号的三角形，并可见正常的髋臼唇隐窝；图B. I A期，高信号未达关节面。隐窝（箭）存在；I B期，髋臼唇增厚，前方隐窝消失；图C. II A期，髋臼唇裂隙与关节面相通，隐窝（箭头）仍存在；II B期：髋臼唇增厚伴裂隙形成，隐窝消失；图D. III A期，髋臼唇与髋臼缘分离，但仍保持其三角外形，隐窝（箭头）存在；III B期，髋臼唇与髋臼缘分离，且伴有髋臼唇增厚，信号异常，隐窝消失。示意图来自Czerny

该关节镜分期考虑髋臼唇的形态改变。1型撕裂为放射样撕裂片穿过或部分穿过髋臼唇。2型撕裂为髋臼唇不规则，但无明显裂隙出现。3型撕裂为纵行撕裂，一般位于髋臼唇附着处周围。4型撕裂为不稳定撕裂伴髋臼唇增厚扭曲样表现。Blankenbaker等总结认为该方法描述髋臼唇撕裂最为准确，而描述病变位置以"钟面法"最准确。

多数髋臼唇撕裂累及其前上象限。临床上常误诊患者。影像学表现还需紧密结合临床症状，如疼痛、关节弹响和关节绞锁。某些影像学表现，如髋臼唇增厚、中心退变（图6.111）、边缘不规则和髋臼唇缺如等，也可出现在无症状的患者中，且多达28%的无症状患者有髋臼唇的形态学异常。

与膝关节的半月板类似，髋臼唇病变包括撕脱或内部实质撕裂（图6.112）。髋臼唇撕脱较撕裂更常见（图6.112D）。撕裂的形态与膝关节半月板相仿，如放射状、退变、纵向、桶柄样和水平裂隙样等。在髋臼唇撕脱的患者中，造影剂穿过髋臼和髋臼唇之间，也可出现明显髋臼唇移位。退变可引起髋臼唇扩大和（或）髋臼唇体积增加（图6.111和图6.112A）。前上髋臼唇缺如伴上方少量残留可能为正常变异。其他区域的髋臼唇缺如则需考虑为异常改变。髋臼唇病变时常同时伴股骨头软骨异常改变，同样与膝关节半月板撕裂时引起的表现相仿（图6.113）。

7.关节软骨病变　MR关节造影上应仔细评价累及股骨头和髋臼的软骨病变。髋臼软骨病变最常见于髋臼前上缘，一般由髋臼唇病变或股骨髋臼撞击综合

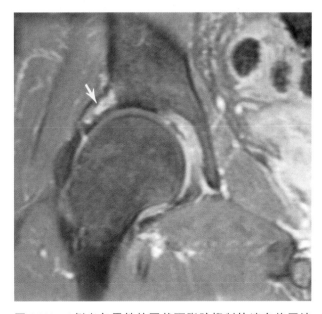

图6.111　1例老年男性的冠状面脂肪抑制快速自旋回波T_2WI图像显示其上部髋臼唇退变呈高信号，隐窝消失（I B期）

征所致（图6.113）。该病变多与髋臼撕裂有关，常由后者引起。撞击综合征与股骨头和股骨颈解剖变异有关，包括股骨前倾减小，股骨头-颈位置偏移和股骨头-颈间呈一平直带。

（八）髋臼唇旁囊肿

髋臼唇撕裂及更多见的髋臼唇分离也常合并髋臼唇旁囊肿（图6.114和图6.115），后者常位于髋臼唇的前上或后上。在发育性髋关节发育不良患者中，髋

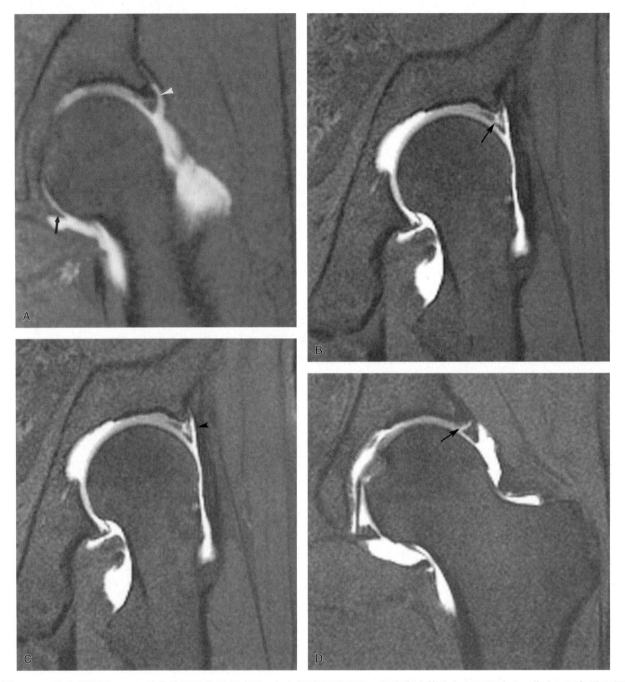

图6.112 髋臼唇撕裂。MR关节造影图像显示（图A）上部髋臼唇增厚，但隐窝（箭头）仍可见（ⅠA期）；下部髋臼唇（箭）正常；图B和图C.复杂性上部髋臼唇撕裂（箭），但隐窝存在（ⅡA期）；图D.髋臼唇边缘分离（箭），隐窝存在（ⅢA期）

臼唇囊肿的发生率越来越高。囊肿可引起髋臼骨质侵蚀。X线平片表现能够提示髋臼唇病变可能为髋部病变的病因。亦见髋臼唇旁囊肿引起坐骨神经压迫。囊肿边界清晰（图6.116），可有分隔或呈分叶状（图6.114和图6.115），T_1WI上呈低信号，T_2WI上呈高信号。增强脂肪抑制T_1WI上呈环形强化。由于脂肪抑制T_1WI关节造影上囊肿内常无造影剂充盈而易被忽略，故笔者一般同时行T_2WI及关节造影检查。

（九）股骨髋臼撞击综合征

股骨髋臼撞击综合征是引起早期退行性髋关节炎的重要病因，在爱好运动的年轻人中尤其如此。根据临床和影像表现可将其分为两型。钳夹型撞击与髋臼异常有关，包括髋臼覆盖面过大或过深、髋臼后倾及髋臼角过小。钳夹型撞击女性中更多见。

凸轮型撞击是由股骨头-颈连接处异常、股骨头骨骺滑脱和股骨头骨骺骨软骨病引起。凸轮型撞击男性更多见。大多数患者（86%）则为兼有凸轮型和钳夹型的混合型表现。

股骨髋臼撞击综合征患者一般为20～40岁爱好运动的年轻人。其症状包括髋部旋转时腹股沟疼痛，亦可表现为转子疼痛放射至大腿。体格检查时，典型表现为髋部活动受限，屈曲和内旋时尤其明显。此外，髋部屈曲和内旋90°时疼痛也很常见。

X线平片上具有特征性影像表现，但MR，尤其是MR关节造影对判断是否存在髋臼唇撕裂、软骨缺失，以及髋臼或股骨异常的受累范围十分重要。X线平片可显示股骨头-颈连接处轮廓异常、髋臼异常，以及早期的关节间隙改变（图6.117）。X线平片亦可显示继发性髋臼改变，多数病例中是由髋臼唇附着处病变引起（图6.118）。

MRI，特别是MR关节造影，是显示股骨髋臼撞击综合征相关的骨质、软组织和软骨改变的最佳方法（图6.119和图6.120）。一般来说，怀疑股骨髋臼撞击综合征时，应评价有无软骨缺失或分离、髋臼唇撕裂及α角。凸轮型和均可发生髋臼唇撕裂。Pffirmann等研究的50例患者中，有33例为凸轮型股骨髋臼撞击，17例为钳夹型撞击。他们的研究显示凸轮型撞击男性多见，而钳夹型撞击女性多见。髋臼前上缘大块软骨缺失最常见于凸轮型撞击。钳夹型撞击患者中，髋臼明显加深（见图6.118），而软骨病变多更靠近髋臼后下方。凸轮型撞击时α角更大。关节造影时，造影剂延伸至关节软骨下代表软骨分离。与关节镜下表现对照后发现，该MR关节造影表现诊断软骨分离的特异度可达95%。

Kassarjian等评价了凸轮型撞击的患者后发现，93%存在α角增大（平均值69.7°），95%有髋臼前上缘软骨异常，100%有髋臼唇前上缘撕裂。该研究的40例患者中，88%兼有上述3种表现。

现对于α角是否能作为评价股骨髋臼撞击综合征的可靠方法尚存争议。α角一般在斜轴面图像上测量，首先沿股骨头轮廓画一圆圈。然后做一条经股骨颈中轴线的直线，再做一条经股骨头骨质与圆圈的交界点和圆心的直线，两直线夹角为α角（图

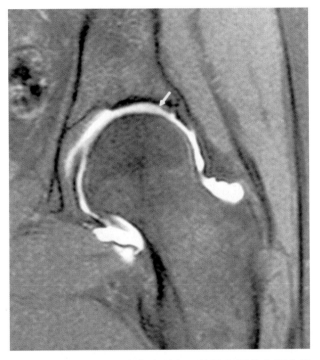

图6.113 冠状面MR关节造影显示从髋臼唇基底部（箭头）开始出现的软骨缺失

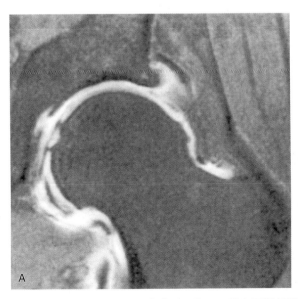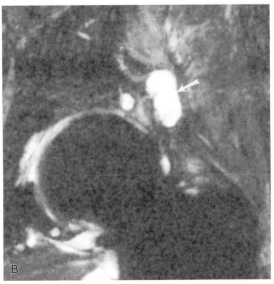

图6.114 冠状面MR关节造影图像显示髋臼唇退行性撕裂（图A）和伴发的髋臼唇旁囊肿（图B，箭头）

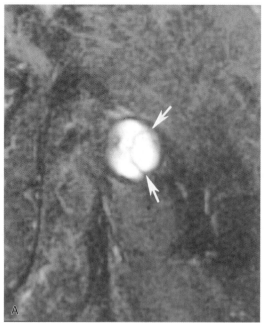
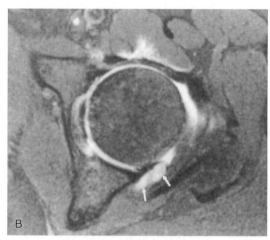

图 6.115 冠状面（图 A）和轴面（图 B）T₂WI 关节造影显示一较大的髋臼唇旁囊肿（箭头），内见分隔

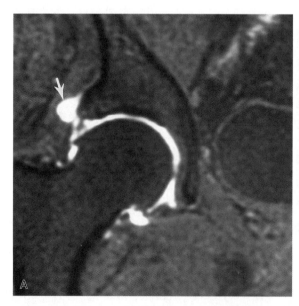
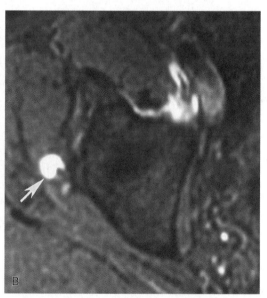

图 6.116 髋臼唇撕裂患者，冠状面（图 A）和轴面（图 B）T₂WI 关节造影显示一光滑的髋臼唇旁囊肿（箭头），内见分隔

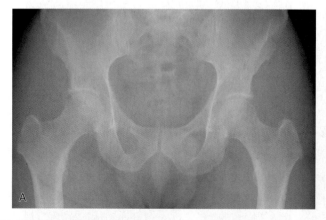
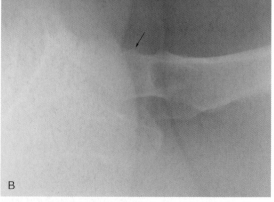

图 6.117 凸轮型股骨髋臼撞击。骨盆和左髋的前后位（图 A）和侧位（图 B）X 线平片。侧位片上显示股骨头–颈交界处可见一骨性隆起（箭头）。患者进行了骨性隆起的切除治疗

6.121)。Hack及其同事研究了200例无症状志愿者的MR影像。其中14%的志愿者至少有1侧髋关节出现α角异常。α角异常男性（79%）较女性常见（21%）。Lohan等同样发现股骨髋臼撞击综合征与α角相关性较差。他们的研究提示临床检查是诊断股骨髋臼撞击综合征的最佳方法。

根据骨质、软骨、髋臼唇或软组织病变各异，股骨髋臼撞击综合征的治疗也有所不同。关节镜下和切开手术均能完成股骨或髋臼骨质畸形的成形术（图6.120D和图6.120E）。髋臼后倾的患者需行髋臼截骨术。

（十）坐骨股骨撞击综合征

髋部在坐骨和股骨间也可发生撞击综合征。该病变目前存在争议，但首例报道认为有此病变的3例患者经小转子切除后症状得到了缓解。自此一些研究描述了坐骨股骨撞击综合征的临床和影像特点。

据报道坐骨股骨撞击综合征多发生在女性40~50岁（年龄范围为30~73岁）。患者表现为臀部疼痛或慢性髋部疼痛并放射至膝部。患者也可表现为坐骨神经样后背疼痛。根据报道症状可持续数月至数年。轴面CT或MR图像显示坐骨-股骨间隙狭窄，或坐骨外侧缘与小转子内侧骨皮质间距离减小。腘绳肌腱和小转子附着处髂腰肌腱后内侧面之间亦可显示股四头肌间隙。坐骨股骨距离为小转子内侧面至坐骨外侧面的距离，正常为（23±8）mm。股四头肌间隙为腘绳肌腱上外侧面至髂腰肌腱后内侧的长度，据报道正常为（12±4）mm。坐骨股骨撞击综合征患者的坐骨股骨间隙为（13±5）mm，而股四头肌间隙长度为（7±3）mm。由于测量这些间隙需要患者体位始终保持一致，因此笔者未在所有髋部疼痛患者中测量。而股四头肌、髂腰肌腱、腘绳肌起始处这些软组织病变和骨髓水肿更有助于诊断坐骨股骨撞击综合征。轴

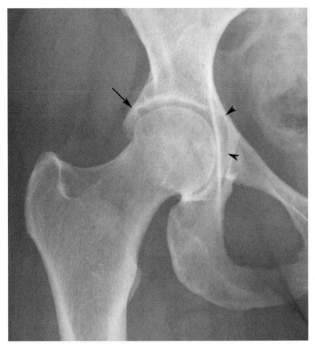

图6.118 撞击综合征的X线平片继发征象。髋部前后位X线平片显示髋臼边缘骨质增生（箭），且髋臼覆盖股骨头和隆起部过多（箭头）

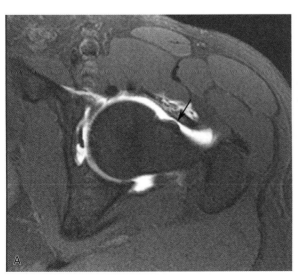
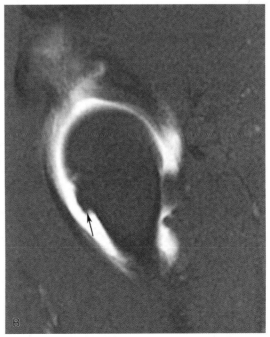

图6.119 凸轮型股骨髋臼撞击。MR关节造影显示股骨头-颈交界处可见一骨性隆起（箭头）。该患者进行了手术刮除后疗效良好

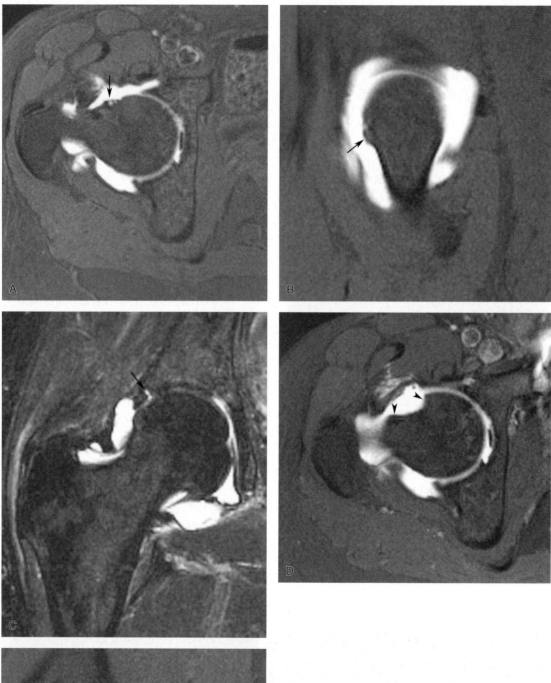
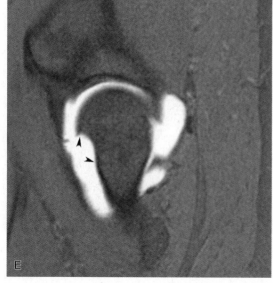

图6.120　术前轴面（图A）、矢状面（图B）和冠状面（图C）MR关节造影显示股骨头-颈交界处一骨性隆起（图A和图B，箭）及髋臼唇前上部撕裂（图C，箭）。术后轴面（图D）和矢状面（图E）MR关节造影图像显示在股骨头-颈交界处刮除术后的骨质缺损（箭头）

面T_2WI或STIR图像可显示异常（图6.122）。增强后可出现广泛强化。但笔者在实际工作中未常规使用增强。有一系列报道显示大多数坐骨股骨撞击综合征患者会出现股四头肌水肿和（或）萎缩。据Torianni等报道12例患者均出现肌肉-肌腱联合处异常信号。约50%的病例出现腘绳肌腱信号异常。亦见出现滑囊样积液的报道。

目前为止，坐骨股骨撞击综合征的患者在行小转子切除术后均疗效良好。

（十一）肿瘤

对于疑诊为骨盆区域肌肉骨骼系统肿瘤的患者常需行MRI检查。而此区域为转移性肿瘤和多发性骨髓瘤的好发部位。本书第十二章对于肌肉骨骼系统的肿瘤有更为详尽的描述，但在此仍有必要对骨盆的某些肿瘤及其影像学表现做一介绍。表6.12总结了骨盆区域常见的骨骼和软组织肿瘤。

表6.12　骨盆、髋部和大腿上段的骨和软组织肿瘤

骨肿瘤	例数
转移瘤	
原发恶性肿瘤	#/11 087
软骨肉瘤	293
骨肉瘤	251
淋巴瘤	146
脊索瘤	133
尤因肉瘤	131
骨髓瘤	114
纤维肉瘤	54
射线照射所致的肉瘤	25
良性肿瘤	
骨软骨瘤	115
骨样骨瘤	80
骨巨细胞瘤	67
软骨瘤	23
成软骨细胞瘤	19
软组织肿瘤	
脂肪肉瘤	130
硬纤维瘤	67
蜂窝状肉瘤	42
滑膜肉瘤	22
上皮样肉瘤	22

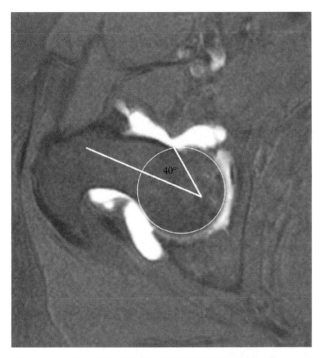

图6.121　α角。斜轴面MR关节造影图像显示α角。α角一般在斜轴面图像上测量，首先沿股骨头轮廓画一圆圈。然后做一条经股骨颈中轴线的直线，再做一条经股骨头骨质与圆圈的交界点和圆心的直线，两直线夹角为α角。该病例中α角为40°。若α角＞55°考虑角度过大

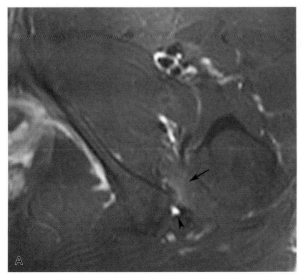

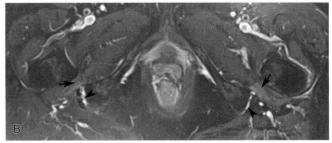

图6.122　两个不同患者的坐骨股骨撞击。图A.T_2WI MR图像显示股方肌水肿（箭）伴腘绳肌起始处高信号（箭头）；图B.双侧坐骨股骨撞击伴坐骨股骨间距离狭窄。双侧肌肉水肿（箭）及腘绳肌起始处高信号（箭头）

1.软组织肿块 软组织肿瘤的影像表现不会因其位置的不同而有较大的变化。良性肿瘤常为均质、边界清晰且不包埋神经血管结构(见第十二章),但血管瘤(图6.86)和硬纤维瘤例外,后两者信号不均匀、边界不光整(图6.123)。有坏死的良性病变也易于引起误判。有时滑膜肉瘤也可表现为边界清晰且有囊性变,因而可被误诊为良性病变。正确判别骨盆区域肿瘤良恶性很重要的一点是根据它们在此处的发病率。此外,恶性软组织肿瘤常不均质、边缘不光整且常包埋神经血管结构。

增大的髂腰肌滑囊(图6.35)在临床上可被误诊为肿瘤,其可被触及且常伴有临床症状。CT和关节造影有利于做出诊断。增大的髂腰肌滑囊常与髋关节交通,这在MRI轴面T_2WI上能清晰地显示。此外,该滑囊表现为均匀高信号,边界清晰,呈典型的关节周围囊肿改变。

髋部周围有许多滑囊。因此滑囊炎较腱鞘囊肿更为常见。腱鞘囊肿一般较小、较深,无法触及。

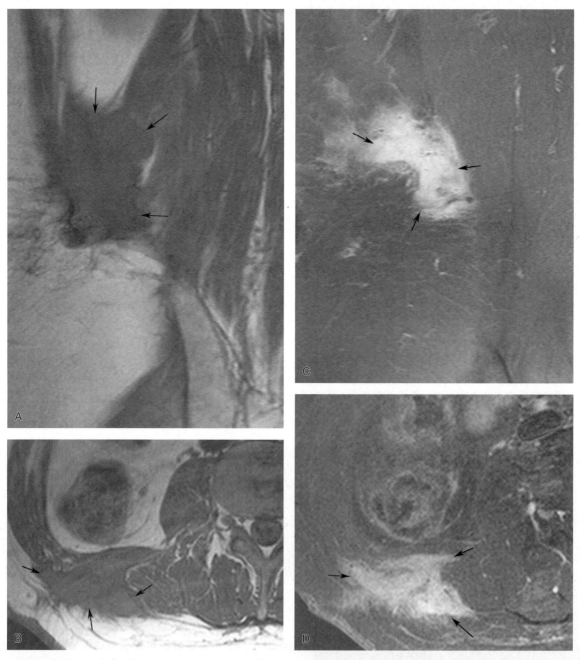

图6.123 硬纤维瘤。冠状面(图A)和轴面(图B)T_1WI和增强后冠状面(图C)和轴面(图D)脂肪抑制T_1WI图像显示一不规则浸润生长的硬纤维瘤(箭头),可见弥漫性强化

然而,腱鞘囊肿亦可较大,内有分隔,同时可触及或位于骨盆内。如前所述,髋臼唇旁囊肿常与髋臼唇撕裂和髋部发育不良有关。髋部腱鞘囊肿虽较少见,但与手部、腕部、膝部和足部的腱鞘囊肿不同。其病因未明,但可能是由于关节囊凸出、发育性滑膜残留或结缔组织薄弱而形成。滑膜囊肿表现相似,与导致滑膜凸出的关节病变有关。该表现一般见于类风湿关节炎、痛风、感染和退行性关节炎的患者中。

腱鞘囊肿MR表现与滑囊相似,其边界清楚,伴或不伴分隔。病变呈T_1WI低信号,T_2WI高信号,增强后可有环形强化(图6.124)。

脂肪瘤在骨盆、髋部和大腿多见。树枝状脂肪瘤较为罕见,其表现为广泛的滑膜和滑膜下脂肪增生。该病变一般见于膝部,但亦可发生在髋部。通过脂肪的特征性信号可明确诊断。

低级别脂肪肉瘤可见片状不规则信号(图6.125)。高级别脂肪肉瘤极少有脂肪信号。这些病变常见于骨盆和大腿(表6.12)。

2.骨肿瘤 由于骨小梁的分布以及红、黄骨髓的比例的不同(见第十四章),骨盆和股骨上段内的骨髓信号多不均匀,因而与骨肿瘤相比较而言,软组织肿瘤较易于定性。转移性病变(图6.126)和骨髓瘤(图6.127和图6.128)在骨盆和髋部常见。MR上骨髓瘤改变可为局灶性、弥漫性或两者兼具。

当疑诊骨肿瘤时,须与常规X线平片对照,因后者有助于病变定性。仅依据MRI有时可将成骨性病变(图6.38)误判为其他病变,如良性骨岛。如无X线平片对照,单靠MRI诊断佩吉特病(图6.129)也常较困难。一般来说,MRI对疑诊为恶性肿瘤的分级和显示淋巴瘤或其他浸润性病变所累及的范围(图6.127和图6.128)颇有帮助。常使用T_1WI和T_2WI确定骨髓和骨皮质内病变的特征和范围。然而,尤其是在骨盆区域,STIR序列图像对显示骨髓、骨皮质和软组织内的轻微改变极有帮助。作者也常规加上增强脂肪抑制T_1WI序列(图6.127)。

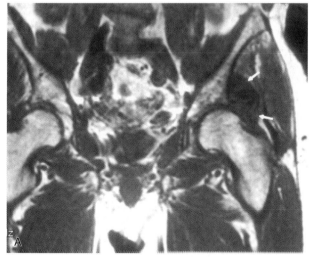
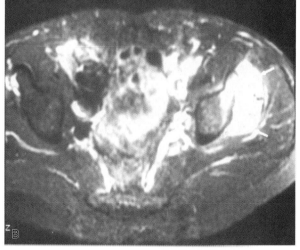
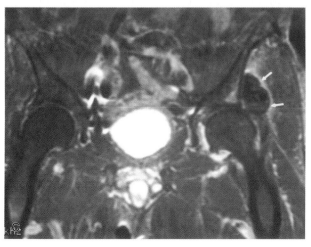

图6.124 巨大腱鞘囊肿。冠状面T_1WI(图A)和轴面T_2WI(图B)图像显示一巨大腱鞘囊肿。增强后(图C)显示周边强化(箭头)

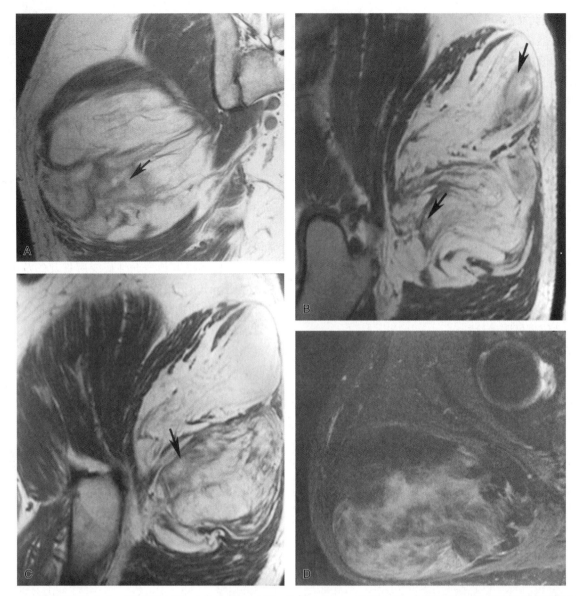

图6.125 低级别脂肪肉瘤。冠状面（图A）和矢状面（图B和图C）T_1WI图像显示一巨大脂肪性肿块伴局灶性低信号（箭头）。脂肪抑制轴面T_2WI（图D）图像显示高信号区

Sundarum等阐述了T_1WI在发现佩吉特病恶变中的作用（见第十五章）。1%的佩吉特患者会发生恶变。必须对这些患者恶变前后的影像表现进行对比。早期佩吉特病时常见片状溶骨区或骨质溶解，但在病变进展时则少见。如果X线平片上的溶骨区在T_1WI上显示为黄骨髓，则不需要进行活检。X线上的溶骨区如显示为低信号，则强烈提示恶变（图6.130）。

鉴于骨样骨瘤的诊断较为困难，且其在MRI图像上易引起混淆，在此有必要对其进行讨论（也见第十二章）。

骨样骨瘤占良性骨肿瘤的11%。男性多发，男女发病比例为2∶1至3∶1，且约90%的骨样骨瘤发生于30岁以下的青年人。病变可位于骨髓、骨皮质或骨膜，发生于股骨颈的骨样骨瘤最常见于骨髓内或骨旁。骨样骨瘤，尤其是关节囊内骨样骨瘤，其临床表现和影像学表现均不典型。与关节囊外骨样骨瘤病人相比，关节囊内骨样骨瘤患者的疼痛症状常不典型，阿司匹林或萘普生常不能消除疼痛。有时疼痛亦可被误为膝关节痛，这就更增加了临床诊断的难度。

关节囊内骨样骨瘤的影像学表现也不典型。其在常规X线平片上表现为类似感染的骨质疏松和关节间隙增宽，后者是由于病变引起的积液及反应性滑膜炎所致。关节囊外骨样骨瘤常见的骨皮质和骨膜的典型改变往往不见于关节囊内的病变。

骨样骨瘤的MRI表现也较为复杂。有时，因其可引起骨（图6.131）与软组织（图6.92）的明显改变

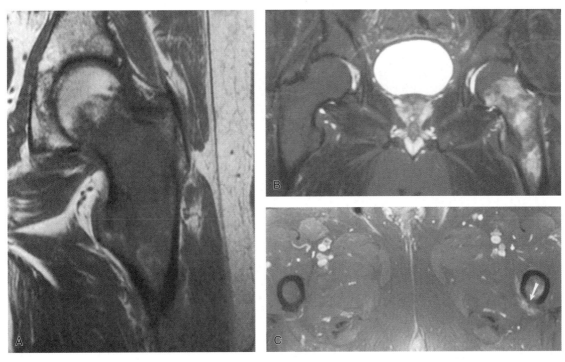

图6.126 肺癌转移。冠状面T_1WI（图A）和T_2WI（图B）图像显示左侧股骨近端大片异常信号区。轴面T_2WI（图C）显示骨皮质破坏（箭头）和软组织受累

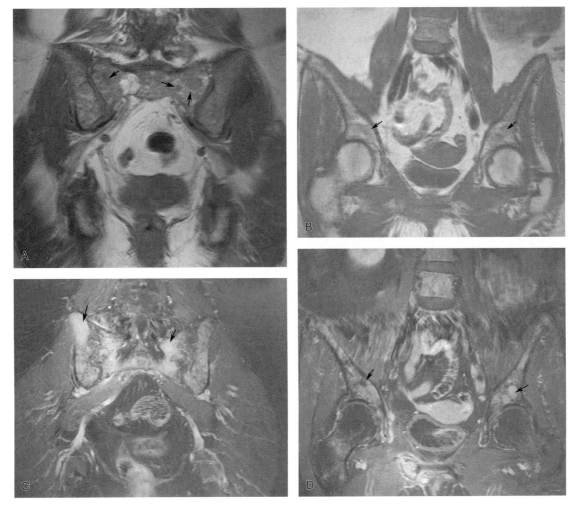

图6.127 多发性骨髓瘤。冠状面T_1WI（图A和图B）、T_2WI（图C）和增强脂肪抑制T_1WI（图D）图像显示多发性骨髓瘤弥漫性和局灶性（箭头）改变

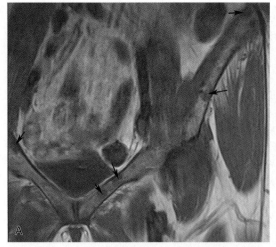
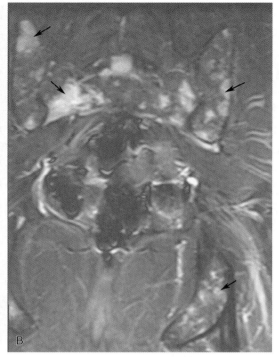
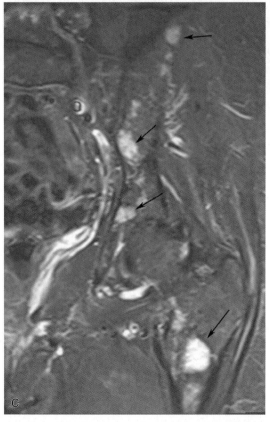

图6.128 局灶性多发性骨髓瘤。冠状面T_1WI（图A）和T_2WI（图B和图C）MR图像显示多发性骨髓瘤所致的局灶性缺损（箭头）

而可被误认为严重的侵袭性病变。骨盆和髋部位于关节囊外的骨样骨瘤（图6.132），虽常具有本病典型的"瘤巢"，但其可因骨髓水肿或软组织改变的存在而被忽视。尽管MRI可诊断骨样骨瘤，作者发现由X线平片或核素扫描图像协助定位的CT薄层扫描有助于病变的检出及诊断，2mm或更薄层面的CT扫描有利于避免轻微关节囊内病变的漏诊（图6.133）。

（十二）关节病

第五章已对脊柱关节病做过讨论。有关MRI在评价关节病中的作用可详见本书第十五章。然而，一些病变包括骨性关节炎和滑膜软骨瘤病需在本章提及。

骨性关节炎最常用常规X线平片进行评价。偶尔也需要CT或关节造影来评价轻微的关节改变，并排除其他原因引起的髋部疼痛。随着新的序列、辐射平面成像和MR关节造影的出现，MR在评价关节软骨和滑膜改变中的作用也越来越大。MRI有助于显示早期类风湿关节炎患者的关节软骨和滑膜改变，且经静脉或关节腔内对比剂增强扫描可有效检出滑膜和关节软骨的轻微改变。

Li等对比研究了10例骨关节炎患者的MRI、X线平片和患髋功能特征后发现，这些对照研究有助于理解MRI在诊断骨关节炎中的作用。表6.13提示病变早期阶段的MRI特征与其临床症状之间有较好的相关

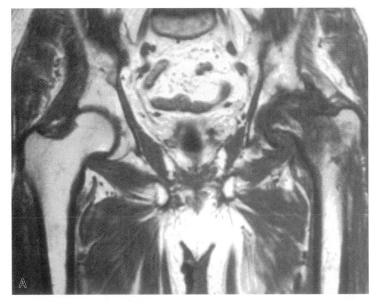
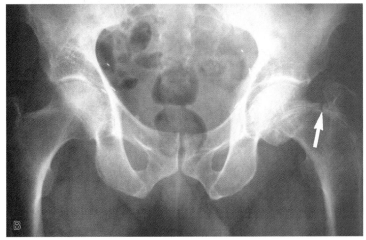

图6.129 冠状面T_2WI（图A）显示左侧股骨头和颈内异常信号。尚不能确定其是否为肿瘤。前后位X线平片（图B）显示其为佩吉特病伴上方骨折（箭头）

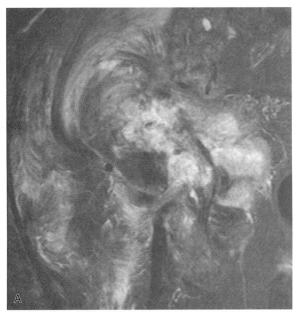
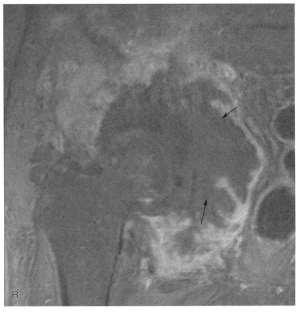

图6.130 佩吉特病肉瘤样变。冠状面T_2WI（图A）和增强脂肪抑制T_1WI（图B）MR图像显示一巨大的破坏性病变，其呈高信号，累及软组织并可见大片坏死区（图B，箭头）

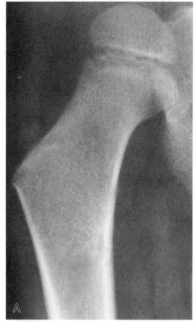
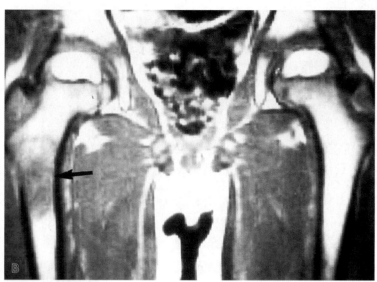
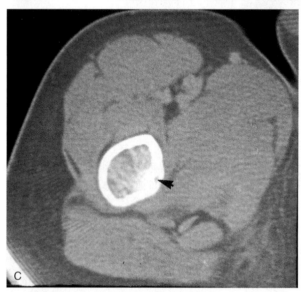

图6.131 图A.股骨上段前后位X线平片显示为正常，未发现溶骨或成骨性病变；图B.冠状面SE序列（TR 500ms，TE 20ms）显示右股骨上段内大片状非特异性的低信号（箭头），可为继发于炎症、肿瘤或应力性骨折所致的水肿；图C.CT显示骨皮质增厚，并有一典型的骨样骨瘤的透亮瘤巢（箭头）

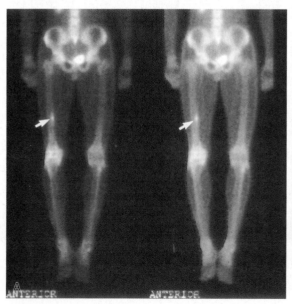
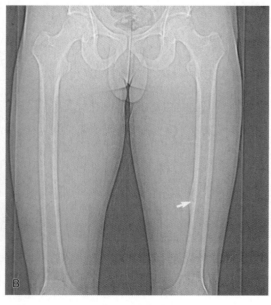

第六章 骨盆、髋部和大腿

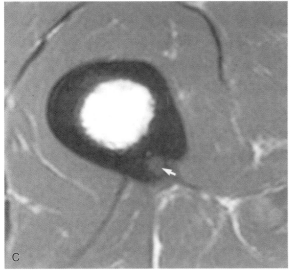

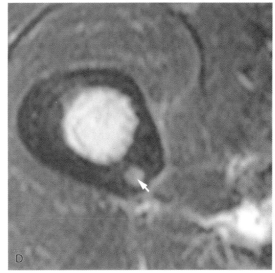

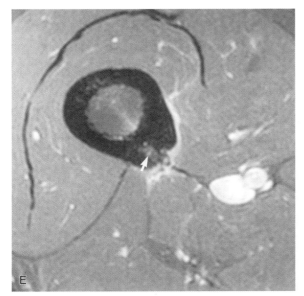

图6.132 大腿疼痛的年轻女性。图A.核素骨扫描图像显示股骨中段摄取增高（箭头）；图B.CT显示局灶性骨皮质增厚伴中央细小的透亮影（箭头）；图C.轴面T_1WI图像显示骨皮质增厚伴一病灶呈肌肉信号（箭头）；图D.T_2WI上病灶信号增高（箭头）。图E.对比增强显示一中央小血管（箭头）和骨膜强化

性，但MRI诊断晚期病变的作用有限（图6.134）。骨髓水肿与患者症状和X线分期间存在相关性。

表6.13 骨关节炎的X线平片和MRI分级

分级	X线平片分级	MRI分级（冠状面图像）
0	正常	正常
1	关节间隙变窄和轻微骨赘形成	T_2WI上关节软骨内不均匀高信号
2	关节间隙变窄，骨赘形成和骨质硬化，尤以髋臼区域为明显	T_2WI上关节软骨内多个不均匀高信号区，T_1WI上骨小梁模糊或股骨头和股骨颈内低信号
3	关节间隙明显变窄，骨赘增生，股骨头囊变，变形	除有1级和2级的表现外，尚可见股骨头髋臼之间的带状模糊区域和因骨质硬化所致的软骨下信号减低（T_1WI和T_2WI上均可见到）
4	关节间隙明显变窄，除具有以上几级的改变外，尚有较大的骨赘形成及股骨头和髋臼的严重变形	除具有以上几级的特征外，尚可见股骨头变形

$T_2WI.T_2$加权图像；$T_1WI.T_1$加权图像

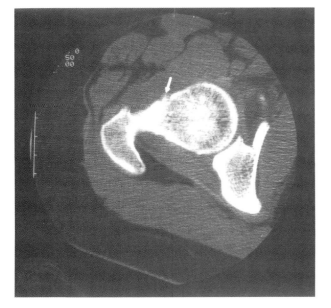

图6.133 薄层CT显示一关节囊内骨样骨瘤（箭头）

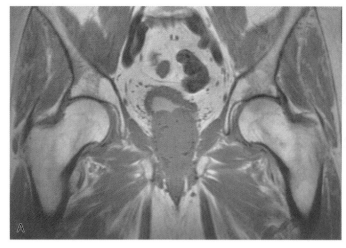 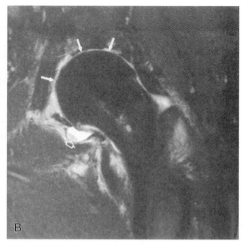

图6.134 骨性关节炎。图A.冠状面T_1WI显示双侧髋部均出现类似的关节间隙狭窄，但无软骨下囊肿或骨髓水肿；图B.小FOV，脂肪抑制T_2WI图像显示大量软骨缺失（箭头）及游离体出现（空心箭头）

在爱好运动的年轻患者中，股骨头－颈联合处在髋臼前方的前撞击被认为是引起骨性关节炎的早期原因。X线平片上，这些患者的股骨头－颈联合处呈"手枪柄"样表现。MR亦显示股骨前倾减小及股骨头－颈位置偏移（图6.119和图6.120）。

体格检查时髋部内旋和屈曲90°可引起症状。MR可显示上述X线片上的改变，且在MR关节造影中可显示髋臼前方的关节软骨缺失。

滑膜软骨瘤病或骨软骨瘤病是由滑膜化生所致。这些病变少见，但常累及髋部。患者表现为髋部疼痛及活动受限。各年龄段均可发病，但最常见于40～60岁。早期X线平片可无异常表现。但随着病变进展，可出现骨质疏松、骨质侵蚀和钙化或骨化影（图6.135）。尽管随着时间的推移会出现退行性改变，但该病的表现与进展期退行性关节炎伴大块的游离骨软骨片不同。关节囊外可沿髂腰肌和闭孔外肌脂肪层面受累。

现已明确滑膜骨软骨瘤病的MR表现。在最早期阶段仅出现滑膜的少许不规则改变（图6.136）。T_2WI上出现大量积液时，该表现可更加明显。此阶段MR关节造影的诊断准确性更高。

在晚期阶段，关节内游离体更为明显。此外，亦可出现滑膜增厚（87%）、骨质侵蚀（73%）和关节囊外囊肿（40%）。

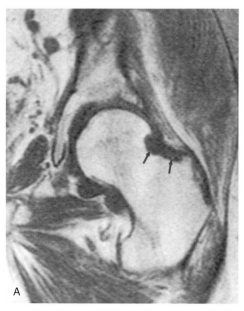 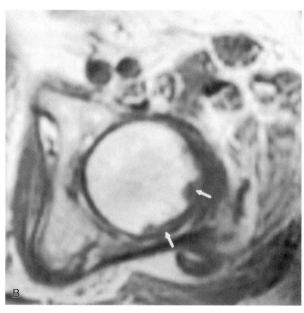

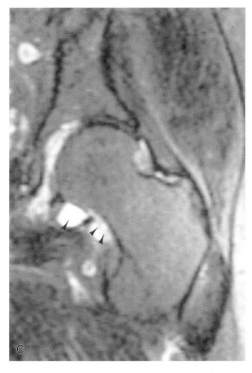

图6.135 滑膜骨软骨瘤病。冠状面（图A）和轴面（图B）T_1WI图像显示关节腔积液伴骨质侵蚀（箭）。冠状面T_2WI（图C）显示关节腔积液及呈稍低信号的软骨瘤（箭头）

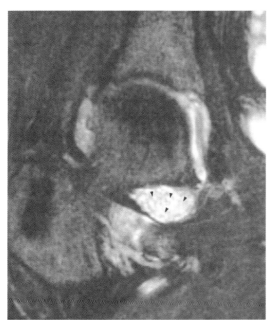

图6.136 冠状面T_2WI显示关节积液内多发低信号样物体

（十三）感染

MRI对于骨髓炎和关节间隙内感染的早期检出及对骨与软组织感染的鉴别相当敏感。MRI尤其对于儿童早期感染的检出颇有裨益。近来的研究同样提示，MR可有助于鉴别髋部感染和一过性滑膜炎。Lee等评价了感染和一过性滑膜炎患者的关节积液、滑膜改变和骨髓信号（图6.137）。两者均可见大量关节积液和关节囊周围信号改变。最有助于诊断的MR特征为股骨头内骨髓异常（T_1WI呈低信号，T_2WI或增强后呈高信号）。该表现可出现在感染的患者中，但未出现在一例髋部一过性滑膜炎患者中（见第十三章）。

（十四）髋关节成形术

目前，X线平片、关节造影、诊断性抽吸/注射和放射核素检查包括PET影像等，均已用来评价髋关节成形术可能产生的并发症，如感染、松动和骨质溶解。CT已证明其有助于评价假体周围骨质和软组织的改变。

由于MRI存在金属伪影和医疗费用问题，现仅能有选择地使用。然而，对MR参数的更新改良可减少伪影，并提升其在评价髋关节成形术后并发症中的价值。早期研究显示低场强（<0.2T）成像时可减少伪影。伪影随场强增加而增加。另外，T_1WI（SE 500/10）和中间（SE 1000/60）序列可最大程度减小股骨假体部分的金属伪影。假体位于髋臼或存在金属线或螺钉时，伪影会更加严重（图6.138）。

现MRI越来越多地应用于评价髋关节成形术后的患者，而无论是否怀疑其有无周围软组织异常。这均得益于近来对多种MR参数的改良。

伪影与金属移植物（见第三章）有关，包括射频编码方向（失真）上的信号几何扭曲、层厚改变、信号强度丢失和梯度回波成像时失相位增加。相比其他金属合金，钛类引起的伪影较少。此外，陶瓷移植物在MR上不会引起伪影，虽然这些移植物仅多用于模块化股骨头。

改良MRI参数（表6.14）可最大程度减小伪影、

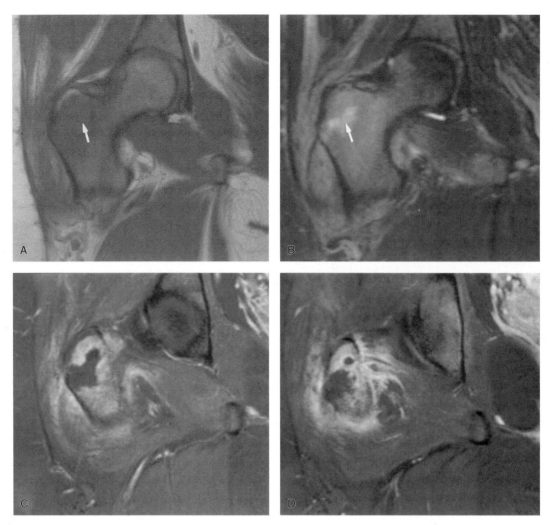

图 6.137 大转子脓肿。冠状面 T_1WI（图 A）和 T_2WI（图 B）图像显示大转子内异常信号（箭头）。增强图像（图 C 和图 D）显示骨脓肿引起的病灶周边强化及软组织肿胀

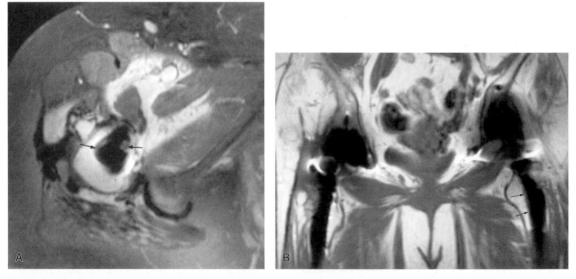

图 6.138 髋关节成形术。图 A. 轴面 T_1WI 图像显示假体（箭头）周围的中等信号纤维组织。另一患者的冠状面图像（图 B）可见相似的表现（箭头）

信号流空并增加组织分辨率。因此目前，沿股骨假体的冠状面成像有助于评价假体松动和骨质溶解区。软组织异常如滑囊扩大和软组织脓肿、展肌撕裂和异位骨化均可在MRI上显示。

患者体位合适亦可减少伪影，如将移植物与场强方向平行。但由于移植物本身的方向，该方法较为困难。增加射频编码梯度亦可减少伪影。此外，使用视角倾斜改良自选回波序列（金属伪影较少序列或MARS）也有助于减少伪影。目前使用的脉冲序列包括快速STIR（3000/40/100，回波链6，5mm层厚，32kHz带宽，265×160矩阵和4次采集，射频编码与股骨假体方向平行）、T_1WI（340/15，5mm层厚，16kHz带宽，256×224矩阵和3次采集）及增强T_1WI。尚有一些在研发中的新序列可极大地改善图像质量（图6.32）。以冠状面和轴面成像评价最好。

表6.14 减少金属伪影的技术

技术	效果
增加频率编码	失真减少
梯度场强	伪影
选择频率方向和相位编码方向	增加移植物周围软组织分辨率
磁场方向与移植物方向垂直	失真伪影减少
快速自旋回波/STIR序列	移植物周围信号强度增加
减小体素	信号丢失减少
高带宽/像素	伪影减少
使频率编码沿假体轴面方向	伪影减少
低场强	伪影减少

七、儿科疾病

常规X线平片、CT、核素扫描、关节造影、超声和MRI对于儿童骨盆和髋部疾病的诊断均起着各自不可或缺的作用。本节将回顾常用的MRI检查技术在儿科疾病中的应用。尽管本章的第 部分已对骨盆、髋部和大腿的解剖和检查技术进行了详尽地阐述，在此仍有必要对与婴儿和儿童有关的特殊检查技术和某些特定疾病做一回顾。

（一）检查技术

对于婴儿和儿童的MRI检查常需使用镇静药和监测技术。这些方法在第三章中已有详述，在此就不予赘述。决定检查的步骤尚包括MRI机型的选择和是否需要功能性或特殊体位的检查，以及是否需要静脉内或关节腔内注射对比剂检查等。检查前医师尚需决定是否需扫描双髋关节定位像或仅对患髋进行仔细的检查。常规筛检可用冠状面T_1WI和轴面T_2WI。应依据患儿的体形选择合适大小的FOV，但其应括及骨盆和股骨小转子以下，亦可借助于头线圈进行患儿和年龄较小儿童的检查。

对于髋部的精细检查，使用表面线圈或8～16cm的较小FOV可提高分辨力。通常T_1WI和T_2WI足以提供骨、关节和软组织病变的信息。亦可根据患儿的合作程度选择快速成像序列。3D GRE序列对于病变细节和软骨的显示及图像重建很有帮助。脂肪抑制FSE序列T_2WI则有助于关节软骨的正确评价。静脉内注射对比剂虽有助于检出早期缺血或滑膜病变，但其作为一种侵袭性检查手段，应尽可能避免其在患儿中的应用。

（二）解剖

因为脂肪、软骨和红骨髓所致信号改变可很容易地在MRI上分辨出来，因而MRI图像可清晰地显示骨化和发育中的骨骼。MRI可清晰地显示软组织的解剖以及髋部的韧带、髋臼唇和支持结构等（图6.139）。而X线平片上仅能显示未发育成熟骨骼的骨化部分。

儿童骨盆和髋部与成人相比较，两者信号有很大差异。早期儿童干骺端和骨干内的骨髓均为红骨髓，后者在T_1WI上表现为低信号（图6.139A），骺软骨呈中等信号强度。随着骨化的进程，骨骺内骨髓变为黄骨髓，并在T_1WI上呈高信号（图6.139C）、在T_2WI或脂肪抑制序列上呈低信号。

（三）股骨头骨骺骨软骨病

股骨头骨骺骨软骨病是一种常见于3～12岁男性患儿的股骨头骺缺血性病变，其发病高峰年龄为5～8岁。本病多累及单侧，但也可见于双侧（15%）。改病少见，儿童发病率（5～15.6）/100 000人。男性患儿发病较女性多5倍。典型临床表现为疼痛和Trendelenburg步态，但疼痛症状可难以诊断或表现为膝关节痛。

与成人的血管源性股骨头坏死不同，此病受累的股骨头常经历愈复后的各种畸变和继发性关节对应关系不良（图6.140）。早期诊断对于减轻其变形程度、减少退行性髋关节病的发生及保持正常的关节对应关系至关重要。发病后6～8周，其X线平片上表现正常。此后随病程进展，血供阻断、软骨下塌陷、碎裂和重新骨化等病变在X线平片上表现各异，如骨骺硬化、关节对应关系不良、股骨头碎裂和变扁等。核素扫描和MRI能较X线平片更早地发现异常。此外，MRI较核素扫描的明显优势在于前者能显示骨与关节的解剖。

现有多种分期系统用于评价股骨头骨骺骨软骨病的进展和分期。Catterall基于常规前后位X线平片上股骨头的受累范围将本病分为四期（图6.141）：Ⅰ期患者的股骨头骨骺仅有25%受累，Ⅱ期为25%～50%，Ⅲ期为50%～75%，Ⅳ期为100%。Herring基于X线平片上股骨头或骨骺的高度将本病分为三期：即A期患者的股骨头或骨骺的高度保持正常（100%），B期为正常高度的50%，C期为不足正常高度的50%。

与X线平片相比，在MRI上显示的病变常更为严重。Hochbergs等提出一种将股骨头分为2个中心区和2个周边区的MRI分析方法（图6.142）。这些MRI特

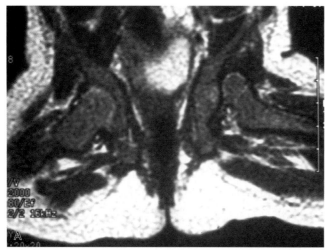

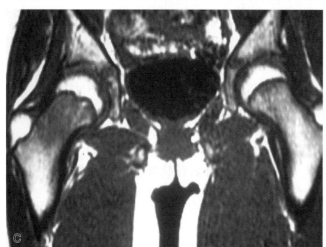

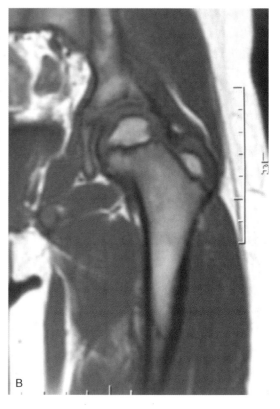

图6.139 婴儿和青少年的骨盆和髋部。图A.左侧髋关节发育不良的婴儿，红骨髓呈低信号；图B.骨化中心处于发育阶段的幼儿，T_1WI显示骨骺内的脂肪信号；图C.青少年股骨头和大转子内为脂肪髓

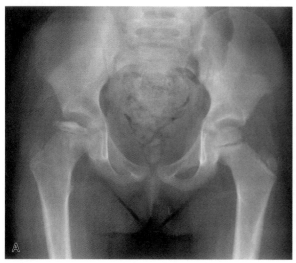

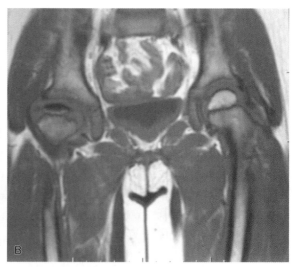

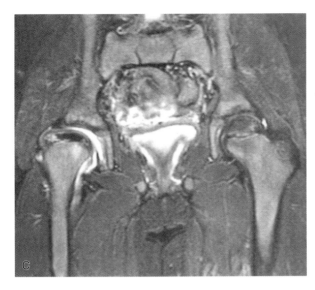

图6.140 股骨头骨骺骨软骨病。图A.前后位X线平片显示右侧股骨骨骺出现硬化及畸形。冠状面T_1WI（图A）和T_2WI（图B）图像显示股骨头呈明显畸形改变伴关节腔积液、股骨头外侧半脱位和骨骺内片状坏死和变形区

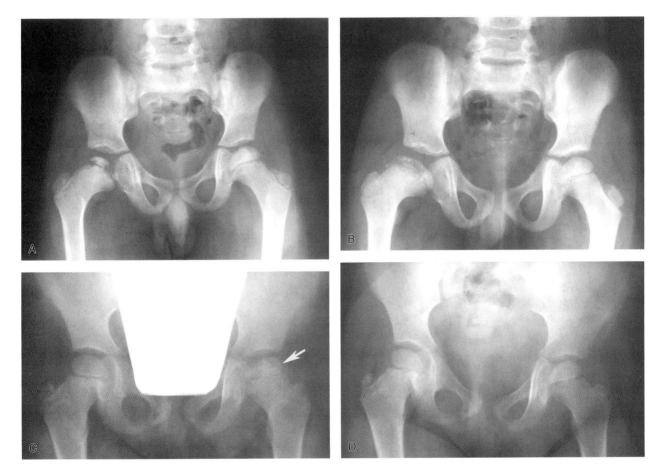

图6.141 股骨头骨骺骨软骨病不同时期的X线平片。图A、图B.股骨头扁平、碎裂伴股骨颈增宽（图A）及1年后再骨化（图B）。图C、图D.左侧股骨骨骺碎裂和硬化（箭头）。6个月后可见骨骺再骨化出现（图D）

征也与X线平片上病变的程度相对应。在较为严重的病例中，周边区也被累及，后者也是血供最初恢复的部位，并可使用对比剂增强后T_1WI予以显示。

在可能的情况下应选择非手术治疗，但有时也需要手术。传统的X线关节造影有助于评价股骨头在髋臼内的位置、对应关系和股骨头变形的程度，当考虑手术治疗时，上述这些因素就显得尤为重要。对于评价股骨头变形的程度，静态MRI图像即可满足诊断要求。但若要更为准确地评价股骨头在髋臼内的交合性和包容性则需行不同的体位（外旋位、外展位等）成像。Jaramillo等采用开放式磁体对照研究了不同体位的MRI图像和关节造影之间的关系，他发现如涉及三

项指标（股骨头、交合性和关节的包容性）时，两者的结果完全相同。MR关节造影在儿童中应用尚不多。

MRI亦可用来随访病变的愈合和重塑形过程。对比剂增强后T_1WI可提供有关血供恢复和股骨头变形的信息。但考虑医疗费用问题，MRI仅能有选择地使用，大多数病例仍采用X线平片和观察临床症状的方法随访。

（四）先天性髋关节发育不良

先天性髋关节发育不良（developmental hip dysplasia，DHD）常好发于首胎白种人男性儿童。尽管其病因学颇有争议，但一般认为其可能与解剖、激素或胎位异常所致的关节松弛有关。98%患儿是由妊娠最后4周宫内改变所致。多数患儿在出生后2~4周即可出现髋关节半脱位。多达95%的病例经早期诊断并在4岁以前复位，则髋关节可以发育正常。

因骨化过程于生后6个月开始，故股骨头的早期定位常较为困难（图6.143）。先天性髋关节发育不良的髋臼异常发生较晚。与MRI相比，超声可显示此病且更易于对婴儿进行检查。事实上，美国放射学会（American College of Radiology，ACR）适用标准推荐使用超声评价髋关节发育不良。而MRI的价格昂贵，婴儿还必须被麻醉镇静，且如不采用开放式磁体系统则将很难摆放患儿的体位（图6.144）。

常规MRI或MR关节造影可显示尚未骨化的股骨头和包括关节唇在内的髋臼结构，还可显示诸如缺血性坏死等并发症（图6.145）。但在大多数病例中，通

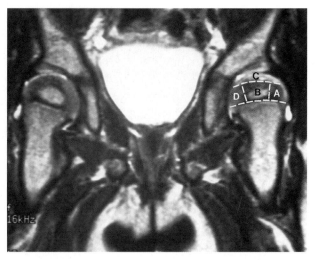

图6.142　股骨头骨骺骨软骨病。患者的MR图像显示Hochbergs四分区法。C和B区位于中央，A和D区位于周边

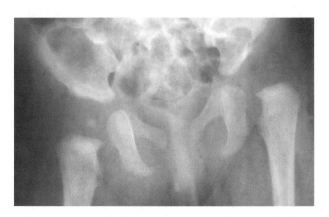

图6.143　左侧髋关节发育不良，右侧股骨头有少量骨化

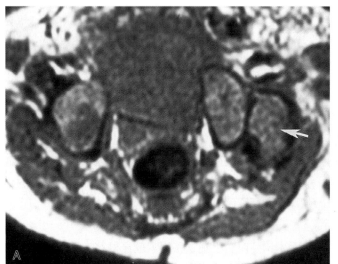
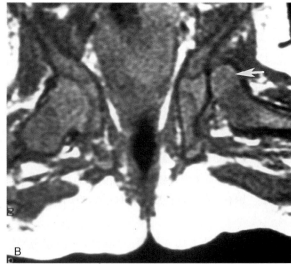

图6.144　婴儿先天性髋关节发育不良（DHD）。左腿外展外旋位的轴面（图A）和冠状面（图B）图像显示左髋关节先天性发育不良，伴有左侧股骨头向上方脱位（箭头）

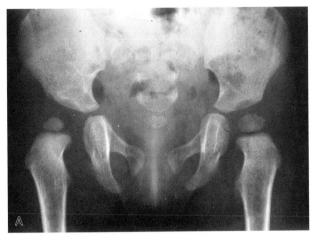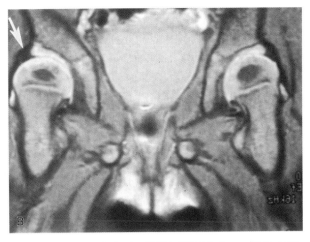

图6.145 髋关节发育不良。图A.前后位X线平片显示右侧髋关节发育不良。经治疗后，冠状面质子密度MR图像（图B）清晰显示股骨头位置和髋臼唇覆盖范围。此外仍可见内侧髋关节间隙轻度增宽

常依据其临床表现、X线平片和超声检查进行本病的诊断和随访。

（五）股骨头骨骺滑脱

股骨头骨骺滑脱是最常见的青少年髋关节疾病。是引起早期骨性关节炎的原因之一。男性较女性发病率高。男性的患病年龄为10～17岁（最多见于13～14岁），女性的患病年龄为8～15岁（最多见于11～12岁）。23%～81%为双髋受累。如仅一侧髋关节罹患，则对侧髋关节常在患髋确诊2年内受波及。

患者可有疼痛和跛行症状，约50%的患者为髋部疼痛，但还有相当多的患者表现为膝关节痛，从而导致约26%的病例漏诊或延误诊断。

股骨头骨骺滑脱可依据临床症状和X线平片表现进行分期。临床上，患者可分为滑脱前期、急性期或慢性期。在滑脱前期，仅根据虚弱无力和大腿或膝关节疼痛的临床症状常不能做出明确诊断，X线平片上常可见股骨头骺板轻度增宽，但其在急性期却不明显（图6.146）。一旦滑脱出现，则可根据其移位程度将之分为轻度、中度或重度。

MRI有助于诊断早期骺板改变，并评价对侧髋关节改变。检查应使用冠状面和斜矢状面T_1WI和T_2WI成像（图6.147）。FSE T_2WI已取代常规自旋回波技术。骺板改变在T_1WI上显示为不规则低信号及骺板增宽，在T_2WI上信号增高，并常可显示关节腔积液。MRI也易于判断滑脱的程度。检查时应同时评价双侧髋关节，因为即使仅有一侧髋关节出现症状，MRI上出现双髋改变的情况也很常见。

股骨头骨骺滑脱的治疗方法为空心钉内固定。术后MRI有助于评价骺板闭合情况及并发症如缺血坏

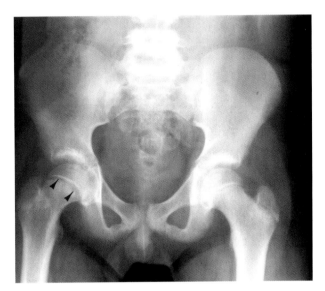

图6.146 骨盆前后位X线平片显示右侧骺板不规则（箭头），但无骨骺滑脱

死。近来已发现撞击综合征与股骨头骨骺滑脱存在关联。MRI有助于评价股骨头/颈交界处畸形。出现这些异常改变时，除空心钉内固定外，尚需骨软骨成形术治疗。

（六）旋转畸形

旋转畸形是由于远段股骨相对于近段股骨扭转所致，常见于神经肌肉疾病、股骨头骨骺骨软骨病、先天性髋关节发育不良和特发性髋关节过度前扭转的患者。旋转畸形的治疗方法为股骨颈矫形术，此种术式要求在术前精确测量畸形的程度以决定术中校正的程度。

常使用多种影像学方法以测量畸形的程度，包括常规X线平片、CT、超声和MRI。迄今为止，CT已成为诊断此病的金标准。但因MRI在某些方面优于

CT，因而有时也使用前者诊断本病；MRI可获得股骨颈真正的轴面图像（图6.148）；另外，婴、幼儿尚未骨化的软骨可在MRI上清晰显示，故可进行精确地测量。

通常在MRI T_1WI上实施测量。首先依冠状面的定位像选择适当的斜面和轴面图像上测量α角（图6.148B）。此角由一条通过股骨颈的中轴线和一条平行于磁体框架的水平线所构成。另一个角为β角，此角在通过远端股骨髁的轴面图像上测量（图6.148C）。α角和β角之间的差异反映了旋转畸形的程度。常需同时测量双腿的α角和β角以利于对比。

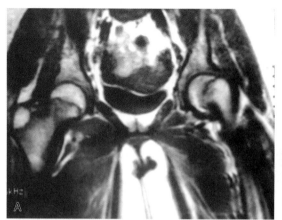
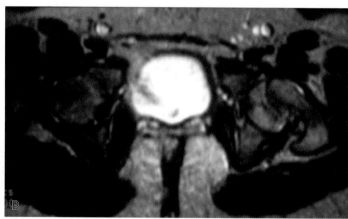
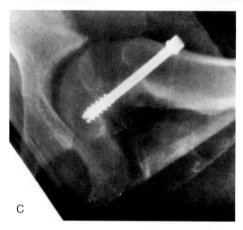

图6.147 冠状面T_1WI（图A）和轴面T_2WI（图B）图像显示左侧股骨头骨骺滑脱。骺板明显移位和变形。（图C）为空心钉内固定术后的斜位X线平片

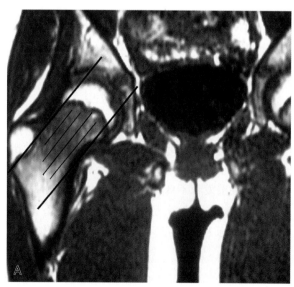
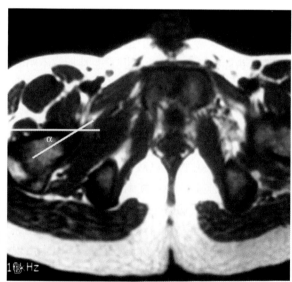

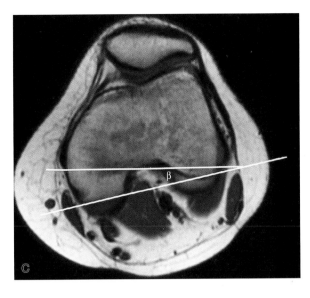

图6.148 MRI图像显示测量股骨前扭转的方法。图A.选择合适的倾斜角度行冠状面图像以期理想地显示股骨颈（线）；图B.轴面图像显示水平线和通过股骨颈的中轴线所成的α角（α）；图C.膝关节轴面图像显示由股骨髁连线和水平线所成的β角（β）

（秦 乐 李 梅 译）

参考文献

（表6.2）摘自Baum PA, Matsumoto AH, Teitelbaum GP, et al. Anatomic relationship between the common femoral artery and vein. CT evaluation and clinical significance. Radiology, 1989, 173: 775–777 and Rosse C, Rosse PC. Hollinshead's textbook of anatomy. Philadelphia, PA: Lippincott-Raven, 1997

（表6.34）摘自Robinson P, White LM, Agur A, et al. Obturator externus bursa: Anatomic origin and MR imaging features of pathologic involvement. Radiology, 2003, 228: 230–234.

（表6.3）摘自参考文献91，92和95～97

（表6.4）摘自参考文献10，96和111～113

（表6.5）摘自Lieberman JR, Berry DB, Mont MA, et al. Osteonecrosis of the hip: Management in the twenty-first century. J Bone Joint Surg Am, 2002, 84A: 834–853; Cherian SF, Laorr A, Saleh KJ, et al. Quantifying the extent of femoral head involvement in osteonecrosis. J Bone Joint Surg Am, 2003, 85A: 309–314; and Steinberg ME, Hayken GD, Steinberg DR. A quantitative system for staging avascular necrosis. J Bone Joint Surg Am, 1995, 77B: 34–41

（表6.6）摘自Beltran J, Burk JM, Herman LJ, et al. Avascular necrosis of the femoral head: early MRI detection and radiological correlation. Magn Reson Imaging, 1987, 5: 431–442; and Mitchell DG, Rao VM, Dalinka MK, et al. Femoral head avascular necrosis: correlation of MR imaging, radiographic staging, radionuclide imaging, and clinical findings. Radiology, 1987, 162: 709–715

（表6.7）摘自Cherian SF, Laorr A, Saleh KJ, et al. Quantifying the extent of femoral head involvement in osteonecrosis. J Bone Joint Surg Am, 2003, 85A: 309–314; Lieberman JR, Berry DJ, Mont MA, et al. Osteonecrosis of the hip: management in the twenty-first century. J Bone Joint Surg Am, 2002, 84A: 834–853; and Scully SP, Aaron RK, Wibaniak JR. Survival analysis of hips treated with core decompression or vascularized fibular grafting because of avascular necrosis. J Bone Joint Surg Am, 1998, 80A: 1270–1275

（表6.8）摘自Lieberman JR, Berry DJ, Mont MA, et al. Osteonecrosis of the hip: Management in the 21st century. J Bone Joint Surg Am, 2002, 84A: 834–853

（表6.9）摘自参考文献74，75，85，126，168，172，173

（表6.10）摘自参考文献98，176，178，179和184

（表6.11）摘自Kiuri MJ, Pihlajamaki HK, Hietanen HJ, et al. MR imaging, bone scintigraphy and radiography in bone stress injuries of the pelvis and lower extremities. Acta Radiol, 2002, 43（2）: 207–212

（图6.94）摘自Koulouris G. Groin pain in elite athletes. AJR, 2008, 191: 962–972.

（表6.12）摘自Berquist TH. MRI of the Musculoskeletal System. 4th ed. New York: Lippincott Williams & Wilkins, 2001; Unni KK. Dahlin's bone tumors. General Aspects and Data on 11, 087 cases. 5th ed. Philadelphia, PA: Lippincott-Raven, 1996; and Weiss SW, Goldblum JR. Enzinger and Weiss Soft Tissue Tumors. 4th ed. St. Louis, MO: Mosby, 2001

（表6.13）摘自Li KCP, Higgs J, Aisen AM, et al. MRI in osteoarthritis of the hip: gradation of severity. Mag Res Imag, 1988, 6: 229–236

（表6.14）摘自参考文献319–323

第七章

膝关节

Thomas H. Berquist

本章提要

一、前言
二、影像技术
　（一）体位和线圈选择
　（二）脉冲序列和成像平面
三、解剖
　（一）骨及关节解剖
　（二）膝关节周围的肌肉
　（三）膝关节的神经血管
四、诊断误判
五、应用
六、半月板疾病
　（一）半月板撕裂
　（二）半月板术后改变
　（三）半月板囊肿
　（四）盘状半月板
　（五）半月板小骨
　（六）韧带和肌腱损伤
　（七）韧带和肌腱重建
　（八）ACL重建后并发症
　（九）皱襞
　（十）髌骨病变
　（十一）髌骨软骨软化
　（十二）游离体
　（十三）骨折
　（十四）剥脱性骨软骨炎
　（十五）骨坏死和骨软骨病
　（十六）肌肉骨骼肿瘤和软组织肿块
　（十七）关节病
　（十八）慢性过度使用综合征和其他病变

一、前言

20世纪80年代初，MRI一经问世，即显示出其在肌肉骨骼病变的突出优势。

随着特殊的肢体匹配射频线圈，高场强MRI系统（1.5～7T），开放系统，肢体系统和其他MR成像技术的进展均极大地拓宽了MRI在膝关节的应用，使MRI成为被广泛接受的膝关节影像学检查方法之一。研究证明，膝关节MRI可以达到整形外科医师和主管医师所期望的与关节造影相同的检查效果。MRI是一种经济实用的膝关节检查方法，可减少不必要的外科手术或关节镜检查。由于MRI显著提高了诊断准确率，使得41%住院患者的治疗方式发生了改变，高达42%的患者术前不再需要做昂贵的关节镜检查。

近期，Alioto等研究表明，通过MR检查外科医师改变了18%患者的治疗方案，更值得一提的是，他们发现但病变累及半月板或软骨面时，通过MRI检查可决定诊疗方案，但MRI评估前交叉韧带功能不全时没那么有价值。

二、影像技术

尽管许多MRI检查技术和成像平面都可以使用，但膝关节的检查方法应依据临床需要和所使用的成像系统而定。本章将具体讨论膝关节及其周围组织疾病的常规检查方法，而那些针对特殊临床病变的专用检查技术将在以后章节中详细讨论。

（一）体位和线圈选择

膝关节MRI检查时，患者通常取仰卧位，受检膝关节置于肢体匹配线圈内（图7.1）。膝关节外旋15°～20°，便于在矢状面图像上观察前交叉韧带（ACL），但这一检查体位并不是所有MRI中心的常规检查体位。膝关节轻度屈曲（5°～10°）更易于准确评价髌骨和髌股关节间隙，膝关节过屈或过伸均影响对髌骨位置的观察。如须进行髌股关节的运动检查和评价，可能需要使用不同的线圈和体位。1.5T和3.0T检查时常用体积线圈（图7.2）。Antonio等使用4cm环状线圈获取感兴趣区细节图像。10cm的视野（FOV）（通常用14cm），256×512（显示在512×512）像素常用。

与低场强开放型或永磁型MRI机相比，大多数高场强MRI机进行运动检查时所能允许的运动范围较小，新的肢体成像体系亦限制体位摆放。体位的要求将在以后髌股关节功能紊乱章节中再做更详细地讨论。

（二）脉冲序列和成像平面

有多种脉冲序列可供医师选择，包括SE序列、FSE序列、不同种类的GRE序列，DWI序列3D成像等（表7.1）。膝关节增强扫描时需要对序列做相应的变动。评价半月板撕裂的最好MRI序列既非单一的

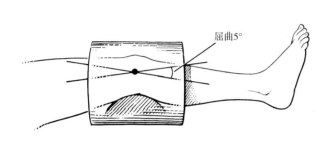
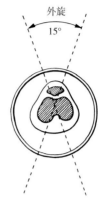

图7.1 膝关节摆放位置，屈曲 5°~10°，外旋15°

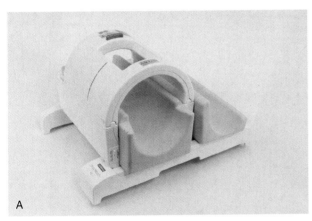
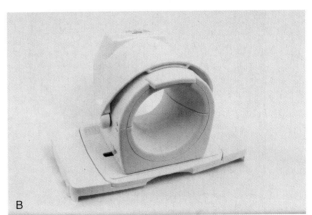

图7.2 膝关节容积线圈（图A和图B）（德国 埃朗根 西门子提供）

表7.1 膝关节MRI检查技术和参数

成像平面	脉冲序列	层厚	视野（cm）	矩阵	采集次数（NEX）
轴向定位	FLASH 15/5	8 mm/skip 8 mm	14	256×128	1
冠状/矢状面定位	FLASH 15/5	8 mm/skip 8 mm	14	256×128	1
轴位					
质子快速自旋回波脂肪抑制	2480/28 ET 3	4 mm/skip 0.5	14	512×256	1
冠状位					
T_1加权像	TSE 800/11 ET 3	4 mm/skip 0.5 mm	14	512×256	2
双回波稳态序列	DESS 19.6/5.47 ET 3	1 mm/20%	14	256 × 192 with interpolation	2
矢状面					
质子加权快速自旋回波	TSE 2850/42 ET 9	4 mm/skip 0.5 mm	14	512×256	2
质子加权快速自旋回波脂肪抑制	TSE 2850/42 ET 9	4 mm/skip 0.5 mm	14	512×256	2
轴位					
质子加权快速自旋回波	TSE 4000/26, ET 7	4 mm/skip 0.5 mm	14	256×192	2
附加序列					
脂肪抑制快速自旋回波T_2加权（轴位，冠状位，矢状位）	3500/20-30 ET 2-8	4 mm/skip 0.5 mm	14	512×256	2
短时间反转恢复快速自旋回波序列（轴位，冠状位，矢状位）	4230/86, TI160	5 mm/skip 1 mm	14	256×192	2
常规T2（轴位）	2230/20	6 mm/skip 1.5 mm	14	256×192	1

T_1WI亦非T_2WI，而评价其他组织结构如韧带则最好采用T_2WI。

为避免低估病变，技术上要有一个完整的成像方案和计划。例如，半月板和交叉韧带结构复杂，仅依赖单一的成像平面做出诊断并不可靠。

目前，广泛用于膝关节成像的脉冲序列包括SE序列、FSE序列和GRE序列，包含了层面选择和三维傅里叶变换（3DFT）。也可选用STIR序列和FSE STIR序列。

在SE序列中，常选用短TR/TE序列和长TR的多回波序列。应同时使用T_1WI和T_2WI，而较少单纯使用短TR/TE（T_1WI）行膝关节检查。尽管T_1WI简单、成像速度快，对骨髓病变有较高的敏感性；但显示半月板病变较差，对急性韧带损伤和对关节液、关节软骨的区分欠佳，而且在照相时常需要特殊的窗技术（图7.3）。

长TR多回波SE序列可有效地对膝关节进行评估。质子密度加权像对半月板病变的显示较佳；T_2WI有利于观察交叉韧带和其他结构。

膝关节成像最常使用的层面为矢状面和冠状面SE序列成像（图7.4），也需横断位，尽管其效用不再如此重要。工作中使用的MRI技术方法依赖于所使用的成像系统硬件。表7.1列举了1.5T场强下常用参数。

长TR多回波序列的优点是图像层数多（即单位时间内获得更多的图像）和对比度良好，缺点是采集时间较长，技术要求高。

近年来，新的FSE序列已开始取代常规的SE序

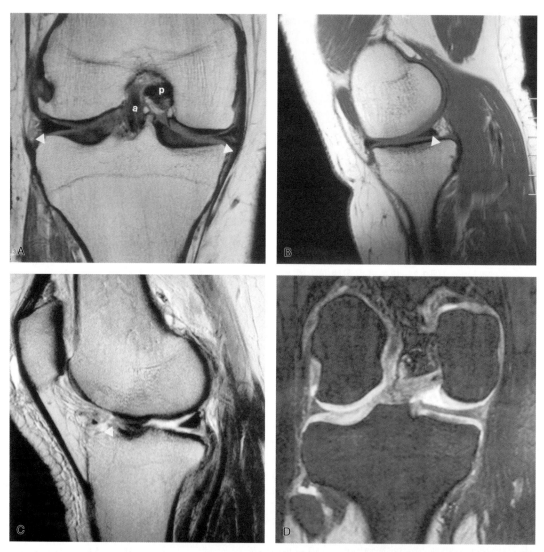

图7.3 图A.SE序列（TR450，TE15）冠状位，膝关节髓腔脂肪高信号，半月板低信号，关节软骨中等信号。交叉韧带（a，前，p，后）位于髁间窝。侧副韧带亦为低信号（箭头）；图B.PD矢状位（TR 2300ms，TE 26ms）膝关节内侧面显示内侧半月板后角内信号增高（箭头），但未达关节面；图C.FSE T_2WI矢状位（TR 3300ms，TE 80ms）显示外侧半月板前角及体部信号异常撕裂（箭头）；图D.冠状位DESS（3D，TR 23.87ms，TE 6.73ms）显示正常的半月板和关节软骨的细节

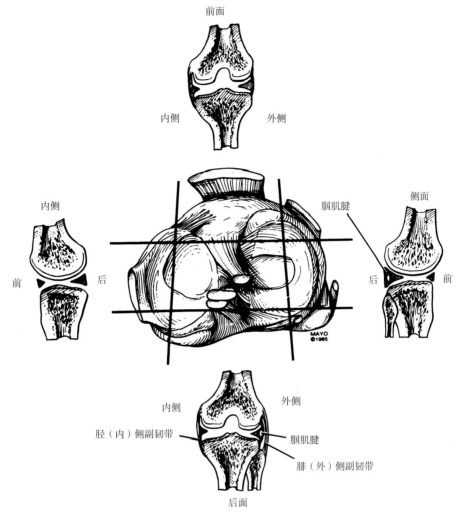

图7.4 膝关节轴位解剖，选择性矢状位和冠状位

列。理论上，这一序列可在一个180°脉冲后允许重复使用自旋回波快速采集数据。回波相位编码大小不同，但均影响图像质量；FSE序列虽然较传统的SE序列可节省一半的检查时间，但FSE序列较传统的SE序列T_1WI对比度差，脂肪抑制效果不佳，故已较少使用该技术进行膝关节成像（图7.5）。当选择FSE序列时，通常应同时使用脂肪抑制技术。Rubin等报道，与常规SE序列相比，FSE序列诊断半月板撕裂准确率更低。最近，Escobedo等报道，短回波链FSE序列与SE序列质子密度加权像（TR 2000ms，TE 20ms）相比，前者5min20s可完成采集，而后者则需7min38s。

近几年来，GRE技术（图7.5）用于肌肉骨骼成像日益增多，其成像速度快，组织对比好。这些技术广义上可划分为稳态序列和毁损序列两大类，前者如GRASS序列和FISP序列；后者如FLASH序列和毁损GRASS序列（见第二章）。作者常在膝关节冠状位使用DESS稳态序列（图7.6）。

多层GRE序列可以两种方法完成采集：单层顺序采集或类似多层SE序列成像的间隔采集两种方法。前一种采集方式的TR必须非常短，以使获得所有层面的成像时间不会太长。事实上，就膝关节GRE成像而言，短TR单层采集并不优于长TR多层采集序列。对膝关节成像的某种特殊应用，长TR间隔采集的对比度和信噪比均高于短TR GRE序列（表7.1）。

长TR、中等TE的GRE序列可提供极佳的组织对比以清晰显示半月板撕裂。该技术的另一优点是在拍摄照片时不需对窗宽进行特殊的调整。在显示韧带病变方面，长TR GRE序列可提供非常显著的T_2WI对比，用以显示韧带病变。长TR GRE图像似乎有独特的显示软骨和骨软骨病变的能力，但其仍需进一步研究证实。

现今，3DFT成像备受研究者青睐，它可以为多层面重建提供高分辨率的容积图像数据集（表7.1），3D图像应用于评估关节软骨尤佳（图7.6）。

3D图像的优点是能获得无间隔的薄层图像和进

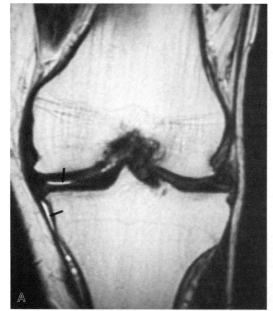
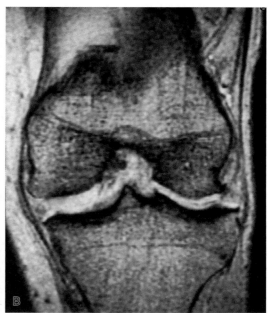
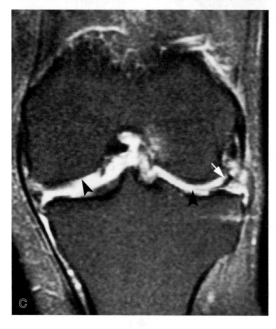

图7.5 半月板撕裂、关节软骨损伤的同1例患者相同层面。图A.FSE（TR 4000ms，TE 108ms）类似SE T_1WI（髓腔和脂肪高信号），关节腔积液和血管也为高信号（箭）。关节内其他结构显示不佳；图B.GRE（700/31 角度25°）；图C.为脂肪抑制SE（2000/80）则显示半月板撕裂（箭）和关节面软骨缺损（箭头）

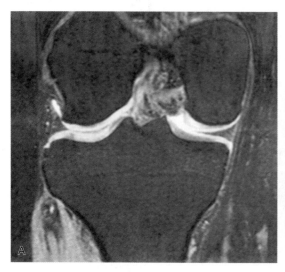
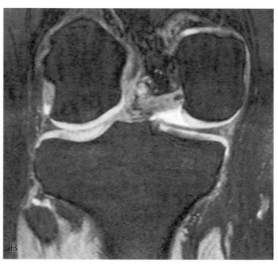

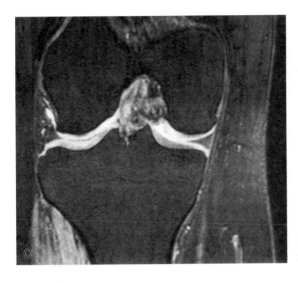

图7.6 3D GRE 序列从前往后（图 A–C），清晰显示关节软骨

行3D图像重建和演示的潜能。3DFT图像的主要缺点是对机器性能要求高，如对计算机的处理能力、记忆、存贮和显示等均有一定要求；其另一缺点是重建时间较长、层面过多及使用短TR会影响图像的信噪比和对比度，甚至仅能达到核素扫描图像的分辨率。这是由于3D必须应用短TR时间所致。

其他常用检出序列包括FSE STIR序列，FSE T_2WI序列，也采用传统的T_2WI序列横断位以评估肿瘤病灶。快速STIR序列用来检出轻微的软组织和骨髓病变（表7.1）。

Gd-DTPA增强已用于膝关节检查。但对于膝关节腔内是否引入对比剂行直接膝关节造影仍存有争议。Gd-DTPA静脉增强可有助于某些关节病变的诊断，如关节滑膜的增强（图7.7）和关节腔积液，软骨和半月板修复情况的评估。

许多MRI成像方法可用于膝关节检查，但其技术选择应依据临床情况而定。1.5T和3.0T图像参数稍有不同。笔者目前常用的1.5T扫描方法（图7.8）（表7.1）包括横断位 FS TSE PDWI，矢状位 TSE PDWI（BLADE），矢状位 FS TSE PDWI，冠状位 TSE T_1WI，和冠状位 DESS（3D）序列。笔者在3T场强中使用相同的序列但参数略有不同（图7.9）。SE序列T_2WI、GRE序列和脂肪抑制FSE序列。其他检查技术将在特定的膝关节病变中做更详细的讨论。

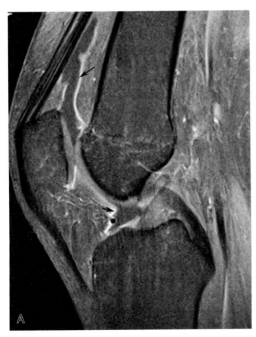
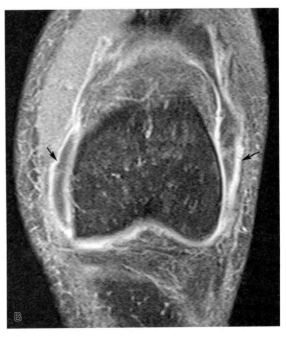

图7.7 FS-T_1WI增强矢状位（图A）和冠状位（图B）显示滑膜强化（箭头）。注射药物后早期滑液无强化（图A），在2个扫描序列时间后，滑液出现早期强化

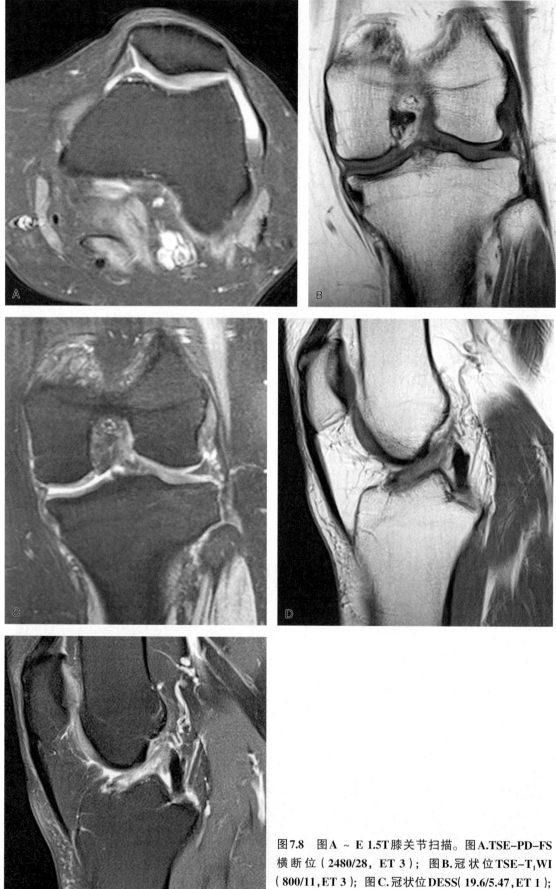

图7.8 图A～E 1.5T膝关节扫描。图A.TSE-PD-FS横断位（2480/28，ET 3）；图B.冠状位TSE-T_1WI（800/11，ET 3）；图C.冠状位DESS（19.6/5.47，ET 1）；图D.矢状位TSE-PDWI（BLADE，2850/42，ET 9）；图E.图D的抑脂序列

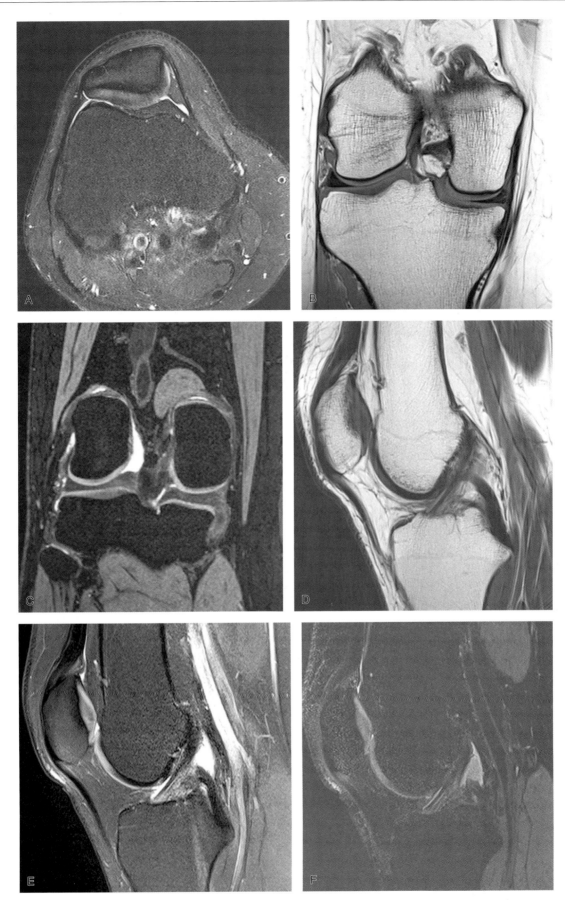

图7.9 膝关节3.0TMRI检查。图A.TSE-PDWI横断位(4614/61,ET 7);图B.TSE-T1WI冠状位(800/11,ET 2);图C.DESS冠状位(1459/5.03 ET2);图D.TSE-PD矢状位(3370/40,ET 7);图E.同图D相同序列相同层面的压脂;图F.矢状位STIR

三、解剖

为全面了解膝关节及关节周围的解剖需进行多平面、多方位成像（图7.10～图7.12）。此外，需要有完整的解剖知识指导选择适当的图像层面以正确显示某些解剖结构。

（一）骨及关节解剖

膝关节由股骨髁和胫骨髁相关节而成。尽管通常认为胫腓关节（图7.11B）是膝关节的一部分，但其并非真正意义上的膝关节的组成部分。膝关节属于屈戌关节，前后由肌肉及由附着于关节囊的特殊韧带加固。股骨髁和胫骨髁关节面覆以透明软骨，其可分为四带，每个带的软骨细胞、胶原纤维方向及蛋白多糖含量均有所不同。正常和异常的关节软骨之所以能为MRI清晰显示，是由于正常透明软骨病变透明软骨组织成分的不同所致。正常软骨60%～80%为水分，胶原纤维占软骨重量的50%，而蛋白多糖则占30%～35%。

股骨髁前为卵圆形，后为圆形，可增加伸展的稳定性和屈曲时的运动和旋转功能（图7.10）。股骨内侧髁较大且在承受通过膝关节传导的应力中起重要作用。内、外侧胫骨髁形成宽大的胫骨关节面，内、外侧髁被髁内交叉韧带的附着点分开，后者可限制膝关节的活动范围。胫骨髁间的上突部分称为髁间隆起，并分为内、外髁间隆起（图7.12）。胫骨、股骨髁的承重面被纤维软骨性的半月板分开，后者在冠状面上呈外厚内薄的三角形，外侧较内侧厚（图7.13）。

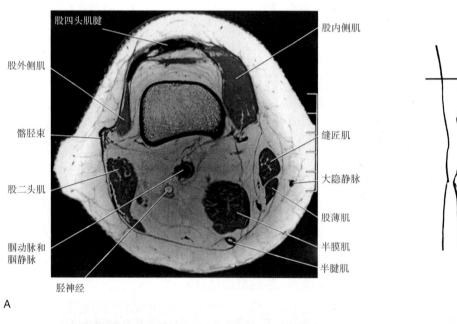
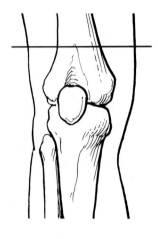

A

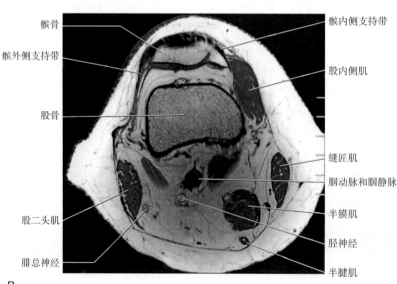
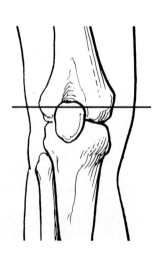

B

第七章 膝关节

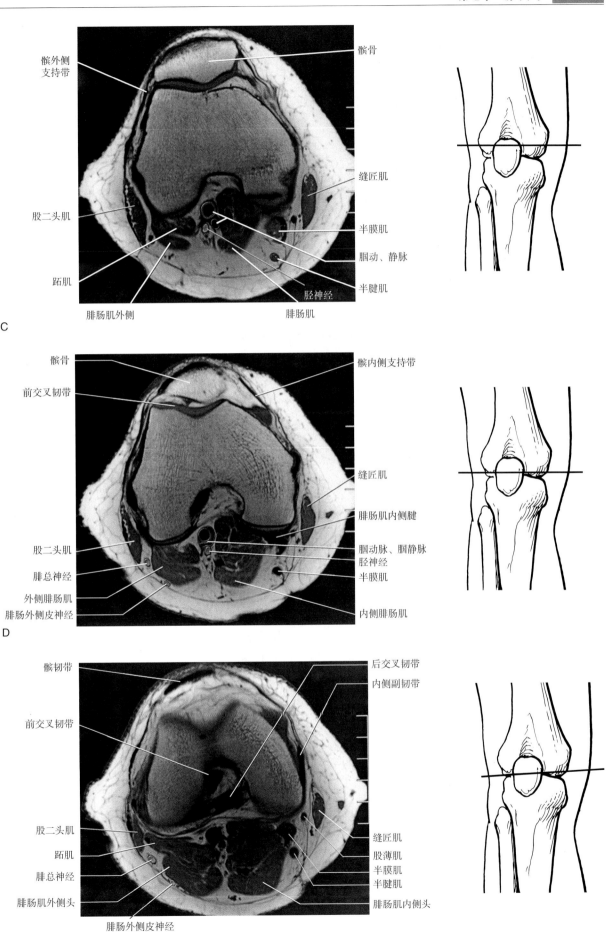

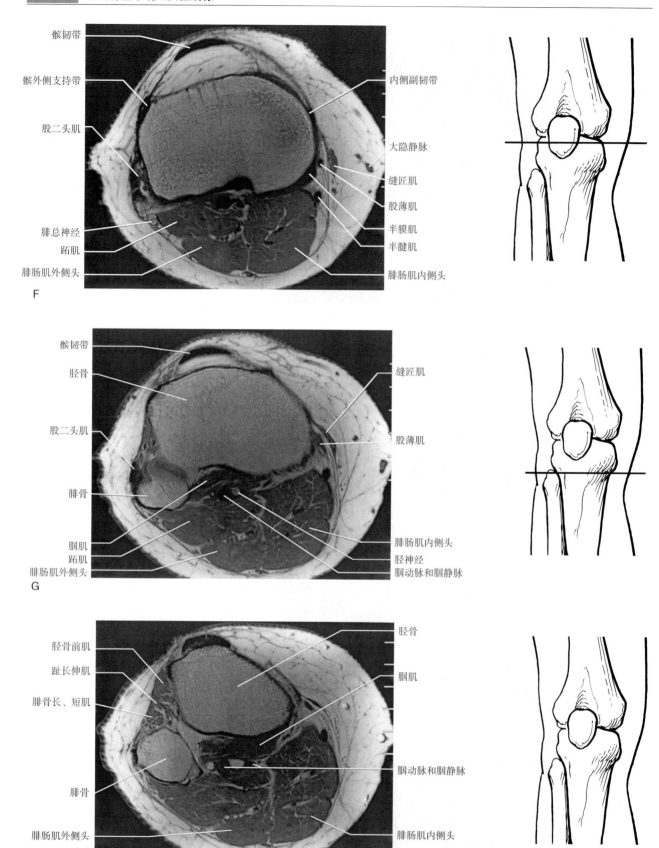

图7.10 膝关节轴面SE序列T_1WI（TR 500ms，TE 15ms）及其示意图。图A.髌骨上部和股骨干远端轴面图像和示意图；图B.髌骨上部轴面图像和示意图；图C.股骨髁上部和髌骨的轴面图像和示意图；图D.股骨髁和髌骨的轴面图像和示意图；图E.股骨髁下部的轴面图像和示意图；图F.胫骨上端轴面图像和示意图；图G.胫骨和腓骨头轴面图像及其示意图；图H.胫骨和腓骨上段轴面图像及其示意图

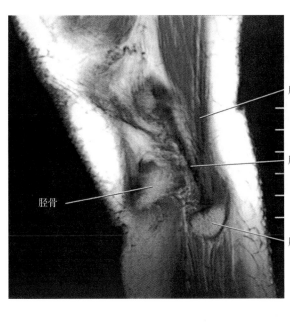
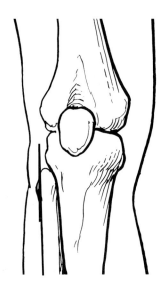

A

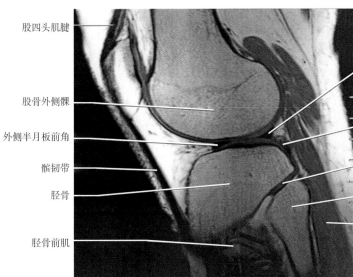
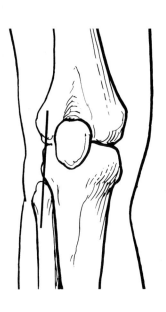

B

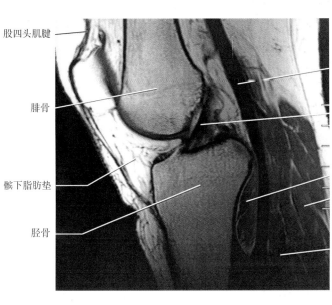
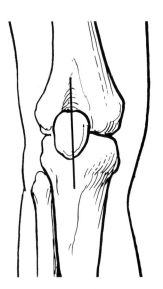

C

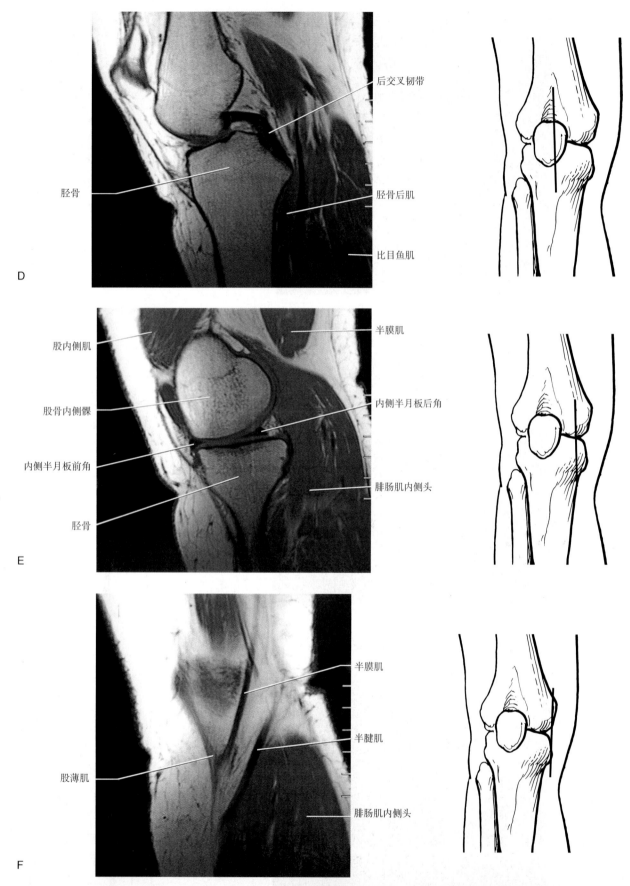

图7.11 膝关节自外侧至内侧的矢状面SE序列T_1WI(TR 500ms, TE 15ms)。图A.腓骨头外侧缘矢状面图像和示意图;图B.胫腓近侧关节矢状面图像和示意图;图C.ACL矢状面图像和示意图;图D.PCL矢状面图像和示意图;图E.通过膝关节内侧矢状面图像和示意图;图F.股骨内侧髁内缘和内侧软组织矢状面图像和示意图

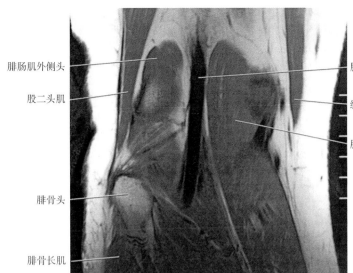 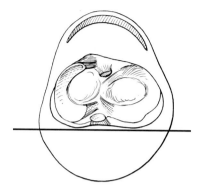

A

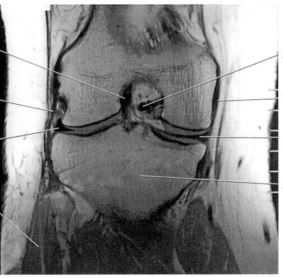 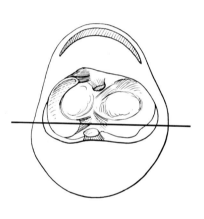

B

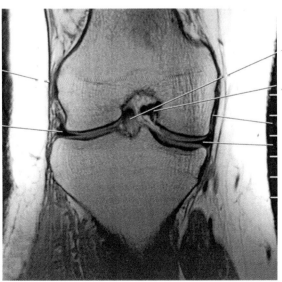 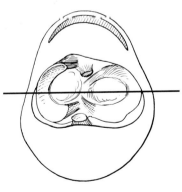

C

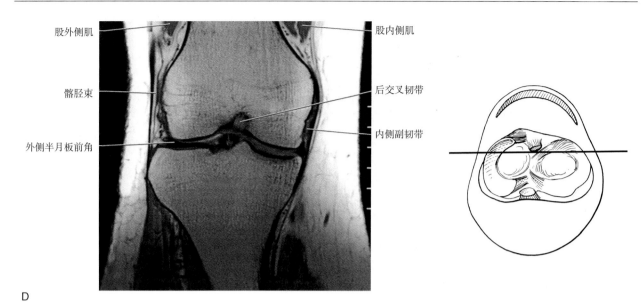

图7.12 自后向前的膝关节冠状面SE序列T_1WI（TR 500ms，TE 15ms）。图A.膝关节后部软组织冠状面图像和示意图；图B.胫骨和股骨髁后分冠状面图像和示意图；图C.膝关节正中冠状面图像和示意图；图D.膝关节前分冠状面图像和示意图

髌骨是人体最大的籽骨，在股四头肌腱内发育而成（图7.10和图7.11）。髌骨支持带由股四头肌腱和阔筋膜扩展而成，其自髌骨边缘伸展至股骨和胫骨髁（图7.20）。髌骨可分为几个Wiberg类型，髌骨内侧面和外侧面同等大小为Ⅰ型；Ⅱ型最为常见，其内侧面比外侧面小（图7.10），Ⅲ型髌骨内侧面非常小并向外突出，外侧面较大并向内凹陷。髌骨两个面均覆以透明软骨，其在轴面MRI上最容易显示（图7.10）。

膝关节的关节囊内衬滑膜，并被分成几个相互交通的滑囊。滑膜向前附于髌骨的关节缘（图7.14A），并自内、外两侧延伸一周后（图7.14C）与髌骨支持带融合（图7.10）。滑膜自髌骨下缘向后下延伸，其与髌韧带之间为髌下脂肪垫（图7.14A、B）。髌骨下缘有一中央皱襞即髌下滑膜皱襞，有时也称作黏膜韧带（图7.14B），两个小的翼状襞或褶从髌骨边缘向下延伸与其汇合。由于滑膜皱襞伸入股骨切迹内，其向前附着于股骨的髁间窝（图7.14A、B）。滑膜呈扇形向内、外延伸，覆盖后交叉韧带（PCL）股骨附着处的前面和侧面（图7.10D、E）。滑膜向下至胫骨髁间区，覆盖ACL附着处（图7.14D、E）。因为滑膜皱襞附着于股骨和胫骨，因而膝关节内、外两个滑囊腔被滑膜外间隙所分隔，滑膜皱襞覆盖交叉韧带（图7.14E）。

滑膜自髌骨上缘紧贴于股四头肌向上延伸一定距离，并返折到股骨前面，形成了位于股四头肌和股骨间的髌上囊（图7.14A、B）。滑膜沿关节囊的两侧和后面向后附着于股骨关节面的边缘；其中内侧和外侧的滑膜越过关节间隙向下附着于胫骨髁的关节缘（图7.14D）。滑膜内间隙从上方股骨的髁间窝延伸到下方的胫骨髁间区，其内容纳交叉韧带。因此，除交叉韧带的后分外，其上、内、外和前分均被滑膜覆盖（图7.14A、B、E）。后外侧滑膜与纤维关节囊之间被腘肌腱相隔。沿腘肌腱常可见滑囊，后者在后外侧与关节腔相交通。膝部其他常见的滑囊见表7.2（图7.15）。此外，滑膜向外扩展可能提示有髂胫束综合征。

表7.2 膝关节周围滑囊

前部	
髌前囊	髌骨和皮肤之间
髌后囊	髌韧带和胫骨上端之间
胫前囊	胫骨结节和皮肤之间
髌上囊*	股四头肌和股骨之间
外侧	
腓肠肌囊	腓肠肌和关节囊之间
腓骨囊	外（腓）侧副韧带与股二头肌腱之间
腓腘囊	外侧副韧带与腘肌腱之间
腘肌囊*	股骨外侧髁与腘肌腱之间（与关节腔相通）
内侧	
腓肠肌囊*	腓肠肌内侧头和关节囊之间（常与关节腔相通）
鹅足滑囊	内（胫）侧副韧带和股薄肌腱、缝匠肌腱和半腱肌腱之间
半膜肌内侧副韧带囊	半膜肌腱和内侧副韧带之间

*表示可与膝关节囊形成交通的滑囊

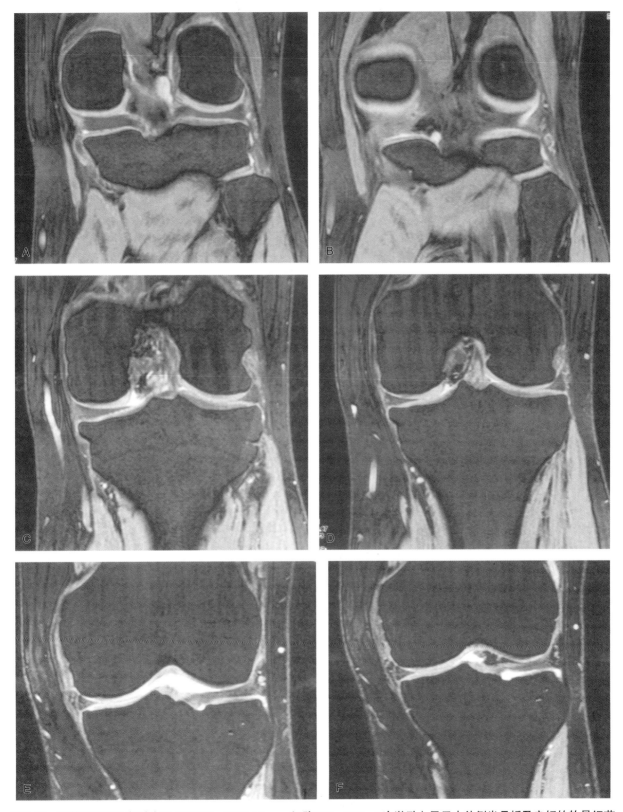

图 7.13 冠状面 DESS 序列（23.87/6.73，FOV 14cm，矩阵 192×256，2 次激励）显示内外侧半月板及良好的软骨细节

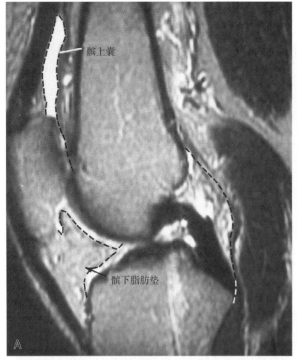
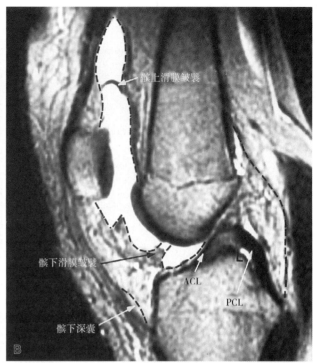
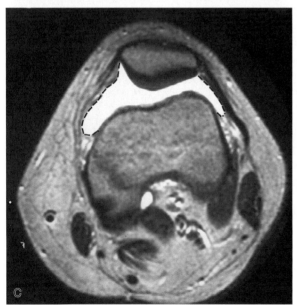
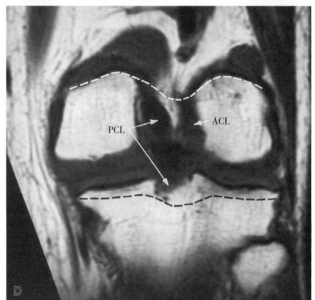
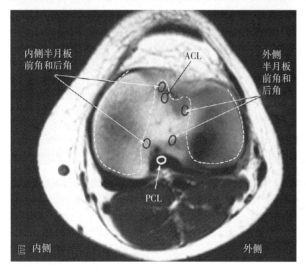

图7.14 膝关节MRI图像显示滑膜及关节囊附着处（虚线）。图A.显示PCL的矢状面图像；图B.前交叉韧带层面矢状面图像；图C.髌骨层面轴面图像显示滑膜反折（虚线）；图D.通过膝关节后分的冠状面图像显示滑囊后部和关节囊边缘（虚线）；图E.通过胫骨关节面的轴面图像显示半月板、交叉韧带附着处和滑膜反折；ACL.前交叉韧带；PCL.后交叉韧带

要想完整了解膝关节的MR图像，则必须了解纤维关节囊及其周围韧带在支持结构中的重要性。关节囊前分主要有股四头肌及其肌腱、髌骨、髌韧带及支持带加固（图7.10和图7.15）。关节囊在内侧和外侧附着于滑膜外方的股骨，并从股骨髁关节缘延伸至胫骨髁关节缘（图7.14和图7.15）。外侧主要支持结构是外侧副韧带或称为腓侧副韧带，其与关节囊之间留有间隙（图7.15）。后外侧支持结构为一约束带，可防止胫骨内翻成角或外旋。约束带的主要结构是腓肠豆腓侧韧带、弓状韧带和腘肌及其肌腱；其次是冠状韧带、Winslow韧带和外侧副韧带。

关节囊内侧由内侧副韧带即胫侧副韧带支持。内侧支持结构的独特特征为内侧副韧带（MCL）与关节囊紧密结合，内侧半月板附着于关节囊（图7.15A）。后内侧支持结构可分为三层：第一层即表浅层由缝匠肌和股内侧肌筋膜延伸而成；中间层由MCL和后斜韧带组成。MCL（图7.12D和图7.15A、B）从股骨髁向下延伸，附着于胫骨关节面下方5～7cm处，深达股薄肌、半腱肌腱。后斜韧带位于MCL后方，前者自内收肌结节延伸至半月板内后侧。第三层即深层为关节囊。

冠状韧带是关节囊的一部分，半月板借其附着于胫骨（图7.15A）。该韧带相对松弛，可允许半月板在

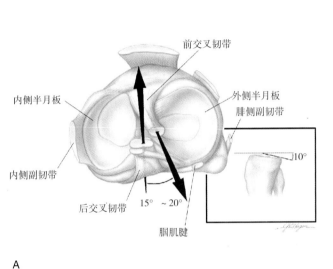

A

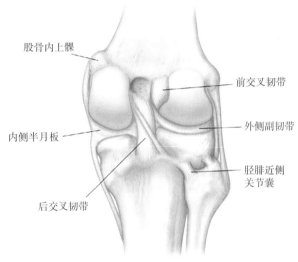

B

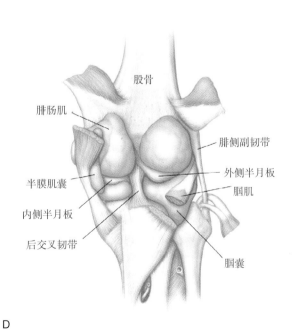

C D

图7.15 膝关节韧带、半月板和滑囊的轴面（图A）、冠状面（图B）、矢状面（图C）和后面观（图D）示意图

胫骨髁上有轻微运动。

交叉韧带是关节内结构，但其位于膝关节滑囊外（图7.14E）。除交叉韧带后分外，其前、内、外侧分均被滑膜覆盖。ACL起于与胫骨内侧髁相邻的髁间前区无关节面处，向上后方斜行，附着于股骨外侧髁的内侧。形态上ACL可有较大变异，一般较PCL细长。因此，ACL变异及其斜行走向使得在应用MRI对其进行评估时常有一定困难（图7.15A）。ACL约长32mm，由两条功能束即前内侧束和后外侧束组成。其命名同胫骨附着点相关。在膝关节伸直时两束平行，屈曲时则成90°。膝关节屈曲60°～90°时ACL前内侧束达最大绷紧状态，而后内侧束在屈曲时松弛，在伸直时绷紧。ACL限制胫骨前移，ACL后外侧维持膝关节旋转稳定性。

PCL为限制膝关节后移的主要结构，同时也是膝关节内翻、外翻和外旋的重要支持结构。同ACL相似，可分为独立的两束。前内侧束在膝关节屈曲90°时紧张，在关节伸直时后内侧束紧张。PCL起自胫骨髁间后区，在几近矢状面上斜向前上走行，附着于股骨内髁外侧面的髁间窝前方（图7.12和图7.15）。PCL较粗，且沿矢状面走行，正常情况下在矢状面图像上均能显示（图7.12）。

半月板由三层纤维胶原结构组成，三层纤维束呈纵行走行，放状纤维束穿插其中，研究表明，此种构造使得半月板撕裂同纤维方向平行。纤维软骨半月板有不同的形状，内侧半月板后部比前部宽且厚（图7.11、图7.13和图7.15A）。外侧半月板更像"C"形，宽度相近（图7.15A）。内侧半月板覆盖50%关节面，而外侧则覆盖70%的关节面。因有几条韧带附着在半月板上，因而在MRI图像上可造成混淆。例如，外侧半月板后角与PCL非常接近，其发出的纤维束称为板股韧带，伴随PCL附着于股骨上。在内、外侧半月板前角间有一横行的纤维束称作膝横韧带，其在MRI图像上易与半月板前角特别是内侧半月板前角撕裂混淆（图7.16）。另一变异是半月板间韧带，也可与半月板病变混淆。内侧半月板间韧带自内侧半月板前角延伸至外侧半月板后角，而外侧半月板间韧带则自外侧半月板前角延伸至内侧半月板后角。

半月板内缘无血供，营养供应来自滑膜，而半月板外缘血供丰富，这也是外缘撕裂容易愈合的原因。

膝关节存在多个脂肪垫，它们位于关节囊和滑囊之间。膝关节前部有三个脂肪垫，包括Hoffa脂肪垫、髌上脂肪垫和股骨后前髌上脂肪垫（图7.16）。Hoffa脂肪垫上缘为髌骨下极，前缘为髌腱，后为关节囊，下为深髌骨下滑囊。Hoffa脂肪垫的后缘有横韧带穿行（图7.17）。

（二）膝关节周围的肌肉

大腿、小腿、足及踝部的肌肉分别在第六章和第八章中讨论，因而在此就不再赘述这些肌肉的起点和止点，但了解膝关节肌肉及其神经血管分布和生物力学功能十分重要。膝关节主要运动是屈曲和伸展，也可做轻度旋转运动。膝关节屈曲时（图7.18），股骨

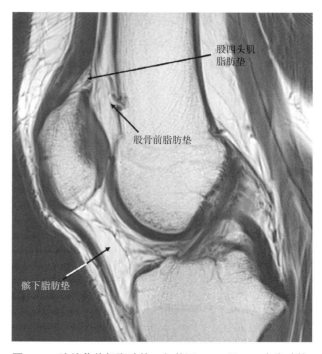

图7.16 膝关节前部脂肪垫。矢状面T_1WI显示三个脂肪垫

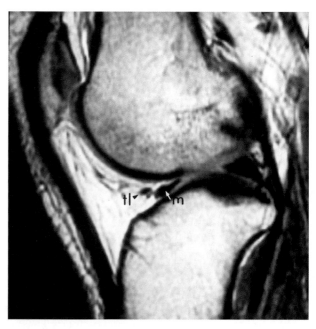

图7.17 膝关节矢状面T_1WI显示正常内侧半月板前角（m，箭头）和横韧带（tl，箭头），后者不应与半月板撕裂混淆

髁后分与双侧半月板后角相接触，内、外侧副韧带松弛；充分屈曲时，前、后交叉韧带紧张，此时可做更大幅度的旋转运动；随着关节从屈曲位转到伸展位时股骨髁移位，这样半月板前角和胫骨髁的接触面积逐渐增大（图7.18）。

膝关节主要的屈肌是腘绳肌群（半膜肌、半腱肌和股二头肌）、股薄肌和缝匠肌（图7.10～图7.12）。因腘肌的作用为旋转股骨和胫骨，因而腘肌在膝关节屈曲早期中起一定作用（表7.3）。非负重状态下，腓肠肌也参与膝关节的屈曲。股四头肌是膝关节的主要伸肌（图7.10～图7.12，表7.3）。

（三）膝关节的神经血管

膝关节的供血动脉主要是股浅动脉和腘动脉远侧的分支（图7.19）。膝关节上方有膝内、外上动脉和肌支；下方由膝内、外下动脉供血。并且有大量吻合支参与供血。

膝关节的神经支配（表7.3）主要是股神经、闭孔神经和坐骨神经的分支，腓神经的回返支也参与膝关节后外侧的神经支配。

四、诊断误判

造成膝关节诊断误判的原因多与正常解剖变异以及由血流、运动和软件问题产生的伪影有关，此外，尚需考虑到部分容积效应。与其他解剖部位类似，膝关节MRI也应与常规X线平片或其他可获得的影像学资料做对照，以避免不必要的诊断误判。

膝关节检查过程中的流动伪影少于四肢远端，后者单位体积内的血管较多，因此，流动伪影也相对较多（见第三章和第十一章）。其中最常见的问题是受腘动脉流动伪影的影响而导致矢状面图像上解剖结构扭曲（图7.20）。通过变换相位编码方向，将其由前后方向变为上下方向即可避免。让患者俯卧也可在一

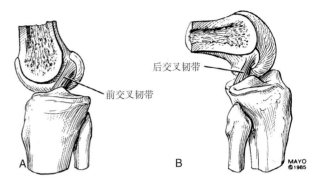

图7.18 膝关节伸展位（图A）和屈曲位（图B）交叉韧带的矢状面示意图

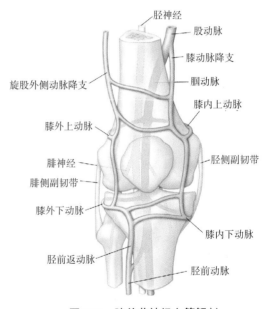

图7.19 膝关节神经血管解剖

表7.3 膝关节伸屈肌

肌肉	起点	止点	神经支配
屈肌			
半腱肌	坐骨结节后内侧	胫骨近端内侧	胫神经（L_5～S_1）
股二头肌	长头起自坐骨结节，短头起自股骨粗线	腓骨头	腓神经（L_5～S_1）
半膜肌	坐骨结节后外侧	胫骨近端内侧	胫神经（L_5～S_1）
股薄肌	耻骨联合下耻骨支	缝匠肌和半腱肌之间的胫骨近端内侧面	闭孔神经（L_3～L_4）
缝匠肌	髂前上棘	股薄肌和半腱肌上方的胫骨近端内侧面	股神经（L_3～L_4）
伸肌			
股四头肌			
股直肌	髂前下棘	股四头肌腱至髌骨	股神经（L_3～L_4）
股外侧肌	大转子下方	股四头肌腱至髌骨	股神经（L_3～L_4）
股内侧肌	小转子下方	股四头肌腱至髌骨	股神经（L_3～L_4）
股中间肌	股骨中段	股四头肌腱至髌骨	股神经（L_3～L_4）

定程度上减少伪影，这是因为俯卧位时腘动脉搏动伪影明显少于仰卧位。

如果不考虑相位编码方向，流动伪影也可能造成假阳性结果。例如，在轴面图像上诊断髌股关节病时，相位编码应当是在X轴或横断面方向上（图7.21），这样就可防止在兴趣区内产生伪影。

文献报道高强度训练的运动员及马拉松运动员也可出现骨髓改变（图7.22）。Shellock等报道，43%的马拉松运动员红骨髓增加，相比之下仅有15%的膝关节病变的患者和3%的正常健康者有此改变。这种骨髓转变的类型可能是由于运动性贫血所致，后者可由溶血、血尿、血浆容量增加和胃肠道出血等多种病变引起。

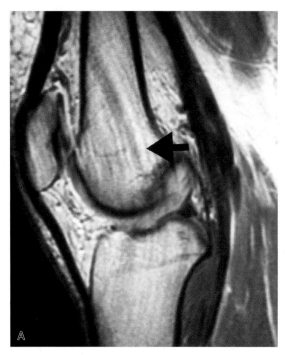 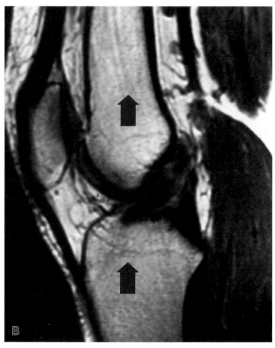

图7.20　图A.膝关节矢状面SE序列质子密度加权像显示腘动脉搏动伪影，其相位编码方向为前后方向（箭头）。将相位编码方向变为上下方向时（箭头），伪影减少（图B）

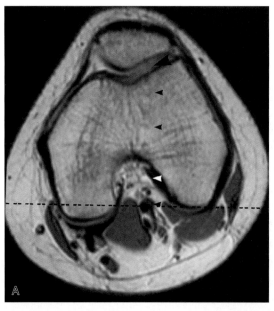 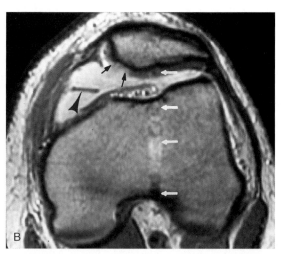

图7.21　图A.髌股关节疼痛患者，轴面SE序列质子密度加权像显示由流动伪影（小楔形箭头）所致的股骨外侧髁假性局限性缺损（大箭头），不应与关节缺损混淆。将相位编码方向改变为水平方向（点线）即可避免出现这一伪影。图B.髌股关节轴面SE序列T_2WI显示呈高信号的积液、内侧滑膜皱襞（箭头）和Ⅳ级软骨软化（小箭）。并可见相位编码方向为前后方向时所致的流动伪影（白箭）造成外侧关节面上高信号的假性病变

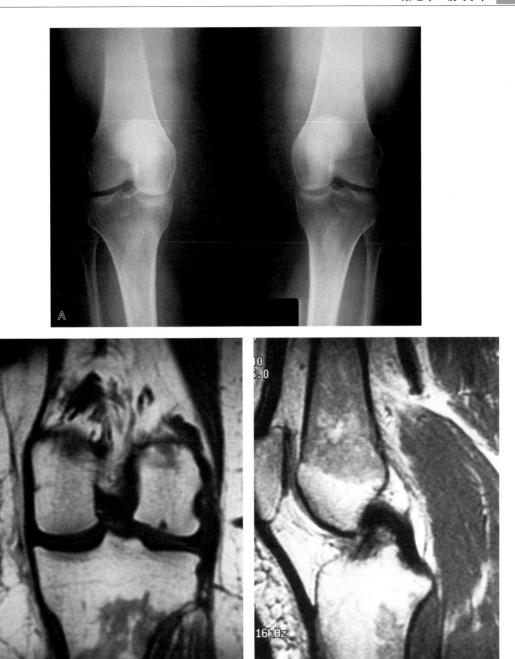

图7.22 正常男性运动员。图A.膝关节后前位X线平片显示除内侧关节间隙变窄外,余无异常发现;冠状面(图B)和矢状面(图C)T_1WI可见股骨干骺端和骨干以及胫骨上端由红骨髓逆转换所致的信号减低

许多误诊为对正常解剖和解剖变异不熟悉所致(表7.4)。其中大多数误诊与半月板形态变异或(和)对与半月板有关的韧带了解较少有关。在半月板附着处附近有血管组织、多少不等的脂肪和滑膜组织,尤其是在内侧半月板后角处这些变异更明显。在非切线位的矢状面和冠状面图像上,由于这些组织位于半月板与关节囊边缘之间而易引起误判,不应与半月板撕裂混淆(图7.23)。通常这些组织在T_1WI和T_2WI上表现为脂肪或近似脂肪的信号。半月板撕裂表现为高信号,近似于液体信号。脂肪抑制技术有助于减少这一区域的诊断误判。

使用关节造影观察外侧半月板后角有一定困难,这是因为腘肌腱及其腱鞘在关节囊与半月板后方之间穿过(表7.4),不要将其误认为半月板撕裂(图7.24)。另外易引起混淆的解剖结构是膝外下血管,其沿外侧半月板前缘走行,容易将其误认为半月板边缘分离(图7.19和图7.24),正常外侧半月板前角近中央附着处可呈不规则高信号改变。在半月板前方还可看到膝横韧带,其可与半月板前角横行撕裂混淆(图7.17)。

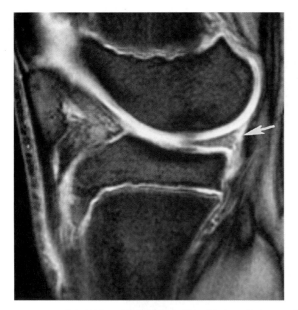

图7.23 通过内侧半月板后部的矢状面梯度回波（GRE）序列图像显示半月板滑膜连接处（箭头）信号强度增高，不应与半月板撕裂混淆

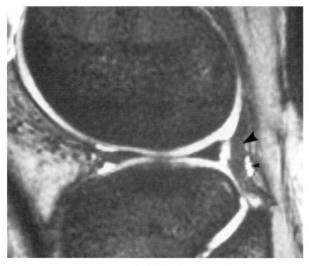

图7.24 膝关节矢状面MPGR图像。腘肌腱（大箭头）和腱鞘通过外侧半月板与关节囊之间，不应误为撕裂；小片状高信号（小箭头）为膝下血管所致

表7.4 膝关节MRI的常见变异和伪影

外侧半月板后角附近的腘肌腱鞘
　　板股韧带变异
　　膝横韧带
　　半月板半月板韧带
　　外侧半月板前角中央附着处高信号
　　截断伪影
　　魔角效应

　　半月板在冠状面和轴位图像上呈薄饼样（图7.25），在矢状面上突入关节间隙更深。盘状半月板易于撕裂，应对其加强认识。

　　其他能与半月板或半月板周围结构病变混淆的因素有真空现象、截断伪影、魔角效应和因患者近期曾行矫形外科手术所产生的伪影等。

　　Turner等曾报道当使用矩阵128×256及相位编码为上下方向时，在半月板矢状面图像上可出现截断伪影，表现为细线状高信号（图7.26）。当图像处于最佳窗位时，可见该伪影超出半月板边缘两个体素的距离。当使用矩阵256×256或192×256和（或）将相位编码方向转为前后方向时，这一伪影可以消失。

　　真空现象（图7.27）可类似盘状半月板或关节内其他异常，仔细分析不同层面的图像可以避免诊断误判。

　　当肌腱及半月板的胶原纤维方向与静磁场之间的夹角为55°时，可出现魔角现象。在此角度时，水中质子的相互作用将不再影响T_2弛豫，可以导致外侧半月板后角内上部信号强度增加，这种现象特别常见于短TE序列。Peter等曾报道42例膝关节MRI患者中，74%可出现这种现象。当半月板与静磁场的夹角为55°～60°时，80%的病例会出现部分半月板信号升高。

　　交叉韧带及副韧带的变异也可引起混淆。ACL的主要问题是其倾斜走向（图7.15A），这可导致韧带不能完全在一个层面上显示，此时可行倾斜角度成像以显示ACL。PCL的正常变异可与部分断裂、半月板撕裂或骨软骨碎片混淆。板股韧带起自邻近外侧半月板关节囊份附着点部位，止于股骨内髁，其可分为两束：最常见的一束是位于PCL后方的Wrisberg韧带（图7.28），其在矢状面MRI图像上的出现率为23%～32.5%，不应与PCL部分撕裂混淆；板股韧带的前束称为Humphrey韧带，位于PCL的正前方，见于34%的患者（图7.29）。

　　Cho等曾报道几种板股韧带的变异。熟悉这些变异有助于正确解释膝关节冠状面及矢状面MRI图像。以往报道认为33%～59%的患者可以出现板股韧带。也有学者认为其发生率为93%。其中，Wrisberg韧带为90%，而Humphrey韧带为17%（图7.30）。根据其近端附着处的不同，板股韧带可分为三型：Ⅰ型，韧带（图7.31）附着在股骨内侧髁上并且与PCL完全分离；Ⅱ型，板股韧带与PCL混合，且垂直走行程度减轻（图7.32）；Ⅲ型，板股韧带与PCL下部混合，在矢状面图像上可见其远端增粗。Cho等对90例病例进

　　如果对盘状半月板缺乏认识的话，可能会造成明显的误判。盘状半月板常见于外侧，在关节造影中检出率为1%～2%，而外科术中检出率为2%～5%。

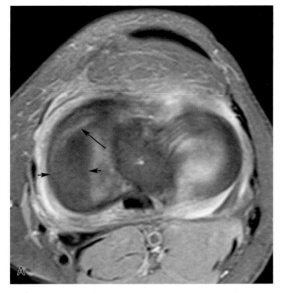
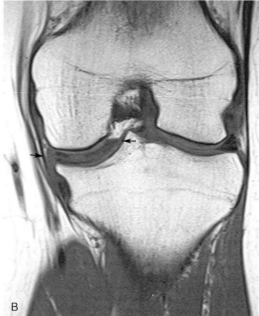
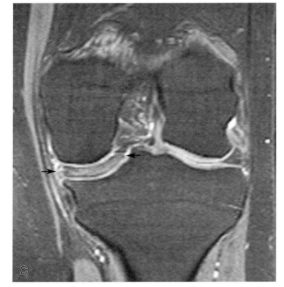

图7.25 内侧盘状半月板。图A.PD压脂横断位显示盘状半月板（短箭头），伴前角撕裂（长箭头）。T_1冠状位（图B）和DESS（图C）显示盘状半月板内角延伸至髁间窝（短箭头）

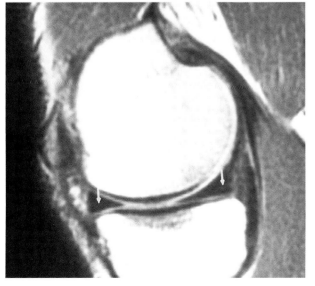

图7.26 膝关节PD矢状位，像素128×256，FOV 16cm。相位编码方向为上下方向。半月板边缘显示由于截断伪影导致的2个像素方位内的模糊线样高信号影

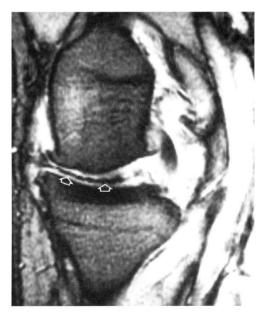

图7.27 斜GRE矢状位显示真空显像，为半月板向关节腔延伸的低信号灶（箭头）

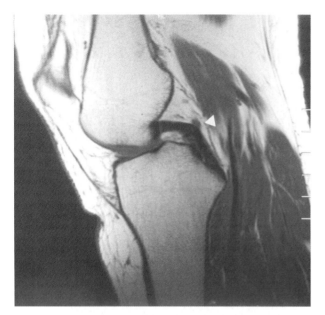

图7.28 膝关节PD矢状位，显示正常的后交叉韧带，Wrisberg韧带（箭头）不应误判为PCL的损伤

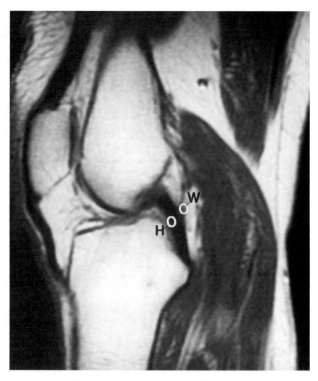

图7.30 矢状位PD相，显示板股韧带前半月板板股韧带（H）和后半月板板股韧带（W）

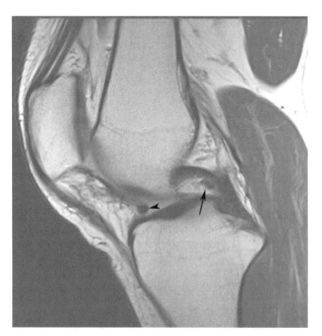

图7.29 T_1WI矢状位显示PCL。Humphrey（箭头）韧带不可误判为PCL损伤。此图显示髌下脂肪垫内较粗大的横韧带（箭头）

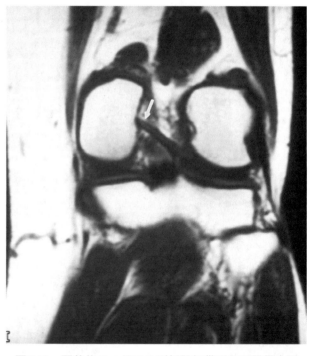

图7.31 冠状位T_1，显示Ⅰ型板股韧带附着于股骨内髁

行统计后发现，Ⅰ型板股韧带最常见，占45%（图7.31），Ⅱ型板股韧带占31%，Ⅲ型板股韧带占21%。

在MCL的纤维间及外侧副韧带和关节囊间常见线性脂肪沉积（图7.33），其易与撕裂混淆，但T_2WI上脂肪信号衰减，而撕裂所致的出血和渗液则表现为高信号。双回波T_2WI或脂肪抑制序列有助于两者的鉴别，因在第二回波T_2WI和脂肪抑制序列上脂肪信号可被抑制，而液体信号强度增加。

髌韧带变形或扭曲常因膝关节摆位不当引起，特别是髌韧带信号强度正常时，不应与病变混淆（图7.34）。正常情况下，髌韧带髌骨下极附着处和胫骨附着处在T_1WI上呈轻度高信号者分别为74%和32%，而在T_2WI或T_2^*WI上信号并不升高，因而其无任何临床意义。

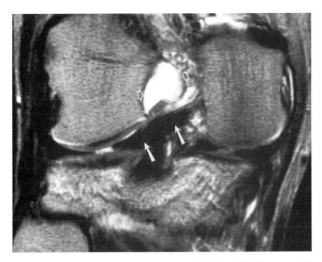

图7.32 冠状位 T_2，显示 II 型板股韧带起点较图7.31中的 I 型较低平。由于ACL撕裂，髁间窝可见高信号积液蓄积（开口箭）

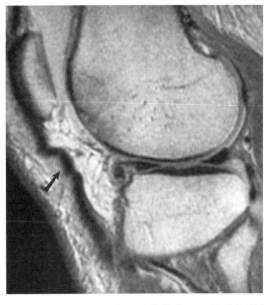

图7.34 矢状位PD显示由于关节伸直导致的髌韧带扭曲（箭头）

副肌可导致诊断失误，但有时可导致临床症状。腓肠肌内外侧头起自股骨后缘，紧邻股骨髁。其内外侧头起点和走行多变（图7.35），有时会导致相邻的腘动脉卡压综合征。这一征象将在本章末节进行系统描述。

腓肠阔筋膜张肌为一条少见的副肌，起自任一腘绳肌，最常见的为半腱肌，远侧可止于小腿筋膜，腓肠肌内侧头或者通过一条细长的肌腱止于跟腱。

副腘肌同腓肠肌外侧头起自股骨外侧髁。向内下并走行于腘血管前缘，止于关节囊后缘。

熟悉膝关节的解剖变异和韧带在膝关节上的正常附着处至关重要，这样可避免MRI上假阳性的诊断误判。

既往经皮治疗如关节镜或注射或开放性矫形术（图7.36～图7.38）可引起伪影。应仔细询问患者的既往史或查看患者的病历，以避免造成误判。改变扫描技术也可减少金属伪影，钛合金较不锈钢移植物引起的伪影少。Suh等发现垂直于磁体的金属引起的伪影较平行于磁体的金属引起的伪影明显增多。因此，在检查前应考虑到调整患者体位以改变金属物的方向，此外，改变脉冲序列参数和减小体素也可减少金属伪影。其他误判将在下面的章节中描述。

五、应用

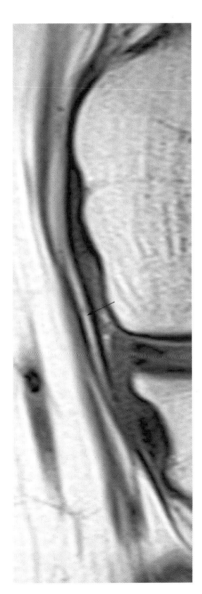

图7.33 冠状位 T_1，内侧副韧带浅层和深层之间的脂肪层

MRI具有极佳的软组织对比，可用多方位成像评

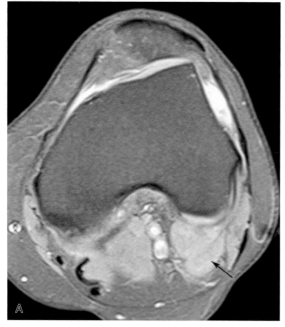
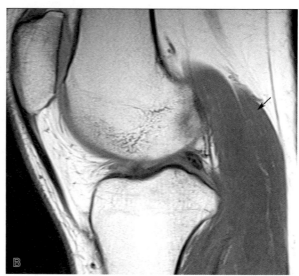

图7.35 横断位脂肪抑制PD序列（A），矢状位T_1序列（B），显示腓肠肌副外侧头（箭头）

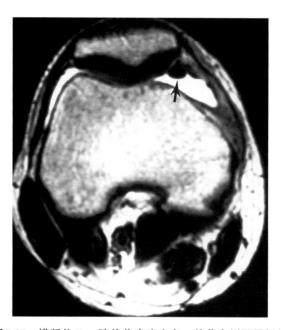

图7.36 横断位T_2，膝关节疼痛患者，关节内侧可见低信号灶，为2周前关节镜手术的气体，可能被误诊为游离体、髌骨内侧骨折片或软组织肿块

价膝关节的软组织和骨结构，因而较常规X线平片、CT及其他影像技术有明显优越性。MRI主要用于膝关节创伤或可疑关节腔内结构紊乱等情况。

大多数患者行MRI检查的目的在于除外半月板或韧带撕裂，以及其他关节的、骨的、韧带的损伤。行MRI检查前，怀疑半月板病变者可做关节造影。优质的关节造影，尤其是双重造影，可检出95%的内侧半月板撕裂和约90%的外侧半月板撕裂，但其对副韧带和交叉韧带的评估效果不佳；且当关节腔内有大量渗出液或积血时，诊断的准确度下降。关节造影常被认为是影像诊断半月板病变的金标准，但其诊断符合率因操作者的经验不同而异，变动于69%～98%。

六、半月板病变

（一）半月板撕裂

膝关节疼痛和功能障碍最常见的病因是内侧和（或）外侧半月板撕裂。由半月板撕裂产生的疼痛，可经半月板外1/3处的神经血管束传导，或进入半月板撕裂处支配滑囊的神经传导。患者也可表现为"绞锁"症状，这一临床表现常为桶柄状撕裂或划桨样撕裂所致，也是引起疼痛的常见病因。

在讨论半月板撕裂的MRI表现之前，有必要了解半月板损伤的解剖和病理生理改变。外侧半月板呈C形，其体部、前角和后角的横径相近，且较内侧半月板为厚（图7.39）。外侧半月板和关节囊的连接不甚紧密，其后分常被腘肌腱及其腱鞘与关节囊分开（图7.24、图7.26和图7.39）。外侧半月板前、后角附着于胫骨髁间区（图7.14E和图7.15）。内侧半月板和关节囊连接紧密，其前角附着于ACL前方的胫骨髁间隆起（图7.10E和图7.33），前角横径较后角小（图7.39～图7.41）。内侧半月板后角附着于PCL前方的胫骨髁间隆起。

半月板在承重和膝关节的功能中起着重要作用。

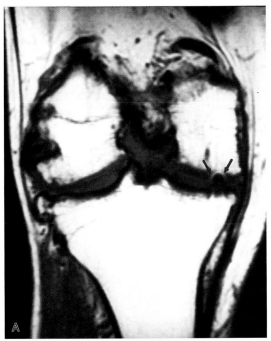 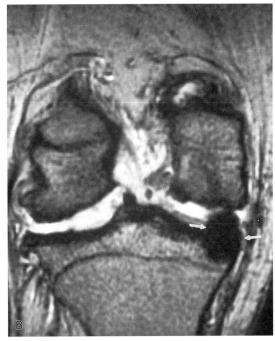

图7.37　骨性关节炎患者。图A为冠状位T_1，显示关节镜遗留下来的金属伪影；图B为GRE图像，伪影显示更加严重

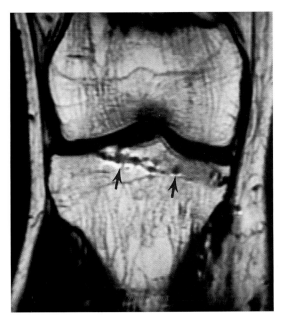

图7.38　冠状位T_1WI，显示先前骨钉隧道遗留的金属碎屑伪影

膝关节伸展时，半月板承受膝关节全部负荷至多约50%；而膝关节屈曲时，则为85%。半月板部分切除后，剩余的接触面积明显减小，接触面的压力将增高至半月板完整状态时的350%。

急性或反复创伤和进行性退变可导致半月板撕裂。急性撕裂常由运动损伤引起，伴有胫骨和股骨髁间的半月板受压变扁和碎裂。大多数撕裂由后向前延伸。慢性反复性损伤常见于运动员和高龄患者。半月板内软骨细胞坏死和黏液样沉积物的增多可引起半月板撕裂。

半月板病变的MRI检查技术（见前文所述有关技术的章节）因软件和操作技师的爱好而有所不同。缩短检查时间和清晰显示病变同等重要（表7.1）。近年，众多序列的研究以筛选半月板检查最佳序列，过去，SE序列质子密度加权像或3D-GRE序列可更好的显示半月板病变，此时半月板病变的高信号与正常半月板的低信号形成鲜明对比。在SE序列T_2WI上常不易显示病变。现今，常用TSE/FSE有或无脂肪抑制PD序列。PD序列上的高信号系由附着在撕裂处分子上的H质子造成。但SE与FSE-PD序列的准确性尚存在争议。Rubin等发现SE同FSE的敏感性和准确性相似。在使用FSE序列时，RosasandDeSmet等发现低回波链（<4）和长带宽（>30mHz）可提高图像清晰度。使用脂肪抑制序列可降低假阴性（图7.42）。研究表明，FES-PD脂肪抑制序列的敏感度为92%～95%，特异度为92%～93%，准确率为92%～93%。

其他参数包括层厚3～4mm，FOV 14cm，矩阵等于或大于256×256。1.5T或3.0T的场强同准确率无明显相关性。

有些学者采用成像参数为层厚0.7mm、TR 50ms、TE 15ms、翻转角20°，矩阵128×256及3DFT来研究半月板病变，其敏感度达97%，特异度达96%。Disler等发现3D MRI技术尤其适用于显示半月板后角病变。对常规检查正常而患者仍有症状或高度怀疑半

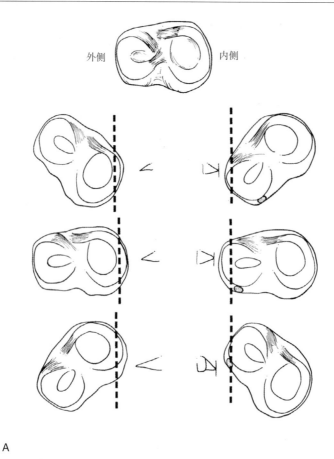

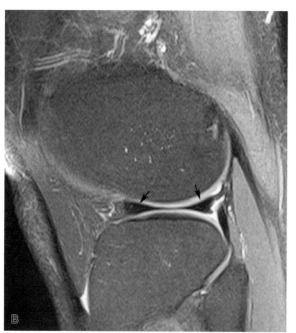
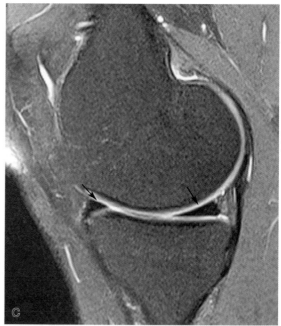

图7.39 图A显示内侧和外侧半月板的切线位；图B.矢状位TSE-FS-PDWI，显示外侧半月板的前角和后角大小相似（箭头）；图C.矢状位TSE-FS-PDWI显示内侧半月板后角较前角大（箭头）

月板撕裂者，尽管2D Fourier技术检查正常或疑诊病变，笔者通常使用3D技术进行补充检查。

正常半月板和半月板撕裂的MRI表现在文献中颇多报道（图7.24）。在T_1WI、T_2WI和GRE序列图像上，半月板内的高信号可见于半月板黏液样变性和撕裂，有时，两者鉴别困难，高信号达关节面及变形为半月板撕裂的可靠征象。这些征象显示在两层或更多层面时，内侧半月板撕裂的阳性预测值为94%，外侧半月

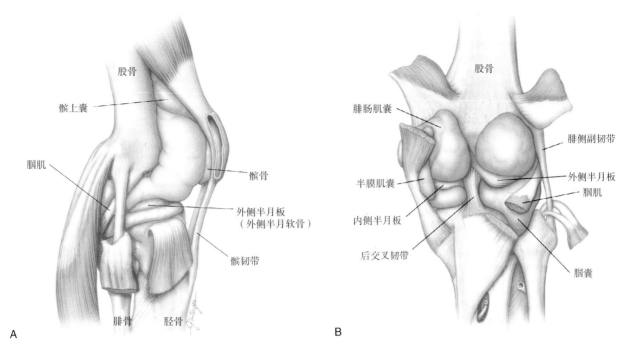

图7.40 膝关节外侧面（图A）和后面（图B）示意图显示关节间隙及相关的韧带和半月板

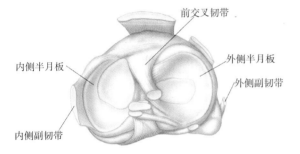

图7.41 半月板及其附着处及相关的韧带和肌腱解剖示意图

板则为96%。仅显示在一个层面时，阳性预测值内侧下降至43%，外侧下降至18%。

Stoller、Crues和Mesgarzadeh等依据尸体标本和手术后的病理结果，研究了半月板撕裂的分级系统（图7.43和图7.44）。Ⅰ级，半月板病变呈不与半月板关节面相接触的球形高信号（图7.39C）。组织学上，此级与早期黏液样变性有关。这些病变虽无临床症状，但已代表半月板对机械应力和负重的反应，导致粘多糖产物增多。

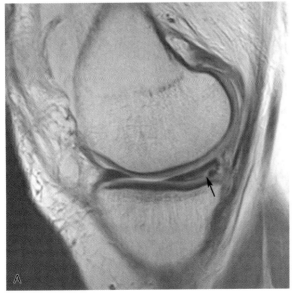
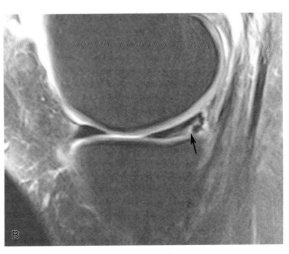

图7.42 图A为矢状位FSE-PD（2000/25，ET 5ms，厚度为4mm），图B为同序列的抑脂图像（3000/37，ET5，层厚为4mm）显示明显的内侧半月板后角边缘的撕裂，裂口达下缘关节面

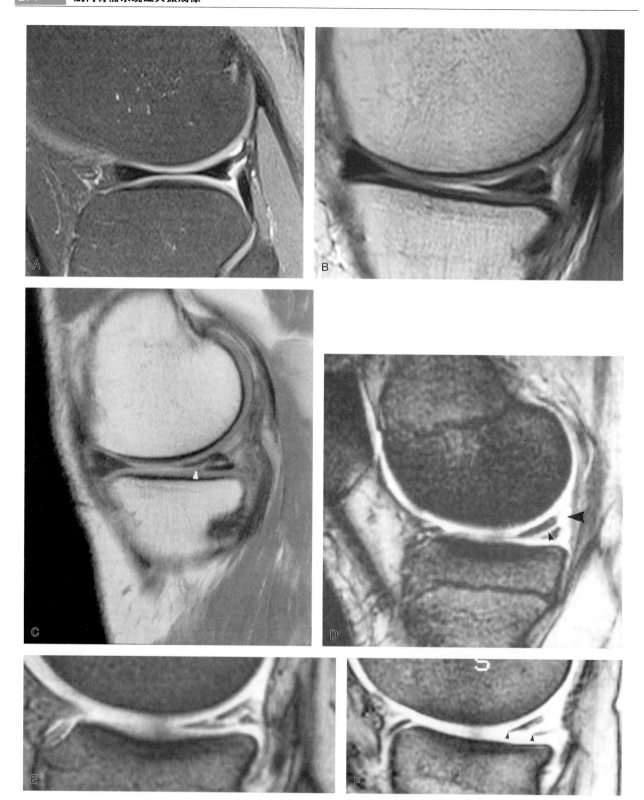

图7.43 正常与损伤半月板。图A.矢状位TSE-FS-PDWI 3T场强，显示外侧半月板。半月板内信号均匀，腘肌肌腱和腱鞘位于后角后缘；图B.2度半月板损伤，矢状位PDEI 3T场强显示内侧半月板后角内球形信号增高；图C.3度半月板损伤，矢状位PDWI 1.5T显示内侧半月板后角线状高信号达下缘关节面（小箭头）；图D.3A度半月板撕裂，矢状位GRE 1.5T场强显示半月板撕裂（小箭头）伴囊肿（大箭头）形成；图E.矢状位GRE 1.5T显示内侧半月板后角的复杂性撕裂；图F.3B度半月板撕裂，矢状位GRE 1.5T场强显示半月板较宽撕裂和更宽的关节面累及（箭头）

Ⅱ级，病变呈线性高信号（图7.44），但位于半月板内，未达半月板关节面。组织学改变为广泛的条带状黏液样变。大多数人认为Ⅱ级病变是Ⅰ级病变的进展。另一些学者认为Ⅱ级病变为半月板完全撕裂的前兆。Dillon等对此级患者进行3年随访研究后发现大多数病变稳定；而Reinig等对足球运动员观察一个季度后，发现病变均有所进展。

Ⅲ级撕裂（图7.44）显示半月板内高信号延伸至关节面（图7.43C）。发现病变波及关节面非常重要，否则半月板撕裂不能由关节镜证实。一些学者应用窄"半月板窗"辅助证实病变是否波及关节面。据Buckwalter等及笔者自己的经验认为，该技术几乎没有价值。事实上，如果常规操作不采用合适的窗宽和窗位，即使是骨质病变及其他异常也会被遗漏。诊断更倾向于De Smet和Tuite提出的达关节面的病变累及"两相邻"及以上层面，Ⅲ级病变进一步细分为两个亚型：ⅢA级为半月板内线性异常高信号，与关节缘毗连（图7.43D和图7.44）；ⅢB级为半月板内异常高信号形态不规则，与关节缘毗连（图7.43F和图7.44），撕裂周边的半月板广泛变性。有时Ⅱ级和Ⅲ级撕裂难以区分，此时使用合适的窗宽和仔细分析病变的相邻结构有一定帮助。

Ⅳ级（图7.44）是在Ⅲ级撕裂的基础上，半月板变形更加明显（图7.45），此型严重的半月板撕裂，半月板疝出，及相邻关节面软骨磨损伴随出现（图7.46）。

这些分类并未包括所有的半月板损伤，如半月板截断、桶柄状撕裂等。当半月板病变的异常信号明显波及关节面时，该分级系统最有价值。

不同类型半月板撕裂的MRI表现与关节造影的征象相似（图7.47）。垂直撕裂常见于创伤，而水平撕裂多由退行性变引起。半月板表面的退行性磨损在MRI上也可显示清楚，其表现为半月板表面的不规则片状高信号，与正常半月板体部的低信号不同。

放射状撕裂累及半月板游离缘，可分部分或全层撕裂，放射状撕裂使纵向纤维束中断，再加以轴向压力时，半月板变形及功能丧失。放射状撕裂稍难诊断，但半月板内缘信号增高时则表现较为典型（图7.47和图7.48）。众多影像学特征已被描述，用以诊断放射状撕裂，相邻层面半月板断裂或信号消失为其

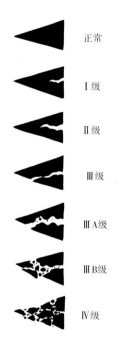

图7.44　半月板撕裂的分级系统

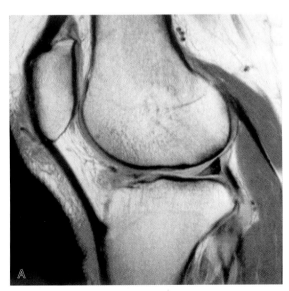 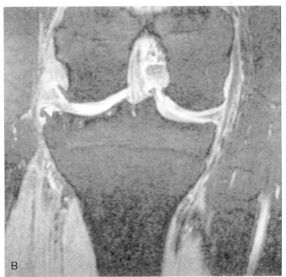

图7.45　1.5T场强矢状位PDWI（图A）和3D-DESS（图B）显示外侧半月板前角和体部的复杂性撕裂。除此外，图B中显示半月板疝出（白箭头）

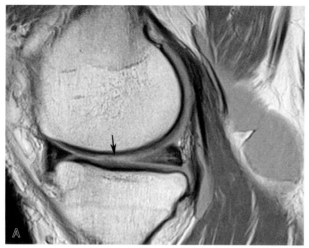
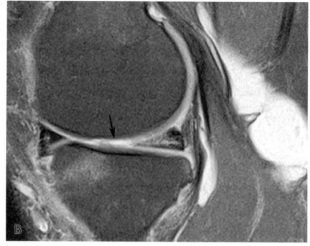

图7.46　1.5T PDWI（图A）和PDWI抑脂（图B）显示半月板复杂性撕裂，关节软骨缺失（箭），以及大的腘窝囊肿

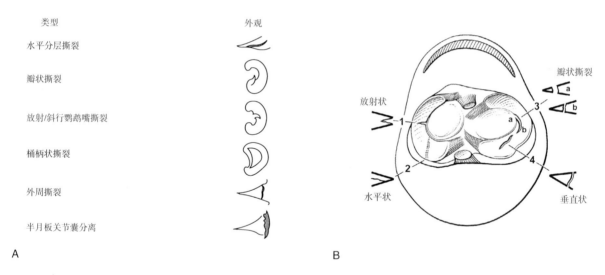

图7.47　图A.半月板撕裂的类型；图B.（1）放射状撕裂呈横形改变；（2）水平状撕裂的侧面观；（3）瓣状撕裂同半月板长轴平行，横断位上由于撕裂伸入半月板，距半月板的距离增加（a～b）；（4）垂直撕裂的侧面观

征象（图7.47和图7.48）。全层放射状撕裂在冠状面和矢状面（图7.44）上显示为整个半月板信号升高，而相邻冠状面上半月板信号则正常。

　　半月板撕裂需要手术治疗，尤其是桶柄状撕裂，其占半月板撕裂的10%。撕裂可累及整个半月板、前部或后部，桶柄状撕裂是指伴有半月板撕裂的内侧碎片发生不同程度的移位的撕裂（图7.47～图7.49）。高达82%的桶柄状撕裂累及内侧半月板。当截断半月板确定后，必须仔细检查移位的桶柄状撕裂的碎片（图7.49）。表7.5描述了辅助诊断桶柄状撕裂的多个MRI征象，包括双PCL征，翻瓣征，双前角征，"领结征"消失，髁间窝半月板碎片等。当移位碎片位于PCL下方时，在冠状面图像上可以看到"双PCL"征（图7.50），形似存在两条PCL，这一表现在内侧半月板桶柄状撕裂发生率为53%，而较外侧半月板

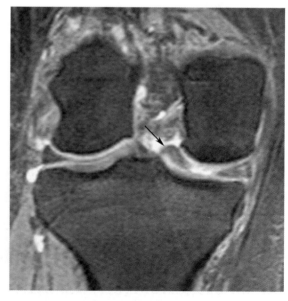

图7.48　桶柄状撕裂，显示髁间窝内半月板碎片（箭头）

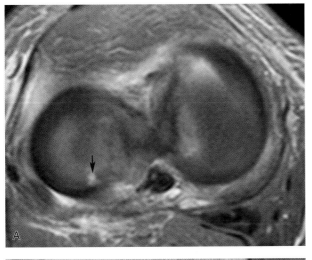
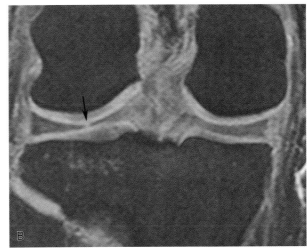
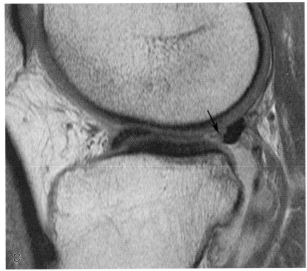

图7.49 外侧半月板放射状撕裂。横断位1.5T FS-PDWI（图A）冠状位DESS（图B）矢状位PDWI（图C）显示局部撕裂的高信号改变（图A和图B中的箭）。矢状位显示半月板内截断异常高信号（图C中的箭）

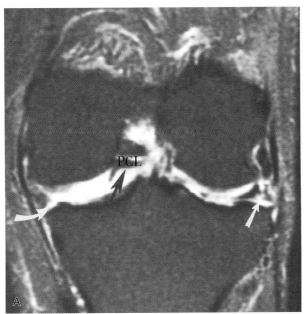
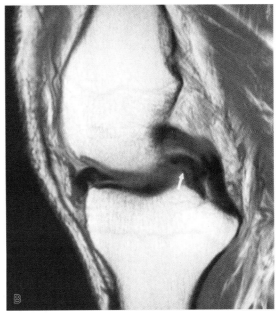

图7.50 冠状位FS-T$_2$WI（图A）显示内侧半月板撕裂（弯箭头）及较大的撕裂碎片（黑箭头），出现"双后交叉韧带"征象。同时存在外侧半月板复杂性撕裂和关节面软骨的磨损；矢状位PDWI（图B）显示内侧半月板撕裂较大的碎片，导致"双后交叉韧带征"（白箭头）

撕裂仅为14%（表7.5）。翻瓣征（the flipped fragment sign）（图7.51）在内侧半月板桶柄状撕裂中的出现率为44%，在外侧半月板桶柄状撕裂则为29%（表7.5）。确定髁间窝内碎片存在与否有一定困难，特别是当碎片较小，半月板外形无明显截断时（图7.48和表7.5）。较大的碎片在内侧半月板撕裂中的发现率为66%，而外侧半月板为43%。采用冠状面STIR序列可提高半月板碎片的检出率，Magee和Hinson报道使用STIR序列可检出93%的半月板撕裂碎片。明确有无半月板碎片的存在非常重要，因这些碎片需要进一步进行关节镜予以清除。"领结征"消失指矢状位上半月板领结样结构消失（图7.52）。

表7.5 桶柄状撕裂的MRI表现

MRI表现	发生率	
	内侧半月板	外侧半月板
"双PCL"征（图7.50）	53%	14%
"碎片翻转"征（图7.51）	44%	29%
股骨髁间窝处的半月板撕裂碎片（图7.49）	66%	43%

"鹦鹉嘴样"撕裂（图7.47A和图7.53）是半月板的放射状撕裂，但同时伴有半月板边缘垂直或水平状撕裂，形似鹦鹉嘴，最常见于外侧半月板后角与体部交界处，半月板瓣状撕裂（图7.47A）表现相似，虽机制不同，但MRI表现相似。这两种撕裂常同桶柄状撕裂归为一类，瓣状撕裂较桶柄状撕裂少见，但占有症状性半月板撕裂的19%，与其关注命名的区分，撕裂的描述和碎片的定位更为重要。

水平状撕裂起止半月板游离缘，同关节面平行（图7.54）。当撕裂达半月板边缘时，常伴随半月板囊肿。半月板囊肿的病因被认为是关节腔积液通过撕裂口的局部蓄积。水平状撕裂常见于年龄较大伴有半月板变性的患者。

半月板根部撕裂归为放射状撕裂一类（图7.55）。然而此种撕裂关节镜修复时处理复杂。最近研究表

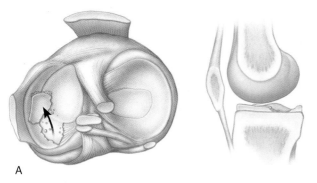

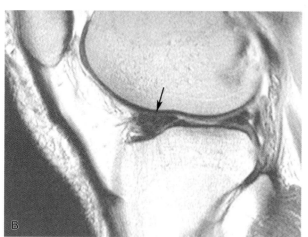

图7.51 瓣状撕裂（增大的或者双前角征）。图A.显示横断位和矢状位吧瓣状撕裂征象；图B.矢状位PDWI显示前角增大（箭头），可显示部分后角

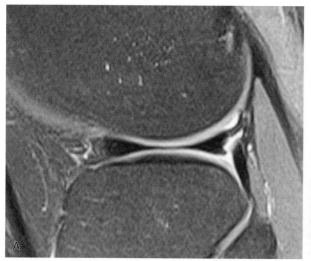
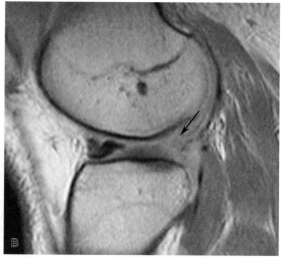

图7.52 领结征消失。图A.正常的FS-TSE-PDWI显示外侧半月板的领结征；图B.矢状位PDWI图像显示领结征的后角部分缺失（箭头），显示双前角征象

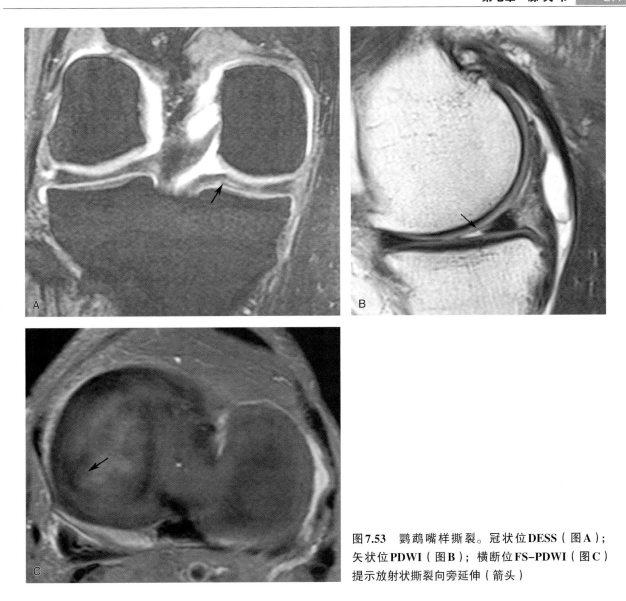

图 7.53 鹦鹉嘴样撕裂。冠状位 DESS（图 A）；矢状位 PDWI（图 B）；横断位 FS-PDWI（图 C）提示放射状撕裂向旁延伸（箭头）

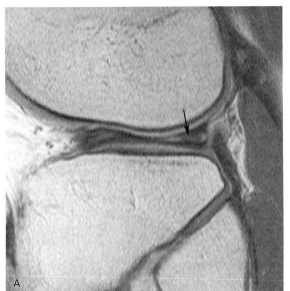
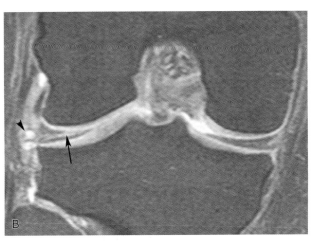

图 7.54 外侧半月板水平状撕裂，板旁囊肿形成。矢状位 PDWI（图 A）和冠状位 DESS（图 B）显示外侧半月板水平状撕裂（箭），伴随半月板囊肿（箭头）

明，外侧半月板撕裂MRI或关节镜检查时可能会漏诊。MRI检查受魔角效应影响，或腘动脉波动伪影影响。此外，ACL撕裂出现时较具意义，因为8%和9.8%的患者ACL撕裂伴有外侧半月板根部撕裂。内侧半月板根部撕裂见于3%ACL撕裂的患者。根部撕裂时常有半月板疝出改变，内侧疝出占88%，而外侧占23%。笔者发现水敏感序列冠状位最有助于该类诊断（图7.55和图7.56）。

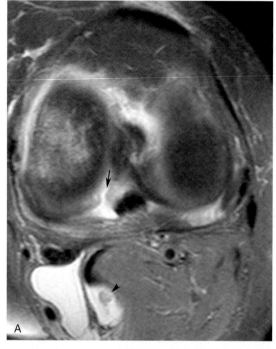

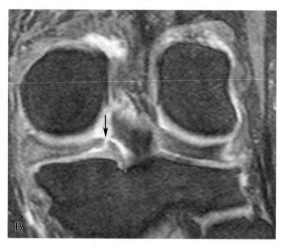

图7.55 半月板根部撕裂。横断位FS-PDWI（图A）和冠状位DESS（图B）内侧半月板后角根部放射状撕裂（箭）。腘窝囊肿伴游离体形成（箭头）

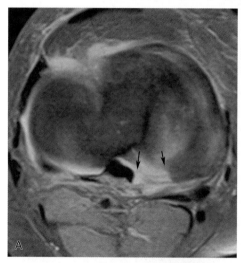

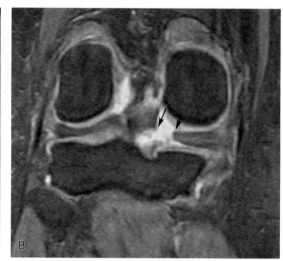

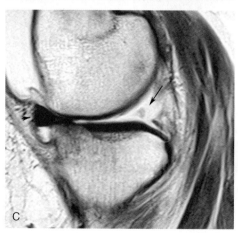

图7.56 内侧半月板根部撕裂。横断位FS-PDWI（图A），冠状位DESS（图B），和矢状位PDWI（图C）显示内侧半月板后角根部的撕裂（箭头）；半月板前缘积液（图C图中箭头）

半月板周边撕裂或半月板分离，其在关节造影上较易诊断；但在常规MRI上可能表现轻微，因正常情况下血管组织和沿半月板边缘的半月板滑膜结合部也表现为高信号，从而影响对其进行诊断（图7.23和图7.57）。清楚地界定半月板撕裂的部位（如内侧半月板、外侧半月板、半月板内缘或周缘等）（图7.57）、撕裂类型以及是否合并骨和（或）韧带损伤十分重要。Ⅰ级和Ⅱ级病变在关节镜检查时不能被发现。某些损伤相对稳定，经过非手术治疗即可痊愈，避免进一步关节镜检查。半月板周缘撕裂最适于行半月板修补术（图7.57）。

75%的半月板撕裂可单独依靠临床病史诊断。临床检查和负重试验，尤其是Thessaly试验阳性诊断内侧半月板撕裂准确率为96%，外侧半月板撕裂的准确率为96%。Thessaly试验为患侧单足站立，膝盖屈曲5°和20°，向内及外旋转膝盖和躯体。MRI同临床评估给予外科医师最准确的损伤定位。很多文献报道过MRI诊断半月板撕裂的准确性（表7.6）。MRI诊断经

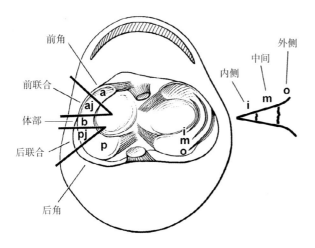

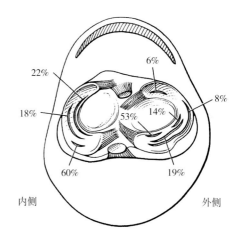

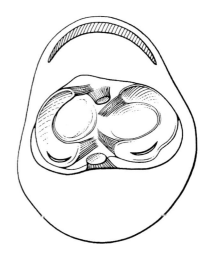

图7.57 图A.内侧半月板损伤的分区；图B.内外侧半月板损伤的常见区域；内侧：60%后角，18%后角延伸至体部，22%后角至前角，外侧：6%前角，14%体部，53%后角，19%后角延伸至体部，8%后角至前角。图C.后角边缘撕裂更容易修复

表7.6 半月板撕裂的MRI诊断

	Mayo医院		Glashow等	Crues等		Munk等		Dorsay等	
	MM	LM	双侧半月板	MM	LM	MM	LM	MM	LM
病例数	129	129	50	144	144	242	242	43	43
准确度	90%	91%	—	89%	94%	94%	92%	—	—
敏感度	99%	97%	83%	87%	88%	97%	92%	85%~96%	86%~96%
特异度	90%	97%	84%	91%	98%	89%	91%	89%~98%	89%~98%
阳性预测值	96%	76%	75%	93%	96%	—	—	—	—
阴性预测值	98%	99%	90%	84%	92%	—	—	—	—

MM.内侧半月板；LM.外侧半月板

关节镜确诊的半月板撕裂的准确率为75%～100%。我们的数据表明，MRI探测内侧半月板撕裂的敏感度为99%，特异度为90%，准确率为90%，阳性预测值为96%，阴性预测值为98%，外侧半月板则为97%敏感度，97%特异度，91%的准确率。

半月板撕裂治疗方案取决于患者状况，撕裂部位和类型。类型和部位以判断撕裂是否与临床症状相符，对于治疗方案的选择非常重要。

外科医师和关节镜科医师通过部位和组织完整性定义半月板撕裂。半月板被分为前、体、后、或内、中、外三部分（图7.58）。外侧由于有血供被称为外侧"红区"撕裂。内侧无血肿被称为"白区"撕裂。

近期文章报道了半月板撕裂的治疗的指征，争议和合理的方法。Noyes and Barber-Westin等指出关节镜治疗适用于20～40岁的阳性患者。修补术适用于10～12mm不稳定碎片累及半月板体部1/3时（图7.58A）。关节镜下修复尽量做到接近正常以免二次撕裂。术后患者需要做康复锻炼。大于60岁患者或术后康复锻炼困难的患者建议性半月板部分切除术。内侧的撕裂不需修复（图7.58B）。长度小于10mm的变性导致的撕裂，部分撕裂，或纵行撕裂通常不需要修复。关节镜修复有时需要半月板切除，或者撕裂碎片的缝补修复。半月板的部分切除后，随时间延长，可能导致关节面软骨的磨损，在年轻患者中，行半月板切除+半月板移植以确保半月板功能和关节稳定性。

（二）半月板术后改变

明确半月板有无撕裂及其特征有助于选择治疗方案和决定是否需要手术。在诊断半月板撕裂的同时，也应明确是否合并其他损伤如隐性骨损伤、支撑结构或关节囊的损伤，以合理解释患者的症状。对于无膝关节绞锁的患者采用非手术治疗和动态观察并无多大危险。

半月板具有多种重要功能，其可缓冲膝关节的冲击，有助于膝关节活动和营养软骨细胞，也可减小关节软骨的应力。半月板尚可限制胫骨前移，减小ACL的应力。

半月板是否需要外科手术修补取决于撕裂的类型或部位（周围型或中央型）及合并的其他损伤。手术可考虑采用部分半月板切除术、全半月板切除术、尸体异体同种移植或假体修复术等。半月板移植是较新的技术，对以前进行过全半月板切除、部分半月板切除术仍持续有症状但关节其他结构良好者可采用这一技术。

如上所述，部分半月板切除术常用于治疗半月板翻转撕裂或半月板无血管区撕裂或半月板深处的撕裂（图7.57）。周围性撕裂常采用修补或缝合术，这样正常半月板外形可保持不变，但在MRI上仍可有信号改变而造成混淆。

对于曾行半月板部分或全部切除术及曾行关节镜修补术的患者，MRI检查均有一定的价值，但图像特征可能难以解释。术后患者的MRI检查一般用于明确有无碎片残留，撕裂的半月板是否完全切除或是否有新的撕裂（图7.59）。

半月板修补术后的MRI表现可与术前的表现类似。常见的表现为与关节面相接触的高信号或半月板截断，前者常见于早期全层修补术后，后者常见于半月板部分切除术后（图7.60和图7.61）。撕裂的半月板可能为低信号的纤维组织所充填；也可为软骨细胞所充填，类似于撕裂的高信号。撕裂修复后半月板内高信号可持续存在。在MRI短TE序列图像上术后改变和新的撕裂有时鉴别困难。而T_2WI和水敏感序列上，液体延伸至关节面有助于鉴别诊断，文献报道特异度可高达90%。而近期文献报道早先诊标准的特异度为73%～88%。虽然手术部位的MRI表现可造成混淆，但MRI可确定产生疼痛的其他原因如骨或韧带的病变以及残留或新发半月板撕裂碎片等（图7.60）。

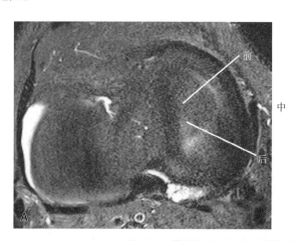
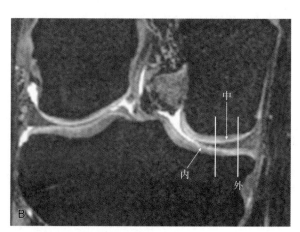

图7.58 横断位（图A）和冠状位（图B）MRI显示半月板撕裂的分区

第七章 膝关节

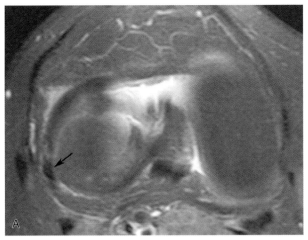

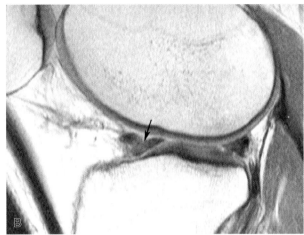

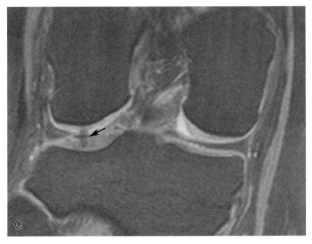

图 7.59 外侧半月板后角桶柄状撕裂修复后。横断位 FS-PDWI（图 A），矢状位 PDWI（图 B），冠状位 DESS（图 C）显示局部瘢痕形成（图 A 中箭）。矢状位后角和体部信号增高，双前角改变（部分碎片附着，箭头）；图 C 中 DESS 序列上缝线伪影（箭头）

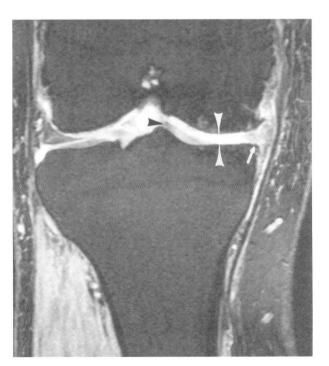

图 7.60 半月板后角。冠状位 FS-DESS 显示内侧半月板损伤（箭），关节内侧碎片（黑箭头）。关节面软骨磨损缺失（白箭头）

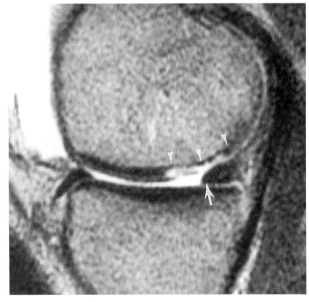

图 7.61 内侧半月板后角内侧游离缘部分切除术后。矢状面 SE 序列 T_2WI 显示新发邻近股骨髁关节面变形（白色箭头）并伴有关节面软骨侵蚀和骨性关节面裸露。可见半月板边缘呈圆形（箭）

钆对比剂关节腔造影可提高检查的准确度。一些学者建议半月板修补术后常规行 MR 关节造影。Sciulli 等对碘对比剂 X 线关节造影和钆对比剂 MR 关节造影进行比较后发现 MR 钆对比剂关节造影的准确度最高为 92%，而常规关节 X 线造影对评价半月板术后改变的准确度最低，为 58%。关节镜的使用仍存在争议。最近，De Smet 等研究发现，同非手术关节类似，两层或以上层面达关节面的高信号提示新撕裂的出现，他们提出大于 25% 的半月板切除时需要 MRI 关节造影检查。笔者只在特殊病例或关节镜医师需要时才采用 MR 关节造影根据作者的经验，诊断不明的病例常需用关节镜重新检查。

（三）半月板囊肿

据报道，约 8% 的半月板患者可出现半月板囊肿，其大多数位于半月板前外侧，但也可发生在任一半月板的边缘（图 7.54）。外侧半月板囊肿的发生率是内侧半月板的 2～4 倍。Anderson 等研究发现 2095MR 患者中 167 例（8%）存在半月板囊肿，41.3%（图 7.62）发生在外侧，58.7%（图 7.63）于内侧，3.7% 发生双侧囊肿，7.2% 盘状半月板发生半月板囊肿，57.8% 的半月板撕裂患者伴发半月板囊肿（图 7.54）。De Smet 报道的 138 例患者中，50 例位于外侧，88 例于内侧。

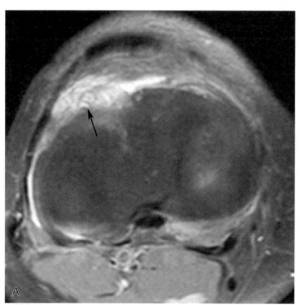 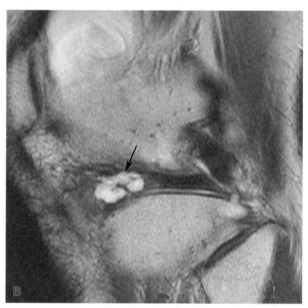

图 7.62　轴面脂肪抑制质子密度（图 A）和矢状面质子密度（图 B）显示前外侧分叶状的半月板旁囊肿（箭头）

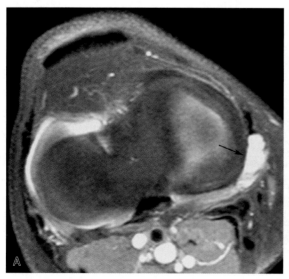 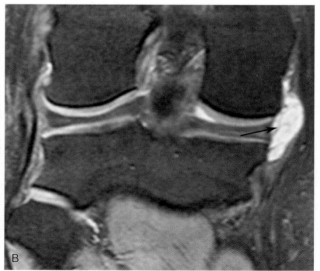

图 7.63　轴面脂肪抑制质子密度（图 A）和冠状面 DESS（图 B）显示后内侧分叶状的半月板旁囊肿（箭头）

患者典型表现为局部压痛，偶尔有关节肿胀。囊肿可被触及，尤其是当囊肿发生于外侧关节板外缘时，发生在关节周边的腱鞘囊肿也可有类似表现，其可与关节相连或不相连。腱鞘囊肿可起自关节周围腱鞘和胫腓关节。腘窝囊肿典型者位于腘窝后内侧、邻近腓肠肌内侧头处。这些病变的鉴别诊断非常重要，因半月板囊肿常需手术切除。但如果腘窝囊肿持续疼痛，也需手术切除。内侧半月板囊肿较为少见。即使内侧半月板囊肿比外侧半月板囊肿大得多，患者的症状也不明显（图7.64）。半月板囊肿的治疗需要减压以及针对半月板病理改变的治疗。因此，半月板内、半月板旁囊肿和其他积液包括滑囊炎的鉴别对于治疗计划的制订非常重要。

半月板囊肿的病因仍有争议。许多学者曾提出不同的理论，包括出血、慢性感染和黏液样变性。因为半月板囊肿内的液体类似于滑囊内的滑液，多数人认为半月板囊肿是由于半月板撕裂导致邻近软组织内积液所致。囊肿的病因似乎是多方面的，但多数学者并不认为其病因为出血和慢性感染。

半月板囊肿和腱鞘囊肿因其各自的MRI表现不同，因而在T_2WI和GRE序列图像上很容易鉴别，两者均表现为边缘清楚的高信号病变，但半月板囊肿多发生在半月板内或半月板边缘，而腱鞘囊肿可能沿着关节囊延伸或位于关节周围的软组织内（图7.62和图7.63）。当腱鞘囊肿内有出血如T_1WI呈高信号，T_2WI上呈低信号时或液体粘稠且富含蛋白质时信号可不典型。半月板囊肿可很小（<1cm）或大到5cm（图7.64）。多达47%的半月板囊肿内可见分隔（图7.64）。常见的伴发病变包括ACL撕裂（11%）和骨损伤（13%）。某些囊肿由于位置改变可引起混淆。Lektrakul等曾报道半月板后内侧囊肿与交叉韧带腱鞘囊肿相似（图7.65）。

（四）盘状半月板

盘状半月板并不常见。据报道，外侧盘状半月板的发病率为1.5%～15.5%，内侧盘状半月板为0.1%～0.3%。盘状半月板的病因和分类仍有争议。Hall曾提出一种盘状半月板的X线关节造影分类，该分类也同样适用于MRI。

典型的盘状半月板呈较宽的盘状（图7.66），深延至关节深部，因而其易于撕裂。Ⅰ型盘状半月板为半月板上下缘平行的厚板状（图7.67）；Ⅱ型为中心部分较薄的厚板状（图7.68）；Ⅲ型盘状半月板仅比正常半月板略大；Ⅳ形不对称，其前角比后角更深入关节；Ⅴ型则界于正常和板状之间；Ⅵ型为上述任意一型合并有半月板撕裂。

常用的矫形外科分类方法将盘状半月板分为：完全型、不完全型或Wriberg韧带型。完全型和不完全型的区分取决于其覆盖外侧胫骨平台的范围。Wriberg韧带型除半月板最少见（0.2%）形态异常外，其后附着处也不正常，后缘缺少冠状韧带和关节囊附着，导致后角不稳，容易脱入关节囊。

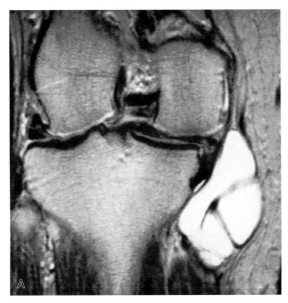 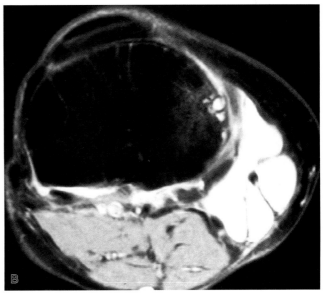

图7.64　大的分离的半月板囊肿。冠状面T_2WI（图A）和轴面脂肪抑制质子密度加权像（图B）显示一大的分离的半月板伴内侧半月板退变

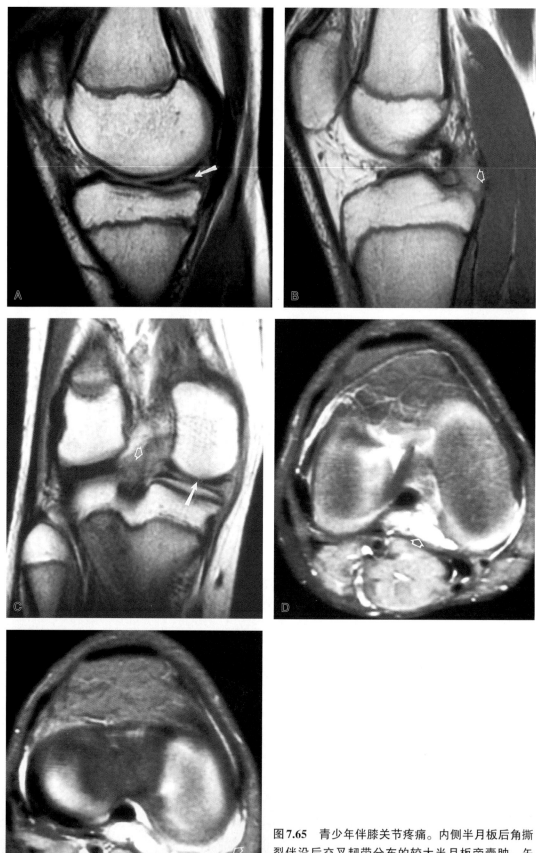

图7.65 青少年伴膝关节疼痛。内侧半月板后角撕裂伴沿后交叉韧带分布的较大半月板旁囊肿。矢状面质子密度加权像（图A和图B）和冠状面（图C）显示半月板撕裂（箭头）和囊肿（空心箭头）。轴面脂肪抑制快速自旋回波T_2WI（图D和图E）更清晰地显示囊肿的范围（空心箭头）

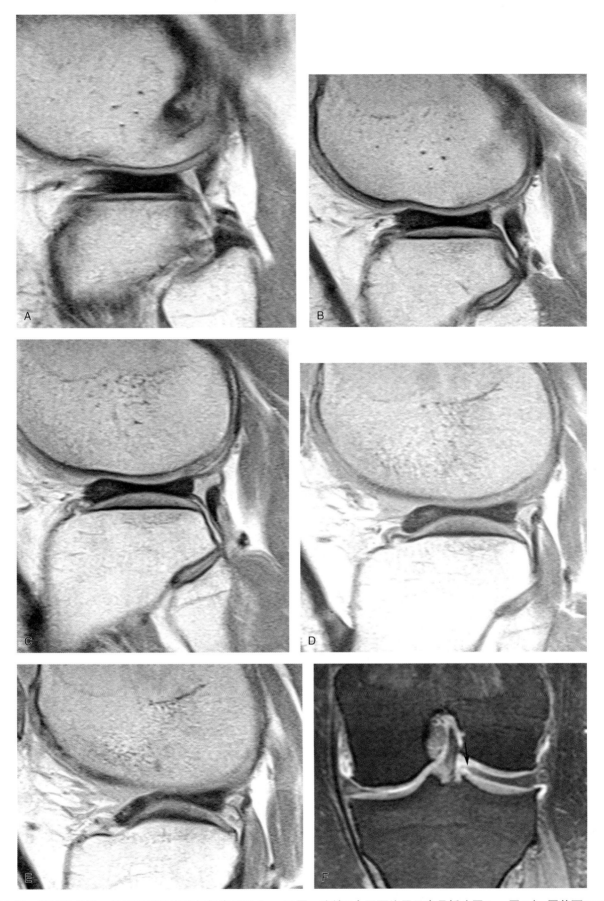

图7.66 盘状半月板。矢状面质子密度加权像显示4mm层厚、连续5个层面均显示半月板（图A～图E）。冠状面DESS（图F）显示增厚的半月板延伸至关节的范围（箭头）。外侧盘状半月板信号增高但无确切边界清晰的异常信号达关节缘

临床上，盘状半月板的患者常有弹响或偶尔有关节疼痛症状，这与盘状半月板容易变性及撕裂有关。直到今天，还没有大宗盘状半月板病例MRI表现的报道。Hartzman等曾报道了盘状半月板的一系列MRI表现。正常的半月板横径为10～11mm，盘状半月板的横径增加，其在冠状面和矢状面MRI上均可见到此种典型表现，从而确定盘状半月板的诊断。例如，在矢状面4～5mm层厚上，只有两个层面可显示半月板（图7.66）。如果超过两个以上的层面显示半月板，则应考虑盘状半月板（图7.66）。半月板的冠状面和辐散图像显示半月板延伸至关节内的真正范围更有意义（图7.66～图7.68）。需注意的是不要将真空现象所致的线样低信号影误认为盘状半月板。用于诊断非盘状半月板撕裂的MRI表现同样可用于诊断盘状半月板撕裂（图7.69），但由于盘状半月板变性和多发撕裂的发生率高（48%），而使MRI诊断的精确度有所下降。Ryu等报道盘状半月板合并撕裂的阳性预测值仅为57%。

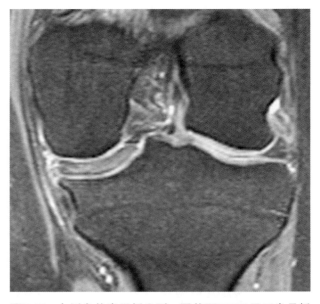

图7.67 内侧盘状半月板Ⅰ型。冠状面DESS显示半月板增厚、厚度均匀一致且平行于关节缘及由于复杂退变所致的半月板信号强度的增加

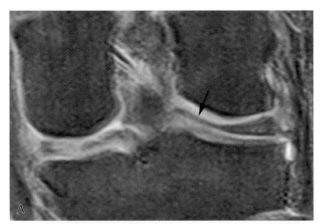

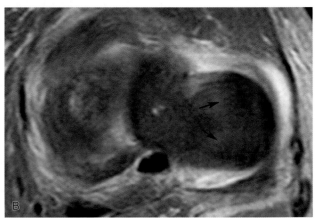

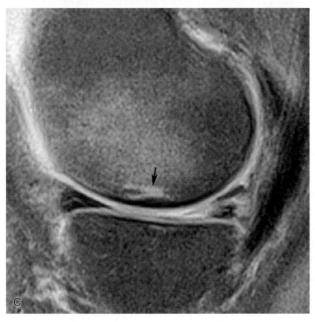

图7.68 Ⅱ型外侧盘状半月板伴内侧半月板复杂撕裂。冠状面DESS（图A）轴面FSE质子密度加权像（图B）和矢状面脂肪抑制质子密度加权像（图C）显示盘状半月板的中央部分（图A）较Ⅰ型薄（图7.67）。内缘部分轴位仍可见（图B）。矢状面（图C）显示复杂的内侧半月板撕裂伴股骨髁小范围的缺血坏死（箭头）

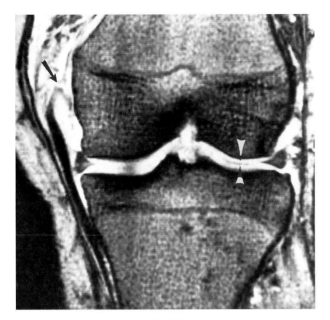

图7.69 冠状面GRE序列显示因真空现象所致的半月板内的低信号线（箭头），此外侧半月板较盘状半月板略薄，可借助冠状面及辐散图像避免与盘状半月板混淆。此图中还提示内侧副韧带撕裂（箭）

（五）半月板小骨

半月板小骨十分罕见，其病因不明。组织学检查显示其内有黄骨髓或可见板状骨，在X线平片上形似游离体（图7.70），常见的发病部位是内侧半月板后角，因而在X线平片上见到此部位相应的表现时应想到半月板小骨。

半月板小骨一般不引起症状，其X线平片表现与游离体相似，易导致混淆。MRI通常能清晰显示半月板后角邻近胫骨附着处半月板小骨内的骨髓信号（图7.70和图7.71）。

（六）韧带和肌腱损伤

X线与CT膝关节造影想全面观察膝关节的关节囊、内外侧副韧带、交叉韧带及肌腱较为困难。而依笔者的经验MRI多层面扫描则可明显提高这些结构的显示。膝部韧带的解剖已在本章的前面做过介绍，但在此有必要复习显示这些结构所需要注意的一些MRI技术问题。由

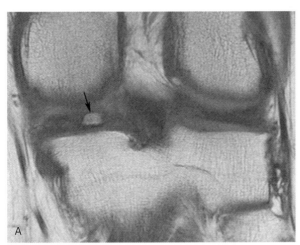

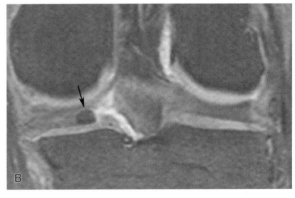

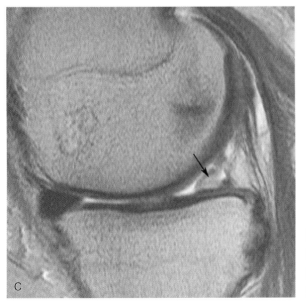

图7.70 半月板小骨。冠状面质子密度加权像（图A）冠状面DESS（图B）和矢状面质子密度加权像（图C）显示内后侧半月板一个小骨（箭头）。骨髓信号易于在T_1WI或质子密度加权像评价

于ACL呈斜行走向（图7.15A），在采用斜面偏中心扫描之前的早期研究中，如想在某一层面上显示全部ACL常有一定困难。笔者对最初的MRI资料分析后发现，至多约有30%的患者不能满意地显示ACL。改变患者体位，膝关节外旋15%~20%和软件更新均极大地提高了MRI对膝部韧带的显示能力（图7.72）。

ACL斜行走向，位于关节内滑囊外（图7.14E）。该韧带是维持膝关节稳定的主要韧带之一，主要功能为防止胫骨过度前移。ACL在胫骨附着处较宽，平均11mm，其长3.2cm。ACL有两个解剖纤维束，即前内侧束和后外侧束，但在MRI上通常不易区分，是根据胫骨附着处关系决定。两束在伸直时平行，弯曲时扭曲90°。膝关节屈曲60°~90°时，前内侧束达到最大紧张度，伸直时则较大的后外侧束紧张。前内侧束细长，在膝关节内旋、外旋时起稳定作用；膝关节弯曲时，可限制股胫移位。较粗的后外侧束在膝关节旋转时起稳定作用。

在MRI上，与PCL均匀一致的低信号粗纤维束相比，ACL表现为由多条纤维束组成的线形低信号（图7.73）。尽管斜矢状面或膝关节外旋20°~30°的矢状面图像最常用于ACL的检查，其他成像层面的图像也可用于ACL的评估（图7.74和图7.75）。

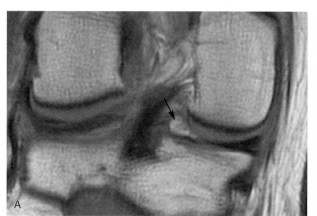
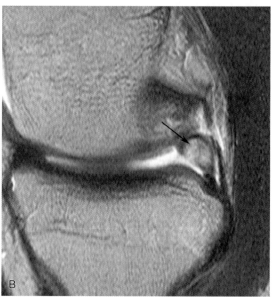

图7.71 半月板小骨。冠状面（图A）和矢状面（图B）质子密度加权像显示内侧半月板后角半月板小骨（箭头）

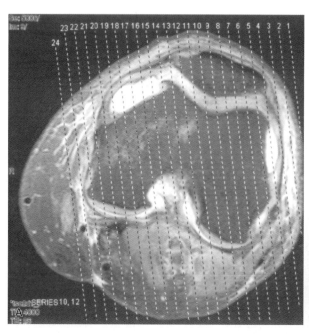
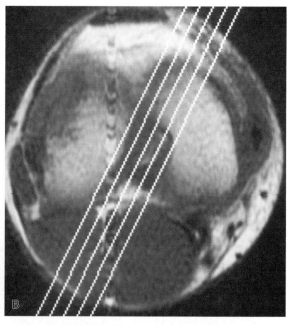

图7.72 为显示膝关节交叉韧带，通常用于选取矢状面（图A）和斜矢状面（图B）成像层面的MR定位像

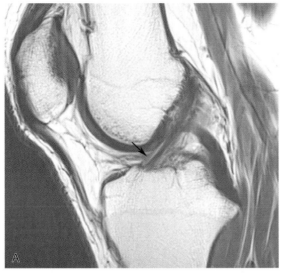
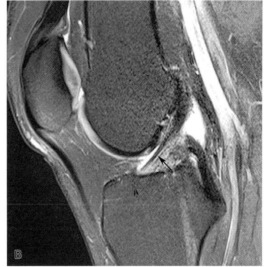
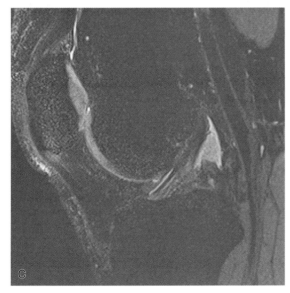

图7.73 ACL正常变异（3.0TMRI不同序列）。图A.矢状面质子密度加权像显示ACL近胫骨附着处中等信号，可能与滑膜反折相关；图B.矢状面脂肪抑制质子密度加权像显示纤维束间线样信号增高区；图C.矢状面STIR显示许多线样的中等信号强度

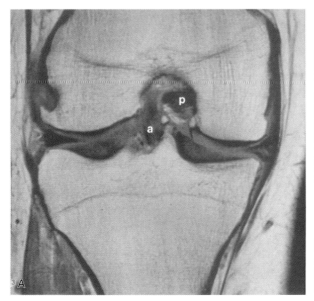
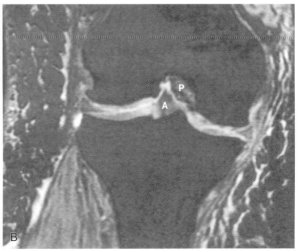

图7.74 图A.冠状面T_1WI显示正常的ACL（a）和PCL（p）。冠状面DESS（图B）显示正常的ACL（a）和PCL（p）

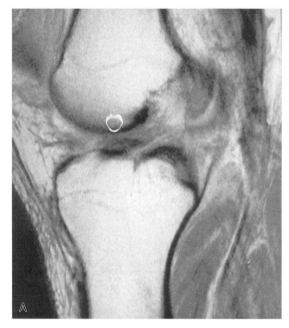
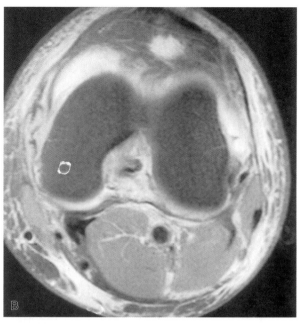

图7.75 矢状面质子密度加权像（图A）和轴面脂肪抑制质子密度加权像（图B）显示前交叉韧带不可见

ACL是全身韧带损伤中最常见的韧带，常需要手术修复。ACL撕裂可由多种损伤引起，70%发生于非接触损伤，常常发生在膝关节强力外翻和外旋时。膝关节过伸后外旋、伸展内旋和胫骨前移也可造成ACL撕裂（图7.76）。高达70%的患者合并有关节内的其他损伤，大多发生在MCL和（或）半月板内后侧损伤，即O'Donoghue三联征：ACL撕裂、MCL撕裂和内侧半月板撕裂（图7.76）。PCL较粗，沿正中矢状面走行，因此在矢状面MRI上容易辨认（图7.77），该韧带在膝关节屈、伸、内旋时起固定作用。膝关节屈曲时的后部压力或承受强大的应力时可发生PCL撕裂。

膝关节的常规检查技术详见前面叙述，这些技术常足以评估交叉韧带、内侧副韧带和外侧副韧带。在某些情况下，若ACL不能完全显示，则可重复斜位检查，以尽量在同一层面上显示前、后交叉韧带，以利于检出异常（图7.72）。为提高诊断的准确度，应结合轴面和冠状面图像观察。轴面图像特别有助于检出韧带部分撕裂。

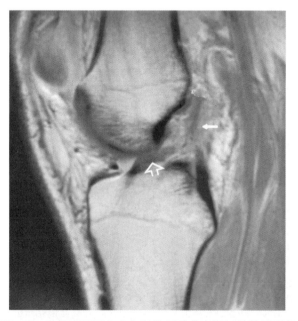

图7.76 矢状面质子密度加权像显示前交叉韧带股骨附着处撕裂（箭头）伴低平远端残留（空心箭头）

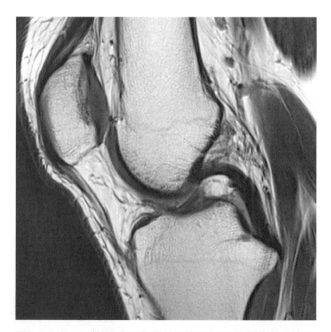

图7.77 3.0矢状面质子密度加权像显示正常厚度的后交叉韧带

常规SE序列或FSE序列均可有效地评价ACL损伤，近期，FSE序列同样有效，Haetal报道使用FSE序列探测ACL损伤的准确率为98%，阳性预测值为95%，阴性预测值为99%。但作者常采用矢状面PD或PD抑脂序列。

ACL和PCL急性撕裂在MRI上的表现相似（表7.7），其表现及信号强度随损伤时间的长短而异。作者多采用脂肪抑制PD序列评估交叉韧带，因在急性损伤时PD上所显示的高信号与正常韧带的低信号（黑色）形成明显的对比，从而有利于诊断（图7.78）。韧带和肌腱损伤的原发征象和继发征象均已有报道，原发征象适用于大多数韧带和肌腱损伤的诊断。PCL撕裂仅占膝关节损伤的2%～23%，故临床上ACL撕裂更为常见。ACL撕裂诊断较为困难。急性撕裂在T_2WI上表现为高信号。撕裂可发生在韧带的中央（90%）、股骨（7%）或胫骨（3%）的附着处。而根据笔者的经验，撕裂更易发生在股骨附着处附近（图7.76）。完全性撕裂的异常信号可超出韧带宽度，撕裂处可见韧带断端，ACL的正常外形消失或松弛（图7.76～图7.80）。Barrg等描述了ACL撕裂的5种表现：48%的ACL撕裂在T_2WI上表现为韧带内的高信号和韧带增粗（图7.81）；21%可显示水平样韧带（图7.80）；约18%ACL不能显示；仅有11%的

表7.7　ACL撕裂的诊断征象

原发征象
　急性—完全性撕裂
　　1.T_2WI各段断端之间或胫骨、股骨附着处信号升高伴韧带连续性中断
　　2.韧带远端（靠近胫骨）呈水平走行或扁平状，伴股骨附着处附近韧带信号升高
　　3.T_2WI韧带影完全消失伴关节腔中部积液及高信号
　　4.韧带呈波浪状
　急性—不完全性撕裂
　　T_2WI韧带增厚伴信号升高，但走行正常
　慢性撕裂
　　1.韧带松弛，信号正常或呈中等强度，韧带增厚或韧带影不清晰SE序列T_2WI和质子密度加权像信号无增高）
　　2.韧带萎缩
继发征象
　积液
　PCL成角
　胫骨前移半脱位
　骨挫伤
　Segond骨折
　外侧半月板裸露，部分未覆盖
　股骨切迹变深
　MCL撕裂
　半月板撕裂

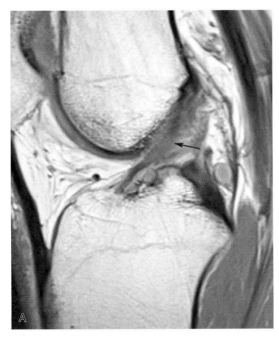
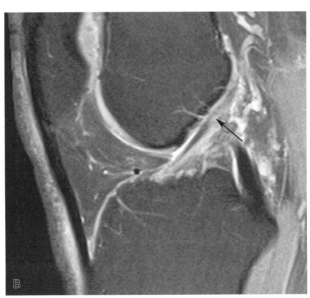

图7.78　矢状面质子密度加权像（图A）和矢状面脂肪抑制质子密度加权像（图B）显示前交叉韧带慢性部分撕裂（箭头）

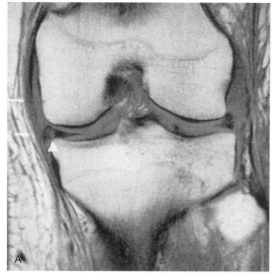
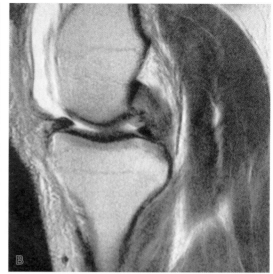
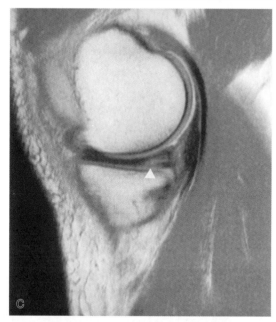

图 7.79　O'Donoghue 恐怖三联征（前交叉韧带撕裂，内侧副韧带撕裂和内侧半月板撕裂）。图 A. 冠状面 T_1WI 显示内侧副韧带表浅和深部不连续伴信号异常（白箭头），内侧半月板撕裂（箭头），前交叉韧带显示不佳；图 B. 矢状面脂肪抑制 T_2WI 显示前交叉韧带撕裂，后交叉韧带信号强度轻度增加，关节积液；图 C. 质子密度加权像显示内侧半月板后角撕裂（箭头）

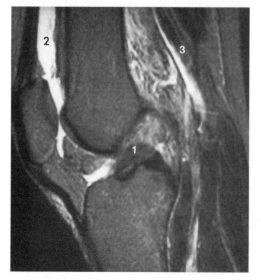

图 7.80　前交叉韧带撕裂。矢状面 T_2WI 显示 ACL 撕裂的远侧断端呈水平走行（1），并可见关节腔积液（2）和关节囊后分撕裂所致的高信号（3）

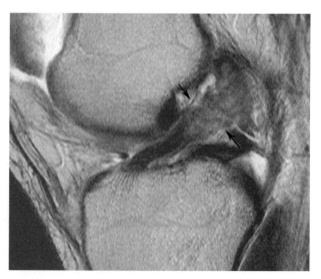

图 7.81　前交叉韧带部分撕裂。矢状面 T_2WI 显示损伤部分增厚（箭头）和信号强度增加

病例显示ACL不连续（图7.82）。上述MRI征象可用于成人及儿童的ACL撕裂的诊断。ACL损伤的准确分类宜多方位多层面，包括冠状面、矢状面和轴面上的表现（图7.83）。常规或斜横断位有助于细微或部分韧带撕裂，慢性撕裂表现为中等信号强度，典型的病例常伴有韧带增粗和韧带松弛（图7.84）。韧带萎缩和瘢痕形成可导致诊断困难（图7.84～图7.86）。

使用MRI诊断ACL部分撕裂较为困难，但及时检出这些损伤在临床上很重要，38%～56%的患者导致韧带不稳定和功能缺陷。撕裂不超过韧带宽度25%时预后较好，MRI上表现为韧带内信号增高，但并未累及全部ACL（图7.83），此时有可能将其误诊为韧带挫伤。继发征象常有助于诊断，当同时合并有外侧半月板后角和腘肌损伤时，则提示ACL完全撕裂。

Sonin等总结PCL撕裂时发现，45%的PCL撕裂为完全撕裂，47%为部分撕裂（图7.87），并且有9%的PCL撕裂伴有撕脱骨折。28%的PCL撕裂为单纯性撕裂，72%伴有半月板或韧带损伤或骨挫伤。68%的PCL撕裂位于韧带中部，19%位于近端，其余（13%）为远端。PCL与ACL撕裂的MRI表现相似，但两者的走行有助于区别。典型的PCL表现为凸面向上的弧形结构（图7.77）。

文献报道，ACL撕裂可伴发多种继发征象（表7.7）。PCL形态改变作为ACL断裂的继发征象，有助于后者的诊断（图7.88和图7.90），当PCL上部为锐角，形似"问号"，临床检查"抽屉征"阳性时，常提示ACL撕裂（图7.88）。Tung等采用两条测量线来确定PCL曲度是否正常：第一条线（y线）起自股骨附着处前缘止于胫骨附着处前缘（图7.89），第二条线（x线）是在PCL最大弯曲点或PCL上距离y线最远点画一条垂直于y线的直线，曲度值可通过x线的长度除以y线的长度而算出（图7.89）。通过大量ACL撕裂的测量资料发现，PCL曲度平均值为（0.45±0.12）cm，而正常人的平均值为（0.27±0.06）cm。

PCL夹角也可用于评价ACL撕裂。McCauley等报道PCL夹角低于105°时（图7.90），对于预测ACL撕裂的敏感度为72%～74%，特异度可高达86%。正常PCL的夹角平均为113°～114°。

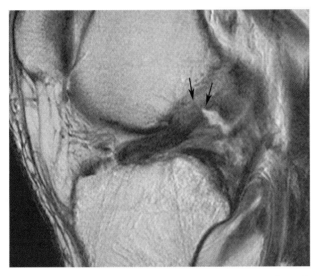

图7.82 前交叉韧带完全撕裂。矢状面T_2WI显示断端分离（箭头）伴近端残端信号强度增加

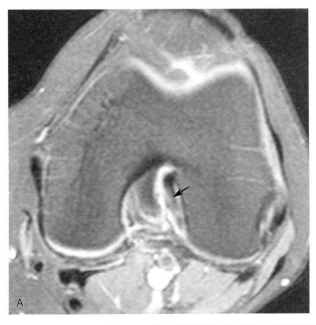
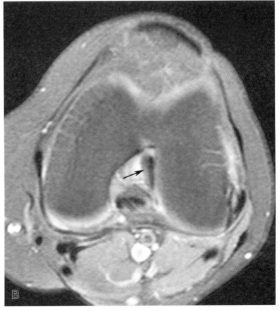

图7.83 前交叉韧带部分撕裂。轴面脂肪抑制质子密度加权像（图A和图B）

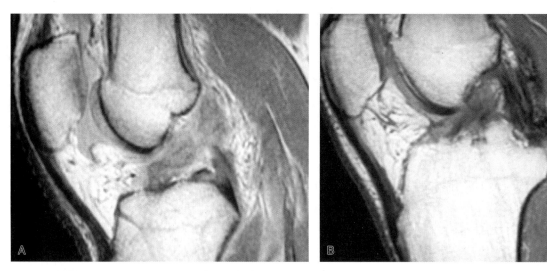

图7.84 慢性ACL损伤。矢状面质子密度加权像显示ACL不规则增粗（图A）；图B显示ACL和PCL均有损伤

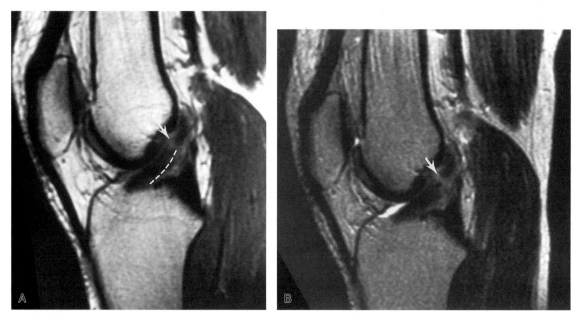

图7.85 矢状面质子密度加权像（图A）和矢状面T_2WI（图B）显示ACL陈旧性撕裂（箭头）。ACL呈弓形（虚线），在T_2WI上其信号强度未升高

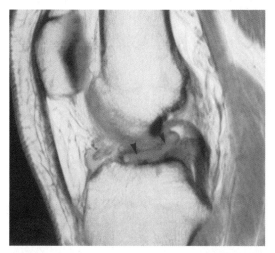

图7.86 慢性前交叉韧带撕裂。矢状面质子密度加权像显示陈旧性撕裂伴低水平远端残端（箭头），关节腔内无积液

胫骨前移半脱位可在矢状面MRI上根据PCL的形态改变或测量来判断。Chan等将胫骨半脱位用每增加5mm为1级来进行分级。无半脱位者为0级；移位0～5mm为Ⅰ级；大于5mm为Ⅱ级。以上测量可在通过股骨外侧髁的正中矢状面上完成（图7.91）。大于5mm的半脱位诊断ACL撕裂的敏感度为86%，特异度为99%。Vahey等报道用此种技术诊断ACL撕裂的敏感度、特异度和准确率分别为58%、93%和69%。

在矢状面MRI上，外侧半月板相对于胫骨向后移位，即通过胫骨皮质后缘的垂直线与外侧半月板相交（图7.92）也是胫骨移位的征象，称为"半月板未覆盖征"（Uncovered meniscus sign）。McCauley等

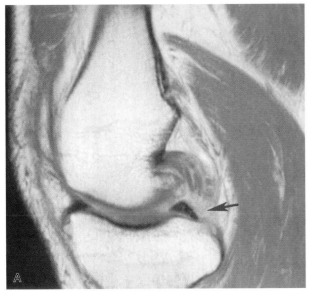 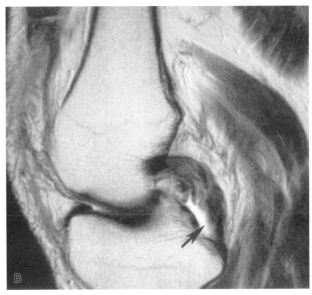

图7.87 矢状面质子密度加权像（图A）和T₂WI（图B）显示后交叉韧带增厚伴信号强度增加，后交叉韧带胫骨附着处液体积聚（箭头）提示高级别部分撕裂

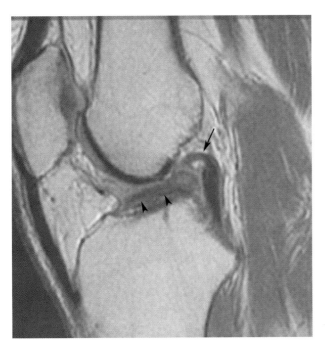

图7.88 矢状面质子密度加权像显示后交叉韧带（箭头）明显的钩形（？形）和低水平走行的前交叉韧带（箭头）

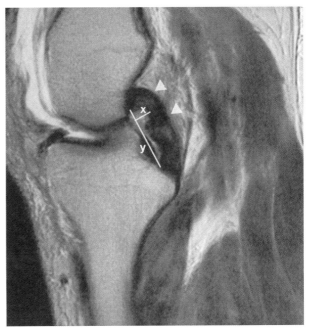

图7.89 矢状面T₂WI显示ACL撕裂和PCL扭曲变形（白箭头）。（y线.PCL股骨附着点至胫骨附着点的长度；x线.垂直于y线，自y线至PCL最大曲度顶点之间的距离。曲度值=x/y）

报道该技术诊断ACL撕裂的敏感度为56%，特异度为97%。

骨挫伤尤其发生在股骨外侧髁和胫骨平台时（图7.93），可合并有ACL撕裂。McCauley等依据骨挫伤存在诊断ACL撕裂的敏感度为50%，特异度为97%。Tung等报道损伤前9周内，73%的ACL撕裂患者合并有骨挫伤。因此，了解损伤发生的时间对于判断这一具有意义的继发征象非常重要。但由于儿童的韧带松弛，可以仅有骨挫伤而无ACL撕裂。

ACL撕裂时，还可同时伴有股骨外侧关节面的异常。Cobby等曾测量股骨外侧髁髌骨沟的深度（图7.94），正常人平均深度为0.45mm，而ACL撕裂患者的深度为0.89mm；ACL正常时此沟的深度均不超过1.2mm，沟深为1.5mm时超过均值的三个标准差可确信有ACL撕裂。

ACL撕裂伴有的其他征象和损伤（表7.7）包括关节积液，胫骨与ACL的夹角小于45°、MCL撕

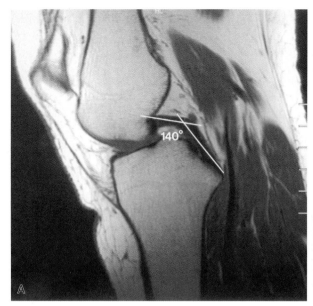 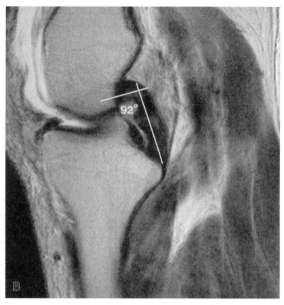

图7.90 PCL夹角由通过PCL股骨侧和胫骨侧中线的两条直线相交而成，正常值平均为113°～140°。图A.矢状面MRI显示一正常人PCL夹角为140°；图B.ACL撕裂患者，其PCL夹角为92°；PCL夹角小于105°，诊断ACL撕裂的准确率为86%

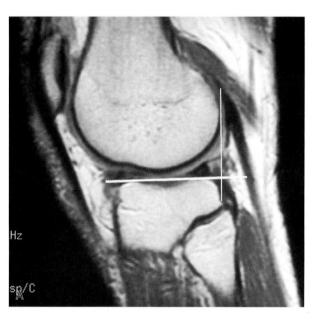 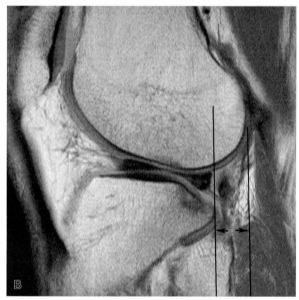

图7.91 在股骨外侧髁正中矢状面上通过测量判断胫骨半脱位，沿胫骨和股骨后缘画一条垂线或先沿胫骨关节面（图A）画一条水平线，然后作其垂线。图A.正常矢状面质子密度加权像显示膝关节无半脱位，可见外侧半月板位置正常；图B.矢状面半月板窗图像显示胫骨半脱位达1cm

裂（18%）、半月板撕裂（65%～78%）（图7.95）和Segond骨折等（图7.96），65%～78%的ACL撕裂可合并有半月板撕裂，而63%半月板损伤患者的ACL正常。近期，Hoffa脂肪垫水肿在ACL损伤中有报道，64%的患者合并ACL撕裂。笔者收集的资料表明，MRI诊断交叉韧带的准确度达95%，特异度达98%，阳性预测值为88%，阴性预测值为96%。

一般而言，常规MRI检查即可清晰显示内、外侧副韧带。但对于某些病例，需要加用冠状面和轴面进一步更清晰地显示内、外侧副韧带的轻微损伤。此外，冠状面或轴面MRI必须包括一充足的胫骨以显示韧带远端的附着点（图7.97），否则容易漏掉一些轻微病变。MCL常分为三层（图7.12和图7.98）：第一层由覆盖股四头肌的深筋膜组成；第二层包括MCL；第三层为关节囊韧带。韧带的浅表层常起源于股骨内侧髁，向远端走行，止于关节面下方约5cm和鹅足（pes anserinus）的后部。浅层纤维与深层纤维之间由滑囊分开，此滑囊区可发生炎症和扩张，不应与MCL

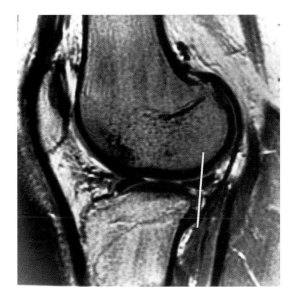

图7.92 矢状面MRI显示ACL撕裂和胫骨半脱位,并且伴有"半月板未覆盖征"。可见沿胫骨皮质后缘的垂线穿过半月板

撕裂混淆(图7.98)。该滑囊见于91%尸解关节,韧带深层牢固附着于关节囊(图7.15)、内侧半月板中部及邻近关节面的股骨和胫骨。解剖学上的这种特殊关系,外伤时常导致韧带和关节囊的联合损伤及半月板关节囊的周围性分离。MCL是平衡外旋和前部外力作用的稳定结构,较外侧副韧带更易损伤。膝关节屈曲时,使膝关节外翻的作用力常可造成MCL损伤(图7.97、图7.99和图7.100)。关节囊和邻近半月板的联合损伤也较为常见。30%的ACL撕裂可伴发MCL撕裂(图7.15和图7.99D)。O'Donahue试验(检查内侧半月板撕裂、ACL撕裂和PCL撕裂的物理检查方法)常用于描述损伤的类型。

MCL撕裂临床和MRI分为三级。临床检查分为三度,1级膝关节内侧轻度疼痛和肿胀,2级损伤韧带松弛,内侧明显疼痛和肿胀,3级明显疼痛和肿胀,外翻时可探及1cm的缺口。

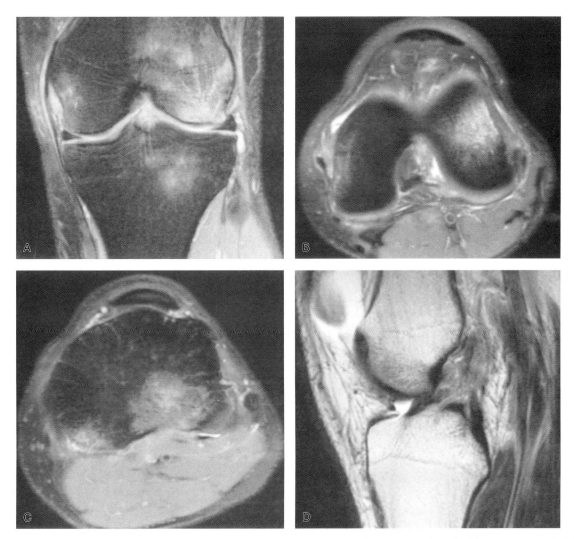

图7.93 ACL撕裂伴骨挫伤累及股骨前外侧髁和胫骨后外侧平台的"对吻伤"。图A.冠状面脂肪抑制T₂WI显示股骨挫伤及内侧副韧带扭伤;图B.轴面脂肪抑制T₂WI显示股骨外侧髁骨挫伤;图C.轴面脂肪抑制T₂WI显示胫骨骨挫伤;图D.矢状面质子密度加权像显示ACL完全撕裂伴关节积液

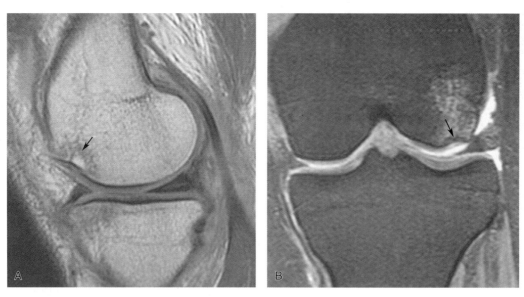

图7.94 ACL撕裂伴深沟。矢状面质子密度加权像（图A）和冠状面DESS（图B）显示深沟伴周围骨髓水肿（箭头）

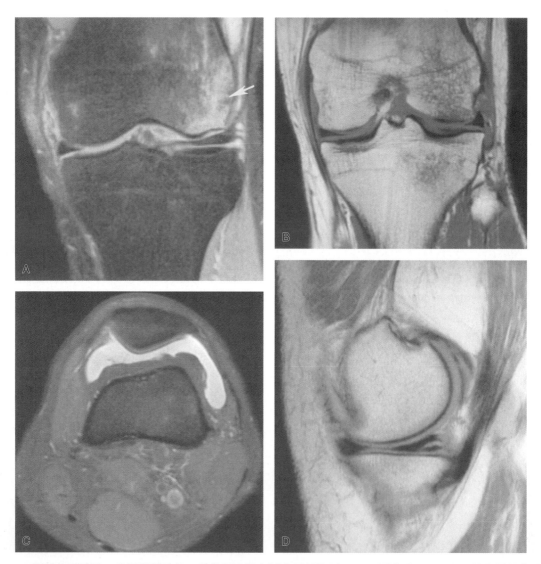

图7.95 ACL撕裂的运动员。外侧髁骨挫伤、关节积液及内侧半月板撕裂。图A.冠状面DESS显示外侧骨挫伤（箭头）；图B.冠状面T_1WI显示股骨、胫骨骨髓水肿；图C.轴面脂肪抑制质子密度加权像显示多量积液；图D.矢状面质子密度加权像显示内侧半月板后角撕裂

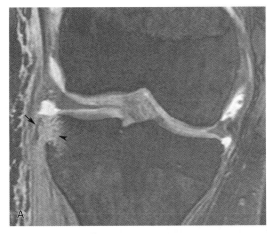
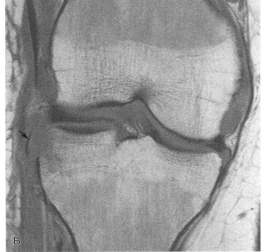
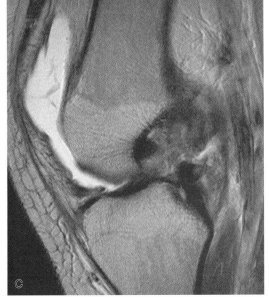

图7.96 ACL撕裂继发骨折。冠状面DESS(图A)和T₁WI(图B)显示小的Segond骨折(箭)伴骨髓水肿(箭头,图A);骨髓水肿T₁WI更易辨认(图B);矢状面T₂WI(图C)显示ACL完全撕裂;小的Segond骨折X线或CT更易评价

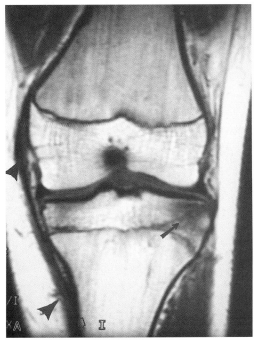
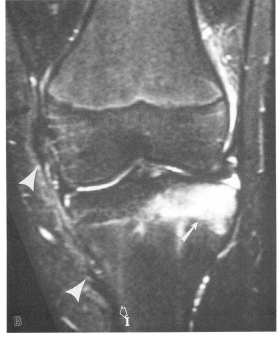

图7.97 有膝关节外翻损伤和外侧骨挫伤病史的足球运动员。冠状面T₁WI和脂肪抑制T₂WI(图B)均可见明显的骨挫伤(箭),并可见MCL多发不完全性撕裂(箭头),其远端(空心箭头)正好位于FOV中

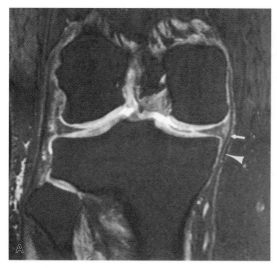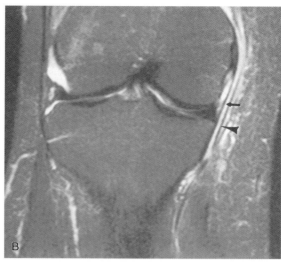

图7.98 膝关节冠状面DESS（图A、图B）显示MCL的浅表层（大箭头）、深层（小箭头）及介于浅层和深层纤维组织之间的滑囊和脂肪

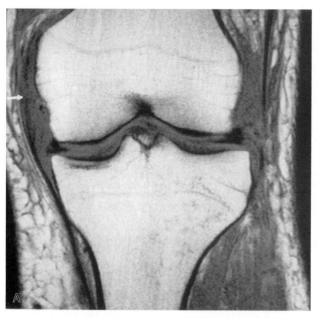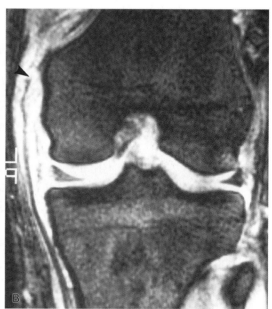

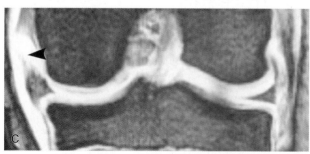

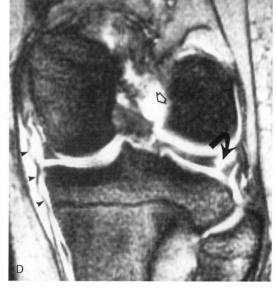

图7.99 MCL撕裂的SE序列及GRE序列图像。图A.冠状面SE序列T_1WI显示MCL股骨附着处损伤（箭头）；图B.冠状面GRE图像显示MCL信号增高，股骨近端起点附近韧带完全撕裂（箭头），并可见关节囊撕裂及半月板周缘分离；图C.半月板上方关节囊及MCL完全撕裂（箭头）；图D.由于MCL近端完全断裂所致的MCL波浪状（箭头）外观，并可见外侧盘状半月板撕裂（弯箭头）和ACL缺如（空心箭头）

MRI两层上为韧带纤维损伤分级（1级：部分韧带损伤，2级：50%韧带撕裂；3级：MCL全层撕裂），或韧带信号异常。1级损伤显示韧带旁信号异常，2级损伤韧带内和韧带旁信号异常，部分撕裂，3级损伤同3级撕裂相似（图7.99～图7.101）。

T_2图像上急性不完全撕裂表现为周围软组织内和低信号的韧带内信号增高（图7.84），不完全撕裂（图7.99A）则表现为关节囊和韧带的走行正常。不要将MCL两层间的滑囊或脂肪误诊为韧带损伤（图7.98）。韧带撕裂表现为韧带断端信号增高和回缩（图7.99和图7.101）。继发征象包括，关节囊增宽，水肿，半月板撕裂，交叉韧带撕裂，或骨挫伤（图7.102），这些征象并不常见。Yao等MCLMRI诊断的准确率为87%，MRI对软组织显示优势可探测细微损伤，部分或2级撕裂在MRI不易分级。

近年外侧支持结构的重要性备受关注。关节囊外侧韧带实质上是增厚的关节囊。外侧副韧带与关节囊并不相连，自股骨外侧髁延伸至腓骨头，呈边缘清楚的条索状结构（图7.103A～C），半月板腓骨韧带为关节囊的增厚结构，起自外侧半月板下缘和腘肌肌腱，止于腓骨头。该韧带在80%患者中可显示。然而，Tyler等报道尸解中显示率为100%，MRI上显示率为63%。豆腓韧带尸解显示率为24%～80%，MRI上显示率约为50%，该韧带呈线样低信号影，起自豆骨，止于腓骨的茎突，弓状韧带呈"Y"形，起自腓骨茎突的外侧边，止于腓骨头。外侧垂直支起自外侧关节囊，止于腓骨髁状突外侧。内侧支起自腘肌肌腱表面后内侧和斜行的腘肌韧带止于关节囊后缘。以上韧带、外侧副韧带和腘肌腓骨韧带组成后外侧复合体。腘腓韧带起自腘肌肌腱，止于腓骨头，位于外侧副韧带的后缘（图7.103）。髂胫束较薄，位置靠前，在冠状面上易于显示（图7.103F）。

腓骨头撕脱骨折为后外侧韧带的损伤和不稳的重要原因，由于其累及弓状韧带，豆腓韧带和腘腓韧带。损伤机制通常为膝关节伸直状态下时膝关节前面的直接创伤。需仔细观察有无交叉韧带损伤，虽然其并不多见。

MRI韧带损伤时需多平面共同评估，或需要特定的斜切面以评估后外侧复合体和交叉韧带。以上损伤常伴随骨髓水肿（图7.104和图7.105）。

MRI有助于评估伸肌结构。伸肌结构包括股四头肌群（股内侧肌、股外侧肌、股中间肌及股直肌）、肌腱、髌骨、髌韧带或髌腱及胫骨粗隆，髌韧带和髌腱这两个词通常均可。轴面及矢状面MRI上可清楚地显示由多块肌肉向下移行而形成的分层状股四头肌肌腱（图7.106）：表层由股直肌腱形成，中间层由股外侧肌腱及股内侧肌腱形成，深层由股中间肌腱形成（图7.106）。股四头肌腱附着于髌骨，而髌骨通常外侧关节面较大、内侧关节面较小，关于髌骨的解剖及其变异将在下文做详细讨论。髌韧带自髌骨下缘延伸至胫骨粗隆，其远端延伸部分止于胫骨前缘。髌韧带的前方有一薄层皮下脂肪，后方有一个大的脂肪垫即Hoffa脂肪垫（图7.106A、B）。MRI通常不能显示髌前囊（图7.106A）。

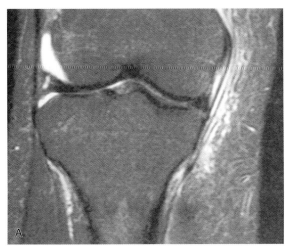 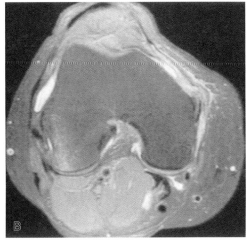

图7.100 冠状面STIR（图A）和轴面脂肪抑制质子密度加权像（图B）显示沿MCL的异常信号强度伴滑囊积液，提示部分撕裂

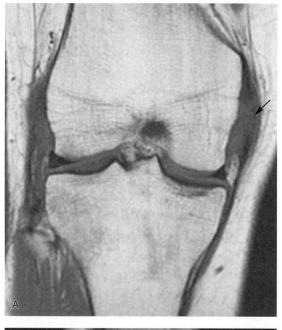
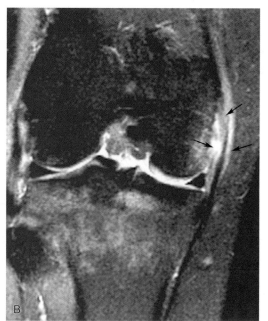
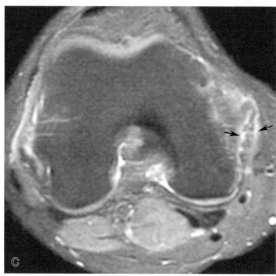

图7.101　图A.冠状面质子密度加权像显示MCL近端增厚（箭头）　冠状面（图B）和轴面（图C）脂肪抑制T_2WI显示由于Ⅱ级损伤伴部分撕裂致韧带内外侧液体信号及近端信号强度增加（上方箭，图B）

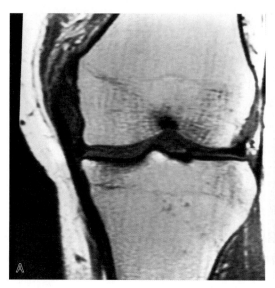
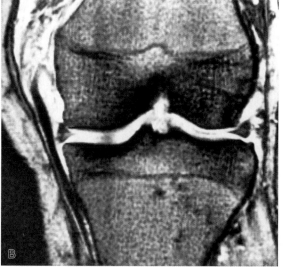

图7.102　冠状面T_1WI（图A）和梯度回波（图B）显示MCL完全断裂，并可见股骨附着处附近有水肿和出血。T_2WI及T_2^*WI最有助于损伤的检出和分类

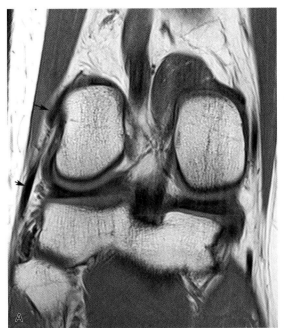
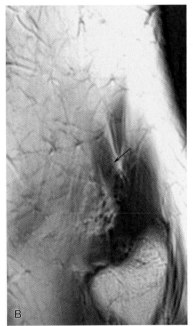
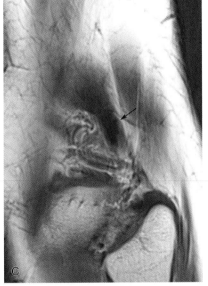
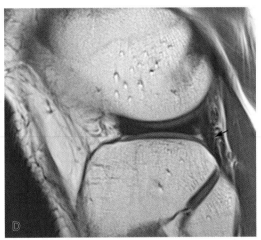
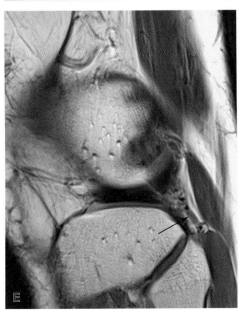
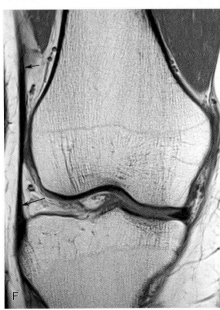

图7.103 3.0T MRI质子密度加权像显示外侧副韧带和支持结构。冠状面（图A）和矢状面（图B和图C）显示外侧副韧带（箭头）；图D.矢状面图像显示腘斜韧带（箭头）；图E.矢状面图像显示弓状韧带内侧支（箭头）；图F.冠状面T_1WI显示髂胫束（箭头）

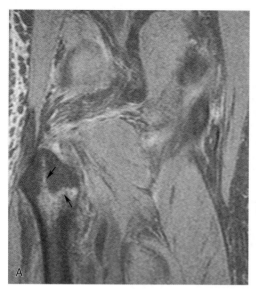
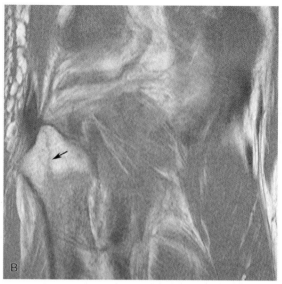

图7.104 后外侧韧带及腓骨外翻。冠状面DESS（图A）及T_1WI（图B）显示腓骨茎突复杂骨折（箭头）

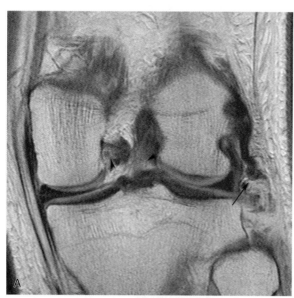
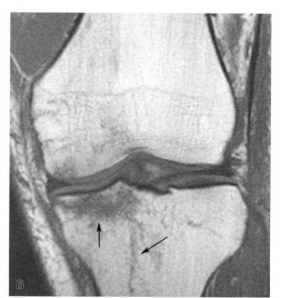
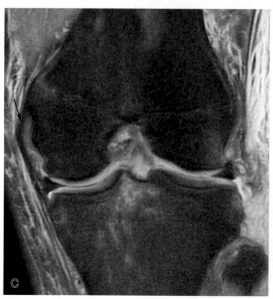
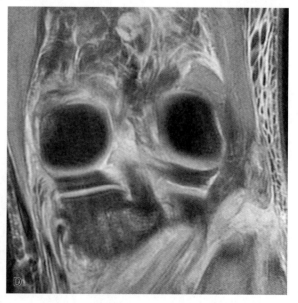

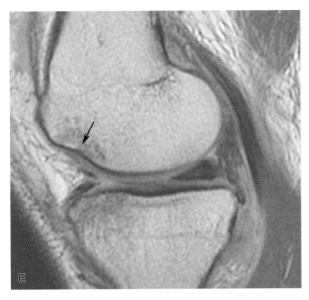
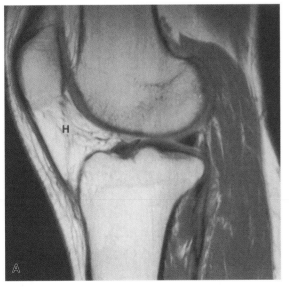
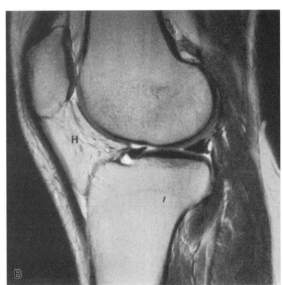
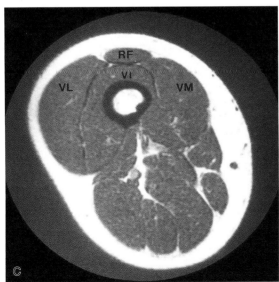
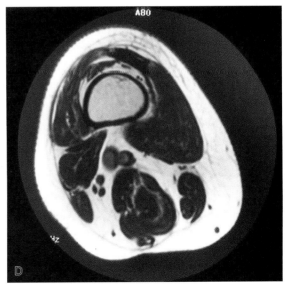

图7.105 后外侧韧带损伤伴复杂关节受累。图A.冠状面质子密度加权像显示外侧副韧带完全撕裂伴回缩（箭），同时伴有ACL、PCL部分撕裂（箭头）；图B.冠状面质子密度加权像显示胫骨平台内侧压缩骨折延伸至胫骨近端（箭）；图C.冠状面DESS显示MCL近端水肿及部分撕裂（箭）；图D.冠状面DESS显示广泛的后外侧水肿；图E.矢状面质子密度加权像显示股骨髁深沟（箭），提示ACL撕裂

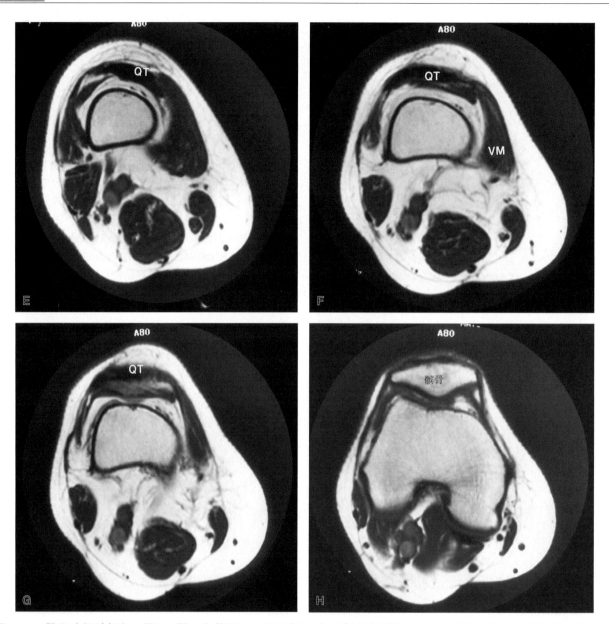

图 7.106 股四头肌腱解剖。图 A、图 B.矢状面 MRI 显示股四头肌腱及髌韧带呈均匀一致的低信号（质子密度加权像）（图 A），并可见由浅层、中层及深层肌腱纤维所致的分层现象（T_2WI）及髌韧带后方为 Hoffa 脂肪垫（H）（图 B）。轴面图像显示股四头肌群及其肌腱；图 C.大腿轴面图像显示股直肌（RF）、股内侧肌（VM）、股外侧肌（VL）及股中间肌（VI）；更远侧部位的轴面图像（图 D）能清晰地显示和分开延续于股中间肌（VI）、股内侧肌（VM）及股直肌（RF）的肌腱；这些肌腱（图 E～图 H）向下走行汇合成为股四头肌腱（QT）

股四头肌肌腱和髌韧带的损伤常由急性或反复性创伤引起。炎症可导致其局部增粗、信号增高。部分撕裂表现为肌腱的一部分可见片状高信号。完全撕裂（图 7.107）则可根据撕裂部位的高信号表现、肌腱断端分离和髌骨移位等征象诊断。Ramseier 等研究了 40 例髌韧带和股四头肌腱撕裂的患者，21 例股四头肌腱撕裂，19 例髌韧带撕裂，37 例急性损伤，3 例为再撕裂。

股四头肌腱撕裂并不常见，但由于中老年人常具有某些易患因素如类风湿关节炎、系统性红斑狼疮、代谢性疾病或退行性病变等时则较为常见。股四头肌腱撕裂的部位通常位于髌骨上方（图 7.108）。

髌韧带病变如肌腱炎、肌腱撕裂和慢性过度使用综合征（chronic overuse syndromes）在临床上更为常见。髌韧带炎或称跳跃者膝（jumper's knee）是跑、跳运动员们的常见病，其病因最可能与反复微创有关，后者可导致肌腱变性，并增加了肌腱断裂的危险性。鉴别诊断包括髌骨软骨软化及髌下襞综合征（infrapatellar plica syndrome），患者髌韧带近端有压痛点，超声和 MRI 均可以明确本病的诊断。

MRI诊断髌韧带损伤可能更具有特异性,几乎所有患者都表现为髌韧带近端增粗(图7.109),以内侧较为明显,这可能与髌韧带所承受应力不均有关。邻近髌骨下极的肌腱内可有不同程度的信号增高,其在质子密度加权像上一般呈中等信号,而在T₂WI上其信号强度可能增加,也可能不增加。组织学上,这些区域表现为腱细胞增殖、血管增生及缺乏胶原结构并伴有微小撕裂。静脉注入钆对比剂后,这些区域可有强化。肌腱炎及退行性变可导致肌腱完全断裂。髌韧带撕裂与股四头肌撕裂的MRI表现非常相似(图7.107和图7.110)。这些损伤较少见,且多发生于经常运动的年轻患者。

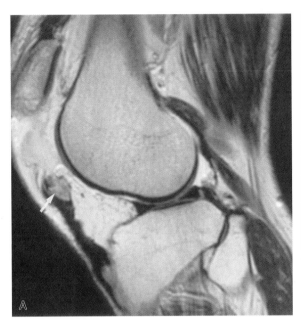
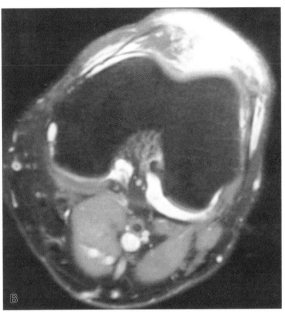

图7.107 髌骨下极急性髌韧带撕裂。图A.矢状面质子密度加权像显示松弛的韧带及撕脱的骨块(箭头);图B.轴面脂肪抑制T₂WI显示肌腱缺失伴多量积液

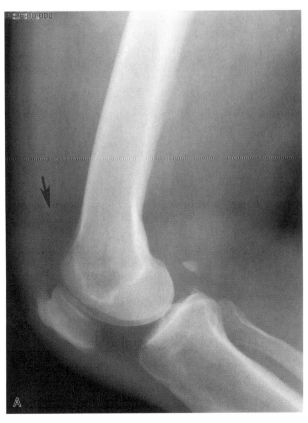
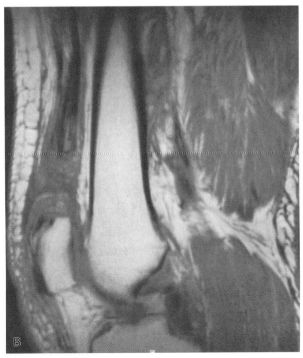

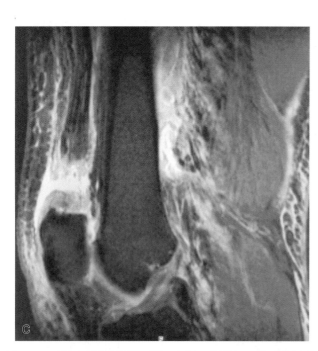
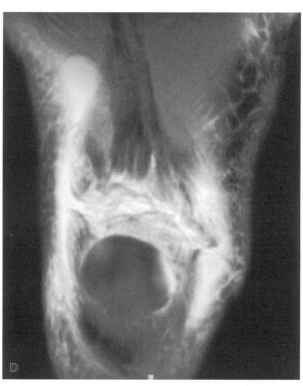

图7.108 股四头肌腱撕裂。图A.侧位X线片显示水肿和近端撕裂的部分（箭头）。矢状面T_1WI（图B），矢状面T_2WI（图C）和冠状面（图D）清晰显示近髌骨附着处的撕裂

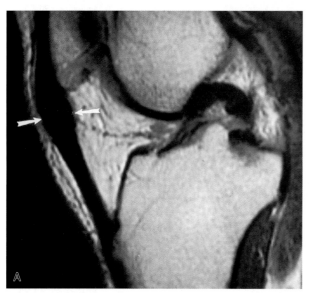
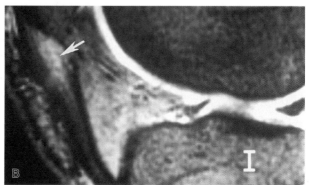

图7.109 跳跃者膝。图A.矢状面T_1WI显示一跳高运动员膝患者的髌韧带近端增粗（箭头）；图B.T_2WI显示另一跳高运动员膝患者的髌韧带增粗，局部信号增高（箭头）

发生于青少年的Sinding-Larsen-Johansson病亦可见到相似的表现，但该病通常有髌骨下极骨性分节。胫骨粗隆骨软骨病常累及远端肌腱及胫骨粗隆，临床表现及X线特征通常较典型，一般不需要进行MRI检查（图7.111）。

矢状面及轴面MRI很容易显示股四头肌腱及髌韧带，后者又称为髌腱（图7.107～图7.110，图7.112），因此，常规扫描即可满足膝关节检查的要求。如有股四头肌腱或髌韧带撕裂，应采用轴面图像对其进行更准确的分类。此外，SE序列或FSE序列T_2WI或GRE序列T_2更适于诊断损伤并对其进行分类。许多伸肌结构的损伤通过临床表现即可诊断，完全断裂通过触诊常可明确诊断。因此，MRI的作用在于确定临床上可疑的损伤及其范围。部分撕裂的患者膝关

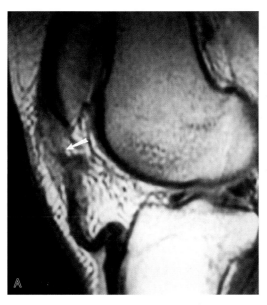
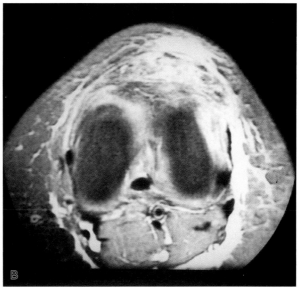

图7.110 举重运动员髌韧带完全撕裂。矢状面 T_1WI（图A）显示髌骨附着处韧带完全撕裂（箭头），其远端呈波浪状；轴面脂肪抑制FSE序列 T_2WI（图B）显示远端呈高信号，而非正常所见的低信号

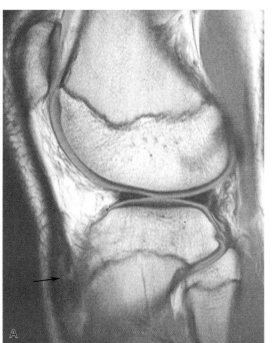
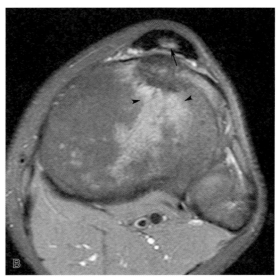
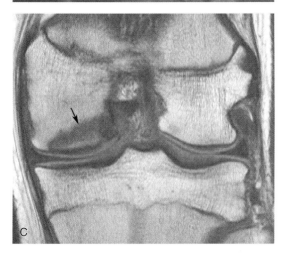

图7.111 胫骨粗隆骨软骨炎（Osgood-Schlatter病）。矢状面质子密度加权像（图A）显示髌韧带胫骨结节附着处增粗伴信号增高（箭头）。轴面 T_2WI（图B）显示肌腱增粗伴中央信号增高（箭头）伴骨髓水肿（箭头）。冠状面 T_1WI（图C）显示与之相关的剥脱性骨软骨炎（箭头）

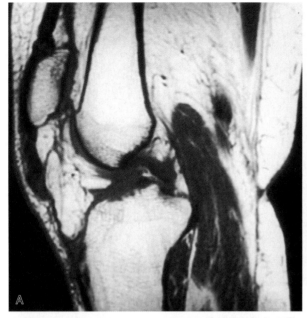
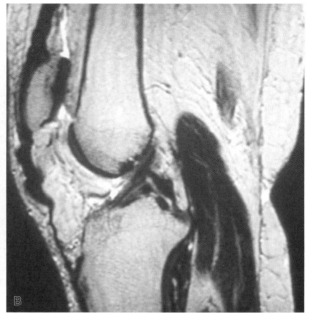
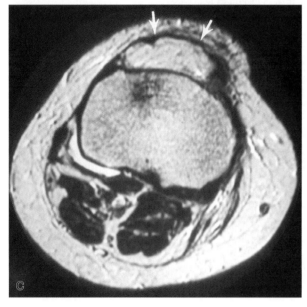

图7.112　髌韧带远端陈旧性撕裂。矢状面T_1WI（图A）及质子密度加权像（图B）显示肌腱呈波浪状，伴髌骨向上移位，远端髌韧带明显变细；轴面质子密度加权像（图C）显示髌韧带远端明显变细

节弯曲不受影响时，采用非手术治疗，完全撕裂关节不可屈曲时采用手术治疗。损伤4～7d后手术以减少炎症和瘢痕修复综合征。

（七）韧带和肌腱重建

韧带及肌腱损伤需要早期修复，或应用自身肌腱移植、异体肌腱移植或合成材料等替代物进行重建。影像学研究常用于韧带重建，髌韧带移植物由肌腱的中1/3和取自髌骨的骨塞所组成，也常应用胫骨粗隆进行移植。通常可在X线上显示（图7.113），少数情况下，股薄肌、半腱肌及髂胫束也可作为移植物应用于临床。有时只有ACL的前内侧束修复，近期双束修复常用以达到ACL的解剖功能，移植物分别嵌入胫骨和股骨的直径8～10mm的骨孔内，并由螺钉固定，或者通过骨钉或其他软组织将其固定锚固在骨孔外（图7.113和图7.114）。大多数韧带或肌腱修复可通过体格检查和常规X线平片进行评估。通道的正确定位是移植成功的关键（图7.114）。位置不当是常见的并发症之一（表7.8）。移植物通常在术后5个月与韧带融合。

通常利用体格检查和X线平片即可明确移植的效果及其并发症，后者包括部位不当、器械故障、骨折、冲击以及不稳定等（表7.8）。膝关节不同角度伸展侧位片是评估移植物冲击的简单方法，通常在伸展末期5°～10°时最易检出这种并发症的存在（图7.115）。

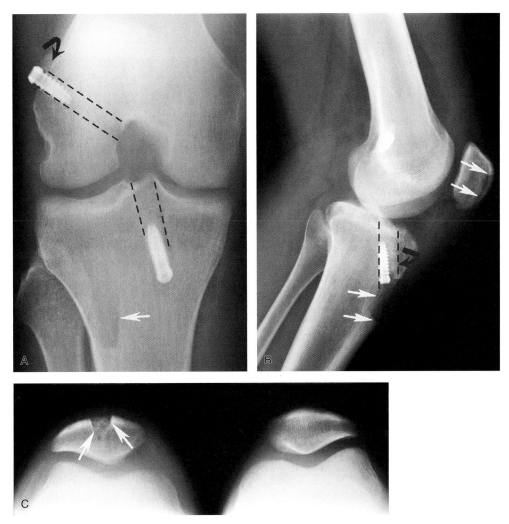

图7.113 髌韧带作为移植物和镙钉固定的ACL撕裂重建后患者。膝关节正位（图A）、侧位（图B）和髌骨轴位（图C）X线平片清楚显示镙钉钉道（虚线）、骨塞（弯箭）和移植物位置（箭头）。骨塞由于金属伪影存在，在MRI上常显示不清，至少为部分显示不清

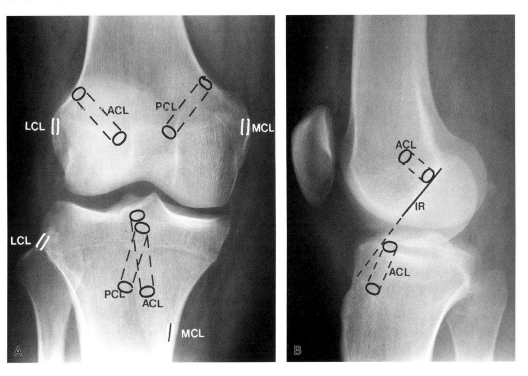

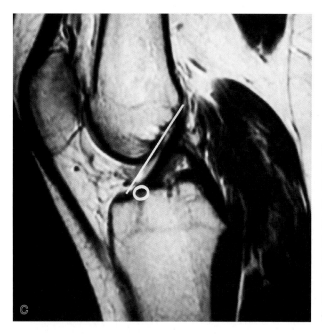

图7.114 交叉韧带修补所采用的孔道和移植物位置。图A.膝关节前后位X线平片显示ACL和PCL修补术股骨和胫骨上的孔道位置。并标示出了MCL和LCL的附着处；图B.膝关节伸展侧位X线平片显示ACL孔道的正常位置及髁间顶的位置（IR，实线延伸为虚线）。如果胫骨孔道位于髁间前方，则易发生ACL冲击，从而影响膝关节的伸展和功能；图C.矢状面质子密度加权像显示髁间顶线和正常ACL附着点（o）

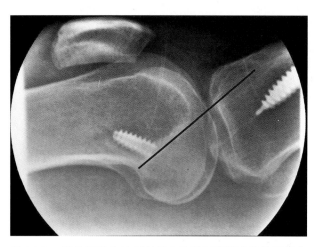

图7.115 膝关节完全伸展时侧位片显示胫骨孔道的正常位置，其完全位于髁间顶后方，并与髁间顶平行（黑线）

表7.8 韧带重建的并发症

孔道位置不合适
器械失败
骨塞断裂
髌骨断裂（由来自供体部位的应力所致）
髌韧带无效
移植物撞击
移植物损伤
关节前部纤维化（剑水蚤样改变）
术后感染

MRI也能有效地评估移植物、骨孔位置（图7.116）和其他能引起一些与修补无直接关系症状的骨与软组织病变，矢状面、冠状面和轴面图像均有利于诊断。检查时在足下放一垫子可使膝关节处于过伸位，从而有助于提高在矢状面图像上评估移植物冲击的价值。T_1WI可明确骨孔的位置，金属产生的伪影对T_1WI影响不大，而在T_2WI或GRE序列图像上则非常明显，然而随着钛合金和生物制剂的使用，伪影的影响在缩小（图7.117）。必要时，可采用经静脉注入钆对比剂增强扫描T_1WI，但笔者认为其对诊断并无多大帮助。MRI可明确骨孔的位置、骨塞的完整性、移植物的信号变化及移植物是否松动等（图7.118和图7.119）。同样，用于诊断韧带断裂的某些征象和某些继发征象如后交叉韧带的"钩状"征也可用于诊断移植物断裂。Howell等发现由于骨孔位于髁间嵴前部胫骨骨孔内，移植物冲击表现为移植物远端（胫骨段）内的高信号。在此位置植入移植物的14例患者中，尽管其功能尚可接受，但有4例患者受骨孔位置的影响导致移植失败，膝关节伸展范围减小了5°。

（八）ACL重建后并发症

ACL撕裂在年轻成人或运动员中常见，ACL重建前面已经提到，大部分患者预后良好，然而，部分并发症可出现，包括移植物断裂，移植物撞击，移植物内变性囊变，关节纤维化，独眼畸形和感染（表7.8）。再发不稳发生于8%的患者

1.移植物断裂 ACL移植物在8~12个月时信号趋于中等信号。这是由于再血管化和滑膜变化扫之。双束移植物间关节囊液也常见，使用单纯序列时其可被误诊为病变。ACL撕裂时移植纤维连续性中断，部分撕裂时部分移植物保持完整性。临床常表现为关节不稳（图7.120和图7.121）。

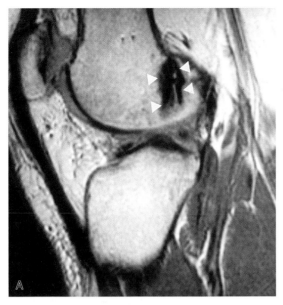
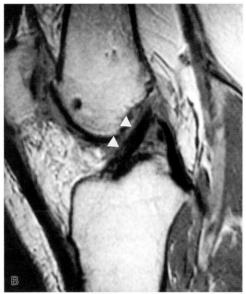
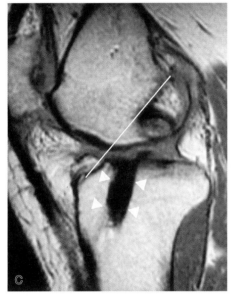

图7.116 ACL髌韧带移植重建后的矢状面质子密度加权像。图A.矢状面图像显示股骨孔道（箭头）；图B.矢状面图像显示正常的低信号移植物（箭头）呈正常的直线走行；图C.矢状面图像显示正常胫骨孔道（箭头）位于髁间顶（白线）后方

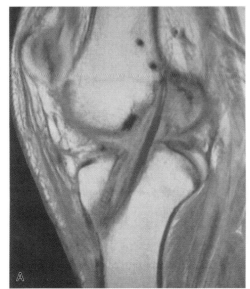
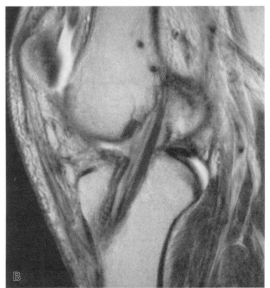

图7.117 矢状面T_1WI（图A）FSE序列T_2WI（图B）显示胫骨、股骨的移植物隧道。移植物完整。近期使用的钛螺丝使得金属伪影明显减少

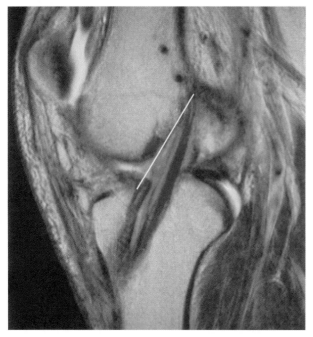

图7.118 矢状面FSE序列 T_2WI 显示正常的胫骨孔道位于髁间顶（白线）后方。移植物绷紧而无松弛。术后6～9个月膝关节常有少量积液

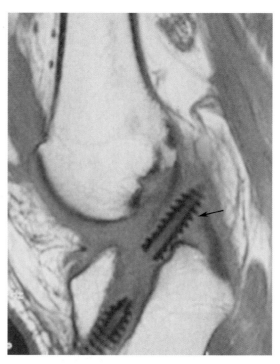

图7.119 矢状面质子密度加权像显示股骨生物可吸收螺钉移位

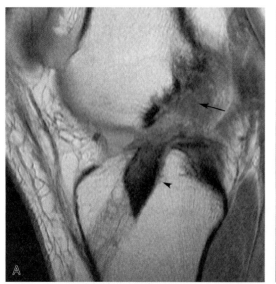

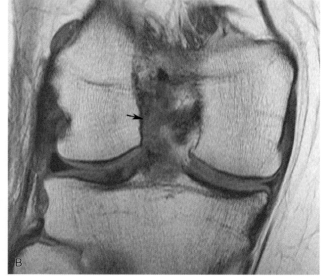

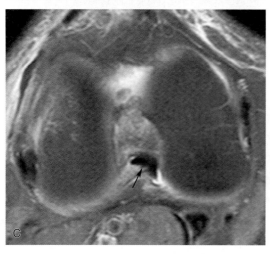

图7.120 单束移植物破裂。矢状面质子密度加权像（图A）显示近端移植物不可见（箭）；远端移植物清晰可见（箭头）。冠状面质子密度加权像（图B）显示无正常的移植物信号（箭）；轴面脂肪抑制质子密度加权像（图C）仅显示后交叉韧带（箭）

2. 关节纤维化和独眼征 严重的并发症导致关节活动受限或撞击,其中包括隧道位置不佳(图7.121),游离体,移植物周围的肉芽组织,腱鞘囊肿和关节纤维化等。独眼病灶(或局灶性纤维化),指异常增殖的滑膜分泌纤维组织和炎性细胞围绕ACL而形成。这是导致关节运动受限的第二原因。主要原因则为移植物撞击。关节镜下,独眼病灶类似头状结构,纤维病灶合并蓝紫色褪色区域类似眼球结构(图7.122)。

MRI上独眼征表现为类圆形或结节样病灶,T_1及T_2图上均呈等或低信号灶,位于ACL胫骨端隧道入口处,髌下脂肪垫的后缘(图7.122和图7.123)。也存

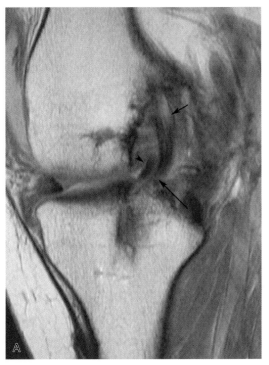
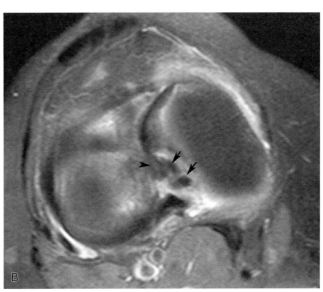

图7.121 部分移植物撕裂伴撞击。矢状面质子密度加权像(图A)显示一束信号增高(上方箭)伴由于撞击造成的胫骨端弯曲(长箭)。远侧前束可见(箭头),但更为近端的移植物不可见。轴面脂肪抑制质子密度加权像(图B)显示近端两束(箭)及前方蜷曲成团的移植物(箭头)

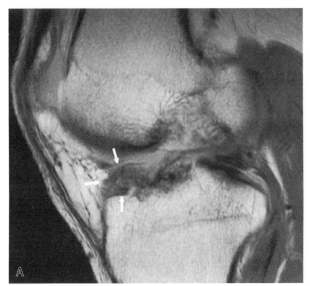
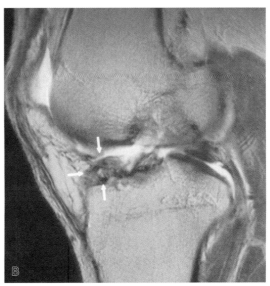

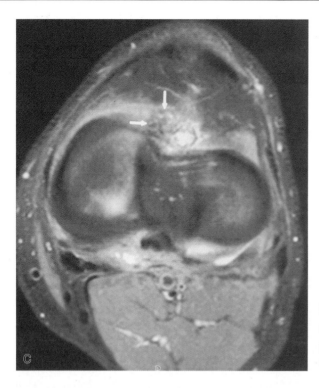

图7.122 关节镜证实的独眼病变。矢状面质子密度加权像（图A）、FSE序列T_2WI（图B）和轴面脂肪抑制质子密度加权像（图C）。病变（小白箭头）位于前交叉韧带移植物的前方、髌下脂肪垫后方

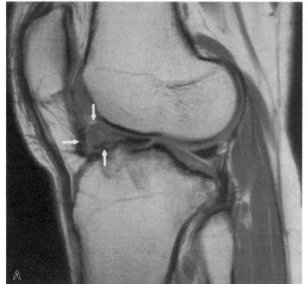
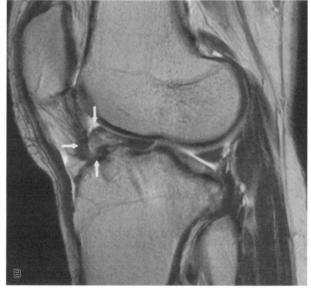

图7.123 矢状面质子密度加权像（图A）、FSE序列T_2WI（图B）显示独眼病变（小白箭头）呈低信号强度

在较弥漫的独眼征表现，又名弥漫性纤维化，病灶围绕ACL移植物的前缘和后缘，也同关节囊接触。这些弥漫性病灶在MRI表现为同独眼病灶类似的信号，即T_1及T_2低至中等信号改变。

3. 术后感染　ACL重建术后可并发感染，化脓性关节炎少见，占关节术后患者的0.1%～0.9%。最常见的病原体为金黄色葡萄球菌。关节穿刺可确诊和确定病原菌，但MRI可探测病变范围，包括显示脓肿形成，引流窦道和骨髓炎。窦道在T_1为低信号，在T_2为高信号隧道样结构，其从累及骨连通至皮下区域（图7.124）。

（九）皱襞

在关节镜问世以前，人们并没有充分认识到滑膜皱襞的重要性。皱襞是存在于膝关节的胚胎滑膜遗迹，患者一般无症状。在胚胎发育过程中，存在一层薄膜将膝关节分成内侧、外侧及髌上三个间隙，这些薄膜退化后在膝关节仅形成一个腔隙。到成年薄膜或部分薄膜持续存在，就被称为皱襞。在正常人群中，约20%的人存在这些胚胎遗迹。最常见的皱襞（图7.125）有三个，按照原始胚胎薄膜所在的位置，分别被称作髌上滑膜皱襞、髌内侧滑膜皱襞和髌下滑膜皱襞。

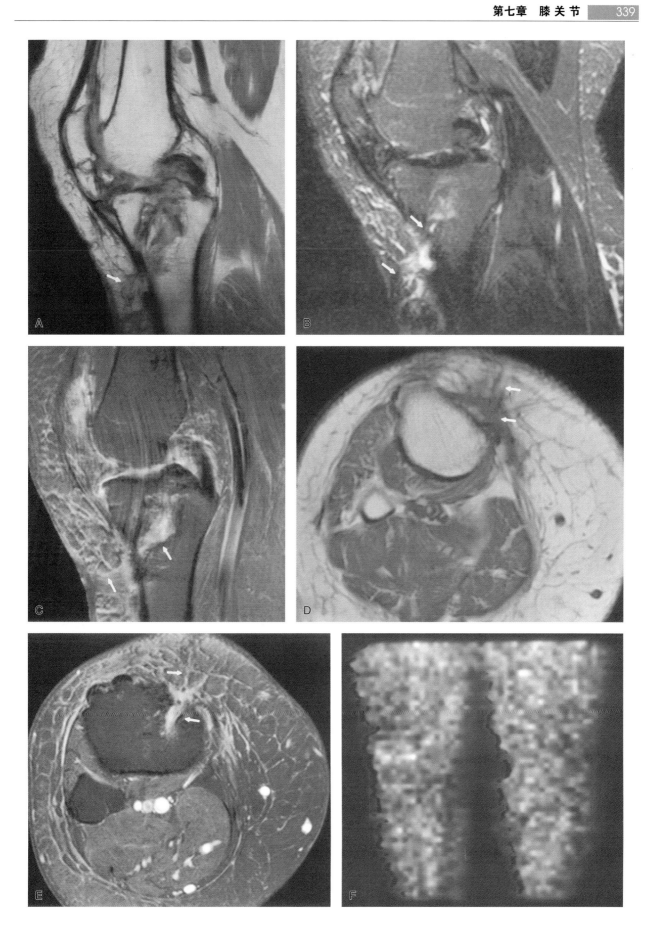

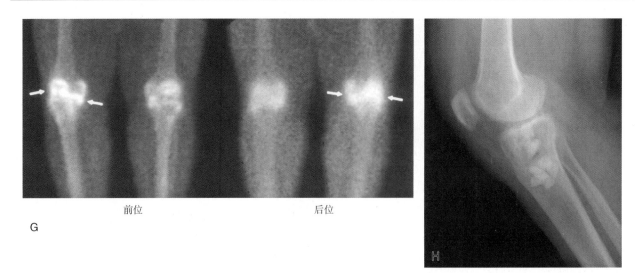

图7.124 36岁患者3周前行前交叉韧带修补术。窦道起自胫骨移植物插入处延伸至皮下组织；血培养金黄色葡萄球菌阳性；矢状面T_1WI(图A)，STIR(图B)和脂肪抑制T_1WI增强(图C)显示起自胫骨的线样窦道(白箭)；轴面T_1WI(图D)和脂肪抑制T_1WI增强(图E)显示窦道(白箭)；骨三相血池相(图F)和延迟相(图G)显示除血池相外其他时相右膝关节均发现前交叉韧带移植物窦道的放射性分布；(图H)显示右膝关节抗生素骨水泥及念珠预防术后2个月X线片

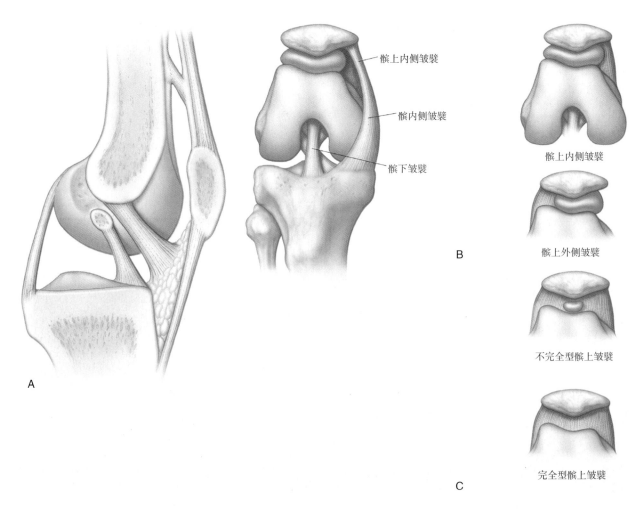

图7.125 膝关节滑膜皱襞示意图。图A.髌下即髌前及髌上皱襞侧面示意图；图B.膝关屈曲时髌前和髌内侧皱襞的前面观示意图；图C.髌上皱襞的四种变异

髌上滑膜皱襞是将髌上囊与内、外侧间隙分开的胚胎遗迹（图7.125C）。据观察有好几种表现形式。横向隔膜可能是完整的（图7.125C），也可能存在偏内侧、偏外侧或中央型的髌上滑膜皱襞。髌内侧滑膜皱襞起自髌骨内侧的上方，向远端走行，附着于髌下脂肪垫上方的滑膜上。髌内侧滑膜皱襞（图7.125B）常表现出一系列的临床症状。在矢状面MRI或CT图像上，表现为髌上囊内的软组织皱褶，在轴面图像上可看到其融入髌上囊（图7.126）。

髌下滑膜皱襞最易显示，其沿着ACL上缘走行（图7.125A），患者很少有症状。髌下滑膜皱襞易与紧邻的ACL混淆，也会影响关节镜检查，并增加自髁间区取出游离体的难度。

慢性炎症可使这些滑膜皱襞增厚，当其通过股骨髁上方时可引起弹响。如不及时治疗，可发生滑膜炎及软骨关节面损伤。其确切的病因尚不清楚，但可能与外伤及其他相关因素如骨关节病、游离体等有关。大部分患者（90%）表现为髌骨上极附近和关节上方压痛，71%的患者可出现关节弹响。这些症状通常由髌内侧滑膜皱襞增厚所致，髌上滑膜皱襞也提示髌骨不稳。由于这些症状常见于儿童及青年人，且其表现并不典型，因此较难与其他病变相鉴别（表7.9）。

表7.9 与滑膜皱襞综合征临床表现相似的其他病变

髌骨软骨软化
髌股关节半脱位
髌骨受压综合征
半月板撕裂
游离体
外侧支持带损伤
跳高运动员膝

当患者的症状提示滑膜皱襞综合征（髌周疼痛）时，MRI检查序列也应做相应调整。矢状面T₂WI足以清晰显示髌上滑膜皱襞（图7.127）和髌下滑膜皱襞，而轴面T₂*或T₂WI也可用于髌内侧滑膜皱襞或更复杂的病变（图7.128）。低信号的滑膜皱襞在高信号的滑囊内液体的衬托下更易显示（图7.128）。关节造影或静脉内注入钆对比剂增强扫描通常意义不大，因为当滑膜皱襞发生炎症并出现临床症状时，关节腔内常有渗出。

其他病变也可与滑膜皱襞综合征相似（表7.9）。除髌骨通路紊乱外，采用膝关节标准检查序列很易检出大多数病变（图7.129）。滑膜皱襞增厚并出现症状时可采用非手术治疗，但通过关节镜剥离治疗，其效果常会更好。Johnson等报道83%的患者经过剥离治疗后症状改善；而采用非手术治疗后仅29%的患者症状有改善。

（十）髌骨病变

髌股疼痛综合征通常由软骨软化或伸肌结构异常而导致髌股关节不稳定所致。髌股关节疼痛占膝关节病变的25%。虽然通常由于髌骨通道异常所致，但该结论并为确立。髌股关节的影像学检查有以下方法：膝关节屈曲0°～60°时髌骨X线平片、关节造影、CT、关节X线体层摄影以及MRI等。

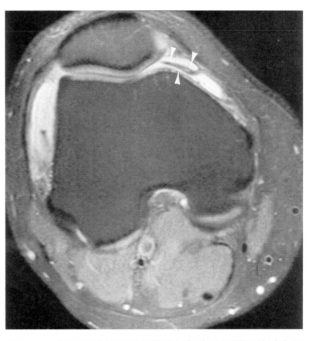

图7.126 轴面脂肪抑制质子密度加权像显示增厚的髌内侧皱襞（箭头），并可见少量关节腔积液

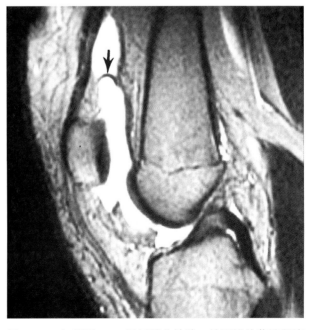

图7.127 矢状面T₂WI显示髌上皱襞，并可见关节腔积液（箭头）

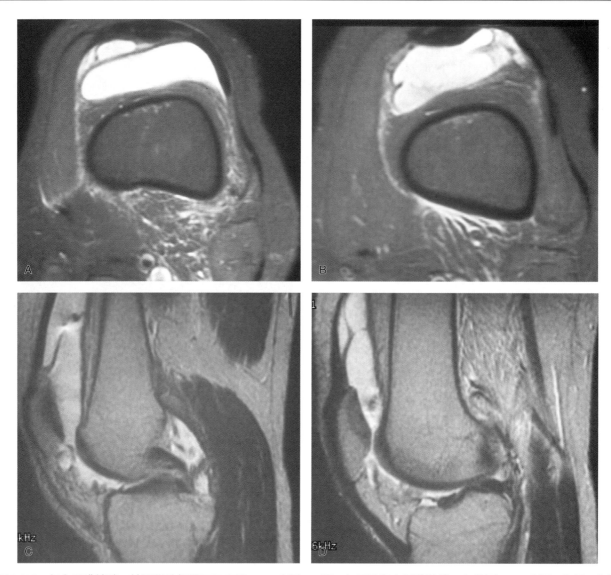

图7.128 复合滑膜皱襞。轴面脂肪抑制FSE序列T_2WI（图A、图B）显示复合滑膜皱襞。矢状面T_2WI（图C和图D）显示增厚的滑膜皱襞

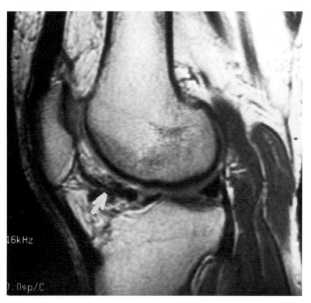

图7.129 患者有髌前疼痛伴弹响，膝关节矢状面质子密度加权像显示为髌下脂肪囊内增粗的纤维条索所致（箭头）

复习髌骨解剖及其与周围组织结构的关系对于充分理解与髌股关节相关的症状非常重要。髌骨是位于股四头肌腱内的一块籽骨，髌韧带，或称髌腱，连接髌骨和胫骨结节。髌骨关节面由内侧及外侧关节面构成，并与相应的股骨髁形成髌股关节（图7.130）。外侧关节面的关节软骨厚4～5mm，比内侧关节面的关节软骨稍厚。髌骨的形态有较多变异。Wiberg提出了一种包括大多数髌骨外形的分类方法（图7.130B）。Ⅰ型髌骨的内侧面与外侧面大小相等，这是最少见的一种变异；Ⅱ型髌骨的外侧面比内侧面大，这种形态的髌骨最常见；Ⅲ型髌骨的内侧面非常小，同时伴有股骨内侧关节面的发育不良。其他髌骨外形较少见，包括Alpine猎人帽形即髌骨内、外侧面成90°夹角、髌骨平坦或半髌骨、半月型髌骨（后关节面平坦）、髌骨发育不良即小髌骨和大髌骨。两分髌骨的发生率为2%，常累及双侧且多发生于髌骨的外上象限（图7.131）。

髌骨通过增加伸肌结构与股骨转动轴之间的距离而协助膝关节伸展；髌骨也可将集中于股四头肌的应力沿不同角度分散，以最大限度地减少因屈膝所产生的摩擦。

屈膝30°的侧位X线平片（图7.132）常有助于观察髌骨。大多数情况下，常规MRI检查需屈膝0°～5°，此时髌骨位于股骨滑车表面的上方。87%的患者伸膝时髌骨稍偏于外侧。通常屈膝10°～20°时髌骨开始与滑车的关节面接触，随着屈曲角度的增加（30°～80°），髌骨即位于滑车中央。在评估髌股关系时，应采用轴面及矢状面图像进行测量。图7.130A和图7.132显示了正常骨沟的角度（138°～142°）及正常髌韧带/髌骨的高度比例（1.02±0.13）。使用髌骨参数，大量数据证明其难以纠正髌骨通道数据。

另外，还有几种重要的轴线关系，这些测量和髌骨指数对于判断关节不稳及排列紊乱很有帮助。在图7.133A中首先画一平分股骨沟角的第一条线，然后画通过髌骨关节嵴最低点的第二条线，两线所交即为叠合夹角。外侧髌骨角（图7.133B）为沿股骨髁和髌骨侧面分别画线所形成的夹角，这两条线在髌骨软骨软化及髌骨侧方半脱位的患者中几乎平行。Laurin等报道在这两条线几乎平行的患者中，髌骨软骨软化占10%，髌骨侧方半脱位占60%，髌骨侧倾占4%（图7.133B）。

髌股指数（图7.133C）是指内、外侧髌股关节间距最狭窄部位的比例。正常比例或指数不大于或小于1.6。在髌骨93%软骨软化、髌骨侧倾或100%髌骨侧方半脱位的患者中，此指数增加。

侧髌间距（图7.133C）是通过测量内侧股骨关节缘而得，正常情况下，髌骨边缘应位于股骨关节边缘内侧或稍内侧。对于髌骨半脱位或髌骨软骨软化的患

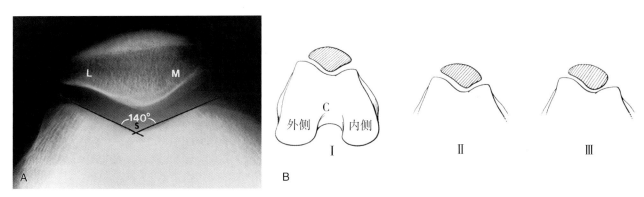

图7.130 图A.髌骨轴位X线平片显示髌骨与股骨间的关系。髌骨外侧（L）与内侧（M）关节面大小几乎相等。股骨髁沿线所成的夹角为沟角，正常值为138°～142°。沟角增加则表明髁状突发育不良，且髌骨有半脱位倾向；图B.不同形态的髌骨：Ⅰ型，髌骨内侧与外侧关节面大小相等；Ⅱ型，外侧关节比内侧大，此型最常见；Ⅲ型，髌骨内侧关节面较小并伴有股骨内侧髁发育不良

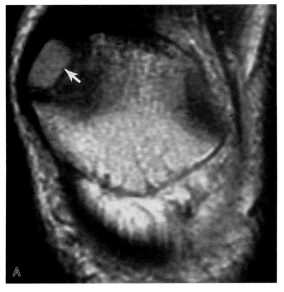
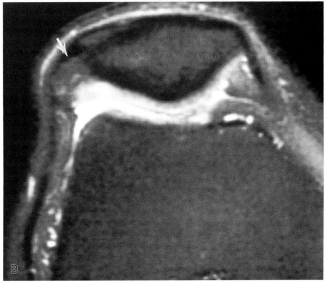

图7.131 二分髌骨。冠状面T_1WI（图A）和轴面脂肪抑制FSE序列T_2WI（图B）显示二分髌骨（箭头）

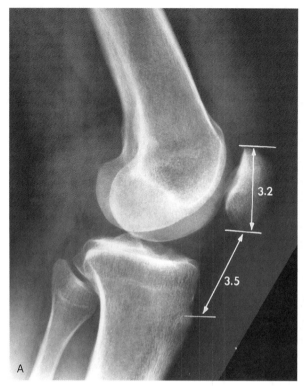 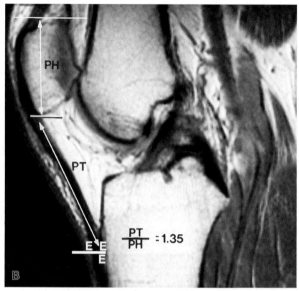

图7.132 侧位X线平片及矢状面MRI显示髌骨与周围组织结构的关系。图A.膝关节屈曲35°的X线侧位平片，髌骨位于股骨滑车关节面上，可见髌骨与髌韧带的解剖关系正常。髌韧带长度与髌骨高度的比值（Insall–Salvati指数）正常应为1.02 ± 0.13，本病例为3.5/3.2=1.09。髌骨位置下移可使比值减小即低位髌骨，而髌骨位置上移使比值增加即高位髌骨。低位髌骨常发生于手术后，而高位髌骨常与髌骨半脱位、脱位及软骨软化有关；图B.矢状面MRI显示髌骨长度（PH）与髌韧带长度（PT），两者正常比率为1.02 ± 0.13，超过此范围20%就属于异常，本病例PT/PH=1.35

者，髌骨向外侧移位。

横断位常用于探测髌股关节面软骨。该层面也用于评估髌股关节间隙和关节关系。矢状面也用于评估该关节软骨，同时评估关节伸展功能，髌骨位置，和Hoffa脂肪垫不可或缺。上外侧脂肪垫肿胀和水肿需被重视，上外侧为髌股疼痛的位置。Subhawong等研究50例怀疑撞击或卡压的患者，发现上外侧Hoffa脂肪垫的水肿出现在50%的患者。中央区域的水肿或出血同ACL损伤相关。

（十一）髌骨软骨软化

髌骨软骨软化是放射学和整形外科学文献中经常讨论的问题。髌骨半脱位、骨折及伴有纵向胶原纤维撕裂的反复微创伤均可引起髌骨关节面的病变，但影像学表现及临床表现并不总是和组织学变化相一致。髌骨软骨软化女性多见，内侧面发病多于外侧面，而且更易累及髌骨的中部和下极。在髌骨不稳的患者中髌软化症常见。

目前，关节镜是用来评估髌骨关节表面的优选检查技术。Outerbridge曾系统总结了髌骨软骨软化不同阶段的软骨变化（表7.10）。多数学者将髌骨软骨软化分为四个阶段。这几个阶段及其相应的磁共振表现总结于表7.10中。早期阶段，正常青白色的软骨变成灰暗的淡黄色。病变过程从病灶软化和水疱进展至溃烂，最终软骨下的骨质暴露。MRI有助于检出髌骨软骨软化，对Ⅲ期及Ⅳ期病变的诊断更为准确。MRI表现与关节镜所见之间的关系（局部软骨肿胀、不规则、变薄及片状骨质裸露）已经明确，特别是在病变的更晚阶段。

表7.10 髌软骨软化症的关节镜及MRI分级

关节镜分类	MRI表现及分类
Ⅰ级：关节软骨软化	Ⅰ期：软骨轮廓正常 ± 信号强度改变
Ⅱ级：疱样肿胀	Ⅱ期：T_1WI及T_2WI显示病灶肿胀及信号异常
Ⅲ级：软骨表面不规则、局部变薄	Ⅲ期：病灶不规则且局部变薄，积液扩散进入关节软骨
Ⅳ级：软骨溃烂及骨质暴露	Ⅳ期：病灶部位骨质暴露

软骨病变的MRI和关节镜表现有诸多分期方法，但早期病变分类简单，而且，MR显示Ⅲ和Ⅳ期病变更准确。

文献报道，髌骨的MRI检查常使用轴面（图7.134）和矢状面（图7.135）成像。T_1WI、T_2WI、

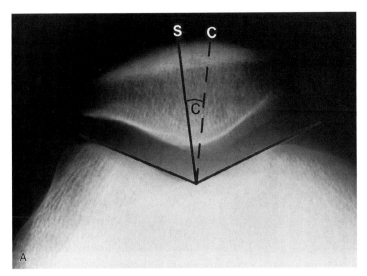

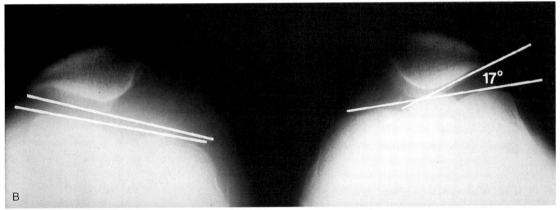

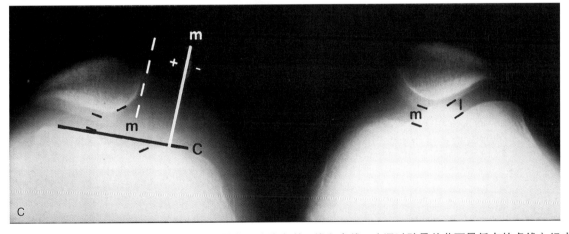

图7.133 图A.髌骨轴位X线平片显示适应角,其由平分沟角的S线和虚线C(通过髌骨关节面最低点的虚线)组成。本例适应角为15°。如果髌骨尖位于S线的外侧,适应角为正值;反之,如果髌尖位于S线内侧,则适应角为负值。适应角正常值为 $-8°±6°$,髌骨反复脱位病人的相合角一般大于+23°;图B.双髌骨轴位X线平片,右图显示外侧髌股角为17°,左图显示髌骨向外侧倾斜伴半脱位,形成夹角的两条线在股骨髁状突内缘没有相交。图C.同一患者的髌股指数(m/l)。内侧髌股关节间隙的最窄宽度除以外侧髌股关节的最窄宽度等于或小于1.6。左图显示髌骨半脱位、髌骨软骨软化及髌骨向外侧倾斜,髌骨指数增大。本病例右髌骨关节的髌股指数为1.5,而左髌骨关节的髌股指数为2.7。判断髌骨外侧移位时可先作股骨髁连线C,然后在股骨内侧关节面的内缘作C线的垂线m。正常髌骨位于垂线m处或稍偏内侧,髌骨软骨软化及髌骨半脱位患者的测量结果为阳性

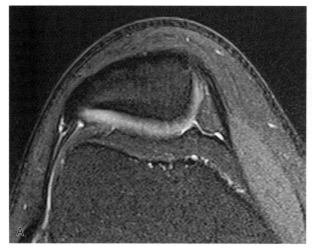 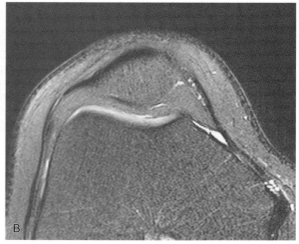

图7.134　轴面脂肪抑制质子密度加权像（图A、图B）显示正常的髌骨和股骨滑车的关节软骨

STIR序列、GRE序列、3D MRI、FSE序列及脂肪抑制技术等均已用于诊断髌骨软骨软化（图7.136和图7.137）。T_2WI上股骨和髌骨关节面之间表现为高信号界面，因而，即使是细微的病变也较易识别。在GRE序列和3D SPGR序列上，高信号的关节软骨与低信号的软骨下骨质之间形成极好的组织对比，从而可获得相似的检查效果。Recht等报道应用3D脂肪抑制毁损GRE序列诊断髌骨软骨软化的敏感度、特异度和准确率分别为81%、97%和97%，77%患者的MRI诊断结果与关节镜检查相一致。有学者报道，关节内Gd-DTPA增强扫描即MRI关节造影可更精确地显示关节软骨。静脉注射钆对比剂15min后扫描，同样可以达到类似于关节造影的效果。

笔者过去曾试用多种脉冲序列以筛选出诊断本病的优选序列，最初曾寄希望于脂肪抑制GRASS序列（图7.117），但关节内大量积液常导致难以检出髌软骨的细微病变。最近，作者成功地应用了横断位PD

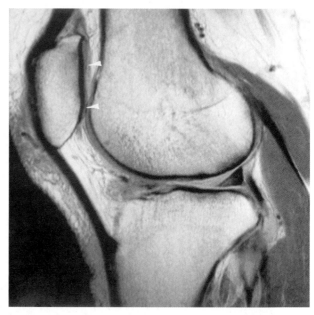

图7.135　矢状面质子密度加权像显示髌软骨弥漫性变薄（箭头）。同时显示外侧半月板前角、体部复杂撕裂呈截断征

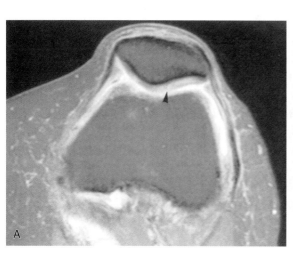 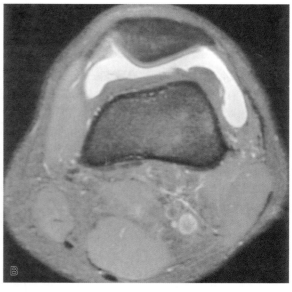

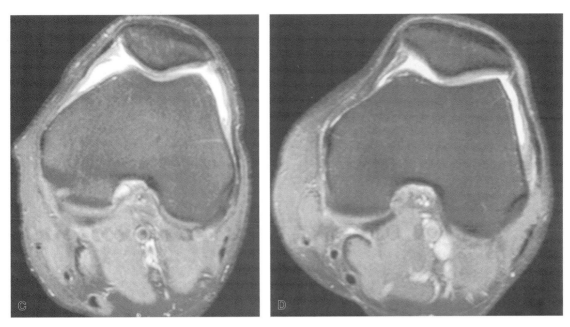

图7.136 轴面脂肪抑制质子密度加权像显示髌骨及关节软骨。图A.显示轻微的外侧面的瓣状撕裂（箭头）及内外侧软骨的信号强度增加；图B.显示内外侧面的Ⅱ级髌骨软化；图C.显示内外侧面的Ⅲ级髌骨软化；图D.内侧面Ⅳ级损伤

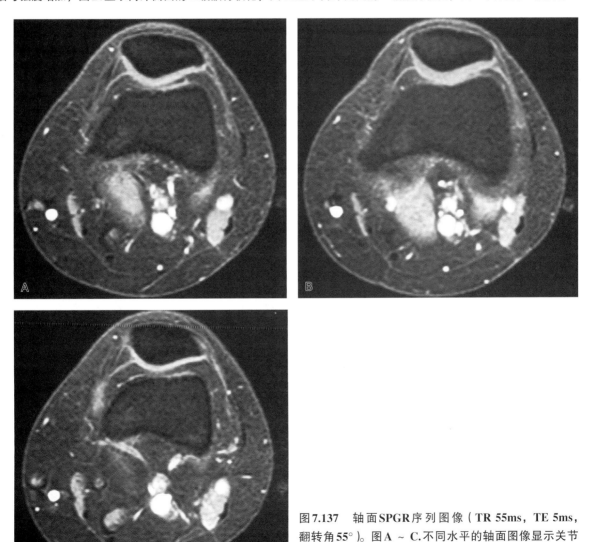

图7.137 轴面SPGR序列图像（TR 55ms，TE 5ms，翻转角55°）。图A～C.不同水平的轴面图像显示关节软骨的厚度不一，关节软骨的高信号使微小的病变更易显示

脂肪抑制序列显示关节面软骨（表7.1）（图7.136）。尽管多种方法都可明确诊断晚期病变即Ⅲ期、Ⅳ期病变（图7.138），但对于早期病变，即使存在渗出，也可通过该序列确切诊断。

轴面图像最有助于诊断髌骨软骨软化。此外，采用体线圈、14～16cm小FOV也同样重要。相位编码方向应从右向左，否则流动伪影可能与髌骨重叠而造成诊断困难（图7.139）。

髌骨位移和不稳定 髌股关节不稳定是一种隐匿的复杂病变，影像学检查难以做出准确的可重复性的结果。正常情况下，髌尖应位于股骨内侧髁与外侧髁的中央（图7.130～图7.133）。当膝关节从伸展位变为达30°屈曲位时，髌尖位置保持不变。膝关节处于伸展和屈曲位时，需评估髌骨内、外侧关节面的移位、旋转及相对于股骨髁进行性不对称的关系。能够检出的病变包括：

（1）外侧半脱位—髌骨外移，髌骨关节面超出股骨外侧髁的关节缘；

（2）外侧过度受压综合征—外侧关节间隙变窄或髌骨倾斜，但不伴有半脱位；

（3）内侧半脱位—髌骨内移，髌骨关节面超出股骨内侧髁的关节缘；

（4）外-内侧半脱位—开始为髌骨外侧半脱位，但在膝关节屈曲时变为髌骨内侧半脱位；

（5）完全脱位—髌骨关节面与股骨髁完全脱离相对应关系。

以上综合征可能是由于先天异常如股骨髁发育不良和髌骨形状变异、肌张力不平衡、支持带异常（过松或过紧）或手术所致（图7.140）。Hughston报道在髌骨不稳定中，73%的患者至少存在一种先天性畸形。

髌骨不稳定的影像学检查通常需行膝关节屈曲位或运动检查，这可应用MRI或快速CT检查完成。应同时检查双侧膝关节以利于对照。静态图像可发现膝关节不稳定的多方面问题（图7.130～图7.133）。可采用体线圈或头线圈并让患者仰卧进行检查，为了便于运动成像，应采用能缩短成像时间的GRE序列以

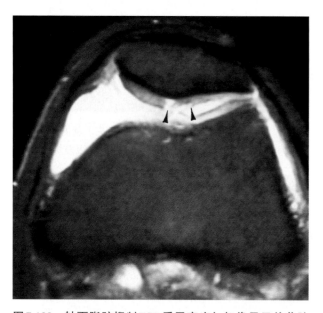

图7.138 轴面脂肪抑制FSE质子密度加权像显示关节腔积液，并可见髌骨软骨内有高信号（箭头），为Ⅲ期或Ⅳ期髌骨软骨软化

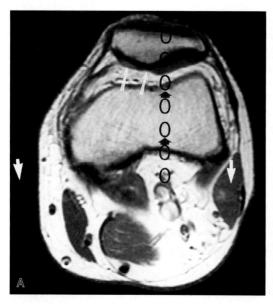 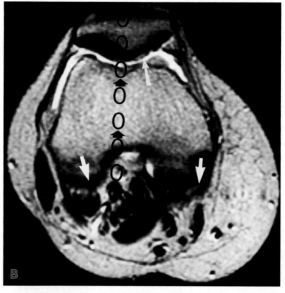

图7.139 轴面质子密度加权像（图A）及T$_2$WI（图B）显示两例不同患者的髌骨软骨软化（小白箭头）。相位编码为自左至右方向，因此流动伪影（大白箭头）不通过髌骨。如果相位编码方向为自前至后（黑色箭头和多个0字），流动伪影就会通过关节软骨而被误认为病灶

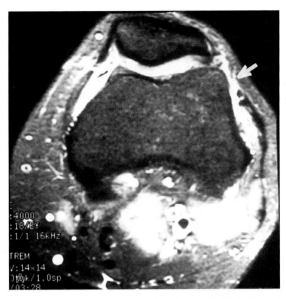
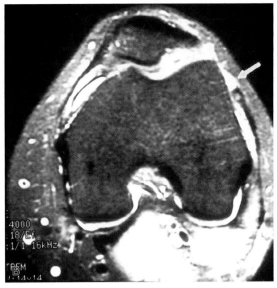

图7.140 轴面脂肪抑制FSE序列质子密度加权像（图A、图B），由于外侧韧带松弛（箭头），导致髌骨向内侧半脱位，伴有软骨软化及股骨髁撞击

5°~10°间隔对膝关节伸展位至屈曲30°位之间进行成像。近期，Studler等研究发现1.5T使用闭合线圈的电影动态成像也可用来评估髌骨失稳。然而需要更多的研究证实。

髌骨急性和慢性半脱位或完全脱位患者的MRI表现已有报道。重视这些表现有助于在膝关节动态或静态成像时的正确诊断。Lance等发现，82%的髌骨急性完全脱位患者伴有关节积血、内侧支持带断裂及股骨外侧髁挫伤（图7.141和图7.142）。骨软骨骨折（图7.142）也有文献报道。一过性或反复髌骨半脱位/完全脱位的患者也可能有类似表现。Kirsch等系统总结了这些伴发表现的特点及其出现的概率：

（1）积液，100%；
（2）内侧支持带断裂或紧张，96%；
（3）髌骨外侧半脱位，92%；
（4）股骨外侧髁挫伤，81%；
（5）骨软骨骨折，58%；
（6）半月板撕裂/韧带损伤，31%。

（十二）游离体

关节腔内的骨或软骨碎片较难发现。骨折、半月板撕裂、骨软骨瘤病、滑膜软骨瘤病及剥脱性骨软骨炎等病变常可导致游离体形成。游离体可为骨性、软骨性、纤维性或混合性。患者一般表现为疼痛、反复渗出、关节绞锁或活动受限等。

关节造影、CT和关节镜检查可以发现游离体。常规X线平片（图7.143）能够显示钙化或骨性游离体，但与交叉韧带内或附着于关节囊的钙化或骨化则

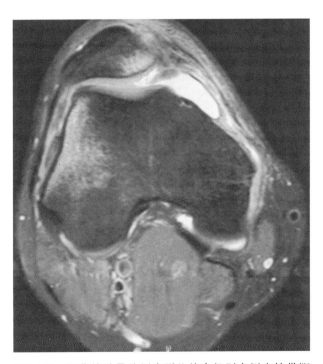

图7.141 经典的髌骨外侧半脱位伴高级别内侧支持带撕裂。轴面脂肪抑制质子密度加权像显示股骨外侧髁、髌骨内侧骨挫伤及关节积液

很难区分。游离体位于关节内，在关节造影上可见其被对比剂包绕。

Brossmann等报道了游离体的常见位置，在冠状面图像上有6个好发部位（图7.144A），分别位于髌上囊、内侧沟和外侧沟。在矢状面图像上，游离体最常见于髁间区、ACL胫骨附着处附近、Hoffa脂肪垫后方及关节的后上方或后下方（图7.144B）。

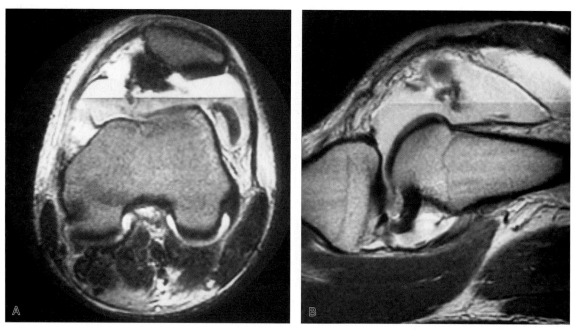

图7.142 髌骨脱位后的轴面（图A）及矢状面（图B）的T_2WI显示关节积脂血病、支持带撕裂及髌骨外侧移位

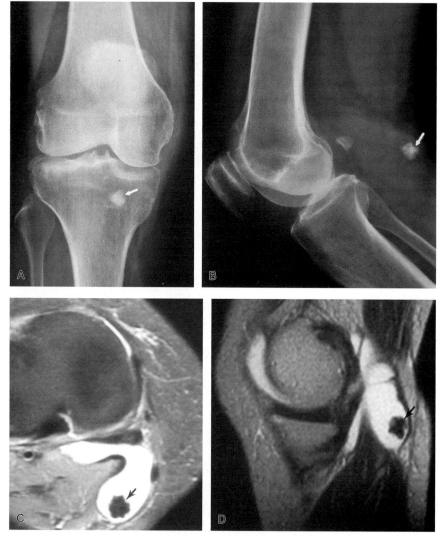

图7.143 前后位（图A）及侧位（图B）X线平片显示膝关节后方有一骨质密度影（箭头）。轴面脂肪抑制FSE序列图像（图C）及矢状面T_2WI（图D）显示为腘窝囊肿内的游离体

MRI或MR关节造影也可用来检出游离体（图7.145）。钙化或骨化MRI呈低信号，骨性游离体尽管可能含有骨髓，但其仍可能呈低信号。软骨或慢性滑膜增生在T_1WI和T_2WI上也呈现相似的低信号。T_2WI及GRE序列常用于检出游离体，因其在高信号的滑液的衬托下更易识别（图7.146）。然而，许多结构可以与游离体混淆（图7.147），包括位于膝关节前分的膝横韧带、后部的Wrisberg和Humphrey韧带、半月板小骨（图7.28，图7.29和图7.70）及局部增生肥大的滑膜。MRI与X线平片相互对照更有利于发现游离体。胫骨粗隆附近的骨化灶很常见，不要与游离体混淆。MRI关节造影更易检出游离体和关节软骨缺损，并且优于常规MRI检查及CT关节造影（图7.127）。当关节面出现软骨缺损时，更易判断。

（十三）骨折

常规X线平片、体层摄影及核素扫描是过去常用于诊断膝关节骨折的检查方法。在MRI发展的早期阶段，其最初被认为主要用于软组织成像。随着MRI的推广应用，特别是用于评估膝关节功能紊乱和其他软

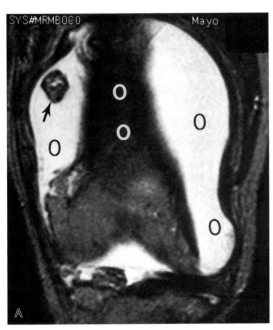 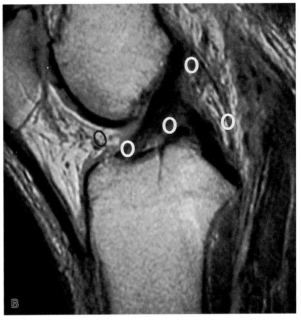

图7.144 冠状面脂肪抑制T_2WI显示扩张的髌上囊内有一个较大的游离体（箭头）。在冠状面（图A）及矢状面（图B）图像上标明了游离体的其他常见位置（圆环）

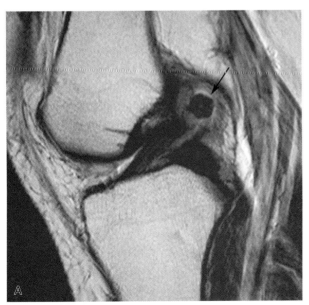 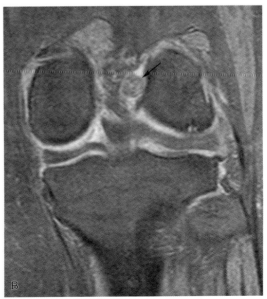

图7.145 矢状面质子密度加权像（图A）及DESS序列（图B）显示毗邻后交叉韧带的游离体（箭头）

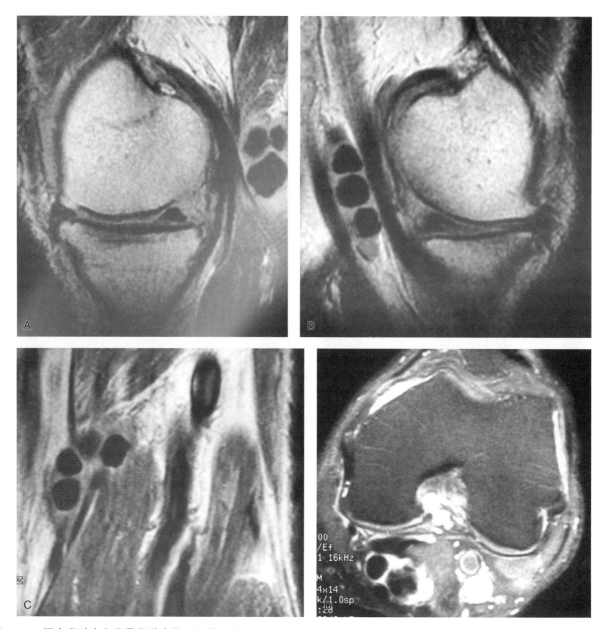

图7.146 腘窝囊肿内多发骨化游离体。矢状面（图A、图B）和冠状面（图C）质子密度加权像显示多个大的游离体。脂肪抑制FSE序列T_2WI（图D）腘窝囊肿内围绕高信号液体游离体清晰显示

组织损伤以后，人们发现MRI能很容易地检出常规X线平片不能显示的完全骨折及轻微骨损伤，并可鉴别多种类型的损伤如应力骨折、平台骨折、骨挫伤、骨软骨骨折、骨骺损伤及其他与软组织损伤相关的骨折。

胫骨上端的应力骨折并不少见，即使其在常规X线平片上表现为正常，MRI也常较易发现异常。其在T_1WI上表现为沿骨折线走行的线形或不规则形低信号，T_2WI上邻近骨折线的水肿呈高信号，压缩的骨小梁在T_1WI和T_2WI上均呈低信号（图7.148）。

"骨挫伤"为累及胫骨平台或股骨髁的轻微骨折（图7.149），X线平片上常无异常发现。这些损伤临床症状酷似半月板撕裂或其他软组织损伤。当骨挫伤不合并半月板及韧带损伤而单独存在，且患者的症状与骨挫伤符合时，则没有必要行进一步的影像学检查和关节镜检查。大多数骨挫伤发生于胫骨外髁，常由外翻损伤所致。当胫骨平台和股骨外侧髁均受累时，常提示胫骨向前半脱位合并股骨-胫骨撞击伤。损伤的部位取决于损伤过程中膝关节屈曲的程度。受伤时膝关节屈曲程度越大，股骨骨折的部位越靠后。损伤可分三种类型，Ⅰ型损伤累及干骺端和（或）骨骺的骨松质；Ⅱ型损伤呈线形，类似于图7.148中的应力骨折；Ⅲ型损伤位于软骨下或骨皮质下。

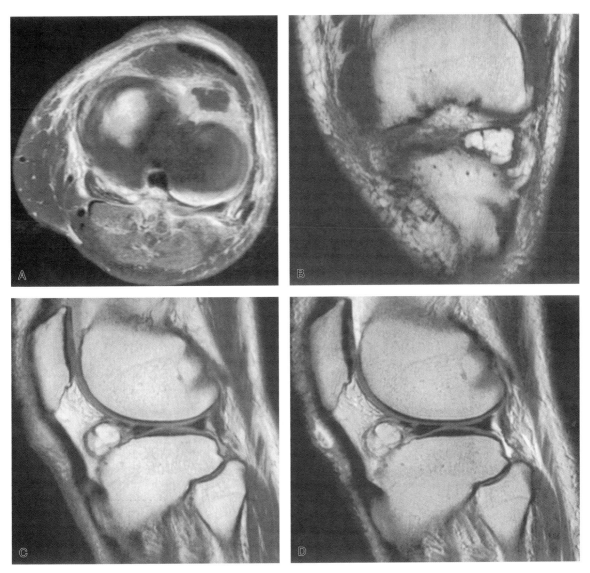

图7.147 48岁女性膝关节疼痛伴前部绞锁。关节镜确认的一枚3.0cm×2.5cm游离体,髌下脂肪垫前方变形。轴面脂肪抑制质子密度加权像(图A),冠状面T_1WI(图B),矢状面质子密度加权像(图C)及FSE序列T_2WI(图D)显示横韧带前方的边界清晰的游离体

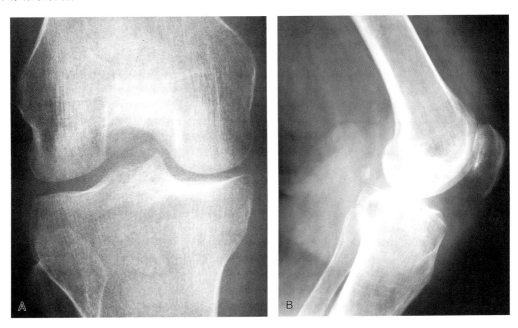

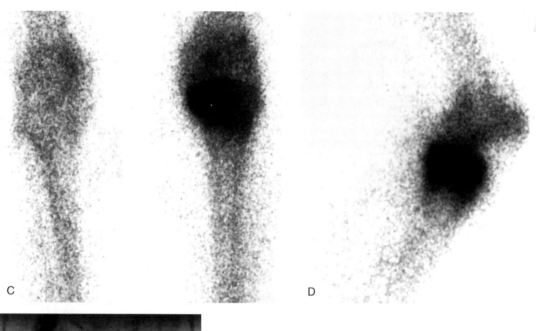

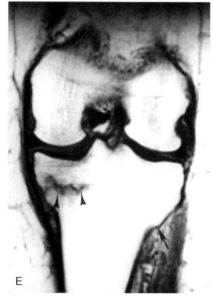

图7.148 53岁女性，有膝关节疼痛病史。前后位（图A）及侧位（图B）X线平片显示为正常。放射性核素扫描前面观（图C）和侧位观（图D）均显示胫骨放射性浓聚，考虑为骨坏死或骨转移。冠状面T_1WI（图E）显示胫骨应力性骨折（箭头），并可见外侧骨皮质扭曲变形

当发现骨挫伤时，需仔细观察是否合并有韧带及半月板损伤，Kaplan等报道，89%的ACL撕裂患者合并有胫骨平台后外侧骨挫伤（图7.149），且常合并股骨挫伤。

Weber等报道在ACL断裂及内侧半月板损伤的患者中，胫骨挫伤常发生于胫骨后部关节囊结合处附近，一般不伴有Segond碎片。Segond骨折伴ACL和半月板撕裂分别高达75%~100%和67%。

Murphy等报道，ACL完全断裂时，94%的患者伴有胫骨后部挫伤，91%的患者伴股骨外侧髁挫伤。而在ACL部分撕裂的患者中，仅有17%的患者合并骨挫伤。

完全性骨折如股骨骨折或胫骨平台骨折，在常规X线平片上即可诊断。最近研究表明，MRI对于关节分离或塌陷的诊断优于CT或传统的X线体层摄影（图7.150）；同时，MRI对于伴发的软组织损伤的检出更有独到之处。

MRI特别有利于诊断及随访较为轻微的儿童骨骺损伤。随访对于诊断有无潜在的骨骺发育障碍、骨桥形成及生长板畸形至关重要。

本章开始部分所论及的膝关节检查方法均适用于骨折的诊断。通常，T_1WI和T_2WI即可做出诊断。笔者更倾向于使用T_2WI或GRE序列T_2WI诊断骨折（图7.151）及常合并的韧带和半月板损伤。笔者在实践中一般不使用钆对比剂MRI增强扫描，但也有人报道增强扫描在某些骨骺损伤的诊断中有一定价值。

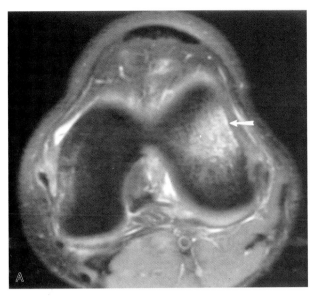
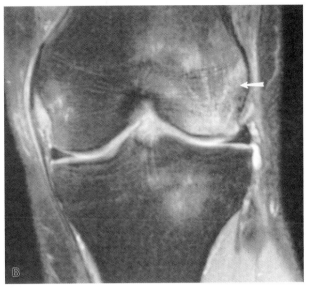

图7.149 轴面脂肪抑制质子密度加权像（图A）及冠状面DESS序列（图B）显示股骨外侧髁骨挫伤（箭头）

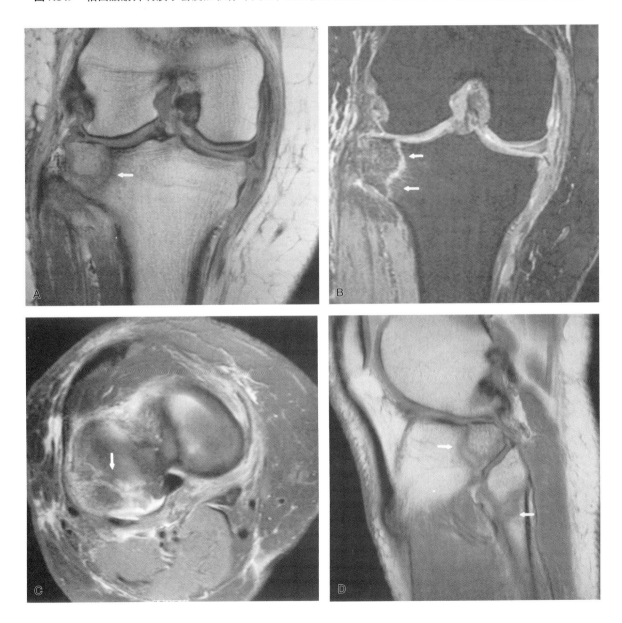

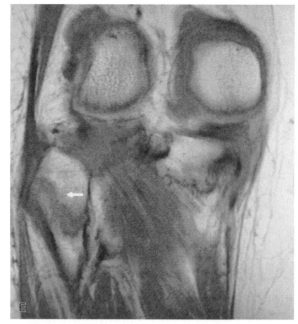
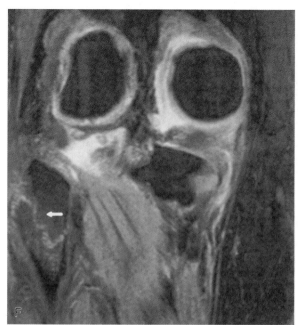
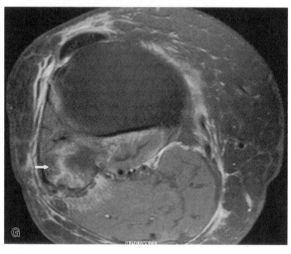

图7.150 53岁女性，有轻微外伤史伴膝关节疼痛。X线平片显示为正常。冠状面T_1WI（图A），DESS（图B），轴面脂肪抑制质子密度加权像（图C）和矢状面质子密度加权像（图D）清晰显示外侧胫骨平台骨折（箭头）。冠状面T_1WI（图E），DESS（图F）和脂肪抑制质子密度加权像（图G）显示腓骨近端骨折（箭头）

MRI对大多数骨损伤非常敏感，但也会漏诊某些病例。骨冲击伤常导致骨髓水肿，而牵拉伤很少引起骨髓水肿，因此后者有时难以准确诊断。此外，小的撕脱骨折（如Segond骨折）骨髓水肿较少，而且小的皮质骨折块常难以发现，因而常会漏诊（图7.96）。当疑诊骨软骨骨折时，关节积液和液-液平面的存在常有助于确诊。

（十四）剥脱性骨软骨炎

剥脱性骨软骨炎好发于青少年，平均发病年龄为15岁，男女发病比例为3：1。最常见的病变部位是股骨内侧髁的外分。股骨外侧髁、髌骨和膝关节其他部位也可受累，右膝较左膝发病稍多，双侧同时受累者至多达25%以上。本病病因不明，可能与反复损伤和（或）缺血有关。

依据剥脱性骨软骨炎的临床表现如疼痛、行走不稳及X线平片上表现的不同即可决定采取何种治疗方式如非手术治疗（休息）、关节镜治疗或手术治疗等。许多骨软骨炎并无症状，只是在检查时偶尔发现。明确病变的大小、部位、关节面软骨的病变程度至关重要。

依据关节镜下大体所见、手术所见和MRI表现可对剥脱性骨软骨炎进行分级（表7.11）。依手术所见可将骨软骨炎分为4级：0级为正常软骨；1级表现为软骨软化或软骨出现裂隙，但无明确的碎片；2级有明确的碎片但其无移位；3级碎片部分性移位但未分离；4级病变软骨碎片完全分离（图7.152）。

MRI表现与外科所见和分级一致。0级为正常；1级表现为软骨信号异常，但软骨保持完整，其厚度正常；2级表现为关节软骨有裂口，常呈线样裂隙；3级表现为关节软骨在T_2WI上与病变部位、大小一致的线形高信号区；4级表现为碎片呈低或混杂信号，伴有或不伴有移位（图7.152）。

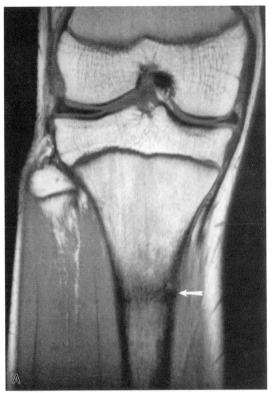
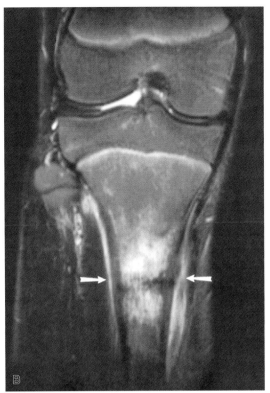
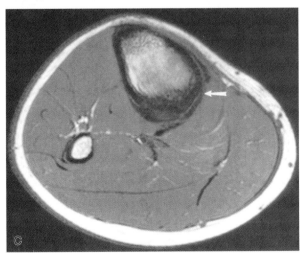

图7.151 16岁女性,越野跑者伴胫骨上段应力骨折。冠状面T_1WI(图A)、STIR(图B)和轴面T_1WI(图C)清晰显示骨折。提示良性病变的骨膜反应(箭头)

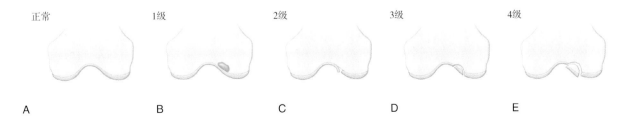

图7.152 剥脱性骨软骨炎的MRI表现示意图。图A.0级,正常;图B.1级,软骨完整,但信号异常;图C.2级,软骨线状破裂;图D.3级,软骨碎片周围信号异常即在T_1WI上呈低信号,T_2WI上呈高信号;图E.4级,软骨碎片信号异常,其可位于原位,也可成为关节内游离体

表 7.11　剥脱性骨软骨炎的组织学和 MRI 表现

分级	关节镜表现	MRI 表现
0	正常	正常
1	局灶性软化、纤维化或裂伤	软骨完整，但骨和软骨信号异常
2	软骨缺损	关节软骨破裂
3	碎片部分分离	碎片周围有环较薄的状异常信号
4	碎片移位或关节内游离体	原位碎片区呈混杂信号或关节内游离体

以往曾使用关节造影结合断层摄影或仅仅依靠关节造影来诊断剥脱性骨软骨炎。目前，MRI 已成为诊断该病的理想检查方法。应同时使用冠状面和矢状面以充分评价病变的位置和大小（图 7.153），GRE 序列、DESS，或 T_2WI（图 7.154）是最有利于该病的诊断的 MRI 序列。游离碎片可移位或仅在 T_2WI 上表现为患骨和骨软骨碎片间的高信号线形积液。MRI 可有效地评价病变是否被软骨完全或不完全覆盖。DeSmet 等曾提出诊断剥脱性骨软骨炎的四种征象，这些征象和表 7.11 的描述相似。包括环绕在碎片周围的异常信号线（图 7.153），碎片近端囊性变，软骨内和软骨下骨质信号异常或软骨上出现线状裂隙。使用 T_2WI 评价骨软骨炎的敏感度和特异度分别为 97% 和 100%。不稳定性病变常表现为 T_2WI 上呈线形高信号，T_1WI 上为线形低信号（图 7.155）。

MRI 适用于手术治疗后患者愈合情况的随访。

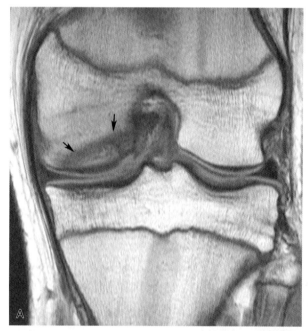
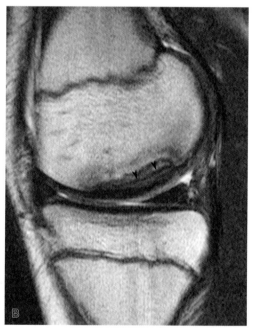
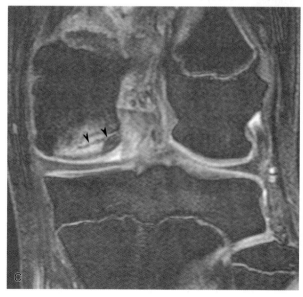

图 7.153　剥脱性骨软骨炎。冠状面 T_1WI（图 A）、矢状面 T_2WI（图 B）和冠状面 DESS（图 C）显示剥脱性骨软骨炎（箭头）及与之相关的软骨下骨折（箭头）

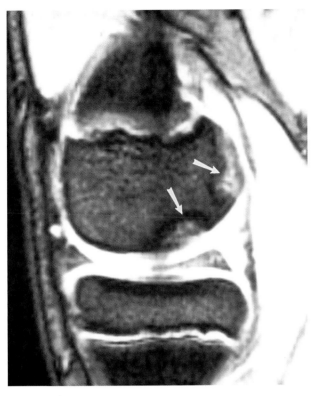

图7.154 矢状面MPGR序列图像，显示股骨髁后分两处骨软骨炎所致的异常信号（箭头）

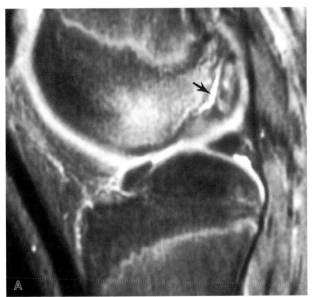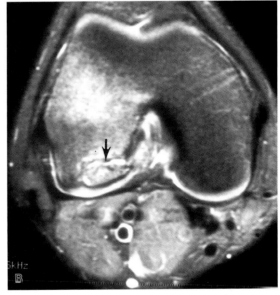

图7.155 剥脱性骨软骨炎。矢状面（图A）和轴面（图B）脂肪抑制FSE序列T$_2$WI显示股骨和碎片之间的高信号液体（箭头）

手术包括清除术，微骨折术和移植术。常规MR序列或MR关节造影可用于评估（图7.156）。最近，T$_2$ mapping，DWI，关节间接造影延迟像也用于术后评估。

（十五）骨坏死和骨软骨病

骨坏死的组织学和病理生理学变化在第六章中已有讨论。虽然膝关节和髋关节缺血性坏死（AVN）的病因和MRI表现相似，但在此仍有必要强调其不同之处。

股骨髁缺血性坏死的发生率仅次于髋关节和肩关节，且MRI表现相似，第六章中表6.4所描述的AVN分期也同样适用于膝关节（图7.157）。但有几种病变是膝关节所特有的，包括自发性骨坏死和骨软骨病。膝关节骨坏死常累及股骨内侧髁，也可累及股骨外侧髁和内侧胫骨平台。

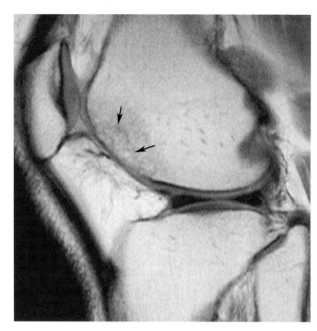

图7.156 剥脱性骨软骨炎按照微骨折处理。矢状面质子密度加权像显示愈合且信号接近正常（箭头）

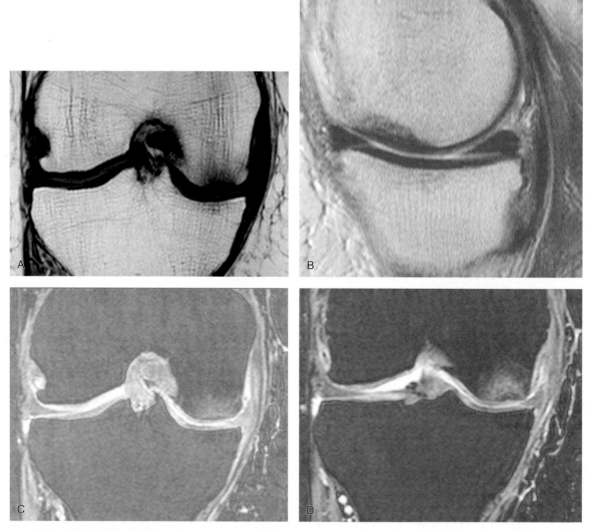

图7.157 老年女性股骨内侧髁骨髓水肿。早期骨坏死或软骨下骨折？冠状面T_1WI（图A），矢状面质子密度加权像（图B）和冠状面DESS序列（图C）显示局灶性的水肿而无边界清晰的地图状边缘。冠状面DESS序列（图D）数月后显示软骨下骨折伴骨髓水肿

坏死好发于股骨髁，但胫骨平台也有报道。自发性坏死首先在1986年由Ahlback等描述。当时还无有关MRI的认知。骨坏死好发于50岁或50岁以上的老年妇女。患者表现为膝关节受累处持续性疼痛和压痛，疼痛常在夜间加重，持续6～8周后疼痛减轻。骨坏死病因不明，可能与外伤后骨质减少或骨质软化有关，类固醇治疗后也可继发类似改变。股骨内侧髁最常受累，但股骨外侧髁和胫骨平台也易受累。除病变部位不同外，膝关节不同部位骨坏死的病程和临床表现相似。

近年，自发性坏死的病因遭到骨科医师和放射科医师的质疑，有人认为其伟软骨下骨折而并非骨坏死。尤其是半月板撕裂或半月板手术病变识别后，几乎都有软骨下骨折。因此，现今大多数病变是软骨下骨折伴随骨髓水肿的改变。骨坏死因此遭到质疑。

病变的早期阶段X线平片表现正常（表7.12），此期核素扫描表现为非特异性的示踪剂浓聚，因而很少使用核素扫描诊断本病。MRI表现早于X线平片，因此，MRI诊断膝关节骨坏死更有价值（图7.157）（表7.12）。与髋关节相似，MRI和X线平片在骨坏死后期均易做出诊断。MRI的另一优点是能够区分临床表现类似于骨坏死的病变，如软骨下骨补全骨折、半月板撕裂、鹅足滑囊炎和单纯骨性关节炎等（图7.158）。

涉及膝关节的骨软骨病包括Blount病、Sinding-Larsen-Johansson病和Osgood-Schlatter病。Blount病在婴儿和青少年期发病，婴儿期发病者表现为伴有膝关节进行性弯曲的内翻畸形。后者发病年龄在8～15岁，与婴儿发病不同的是，其往往累及单侧且伴有膝部疼痛。

表7.12 膝关节自发性骨坏死的分期、X线平片与MRI表现

分期	常规X线平片	MRI
1	正常	地图样信号异常，T_1WI上信号降低，T_2WI上信号升高
2	股骨髁轻度变扁，胫骨软骨下硬化	T_1WI上地图样异常信号，周围有低信号环
3	软骨下透亮区，周围有硬化带	软骨下区骨质信号正常
4	与3期表现相同，但硬化带增宽	T_1WI、T_2WI上均可见低信号环绕
5	上述病理改加退行性关节病	地图样低信号伴关节间隙变窄

根据临床表现和X线变化即可诊断该病。Lankenshiold等依据X线表现，对Blount病进行了分级。Ⅰ～Ⅵ级为进展性的骨骺和干骺端的骨性连接，但应用MRI的初步经验显示MRI能更早地检出膝关节骨软骨病的早期变化，特别是在骨骺未骨化时，能更早地被MRI所发现。冠状面图像和T_2、DESS，或3D脂肪抑制扰象GRASS序列最适宜于诊断这类病变。

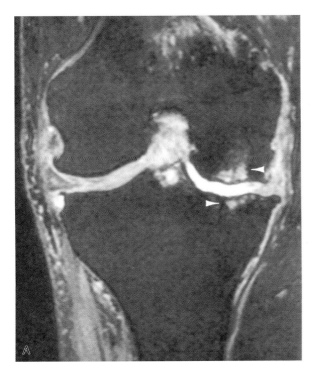
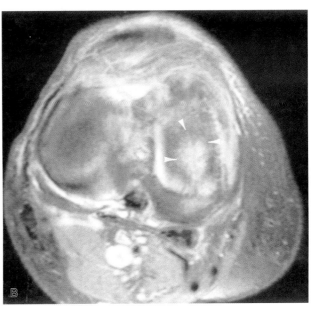

图7.158 冠状面DESS序列。（图A）和脂肪抑制质子密度加权像（图B）显示内侧部分4级软骨软化伴股骨内侧髁、胫骨内侧平台广泛的软骨下骨质改变（箭头）。外侧部分可见到Ⅱ～Ⅲ级软骨软化改变。边缘骨赘形成

Osgood-Schlatter 病以男性青少年多见。患者常双侧发病，且多发于喜欢运动的人或运动员。患者临床表现为疼痛和胫骨粗隆区肿胀。根据患者的临床表现和X线平片上所显示的胫骨粗隆碎片即可诊断该病。矢状面 T_2WI 可用于观察髌韧带和相应的软组织变化（图7.159）。Rosenberg等发现在所有症状改善的患者中，甚至有胫骨粗隆碎片存在的患者中，均可见肌腱附着处信号升高（图7.159）。因此，软组织病变的检出可能比骨质病变更重要。这表明MRI是诊断和随访胫骨粗隆骨软骨病的重要影像学方法。笔者却认为仅根据该病的临床表现即可做出诊断，MRI仅用于疑难和临床表现不典型病例的诊断。

Sinding-Larsen-Johansson 病和胫骨粗隆骨软骨病相似，但前者易累及髌骨下极和髌韧带起始部，两者在MRI上的软组织表现类似。

（十六）肌肉骨骼肿瘤和软组织肿块

肌肉骨骼肿瘤在第十二章中会有详尽讨论，本章主要讨论膝部肿瘤的MRI检查技术及其应用。

常规X线平片较易显示骨肿瘤的影像学特征。膝部是原发性骨肿瘤的常见发生部位（表7.13）。约50%骨肉瘤发生在膝关节，且这并不包括某些肉瘤的亚型，如毛细血管扩张性骨源性肉瘤（OGS）和骨膜型OGS等。60%的尤因肉瘤发生于骨盆和膝关节。某些良性肿瘤也常发生在膝关节（图7.160）。32%的软骨母细胞瘤和50%以上的骨巨细胞瘤发生在膝关节。髌骨肿瘤罕见，在Dahlin和Unni报道的8542例骨肿瘤中，其发生率仅为0.06%。Kransdorf等的报道的42例膝部肿瘤中，38例为良性肿瘤（软骨母细胞瘤16例，骨巨细胞瘤8例，单纯骨囊肿6例，血管瘤3例，骨软骨瘤2例，脂肪瘤2例，骨母细胞瘤1例）；4例

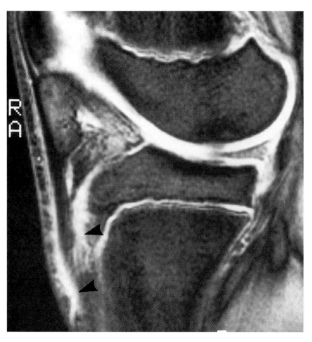

图7.159 14岁男孩，膝关节矢状面 T_2WI 显示髌韧带远端周围的炎性反应（箭头），为胫骨粗隆骨软骨病所致

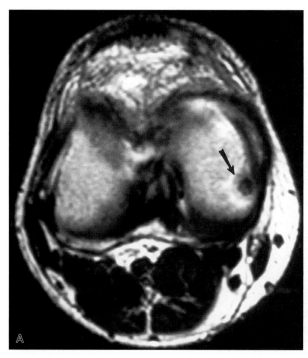
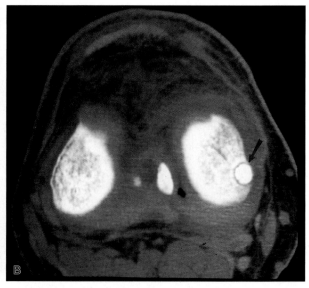

图7.160 骨样骨瘤。膝关节区不是骨样骨瘤的最好发部位，其症状与膝关节其他病变相似；图A.轴面 T_1WI 显示在股骨髁内有一边缘清晰的环状低信号（箭头）；图B.轴面CT扫描显示骨样骨瘤（箭头），CT图像上该病特征更明显

为恶性肿瘤,其中3例为淋巴瘤,1例为成血管内皮细胞瘤。MRI主要用于骨肿瘤的分期和指导治疗方案的选择(见第十二章)。

表7.13 全身11 087例骨肿瘤中膝关节区原发性骨肿瘤

病变类型	病变例数
恶性	
骨肉瘤	795/48%
软骨肉瘤	143/16%
网织细胞肉瘤	79/11%
纤维肉瘤	80/31%
尤因肉瘤	71/14%
良性	
骨软骨瘤	325/37%
巨细胞瘤	282/50%
动脉瘤样骨囊肿	68/24%
软骨瘤	44/15%
骨样骨瘤	41/12%
成软骨细胞瘤	44/37%
软骨黏液样纤维瘤	17/38%

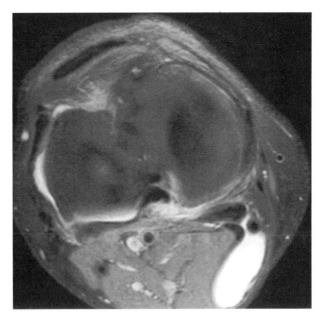

图7.161 轴面脂肪抑制质子密度加权像显示腘窝囊肿伴有一明显的细颈

膝部软组织肿块详见表7.14,这些病变的MRI表现和检查方法将在第十二章中讨论。膝部类似于良性或恶性肿瘤的其他软组织肿块的MRI表现,在此有必要做简要的讨论。这些病变包括腘窝囊肿、腱鞘囊肿及其他常见的膝部软组织肿块。膝关节后部软组织肿块更为常见,包括腘窝囊肿、半月板囊肿、腱鞘囊肿、腘静脉曲张、腘动脉瘤和血管瘤。脂肪瘤、淋巴结肿大和恶性肿瘤也可能发生在膝关节后部。在Fielding等报道的1000例MRI受检病例中,腘窝或Baker囊肿占5%;Butler等报道腘窝囊肿占膝关节后部软组织肿块的10%~41%。腘窝囊肿常在腓肠肌内侧头和半膜肌止点的连接部与膝关节腔相通(图7.161和图7.162)。腘窝囊肿(Baker囊肿)常伴有膝关节的大量积液,从而使关节腔内压增高,导致液体在腓肠肌内侧和半膜肌间的薄弱关节囊后部聚集(图7.162)。腘窝囊肿也常合并半月板撕裂和关节退行性病变,38%的腘窝囊肿可合并这些异常,但腘窝囊肿很少伴发ACL和MCL撕裂。囊肿或滑囊肿胀也可能沿着腘肌腱和股二头肌腱发生。腘窝囊肿体积大小不一,可以表现为较大的分叶状或多分隔囊肿。患者通常表现为膝部疼痛,在膝关节后方可扪及肿块。囊肿破裂可造成液体在比目鱼肌和腓肠肌间分流,此时,临床症状很难和深部静脉血栓形成区别(图7.163)。

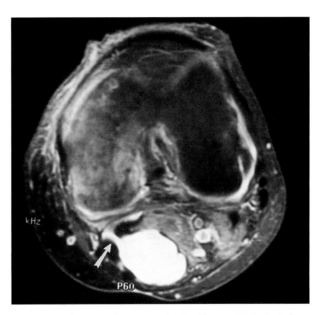

图7.162 轴面脂肪抑制FSE序列图像显示腘窝囊肿有一明显的细颈(箭头),并可见股骨挫伤

表7.14 膝关节和下肢软组织肿瘤

病变类型	病变例数
脂肪肉瘤	321
纤维肉瘤	170
滑膜肉瘤	102
腺泡状肉瘤	63
血管瘤	50
横纹肌肉瘤	40
血管外皮细胞瘤	37
血管内皮肉瘤	31
硬纤维瘤	27
腱鞘巨细胞瘤	15

MRI是理想的诊断上述病变的影像学检查技术。腘窝囊肿在T_1WI上表现为均匀低信号，在T_2WI上呈均匀高信号（图7.161和图7.162）。矢状面和轴面图像最有利于观察囊肿的大小及其和关节腔是否相通。其他病变如滑囊扩张（表7.2）和腱鞘囊肿的MRI表现与腘窝囊肿相似（图7.164）。腱鞘囊肿可位于关节外或关节内，腱鞘囊肿常沿肌腱发生，并且苦靠近胫腓关节（图7.164）。因邻近胫腓关节的病变可能压迫腓总神经，因而明确囊肿的大小和位置很重要。大多数腱鞘囊肿无疼痛，Ilahi等报道50%的胫腓骨近端腱鞘囊肿无症状。关节内囊肿占1.3%。大多数囊肿伴有临床症状，其最常见的发病部位（61%）在股骨髁间切迹处，13%在Hoffa脂肪垫处，43%累及ACL，35%累及PCL（图7.165）。

半月板囊肿（图7.62和图7.63）可分为半月板内囊肿和延伸至软组织内的半月板旁囊肿，以后者更常见。半月板囊肿位于膝关节区与半月板相连，常合并邻近半月板撕裂。交叉韧带周围半月板囊肿源于内侧半月板后角撕裂，这可能与PCL腱鞘囊肿混淆。因为两者的治疗方式截然不同，故应在轴面、矢状面和冠状面图像上仔细鉴别半月板囊肿和PCL囊肿。

另一常见的具有良性病变表现的肿块是腱鞘巨细胞瘤。该病与其他囊肿表现相近，但其内常由于有含铁血黄素沉着而在T_2WI上呈低信号，可视为该病的特征性表现（图7.166）。

用于膝部创伤的常规影像学检查一般不用于可疑膝部骨骼和软组织肿瘤的检查。T_1WI和T_2WI常用于明确病变的性质，特别是位于软组织内的病变。笔者常采用两个不同的成像平面如轴面和矢状面或冠状面对病变范围进行评估。明显的病变在两种序列和两种方位上即可被准确诊断和分类，一般常采用轴面T_2WI和矢状面或冠状面T_1WI，这样可最大程度地减少检查时间而不影响病变的诊断。

较小病变特别是当其位于骨髓内时，则需要用STIR序列进行检查，STIR序列可清晰显示骨髓的异常。在同一平面上使用T_1WI和T_2WI更易确定软组织轻微改变病变的特征。血管性病变或包绕或推移血管的病变需要行MRA检查，以更好地明确血管的解剖。

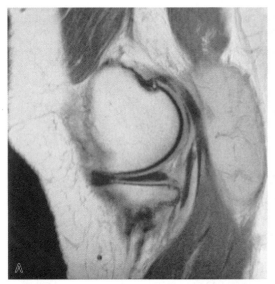
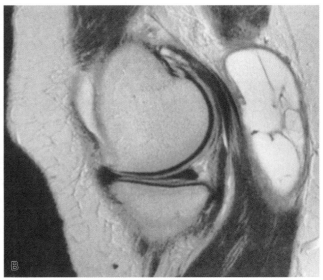
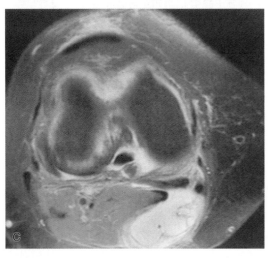

图7.163　矢状面质子密度加权像（图A），FSE序列T_2WI（图B）和轴面脂肪抑制质子密度加权像（图C）显示大的有症状的腘窝囊肿伴滑膜炎

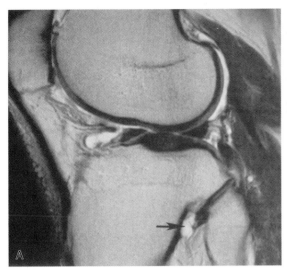 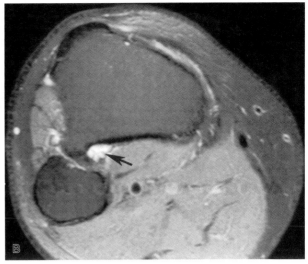

图7.164　矢状面FSE序列T₂WI（图A）和轴面脂肪抑制T₂WI（图B）显示胫腓腱鞘囊肿（箭头）

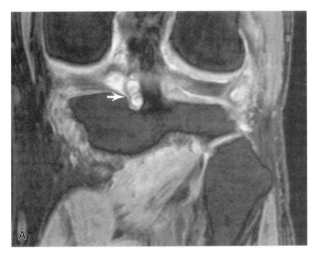

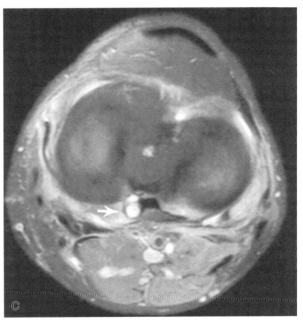

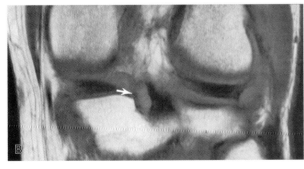

图7.165　PCL部分撕裂并持续疼痛患者。冠状面DESS序列（图A）、T₁WI（图B）和轴面脂肪抑制质子密度加权像（图C）显示在原韧带撕裂外有一关节内腱鞘囊肿（箭头）

（十七）关节病

常规影像学检查很难早期发现和早期诊断关节病和滑膜炎性疾病（图7.167）。常规X线平片可显示软组织肿胀、积液、骨质侵蚀、骨硬化和骨赘形成。放射性核素扫描可早期发现病变，但缺乏特异性。

MRI可评价早期骨、软骨和滑膜炎性疾病。常规或代谢性增强用于诊断活动性滑膜病变十分有效。由于关节软骨和低信号的骨皮质之间存在对比而容易显示。SE序列T₂WI、脂肪抑制FSE序列、GRE序列（TR 700ms，TE 12ms或31ms，翻转角25°）和冠状位DESS序列有助于评价关节软骨的轻微改变（图7.168）。Disler等发现脂肪抑制3D毁损GRASS序列（TR 60 ms，TE 5 ms，翻转角40°，FOV 16cm，矩阵256×160，1次采集，层厚1.5mm，连续扫描60层）较其他常规序列评价关节软骨更优越，其3D技术能

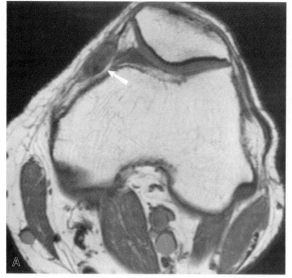
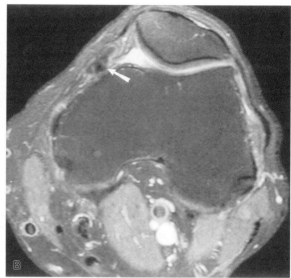
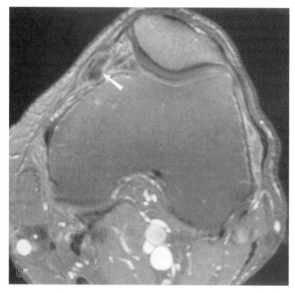

图7.166 膝关节内侧支持带巨细胞瘤。轴面T_1WI（图A），脂肪抑制T_2WI（图B）以及脂肪抑制T_1WI对比增强（图C）显示境界清楚的低信号病变（箭头）。轻度强化（图C，箭头）

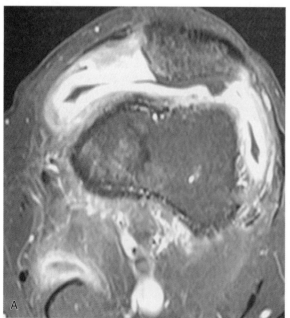
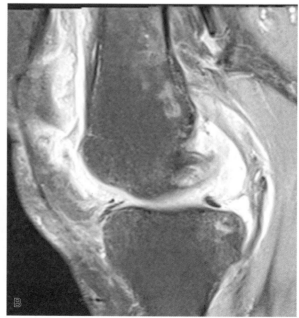

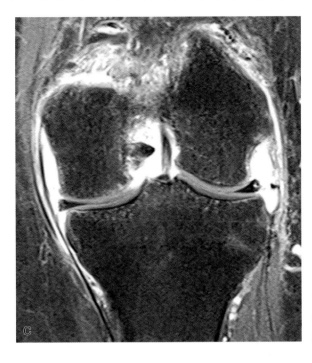

图7.167 早期类风湿关节炎。轴面脂肪抑制T_1WI对比增强（图A），矢状面（图B）和冠状面（图C）显示滑膜明显增厚伴明显强化

进行多个平面图像重建（图7.168）。T_2在严重关节炎中价值更高，尤其内侧关节。

MRI常规检查较常规X线平片可较早发现软骨侵蚀，而且能早期评估生长板和骨化过程中的骨骺变化。因此，MRI能早期检出骨关节炎、幼年型类风湿关节炎、类风湿关节炎、血友病性关节病和其他软骨病变。滑膜炎的病因很多，但MRI并不能明确所有的病因。滑膜增生可导致不规则的滑膜翳进入关节间隙，在T_2WI上表现为低信号的充盈缺损（图7.168）。这些变化可见于任何慢性滑膜炎性病变，因此其对区分关节病变类型并无帮助。钙化，如软骨钙化或钙盐沉积并非是MRI的显示优势（图7.169），但MRI可辨认出这些病变，尤其是股骨髁的病变。近期，Schwenzer等发现增强后类风湿关节炎同银屑性关节炎的鉴别。因此，增强可用于评估活动性和侵蚀性病变。

色素沉着绒毛结节性滑膜炎在MRI上具有一定的特征性。病变常累及单个关节，膝关节受累占80%。出血性渗出物可导致组织学上的变化，包括滑膜增生和有含铁血黄素沉积的巨噬细胞，后者在T_2WI上表现为局限性低信号区，可能是由于含铁血黄素的顺磁性效应所致（图7.170）。PVNS的低信号区较大且呈球形，与典型的增生滑膜翳和滑膜软骨瘤病不同（图7.168和图7.171）。淀粉沉积关节病也表现为滑膜的增生侵蚀病变和滑膜增生团块（图7.172）。

很多学者进行了大量的研究，但尚未得出滑液的特征性MRI改变，如T_1和T_2弛豫时间、波谱变化和正常、感染或炎性滑液的信号改变。

近年来，静脉内和关节内对比剂增强扫描的使用

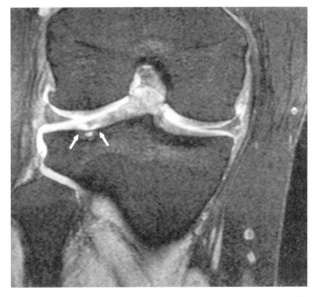

图7.168 冠状面DESS序列显示软骨缺失（箭头）及骨赘形成

日益增多。钆对比剂（30～40ml，与正常生理盐水按1:250稀释）注入膝关节腔内，能使关节软骨的细微变化更易显示。静脉注入钆对比剂后滑膜显著强化，15～30min后关节腔内的液体也会强化。运动后或关节腔内无渗出时关节液强化更快，大量渗出导致关节腔内压增高，而液体强化缓慢。关节内强化速度增快也可见于活动性滑膜炎，如类风湿关节炎。传统、团注静脉注射和快速采集序列为活动性滑膜炎，滑膜容积和治疗后反应提供有用信息。就像前面提法哦的，代谢性研究已经用于类风湿关节炎同银屑性关节炎的鉴别诊断。

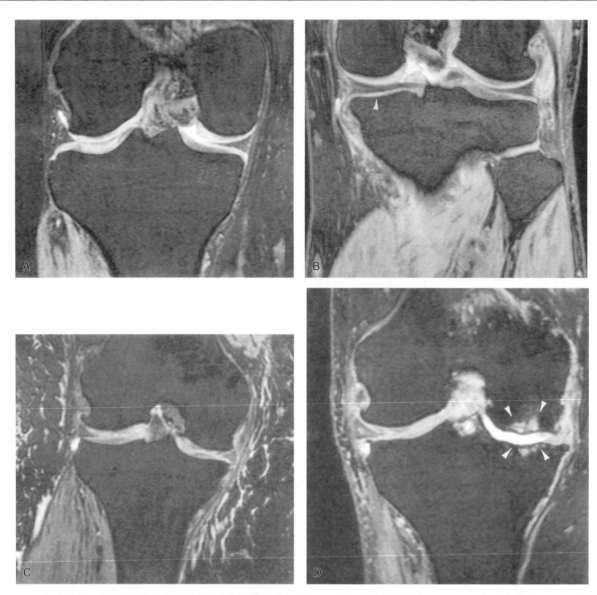

图 7.169 脂肪抑制三维冠状面 DESS 序列显示良好的关节细节及不同级别的软骨软化。图 A. 正常关节软骨；图 B. Ⅰ～Ⅱ级软骨软化伴胫骨内侧软骨变薄（箭头）；图 C. Ⅲ级外侧、Ⅳ级内侧软骨软化；图 D. Ⅳ级内侧部分软骨软化伴股骨、胫骨明显的骨质改变及骨髓水肿（箭头）

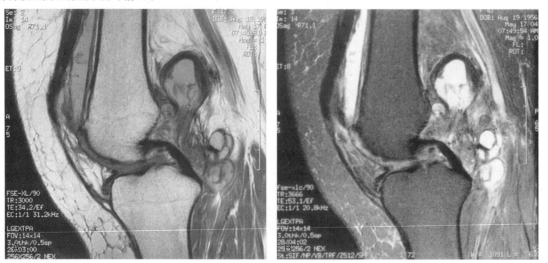

图 7.170 膝部色素沉着绒毛结节性滑膜炎患者。矢状面质子密度加权像（图 A）和 FSE 序列 T_2WI（图 B），T_2WI 上扩大的关节腔内可见多发的大片状低信号区

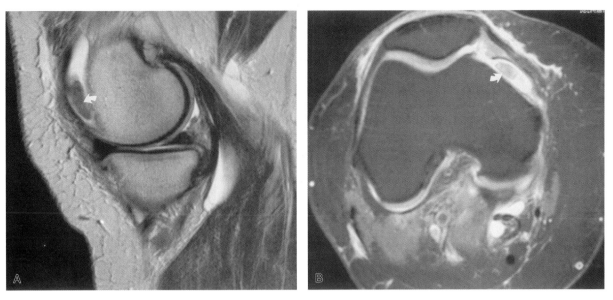

图7.171 17岁女性。矢状面FSE序列T₂WI（图A）和轴面脂肪抑制质子密度加权像（图B）显示局灶性色素沉着绒毛结节性滑膜炎（箭头）

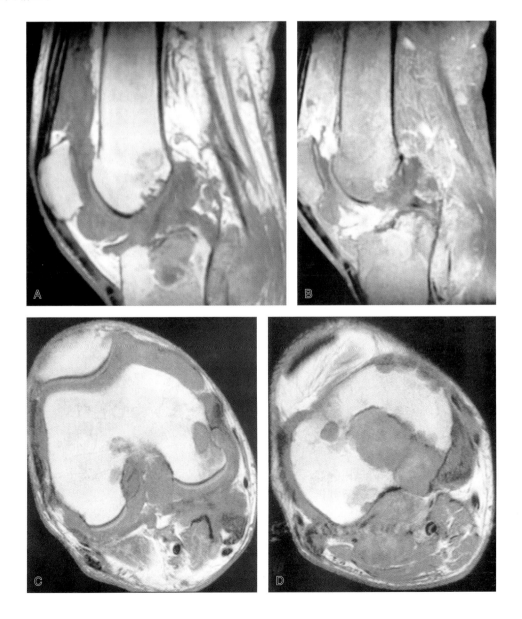

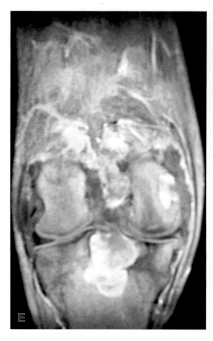
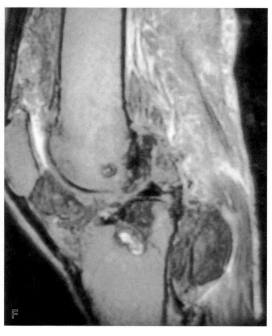

图7.172 淀粉样关节病。矢状面T_1WI(图A)，对比增强T_1WI(图B)和轴面增强前(图C、图D)，冠状面对比增强(图E)和矢状面脂肪抑制T_2WI(图F)显示广泛的滑膜增生、浸润伴较大的骨质侵蚀

（十八）慢性过度使用综合征和其他病变

膝关节及其周围的许多炎症性病变，例如前文已述的骨软骨病，均可导致患者出现疼痛、活动受限等症状，从而影响患者参加各种体育活动或运动。肌腱炎、滑囊炎、肌损伤和其他过度使用综合征均可有类似严重的膝部损伤和软组织肿块的表现。只有了解这些病变才能根据病情采用非手术治疗或局部封闭而避免使用关节镜或其他有更大损伤的侵入性检查。

1.滑囊炎 膝关节附近有许多滑囊（表7.2和图7.173）。滑囊可发生感染或积液扩张，从而形成边界清楚的位于肌腱附近的囊性病灶，偶尔表现为分叶状或多囊性病灶。扩张的滑囊在T_1WI上呈低信号，在T_2WI上呈高信号（图7.174）。鹅足滑膜炎可引起膝关节疼痛（图7.175和图7.176），这种滑囊位于鹅足（股薄肌、半膜肌和缝匠肌）腱深部，主要临床表现为疼痛或可触及的包块。骨性关节炎或类风湿关节炎者少见。其他滑囊积液肿胀也可表现关节疼痛。MCL和半膜肌-胫侧副韧带滑囊也可发生炎性改变。明确这些滑囊炎的部位和MRI表现（图7.177和图7.178）对于鉴别这些解剖结构至关重要。

鉴别诊断应包括半月板囊肿、腱鞘囊肿和其他软组织肿块。滑囊急性创伤如不及时治疗也可导致出血和发展为慢性病变（图7.179和图7.180），必要时可行抽吸或（和）切除术。

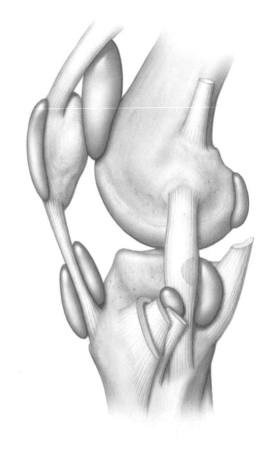

图7.173 膝关节滑囊示意图

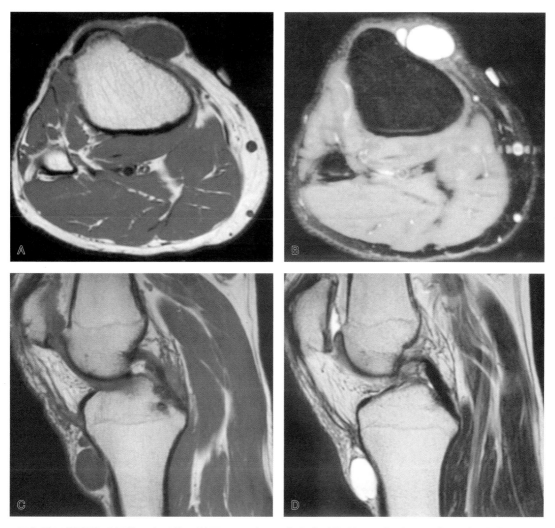

图7.174 深部髌下滑囊伴明显的下方延伸。轴面 T_1WI（图A）和脂肪抑制 FSE 序列 T_2WI（图B），矢状面 T_1WI（图C）和 T_2WI（图D）显示边界清晰的、液体充填的滑囊

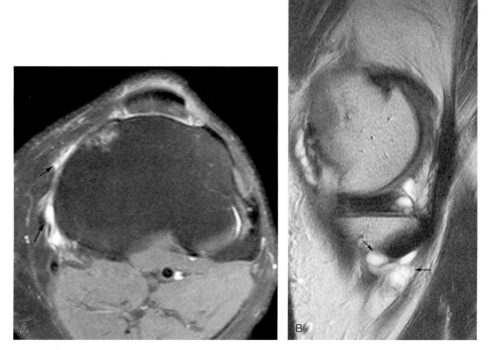

图7.175 轴面（图A）和脂肪抑制质子密度加权像（图B）显示沿内侧肌腱发炎的鹅足滑囊（箭头）

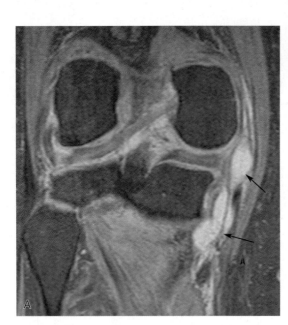
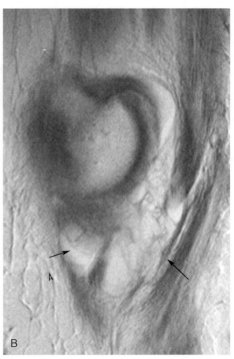

图7.176 冠状面DESS序列（图A）和矢状面脂肪抑制质子密度加权像（图B）显示复杂的、多分叶状的滑囊炎（箭头）

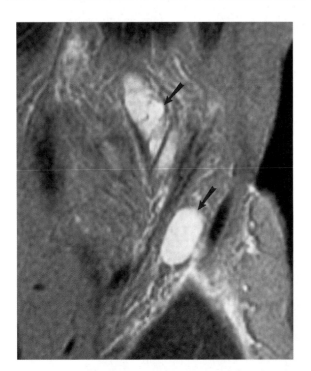
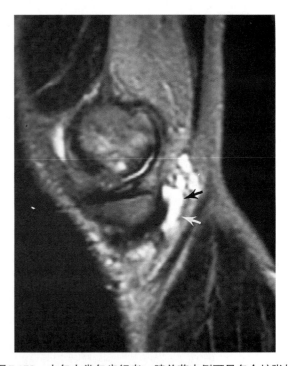

图7.177 矢状面T_2WI显示多个扩张的小滑囊，靠下方扩张的滑囊为半膜肌内侧副韧带滑囊（箭头）

图7.178 中年人常年步行者，膝关节内侧可见多个扩张的滑囊

2.肌腱炎　肌腱炎可单独发生，也可和滑囊炎以及其他慢性过度使用综合征合并发生。肌腱炎常有弹响，半腱肌腱弹响常为骨突或滑囊炎所致（图7.180）。发生于伸肌腱的肌腱炎前文已有讨论。髌骨旁特别是髌韧带的炎性改变在轴面和矢状面T_2WI或STIR上常表现为高信号。

3.髂胫束综合征　这一过度使用综合征常发生于长距离行走者、骑脚踏车者和足球运动员，常有山地长距离步行或跑步史。髂胫束起自大转子，向远端走行止于股骨髁、肌间隔并止于更远端的胫骨前外侧（Gerdy结节）。

髂胫束综合征是由于髂胫束与其下方的组织及股

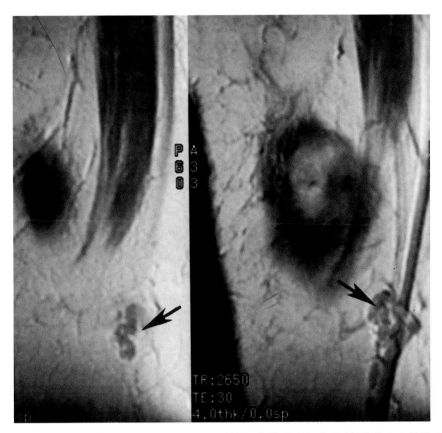

图7.179 膝部浅表部位矢状面T₂WI显示慢性滑囊炎多次注射治疗后形成的多发小肉芽肿（箭头）

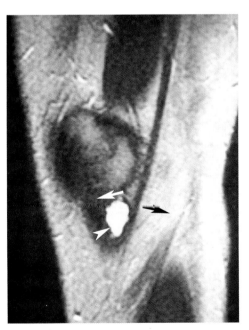

图7.180 矢状面T₂WI显示滑囊增大（箭头），导致膝关节屈伸（箭）时相邻肌腱弹响

骨髁之间过度摩擦所致，表现为关节外侧疼痛，膝部屈曲和伸展时均可再发症状。鉴别诊断包括外侧半月板撕裂、外侧副韧带劳损、腘肌腱劳损和外侧腘绳肌腱劳损。

超声可进行诊断，但MRI更适于确诊本病并可排除其他骨和软组织损伤。MRI表现随髂胫束损伤程度和病程的不同而有所不同，其最常见的表现为髂胫束境界模糊或伴有或不伴有髂胫束增粗及局限性积液（图7.181和图7.182）。冠状面和轴面T₂WI或T₂*WI最有助于显示髂胫束厚度的变化和邻近组织的炎症或积液。

4. 肌肉撕裂 肌肉撕裂常发生于大腿和小腿，而膝关节以肌腱损伤多见。伸直损伤可累及股四头肌肉（图7.107和图7.108）。

跖肌起自股骨外侧髁，走行于腓肠肌的外侧头深面。肌腱较长，走行于腓肠肌与比目鱼肌之间最终汇入跟腱止于跟骨。损伤在运动员尤其是网球运动员中常见。有时会误诊为腓肠肌撕裂或深静脉血栓。跖肌撕裂的临床症状不如腓肠肌撕裂的症状突出。笔者的诊断中，小腿上部腓肠肌和比目鱼肌间的积液要考虑到该肌肉损伤的可能（图7.183）。

腘肌的撕裂以往认为不常见。但近年，该肌肉的损伤经常被检查到。大多数的损伤累及肌腹。而然，肌腹和肌肉损伤可并发存在。其损伤常伴有其他严重的器质性损伤，这也是其损伤很少被报道的原因。33%的腘肌损伤存在骨挫伤。17%存在ACL损伤，29%存在PCL损伤。

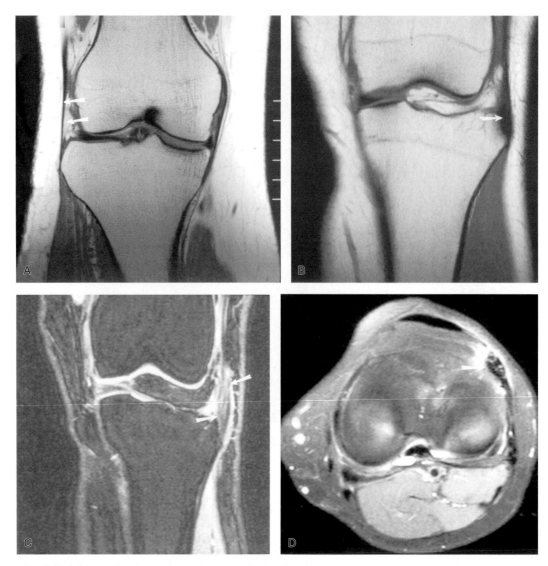

图 7.181　髂胫束综合征。冠状面 T_1WI（图 A）显示正常髂胫束（箭头）；图 B. 冠状面 T_1WI（图 B），DESS（图 C）和轴面脂肪抑制质子密度加权像（图 D）显示髂胫束增厚及异常的信号强度

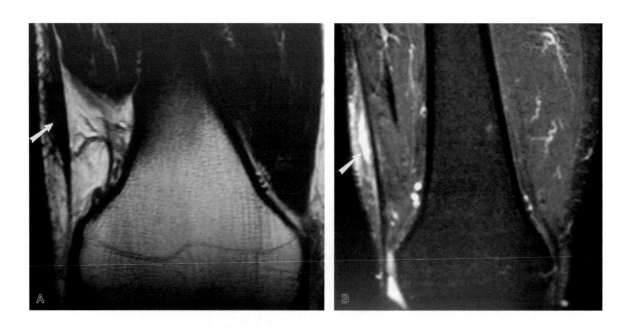

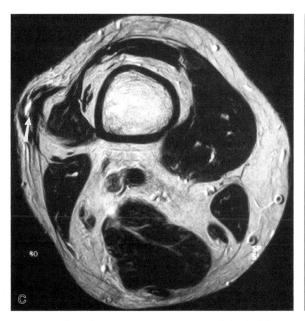
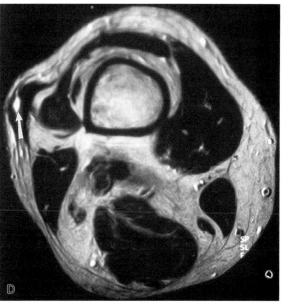

图7.182 髂胫束综合征。冠状面 T_1WI（图A）与脂肪抑制 T_2WI（图B）及轴面质子密度加权像（图C）和轴面 T_2WI（图D）显示沿着髂胫束径路有不规则液体聚集（箭头），由于病变部位表浅，其表现不典型

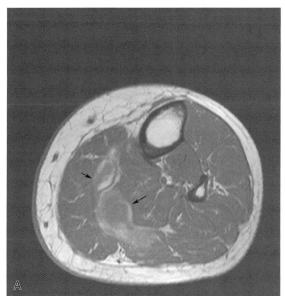
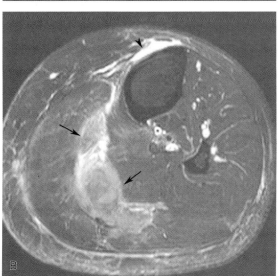
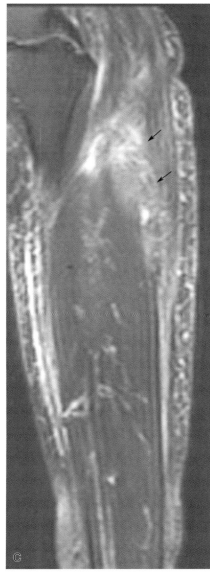

图7.183 跖肌撕裂伴血肿形成。轴面 T_1WI（图A）、T_2WI（图B）和矢状面脂肪抑制质子密度加权像（图C）显示小腿上段血肿（箭头），位于腓肠肌和比目鱼肌间，由跖肌撕裂所致。胫骨前方的高信号（箭头）是由内侧胫骨应力综合征所致

横断位和矢状位显示跖肌,腓肠肌或腘肌的损伤较佳。T_2和STIR序列提供损伤肌肉的积液和出血同正常肌肉的对比(图7.184和图7.185)。

5. 腘动脉病变　腘动脉相对较短,有一系列的病变累及腘动脉。腘动脉病变常由动脉硬化引起,也可存在其他病变,包括血栓,Baker囊肿内侧压迫综合征,在年轻人中,存在腘动脉陷落综合征和腘动脉外膜囊肿。由于它们为腘动脉血栓形成的危险因素,应引起临床重视。

6. 腘动脉陷落综合征　年轻运动员不常见疾病,主要表现小腿动脉炎。是由于腘窝内动脉同肌肉解剖位置异常导致。其在33%的患者中为双侧性,因此临床怀疑该病时,应检查双侧膝关节。腘动脉陷落分5种类型(图7.186)。

MRI和MRA目前可用于评估腘窝解剖结构。MR可显示腘动脉和静脉的变异。横断位对变异血管显示也十分重要。MRA可显示腘动脉狭窄,以及血管的硬化或栓塞(图7.187)。

7. 腘动脉外膜囊肿　腘动脉外膜囊肿指腘动脉黏液样囊肿,可造成跛行的临床症状。该疾病罕见,仅占血管血管栓塞性疾病的0.1%。常累及40岁男性,他们通常无动脉硬化的危险因素。

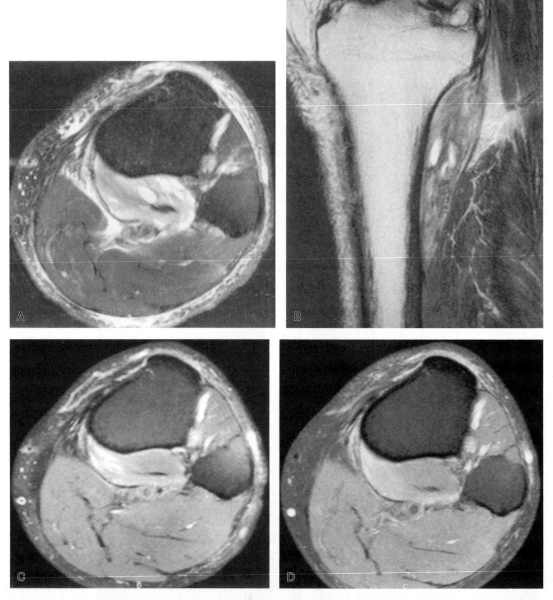

图7.184　腘肌撕裂的急性期的演化。轴面脂肪抑制FSE序列T_2WI(图A)和冠状面T_2WI(图B)显示肌腹撕裂和血肿形成。3个月轴面脂肪抑制FSE序列T_2WI(图C)显示信号改善回归正常。6个月轴面(图D)显示几乎完全吸收

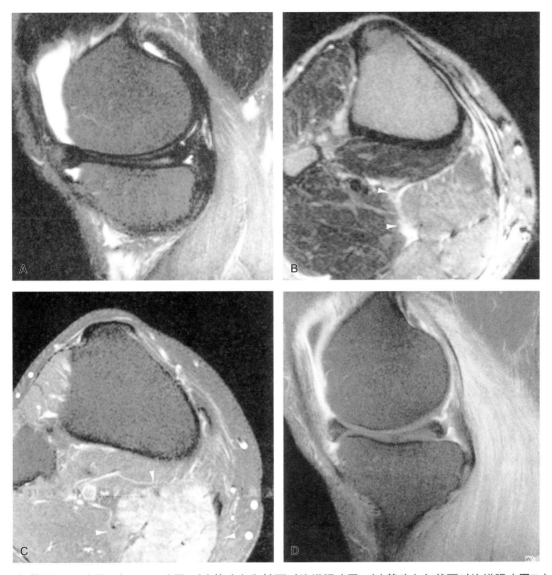

图7.185 矢状面STIR（图A），T_2WI（图B）（箭头）和轴面对比增强（图C）（箭头）矢状面对比增强（图D）显示内侧腓肠肌拉伤

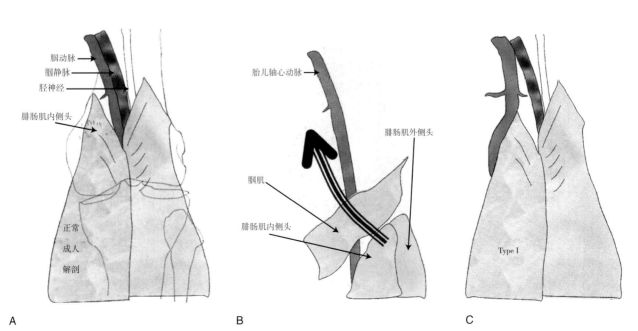

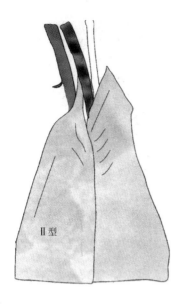
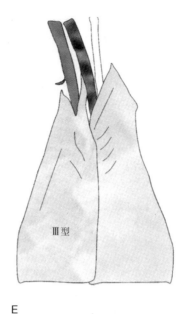
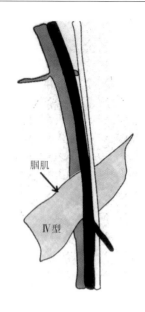

D   E   F

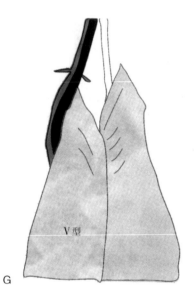

图 7.186 腘动脉陷迫综合征分型。图 A. 正常成人腘窝解剖。腘动脉、静脉、胫神经位于腓肠肌内侧头的外侧；图 B. 胚胎学基础。胎儿时期腓肠肌内侧头起源于腓骨后和胫骨外侧。然而，随着四肢旋转和伸展，其内上侧的起源（大箭）达到成人附着处股骨内侧髁上方。胎儿时期腘动脉起源于轴动脉，走行于腘肌深面。随着时间推移，该部分血管闭锁，肌肉表面形成成人的腘动脉；图 C. Ⅰ 型：腓肠肌内侧头附着点正常，位于股骨内侧髁上方，腘动脉环行向内侧绕过内侧头的起始部向其深面和下方行走；图 D. Ⅱ 型：腓肠肌内侧头附着点位于正常附着部位外侧，不是起自内上髁而是来自于股骨髁间凹，腘动脉走向正常，但仍走经其内侧和下方，受到压迫；图 E. Ⅲ 型：腓肠肌内侧头的外侧缘延伸出一个肌索或肌头，从内侧髁区至外侧，压迫腘动脉，腘动脉的走行正常，类似 Ⅱ 型；图 F. Ⅳ 型：腘动脉受较深部位腘肌或同一部位异常纤维索带的压迫，动脉可以绕过或不经过腓肠肌内侧头内侧；图 G. Ⅴ 型：包括上述任何一种类型，腘动脉受压的同时伴有腘静脉陷迫

G

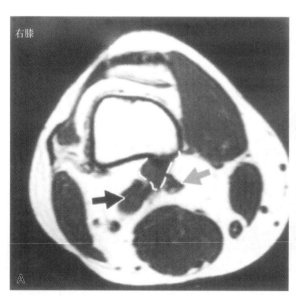
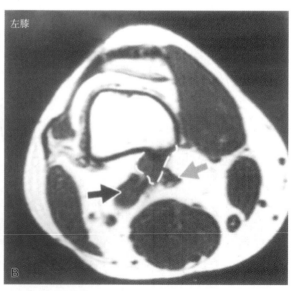

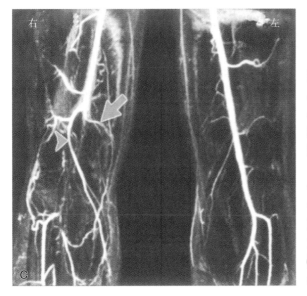

图7.187 双侧胫动脉陷迫综合征。42岁患者血栓栓塞后急性右足缺血伴右小腿跛行3个月，左侧无症状。图A.轴面T_1WI显示右膝腘动脉（右箭头）走行异常位于腓肠肌头端（开线）的内侧。肌肉正常起源于股骨内侧髁上方（开线）（Ⅰ型）。腘静脉（左箭头）位于腓肠肌内侧头的外侧；图B.轴面T_1WI左膝腘动脉（左箭头）位于腓肠肌内侧头（开线）的内侧。肌肉正常起源于股骨髁间凹外侧（Ⅱ型）。腘静脉（右箭头）走行正常；图C.MRI血管造影显示右侧腘动脉阻塞11cm。提示三支正常的小腿血管及两侧支血管的重构，内上膝动脉（箭头）及腓肠动脉（箭头）。左膝腘动脉粗细正常无走行异常（Ⅱ型）

血管造影的典型表现为光滑的锥形的偏心或中心性的腘动脉狭窄或血管束的狭窄。CT通常表现为靠近腘动脉壁的压迫腘动脉的无强化的软组织肿块。由于病变内含黏液蛋白成分，T_1及T_2均表现为高信号改变（图7.188）。

当压迫症状存在时，可在CT引导下手术治疗。自发吸收的病例也有报道。

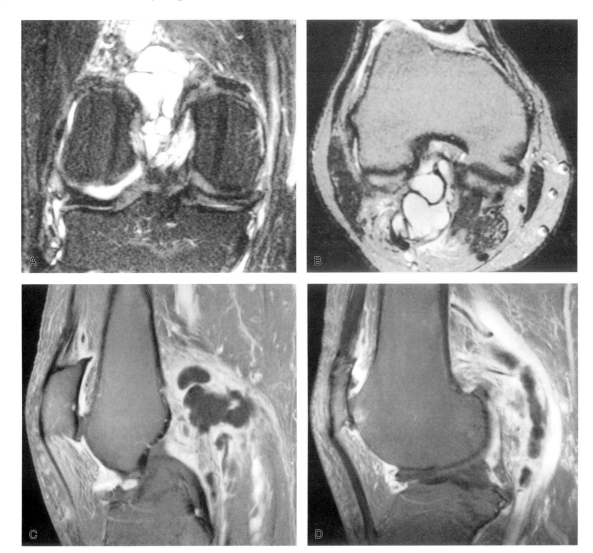

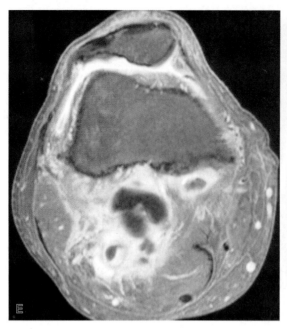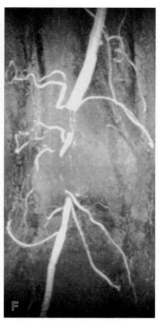

图7.188 血管外膜囊肿病，29岁非吸烟患者伴间歇性跛行。冠状面脂肪抑制FSE序列T_2WI（图A），轴面T_2WI（图B）显示一高信号、多分叶状病变压迫、包绕腘动脉。对比增强矢状面（图C、图D）和轴面（图E）显示周边强化。MRI血管造影（图F）显示腘动脉移位至内侧伴5cm阻塞，远端血管通过侧支重构

（郁　艳　姚伟武　译）

参考文献

（表7.2）摘自：参考文献65,67,74,75.

（表7.3）改编自Hollinshead WH，Rosse C. Textbook of anatomy，4th ed，Philadelphia：Harper and Row，1985 and Rosse PG. Hollinshead's textbook of anatomy. Philadelphia：Lippincott-Raven，1997.

（表7.4）摘自Campos JC，Chung CB，Lektrakul N，et al. Pathogenesis of the Segond fracture：anatomic and MR imaging evidence of an iliotibial tractor anterior oblique band avulsion. Radiology，2001，219：381-386.

（图7.39）引自Rand JA，Berquist TH. The knee. In：Berquist TH，ed. Imaging of Orthopedic Trauma. 2nd ed.New York，NY：Ravenpress，1992：333-432

（表7.5）摘自参考文献48，54，119

（表7.7）摘自参考文献34，77，79，115，124，210～213

（表7.8）摘自参考文献247，261，264，266，267，269，270

（表7.9）摘自参考文献93，183，242，280

（表7.10）摘自参考文献71，119，284，285

（表7.11）Bohndorf K. Imaging of acute injuries of the articular surfaces（chondral，osteochondral and subchondral fractures）. Skeletal Radiol，1999，28：545-560 and Nelson DW，Pipaola J，Colville M，et al. Osteochondritis dissecans of the talus and knee：prospective comparison of MR and arthroscopic classifications. J Comput Assist Tomogr，1990，14：804-808.

（表7.12）摘自Lotke PA，Ecker ML. Current concepts review. Osteonecrosis of the knee. J Bone Joint Surg Am，1988，70：470-473

（图7.160）摘自Michael J. Collins，Hinsdale Orthopedic Associates，Illinois.

（表7.13）Dahlin DC，Unni KK. Bone Tumors：General Aspects and Data on 8,542 Cases. 4th ed. Springfield，IL：Charles C Thomas Publisher；1986；and Unni KK. Dahlin's Bone Tumors. General Aspects and Data on 11,087 Cases. 5th ed. Philadelphia，PA：Lippincott-Raven Publishers；1996.

（表7.14）摘自Weiss SW，Goldblum JR. Enzinger and Weiss Soft Tissue Tumors. 4th ed. St. Louis，MO：Mosby；2001.

（图7.185）摘自Elias DA，White LM，Rubenstein JD，et al. Evaluation and MR imaging features of popliteal artery entrapment and cystic adventitial disease. AJR Am J Roentgenol，2003，180：627-632.

（图7.187）摘自Elias DA，White LM，Rubenstein JD，et al. Evaluation and MR imaging features of popliteal artery entrapment and cystic adventitial disease. AJR Am J Roentgenol，2003，180：627-632.

第八章

足、踝关节和小腿

Thomas H. Berquist

本章提要

一、技术
二、患者体位和线圈选择
三、成像平面
四、脉冲序列和成像参数
五、解剖
六、骨和关节解剖
七、软组织解剖
八、后侧肌群
九、小腿神经血管解剖
十、前外侧肌群
十一、前部肌群
十二、前外侧肌群的神经血管解剖
十三、足肌
十四、足的神经血管分布
十五、误判和正常变异
十六、临床应用
十七、外伤
十八、骨折
十九、韧带损伤
二十、肌腱损伤
　（一）腓骨肌腱
　（二）跟腱
　（三）内侧肌腱
　（四）胫骨后肌腱（PTT）
　（五）趾长屈肌和蹞长屈肌
　（六）前群肌腱
二十一、其他疾病和过度使用综合征
　（一）足跟痛
　（二）跟腱滑囊炎
　（三）足底腱膜炎
　（四）跗骨管综合征
　（五）跗骨窦综合征
　（六）踝关节撞击综合征
　（七）前足和中足综合征
　（八）小腿外伤
　（九）肿瘤
　（十）关节炎和感染
　（十一）糖尿病足
　（十二）胫骨内侧应力综合征
　（十三）神经压迫综合征
　（十四）儿童足部疾病
　（十五）跗骨融合
　（十六）先天性足部畸形

临床怀疑小腿、足和踝关节病变的患者应采用恰当的影像学检查技术，以便为诊断和治疗提供必要的信息。标准的X线摄片体位包括站立前后位、站立侧位和斜位，它们可为大多数骨骼病变提供足够的诊断信息，特殊检查方法如透视点片对于复杂的足和踝部解剖结构的显示很有帮助。美国放射学会（ACR）适宜性标准将不同的影像学检查分为1～9级（9为最优），而X线平片检查作为初查首选排在第9级。核素扫描可检出轻微的骨质病变（ACR，1级），但几乎被断层影像检查方法取代。CT检查可为足、踝关节和小腿部的骨质和软组织病变提供有价值的诊断信息。超声可探测和鉴别浅表软组织病变及肌腱的病变，尤其是跟腱的异常，超声（ACR，8级）在探测肌腱病变的优势仅次于磁共振成像（ACR，9）。另外，有创侵入性检查包括关节造影、肌腱造影和血管造影等也用于对韧带、肌腱与血管结构的评估。超声引导下介入诊断治疗在足、踝关节疾病中亦有应用。

近20年，MRI在足踝疾病诊断中的应用不断扩展，由于MRI具有极高的软组织分辨力及多方位成像等特点，尤其适用于评价足、踝关节及小腿的骨和软组织复杂的解剖结构。MRI是许多X线平片病变进一步观察的推荐检查方法，而且，MR新的快速扫描技术提高了扫描效率并使运动扫描成为可能。近几年来，随着MRA技术的突飞猛进，大大减少了侵入性血管造影的数量。

一、技术

足和踝关节的骨和软组织解剖结构复杂。多数情况下,MRI轴面、冠状面或矢状面扫描即能满足临床需要,但足的摆位必须准确,以免解剖部位变形。有些情况下,需采用偏中心斜位X线片来显示足和踝关节的解剖结构。基本技术条件包括磁共振仪,线圈,受检者摆放位置,脉冲序列,视野(FOV),矩阵及信号采集。相关造影剂,包括间接及直接造影,以及MR血管造影的内容可于第三章查阅。

二、患者体位和线圈选择

MRI检查在不同场强和不同的线圈下完成,现今常用1.5T或3.0T磁共振仪,亦可使用传统开放式、闭合式或肢体专用磁共振仪。患者体位摆放依赖于MR仪器配置。采用闭合式双侧匹配线圈可获得理想的信噪比和空间分辨力。常规表面线圈有多种形状,包括扁平线圈、部分容积线圈和环形线圈等(图8.1)。不同的线圈适用于不同部位的检查。一般,扁平环形线圈或圆形容积线圈均可用于足和踝部检查(图8.2)。某些情况下,如果需要双侧对比,常采用双侧匹配线圈或头线圈以缩短检查时间。肢体线圈通常用来检查小腿。

根据检查部位的不同,患者可采取仰卧或俯卧位。俯卧位适用于前足和中足的检查,并有助于减少不随意运动。前足病变,如Morton神经瘤,俯卧位显示更清楚。这一体位也可用于小腿后部软组织的检查,以减少软组织受压所致的解剖结构变形。但俯卧位时,患者足背跖屈,后足软组织扭曲变形(图8.3)。因而对于怀疑后足或跟腱病变的患者,最好取仰卧位,足尖垂直向上,这样肌腱就不会像俯卧跖屈位时那样受压或扭曲(图8.3B)。有时,需要足跖曲或背曲以评估踝关节周围肌腱或跟腱的起点、附着点或毗邻关系。使用多体位(小角度的跖曲或背

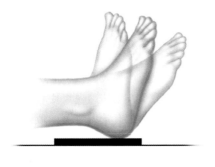
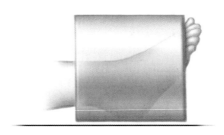

A   B

图8.1 患者检查足踝使用平面线圈的摆放体位(图A)和环线圈(图B)。平面线圈踝关节摆放位置灵活,可行运动扫描,而环线圈采集信号较均匀,但摆放位置受限

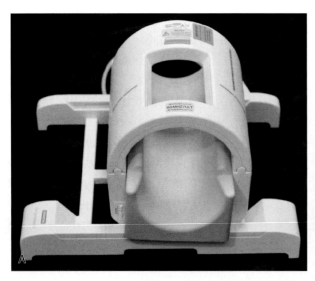
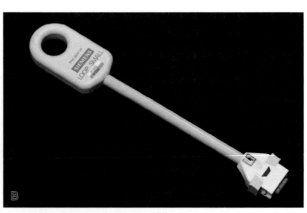

图8.2 用于足踝成像的足线圈(图A)和高细节数字化线圈(图B)

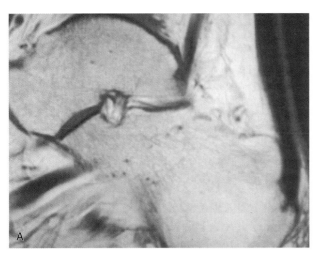 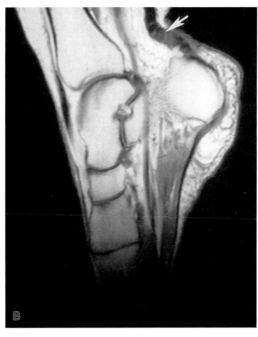

图 8.3 T_1WI 矢状面采用仰卧中立位（图 A）和俯卧位跖曲位（图 B）。图 B 中显示跟腱的变形（箭头）和容积效应及跟骨的旋转改变

曲）以提高图像质量。Farooki 等使用固定装置探索踝关节肌腱及韧带的最佳扫描体位。腓骨长短肌腱、趾长屈肌腱、姆长屈肌腱在跖曲 20°内旋 20°时显示最佳。距腓前韧带和跟腓韧带则在跖曲 20°时显示最佳。检查时应使用泡沫塑料和带子固定足和踝部，以防止其在扫描时运动。运动扫描常采用扁平或环形线圈。需要动态观察时，超声检查应给予考虑。

三、成像平面

冠状面、轴面和矢状面成像常用于足和踝部检查。足的冠状面成像应垂直于跖骨而轴面成像应平行于跖骨。为了在患者舒适的基础上得到理想的成像层面，常采用足踝关节斜面成像。作者常至少采用互相垂直的两组图像来评估足和踝关节的病变，图 8.4 列举了常用的成像平面和患者体位。

四、脉冲序列和成像参数

采用 SE 序列 T_1WI 和 T_2WI（图 8.5）可为大部分小腿、足和踝部病变提供足够的诊断信息（表 8.1）。现今，大多数情况下压脂或不压脂 T_1WI、PDWI、T_2WI 快速自旋回波（FSE）已取代传统的自旋回波序列（SE）。行 MRI 检查时，作者通常在两种以上不同平面成像中至少采用两种不同的脉冲序列（图 8.5～图 8.11），例如，在显示和诊断踝关节病变时，常采用横断面 T_2WI 和矢状面 T_1WI 或 T_2WI。短 T_1 反转恢复（STIR）或 T_2^* 梯度回波（GRE）序列可取代 FSE-T_2WI 序列。我们也增加了冠状面双回波稳态序列（DESS）来评估关节面软骨（图 8.5F，表 8.1）。同样，联合两个成像层面有利于显示和观察足部病变。有时，尚需采用冠状面或特殊斜面成像来评估足踝部的肌腱、韧带及微小骨质病变。

使用表面线圈，8～16cm 的小 FOV，矩阵 256×256 或 256×192，单次采集，层厚 3～5mm，层间距 0.2～0.5mm 的成像参数对评估足和踝部的复杂解剖非常有用。厚层扫描适用于小腿软组织成像（表 8.1）。首先应做合适的定位像，选择初始的检查序列。足和踝部常用矢状面或轴面做定位像，小腿常采用冠状面做定位像。扫描定位像时，矩阵可降为 256×128，以便使用短 TE/TR 序列在 26s 左右获取定位像（第三章，表 8.1）。小腿、足和踝部的大多数检查能在 30min 内完成。

最新的成像技术 3D-GRE 序列可重建不同层面图像并显示骨小梁解剖结构。静脉注射钆造影剂正逐渐应用于检查，尤其是怀疑感染、感染性关节炎或肿瘤的患者（图 8.6）。钆对比剂静脉注射后 15～30min 扫描的图像可与关节造影媲美。关节囊造影、肌腱腱鞘造影、滑液囊造影并不常用。使用新的对比增强技术改善了 MR 关节造影技术。应用增强 3D 血管成像使远侧微小血管显示清楚。因此，其用于评估糖尿病或周围性血管病患者的血管评估。

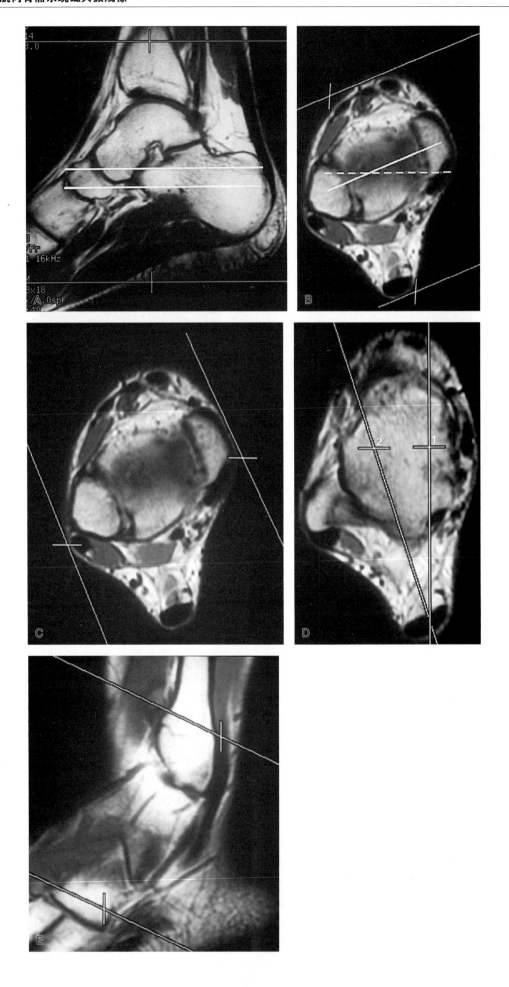

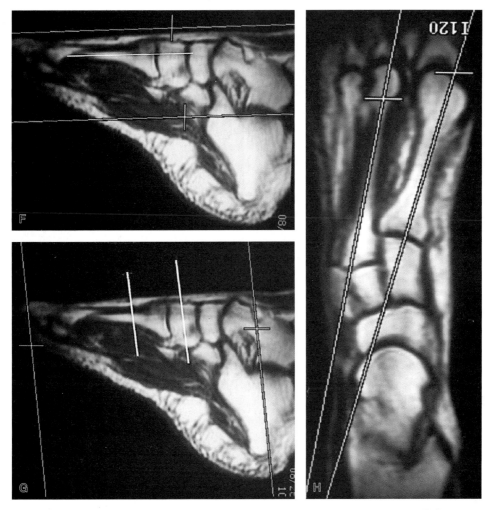

图 8.4 足踝 MRI 的成像层面。图 A. 正中矢状位作为横断位定位层面，上下极黑线显示扫描范围，白线显示扫描层面不与距骨的解剖轴线平行；图 B. 虚线为标准冠状面，实线为通过关节的斜冠状面；图 C. 斜矢状面有利于显示关节骨性解剖关系；图 D. 两线为斜矢状面有利于显示跟腱结构；图 E. 斜横断位有利于显示腓骨肌腱；图 F. 前中足矢状位定位像，显示跖骨与趾骨；图 G. 前中足横断位与跖、趾骨垂直的定位像；图 H. 与第 1、2 跖骨长轴平行的斜矢状位定位像

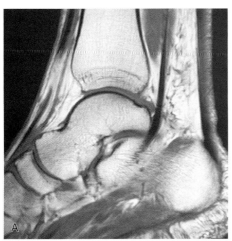
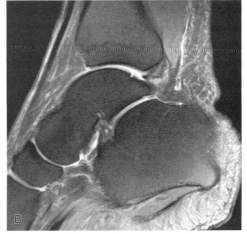

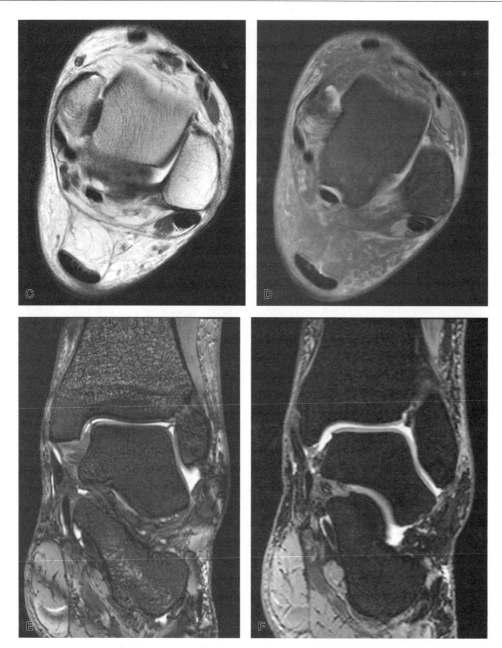

图8.5 3.0MRI踝关节成像序列。矢状位T_1WI（700/19，ET_2）（图A），脂肪抑制质子密度加权像（3000/28，ET_8）（图B），轴位无脂肪抑制T_2WI（5160/81，ET_{14}）（图C），轴位脂肪抑制质子密度加权像（2000/32，ET_8）（图D），冠状位DESS序列（9.24/4.05，ET_1）（图E）和（13.4/4.85，ET_2）（图F）显示骨髓细节（图E）和完美的软骨细节（图F）

以上检查方法可应用于成人及儿童。小于5岁的儿童需要申请水合氯醛镇静剂（见第三章）。

五、解剖

由于MRI组织对比度高，且具有多方位成像特点，因此，MRI较常规影像学技术能提供更多的诊断信息和更为详尽的骨骼和软组织解剖。掌握小腿、足和踝部的解剖结构和生物力学特点对于正确分析MRI图像至关重要（图8.7～图8.11）。

六、骨和关节解剖

踝关节有三块骨组成：胫骨、腓骨和距骨（图8.12）。胫骨骨干呈三棱柱形，由内侧面、外侧面和后面三个面构成。其远侧干骺端膨大形成胫骨内踝和踝关节距骨的关节面（图8.8）。胫骨踝关节面除后分外，均覆盖有透明软骨。胫骨前面除关节前囊附着处外，一般非常光滑。胫骨后面有踇长屈肌、趾长屈肌和胫骨后肌腱附着的骨沟（图8.7）。胫骨上端侧后方与腓骨相关节，两骨干间由小腿骨间膜连结，下端借胫腓前、后韧带相连接（图8.7）。

表 8.1　小腿、足和踝部的 MR 检查

扫描部位	脉冲序列	层厚 mm	矩阵	视野（cm）	采集次数（NEX）	成像时间
小腿[a]						
冠状位定位片	SE 200/11–20	Three 1-cm-thick	128×256	24～32	1	26 s
轴位	SE 450/17	5 mm/skip 0.5 mm	256×256 或 256×192	24～32	1	3 min 54 s
轴位	FS FSE T_2 4000/93	5 mm/skip 0.5 mm	256×256 或 256×192	24～32	2	5 min 30 s
冠状位或矢状位	FS FSE T_2 4000/93	5 mm/skip 0.5 mm	256×256 或 256×192	24～32	2	5 min 30 s
或 STIR	5680/109/165	5 mm/skip 0.5 mm	256×256 或 256×192	24～32	2　Total =	4 min 34 s　19 min 14 s
踝						
轴位定位片或矢状位	SE 200/11–20	Three 1-cm-thick	128×256	16～20	1	26 s
矢状位	SE 450/17	3.5 mm/skip 0.5mm	512×512	12	1	3 min 54 s
矢状位	FSE PD 2500/15	3.5 mm/skip 0.5mm	256×256	12	1	4 min 22 s
冠状位	DESS 23.35/7.7	1 mm/skip 0.2 mm	256×256	12	1	6 min 00 s
轴位	FSE PD 3170/19	3.5 mm/skip 0.5mm	256×256	10	2	4 min 44 s
轴位	FSE T_2 4000/93	3.5 mm/skip 0.5mm	256×256	10	2	5 min 30 s
足						
矢状位定位片	SE 200/11–20	Three 1-cm-thick	128×256	8～16	1	26 s
斜轴位[b]　冠状位	SE 450/17	3 mm/skip 0.5mm	256×256 或 192×256	10～12	1	3 min 54 s
斜轴位[b]　冠状位	FS FSE T_2 4000/93	3 mm/skip 0.5mm	256×256 或 192×256	10～12	2	5 min 30 s
斜位　冠状位	DESS 23.5/7.7	1 mm/skip 0.2 mm	256×256	10～12	1	6 min 00 s
矢状位	SE 450/17	3 mm/skip 0.5mm	256×256 或 256×192	10～12	1	3 min 54 s
矢状位	FS FSE T_2 4000/93	3 mm/skip 0.5mm	256×256 或 256×192	10～12	2	5 min 30 s

[a] 根据检查部位可分别使用体线圈、肢体线圈和头线圈
[b] 成像平面垂直于矢状面，以获得前足真正的横断面图像

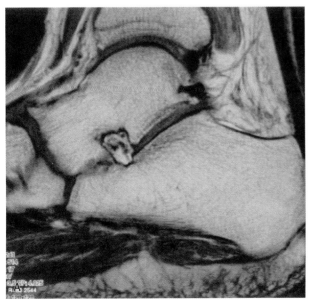 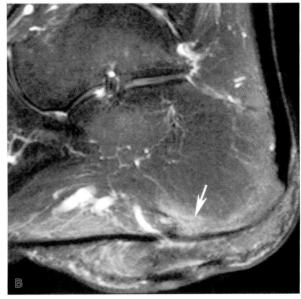

图 8.6　图 A. 增强前 T_1WI；图 B. 静脉注射钆造影剂增强后 T_1WI 压脂序列，显示跟腱止点炎的强化表现（箭头）

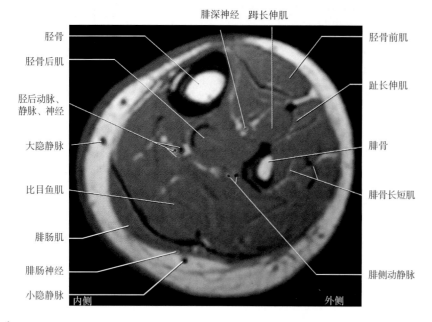
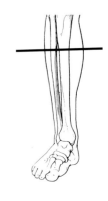

A

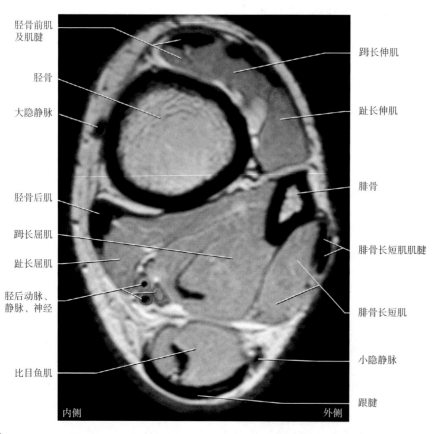
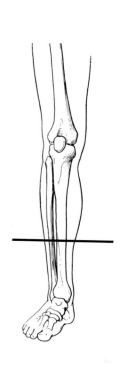

B

第八章 足、踝关节和小腿

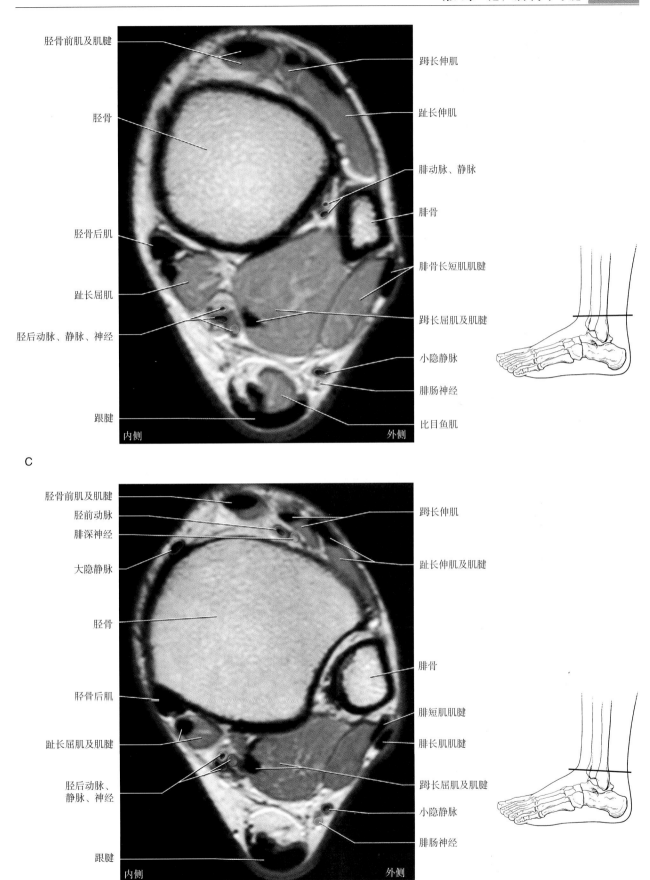

C

D

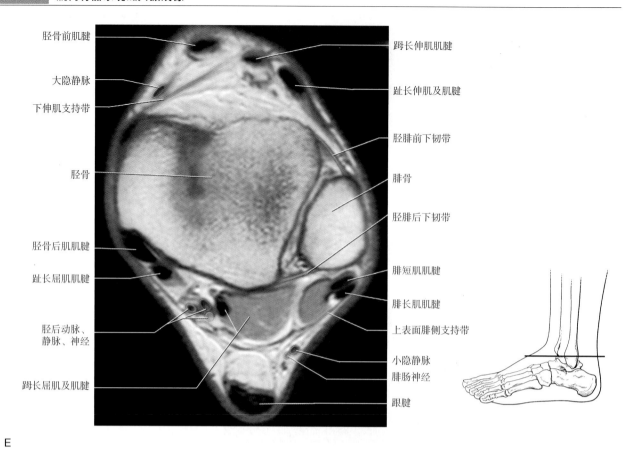

E

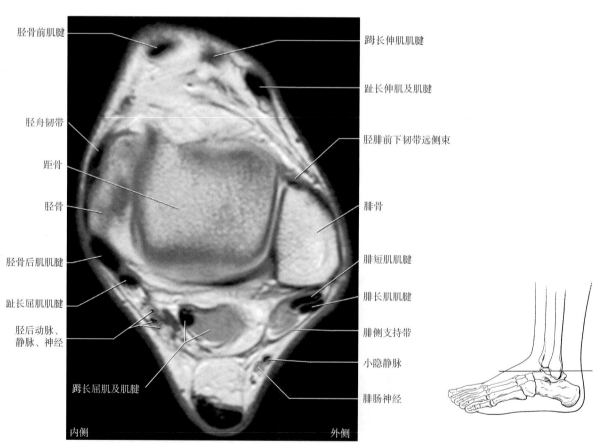

F

第八章 足、踝关节和小腿

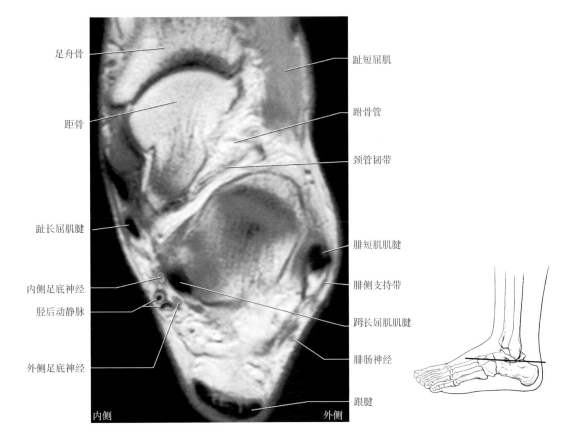

G

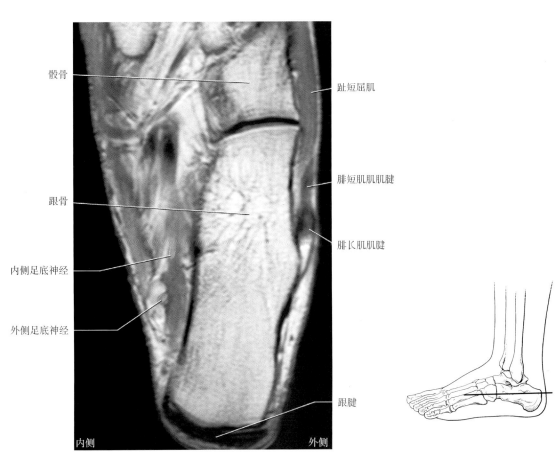

H

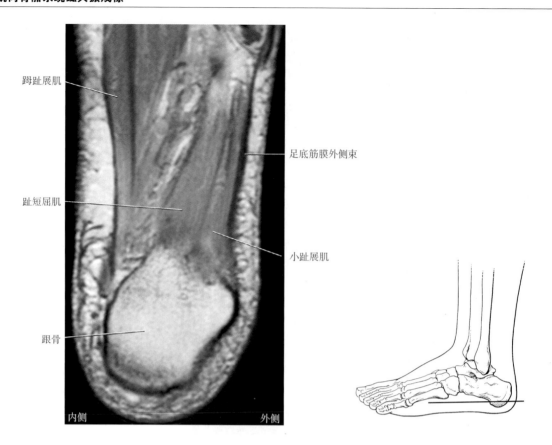

图8.7 标注层面的小腿及踝关节T_1WI解剖图。图A.小腿上部横轴面；图B.小腿下部横轴面；图C.踝关节上部横轴面；图D.上联合体层面；图E.下联合体层面；图F.踝关节及距骨层面；图G.跗骨管层面；图H.跟骨骰骨层面；图I.跖骨层面

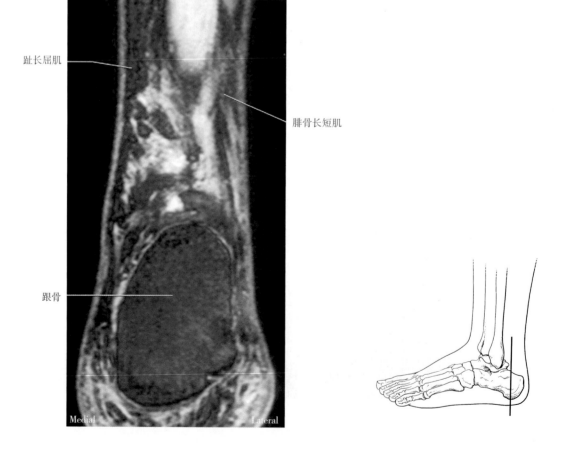

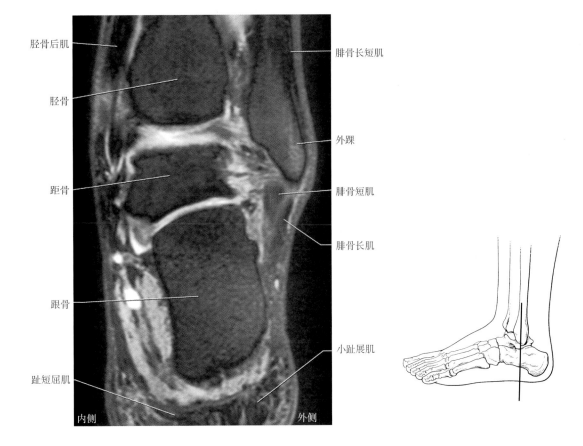

B

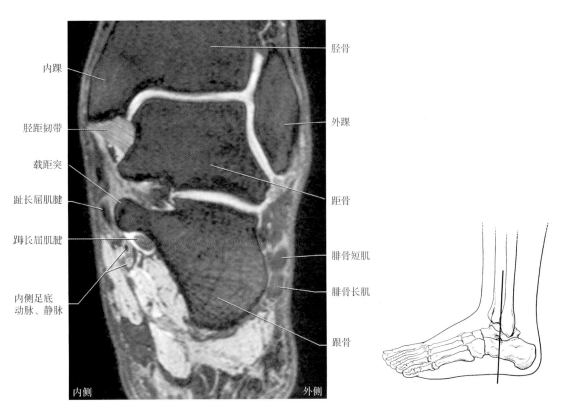

C

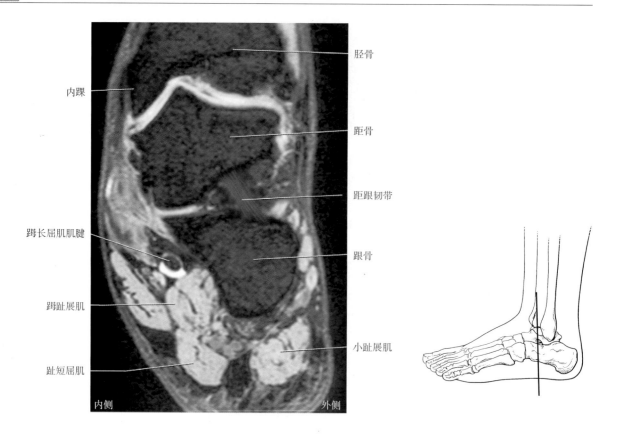

D

图8.8 DESS冠状位的踝关节及后足解剖图。图A.通过跟骨的层面；图B.外踝层面；图C.踝关节层面与载距突层面；图D.跗骨窦层面

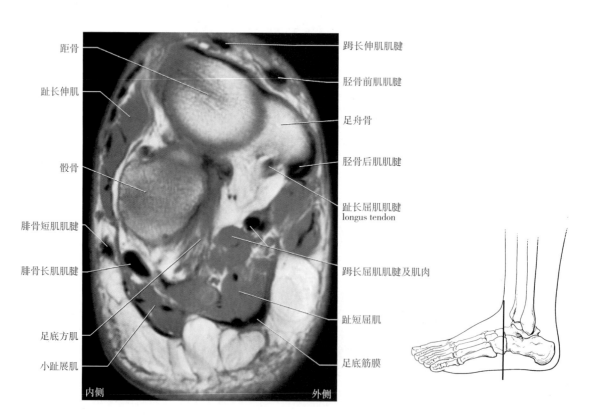

A

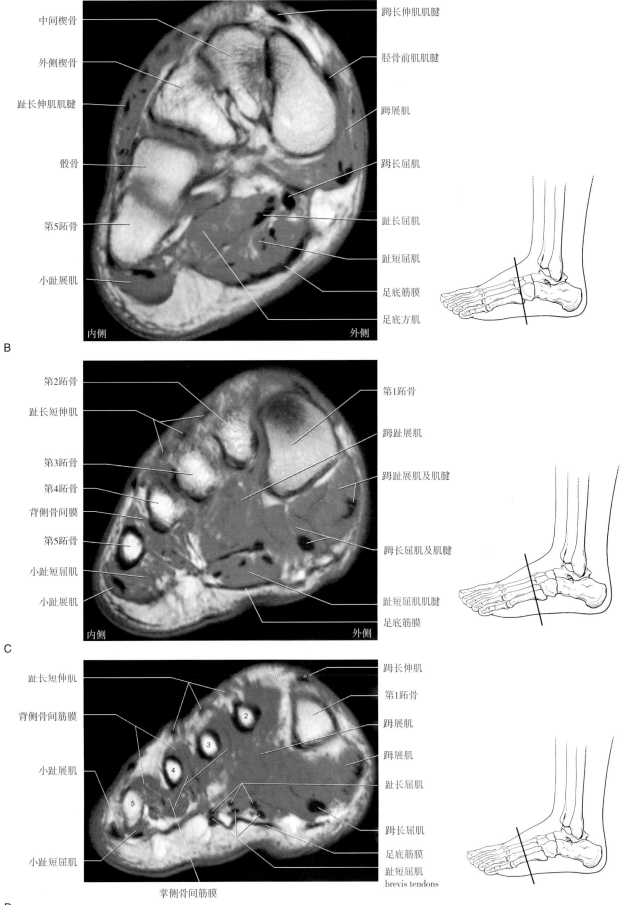

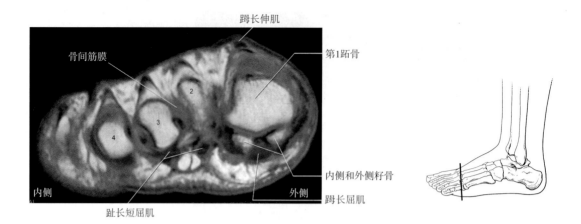

E

图8.9 前足及中足的冠状位T_1WI。图A.跗骨层面；图B.楔骨层面；图C.跖骨近侧层面；图D.跖骨中部层面；图E.第1跖骨籽骨层面

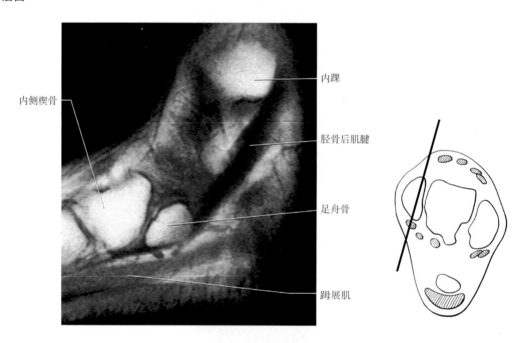

A

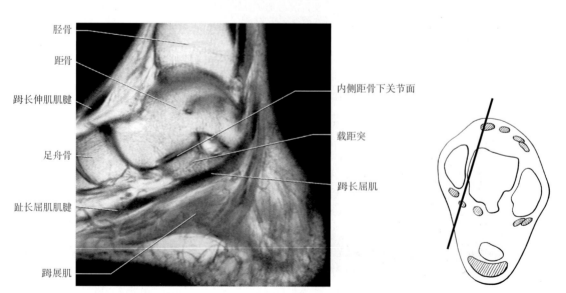

B

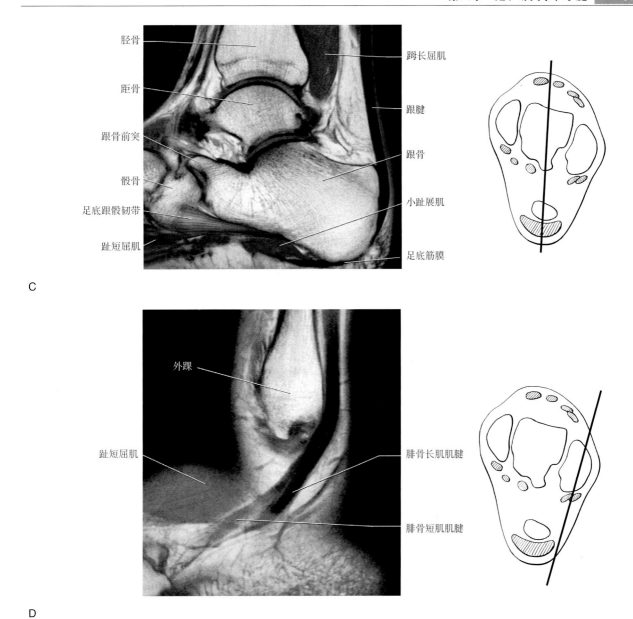

图8.10 踝关节矢状位 T_1WI。图 A.胫骨内后缘的矢状面;图 B.载距突层面;图 C.距骨层面;图 D.腓骨肌腱层面

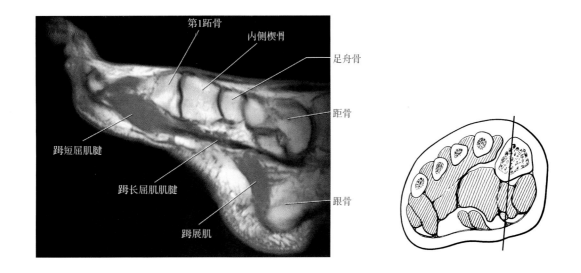

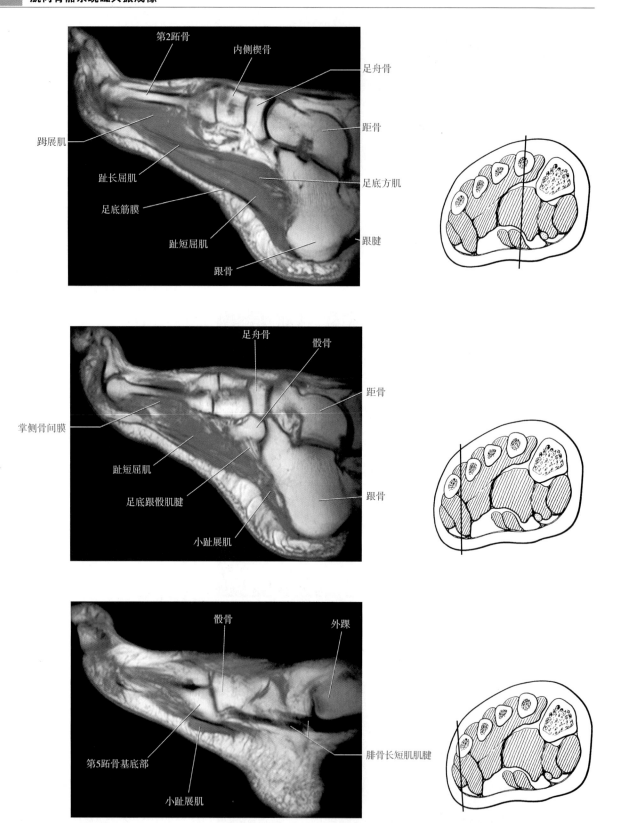

图8.11 足矢状位 T_1WI 解剖结构。图A.内侧楔骨与第1跖骨层面；图B.第2跖骨层面；图C.跟骨骰骨关节层面；图D.第5跖骨层面

即使采用偏中心斜面成像，MRI有时也很难显示踝关节的支持结构（图8.7~图8.11）。踝关节的支持结构包括关节囊、内侧和外侧韧带及骨间韧带（图8.13）。此外，有13条韧带通过踝关节，踝周尚有4条支持带（图8.7、图8.23和图8.25）。骨间韧带或称为骨间膜纤维呈斜行附着于胫腓骨远端，恰好止于踝关节上方。远端胫腓骨之间、骨间韧带下方有一向上突出的联合韧带隐窝，其在MRI上表现为与关节相邻的高信号区（图8.7和图8.8）。胫腓远端前、后韧带位于胫距关节上方，附着于胫腓骨远端前、后缘，起支持作用（图8.13）。在胫腓后韧带的前方为胫腓横韧带，其构成联合韧带组中的第4条韧带，胫腓横韧带由外踝延伸至胫骨关节面后缘，恰好位于内踝的外侧（图8.14）。

内侧的三角韧带是一非常强壮的三角形纤维束，其顶端附着于内踝。该韧带分为表层和深层纤维，并呈扇形向远端延伸，向前止于足舟骨粗隆，其余的纤维止于载距突和距骨（图8.13）。跳跃韧带（跟舟足底韧带）（图8.13C）在稳定足的纵弓中起重要作用，由于这一结构走行方向复杂，故难以在MRI上很好显示。对于胫骨后部功能紊乱的患者评估跳跃韧带非常重要，下文将进行详尽地阐述。

外侧韧带复合体包括3条韧带（图8.13）。距腓前韧带最薄弱，容易损伤，自腓骨向前方走行，止于距骨外侧关节面的前方。距腓后韧带比距腓前韧带强壮，自外踝后方横行或水平走行，止于距骨结节后部。3条韧带中最长的是跟腓韧带，其自外踝几乎垂直走行延伸至跟骨外侧面。腓侧肌腱位于跟腓韧带的浅层。因部分容积效应及这些韧带倾斜角度的差异，在常规MRI的正交层面上难以完全显示3条韧带（图8.7~图8.10和图8.13）。斜面或薄层3D重建图像十分有助于显示上述结构。

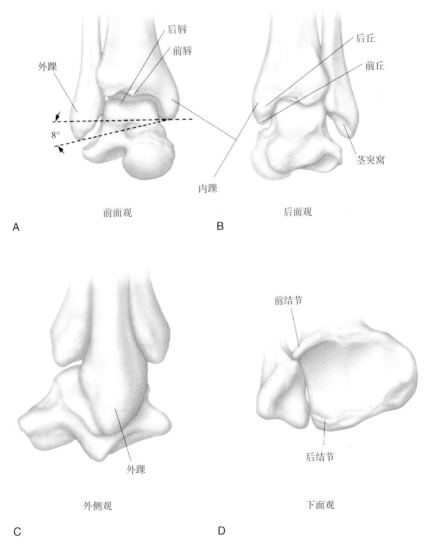

图8.12　踝关节。图A.前面观；图B.后面观；图C.外侧面观；图D.下面观

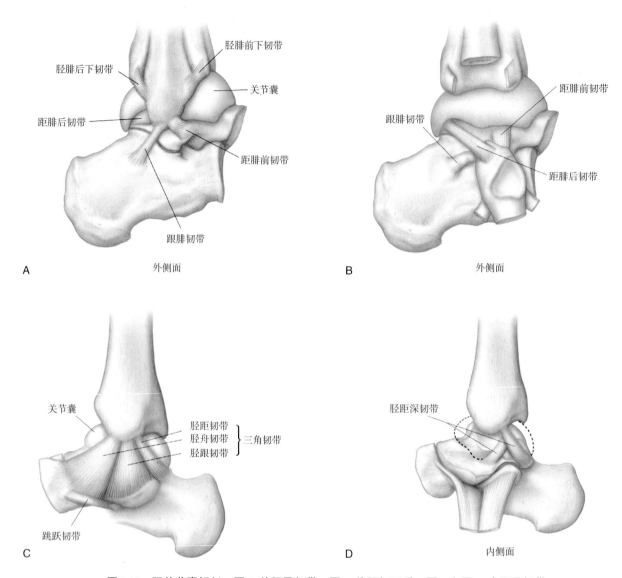

图8.13 踝关节囊解剖。图A.外踝及韧带；图B.外踝打开后；图C和图D.内踝及韧带

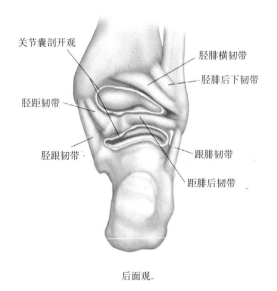

图8.14 踝关节后面观及韧带

Muhle等发现内侧副韧带和距腓后韧带在T_1WI上信号不均匀，为韧带纤维间的脂肪组织所致。

足一般分为三部分：后足，由距骨和跟骨组成；中足，其余的5块足跗骨；前足，由跖骨和趾骨组成。距骨是跗骨中第2块较大的骨，上方与胫骨，两侧与内、外踝，下方与跟骨相关节，距骨头尚与足舟骨相关节（图8.7～图8.10）。距骨下方有3个关节面，其中前、后跟关节面均和相应的跟骨关节面相关节，中跟关节面位于前跟关节面的后方，与载距突相关节（图8.7～图8.10）。跗骨管或跗骨窦位于前中关节面之间，跟距骨间韧带位于跗骨管内，在矢状面MRI图像上易于显示（图8.10）。跗骨管在距骨和跟骨间有一斜行段，高10～15mm，宽5mm，长15～20mm。矢状面MRI上，其易与滑膜炎及距骨骨质破坏混淆（图8.10）。跟骨除3个上关节面外，还与前方的骰骨相关节。有2条主要的韧带直接支持距跟关节即位于跗骨管内较大的距跟骨间韧带和较小的距跟外侧韧带。踝部的这些韧带及邻近肌腱使踝关节更加稳固。

其余的跗骨即骰骨、足舟骨及3块楔骨组成中足。骰骨近端与跟骨相关节,远端与第4、5跖骨相关节(图8.9和图8.10)。骰骨外侧面有一条容纳腓长肌腱的沟(图8.7)。骰骨内侧面与外侧楔骨相关节,在其内侧,足舟骨近端与距骨相关节,足舟骨前方与楔骨相关节,偶尔前者尚与骰骨外侧相关节。在MRI上能显示的另一条韧带为跳跃韧带,其起自跟骨,止于足舟骨粗隆(图8.10和图8.13)。在跗骨背侧和跖侧面尚可见到其他的骨间韧带。

3块楔状骨位于足舟骨远侧和骰骨内侧。内侧楔骨最大,其近端与足舟骨相关节,外侧与中间楔骨相关节,远端与第1、2跖骨相关节。在内、外侧楔骨之间为3块楔骨中最小的中间楔骨,其在近侧与足舟骨相关节,远侧与第2跖骨相关节。外侧楔骨位于中间楔骨和骰骨之间,其与上述两骨相关节的同时,一起在近侧与足舟骨相关节,在远侧与第2～4跖骨相关节。

5块跖骨分别与跗骨相关节。除姆趾只有2块趾骨外,其余足趾均由3块趾骨构成。背侧、跖侧及骨间韧带支持着跗跖关节和跖骨的基底部。跖横韧带连接5块跖骨远端的头部。每一跖趾关节又由侧副韧带和跖侧韧带所支持。足背侧韧带在中足部延伸为伸肌腱。

骨髓的MRI表现因年龄而异。Pal等发现,63%有症状和57%无症状儿童的足部MRI上可见多发孤立或融合的片状信号,其在T_1WI上呈低信号,T_2WI和STIR序列图像上呈高信号。骨髓信号不均匀在未成年人中可视为正常。

七、软组织解剖

下肢肌群来源于下肢胚芽的中胚层,功能性肌群位于筋膜腔内。为了简化足和踝部肌肉的解剖,作者仅对筋膜腔或功能性肌群的起源、走行、作用及其正常变异做一阐述。

小腿部肌肉可分为前、后和外间腔肌群,其中一束肌肉通过膝关节,两束肌肉既跨越膝关节又跨越踝关节。大多数肌肉起自小腿,而作用于足和踝部(图8.13和图8.14)。

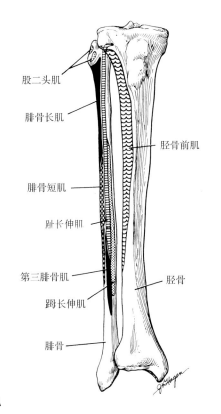
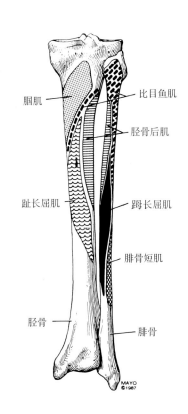

图8.15 胫腓骨肌肉起点。图A.前面观;图B.后面观

八、后侧肌群

后侧肌群被小腿筋膜分为浅、深两层（图8.15和图8.16）。浅层肌群包括腓肠肌、比目鱼肌和跖肌（图8.17）。腓肠肌的内、外侧头分别起自股骨远端的内、外侧髁（图8.18），二头下行，约在小腿上部融合形成肌腹（图8.7A），约在小腿中点移行为扁而宽的肌腱。比目鱼肌附着于腓肠肌腱的前部，在此水平的下方，比目鱼肌肌腱横径变小，肌腱增粗，形成附着在跟骨后部的跟腱或称为Achilles腱（图8.7、图8.10和图8.17）。腓肠肌的作用是使足跖屈，并在非负重状态下协助屈膝，其神经支配来自于胫神经，血液供应主要来自于胫后动脉（表8.2）。

比目鱼肌位于腓肠肌深层（图8.7和图8.17），也有两个头，一个起自腓骨后上部，另一个起自比目鱼肌线和胫骨上端后内侧面（图8.15）。比目鱼肌深面有腘动脉、腘静脉和胫神经走行。比目鱼肌止于腓肠

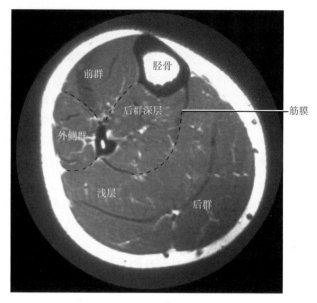

图8.16 小腿横断位 T_1WI，小腿筋膜室及肌肉，标注筋膜分后部肌群为深层与浅层

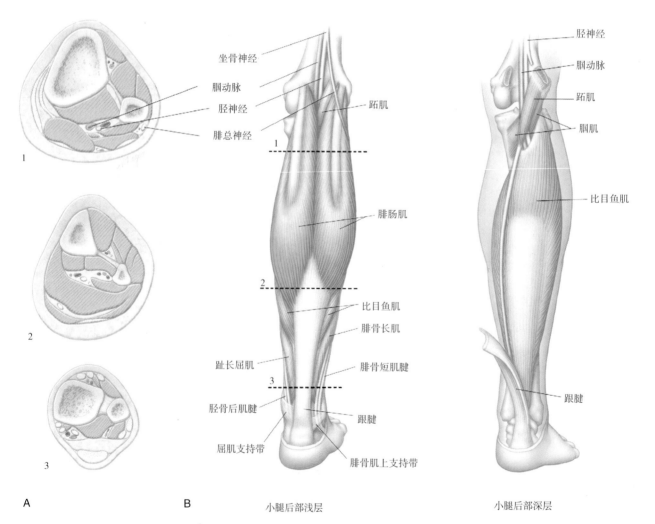

图8.17 小腿后部肌肉。图A.显示小腿后部肌肉浅层，及1、2、3横截面解剖图；图B.小腿比目鱼肌、跖肌和小腿上部血管解剖关系

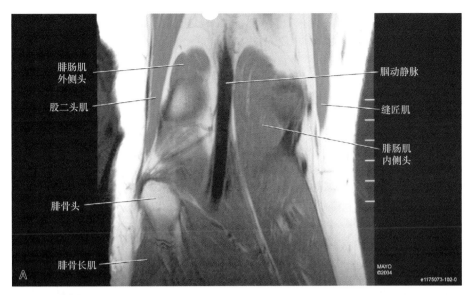

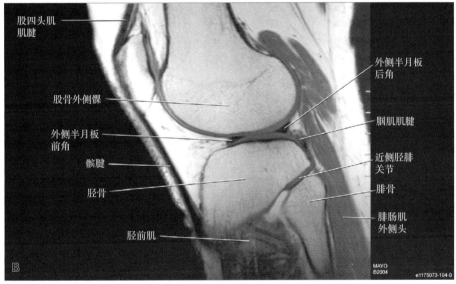

图8.18 冠状面（图A）和矢状面（图B）T_1WI，显示膝关节周围解剖结构及腓肠肌内外侧头起源

表8.2 小腿、足部和踝部肌肉

位置	肌名称	起点	终点	作用	神经支配（部分）	血液供应
后群						
浅层	腓肠肌	股骨内、外髁	跟骨后部	屈膝和足跖屈	胫神经（S_1, S_2）	胫后动脉
	比目鱼肌	胫、腓骨上部	腓肠肌腱	足跖屈	胫神经（S_1, S_2）	胫后动脉
	跖肌	股骨外侧髁和腘斜韧带	跟骨后内侧	屈膝和足跖	胫神经（$L_4 \sim S_1$）	胫后动脉
深层	腘肌	股骨外侧髁和膝关节囊		屈膝和内旋小腿	胫神经（L_5, S_1）	胫后动脉
	姆长屈肌	腓骨中段后面	大姆趾远节趾骨	屈姆趾和踝关节	胫神经（$L_5 \sim S_2$）	胫后动脉
	趾长屈肌	胫骨后部	第2~5远节趾骨	屈第2~5趾和跖屈	胫神经（L_5, S_1）	胫后动脉
	胫骨后肌	胫腓骨后部和骨间膜	足舟骨、楔骨、跟骨和第2~4跖骨	前后足的内收、足内翻和跖屈	胫神经（L_5, S_1）	胫后动脉
外侧群	腓骨长肌	腓骨外侧	第1跖骨和内侧楔骨	外翻和轻度跖屈	腓浅、深神经（$L_4 \sim S_1$）	腓动脉
	腓骨短肌	腓骨外侧	第5跖骨底		腓浅神经（$L_4 \sim S_1$）	腓动脉
前群	趾长伸肌	胫腓骨上部和骨间膜	第2~5趾骨	趾背屈和足外翻	腓深神经（$L_4 \sim S_1$）	胫前动脉
	第三腓骨肌	腓骨远端和骨间膜	第5跖骨底	趾背屈和足外翻	腓深神经（$L_4 \sim S_1$）	胫前动脉
	姆长伸肌	腓骨远端和骨间膜	足姆趾远节	伸姆趾，轻度足背屈和内翻	腓深神经（$L_4 \sim S_1$）	胫前动脉
	胫骨前肌	胫骨外侧和骨间膜	内侧楔骨和第1跖骨	背屈和足内翻	腓深神经（$L_4 \sim S_1$）	胫前动脉

肌腱前面，形成较粗的跟腱。

比目鱼肌（图8.18）不作用于膝关节，主要是使足跖屈。神经支配来自于胫神经，血液供应来自于胫后动脉（表8.2）。

跖肌是浅层肌群的第3块肌肉（图8.17），这块较小的肌肉起自股骨外上髁和腘斜韧带，肌腹仅几英寸长，斜行于腓肠肌和比目鱼肌之间（图8.17），细长的肌腱沿跟腱内侧缘向下走行，止于跟骨、跟腱或屈肌支持带。跖肌偶尔可为双肌腹或完全缺如。跖肌的作用为屈膝和足跖屈，神经支配来自胫神经，血液供应来自胫后动脉（表8.2）。

小腿部后群深层肌包括腘肌、胫骨后肌、足踇长屈肌和趾长屈肌（图8.7 ~ 图8.11 和图8.19）。

腘肌较小，呈三角形，构成腘窝底部的一部分（图8.19）。其起自股骨外侧髁、腘弓状韧带和膝关节囊，附着于比目鱼肌起始部上方的胫骨后上部（图8.19）。腘肌的作用为屈膝和内旋小腿，神经支配来自胫神经，血液供应来自胫后动脉（表8.2）。

足踇长屈肌为3块小腿后群深层肌（踇长屈肌、趾长屈肌和胫骨后肌）中最外侧的一块肌肉（图8.7和图8.19），其起自腓骨中段后面的外侧（图8.15），在踝关节上方移行为肌腱，肌腱在踝关节后方向内侧走行于屈肌支持带的深部（图8.19），并位于内踝后方的胫后肌腱和趾长屈肌腱的后方（图8.7和图8.19）。在跨过距骨后面的足踇长屈肌腱沟后（图8.20），绕过足底止于踇趾的远节（图8.7和图8.29）。踇长屈肌使踇趾屈曲，并可使踝关节跖屈。该肌受胫神经支配，由胫后动脉供血（表8.2）。

趾长屈肌为小腿后群深层肌中靠内侧的肌肉（图8.7），起自胫骨后内侧面的上半部（图8.15），沿着并在胫骨后肌后方下行。在踝部，它位于踇长屈肌和胫骨后肌之间（图8.7）。趾长屈肌腱穿过屈肌支持带、内踝后方后，分为四束分别止于第2 ~ 5远节趾骨（图8.19和图8.29）。这4条肌腱在足底与蚓状肌一起，穿过分叉的趾短屈肌肌腱，向前止于远节趾骨。

趾长屈肌使第2 ~ 5趾屈曲、足跖屈、踝后旋。该肌由胫神经分支支配，胫后动脉分支供血（表8.2）。

胫骨后肌在小腿后群深层肌中位置最深且居中（图8.7和图8.19），起自胫、腓骨和骨间膜的后上部（图8.15），并位于足踇长屈肌和趾长屈肌之间。在经过内踝后方时，该肌腱则位于踇长屈肌腱和趾长屈肌腱之前，是内踝最前方的肌腱（图8.7）。胫骨后肌腱

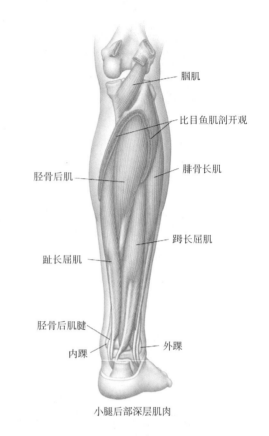

图8.19 小腿后部深层肌肉解剖

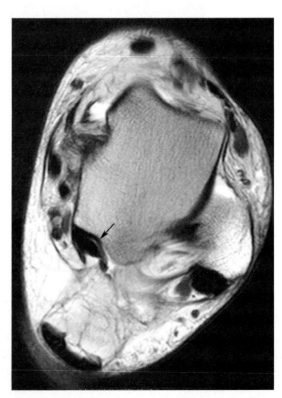

图8.20 3.0T PDWI横断位显示踇长屈肌腱的踇骨沟（箭头）

末端展开，分别止于足舟骨、楔骨及2～3个跖骨基底（图8.7、图8.21和图8.31）。

胫骨后肌可使足内收、内翻和跖屈，由胫神经分支支配，胫后动脉分支供血（表8.2）。表8.2总结了小腿部的肌肉及其功能。

九、小腿神经血管解剖

坐骨神经在腘窝水平直接延续为胫神经，后者经小腿腓肠肌内外侧头之间深达比目鱼肌，在比目鱼肌和胫骨后肌间的深面下行（图8.7和图8.22）。胫神经分支支配小腿所有浅层和深层肌（表8.2）。在踝关节水平，胫神经多位于跗长屈肌和趾长屈肌腱之间（图8.7），并在屈肌支持带的远端分为足底内侧神经和足底外侧神经。

腘动脉是股动脉在通过收肌管时的直接延续（图8.22），其在腘肌水平分为胫前和胫后动脉。胫前动脉在骨间膜上缘上方进入小腿前外侧，而胫后动脉在小腿的深层肌群内与胫神经并行（图8.22和图8.26）。胫后动脉发出肌肉分支供应所有的小腿部肌肉，并发出滋养动脉到胫骨。胫后动脉的最大分支是腓动脉，后者在小腿上部，自胫后动脉发出，毗邻骨间膜和腓骨，并在跗长屈肌腱的深部下行（图8.7和图8.22）。在踝关节水平，腓动脉和胫后动脉形成吻合支，并穿过骨间膜营养足的背侧。动脉通常与静脉伴行，但伴行静脉变异较大，向上汇入腘静脉。

十、前外侧肌群

腓骨长肌和腓骨短肌是外侧肌群的2块肌肉，均起自腓骨的上外侧面。腓骨长肌起点较高，其走行于腓骨短肌表面（图8.15）。这2块肌在外侧筋膜腔内下行，肌腱均进入踝关节上方的总肌腱鞘（图8.7、图8.10和图8.23）。肌腱经外踝的后方和腓骨上下支持带的深部下行，并在足的外侧面分叉（图8.24），腓短肌腱止于第5跖骨底，腓长肌腱向下走行于足内侧缘下方，止于第1跖骨底和内侧楔骨（图8.31）。

外侧肌群的作用为足外翻和辅助足跖屈，其主要由腓浅神经支配，另外，腓骨长肌的一部分由腓总神经或腓深神经的分支支配。血供均来自腓动脉（表8.2）。

十一、前部肌群

前部肌群包括4块肌肉：趾长伸肌，第三腓骨

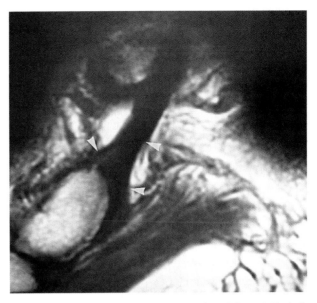

图8.21　矢状位T_1WI显示正常的肌腱略增粗及少许亮点的胫骨后肌腱的足舟骨止点处（箭头）

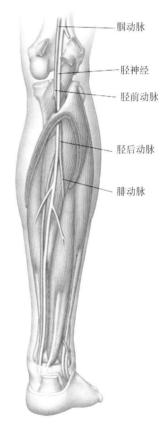

图8.22　显示小腿的主要神经血管结构

肌，跗长伸肌和胫前肌（图8.7、图8.25和表8.2）。

趾长伸肌是前间腔肌群中最靠外侧的肌肉（图8.6和图8.25），起自胫骨外侧髁、腓骨前面和小腿骨间膜（图8.15）。肌腱经伸肌上、下支持带深面下行并分为4条肌腱，分别止于第2～5趾背移行为

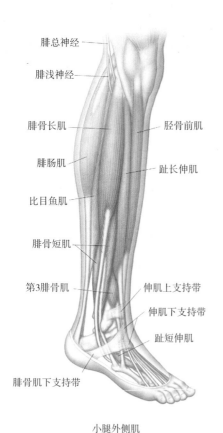

图 8.23 显示小腿外侧肌群

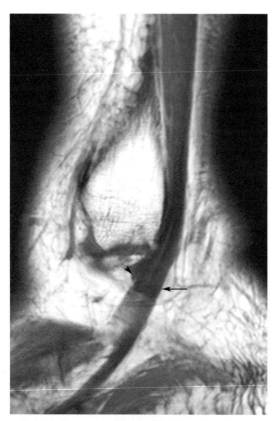

图 8.24 PDWI 矢状位质子相显示腓骨短肌（箭头）和腓骨长肌（箭头）经过外踝的后下缘

趾背腱膜（图 8.25），止于中节和远节趾骨底。趾长伸肌使第 2～5 趾背屈，并辅助足外翻，该肌受腓深神经支配，并接受胫前动脉血液供应（表 8.2）。趾长伸肌起点和止点的解剖变异并不少见，但较少引起 MRI 诊断上的混淆与误判。

第三腓骨肌与趾长伸肌密切相邻，常被认为是后者的一部分，前者起自腓骨远端前面、小腿骨间膜和腓骨短肌筋膜（图 8.15）。第三腓骨肌肌腱经伸肌支持带深面，止于第 5 跖骨底背侧（图 8.25）。该肌受腓深神经支配和胫前动脉供血。第三腓骨肌的大小可有变异，也可完全缺如（表 8.2）。

胫骨前肌起自胫骨外侧面、深筋膜和小腿骨间膜（图 8.15），其向下走行，在小腿下部移行为肌腱，当其经伸肌支持带深面时，位于最内侧（图 8.7），随后沿足内侧下行止于内侧楔骨和第 1 趾骨的足底面（图 8.25）。胫骨前肌是强有力的背屈肌和足内翻肌，由腓深神经支配，胫前动脉供血（表 8.2）。

十二、前外侧肌群的神经血管解剖

腓总神经是坐骨神经的分支之一，并在腘窝外侧走行于皮下，在腓骨头下因位置表浅而易受到直接损伤

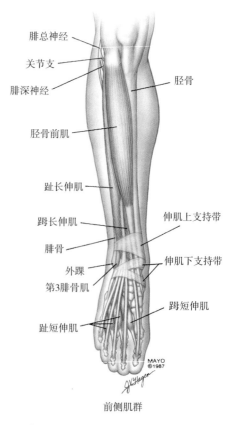

前侧肌群

图 8.25 显示小腿前群肌肉

（图8.26）。腓总神经在腓骨和腓长肌之间下行时分成2个或3个分支：腓浅、腓深神经和关节支。腓浅神经位于腓骨长、短肌之间，并支配这些肌肉和皮下组织。腓深神经位于腓骨长肌深面，向前走行，在小腿骨间膜前方与胫前动脉并行，支配小腿肌前群（表8.2）。

胫前动脉从小腿上部穿骨间膜，沿骨间膜前面与腓深神经并行（图8.26），供应小腿前群肌，至足背移行为足背动脉（图8.33）。表8.2概括了小腿肌及其功能和神经血管分布。

十三、足肌

足肌通常按层来描述，而不像小腿肌那样按肌间腔来讨论（图8.27）。

足底肌的浅层包括𧿹展肌、趾短屈肌和小趾展肌。𧿹展肌起自跟骨结节内侧突、屈肌支持带和足底腱膜之间，止于𧿹趾近节趾骨底内侧（图8.7、图8.9和图8.28）。足底内侧和外侧血管与神经（图8.7）由肌肉深部进入足部，𧿹展肌主要由足底内侧动脉和神经供应与支配，其作用为外展大𧿹趾的跖趾关节（MTP jiont）（表8.3）。

趾短屈肌居足底浅层肌群中央（图8.7、图8.8和图8.28），起自跟骨结节内侧突和足底筋膜。4条肌腱行至近节趾骨水平分为两个腱头，止于中节趾骨，趾长屈肌穿过分叉的2个肌腱头。趾短屈肌的作用为屈第2～5趾，受足底内侧神经支配和足底内侧动脉供血，内侧足底神经与动脉与走行于趾短屈肌深部的足底外侧神经与动脉伴行。小趾短屈肌腱缺如并不少见，约占38%（表8.3）。

小趾展肌位于足底浅层肌的最外侧（图8.7和图

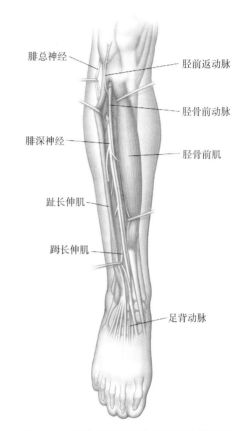

图8.26 显示小腿前部血管神经血管解剖

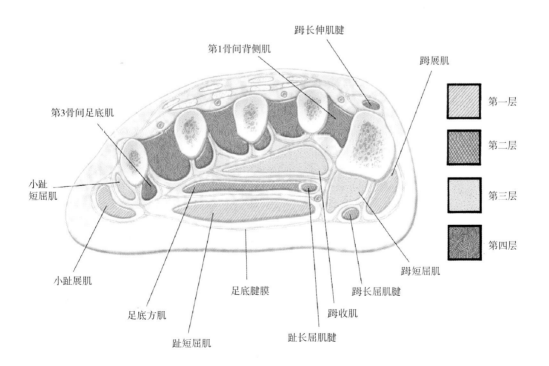

图8.27 显示足的肌肉群

8.28），其起自跟骨结节外侧突以及内侧突远端，止于小趾近节趾骨底外侧，作用为屈和外展小趾的跖趾关节（MTP joint）。受足底外侧神经的支配和足底外侧动脉的供血（表8.3）。

足部的第二层肌群由𝆑长屈肌腱、趾长屈肌腱以及足底方肌和蚓状肌组成（图8.9和图8.29）。

足底方肌以两个头起自跟骨结节的内、外侧面，在趾长屈肌腱分为4个腱头前止于其后外侧缘（图8.7、图8.9和图8.29）。足底方肌辅助趾长屈肌屈第2~5趾，受足底外侧神经的支配和足底外侧动脉的供血。偶尔，此肌肉的外侧头甚至整块肌肉完全缺如（表8.3）。

4块蚓状肌均起自趾长屈肌腱，向远端走行，止于第2~5跖趾关节的内侧面（图8.29）。其作用为屈跖趾关节（MTP）。最内侧的蚓状肌由足底内侧神经支配，而外侧的其他3块蚓状肌则由足底外侧神经支配，4块蚓状肌由足底内、外侧动脉供血。有文献报道，蚓状肌可有一条或多条缺如，偶尔仅见2条蚓状肌止于第4、5趾（表8.3）。

足底的第三层肌肉包括𝆑短屈肌、𝆑收肌和小趾短屈肌（图8.7和图8.30）。𝆑短屈肌起自骰骨和内侧楔骨底，且有两个肌腹（图8.30），肌腱止于𝆑趾底的侧面和籽骨，作用为屈𝆑趾，由足底外侧神经支配和足底外侧动脉供血。

𝆑收肌有斜头和横头（图8.30）两个头，斜头起自足底长肌腱和第2~4趾骨底，较小的横头起自第3~5跖趾关节囊和深横韧带，这两个头在𝆑趾外侧汇合止于足𝆑短屈肌腱的外侧头。𝆑收肌内收和屈𝆑指，还协助屈近节趾骨和维持横弓。其由足底外侧神经支配和足底外侧动脉供血（表8.3）。

小趾短屈肌起自骰骨和第5趾骨底，止于小趾近节趾骨底外侧（图8.30）。作用是屈小趾，由足底外侧动脉分支供血和足底外侧神经的分支支配。

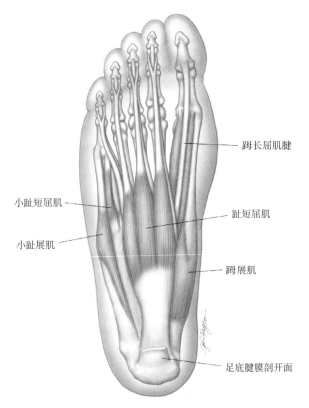

图8.28 显示足底浅层肌肉

表8.3 足部肌肉

位置	肌名称	起点	止点	作用	神经分布（节段）	血液供应
足底浅层						
第一层	𝆑展肌	跟骨内侧、足底腱膜、屈肌支持带	𝆑趾近节趾骨	外展𝆑趾	足底内侧神经（L_5, S_1）	足底内侧动脉
	趾短屈肌	跟骨内侧、足底筋膜	第2~5趾的中节趾骨底	屈第2~5趾	足底内侧神经（L_5, S_1）	足底内侧动脉
	小趾展肌	跟骨结节外侧突	小趾近节趾骨底外侧	屈和外展小趾	足底外侧神经（S_1, S_2）	足底外侧动脉
第二层	足底方肌	跟骨结节内、外侧突	趾长屈肌腱	屈第2~5趾末节趾骨	足底外侧神经（S_1, S_2）	足底外侧动脉
	蚓状肌	趾长屈肌腱	2~5跖趾关节	屈跖趾关节	足底内、外侧神经（S_1, S_2）	足底内、外侧动脉
第三层	𝆑短屈肌	骰骨和内侧楔骨	𝆑趾近节趾骨底	屈𝆑趾	足底内侧神经（L_5, S_1）	足底内、外侧动脉
	𝆑收肌	第2~4趾骨底和第3~5跖趾关节囊和深横韧带	𝆑趾	内收𝆑趾支持深横韧带弓	足底外侧神经（L_5, S_1）	足底内侧动脉
	小趾短屈肌	骰骨和第5趾骨底	小趾近节趾骨底	屈小趾	足底外侧神经（S_1, S_2）	足底外侧动脉
第四层	骨间背侧肌	跖骨底	第2~4趾近节趾骨底	外展第2~4趾	足底外侧神经（S_1, S_2）	足底外侧动脉
	骨间足底肌	跖骨底	第3~5趾近节趾骨底	内收第3~5趾	足底外侧神经（S_1, S_2）	
足背	趾短伸肌	跟骨上面、外侧跟距韧带、伸肌支持带	第2~4趾近节趾骨底	伸第2~4趾	腓深神经（L_5, S_1）	足背动脉

足肌的第四层也是最深层，由7块骨间肌组成：3块在足底，4块在足背（图8.9和图8.31）。4块骨间背侧肌均以两个头起自跖骨的相对面（图8.9和图8.31），其肌腱止于近节趾骨底，其中两个内侧肌腱止于第2近节趾骨内外侧，第3和第4肌腱分别止于第3、4近节趾骨的外侧面。3块骨间足底肌起自第3～5跖骨底，分别止于第3～5近节趾骨的内侧面。骨间背侧肌起外展作用，骨间足底肌起内收作用。所有的骨间肌均由足底外侧动脉分支供血和足底外侧神经的诸分支支配（表8.3）。

趾短伸肌（图8.9和图8.25）属足背肌，这个宽而薄的肌起自跟骨上面、距跟韧带外侧和伸肌支持带。其向内侧斜行形成4个肌腱，止于踇趾近节趾骨外侧和第2～4趾长伸肌腱外侧。趾短伸肌可延伸至踇趾和第2～4趾，由腓深神经支配和足背动脉供血。足肌的位置、作用和神经支配见表8.3。

根据MRI或CT上软组织对比所提出的软组织间腔的概念已广泛应用于足部软组织感染和肿瘤的诊断。尽管这个概念仍存在争议，但大多数临床医师认为足底间腔由足底腱膜延伸至背侧的肌间隔分割而成（图8.32）。内侧间隔（图8.32）由足底腱膜向足背上行，止于足舟骨、内侧楔骨和第1跖骨底外侧面，外侧间隔（图8.32）由足底腱膜延伸至第5跖骨的内侧面，这样就形成了外侧、中央或中间和内侧肌间腔（图8.32）。内侧肌间腔包括踇展肌、踇长屈肌、踇短屈肌和踇长屈肌腱。外侧肌间腔包括趾短屈肌和小趾

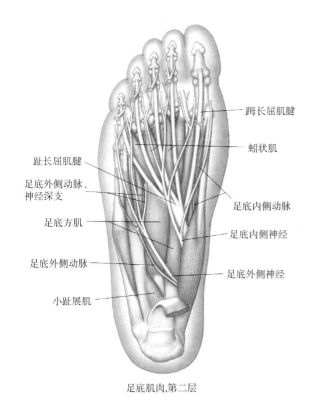

图8.29 显示的第二层足底肌肉，以及足底血管、神经

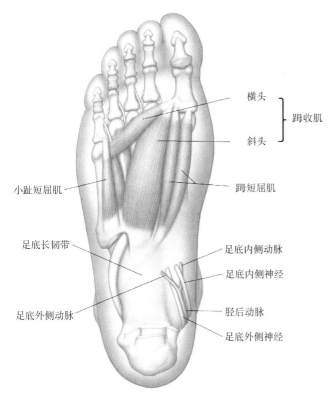

图8.30 显示的第二层足底肌肉，以及足底血管、神经

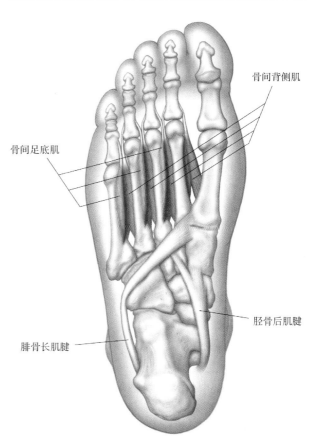

图8.31 显示第四层足底肌肉及腓骨长肌、胫骨后肌附着点

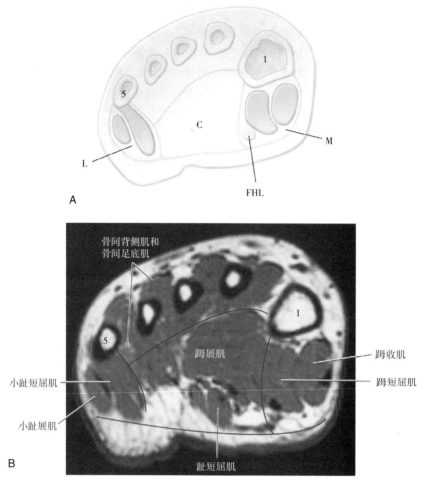

图8.32 足背的神经血管解剖

展肌。中间肌间腔有三层，包括趾短屈肌、趾长屈肌腱、足底方肌、蚓状肌和跗收肌。感染多顺着这些肌间腔蔓延。

十四、足的神经血管分布

胫前动脉位于胫骨前内侧，在踝部伸肌腱和支持带的深面走行（图8.33）。在踝部胫前动脉与腓动脉穿支吻合，共同供应踝关节周围组织。当胫前动脉从伸肌支持带穿出后，移行为表浅的足背动脉。足背动脉发出足底深动脉后移行为第1跖背动脉，后者向远端走行，移行为第1和第2趾背动脉。足背动脉分支包括跗内侧动脉、跗外侧动脉、弓状动脉及其跖背动脉分支（图8.33）。

胫前动脉、足背动脉和第1跖背动脉与腓深神经伴行，供应小腿和足前部肌肉。腓浅神经越过腓骨前方，支配腓骨长、短肌和足部的外侧面（图8.32）。

胫后动脉分为足底外侧动脉和足底内侧动脉两终支，在屈肌支持带深部走行，与由胫神经分出的足底内、外侧神经和同名静脉分支伴行（图8.34）。

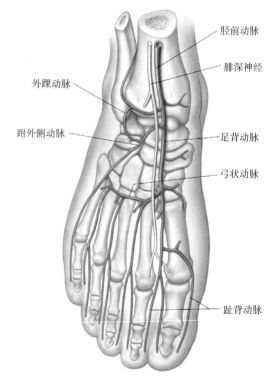

图8.33 显示足背血管神经解剖

足底内侧动脉是胫后动脉两个分支中较细的一支，其最后移行为第1趾动脉的趾支。足底外侧动脉较粗，在中足水平形成足底弓，由弓发出4条跖足底动脉及各自的趾动脉远端分支（图8.34）。足底外侧动脉发出穿支与足背动脉相吻合。趾动脉有很多细微的变异。

腓动脉下行至外踝下方后移行为位于跟骨表面的跟骨外侧动脉。表8.3总结了足肌的神经血管分布。

十五、误判和正常变异

MRI的误判可能与部分容积效应、流动伪影或其他MRI伪影及正常解剖变异有关。正确认识这些非病理性因素可以避免误判和不必要的治疗。

小腿、足和踝部有许多软组织变异。当涉及MRI的细微变化时，肌肉的变异可能会导致诊断困难。例如，腓肠肌可能只有一个头，即常见的内侧头；腘肌可起自腓骨头内侧面，止于胫骨斜线上方，这种变异的发生率为14%。正常腘肌的起止位置见图8.18。副屈肌，如副趾长屈肌相当常见，其起自胫、腓骨下段和骨间膜下部，经屈肌支持带前面，止于趾长屈肌腱和足底方肌腱。Cheung等在100名无症状的志愿者中发现有6%的副趾长屈肌变异。Eberle等发现8%的人群存在该变异。跗屈综合征可在该肌肉存在的情况下出现。

某些变异可引起CT或MRI上的混淆。几块肌肉可以融合成一块。偶尔，腓骨长肌止点可延伸至第3~5跖骨底。副腓骨肌可起自腓骨长肌和腓骨短肌之间的腓骨，其肌腱常附着在足底的腓骨长肌腱上。

腓骨方肌的出现率为10%~13%，男女比例为3：1。此肌起自腓骨长肌和腓骨短肌之间腓骨的后面。据报道，依照腓骨方肌止点的不同有三种变异，第一种变异为其止于跟骨（跟腓外侧面）、第二种变异为其止于骰骨（腓跟骨），第三种变异为其止于腓肌腱（腓长肌）。腓骨方肌与一些临床病症如疼痛、关节不稳定关系密切，也与腓骨肌腱半脱位有关。MRI上可见腓骨方肌腱位于腓骨长肌腱和腓骨短肌腱后方（图8.35）。

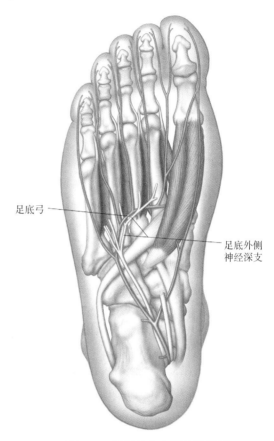

图8.34 显示足底血管神经解剖

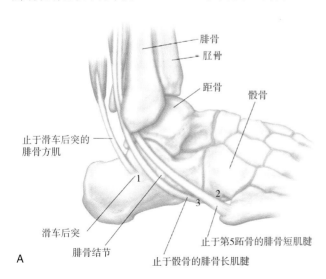

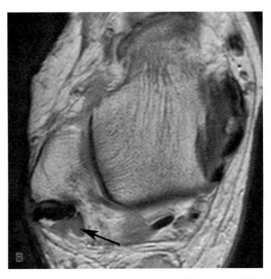

图8.35 图A.腓骨方肌示意图。腓骨方肌可止于滑车后突（1）、骰骨（2）或腓骨长肌腱（3）；图B.轴面MRI图像显示腓骨方肌腱位于腓骨短肌腱和腓骨长肌腱的后内侧

小趾腓骨肌罕见，起自腓骨下段，止于小趾背侧。

副比目鱼肌也是一个重要的解剖变异，肌束可延伸至跟腱前脂肪（Kager脂肪垫）处。该肌可能被意外发现，亦可伴有一些临床症状。患者可出现软组织肿块或运动后疼痛。MRI可证实此种变异的存在（图8.36和图8.37），并能将其同肌肉撕裂或肿瘤区分。

在1%无症状患者中可出现腓跟间肌，其中75%为双侧。该肌起自跟长屈肌外侧和腓骨后面，走行至载距突下方时位于跟长屈肌的后外侧，止于跟骨。当其在载距突下方走行时，在矢状面和轴面MRI上均可显示腓跟间肌和跟长屈肌腱（图8.38）。腓跟间肌不会形成软组织肿块或引起神经血管压迫，但可与其他副肌并存。然而，在某些情况下，跟腓间肌可能推挤跟长屈肌，从而间接地压迫血管和神经。

骨骼解剖变异和副骨也相当常见（图8.39和图8.40）。副骨在常规X线平片和CT上均容易被发现，但在MRI上却不易辨别（图8.41），这就是在分析MRI前要与X线平片相对照的原因之一。常见的副

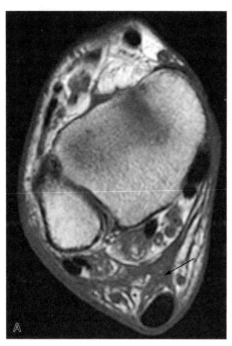
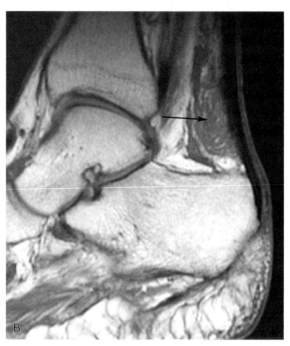

图8.36 副比目鱼肌。轴面（图A）和矢状面（图B）T_1WI显示副比目鱼肌（箭头）

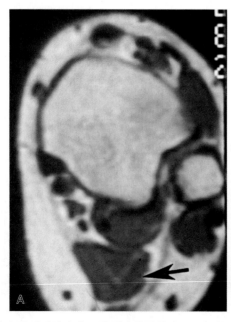
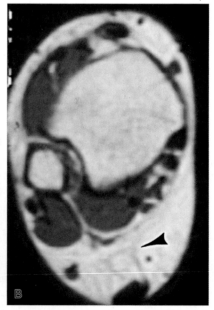

图8.37 踝关节痛和踝后肿胀患者。使用头线圈检查可进行双足对比并可检出微小病变。双踝关节轴面SE序列T_1WI显示左侧副比目鱼肌（图A，箭），如不与对侧踝关节对照，其可被漏诊。右侧（图B，箭头）相同部位为正常的跟腱前脂肪

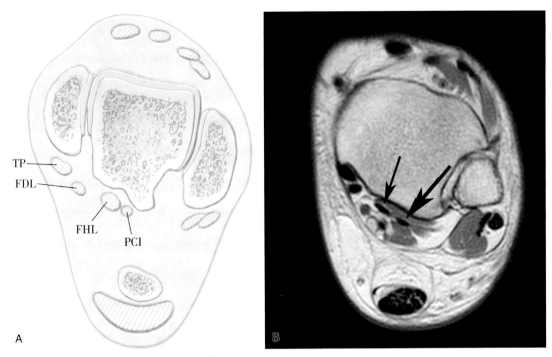

图8.38　图A.踝部轴面示意图显示内侧为4条肌腱：胫骨后肌腱（TP）、趾长屈肌腱（FDL）、踇长屈肌腱（FHL）和跟腓骨间肌腱（PCI），而非常见的3条肌腱；图B.轴面T₁WI图像显示跟腓骨间肌腱（大箭头）位于趾长屈肌腱外侧（小箭头）

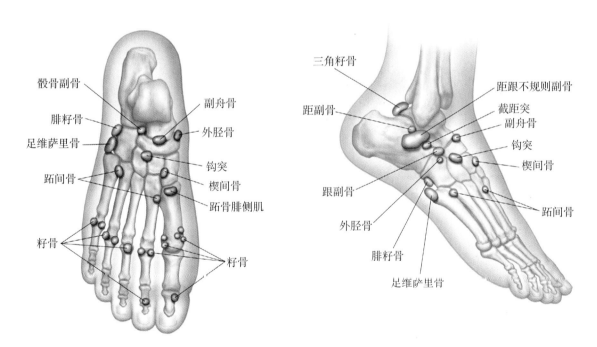

图8.39　足部副骨

骨包括副舟骨，腓骨肌副骨，腓侧下副骨，载距突副骨。载距突副仅见于1%的人群，该副骨位于载距突的后缘，其可引起临床症状，但是需要同骨折鉴别。

副舟骨具有三种类型，Ⅰ型为类圆形、位于胫骨后肌肌腱（PTT）止点内部的副骨，Ⅱ型则为类三角形，并同舟骨形成纤维软骨相连的关节（图8.42），过度运动可导致这种纤维软骨假关节出现临床症状。

Ⅲ型为舟骨内侧结节肥大或者三角形的突起。Ⅱ型副舟骨在胫骨后肌腱（PTT）功能障碍的患者中常见。

MRI上常可见到距骨后关节面假性缺损（图8.43），表现为关节后缘不规则区（图8.43），其在T₁WI和T₂WI上均呈低信号。86%的患者累及双侧，这种假性缺损不应与骨质侵蚀和骨软骨骨折混淆。

跟骨的外缘存在两处隆起，其一为腓骨肌腱结节，见于40%的人群，为腓骨肌腱穿过纤维骨性隧道的骨性部分，其二为后滑车隆起，位于胫骨肌腱结节的后缘，为腓骨方肌肌腱的止点（图8.35A）。

研究显示假性骨软骨缺损位于胫骨远端（胫腓后韧带沟）和距骨，易同骨质侵蚀和骨软骨骨折混淆。

Noto等回顾性分析30例患者MRI正常变异的MRI表现后发现，常见的变异包括胫距关节后缘不规则（27/30例），肌腱附着点信号强度变异（不应与肌腱断裂混淆）和环绕正常肌腱鞘内的少量积液，后者特别难于同早期肌腱炎或滑膜炎区别。

健康人的足踝肌腱腱鞘内存在少许积液，屈肌腱鞘较伸肌腱鞘多见，且运动员或运动量大的人群较一般人常见。跟骨后滑囊的少量积液见于53%~68%的患者。关节滑液量增多（18%~34%）和腱鞘周

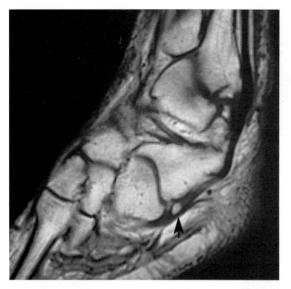

图8.40 矢状面质子密度加权像显示腓籽骨（箭头）

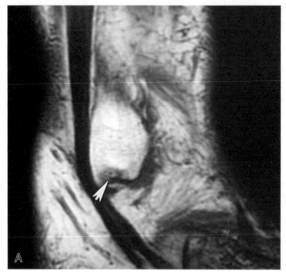

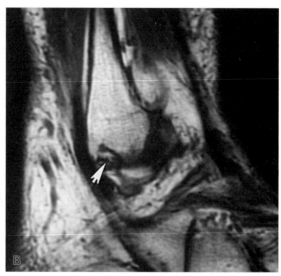

图8.41 图A、图B：矢状面SE序列T_1WI显示腓下副骨（箭头）。要判定其为小骨还是病变非常困难，应依据其大小和骨髓含量而定

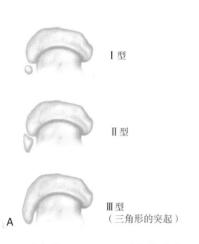

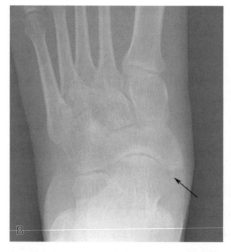

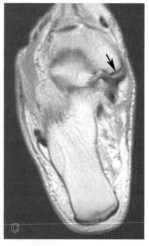

图8.42 副舟骨。图A.显示副舟骨的类型：Ⅰ型，圆形和分离的；Ⅱ型，三角形伴纤维连结；Ⅲ型，舟骨内侧结节肥大或三角形的突起。图B.足前后位X线片显示典型的Ⅰ型副舟骨。图C.轴面T_1WI显示胫骨后肌腱止点典型的Ⅱ型副舟骨及纤维连接（箭头）

围积液增多（22%）也较常见。

踝间后韧带是位于胫腓后韧带和腓距后韧带之间的正常变异（图8.44）。踝间后韧带由于与后踝撞击综合征有关，所以在整形外科中比较受重视。

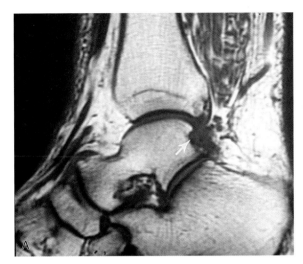
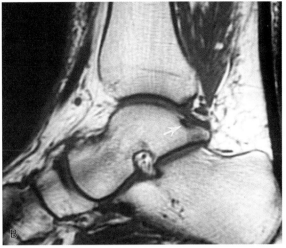

图8.43　图A、图B.矢状面SE序列T_1WI显示距骨后关节缘附近的低信号区，为假性骨质缺损（箭头）

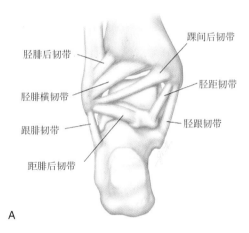

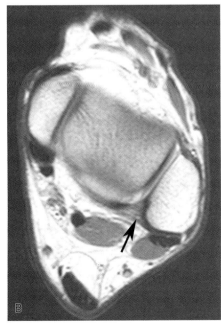
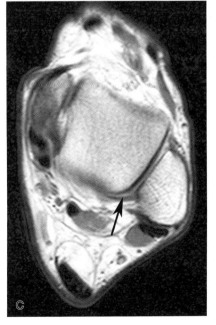

图8.44　踝间后韧带。图A.后面观示意图；图B、图C.轴面T_1WI显示踝间后韧带（箭头）

Rosenbery等研究了此韧带的MRI表现后发现，其在轴面或冠状面图像上最易显示（图8.44），19%此韧带的变异可被MRI检出。采用3D GRE序列成像更容易观察该韧带。

Firoella等在踝部后冲击综合征患者的MRI上发现踝间后韧带的特征性改变。在缺乏其他原因的情况下，突出的踝间后韧带是造成后踝撞击综合征的最可能原因。其中1名患者行踝关节镜检查的同时行关节镜下踝间后韧带切除术后症状消失。

部分容积效应也可造成MRI上的明显异常，在判断复杂的韧带解剖及韧带呈扇形附着或多头韧带所致的信号变化时，部分容积效应显得尤为显著。采用多层面、多方位成像有助于解决这个问题。

当组织结构如肌腱或韧带与磁场方向（B_0）成55°时，会产生"魔角"效应，形似明显的病变。两者之间的角度为55°时，肌腱或韧带的信号强度最高；夹角在45°~65°则呈中等信号强度。这种现象在短TE的SE序列或GRE序列图像上最常见（图8.45）。在肌腱和韧带附着点由于部分肌纤维分散走行，也可造成魔角效应而致信号不均，作者认为这种现象和部分容积效应的MRI表现类似（图8.45）。

十六、临床应用

近年MRI在小腿、足和踝部的应用不断扩展。由于其具有定位方便、多平面成像和良好的软组织对比等优点，使之成为许多足和踝部疾病的理想检查方法。作者认为MRI最常应用于外伤特别是软组织损伤、肿瘤、感染、骨坏死、神经压迫综合征和糖尿病足的诊断。

十七、外伤

足和踝部损伤占急诊患者的10%以上。普通X线平片和常规影像学检查技术仍是评价急性骨骼损伤的最佳方法，而MRI则更适于诊断慢性损伤后综合征和某些软组织损伤。Karasick等发现，当前足疼痛的患者在常规X线平片上表现正常时，MRI对于病变的评价就显得更为重要。

十八、骨折

使用普通X线平片可诊断多数骨骼损伤，然而，MRI更有利于早期诊断轻微骨折，骨挫伤和完整评估骨折形式，骨骺损伤，相关软组织损伤。而MRI则更常用于软组织损伤的评估，且MRI不会漏诊骨骼损伤。轻微的骨髓损伤（骨挫伤和骨髓水肿）可能在传统的影像学检查难以发现（图8.46和图8.47）。

骨髓水肿和骨挫伤可位于多个部位。T_1WI低信号，T_2WI和STIR高信号区域在足部MRI图像上常见。病因尚不明确，但也许和创伤或拉伤相关（图8.48）。

骨髓水肿并非特异性，尤其在儿童中。Pal等报

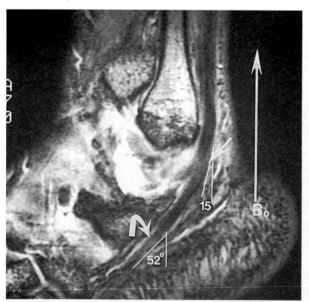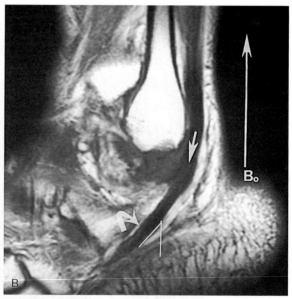

图8.45　矢状面GRE序列（图A）和SE序列T_1WI（图B）显示滑膜炎患者的腓骨肌腱，在该肌腱近端（直箭头）和远端（弯曲箭头）可见小片状高信号。肌腱远端与磁场的角度为52°，其信号升高是由"魔角"效应所致。肌腱近端信号升高是由于邻近组织炎症的部分容积效应所致

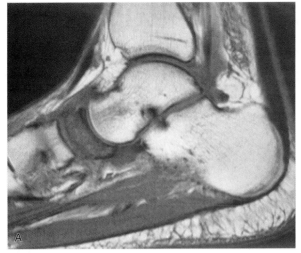
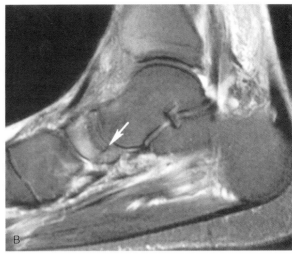
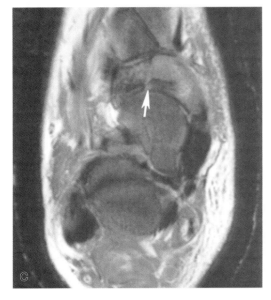

图8.46 中足痛患者，X线平片未发现异常。矢状面T_1WI（图A），矢状面T_2WI（图B）和轴面T_2WI（图C）显示足舟骨骨髓水肿和骨折（箭头），图C显示更为清晰

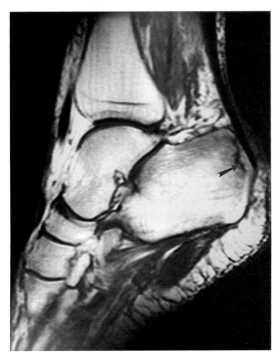

图8.47 矢状面质子密度加权像显示跟骨轻微骨折（箭头）

道了儿童检查中的T_1WI和T_2WI图像上的异常信号。57%的受检者并无临床症状，这些异常信号是由于生长和骨髓转化导致，在今后的随访中发现这些异常信号在15岁后消失，从而进一步证实了异常信号是由红骨髓转化导致。

骨挫伤由急性创伤导致，7%~25%的踝关节扭伤者伴随骨挫伤。轴向负荷伤可导致跟骨的双侧骨挫伤。骨挫伤的影像学表现同骨髓水肿类似，信号改变同微骨折和出血相关，进一步应力可导致骨挫伤区域的完全骨折。

应力性骨折和不全骨折在足踝常见，应力骨折同相应骨头受力相关，当受损的骨头进一步受到不正常的应力时，可出现不全骨折。足部应力性骨折往往发生于第2~4跖骨颈和跖骨体（图8.49）。跖骨基底部受累常见于芭蕾舞者，亦可累及舟骨和第5跖骨基底部。应力性反应是应力性骨折的第一阶段。水肿和充血致使破骨细胞活跃，受累区域显示为边界模糊的异常信号区，为T_1WI低信号，T_2WI或STIR序列高

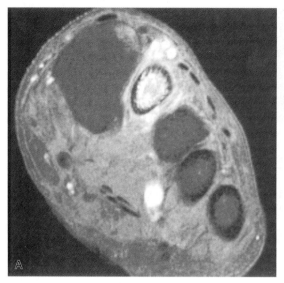 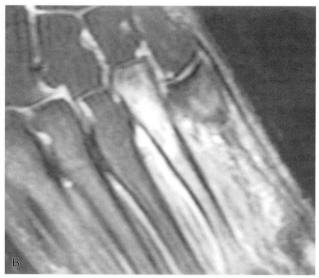

图 8.48 应力反应。脂肪抑制轴面 T_1WI（图 A）冠状位（图 B）显示第 2 跖骨近端而无骨皮质断裂

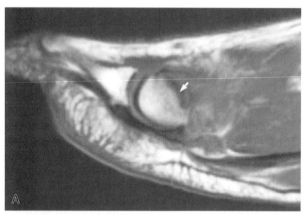 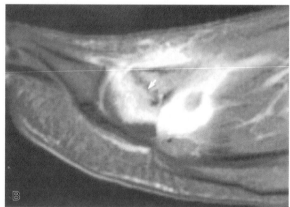

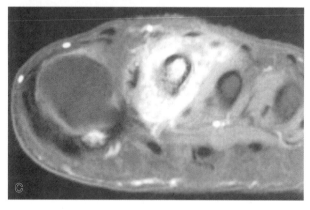

图 8.49 第 2 跖骨颈应力骨折。矢状面 T_1WI（图 A）脂肪抑制 T_2WI（图 B）显示骨折线（箭）及明显的软组织水肿。T_2WI（图 C）显示广泛的软组织水肿及早期的骨痂形成

信号改变。随着时间的推移，一条骨折线可清晰显示，尤其是在舟骨和跟骨（图 8.46 和图 8.50）。跖骨的应力骨折早期可形成围绕骨折区域的骨膜骨痂（图 8.49C），可横轴位、冠状位和矢状位 MRI 图像上观察到。MRI 较核素扫描更具敏感度和特异度，尤其是对于老年和骨质疏松的患者。Arendt 和 Griffiths 按照 MRI 表现和骨髓、骨皮质、骨膜累及的程度将应力性骨折分为 0~4 度。0 度为正常，1 度为骨膜水肿，且不伴有骨髓信号异常；2 度为骨膜和骨髓水肿；3 度同

2 度相似，但区域更趋向于清晰（图 8.51）。4 度同 3 度类似，但可见不连续的骨折线（图 8.52）。

Robbins 等发现，MRI 有助于诊断跟骨前上突轻微骨折。如果这些骨折不尽早固定，可导致非愈合性疼痛。局限于跟骨前上突的骨髓水肿常伴有分歧韧带撕脱。跟骨前上突和骰骨内的骨髓水肿是一种称为"夹式损伤"（nutcracer lesion）的冲击性骨折，常见于运动员如体操运动员。

骨软骨骨折可见于急性损伤或慢性创伤性反应

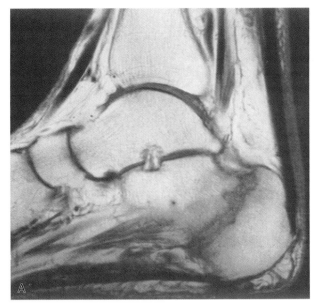
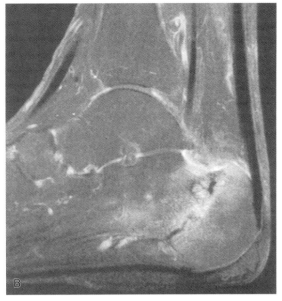

图 8.50　跟骨应力骨折。矢状面 T_1WI（图 A）和脂肪抑制 T_2WI（图 B）显示骨折线及骨髓水肿

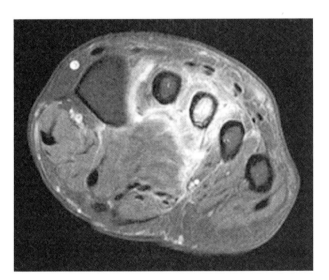

图 8.51　Ⅲ 级。轴面快速自旋回波 T_2WI 显示骨髓及骨膜水肿伴软组织肿胀

（剥脱性骨软骨炎）。两者均可被 MRI 诊断和分类，距骨圆顶（图 8.53）为常见部位，占剥脱性骨软骨炎的 4%。

Berndt 和 Harty 根据距骨圆顶软骨完整性和碎片部位将骨软骨损伤分成四度。Ⅰ度为累及软骨下骨但软骨连续性完好，Ⅱ度为部分骨软骨碎片剥离；Ⅲ度为骨软骨完全剥离，但位于原位；Ⅳ度为完全剥离，且骨软骨碎片移位（图 8.54 和图 8.55）。MRI 检查有利于距骨圆顶损伤的分类，使用横轴位和冠状位可检出病灶的具体部位和大小（图 8.56 和图 8.57）。

Magee 等报道的外伤后 6 周仍有踝部持续性疼痛、常规 X 线平片检查无异常的 30 名患者，经局部 MR 成像后可以发现有距骨顶损伤的存在（图 8.56 和图 8.57）。常规 X 线平片上正常者，57% 患者 MRI

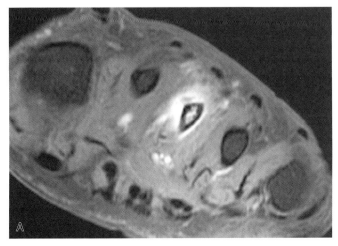
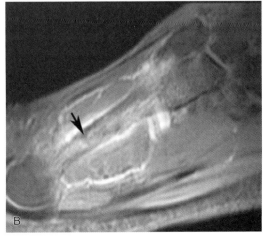

图 8.52　Ⅳ 级。轴面快速自旋回波 T_2WI 显示骨髓及骨膜水肿（图 A），矢状面快速自旋回波 T_2WI 显示分离的骨折线（箭头）

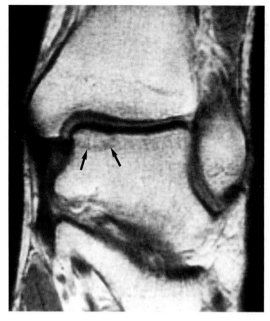

图 8.53 冠状面 T_1WI 显示距骨圆顶骨折 I 级（箭头）

有阳性发现。距骨顶骨折的早期发现对临床行早期制动治疗非常重要（图 8.56）。MRI 可准确判断病灶的部位和分期，MRI 的 2 个层面可共同判定病灶的大小和部位。冠状位和矢状位 DESS 成像可准确的观察软骨细节。3D GRE、PDWI、抑脂 T_2WI 快速 SE 序列亦可应用于病灶检测。Ⅱ度病灶可见高信号的积液延伸入剥脱口，Ⅲ度病灶可见积液环绕剥脱碎片。MRI 直接关节造影或静脉注射间接关节造影并不常用，其可用于关节腔积液同慢性肉芽组织的鉴别。

早期骨软骨损伤采用非手术治疗。Ⅲ期和Ⅳ期的病灶通常需要手术清除或切除。

MRI 可很容易检出和随访骺板损伤，T_2WI、T_2^*WI、STIR 和 DESS 最有助于诊断骨骺早闭。骺板损伤的详细阐述见第十五章。MRI 也可检出伴发的软组织损伤，尤其是肌腱和韧带的损伤。

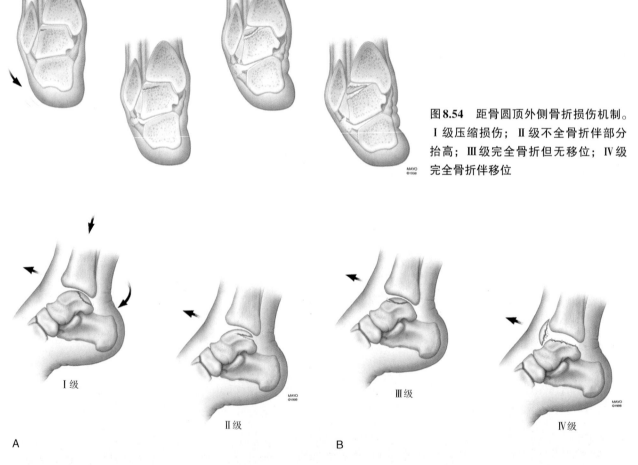

图 8.54 距骨圆顶外侧骨折损伤机制。Ⅰ级压缩损伤；Ⅱ级不全骨折伴部分抬高；Ⅲ级完全骨折但无移位；Ⅳ级完全骨折伴移位

图 8.55 距骨圆顶内侧骨折损伤机制。Ⅰ级压缩损伤；Ⅱ级不全骨折伴部分抬高；Ⅲ级完全骨折但无移位；Ⅳ级完全骨折伴移位

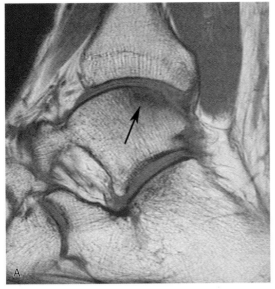
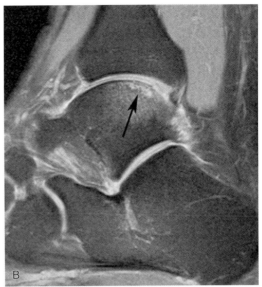
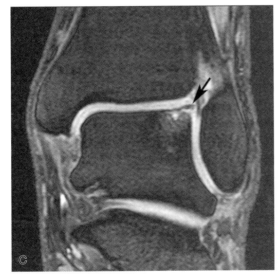

图8.56 矢状面T_1WI（图A）和T_2WI（图B）显示距骨圆顶骨髓水肿（箭头）冠状面DESS序列（图C）显示部分抬高的外侧距骨圆顶（Ⅱ级，箭头）

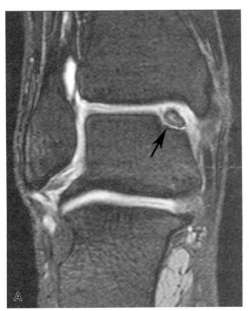
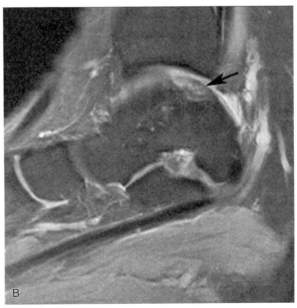

图8.57 内侧距骨圆顶骨折。冠状面DESS序列（图A）和矢状面快速自旋回波T_2WI（图B）显示更深、更靠后的Ⅲ级损伤（箭头）伴有骨软骨碎片间的积液

十九、韧带损伤

运动员踝关节损伤较常见。据报道，在篮球运动员中外踝扭伤占45%，除此之外，17%～25%的运动员因为踝关节损伤结束了运动生涯。内踝损伤占5%及联合扭伤占踝关节扭伤的10%。联合损伤合并踝榫眼式关节不稳常合并腓骨高位骨折。韧带损伤分为3级。1级为少许纤维断裂，2级为50%纤维束断裂；3级为韧带的完全断裂。

临床根据损伤的范围评估踝关节扭伤的程度。1度为受累区域周围软组织肿胀，2度和3度损伤区域软组织肿胀更明显，出现瘀斑，另外3度扭伤可导致关节不稳。

踝部韧带、关节囊和主要支持结构在本章的解剖章节中已有阐述。由于足和踝部的肌腱和韧带的解剖复杂，因此，这些结构难以在单一层面的MRI上完全显示出来，且部分容积效应与魔角效应均可导致MRI检查的假阳性。此时，3D薄层（1mm）MRI可能会有助于诊断，但作者并不将MRI作为诊断常见的踝部韧带撕裂和扭伤的首选检查方法。

在选择影像检查技术（如关节造影、肌腱造影、MRI、MR关节造影）以前，必须考虑临床表现和可疑损伤的类型，如一条韧带或2条外侧韧带复合性损伤。如果怀疑有2条韧带损伤，则应考虑手术治疗。但大多数患者即使同时合并距腓前韧带和跟腓前韧带损伤，也多选择保守治疗。因而，MRI或侵入性检查仅用于某些特定的患者，主要是运动员。

常规MRI检查序列包括冠状位或矢状位T_2WI、3D或薄层GRE，韧带断裂时最易检出（3级），韧带撕裂可伴有韧带的增粗和断端分离。1级，撕裂表现为韧带轻度增粗和其内出现小片状高信号；2级韧带撕裂累及约1/2韧带纤维，因此，韧带增粗和信号强度的变化更为显著；常规MRI诊断距腓前韧带和跟腓韧带撕裂的准确率为94%，然而，慢性撕裂的诊断准确率下降到59%（图8.58）。腓骨肌腱腱鞘积液见于外侧副韧带撕裂，胫骨后肌腱腱鞘积液见于内侧副韧带撕裂。然而，内侧肌腱同关节囊相通，因此踝关节积液或原发性腱鞘炎亦可导致腱鞘积液。

Oae等认为两个标准提示胫腓联合韧带和胫腓韧带远侧束撕裂，其一为韧带连续性中断并扭曲，其二为韧带未显示，前一标准诊断胫腓前下韧带的敏感度为100%，特异度为94%，准确率为95%；诊断胫腓后下韧带的敏感度为100%，特异度为94%，准确率为95%。两个标准共同诊断前下束和后下束的撕裂的敏感度均为100%，后下束的特异度和准确率均为100%，而前下束的特异度为93%，准确率为97%。

踝关节扭伤和慢性不稳导致继发改变，包括骨性损伤（如骨挫伤），骨软骨骨折，前外侧或前内侧撞击综合征，跗骨窦综合征，和肌腱撕裂。骨软骨损伤常见于距骨圆顶（图8.56）。

DiGiovanni等指出踝关节慢性不稳的15种相关表现，其中77%的患者存在腓骨肌腱腱鞘炎，67%存在前外踝的撞击，54%为支持带变薄，49%为踝关节滑囊炎，26%伴有关节游离体，25%伴有腓骨短肌撕裂，23%伴有距骨圆顶骨折。

传统的MRI或MRI关节造影的价值在于诊断韧带损伤及损伤程度，以及探测伴发的骨质或肌腱损伤。Chandnani等指出MRI关节造影在诊断外侧副韧带损伤方面优于常规MRI和传统X线检查（图8.59）。

二十、肌腱损伤

踝部共有13条肌腱通过：外侧的腓骨长肌腱、腓骨短肌腱；后方的跟腱；内侧的胫骨后肌腱、趾长屈肌腱、踇长屈肌腱；前方的胫骨前肌腱、踇长伸肌腱、趾长伸肌腱和第三腓骨肌腱。除跟腱外，所有这些肌腱均有腱鞘包绕。肌腱损伤可单独存在，也可合并骨折或陈旧骨折所致的退行性关节病。肌腱断裂还

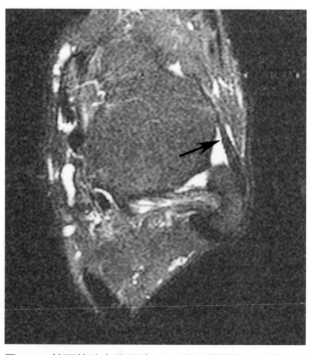

图8.58 轴面快速自旋回波T_2WI显示增厚的但完整的距腓前韧带（箭头）

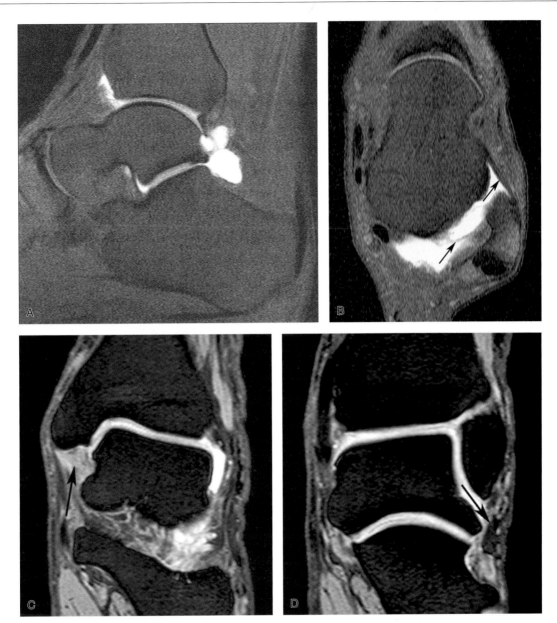

图8.59 踝关节MRI造影。图A.矢状面T_1WI脂肪抑制显示正常充盈的距下关节；图B.轴面T_1WI脂肪抑制显示完整的距腓前后韧带（箭头）；图C、图D.冠状面T_1WI脂肪抑制显示完整的三角韧带和跟腓韧带（箭头）

可见于全身性用药或局部直接注射类固醇激素治疗患者或慢性炎症患者。对怀疑有病变的肌腱，作者常使用横断位或矢状位T_1WI SE和T_2WI FSE序列，四肢线圈、足中立位时进行跟腱的检查，过度跖屈会引起跟腱变形（图8.3），加重部分容积效应，轻度的跖屈（20°）或斜切面应用于其他肌腱的检查。T_2WI可清楚显示正常低信号肌腱内或其周围呈高信号的液体或血液。正常情况下，T_2WI上可见肌腱周围有少量呈高信号的液体。为了便于讨论，下边分别对每个肌腱进行详细地阐述。

（一）腓骨肌腱

腓骨肌腱辅助足跖屈和外翻。在通过外踝后方时，腓骨短肌腱位于腓骨长肌前方（图8.23）。约80%患者的腓骨后缘有容纳部分腓骨短肌的切迹，其余20%患者的切迹较浅或完全缺乏，这可导致半脱位。腓骨长、短肌腱在通过上、下支持带时，与跟腓韧带紧密相邻（图8.23）。这两条腓骨肌腱有一个总腱鞘，在上支持带下缘处腱鞘分离，两肌腱分别为各自的腱鞘所包绕（图8.60）。腓骨短肌腱在外踝下方走行，止于第5跖骨底（图8.10和图8.23）。Rademaker等回顾性分析了12位成年无症状志愿者踝关节背伸和跖屈位MRI检查后发现，有11位背伸和7位跖屈志愿者的腓骨短肌远端达到或超出腓骨沟。因此，他们推测在某些正常运动时，腓骨短肌的肌腹可进入或超出腓骨沟（图8.61）。腓骨长肌经过跟骨

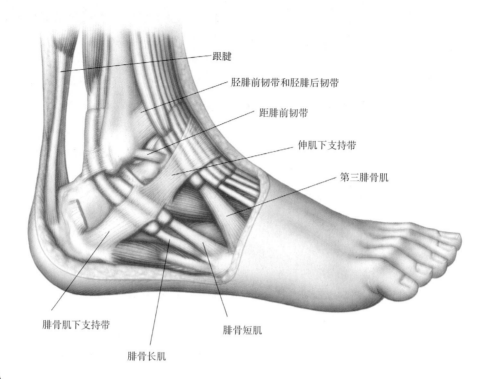

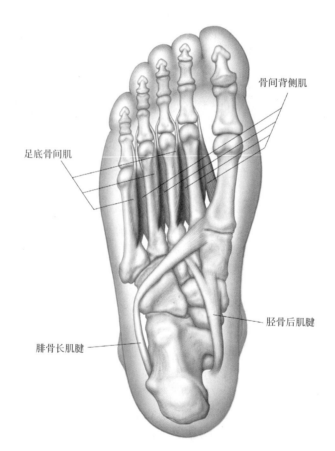

图 8.60　图 A. 图示腓骨肌腱和韧带；图 B. 足底图示腓骨长肌和胫骨后肌附着点

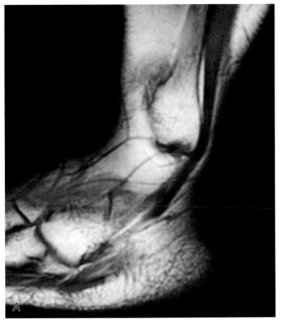 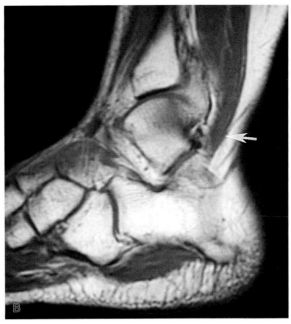

图8.61 腓骨短肌腱的位置可随足的位置不同而有所改变。图A.足轻度跖曲时肌腱的正常表现；图B.足背曲时腓骨短肌向远端延伸（箭头）

腓结节下方和足底面，附着于第1跖骨底和内侧楔骨（图8.31）。这部分肌腱由于呈斜行走向，因而很难被MRI完全显示。两腓骨肌腱接近第5跖骨底近端时，在MRI轴面和矢状面上很容易显示。有时需采用斜位成像以完全显示肌腱的全长。肌腱炎性改变如腱鞘炎以及半脱位、完全或不完全性撕裂在MRI上很容易诊断。

腓骨肌腱半脱位或脱位的诊断比较困难（图8.62）。许多患者以反复"踝扭伤"或"不能持重"而就诊。脱位常发生于踝关节内翻背屈或外展背屈时，患者表现为外踝肿胀和疼痛，类似踝关节扭伤，可因水肿的存在而触诊肌腱较为困难。尽管MRI、CT和肌腱造影均可用于外踝小的撕脱性骨折的诊断，近年，半脱位伴随上支持带缺失，腓骨沟的变浅或变凸，陈旧性跟骨骨折的报道增加。半脱位好发于篮球运动员，滑雪运动员，滑冰运动员和足球运动员（图8.62）。因MRI能更有效地显示多种腓骨肌腱异常，MRI更为常用和有效。

T_2WI或GRE序列T_2^*WI诊断轻度半脱位或脱位更有价值，GRE序列能更快速地获得足内旋或外旋时的图像。电影成像可模拟患者的运动姿势进行动态成像，从而检出轻微的损伤。根据肌腱与腓骨切迹解剖位置的变化、肌腱的病理形态改变，可轻易地发现异常，有时也需同对侧踝关节进行对比观察。上屈肌支持带的损伤可为急性或者慢性，该结构参与构成腓骨肌腱管的后外部分，并保持腓骨肌腱与腓骨沟的正常

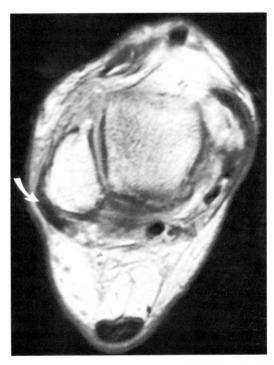

图8.62 轴面质子密度加权像显示慢性腓骨肌腱半脱位（弯箭头）。肌腱位于足踝外侧

位置关系（图8.63）。支持带的不正常可导致肌腱的撕裂，半脱位或完全脱位。

正常的支持带起自腓骨远端（图8.63），其损伤分四种类型，Ⅰ型，支持带部分从腓骨撕脱；Ⅱ型，韧带连同纤维软骨岭的撕脱，Ⅲ型为韧带连同附着点骨质撕脱；Ⅳ型为韧带后部撕裂（图8.63）。

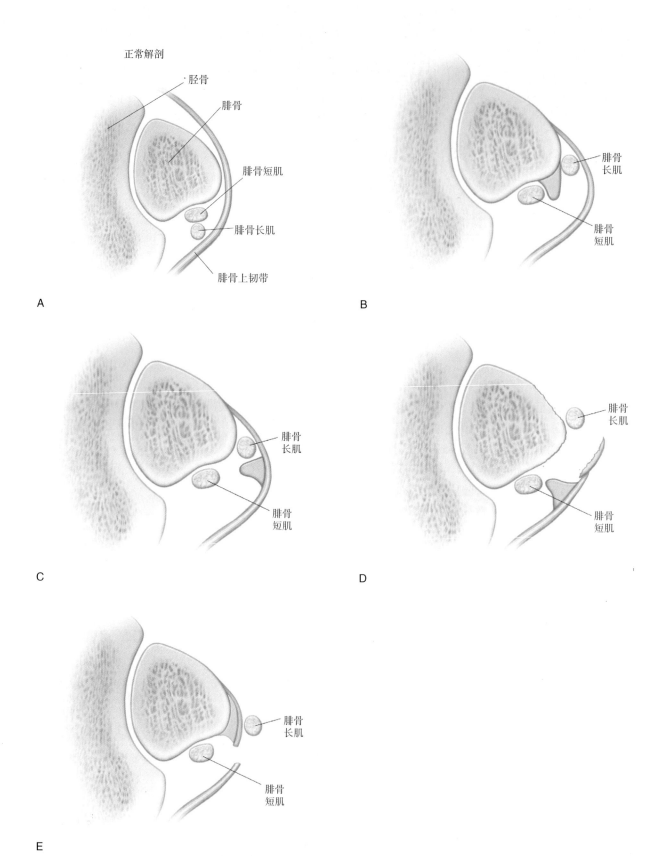

图 8.63 腓骨上支持带损伤。图 A. 正常；图 B. I 型，支持带剥脱并抬高远离腓骨远端；图 C. II 型，纤维软骨脊撕裂且肌腱位于脊下方；图 D. III 型，支持带撕裂伴骨碎片；图 E. IV 型，后附着点撕裂伴外侧韧带脱位

横轴位T₂WI成像可准确辨认解剖结构和损伤类型（图8.64），在怀疑外侧韧带或腓骨肌腱损伤的受检者须仔细观察支持带。

1.腱鞘滑囊炎　腓骨肌腱腱鞘炎常见于运动员的过度运动损伤（图8.65）。跟骨移位骨折、跟骨腓侧结节肥大和足畸形（扁平足、跗骨桥）。MRI表现为腱鞘积液但肌腱信号正常（图8.65和图8.66）。缩窄性腱鞘炎的诊断有赖于运动检查，腱鞘炎可进一步发展为肌腱炎，此时除腱鞘内积液外，肌腱内可见少许异常中等信号灶。

2.腓骨肌腱断裂　腓骨肌腱断裂少见，因这种损伤容易被忽略，故其实际发生率并不清楚。患者常以急性踝关节扭伤或慢性关节不稳定而就诊，后者尤其多见于伴有关节病或全身应用类固醇激素治疗的患者。腓骨肌腱损伤也可出现空凹内翻足畸形和肌间腔综合征。如肌腱完全撕裂，患者足不能外翻。腓骨短肌肌腱撕裂较常见，尸解中的发现率为11%~37%。

腓骨肌腱损伤可分为变性、部分撕裂和完全性撕裂（图8.67，表8.4）。大多数肌腱撕裂为纵向部分撕裂。腓骨长肌腱和腓骨短肌腱损伤的机制和临床表现有所不同。腓骨长肌腱可能为急性或慢性损伤（图8.68~图8.69），急性损伤相对少见，多发生在具有腓籽骨的患者，且常在足旋后内翻时出现，此时腓籽骨可移位或撕脱。在长跑运动员中，肌腱纵向撕裂更常见。慢性腓骨长肌腱损伤常为退变所致的纵向撕裂，其常起自外踝的边缘，并向近端和远端延伸。损伤也可发生在跟骨腓侧突水平。除肌腱形态和信号强度的变化外，还可见到跟骨外侧的骨髓水肿。全身性疾病如糖尿病等也可能导致肌腱变性和腓骨长肌腱撕裂。

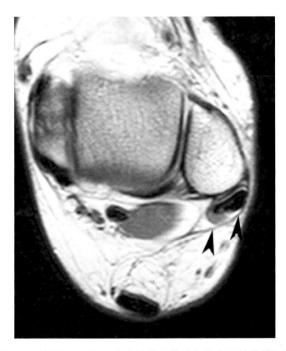

图8.64　轴面T₁WI显示上支持带（箭头）和扁平的腓骨短肌且无完全的撕裂

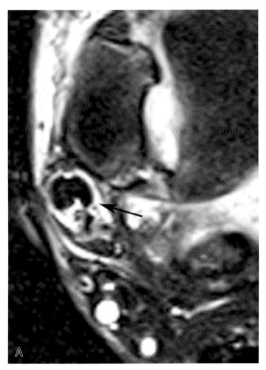
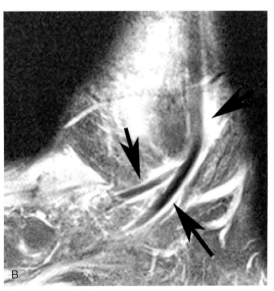

图8.65　轴面（图A）和矢状面（图B）T₂WI显示腓骨肌腱腱鞘周围的积液（箭头）

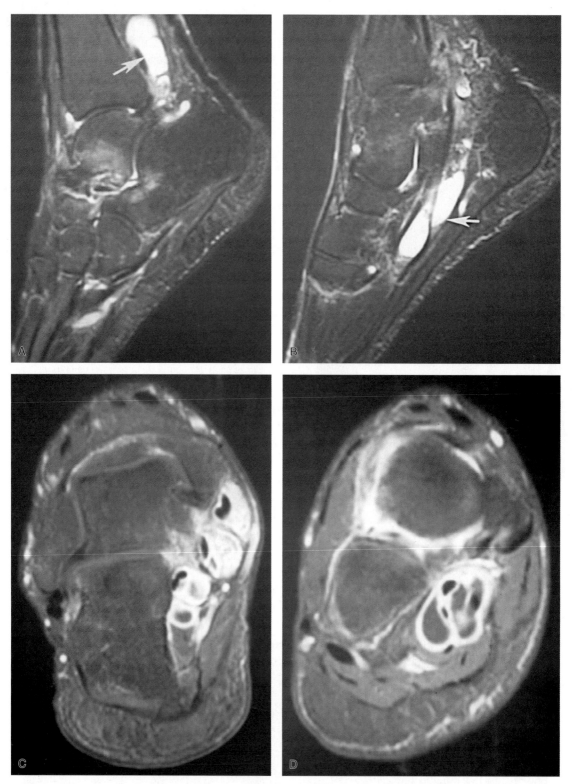

图8.66 腱鞘大量扩张积液。图A、图B.矢状面脂肪抑制T_2WI显示腱鞘扩张（箭头）；图C.轴面脂肪抑制T_2WI显示腱鞘扩张，信号不均匀；图D.轴面脂肪抑制T_1WI增强显示滑膜增强，液体不强化，仍呈低信号

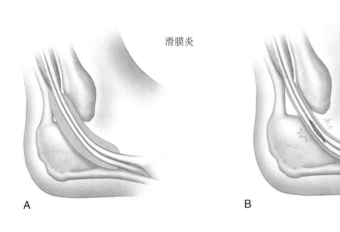
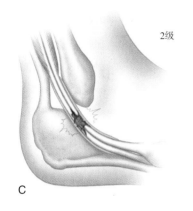
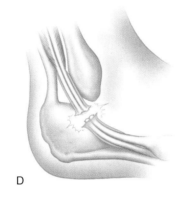

图 8.67 腓骨肌腱撕裂分类。图 A.肌腱完整伴滑膜炎；图 B.1级撕裂：肌腱少量断裂；图 C.2级撕裂：肌腱断裂约50%；图 D.3级撕裂：肌腱完全断裂

表 8.4 肌腱损伤的 MRI 表现

损伤类型	MRI 特征
急性完全撕裂（3级）	肌腱断端完全分离，T_2WI上信号强度升高，腱鞘积液
急性不完全撕裂（1~2级）	肌腱增粗，T_2WI上信号强度升高但小于肌腱厚度的1/2
慢性部分撕裂	肌腱增粗，质子密度加权像上呈中等信号，T_2WI上信号升高不明显
腱鞘滑膜炎	肌腱正常或轻度增粗，肌腱周围腱鞘积液，T_2WI上信号升高

腓骨短肌腱损伤多为长2.5～5.0cm的纵行撕裂，手术中常可见到多个裂隙。Schweitzer等总结了经手术确诊的20例腓骨短肌腱撕裂的MRI表现后发现，腓骨肌腱劈裂综合征（图8.70～8.71）常表现为腓短肌腱一分为二、腓骨沟变平或凸起以及腓骨沟后外侧面骨刺形成；腓骨沟变平或凸起见于95%的腓骨短肌劈裂。腓骨肌腱鞘内积液增多者占55%，腓长肌腱肿大仅占15%。Khoury等总结了经手术确诊的腓骨肌腱撕裂的MRI表现后发现，腓骨肌腱损伤最常表现为在T_1WI和T_2WI上肌腱内出现异常高信号（图8.72）。腓骨骨髓水肿常见于剧烈疼痛的患者。

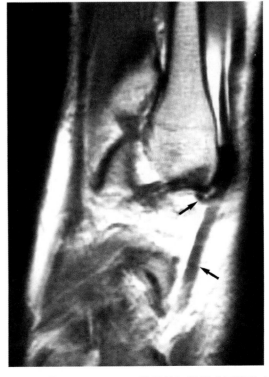

图 8.68 矢状面T_1WI显示正常腓骨短肌腱（下箭头）和完全撕裂回缩至腓骨尖的腓骨长肌腱（上箭头）

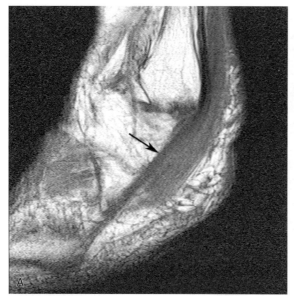
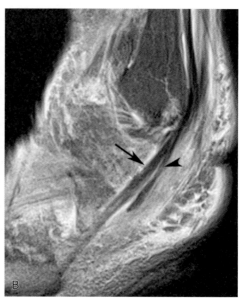
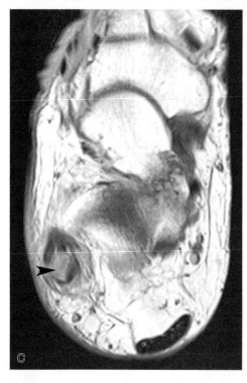

图 8.69 急性高级别腓骨长肌腱撕裂。矢状面 T_1WI（图 A）和脂肪抑制 T_2WI（图 B）和轴面质子密度加权像（图 C）显示腓骨短肌（图 A、图 B 中箭）和高级别撕裂所致的细的腓骨长肌（图 B、图 C 中箭头）

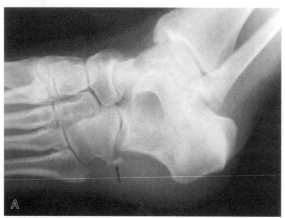
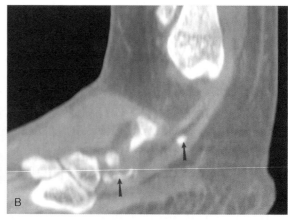

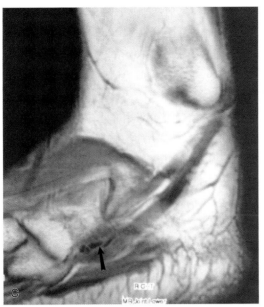
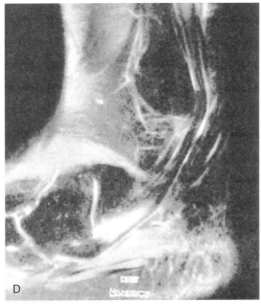

图 8.70 斜位 X 线片（图 A）和矢状面 CT（图 B）显示骨碎片及移位的腓籽骨（箭）。矢状面 T_1WI（图 C）和 T_2WI（图 D）显示腓骨长肌腱异常信号，其中低信号部分（箭头）是由腓骨长肌腱撕裂所致

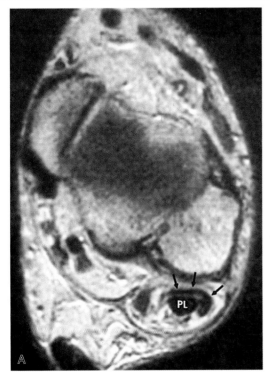
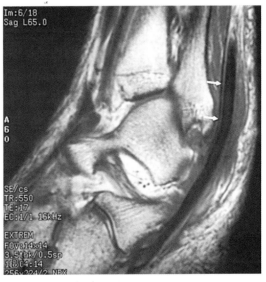
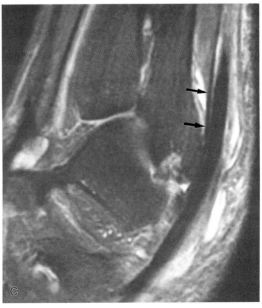

图 8.71 轴面质子密度加权像（图 A）显示位于腓骨长肌腱（PL）前方的腓骨短肌腱撕裂并变扁（箭头）。矢状面 T_1WI（图 B）和脂肪抑制 T_2WI（图 C）显示腓骨短肌腱变细（箭头）和软组织炎性改变

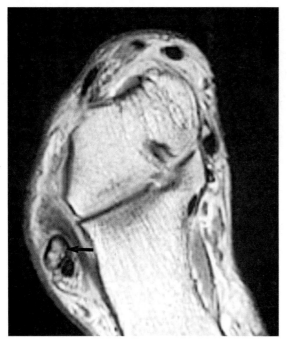

图8.72 腓骨短肌腱不完全撕裂。轴面质子密度加权像显示肌腱局限性增粗，其内可见高信号（箭头）

超声、CT、MRI和肌腱造影常用于腓骨肌腱病变的评估。作者认为，MRI的轴面和矢状面T₂WI最有助于显示肌腱的解剖结构及对损伤进行分级（图8.68和图8.72）。腓骨肌腱完全断裂表现为轴面和矢状面图像上肌腱缺如（图8.68），正常的低信号肌腱为高信号所代替，常能看到肌腱断端回缩和增粗。不完全撕裂表现为肌腱增粗，T₂WI上信号强度不同程度地升高（图8.72）。

3.治疗　腓骨肌腱损伤的治疗因患者年龄，活动水平和损伤的范围而异。腓骨肌腱脱位常采用加深腓骨沟和增强上支持带的方法，后者可选用腱膜，小部分跟腱或远侧跖骨肌。腓骨肌腱可转位到跟腓韧带的内侧。

不完全撕裂可采用非手术治疗。损伤范围增大提示可能需要手术治疗。假如撕裂小于50%，切除病变组织并行缺口修复成形术，大于50%时，行肌腱固定术。完全撕裂时首选手术修复，其中包括断端缝合和软组织移植物修补。MRI和超声随访为预后和潜在并发症提供重要信息。

（二）跟腱

跟腱是足和踝部最长、最坚韧的肌腱。起自腓肠肌和比目鱼肌腱联合处，止于跟骨后部（图8.7和图8.17）。在轴面图像上，跟腱愈向远端走行愈厚，并由轻微前凹后凸的形状变为椭圆形（图8.7）。Soila等在100名无临床症状的志愿者中发现，56例跟腱前部呈波浪形突出，并沿跟腱的走行方向自外上转向内下。跟腱最厚处前后径平均为（5.2±0.73）mm；在跟骨角上3cm处，其平均宽度为（14.7±2.06）cm（图8.73）。在踝关节上方2～6cm处肌腱纤维交叉走行，血液供应减少，因而跟腱撕裂多发生在此处。

跟腱损伤的分类方法多样。非跟骨附着点（距离附着点2～6cm处）损伤包括急性损伤和慢性跟腱周围炎，肌腱炎和撕裂。跟腱附着点损伤常见于Haglund畸形（跟腱末端病）（图8.74）。

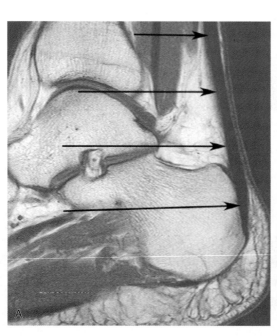

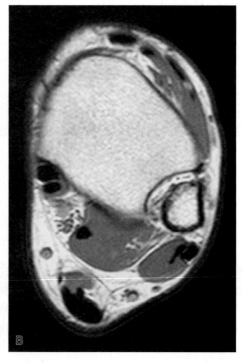

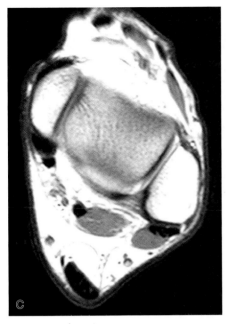
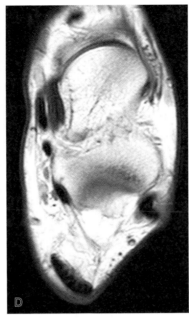
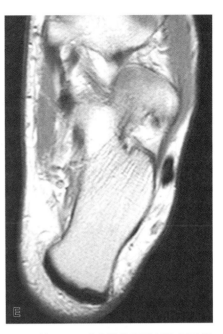

图8.73 跟腱正常MRI解剖。图A.矢状面MRI图像标示的为跟腱轴面成像层面；图B.轴面肌–腱连接处跟腱低信号及椭圆形外观；图C.踝关节水平跟腱前缘变平；图D.跟腱止点上方平面跟腱前缘轻度内凹；图E.跟腱跟骨附着处变细

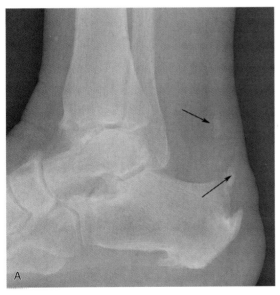
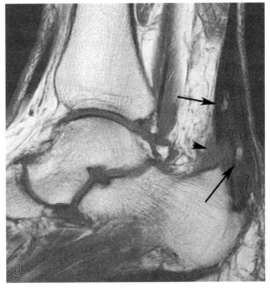

图8.74 跟腱骨化伴Haglund病、止点撕裂。图A.侧位X线片显示增厚肌腱内2个区域的骨化（箭头）及跟骨畸形；图B.T_1WI显示骨化（箭头），跟骨后滑囊炎（箭头）及部分撕裂

1.肌腱炎 跟腱无腱鞘，然而，跟腱周围存在血管并伸入到跟腱实质，跟腱周围的炎症导致周围脂肪水肿和跟腱的一过性信号增高，常见于跟腱前缘，炎症病变包括类风湿关节炎在内，可同时合并跟骨后滑囊炎（图8.75）。横断位和矢状位T_2WI序列观测这些病变较佳。肌腱变性较肌腱炎更精确的描述了跟腱退变的自然过程。四种组织学类型可见于跟腱变性，包括缺氧性纤维瘤样增生，脂肪变性，黏液变性，钙化或骨化，其中，缺氧性纤维瘤样增生最常见，发生于跟腱血供减少区，磁共振上表现为跟腱距离跟骨附着点2～6cm区域"低信号性"的增厚（图8.76）。

黏液变性为跟腱炎的第二常见变性。患者常无症状。MRI表现为退变跟腱的增粗及T_2WI和STIR序列图像上信号的增高（图8.77）。

脂肪变性常见于无症状的老年人群。这种类型的变性需同黄色瘤鉴别，后者常见于脂蛋白血症。

钙化或骨化仅见于3%跟腱断裂的患者，该变性在跟骨侧位平片可见（图8.78）。

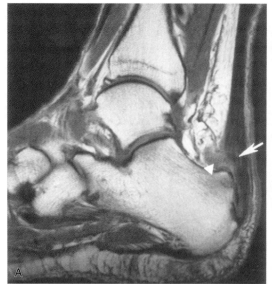

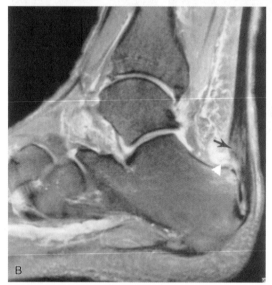

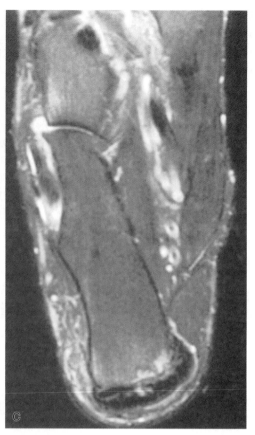

图8.75 跟后滑囊炎伴跟腱增厚及炎症。矢状面 T_1WI（图A）和 T_2WI（图B）及轴面 T_2WI（图C）显示炎症扩张的滑囊（箭头）和相邻的跟腱增厚及信号增高（箭头）

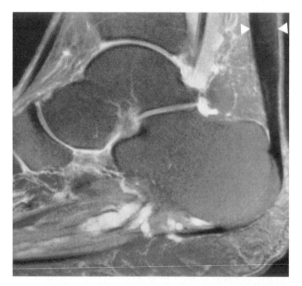

图8.76 跟腱炎（缺氧性纤维瘤样增生），矢状面脂肪抑制 T_2WI 显示发生于跟腱近端区域较附着点低信号性的增厚（箭头）

2.跟腱撕裂 跟腱虽然是最坚韧的韧带之一，但也常发生撕裂。撕裂可分为微小、裂隙状，部分撕裂和完全撕裂。跟腱断裂通常由间接外伤所致，可发生于任何年龄段的体育活动者。断裂常发生于剧烈活动中的足跖屈或足趾背伸时，如膝关节伸展时被推倒或跳跃时。非运动员患者的发病年龄多为30～50岁。某些全身或局限性疾病，如痛风、系统性红斑狼疮、风湿性关节炎、甲状旁腺功能亢进症、慢性肾衰竭、全身性或局部使用类固醇和糖尿病也有肌腱断裂的倾向。全身性使用类固醇或患有系统性疾病的患者可同时出现双侧跟腱断裂。局部类固醇封闭注射可导致部分或完全性跟腱断裂。

临床上，患者通常表现为疼痛、局部肿胀和患侧足尖不能直立。如跟腱完全断裂，体检时可触诊到明显的凹陷。但因肌腱的凹陷不易触及且患者可借助足趾的力量使足跖屈，因而临床检查并非总是准确无

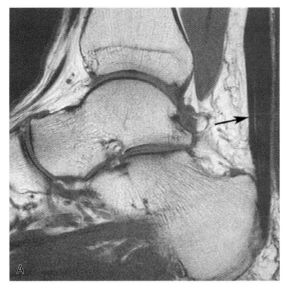
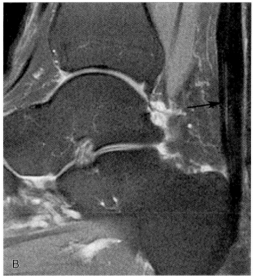
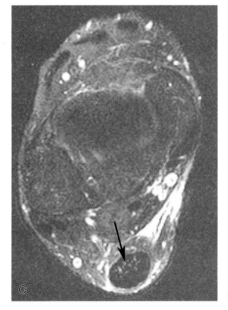

图 8.77 黏液变性跟腱炎。矢状面 T_1WI（图 A）和脂肪抑制 T_2WI（图 B）及轴面 T_2WI（图 C）显示跟腱低信号为主的增厚及分散的高信号区域，其易在轴面 T_2WI（图 C）显示（箭头）

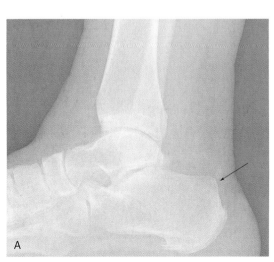
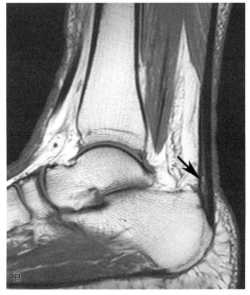

图 8.78 钙化/骨化性肌腱炎。图 A. 侧位 X 线片显示跟腱远端钙化及可疑的骨化（箭头）；图 B. 矢状面 T_1WI 显示该区域的骨髓信号（箭头）提示骨化及钙化，这与最近的黏液样变性有关

误，导致约1/4以上的患者被误诊。临床上，跟腱断裂同静脉血栓、腓肠肌撕裂和足底肌撕裂鉴别较为困难。因此，影像学上跟腱表现正常时，应仔细对小腿进行临床检查。

跟腱成像可使用多种技术，包括软组织X线摄影、超声、CT和MRI。Astrom等对27例病理证实为慢性跟腱病变的超声图像、MRI和手术所见进行对照研究后发现，超声检查26例中有21例，MRI检查27例中有26例呈阳性。尽管超声和MRI在某些情况下有助于跟腱病变的诊断，但其评价跟腱旁软组织常不可靠。目前超声由于其低成本环保的特征跟腱检查的申请日益增多，为代替MRI的不二选择，但是MRI有助于轻微创伤的检出以及跟腱部分或完全撕裂患者的随访。

运用轴面和矢状面T_1WI或T_2WI（压脂或不压脂）或STIR序列可极佳地显示解剖结构及病变与正常软组织结构间的对比，如积液或出血呈高信号，而正常跟腱呈低信号。作者通常以矢状面定位像来选择轴面的成像平面，然后用轴面图像获得理想的跟腱矢状面图像。

MRI可准确地显示跟腱部分（图8.79～图8.81）和完全性（图8.82和图8.83）撕裂，并可对病变进行随访（图8.84和图8.86）及与静脉血栓或腓肠肌撕裂等鉴别（图8.87）。后者应排除临床上怀疑跟腱撕裂但踝部MRI检查正常的患者。MRI检查时，可采用俯卧位，以避免双侧小腿软组织挤压；同时使用轴面SE序列或血管成像序列进行这些病变的筛选检查。新的MR血管成像技术对于证实血栓的存在更为有效。

3.治疗　跟腱损伤治疗方案的制定有赖于患者的年龄、活动情况、损伤范围、依从性及伴随症状，如系统性疾病或类固醇激素使用情况等。非手术治疗（足跖曲位制动装置）和手术治疗可供选择，小于50%的撕裂可采用非手术治疗，即膝关节以下的足跖曲位的制动鞋装置8周，制动鞋拆除后，使用高足跟鞋（2.5cm）巩固4周。

Percy和Conochie报道了64例跟腱完全断裂采取手术治疗后预后良好。手术治疗可首先修复韧带的断端或者筋膜或者韧带移植物到断裂的韧带，这些人当中，4个不完全撕裂非手术治疗的患者，发展为完全撕裂。Inglis等随访了48例手术的患者和31例非手术治疗的患者，表明手术治疗的患者较非手术治疗的患者预后较满意，Cybex检验表明非手术治疗组强度只恢复了72%。因此，非手术治疗通常应用于老年、活动量少和存在系统性疾病的患者。

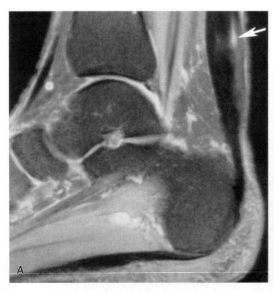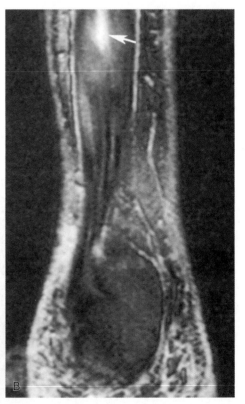

图8.79　矢状面T_2WI（图A）和冠状面DESS（图B）显示增厚的肌腱及低级别的撕裂所致的局灶性的信号增高（箭头）

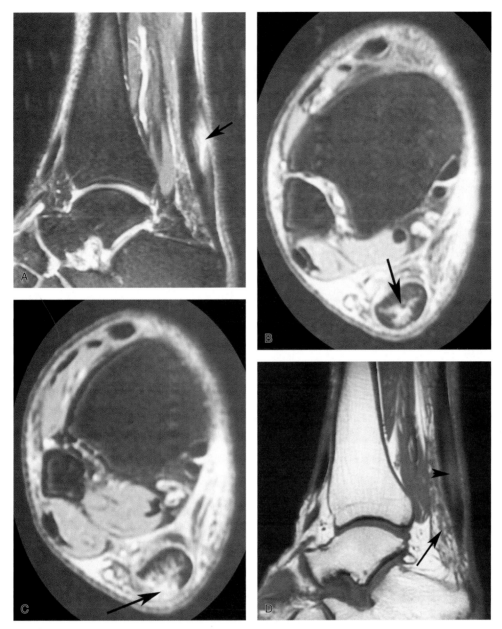

图8.80 跟腱部分撕裂延伸至后表面伴副比目鱼肌。图A.矢状面脂肪抑制T_2WI显示跟腱部分撕裂（箭）。轴面T_2WI（图B、图C）显示撕裂的范围及后部边界（箭）；图D.矢状面T_1WI显示副比目鱼肌（箭）及部分撕裂（箭头）

常规MRI为随访的重要检查手段，假如使用制动鞋进行非手术治疗后断端距离未缩短，提示治疗失败（图8.86）。韧带逐渐愈合表现为，信号恢复正常，而断端可以呈增粗表现。

（三）内侧肌腱

胫骨后肌腱、趾长屈肌腱和姆长屈肌腱组成内侧肌腱群，这3条肌腱自前至后依次排列（图8.7、图8.10和图8.88）。胫骨后肌腱（PTT）及其腱鞘恰好经过内踝后面和屈肌支持带外侧，在止于足舟骨粗隆和内侧楔骨底时增宽（图8.31，图8.42和图8.89）。魔角效应会引起肌腱止点膨大部位的信号轻度升高。趾长屈肌腱近端走行与PTT相似，并位于PTT和胫后动脉之间（图8.88）。趾长屈肌腱转行至足底后，在姆长屈肌腱表面走行，然后分成四条肌腱分别止于第2～5远节趾骨底（图8.7、图8.10和图8.29）。姆长屈肌腱更靠外后侧（图8.88），其经载距突下的骨纤维管，沿足底内侧前行，止于姆趾远节底（图8.7、图8.10和图8.29）。

（四）胫骨后肌腱（PTT）

在3条内侧肌腱中，PTT最易损伤。危险因素包括肥胖性高血压，痛风，类风湿关节炎和活动性关节炎，另外，患者存在Ⅱ型副舟骨的也为危险因素。

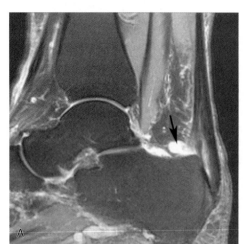
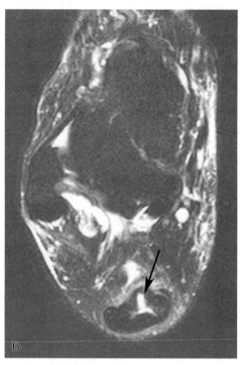

图 8.81　跟腱近附着点部分撕裂。矢状面（图 A）和轴面（图 B）脂肪抑制 T_2WI 显示跟腱部分撕裂伴跟后滑囊积液（箭头）

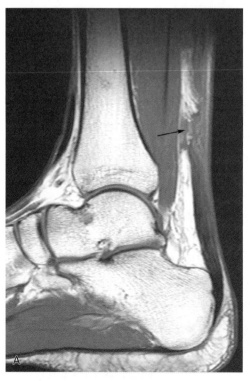
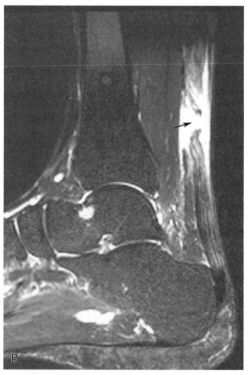

图 8.82　跟腱完全撕裂。踝部矢状面 T_1WI（图 A）及脂肪抑制 T_2WI（图 B）显示跟腱近侧完全撕裂（箭头），断端轻度回缩

第八章 足、踝关节和小腿

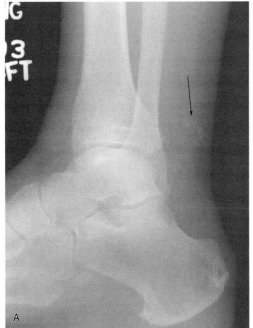
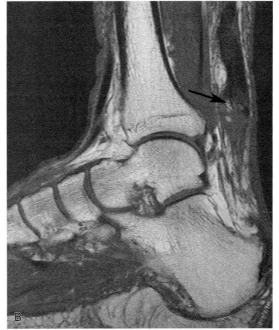
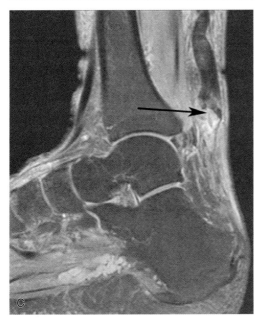

图 8.83 慢性跟腱完全撕裂伴断端回缩。图 A. 侧位 X 线片显示跟腱断端回缩伴骨化（箭头）。矢状面 T_1WI（图 B）及脂肪抑制 T_2WI（图 C）显示完全撕裂及回缩的跟腱

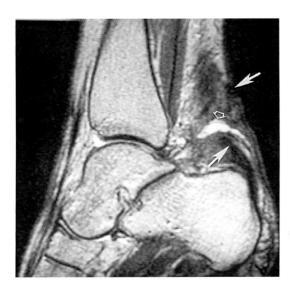

图 8.84 陈旧性跟腱完全撕裂，可见跟腱远端（下箭头）和近端（上箭头）附近脂肪组织内的炎性改变及跟腱断端间的出血或水肿（空心箭头）

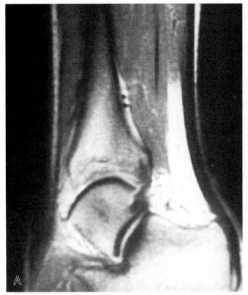
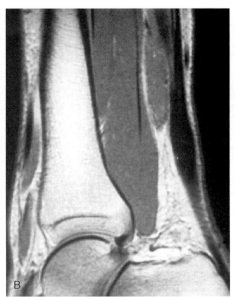
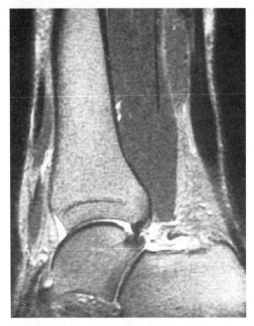

图 8.85 治愈后的跟腱撕裂。图 A. 显示正常跟腱。T_1WI（图 B）和 T_2WI（图 C）显示治愈后的跟腱增粗（箭头），但无异常高信号

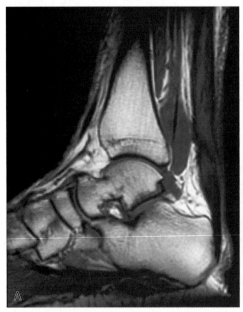
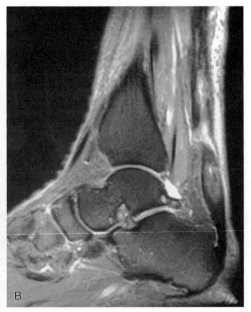

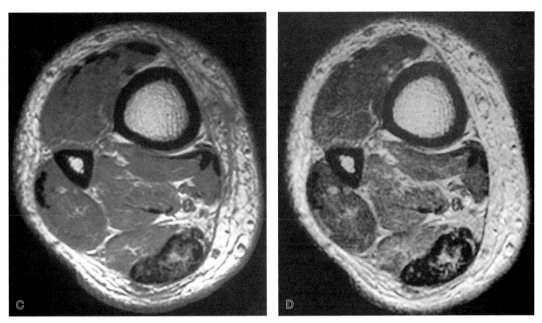

图8.86 矢状面T_1WI(图A)、矢状面T_2WI(图B)、轴面质子密度加权像(图C、图D)显示跟腱增粗,其内可见弥漫性异常信号,为愈合中的跟腱完全撕裂和弥散性部分撕裂所致。撕裂肌腱排列紧密而无裂隙

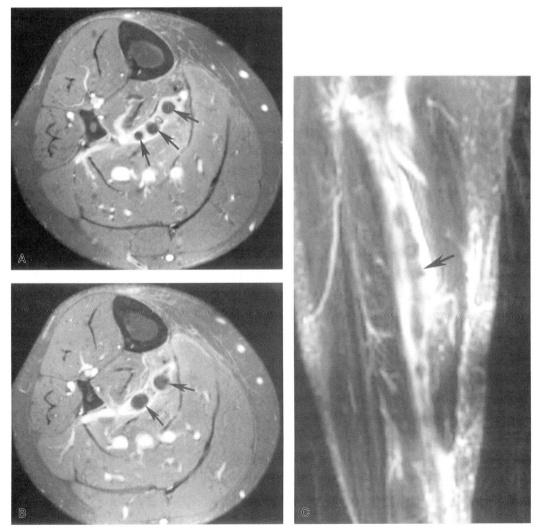

图8.87 可疑跟腱损伤患者的小腿图像显示跟腱正常。轴面脂肪抑制T_1WI对比增强(图A、图B)及冠状面(图C)显示无强化的深静脉血栓(箭头)

PTT功能不全为一个连续发展的过程，依次表现为滑膜炎，肌腱炎，部分撕裂和完全撕裂。腱鞘炎初始是由于慢性过度使用。MRI能发现2mm或更多的围绕腱鞘的液体，肌腱信号正常（图8.90）。持续过度使用导致肌腱炎发生，内踝水平PTT在T_1WI轻微的信号增高（图8.91）。T_2WI信号无增高。病情进展，致部分或完全撕裂。

患者通常表现为疼痛、局部触痛和肿胀，体检不易触及肌腱。PTT断裂会导致进行性扁平足畸形，患者不能以足尖直立及足内翻时无力。

站立侧位X线平片可证实内侧肌腱损伤患者的足弓塌陷（图8.92）。肌腱造影依赖于操作者丰富的经验才能完成，但无创伤性的超声、CT和MRI检查也可用于评估内侧肌腱损伤。作者认为MRI最有助于评价肌腱的病变性质及其程度。我们通常将足处于中立位或轻度跖屈位。轴位和矢状位T_1WI及脂肪抑制T_2WI对于内侧肌腱损伤的检出及分级最有效。

Rosenber等根据PTT撕裂的MRI和CT表现将其分为三型：Ⅰ型为肌腱不完全性撕裂，同时伴有肌腱增粗和肌腱内有纵行裂隙，T_2WI上表现为肌腱增粗，其内可见散在的高信号影（图8.93）；Ⅱ型也为肌腱部分撕裂，但轴面和矢状面图像均可见肌腱局部变细；Ⅲ型为肌腱完全性撕裂（图8.94），在矢状面图像上可清楚的显示肌腱断端，断端间隙在轴面图像上不能看到肌腱结构（图8.95）。肉芽组织在损伤2周左右后开始形成，导致陈旧性肌腱撕裂在T_1WI上信号减低而在T_2WI上呈中等信号。运用头线圈可同时获得双足和踝部的矢状面和轴面图像，这对于双侧对比和轻微损伤的检出更为有效。

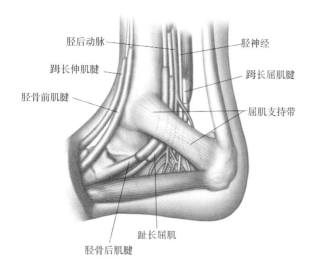

图8.88 踝部内侧肌腱、神经血管结构、屈肌支持带关系示意图

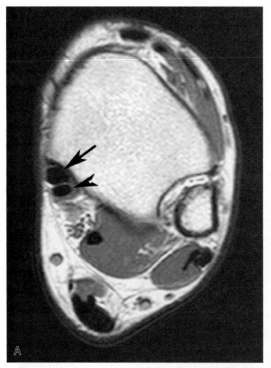

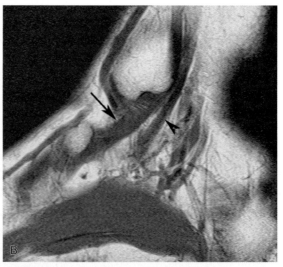

图8.89 轴面（图A）和矢状面（图B）T_1WI显示正常的胫骨后肌腱（箭）及相邻的趾长屈肌腱（箭头）。正常情况下胫骨后肌腱口径是趾长屈肌腱2倍

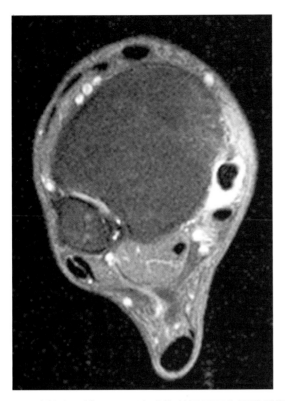

图 8.90　腱鞘炎。轴面 T_2WI 脂肪抑制显示环绕胫骨后肌腱液体，肌腱正常低信号。注意：内侧肌腱与踝关节相通，因此踝关节积液时，液体可进入腱鞘

Bencardiao 等研究了 7 例 PTT 脱位和半脱位的 MRI 表现后发现，所有患者的肌腱均向内侧移位至内踝的内侧，屈肌支持带自内踝附着点撕脱 5 例，撕裂 2 例。胫骨后肌腱沟变浅可能是 PTT 脱位的原因之一。

跳跃韧带（足底跟舟韧带）在轴面和矢状面 MRI 上常不易辨认。由于其可维持足纵弓的稳定性（图 8.96），因而跳跃韧带对 PTT 损伤患者的评估和手术计划的制订至关重要。

Yao 等评价了 13 例经手术证实的跳跃韧带无力和对照组 18 例志愿者的 MRI 图像后发现，MRI 诊断跳跃韧带无力的敏感度和特异度分别为 54%～77% 和 100%。

胫骨后肌腱功能功能障碍的继发征象也有描述。距舟骨功能紊乱导致舟骨过度跖屈，可从 X 线平片或 MRI 矢状面图像检出。足外翻在冠状面 MRI 显示明显（图 8.97）。胫舟骨倾斜角正常有 0°～6° 外翻。局灶性胫骨骨赘及腓骨短肌腱导致中足外侧移位的显示也非常明显。副舟骨也易使患者致胫骨后肌腱功能功能障碍。Ⅱ型副舟骨更易出现，副舟骨可碎块状。患者可伴发跗骨窦综合征。高级的胫骨后肌腱功能功能障碍伴跳跃韧带异常（97%），跗骨窦综合征（77%），足底筋膜炎（37%）。约 80% 患者可出现 2 个或更多征象。

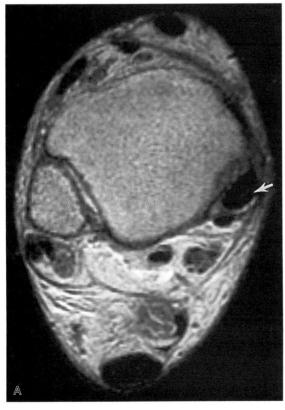
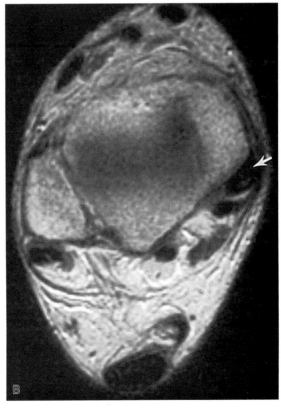

图 8.91　轴面质子密度加权像（图 A、图 B）显示内踝水平胫骨后肌腱增厚（箭头），伴信号轻度增高

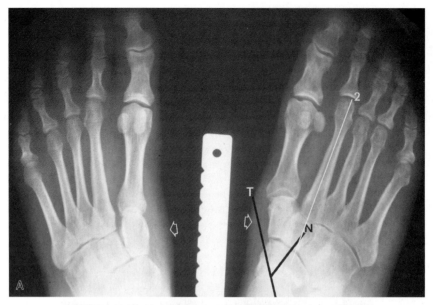

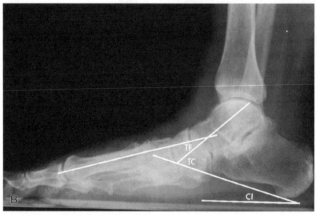

图8.92 1例老年女性患者双侧胫骨后肌腱撕裂的站立前后位（图A）和侧位（图B）X线片。图A.双足内侧软组织肿胀（空心箭）。足旋前伴距骨轴（T）投射于内侧，足舟骨（N）旋内。第2跖骨轴位于跟距角内侧；图B.跟骨倾斜角（CI）减小至11°。距骨跖屈使得跟距角（TC）增加至60°。距第1跖骨角（TF）应处于中立位，该患者为–28°

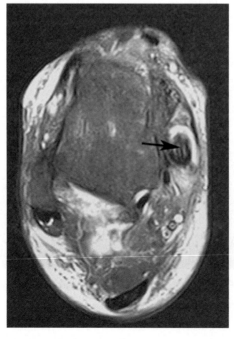

图8.93 胫骨后肌腱撕裂 I 型。轴面 T_2WI 显示胫骨后肌腱增厚的线样条纹（箭头）伴腱鞘液体积聚

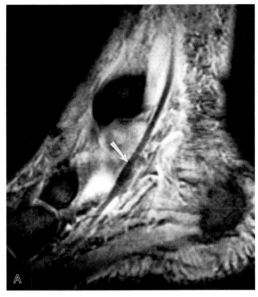
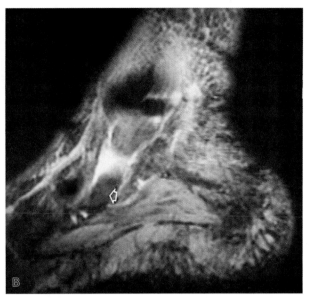

图 8.94　胫骨后肌腱撕裂 III 型。矢状面梯度回波序列（图 A、图 B）显示孤立的趾长屈肌（白箭头）和胫骨后肌腱区呈高信号（图 A），图 B 中可见撕裂肌腱远侧残端（空心箭头）

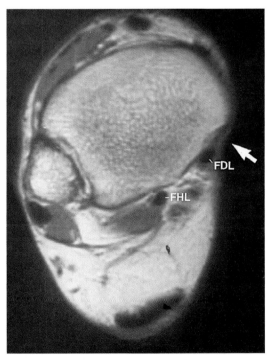

图 8.95　胫骨后肌腱撕裂 III 型。矢状面梯度回波序列（图 A、B）显示孤立的趾长屈肌（白箭头）和胫骨后肌腱区呈高信号（图 A），图 B 中可见撕裂肌腱远侧残端（空心箭头）

（五）趾长屈肌和𧿹长屈肌

趾长屈肌和𧿹长屈肌损伤少于 PTT。𧿹长屈肌腱鞘炎常发生于距骨管，因为肌腱走行于内外侧距骨结节间。腱鞘炎最常发生于重复的完全的跖屈。而这种动作常见于芭蕾舞演员和足球运动员。未经治疗可发生狭窄性腱鞘炎和纤维化。炎症可发生于第一跖骨头水平肌腱穿越籽骨处。

T_2WI 显示肌腱周围明显积液。约 20% 正常人内侧肌腱腱鞘与踝关节是相通的。因此，诊断要警惕除非发现腱鞘扩张或无踝关节积液。𧿹长屈肌腱鞘炎可能与三角骨综合征及副趾长屈肌有关。

趾长屈肌和𧿹长屈肌断裂少见（图 8.98）。Garth 曾报道芭蕾舞演员和足球运动员可发生𧿹长屈肌断裂，患者常表现为肿胀、压痛和载距突附近的捻发音，症状随𧿹趾的屈伸而加重。肌腱造影虽可诊断 PTT 和趾长屈肌的病变，但对位于深层且更靠后的𧿹长屈肌腱病变的诊断则较为困难。因而 MRI 或超声成为评价这些病变的理想方法（图 8.98），但不论采用哪种影像学检查方法，其影像学表现均类似。

治疗　与其他肌腱损伤治疗相同，损伤治疗方案的制订有赖于患者的年龄、活动情况、系统性疾病及伴随症状。老年患者及系统性疾病患者常非手术治疗。轻度撕裂外科手术修复好于撕脱伤，可能需要肌腱转移术。对于伴有明显扁平足畸形的患者需行截骨术。

（六）前群肌腱

胫骨前肌腱、𧿹长伸肌腱和趾长伸肌腱位于小腿、足和踝部的前面，且均为腱鞘所包绕（图 8.99）。前群肌腱腱鞘炎不常见而撕裂罕见，腱鞘炎常见于跑步下山或远足患者。

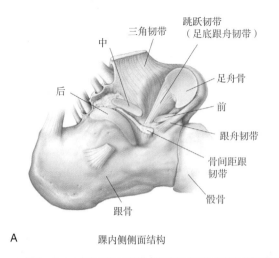
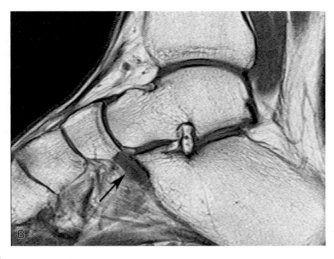
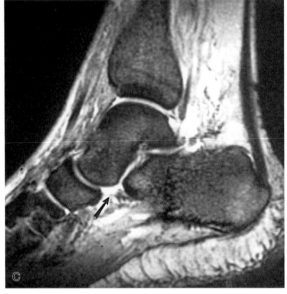

图8.96 图A.跳跃韧带及内侧韧带复合体侧面观示意图；图B.矢状面T_1WI显示纵向的跟舟韧带（箭）；图C.矢状面脂肪抑制T_2WI显示跳跃韧带完全断裂（箭头）

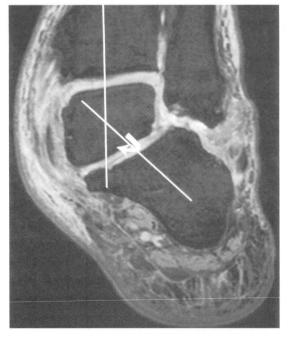

图8.97 胫骨后肌腱功能障碍。冠状面DESS序列显示内侧肿胀、水肿。跟距角为40°（弯箭）（正常值0°～60°）

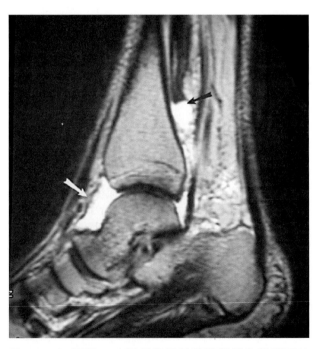

图8.98 矢状面T_2WI显示踇长屈肌腱撕裂和断端回缩（黑箭头），伴踝关节大量积液（白箭头）

前群肌腱占足背屈的80%。然而，临床很难检出，跛行也不常见。因此，诊断常出现延误。

前群肌腱撕裂分为急性和慢性。急性撕裂与胫骨干骨折相关。急性或慢性撕裂与过度使用导致的退变、炎性关节病或先前的类固醇注射相关。撕裂常发生于足部被迫跖屈的中年及老年患者。撕裂常发生于多发生在肌腱穿出伸肌上支持带之处，附着点近端0.5~3cm。撕裂近端回缩，MRI图像显示增厚。临床上，患者表现为疼痛、踝前肿胀。体检时可有足背屈能力下降。

尽管其他X线摄影技术特别是CT也能用于前群肌腱的检查，但作者更常使用轴位和矢状位MRI T_2WI 或STIR显示其损伤范围及对接受非手术或手术治疗的患者进行随访（图8.100和图8.101）。由于积液和出血在MRI T_2WI 上呈高信号，肌腱呈低信号，两者对比鲜明，易于诊断和分期。

前群肌腱撕裂外科手术治疗是理想的。非手术治疗，约25%患者有长期的副作用，后遗症如神经瘤和伸肌替代伴锤状趾爪畸形。

二十一、其他病变和过度使用综合征

很多综合征和损伤均可累及踝部、后足、中足和前足。患者的临床症状与解剖部位有关，其可能由多种病变造成，故临床上容易混淆，下文将按病变部位一一叙述。

（一）足跟痛

很多病因，包括创伤、肿瘤、炎性病变和系统性疾病等均可引起足跟痛（表8.5）。

表8.5　足跟痛的鉴别诊断

局部骨源性病因
跟骨应力性骨折
跟骨骨膜炎
跟骨骨刺
Sever病
关节病
骨三角综合征
跗骨融合
Haglund畸形
局部软组织源性病因
跟骨下疼痛综合征
跟骨垫疼痛
神经卡压
足底筋膜炎
跟腱后滑囊炎
跟腱后滑囊炎
跗骨管综合征
跟腱综合征
𧿹长屈肌腱损伤
腓肌腱损伤
系统性病因
强直性脊柱炎
Reiter综合征
银屑病性关节炎
类风湿关节炎
痛风
另有16%的患者足跟部疼痛，其病因不明

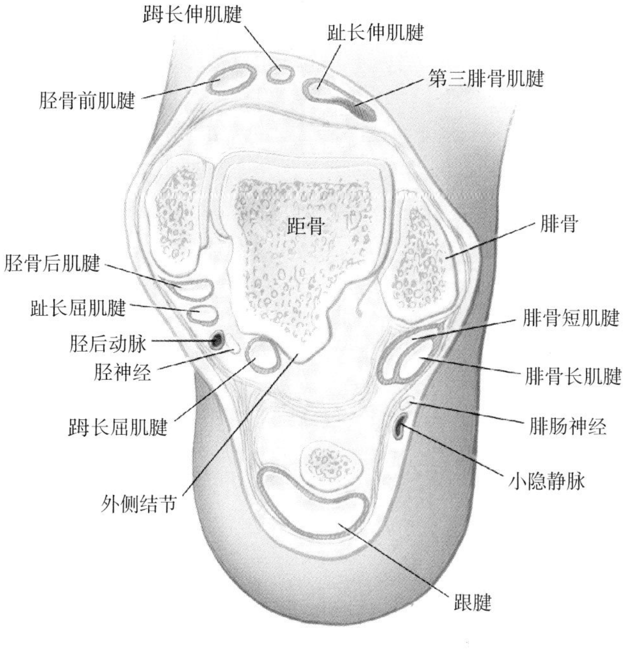

图8.99　踝部肌腱、神经血管结构关系示意图

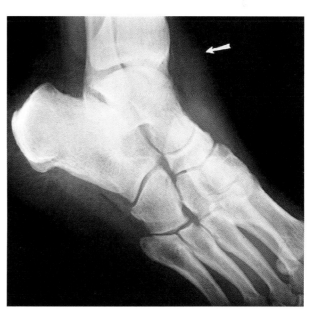

**图8.100　**胫骨前肌腱撕裂患者的斜位X线平片显示胫骨前部局限性软组织肿胀（箭头）

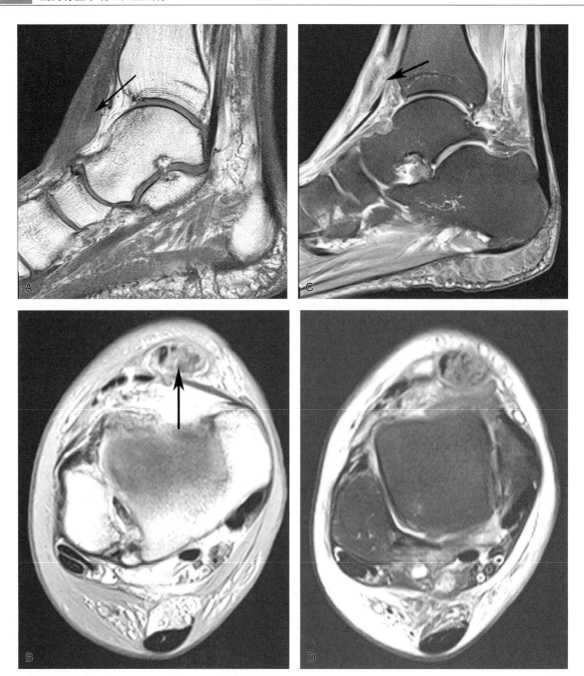

图8.101 胫骨前肌腱撕裂。矢状面（图A）和轴面（图B）质子密度加权像、矢状面（图C）和轴面（图D）T₂WI显示支持带间高级别撕裂（箭头）

（二）跟腱滑囊炎

跟腱附着点附近有两个滑囊（图8.102）：跟骨后滑囊位于跟腱和跟骨后角之间，跟腱后或皮下滑囊位于跟腱后方的皮下软组织内。跟腱滑囊炎并不少见（图8.102）。滑囊突出由Haglund于1928年首先报道，常见于年轻的穿高跟鞋的女性患者。滑囊炎也见于跟腱附着点炎、类风湿关节炎及滑冰者。MRI对于这些炎症改变的检出很有帮助。正常情况下，足在中立位且轻度跖屈时的轴面和矢状面T₂WI上，跟腱前脂肪充填于肌腱和跟骨之间（图8.103）。但当有跟腱前滑囊炎存在时，T₂WI上正常跟腱前脂肪消失。滑囊充满液体时可表现为边界清楚的高信号区，滑囊钙化或骨化表现为"无信号"的局限性病灶。超声或MRI易于评价跟腱滑囊炎。MRI易于显示滑囊、跟腱和邻近骨改变。早期病变为滑囊内少量积液，在足轻度跖屈时易于显示（图8.105）。矢状面和轴面T₂WI是显示滑囊炎和跟腱病变的理想检查方位（图8.104～图8.106）。

足跟滑囊病变常采用非手术治疗，而不穿高跟鞋是第一步。如果初始治疗失败，超声引导滑囊穿刺注入麻醉药及类固醇激素混合物是有效的。注射治疗跟

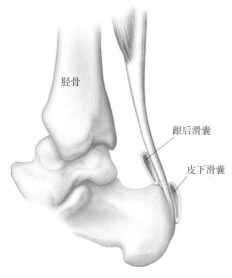

图8.102　跟骨滑囊矢状面示意图

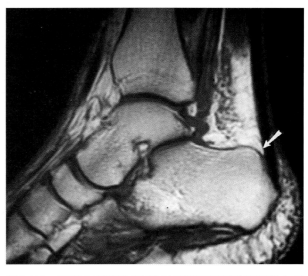

图8.103　踝部矢状面 T_1WI 显示足跖屈时跟腱和跟骨之间脂肪组织向后延伸（箭头）

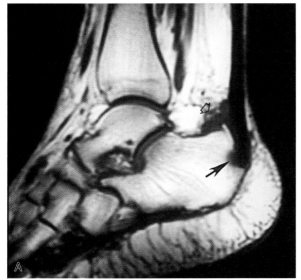

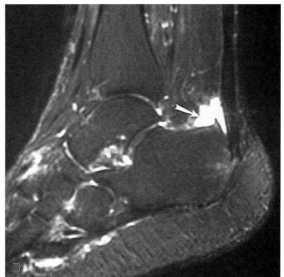

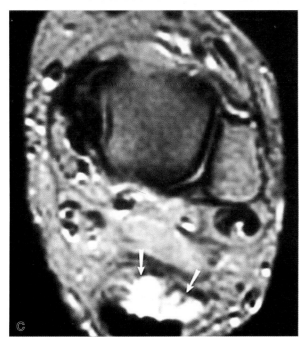

图8.104　跟后滑囊炎合并骨质侵蚀和跟骨后上骨刺。矢状面 T_1WI（图A）可见骨质侵蚀（箭头）和增大的滑液囊突入跟腱前脂肪间隙（空心箭）。矢状面（图B）和轴面（图C）脂肪抑制 T_2WI 显示增大的跟后滑液囊呈高信号（箭头）

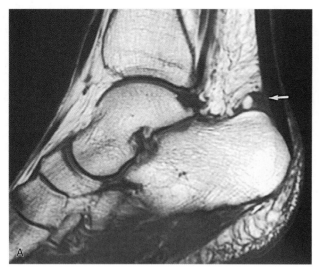
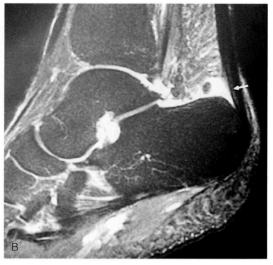

图 8.105　矢状面 T_1WI（图 A）和脂肪抑制 FSE 序列 T_2WI（图 B）显示滑囊炎和跟腱邻近炎症（箭头）

腱附着点炎应避免进一步的结构性损伤。某些病例需外科手术干预。治疗方法包括跟骨截骨术及跟骨结节切除术。后者滑囊也被切除。

（三）足底腱膜炎

足底腱膜由内侧、外侧和中央三部分组成。足底筋膜（腱膜）起自内后方跟骨结节向远端延伸（图 8.107 和图 8.108）。中央部最厚（2～4mm），中央部于中间跖骨水平分为 5 束。从近端至跖骨头，分为浅层和深层束支。远端，束支附着于屈肌腱。内侧部分延伸形成筋膜和姆展肌。外侧部分包括 4 支不同的束支。腓侧部分向骶骨延伸分为外侧和内侧两部分。外侧部分强壮止于第 5 跖骨基底部。内侧支向远端延伸止于足底板第三或第四 MTP 关节。外侧束可不完整或缺如。

长时间跖曲和足跟部反复轻微创伤会导致腱膜的退变和炎症。足底腱膜炎是一慢性潜在发展的病变，是引起足跟底疼痛最常见的原因，需与其他原因，如跟骨应力性骨折、跗骨管综合征、跟骨内侧神经炎和血清学阴性的关节病变等引起的足跟痛鉴别。

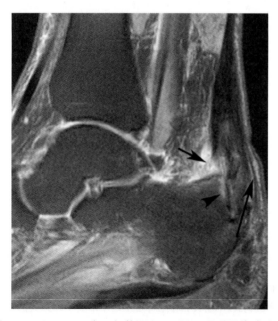

图 8.106　Haglund 病。矢状面 T_2WI 显示跟后滑囊炎（短箭）和跟骨后上结节明显突出伴骨髓水肿（箭头），跟腱增厚伴炎症，表浅滑囊积液（长箭头）

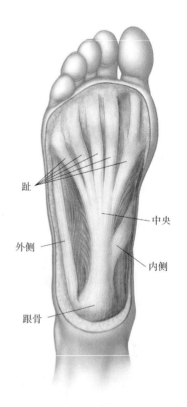

图 8.107　足底腱膜内侧束、中间束、外侧束示意图

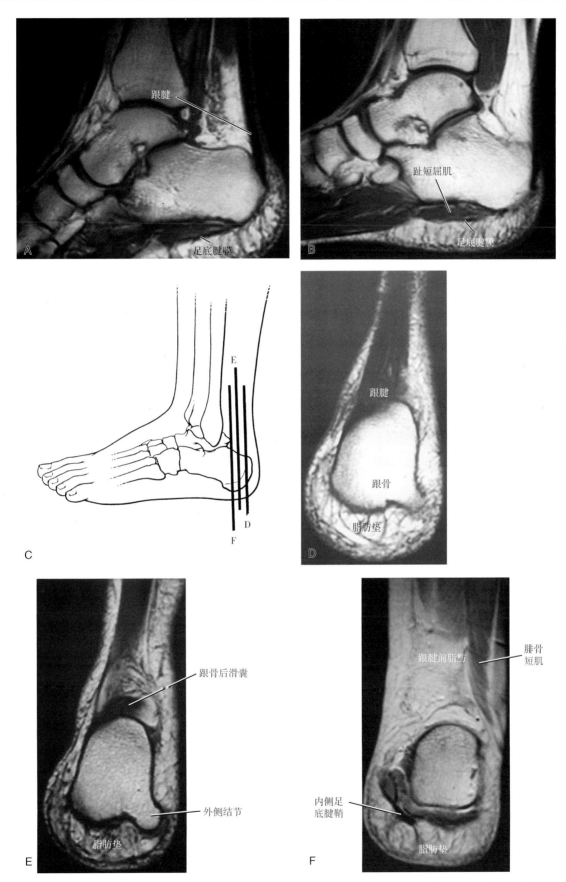

图8.108 正常足跟MRI图像。图A、图B.足跟、足底腱膜和跟腱止点的矢状面MRI图像;图C.冠状面取层的定位像示意图;图D.通过跟腱止点的冠状面图像;图E.通过跟腱前方的冠状面图像;图F.通过跟骨的冠状面图像

足底筋膜炎常见于跑步和跳高运动员的过度使用，跑步者占10%。重复的微损伤导致足跟附着处微小撕裂，炎症反应及血管纤维母细胞增生，最终筋膜钙化。发病诱因包括扁平足，高弓足，跟腱炎及不合适的鞋子。系统性疾病包括类风湿，痛风及脊柱关节病均可累及足底筋膜（图8.109和图8.111）。

X线平片可显示足底附着点病，软组织水肿及筋膜钙化。足底筋膜炎患者附着点病常见占（25%～37%），但是部分无症状患者也可有此发现（图8.110）。超声能有效的评价足底筋膜炎。MRI不仅能评价足底筋膜炎而且可与其他相似疾病鉴别（图8.103和图8.104）。进行足底腱膜炎检查时，足应处于中立位，冠状面和矢状面T$_2$WI或STIR更有助于此类病变的诊断，足底腱膜弥漫性高信号（图8.111），上方及下方软组织及跟骨附着处均可呈高信号（图8.112）。

Grasel等回顾性分析了25例经临床诊断、MRI和临床随访确诊的足底腱膜炎的MRI表现后发现，第一常见的MRI表现为腱膜周围的浅层和深层水肿（图8.112、图8.113），第二表现为足底腱膜附着处的跟骨骨髓水肿，第三为STIR图像上足底腱膜内可见高信号。在这些病例中，足底腱膜增厚（>5mm）相对少见（图8.114）。

足底筋膜部分（图8.115）或完全撕裂（图8.116），易于在T$_2$WI或STIR诊断。对比增强价值不大。

足底筋膜纤维瘤病是一种局限的或弥漫性的良性增生性病变，病因不明。其将在第十二章讨论。

治疗　筋膜炎通常非手术治疗。外科修复常见于非手术治疗失败及运动员。手术成功率据报道为90%～95%。

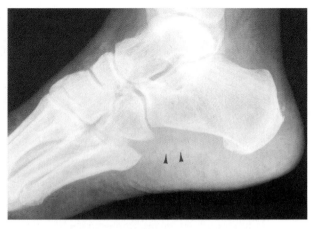

图8.109　足底腱膜炎。侧位X线片显示足底软组织水肿伴足底腱膜模糊的钙化（箭头）

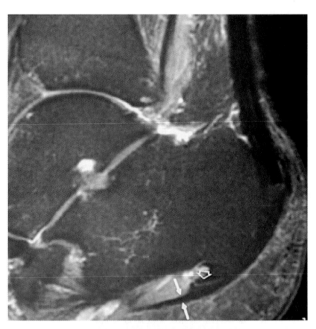

图8.110　慢性腱膜炎。脂肪抑制FSE序列T$_2$WI显示骨赘形成（空心箭）和腱膜增厚（小箭头）。信号不升高提示为非活动性炎症

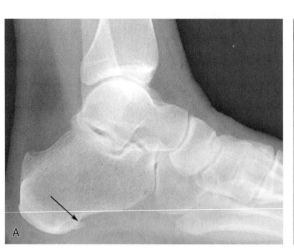

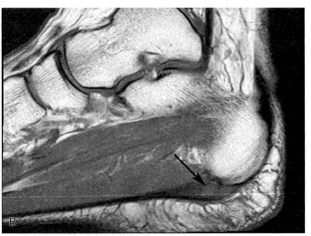

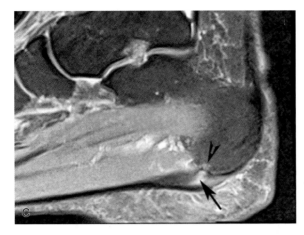

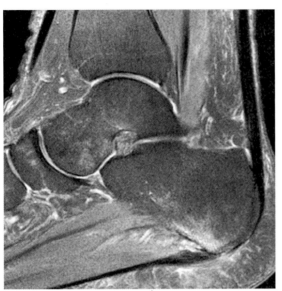

图8.111 足底腱膜炎。侧位X线片（图A）显示非特异性足底跟骨骨赘形成（箭）。矢状面T_1WI（图B）和脂肪抑制FSE序列T_2WI（图C）显示腱膜近跟骨附着处增厚及异常信号强度（图B中箭），伴骨髓水肿（箭头）

图8.112 矢状面脂肪抑制FSE序列T_2WI显示活动性足底腱膜炎所致的腱膜附着点上下信号强度增加和骨髓水肿

Yu等研究了因慢性足底腱膜炎行筋膜切开术治疗MRI表现，这些患者手术处足底腱膜的平均厚度为正常人的2～3倍。然而，曾行填补法术式治疗的患者突出表现为高信号改变。相比之下，无症状的健康志愿者则无腱膜及其周围软组织水肿。多达25%显示术后永久性缺损，复发患者显示术区与术前相似的MRI信号。

（四）跗骨管综合征

跗骨管综合征是胫后神经通过跗骨管时因遭受卡压所致的神经病变。跗骨管自内踝上方延伸至下方的𧿹展肌，其内侧壁为屈肌支持带，外侧壁为跟骨和距骨（图8.88）。胫后神经受压可因腱鞘囊肿、水肿、滑膜增生、跗骨融合、先天性或获得性如外伤骨和肌肉软组织异常所致。跗骨管被纤维组织分成数个间隔，以至于小的损伤也可造成神经受压。

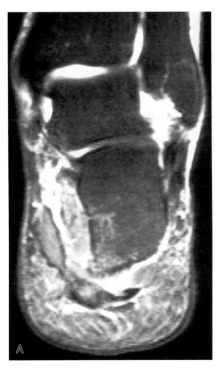
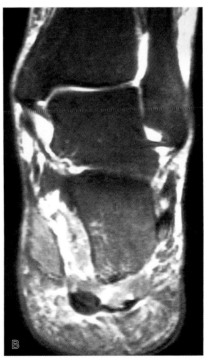

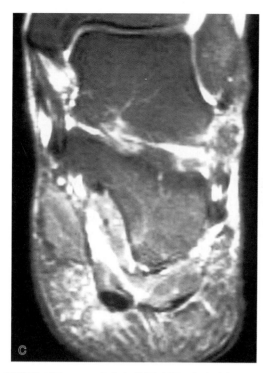
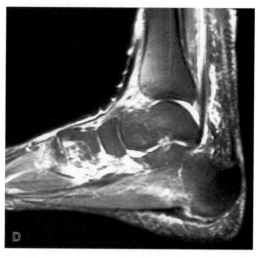

图8.113 冠状面（图A～C）和矢状面（图D）脂肪抑制FSE序列T$_2$WI，显示足底腱膜炎所致的足底腱膜起始部近端轻度增厚伴信号强度增加

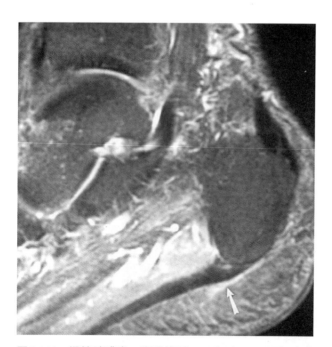

图8.114 慢性腱膜炎。脂肪抑制FSE序列T$_2$WI显示腱膜明显增厚伴近端炎性改变（箭头）

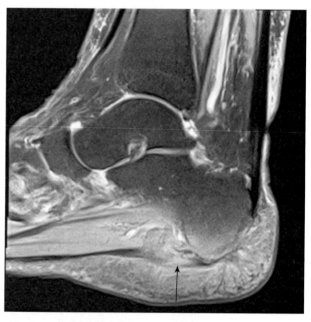

图8.115 足底腱膜近跟骨附着处部分撕裂。矢状面T$_2$WI显示腱膜增厚伴部分撕裂（箭头）

跗骨管综合征的诊断通常依靠病史和体格检查，临床常表现为疼痛、感觉异常和胫后神经所支配的肌肉运动功能下降，神经加压、叩压或足持续内翻、外翻均可引出症状。肌电图、超声和MRI有助于本病的确诊。轴面T$_1$WI能清楚地显示跗骨管的解剖细节，附加矢状面和（或）冠状面T$_1$WI可对病变的诊断提供更大的帮助，T$_2$WI特别是脂肪抑制T$_2$WI对病变的定性更有优势（图8.117和图8.118）。钆对比剂增强扫描可用于鉴别囊性和实性病变（图8.118）。

Pfeiffer和Cracchiolo报道静脉扩张是神经受压最常见的病因和手术指征（图8.119）。占位病变的存在是外科手术治疗的最佳指征。约50%病因不明。

治疗 跗骨管综合征通常采用手术减压治疗。许多报道手术效果良好79%～95%。然而，结果很难客观评价，因为仅采用疼痛减轻这一指标。Pfeiffer和Cracchiolo随访32例术后患者30例，随访时间平均31个月。良好结果仅有44%。显示占位病变的存在是外科手术治疗的最佳指征，然而，约50%未发现明确病因。

（五）跗骨窦综合征

跗骨管和跗骨窦均自后内向前外侧走行，与跟骨轴线夹角约为45°（图8.120）。跗骨管和跗骨窦是一个位于距下关节后方和跟距舟关节前方之间的锥形结构，其外侧开口较大（图8.120）。跗骨管内有脂肪、神经、血管和5条韧带，后者包括内侧韧带、距跟骨间韧带和距骨颈韧带及跗骨管韧带，主要起支持跟距关节和限制足内翻的作用（图8.121）。70%的跗骨窦综合征由内翻损伤所致，79%的患者合并有外侧韧带

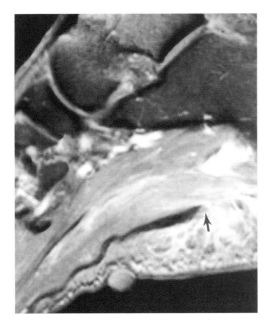

图8.116 矢状面T_2WI显示足底腱膜完全撕裂（箭头）伴远端回缩

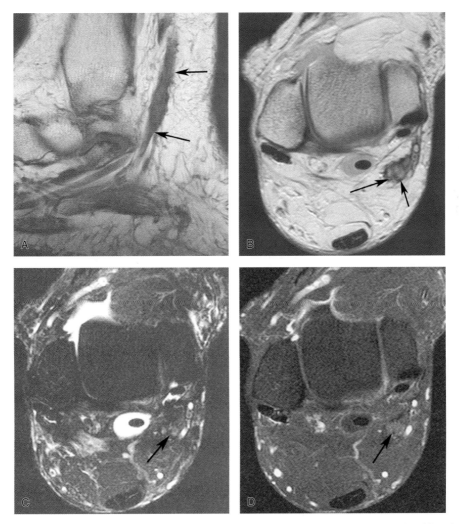

图8.117 原发神经纤维瘤致跗骨管综合征。矢状面（图A）和轴面（图B）T_1WI显示胫神经瘤。轴面脂肪抑制FSE序列T_2WI（图C）及脂肪抑制对比增强T_1WI（图D）显示神经纤维瘤信号强度无增加和轻微的对比增强（箭头）

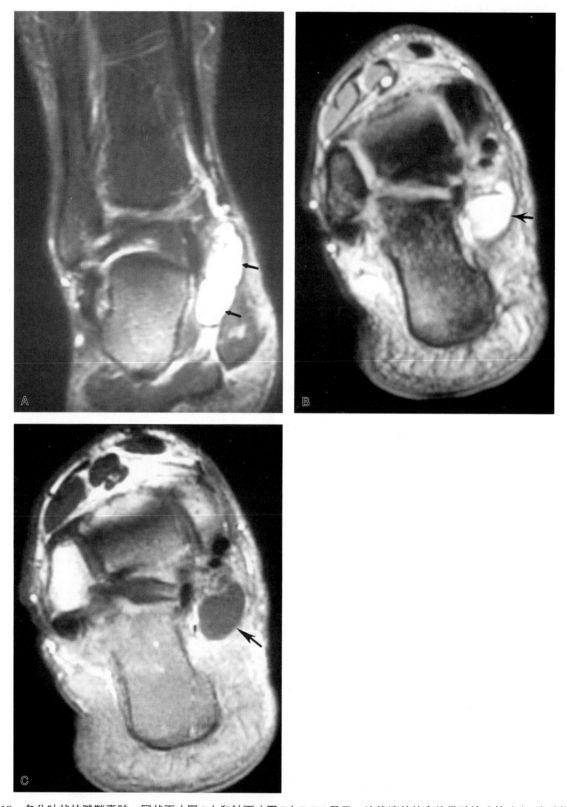

图 8.118 多分叶状的腱鞘囊肿。冠状面（图 A）和轴面（图 B）T_2WI 显示一边缘清楚的高信号肿块（箭头）。脂肪抑制对比增强 T_1WI 扫描（图 C）肿块未见强化（箭头），提示为囊性病变

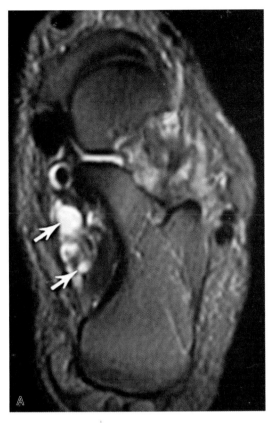
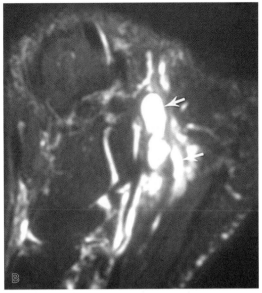
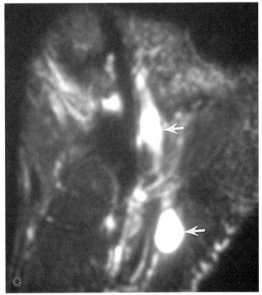

图8.119 轴面（图A）和矢状面（图B、图C）脂肪抑制T_2WI显示跗骨管综合征伴发的多个高信号的曲张静脉（箭头）

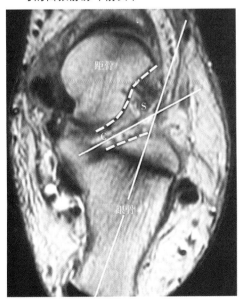

图8.120 轴面T_1WI显示跗骨管、跗骨窦结构（虚线），其与跟骨轴（白线）约成45°。C.跗骨管；S.跗骨窦

撕裂（图8.123）。10%的外踝不稳的患者伴距下关节不稳。

70%的跗骨窦综合征有外伤史。剩余30%继发于炎症性关节病、痛风、神经节囊肿、PVNS和足部畸形。通常损伤有关。跗骨窦综合征患者中，43%伴距腓前韧带撕裂，47%伴PTT撕裂。高级别PTT功能不全患者，95%伴发跳跃韧带撕裂，72%伴跗骨窦综合征。

跗骨窦综合征患者常主诉有足内翻损伤病史和足外侧疼痛、跗骨管压痛。如除外其他病变如关节病、距下囊状肥大和占位性病变等，并确诊有跗骨管或跗骨窦韧带损伤，则可行外踝韧带修补术。

跗骨管或跗骨窦的影像学检查包括常规X线平片、距下关节造影、CT和MRI等。距下关节造影可有助于确定跗骨管症状的部位。Klein和Spreitzer

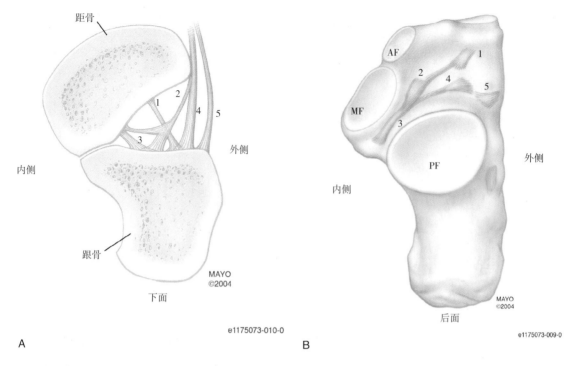
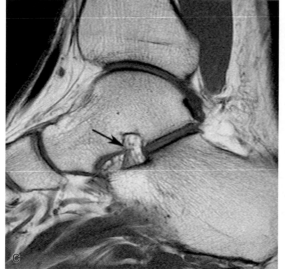
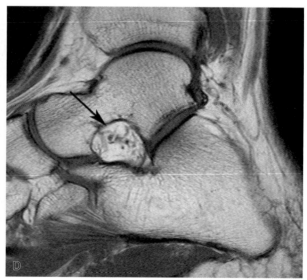
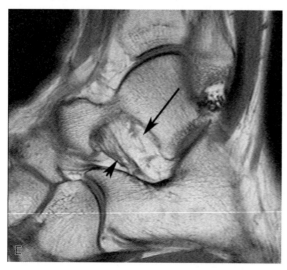

图 8.121 冠状面（图 A）和轴面（图 B）示意图显示颈韧带（1）、跗骨管韧带（3）、伸肌下支持带的内侧束（2）、中间束（4）和外侧束（5）的附着点。AF. 前距关节面。MF. 中距关节面。PF. 后距关节面。从内侧到外侧矢状面 T_1WI（图 C～E）显示跗骨管、跗骨窦圆锥形膨大（箭头），跗骨管、窦的伸肌下支持带内侧束（箭头）显示清晰（图 E）

曾报道跗骨窦综合征正常或异常的MRI表现（图8.121）。检查应包括3个切面（轴面、冠状面和矢状面）的T_1WI和T_2WI以明确病变的解剖部位（图8.117）。跗骨管和跗骨窦的浸润性改变在T_1WI和T_2WI上表现明显（图8.122～图8.124）。80%的患者合并有跟腓韧带撕裂，15%的患者伴有跗骨管内积液。

Breitenseher等最近对60例外踝内翻损伤的运动员进行了MRI和承重X线平片对照研究，以评估外踝损伤的程度。手术证实MRI诊断外踝韧带完全性撕裂的敏感度和特异度分别为74%和100%。Breitenseher等的研究揭示承重X线平片距骨倾斜角度和MRI上韧带损伤程度之间的相关性较差，因而认为承重X线平片可高估或低估外侧韧带损伤，故对于考虑手术治疗的年轻患者，尤其是X线平片上所测量的距骨倾斜角为6°～14°的患者，术前应行MRI检查。

Lekrakul等强调了MRI关节造影及多平面重建以明确跗骨管或跗骨窦韧带撕裂的重要性。准确的认识韧带状态对于制订外科手术计划非常重要。

治疗 跗骨窦综合征治疗主要取决于受损伤的韧带和肌腱。初始的非手术治疗包括石膏固定或注射治疗。外科修复应包括踝关节外侧韧带复合体及距下关节撕裂的韧带。如果所有的支持结构不能重塑可导致慢性关节不稳。

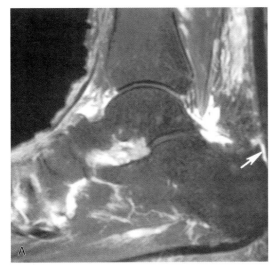

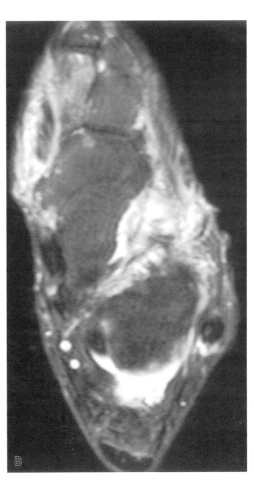

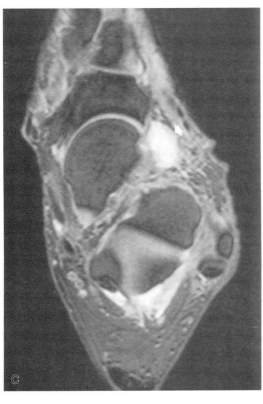

图8.122 脂肪抑制FSE序列T_2WI矢状面（图A）和轴面（图B、图C）显示跗骨管信号强度增加伴局限性积液（粗箭头），提示跟后滑囊炎（箭头）

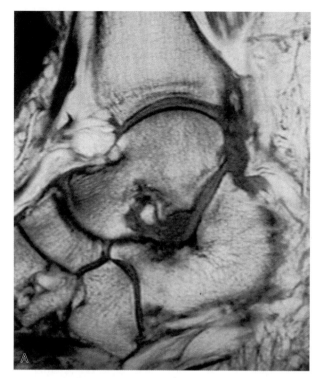 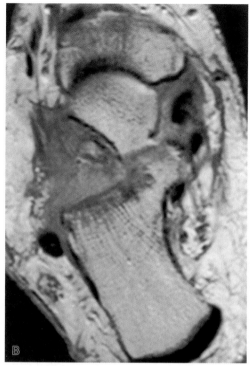

图 8.123　矢状面（图 A）和轴面（图 B）显示跗骨管、跗骨窦内骨块及信号强度减低

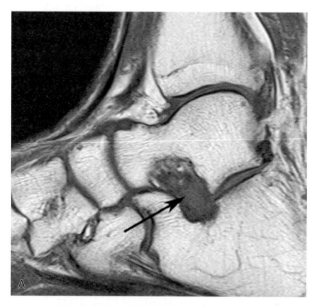 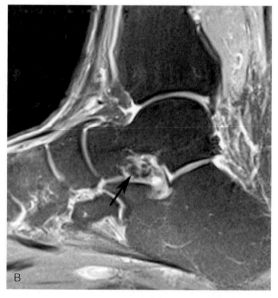

图 8.124　色素沉着绒毛结节性滑膜炎所致跗骨窦综合征。矢状面 T_1WI（图 A）和轴面脂肪抑制 FSE 序列 T_2WI（图 B）显示 T_1 低信号（箭头）及局灶性 T_2WI 序列低信号（箭头）

（六）踝关节撞击综合征

踝关节撞击综合征可能与骨骼或软组织异常有关。撞击综合征常见于运动员的慢性损伤。诊断依赖于临床，但影像检查可提供非常有价值的组织结构的信息包括骨骼及软组织。影像对于引导疼痛部位的注射及潜在的治疗非常有帮助。依据部位及解剖结构分为 5 种不同类型的撞击综合征。分别为前撞击、前外侧撞击、前内侧撞击、后撞击及后内侧撞击。每种撞击我们将分别讨论。

1. 后撞击（三角骨）综合征　后撞击综合征与过度使用或急性足部跖屈相关。不同术语用于此病描述包括三角骨综合征，胫距挤压综合征和后踝绞索综合征。

后踝的解剖对于理解撞击综合征非常重要。距骨后结节内外侧之间的沟槽内走行跗长屈肌及腱鞘。三角骨类似于次级骨化中心,为距骨软骨向后扩展形成。三角骨通过软骨结合与距骨相连。在7~13岁之间发生骨化,常在骨化形成Stieda突一年内与距骨融合(图8.125)。7%~14%的患者仍残留有分离的小骨,且多为双侧。成人未融合的骨化中心难以与陈旧性骨折区分(图8.126)。

后撞击综合征可能为急性创伤或过度使用(反复轻微创伤)所致,这一综合征包括距骨突骨折、踇长屈肌腱炎和胫距后撞击。患者表现为踝后部疼痛和肿胀,体检可见跟腱前方后踝压痛,足跖屈时症状加重。

临床上较难诊断后撞击综合征,因而影像学检查对于提示或证实本病的诊断至关重要。X线平片不足以作出三角骨综合征的诊断,但其所显示的跟腱边缘不规则和伴发的跟腱前脂肪扭曲常提示有急性骨折或炎症的存在(图8.127)。承重X线平片或足跖屈试验可以造成后撞击效应,引发患者再次出现症状(图8.128)。

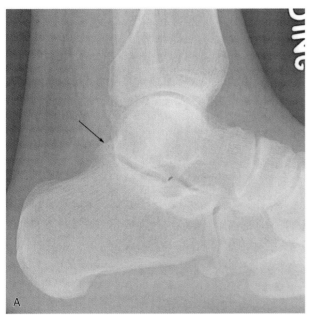
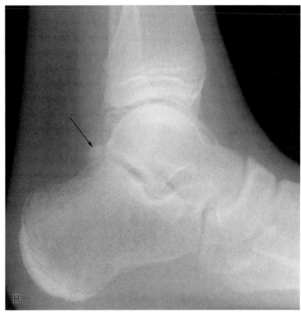

图8.125 图A.侧位X线片显示已融合的距骨后外侧突(Stieda突)(箭头);图B.侧位X线片显示15岁男性距后三角籽骨

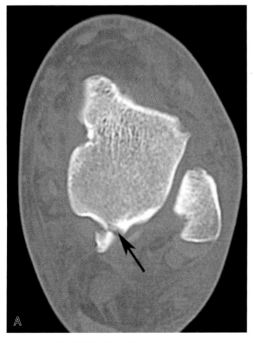
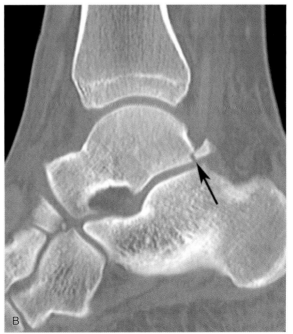

图8.126 距骨后外侧突骨折。轴面(图A)和矢状面(图B)CT图像显示距骨后外侧突急性骨折(箭头)

CT有助于检出急性骨折和更清晰地显示骨质边缘的改变（图8.126），MRI则能最佳地显示水肿和跨长屈肌腱炎等软组织改变及由该综合征撞击所致的轻微骨质改变。MRI检查时，应使用10～14cm的小FOV、T_1WI、T_2WI序列（图8.129和图8.130），通常采用轴面和矢状面成像（图8.129）。对于三角骨综合征，常需采用足跖屈位或矢状面GRE序列进行运动观察，后者可更清晰地证实撞击效应的存在和三角骨的运动。

Bureau等回顾性分析了7例后踝撞击综合征患者的MRI特点。所有患者均显示三角骨及距骨外侧结节骨髓挫伤。这些组织结构的骨折易于通过CT检查评估，而软组织结构包括距下关节、胫距隐窝及跨长屈肌腱鞘周围积液（图8.129）。

多数情况下三角骨综合征应采取非手术治疗。在软骨结合或距骨和三角骨之间直接注射塞乐思通和麻卡因混合液，不仅有助于确定疼痛点的部位，也可有治疗效果。早期治疗可采取制动4～6周，非手术治疗效果不理想时，可考虑三角骨切除术，这对于大多数患者来说，治疗效果良好。如果合并跨长屈肌腱炎（图8.129），也可行肌腱松解术。

2. 前撞击综合征　前撞击综合征常见，多见于反复背屈的运动员。胫骨前缘鸟嘴样改变及继发的距骨颈变形在侧位X线平片或CT上非常明显（图8.131）。骨赘形成于关节囊附着处。常伴有滑膜增生和瘢痕。单独骨赘在运动员中45%～59%可能是无症状的。

前撞击患者足背屈时表现为踝关节疼痛、肿胀和绞索。X线平片或CT很好地显示骨质变化（图8.131），而软组织变化通过轴位及矢状位T_2WI成像能很好的显示。滑膜增生在静脉和关节内注入对比剂后显示更为明显。这些方法在缺乏关节积液时特别有帮助。

3. 治疗　前撞击综合征应采取非手术治疗。外科手术成功与否与踝关节的退变程度相关。患者有正常的关节间隙及轻微退变往往有良好效果。

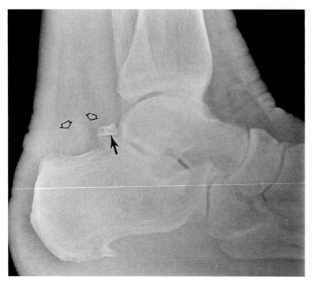

图8.127　跟骨侧位CR图像显示三角籽骨（黑箭头）及三角籽骨综合征所致的跟腱前方脂肪水肿（空心箭头）

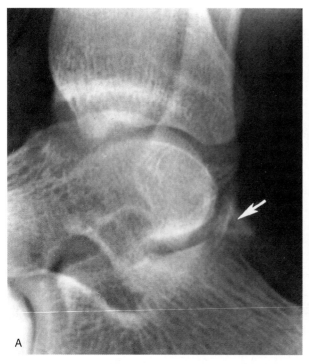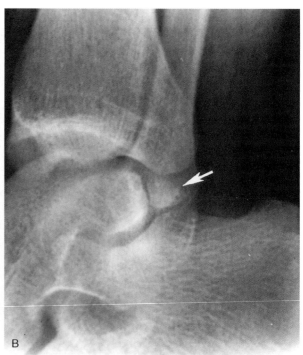

图8.128　后撞击（三角籽骨综合征）。足背屈（图A）和跖屈（图B）侧位X线片显示三角籽骨撞击（箭头）

第八章 足、踝关节和小腿 463

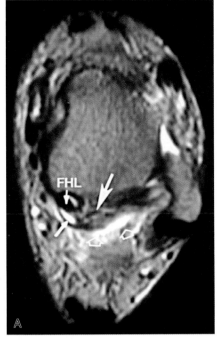
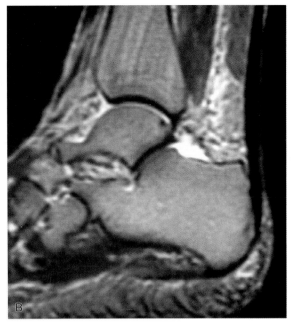
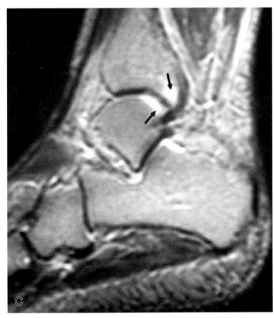

图 8.129 三角籽骨综合征。轴面脂肪抑制 SE 序列 T_2WI（图 A）显示跨长屈肌腱（FHL）周围水肿（空心箭）和积液（小白箭）。此层面未能清楚显示不规则形的三角骨（大白箭）。矢状面 T_2WI（图 B）和质子密度加权像（图 C）显示由撞击所致的胫距骨后方软组织内积液和胫距交界缘水肿（箭头）

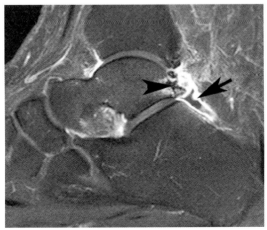

图 8.130 后撞击综合征。矢状面脂肪抑制对比增强 T_1WI 显示滑膜炎（箭）及距骨后部骨髓水肿（箭头）

4. 前外侧撞击综合征　踝前外侧隐窝由胫腓骨环绕，由关节囊、距腓前韧带、跟腓韧带及距腓前韧带构成其边界。前外侧撞击与原先的内翻跖屈损伤相关。关节囊及韧带撕裂而无明显的机械性不稳导致慢性前外踝疼痛。多达 3% 踝关节扭伤的患者最终可导致前外踝撞击综合征。反复的微小创伤可导致胫腓前韧带增厚及骨赘形成（图 8.132）。

患者伴有前外踝疼痛，足旋前及旋后时加重。体检时缺乏稳定性。轴位及矢状位 T_2WI 显示前外踝软组织异常。常规 MRI 结果常不一致（敏感度 39%～100%，特异度 50%～100%）。MRI 关节造影可能更有特异度。

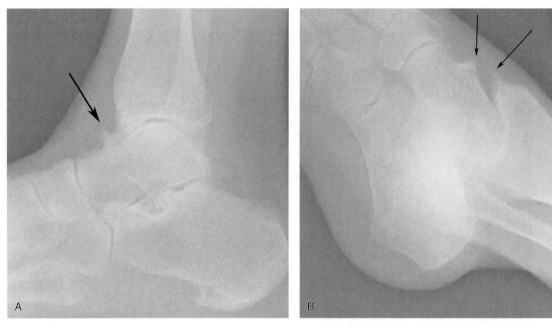

图 8.131 前撞击综合征。站立侧位（图A）和斜位（图B）X线片显示胫距关节前部骨赘形成（箭头）

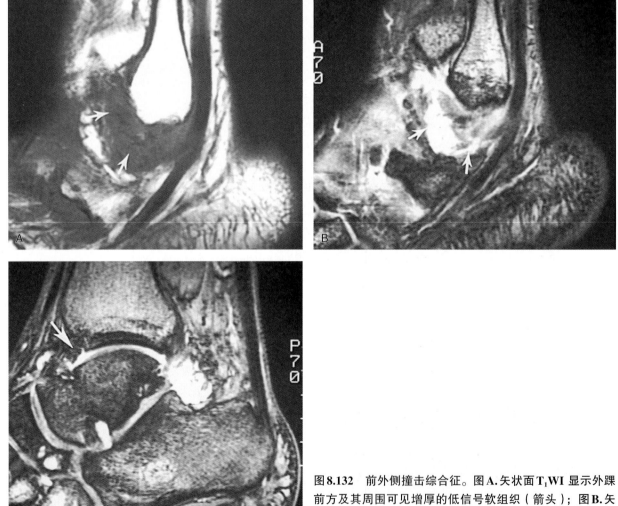

图 8.132 前外侧撞击综合征。图A.矢状面T_1WI显示外踝前方及其周围可见增厚的低信号软组织（箭头）；图B.矢状面GRE序列对比增强扫描显示软组织强化（箭头）；图C.胫骨前部骨赘形成（箭头）

5.前内侧撞击综合征　前内侧撞击综合征相对于前述的前撞击综合征少见。发病机制可能与外翻损伤伴部分三角韧带（胫距）部分撕裂有关。然而，准确发病机制不明。

患者有典型的关节囊增厚，前三角韧带增厚及骨赘形成（图8.133）。伴发外侧韧带损伤并不少见。55%病例有内侧距骨穹窿部分缺失。

患者伴有慢性前内踝疼痛，足背屈时加重。体检时背屈及内翻时受限、局部压痛。

MRI特点尚不明确，但可显示软组织增厚，骨赘及骨软骨损伤。MRI关节造影较常规MRI更为准确。

6.后内侧撞击综合征　胫距前后韧带构成三角韧带深层，而表浅部分由胫跟韧带、胫弹性韧带、弹性韧带及胫舟韧带组成。

后内侧撞击综合征是五种撞击综合征中最少见的，往往继发于严重的踝关节外伤导致内侧三角韧带深部纤维撕裂所致，可导致慢性感染及韧带增厚。Koulouris等回顾性分析了25例后内侧撞击患者均伴有先前的后下胫腓后韧带损伤，其中12例伴有肌腱受累，5例伴有骨撕脱伤。

临床及关节镜诊断是困难的。早期诊断非常重要，因为外科修复效果理想。常规MRI的T_2WI显示关节囊和韧带的增厚并伴有后内侧结构的腱鞘炎及骨髓水肿。

（七）前足和中足综合征

前足和中足的骨和软组织过度使用综合征（overuse syndromes）较为常见（表8.6）。

表8.6　前足痛综合征

应力性骨折	踇僵硬
Lisfranc损伤	神经痛
跖骨痛	草皮趾
籽骨炎	足底板损伤
骨软骨炎	Freiberg梗死
跖趾关节半脱位/滑膜炎	滑囊炎

体育锻炼和过度运动会增加关节积液（34%见于马拉松运动员），腱鞘积液（见于22%跳高运动员），以及肌腱及韧带信号异常。因此，MRI的这些发现肯定与临床症状相关。

跗骨和跖骨的应力骨折尤其常见。中足损伤可能是由于韧带损伤或骨折所致，这更常见于Lisfranc损伤。Lisfranc韧带是最主要的防止跖骨外侧半脱位的支持结构。第二跖趾关节最易受累，因其与第一跖骨缺乏跖骨间韧带连接。Lisfranc损伤常有明显的外伤、骨折甚至脱位。轻微的损伤或糖尿病伴有神经营养关节病也可发生，因此，早期诊断对于防止快速的退行

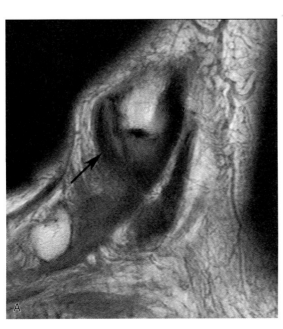
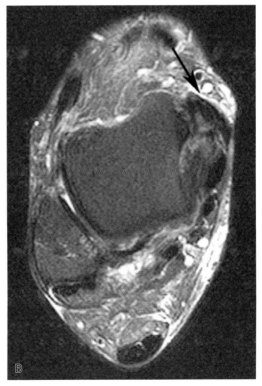

图8.133　前内侧撞击综合征。矢状面质子密度加权像（图A）和轴面脂肪抑制FSE序列T_2WI（图B）显示前内侧软组织明显增厚（箭头）。图A显示明显增厚的胫骨后肌腱及趾长屈肌腱

性骨关节炎非常重要。当患者有临床症状而X线片及CT不能明确诊断时常采用MRI检查。斜冠状位和轴位T_2WI及STIR显示韧带的不连续及第2跖骨轻度半脱位。

腱鞘炎在中足是常见的。胫骨后肌腱及腓侧肌腱常伴有临床症状。轴位及矢状位T_2WI显示肌腱周围积液。

许多前足综合征根据患者的临床表现即可做出诊断，非手术治疗有效时，不需进行影像学检查；非手术治疗不理想时，影像学检查所起的作用非常关键，此时应选择合适的影像学检查方法以排除不适于非手术治疗的病例。表8.7列举了常见的前足综合征。

前足痛常见于运动员和从事长期负重劳动的患者。跖骨痛可能与第2跖骨较长或第1跖骨过度运动有关。多数跖骨痛常见于有跟腱紧缩或前踝撞击的运动员。常规X线平片足以明确跖骨的长度。

籽骨痛综合征常见于跑步运动员。内侧、外侧籽骨分别位于跛短屈肌腱的内侧头和外侧头内。籽骨的作用是使第1跖骨头抬高，缓冲压力，保护跛长屈肌腱和增强跛短屈肌的作用（图8.134）。籽骨骨化发生于9～11岁。内侧或胫侧的籽骨常有2个或3个骨化中心，而外侧常来源于一个骨化中心（图8.135）。随着时间推移，由于退变，籽骨变得不规则或碎裂。这些影像表现可能与临床症状不相关。籽骨可半脱位或外侧旋转最终发展至高级别跛外翻（图8.135C）。

籽骨痛综合征占所有足部损伤的4%。籽骨痛综合征常见于穿高跟鞋、跳舞者及长跑运动员。籽骨可伴发足的骨性关节炎。籽骨炎是籽骨痛综合征的常用术语。籽骨可能会发生炎症、骨折或骨质坏死。籽骨痛综合征患者体检时，除疼痛外，跛趾背屈时尚可出现不适感。

常规X线检查包括后前位、斜位、侧位和籽骨像，可能具有诊断意义。籽骨可能会碎裂、硬化或骨折（图8.136），受累籽骨周围的软组织肿胀通常也能显影。病变较轻时，放射性核素骨扫描可能会有阳性发现，表现为籽骨病变部位的示踪剂浓集，骨扫描正常则可排除本病。对某些不明原因的籽骨痛需行超声及MRI检查。MRI显示骨髓水肿（T_1WI低信号，T_2WI高信号），骨折或碎裂和坏死在本例中T_1WI及T_2WI均呈低信号。籽骨痛综合征常伴有腱鞘炎及滑囊炎。

籽骨病变的治疗应首先采取保守方法，如更换鞋子及使用籽骨垫和局部抗炎药物治疗即可。若非手术治疗不理想时，可行外科手术取出。

1.Freiberg病（跖骨头骨软骨炎） 跖骨头骨软骨炎也可引起前足痛。最常见的是第2跖骨头骨软骨炎。第3～5跖骨也可发生，且女性多于男性。病因未明，常见于穿高跟鞋成年女性，可能与急性或慢性反复的损伤有关。跖骨头碎裂、塌陷。通常X

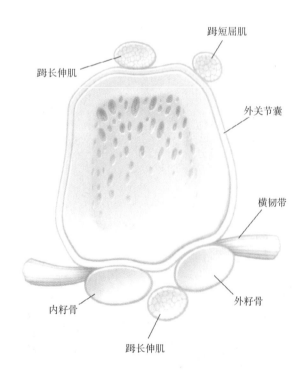 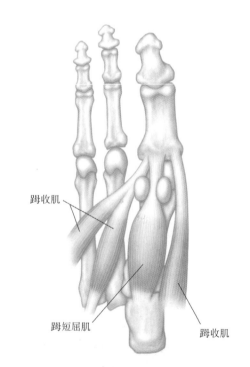

图8.134　籽骨及毗邻关系示意图。图A.轴面；图B.跖面

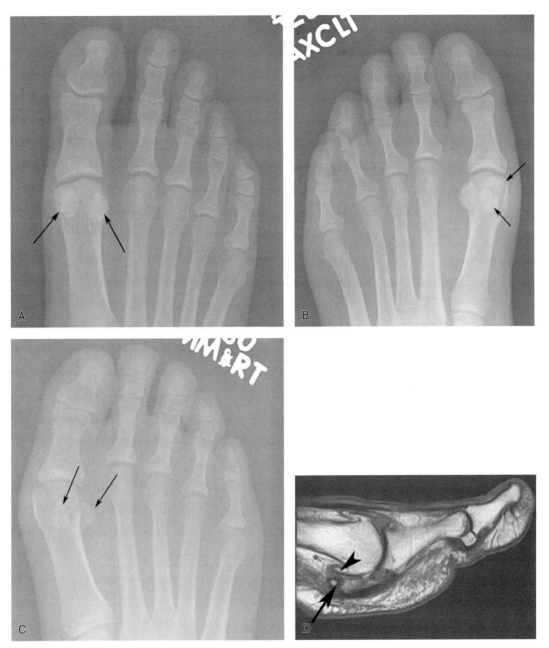

图8.135　图A.X线片显示内侧、外侧籽骨；图B.X线片显示内侧二分籽骨（箭头）及来源于一个骨化中心的外侧籽骨；图C.踇外翻及籽骨旋转脱出跖骨凹槽（箭头）；图D.矢状面T_1WI显示籽骨部分碎块（箭头）及第1跖趾关节退变伴骨赘形成（箭头）

线平片即可明确骨软骨炎的诊断，（图8.137）有时MRI可用于诊断和排除其他病变如滑膜炎等。静脉内注射钆对比剂增强扫描可早期检出滑膜炎的滑膜改变。滑膜炎与骨软骨炎一样，均好发于第2跖趾关节。跖骨头缺血坏死MRI特点与第六章髋关节中描述相似。

2.跖板及草皮趾损伤　第2跖板连接4个跖趾关节，通常不包括籽骨。跖板是纤维软骨连接结构，起源于跖骨颈跖面终止于第1趾骨基底部。这一复杂的支持结构包括关节囊、两侧韧带、远处附着处跖腱膜（图8.138和图8.107）。跖板保护关节防止过度伸展暴力。

跖板损伤可以是急性或慢性反复的微小外伤。跖板破裂常见于女性，过伸暴力或穿高跟鞋的伸直足趾的应力增加是诱发因素，第2跖趾关节常受累及。

第1跖趾关节损伤（草皮趾）常是急性的而其他跖趾关节常为慢性损伤。草皮趾常发生于运动员穿柔软的鞋子而在硬地面运动，使得第一跖趾关节反复地反向轴向应力及过度伸展。

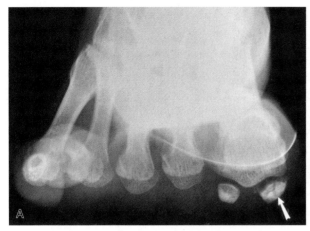
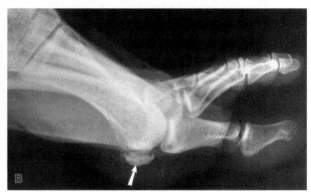

图 8.136　籽骨轴位（图 A）及侧位（图 B）X 线片显示内侧籽骨硬化、碎裂（箭头）

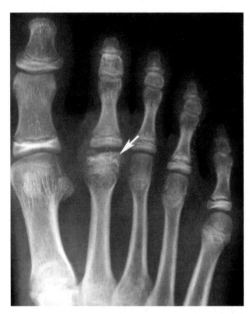

图 8.137　Freiberg 病（跖骨头骨软骨炎）前后位 X 线片显示第 2 跖骨骨骺碎裂（箭头）

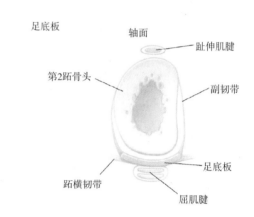
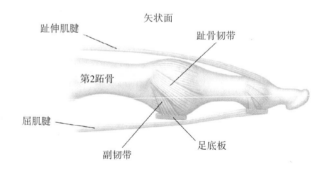

图 8.138　足底跖板轴面、矢状面示意图

超声、MRI 或关节造影能很好地显示跖板。正常的跖板在 MRI 图像上呈低信号（图 8.139）。轴位及矢状位 T_2WI 显示关节跖面信号强度增加或明确的跖板破裂，其常伴有过伸及腱鞘炎。跖板的慢性损伤变化显示为跖板及关节囊增厚（图 8.140）。MRI 关节造影显示破裂的跖板伴有屈肌腱鞘周围积液，而跖板完整时不会出现液体充填。超声显示正常跖板均匀的回声，当跖板破裂时会显示不均匀低回声及高回声结构。

3.踇僵硬　踇僵硬通常由慢性外伤所致，常见于田径和足球运动员。关节间隙狭窄而不伴有踇趾外翻畸形可能为 X 线平片上的早期唯一征象。如不及时治疗，关节间隙将明显变窄和骨赘形成，特别是背侧。踇僵硬仅次于踇外翻，80% 患者双侧出现。踇僵硬患者表现为疼痛，最常见第 1 跖趾关节背屈。体格检查显示运动受限，突出，关节背侧压痛，背屈时疼痛加重。如前所述，关节间隙狭窄不伴有踇趾外翻畸形是 X 线平片上早期征象，随着病变进展，出现软骨下囊变、明显的骨赘（骨赘可碎裂）及程度不等的软组织肿胀（图 8.141）。踇僵硬的 MRI 的特点包括软骨缺失、骨髓水肿、滑膜炎（图 8.142）。MRI 不常用来评价踇僵硬。踇僵硬的早期治疗可通过更换合适的鞋子或关节注射。外科手术切除或关节融合术适用于病变晚期。

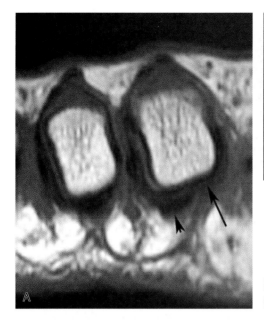
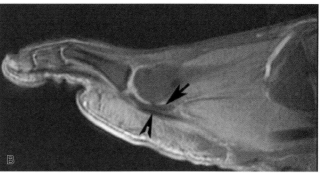

图 8.139　正常足底跖板。轴面（图 A）矢状面（图 B）脂肪抑制对比增强 T_1WI 显示正常跖板（箭头）及屈肌腱（箭头）

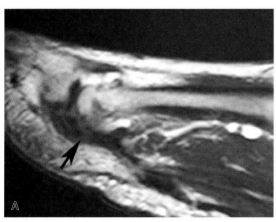
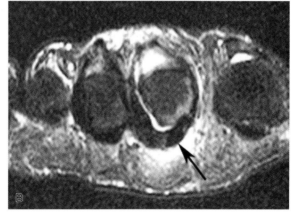

图 8.140　足底跖板慢性退变。图 A. 矢状面质子密度加权像显示跖板增厚及信号强度轻度增加（箭头）；图 B. 轴面脂肪抑制对比增强 T_1WI 显示跖板增厚伴相邻软组织增强（箭头）、关节积液，骨边缘轻度骨髓水肿

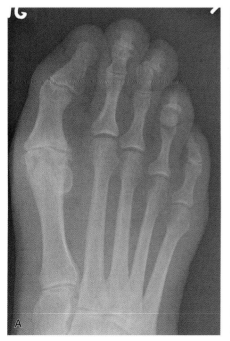
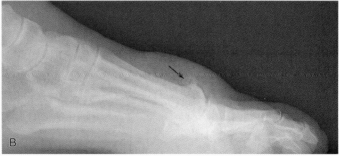

图 8.141　踇僵硬。前后位（图 A）和侧位（图 B）X 线片显示高级别踇僵硬伴关节间隙消失，无踇外翻，背侧明显骨赘形成伴碎裂（箭头），周围软组织肿胀

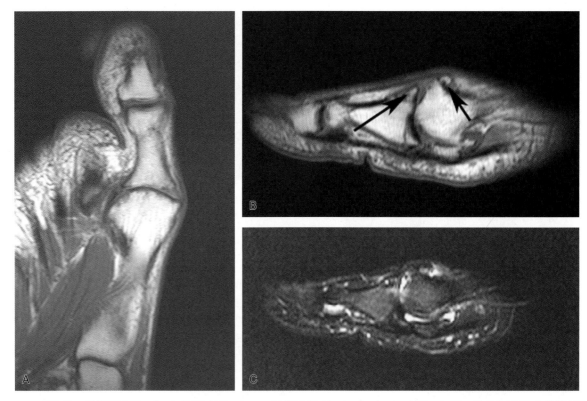

图8.142 踇僵硬。冠状面（图A）、矢状面（图B）T_1WI及脂肪抑制FSE序列T_2WI（图C）显示关节间隙狭窄伴软骨缺失，关节背侧明显骨赘形成（箭头），骨髓水肿、关节积液

4.滑囊炎 前足滑囊炎包括跖骨间滑囊（图8.143）或足底的摩擦囊（图8.144）。跖骨间滑囊位于跖骨头跖骨间横韧带的深面。炎症发生时，滑囊扩张如果超过3mm可压迫趾间神经，引起严重的局部疼痛。Studler等近期回顾性的研究了志愿者及尸检标本的足底板变化。70例成人志愿者中（平均年龄45岁）84%出现异常的MRI信号变化。跖骨头下信号强度变化最明显，第1跖骨头下最常见（占70%），第5跖骨头下次之（占61%）。信号变化不尽相同，91% T_2WI显示低信号，这与病理上的纤维组织相关。对比增强检查对于区分液体填充的滑囊或其他病理改变如神经瘤或纤维化非常重要。绝大多数滑囊炎常采用非手术治疗，如增加足垫或更换鞋子。当非手术治疗失败时，偶尔需要麻醉剂或类固醇注射治疗。

5.Morton神经瘤 Morton神经瘤是由慢性外伤造成跖骨横韧带下趾间神经纤维退变而引起的。神经瘤也可由偶发性黏液囊压迫而形成。神经瘤由纤维组织和退变的神经组织形成软组织团块，位于横韧带旁（图8.145）。尽管所有跖骨间均可受累，患者的症状常出现在第3、4跖骨头之间（图8.146），病变常见于穿高跟鞋的女性，并有趾间神经支配区的感觉异常和麻木。临床病史和体格检查有助于本病的诊断，然而多达33%病变无临床症状。

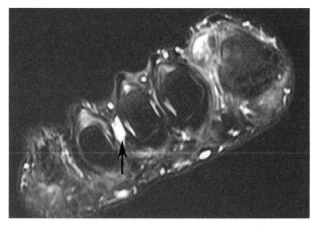

图8.143 跖骨间滑囊。冠状面脂肪抑制FSE序列T_2WI显示第3、4跖骨间滑囊扩大伴液体积聚（箭头）

Morton神经瘤X线可显示受累跖骨头不对称性分离。然而，这些发现是非特异性的，很多X线片显示为正常。Morton神经瘤的检出常使用超声或MRI检查。有学者报道MRI明显提高了本病的确诊率，约57%可疑Morton神经瘤患者MRI检查后其治疗措施得以更正。轴面MRI最有助于诊断（图8.145和图8.146）。Weishaupt等发现俯卧位使得病变显得更大更明显。神经瘤呈典型的哑铃状位于跖骨头之间。Morton神经瘤一般位于跖横韧带下方，而滑囊位于韧带背侧，这

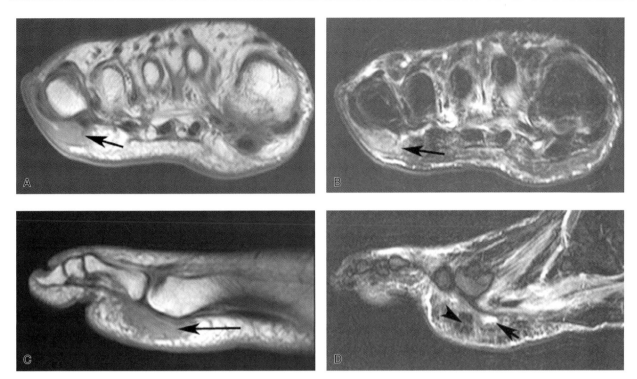

图8.144 第5跖骨头下摩擦囊炎伴异常信号强度。轴面T_1WI（图A）和T_2WI（图B）显示第5跖骨头下卵圆形异常信号强度（箭）。矢状面T_1WI（图C）和T_2WI（图D）显示异常的滑囊（图D箭）及因局部纤维化造成的T_2WI低信号（图D箭头）

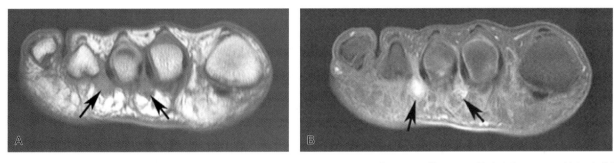

图8.145 轴面T_1WI（图A）和脂肪抑制对比增强T_1WI（图B）显示位于第2、3及第3、4跖骨头之间Morton神经瘤（箭头）增强后明显强化

不应与神经瘤混淆。Morton神经瘤通常很小，位于趾间，其在T_1WI上呈低信号，T_2WI上呈低或混杂信号，对比增强信号不一（图8.146），可明显强化。大小是非常重要的，小于5mm的神经瘤无明显症状。脂肪抑制T_1增强图像可鉴别滑囊炎，其表现为周边强化的炎症滑囊。切记，跖骨间滑囊炎或偶发性黏液囊炎更为常见。

Morton神经瘤一开始倾向于非手术治疗，包括超声引导类固醇药物注射。非手术治疗失败时，可采用外科手术介入。

（八）小腿外伤

小腿外伤可导致挫裂伤、肌肉出血或血肿形成、肌肉疝或慢性创伤所致的过度使用综合征。血管神经损伤和骨筋膜室综合征可由直接外伤或继发于误诊的肌肉撕裂伤所致。肌肉撕裂尤其是腓肠肌和跖肌撕裂也较为常见。10%～11%的长跑运动员可发生肌肉撕裂，内侧腓肠肌撕裂常见于网球运动员。

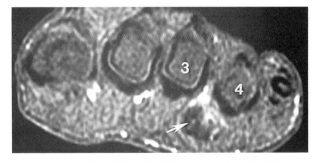

图8.146 轴面脂肪抑制对比增强T_1WI显示一位于第3、4跖骨头之间较大的Morton神经瘤（箭头）

体格检查和临床病史对于确定病变部位和损伤的严重程度至关重要。现今，影像学检查仅限于疑诊静脉血栓形成的病例。临床上，将深部静脉血栓与分割性的腘窝囊肿破裂、肌肉撕裂、跟腱损伤鉴别常较为困难。肌肉损伤（劳损）的分级依赖于损伤的范围和功能丧失的程度而定。

一级劳损是指少量肌纤维损伤，肌力正常；二级劳损是指部分肌肉断裂和某种程度上的肌力减退；三级劳损是指肌肉完全撕裂和功能丧失，并且撕裂的肌间常有积液或血肿。

一级劳损（牵拉伤）时，T_2WI和STIR序列图像上可见肌腱接点周围有高信号的水肿和出血；二级劳损（部分撕裂）时，肌腱接点部分撕裂，MRI显示肌腱纤维不均匀性变细，肌肉水肿和出血较一级劳损更为明显；三级劳损时，肌腱接点完全断裂，MRI显示肌肉和肌腱退缩，并可见肌肉脂肪浸润和肌肉萎缩。

MRI检查时患者俯卧于检查床上，以避免软组织受压，当损伤位于侧方或前部时，患者可仰卧位检查。常使用肢体线圈进行检查，当需双侧对比时，常使用躯体线圈。肌肉损伤通常采用轴面SE序列T_1WI、STIR序列或脂肪抑制FSE序列T_2WI扫描，层厚0.5～1cm，至少两个切面（轴面、冠状面或矢状面）更易显示肌肉损伤的范围及程度。T_1WI上急性出血或血肿常为等信号而不易与肌肉区分，故T_2WI或STIR最有助于肌肉损伤的诊断（图8.147）。常规SE序列即可检出血管畸形（图8.87）。然而，流动现象可造成管腔内高信号，而误诊为血栓。对比增强及新的MR血管成像技术最有助于血管损伤及血栓的检出。

作者发现伴有肌肉血肿患者对治疗的反应不同并且恢复延长。肌束间或三级劳损时的血肿可进一步增大。肌间出血（图8.148和图8.149）较肌间血肿（图8.149和图8.150）患者可提前数周或数月恢复。此外，境界清楚的血肿常可发生持续性液体积聚和（或）瘢痕形成（图8.152）等慢性改变（图8.151）。因此，一旦MRI证实有血肿的存在，即应考虑手术清

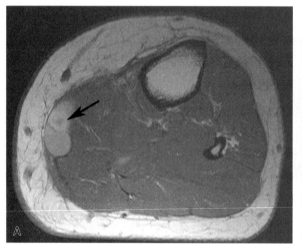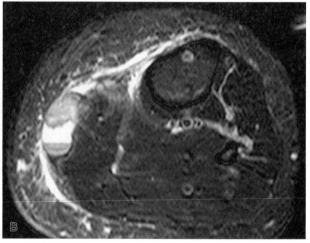

图8.147　肌肉撕裂伴血肿形成。图A.轴面T_1WI显示边界清晰的团块伴高信号强度，高信号是由出血造成的（箭头）；图B：轴面T_2WI显示多个液平面（箭头）

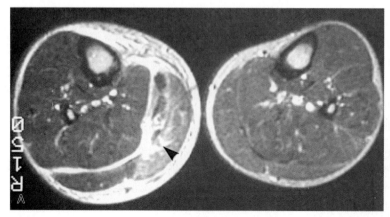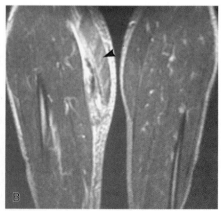

图8.148　小腿急性疼痛的运动员。轴面（图A）和冠状面（图B）T_2WI显示出血渗入腓肠肌内侧所致的高信号（箭头）

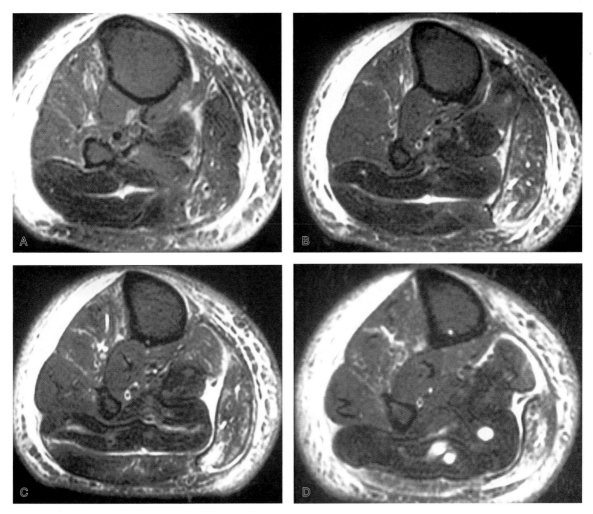

图8.149 轴面FSE序列T₂WI（图A～D）显示腓肠肌内侧头中上部及其周围呈高信号，为部分撕裂和血肿形成所致

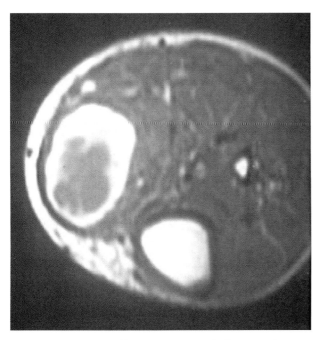

图8.150 小腿轴面T₂WI显示巨大腓肠肌血肿

除血肿（参见第二章出血影像表现的阐述）。

肌肉撕裂的并发症包括急性和慢性骨筋膜室综合征、神经血管损伤、脂肪置换、纤维化（图8.152）和骨化性肌炎。除骨化性肌炎在CT上显示更清晰外，MRI更有助于这些并发症的检出。

肌肉肿胀、出血、血肿或炎症可导致肌间腔内压增高从而引起骨筋膜室综合征，如不及时治疗，可发生神经血管损害和缺血。

小腿通常分为四个肌间腔（图8.153）：前肌间腔内包含胫骨前肌、拇长伸肌和趾长伸肌；外侧肌间腔内包含腓骨长肌、短肌；后肌间腔分为浅层和深层，比目鱼肌和腓肠肌位于浅层后肌间腔，胫骨后肌、拇长屈肌和趾长屈肌位于深层后肌间腔。

急性骨筋膜室综合征常由于骨折或钝性创伤引起，如不及时行筋膜切开术，将产生剧烈疼痛、神经血管症状、缺血乃至坏死等严重后果。

慢性骨筋膜室综合征（图8.154）多发生于前、外侧肌间腔，常见于参加军事训练的新兵和长跑运动

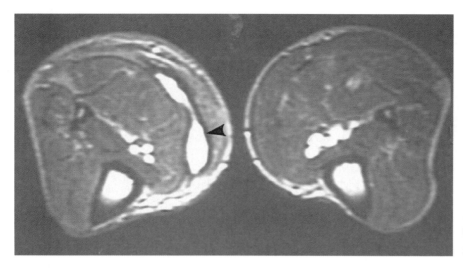

图 8.151 2 年前曾有肌肉撕裂的患者。俯卧轴面 T_2WI 显示高信号积液（箭头）及其周围低信号的纤维囊

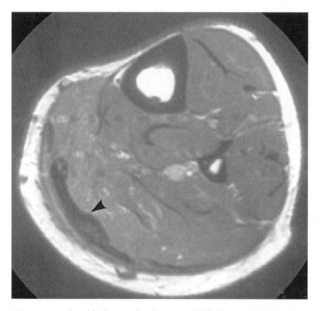

图 8.152 陈旧性腓肠肌断裂，可见损伤部位肌肉被瘢痕组织所取代（箭头）

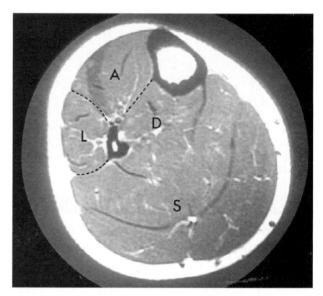

图 8.153 小腿轴面 T_1WI 显示小腿的 4 个肌间腔。A.前肌间腔；L.外侧肌间腔；D.后肌间腔深层；S.后肌间腔浅层

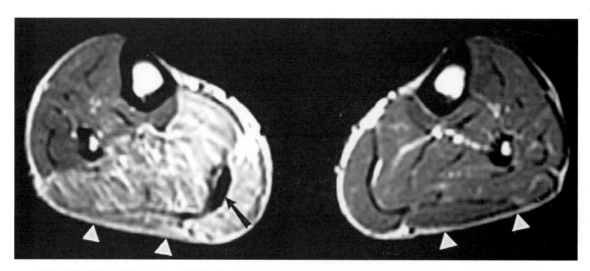

图 8.154 慢性骨筋膜室综合征患者，小腿轴面 T_2WI 显示陈旧性撕裂引起的纤维化（箭头）和慢性水肿引起的小腿后群肌内的高信号。因患者不能俯卧，可见因仰卧位所造成的软组织受压（箭头）

员。由于运动后肌肉体积增大,压力可增高20%。正常静息状态下肌间腔内压为5mmHg;运动后,压力急剧增高,但通常很快恢复正常。骨筋膜室综合征的诊断标准为肌间腔内压为40~45mmHg。慢性骨筋膜室综合征几乎常为双侧发病。

骨筋膜室综合征患者的临床症状有差异,有的患者仅表现为静息痛,有的表现为运动时疼痛,而休息时缓解,因此,需进行运动前后的轴面图像对比,方可对患者做出正确诊断。轴面T_2WI或STIR序列图像可显示骨筋膜室综合征患者肌肉内浸润性高信号和筋膜膨胀。Verleisdonk等发现慢性劳累型骨筋膜室综合征T_2WI信号强度明显增高,这些发现前肌间腔较后外侧肌间腔常见,筋膜切开术后信号强度恢复正常。^{31}P波谱分析有助于肌肉缺血及其代谢状态的评价,但迄今为止,这项技术在临床上并未普及使用。

轴面图像常能最佳地对神经肌肉损伤进行评价,因血管和神经走行变异很大,故判断血肿或其他创伤后改变对神经血管结构的影响常需在连续层面上进行观察。慢性损伤亦可导致神经纤维瘤的形成。

(九)肿瘤

小腿软组织肿瘤多见(详见第十二章),但足和踝部的骨肿瘤和软组织肿瘤并不常见。足和踝部骨肿瘤(表8.8)仅占人体所有原发性骨恶性肿瘤的1.3%、良性肿瘤6%左右。骨转移瘤(0.007%~0.3%)则较原发性骨肿瘤更为少见。如果将肿瘤样病变(如纤维结构不良、佩吉特病、骨内腱鞘囊肿、奇异性骨膜软骨瘤样增生)加入,足和踝部骨肿瘤比例会多一些(图8.155)。

足和踝部骨肿瘤(表8.7)仅占人体所有原发性骨肿瘤的3%。军事病理研究所统计255例足和踝部骨肿瘤,其中83.5%为良性。病变发生于跖骨最常见,跟骨次之。良性肿瘤较恶性肿瘤稍多见(表8.7)。表8.7中所列骨肿瘤更多见于踝部的胫骨和腓骨,而足部相对少见。整个足踝部,Unni报道最常见的良性肿瘤是跟骨脂肪瘤,其他依次为非骨化性纤维瘤、软骨黏液样纤维瘤及骨样骨瘤。

骨内脂肪瘤由成熟的脂肪及纤维血管成分组成。随之时间推移,演变为骨梗死、囊变及营养不良性钙化(图8.156)。32%骨内脂肪瘤发生于跟骨(图8.156)。X线片上,需与非骨化性纤维瘤、动脉瘤样骨囊肿、梗死或软骨源性病变鉴别。

70%骨内脂肪瘤伴有疼痛,这可能与微骨折有关。MRI所有序列显现完全的或部分的脂肪信号与皮下脂肪组织相似。边缘及中心局灶性低信号(钙化)是常见的。恶性变少见。因此,除非合并病理骨折,一般不需要外科手术治疗。常规X线平片上,很多骨肿瘤具有特征性的X线征象,故至今仍是骨肿瘤患者的首选影像学检查方法(图8.157~图8.158)。MRI主要用于可疑肿瘤患者的检查或对恶性肿瘤进行分期。足踝部最常见的恶性肿瘤是血管源性恶性肿瘤,其次为尤因肉瘤和纤维肉瘤(表8.7)。造釉细胞瘤常累及胫骨干。

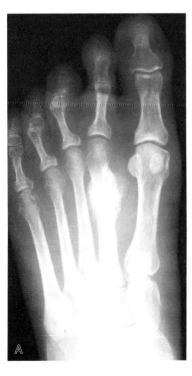
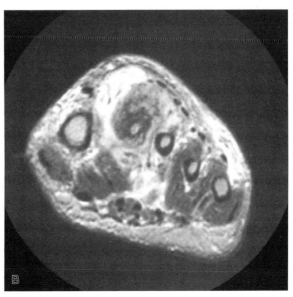

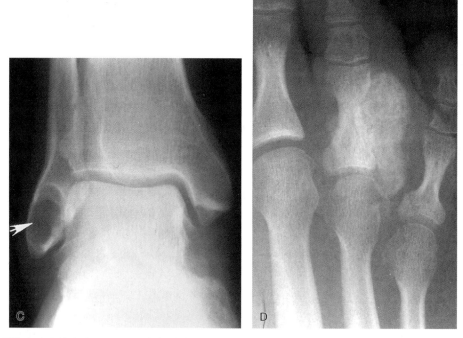

图 8.155 易混淆为肿瘤的病变。图 A. 已愈合的第 2 跖骨骨折易与骨肉瘤混淆，因其周围大量的骨化；图 B. 轴面 T_1WI 显示一较大的围绕骨折区的骨化的血肿，易被误认为骨肿瘤侵犯周围软组织；图 C. 外踝骨内腱鞘囊肿（箭），周缘环绕边界清晰的、薄的硬化变；图 D. 奇异性骨旁骨软骨瘤样增生。这种良性的反应性病变可与骨软骨瘤及骨肉瘤类似。尽管附着于骨，但骨是正常的且既不与骨皮质、骨松质相连，也无骨软骨瘤常见的火焰样外观

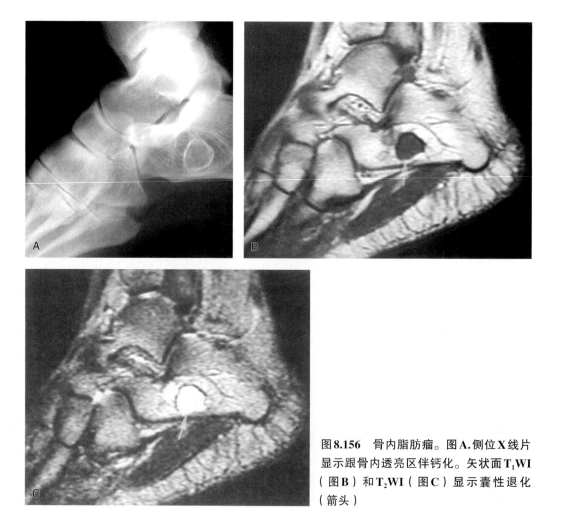

图 8.156 骨内脂肪瘤。图 A. 侧位 X 线片显示跟骨内透亮区伴钙化。矢状面 T_1WI（图 B）和 T_2WI（图 C）显示囊性退化（箭头）

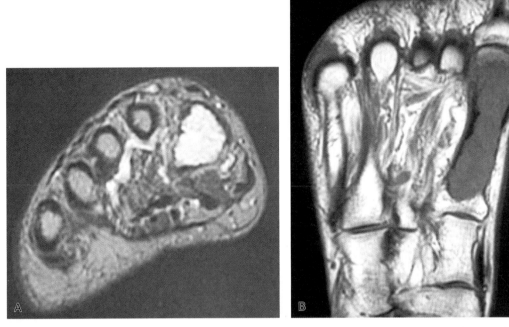

图8.157 内生软骨瘤。轴面T_2WI（图A）显示第1跖骨内呈高信号的病变，无软组织受侵。冠状面SE序列T_1WI（图B）显示低信号的病变累及第1跖骨大部。需指出的是，内生软骨瘤在X线平片上更易诊断

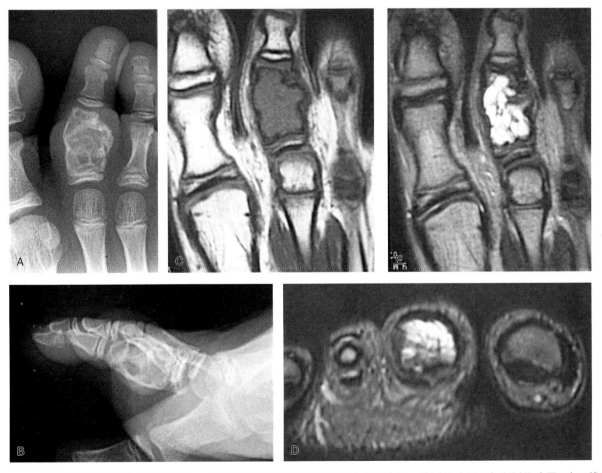

图8.158 第2近节趾骨动脉瘤样骨囊肿。骨骺板尚存，可除外骨巨细胞瘤的诊断。前后位（图A）和侧位（图B）X线平片显示病变呈膨胀性生长，内有分隔。冠状面T_1WI（图C）显示病变呈稍高于肌肉组织的信号。轴面（图D）和冠状面（图E）显示病变呈高信号，其内有分隔及小的液-液平面

MRI检查足踝部肿瘤及肿瘤样病变常规使用T_1WI及脂肪抑制快速自旋回波T_2WI序列、至少包括两个成像平面。多数病例还需T_1WI脂肪抑制对比增强序列,动态对比增强序列很少用到。

足和踝部软组织肿块也相对少见。事实上,许多软组织肿块是非肿瘤性的,例如腱鞘囊肿、Morton神经瘤。表8.8列举了一组736例足和踝部的软组织肿瘤。Kirby等回顾性复习了83例足和踝部的软组织肿块后发现,其中良性肿瘤占87%,恶性占13%。大多数肿块与炎症有关,故多数良性病变为腱鞘囊肿(图8.159)和纤维瘤病(图8.160)。Bakotic和Borkowski回顾性复习了401例足和踝部的软组织肿块后发现,其中良性149例,恶性252例。最常见的良性病变是跖部纤维瘤病,因此,该疾病值得注意。

纤维瘤病为增生程度不同的纤维组织病变,包括良性纤维瘤病、结节性筋膜炎、侵袭性纤维瘤病(硬纤维瘤)(图8.160和图8.161)。纤维瘤病常见于中足底。病变组织学上是由梭形细胞和数量不等的胶原蛋白构成。病变常多发、有好发于足底筋膜非承重区域的倾向。跖部纤维瘤病好发于男性、可双侧发生,占20%~50%。也可能与掌腱膜挛缩症相关,5%~20%病例二者同时出现。

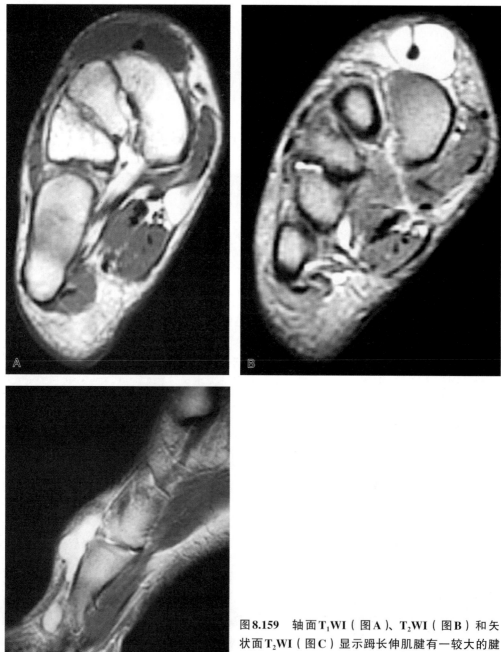

图8.159 轴面T_1WI(图A)、T_2WI(图B)和矢状面T_2WI(图C)显示踇长伸肌腱有一较大的腱鞘囊肿,其边缘清晰、信号均匀,为典型的腱鞘囊肿

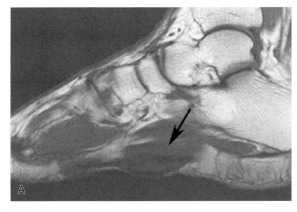
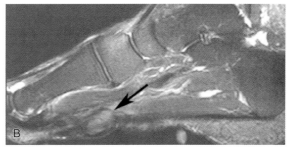
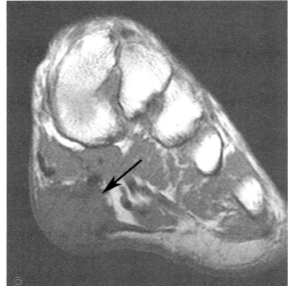
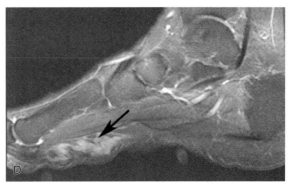

图 8.160　矢状面 T_1WI（图A）和 T_2WI（图B）显示一分叶状软组织团块（箭头）侵犯足底筋膜。轴面 T_1WI（图C）和矢状面脂肪抑制对比增强 T_1WI（图D）显示病变位于内侧区域，呈不规则强化（箭头）

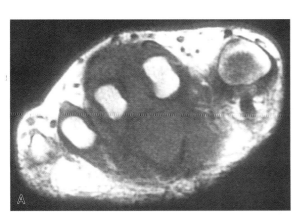
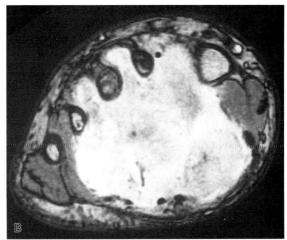

图 8.161　硬纤维瘤。轴面 T_1WI（图A）和轴面 T_2WI（图B）显示一巨大病变，累及多个足底和足背肌间腔，T_2WI 上病变内可见多个小片状低信号（图B）

　　MRI显示增厚和不规则的筋膜。T_1WI 病变为相对于肌肉的等至轻度高信号，T_2WI 或STIR为低至中等或，某些病例为高信号（图8.160）。对比增强为典型的不均一信号。

　　本组Kirby报道的大多数恶性病变为滑膜肉瘤（图8.162）。大多数恶性病变位于足跟。另一大宗病例报道，大多数恶性病变也为滑膜肉瘤，其次为透明细胞肉瘤、上皮样肉瘤及脂肪肉瘤（表8.8）。Bakotic 和 Borkowski 发现恶性血管性肿瘤最常见（401例中占31.6%）。

表8.7 足和踝部骨肿瘤（此材料取自一组11087例原发骨肿瘤）

病变	病例数（足/踝）
良性	
骨内脂肪瘤	66/32
骨软骨瘤	45/5
非骨化性纤维瘤	38/30
骨样骨瘤	33/10
骨巨细胞瘤	35/6
动脉瘤样骨囊肿	25/9
内生软骨瘤	25/9
软骨黏液纤维瘤	11/24
软骨母细胞瘤	11/9
骨母细胞瘤	7/8
恶性	
成骨肉瘤	62/4
尤因肉瘤	43/8
软骨肉瘤	32/4
血管内皮肉瘤	13/16
纤维肉瘤	11/4
淋巴瘤	12/2
造釉细胞瘤	6/18
多发骨髓瘤	2/0.2

表8.8 足和踝部软组织肿瘤（736例）

病变	病例数
纤维组织细胞瘤（内生、恶性）	170
血管球瘤	98
滑膜肉瘤	78
透明细胞肉瘤	54
上皮样肉瘤	50
脂肪肉瘤	49
血管肉瘤伴有或不伴有淋巴水肿	47
横纹肌肉瘤	40
血管外皮瘤	37
血管球血管瘤	29
泡样肉瘤（软组织）	21
纤维瘤病	18
骨外尤因肉瘤	18
血管球血管肌瘤	14
巨细胞瘤（腱鞘）	13

作者通常采用2个以上成像平面的T_1WI和T_2WI以显示病变的影像学特征和对病变进行分期。钆对比剂的使用有助于进一步显示病变的特征。有关肌肉骨骼系统肿瘤的详尽阐述可参见第十二章。

（十）关节炎和感染

足、踝关节和小腿炎症的影像学检查常使用普通X线平片、CT和核素检查。近来，已经证实MRI有助于评价关节病变，早期检出滑膜改变（活动的和非活动的血管翳）及足和踝关节中小的骨和关节改变，甚至临床上难以发现的位于足部小关节内的早期滑膜病变和积液也可在MRI上显示（图8.163和图8.164）。但仅依靠关节积液的信号无法鉴别渗出抑或是感染（图8.164）。

MRI在检出非感染性关节炎的价值已经明确。特别是对类风湿关节炎的检出、分期及治疗后反应非常有价值。T_1WI、T_2WI仍然有用，但对比增强（常规的或动态团注）能更为有效的评价活动性的滑膜炎症和轻微的软骨异常。类风湿关节炎常有跟腱及胫骨后肌腱受累。事实上，胫骨后肌腱撕裂常见于类风湿关节炎患者。跟腱滑囊也常受累（图8.165）。

Karasick等发现腓骨切迹常见于类风湿关节炎患者中，这种扇形腓骨缺损可能是由于邻近滑膜增生和腓骨关节软骨"裸区"的血管翳引起的慢性侵蚀所致。

反应性关节炎腱鞘炎特征性的累及胫骨后肌腱、趾长屈肌、姆长屈肌。跟骨后滑囊炎及跟骨跖面侵蚀常见。银屑病性关节炎及反应性关节炎常侵犯远端趾间关节。足趾肿胀（香肠指）MRI能很好显示。

痛风性关节炎是30多岁男性最常见关节炎（图8.166和图8.167）。Yu等回顾了9例痛风性关节炎患者的13次MRI检查后发现，痛风石的MRI表现在T_1WI上表现单一，而在T_2WI上变化较大（图8.148和图8.149）。几乎所有的痛风石在T_1WI上均呈中等信号；T_2WI上，有3处呈均匀高信号，10处为不均匀性低信号。T_2WI上信号强度的变化可能与痛风结节中钙含量不同有关。除1处外，其余的痛风石均显示均匀强化。

足踝部感染可来自于直接侵犯（刺伤或手术），或持续的来源（如软组织至骨或关节），或通过血行途径。足踝后部感染往往较局限，然而，中、前足感染可沿腱鞘及被筋膜分割的不同部分蔓延。最主要的感染是细菌。然而，结核、非典型分枝杆菌、真菌感染越来越常见，特别是对免疫缺陷的患者。仅10%骨结核累及足部，因起病隐匿同时医生认识不足，使得经常延误诊断（图8.168）。

T_1WI、T_2WI或STIR及脂肪抑制T_1WI对比增强对于检出病变及感染分期非常重要。

有关感染的更详尽的讨论见第十三章。糖尿病足患者的感染较为复杂，本章将对其进行较为全面的阐述。

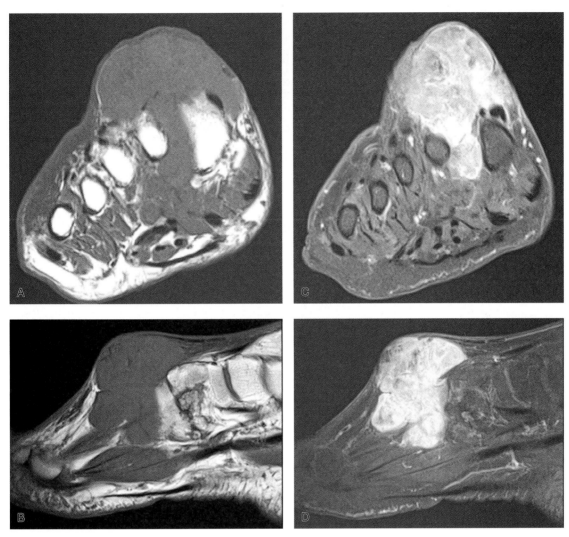

图8.162 滑膜肉瘤。轴面T_1WI（图A）和矢状面T_1WI（图B）显示第1、2跖骨一巨大病变。轴面（图C）和矢状面脂肪抑制对比增强T_1WI（图D）显示病变明显强化，但这些特点组织学上是非特异的

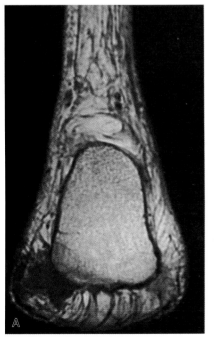 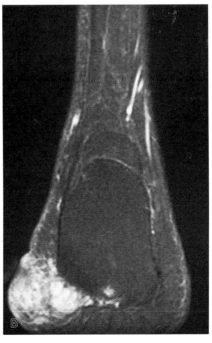

图8.163 风湿结节。冠状面T_1WI（图A）和对比剂增强脂肪抑制T_1WI（图B）显示1例经穿刺证实为风湿结节患者的冠状面T_1WI显示结节呈低信号，对比剂增强脂肪抑制T_1WI显示结节呈明显不均匀强化，但这些征象并无特异性，需结合临床病史才能做出风湿结节的诊断

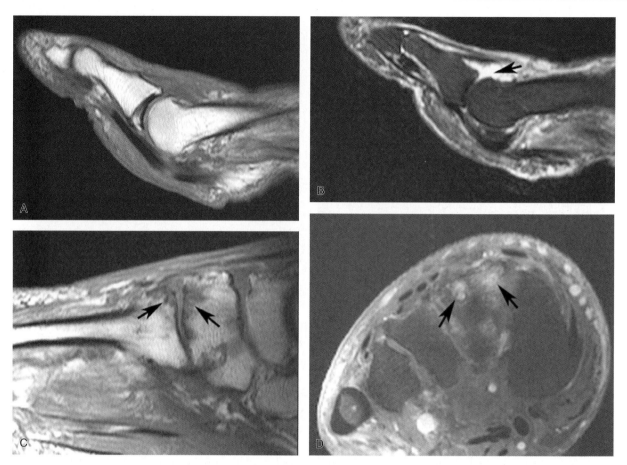

图 8.164 骨性关节炎。矢状面 T_1WI（图 A）及脂肪抑制 FSE 序列 T_2WI（图 B）显示第 1 跖趾关节早期骨赘形成及关节积液（箭头）。矢状面 T_1WI（图 C）和轴面 T_2WI（图 D）显示中足部骨髓水肿及软骨下囊变（箭头）

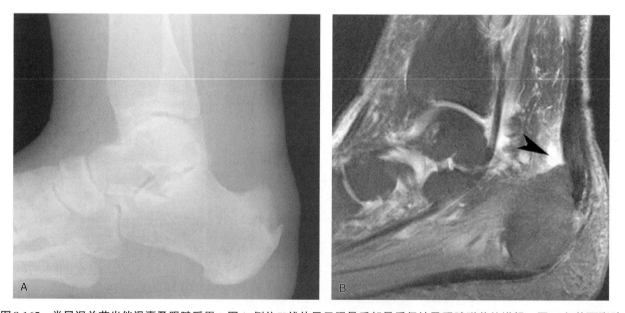

图 8.165 类风湿关节炎伴滑囊及跟腱受累。图 A. 侧位 X 线片显示跟骨后部骨质侵蚀及跟腱附着处增粗；图 B. 矢状面脂肪抑制 FSE 序列 T_2WI 显示跟后滑囊炎（箭头）伴跟腱增粗及信号强度增加

(十一)糖尿病足

美国糖尿病患者1500万,其中10%的糖尿病患者可累及足部,占足部住院治疗患者的15%~20%。每年有5万糖尿病患者下肢截肢、花费超过10亿美元。欧洲研究表明,58%糖尿病患者足部溃疡与伤口感染有关。

糖尿病患者因受诸多因素影响,而使得本病在影像学检查中的检出和定性较为复杂和困难。长期糖尿病患者可不同程度地伴发蜂窝组织炎、神经营养障碍及缺血性溃疡形成、血管部分闭塞、骨梗死、感染和神经营养性关节病。

大的和小的血管疾患均可导致缺血发生及伤口愈合差及溃疡。感觉及本体感受功能障碍在很大程度上与神经营养性关节病有关。50~70岁的老年糖尿病患者最易患神经营养性关节病。常规X线平片上,早期变化包括软组织肿胀、关节旁骨质吸收及关节积液,随后可发生关节半脱位和骨关节破坏性改变。跗跖骨受累常很严重,可导致类似Lisfranc损伤的跗骨错位(图8.169)。

感染很难同神经营养性病变鉴别,两者均可导致软骨破坏、骨质吸收、骨质增生和半脱位。足部溃疡是重要的。尽管它们都是缺血性疾病,多达58%患者有明确的伤口感染。并不是所有的伤口感染均可导致骨髓炎,但重要的是90%的糖尿病感染是有一个持续的伤口感染灶。如果溃疡不明显,骨髓炎的可能性就很低。

诸多的影像学检查技术已应用于诊断糖尿病患者复杂的足部疾病中。美国放射学会提出了糖尿病患者骨髓炎影像诊断标准。影响方法是以是否存在溃疡及神经营养性关节病为基础。X线片仍然作为最初的检查方法,尽管其敏感度为43%~75%,特异度为69%~83%。三期骨扫描对于可疑感染患者的诊断非常敏感。Seldin等描述了病灶在^{99m}Tc-MDP骨扫描血管像和血池像上表现为局部充血性改变,而在延迟像上表现为示踪剂浓聚,其对骨髓炎诊断的敏感度和特异度分别可达94%和79%,而最近研究表明,骨三相扫描敏感度为95%,而特异度仅为33%。联合使用^{99m}Tc-MDP和^{67}Ga或^{111}In标记的白细胞更具有特异度。^{67}Ga已很少使用。联合使用^{99m}Tc-MDP和^{111}In标记白细胞扫描的敏感度为88%~91%,特异度为85%~97%。

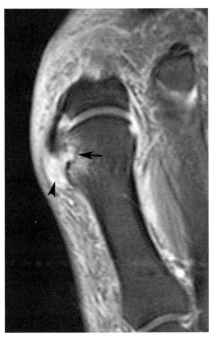

图8.166 痛风。冠状面脂肪抑制FSE序列T_2WI显示骨质侵蚀伴骨髓水肿(箭),周缘的痛风石呈不均匀高信号(箭头)

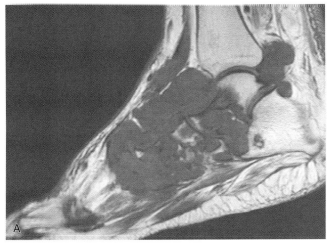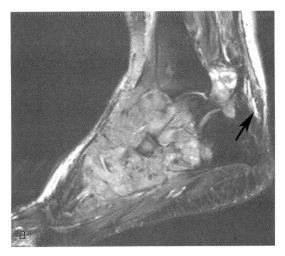

图8.167 中足部痛风高级变化。矢状面T_1WI(图A)及T_2WI(图B)显示侵蚀性骨质破坏及软组织团块

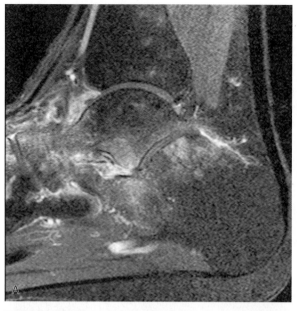
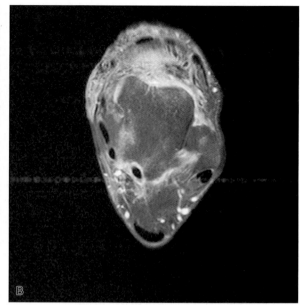
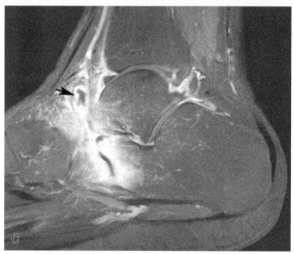

图 8.168　足踝部结核。矢状面 T_2WI（图 A）显示关节缘水肿。轴面（图 B）和矢状面脂肪抑制对比增强（图 C）显示广泛的骨及软组织侵犯伴滑膜强化（箭头）

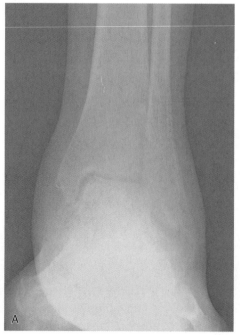
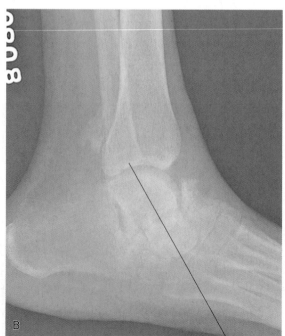

图 8.169　中足神经营养性关节病。前后位（图 A）和侧位（图 B）X 线片显示神经病理变化伴中足部骨碎块

MRI对骨、软组织和血管性疾病的诊断优于其他检查技术。早期骨髓异常在MRI上较易显示，其在T_1WI上呈低信号，T_2WI和STIR序列图像上呈高信号（图8.170）。Erdman等的一系列MRI文献报道骨髓内信号变化的敏感度和特异度分别为98%和75%。脂肪抑制对比增强T_1WI可提高检出的准确性及感染分期。如上所述，仅有关节积液或者软组织溃疡（图8.171）而不伴骨髓信号异常通常不能提示骨感染。

在显示软组织炎性改变的范围和累及足部特定肌肌间腔的脓肿方面，MRI优于放射性核素扫描。如需手术清创病灶，使用MRI界定感染的范围及明确其是否累及肌间腔尤为重要。

Ledermann等评价了感染的许多方面，包括骨、关节、肌腱受累及感染播散。肌腱受累发生于50%足部感染患者，约20%病例明显的沿着腱鞘播散。筋膜间腔播散也可发生，提示间腔不能成为感染播散的屏障。97%的脓肿相邻皮肤有皮肤溃疡。

鉴别骨髓炎及神经营养性关节病非常困难。

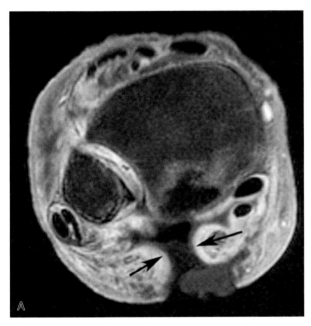
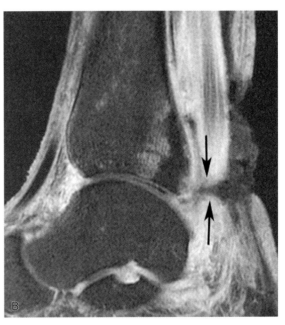

图8.170 溃疡和窦道扩散至胫骨远端伴骨髓炎。轴面STIR（图A）和矢状面FSE序列T_2WI（图B）显示溃疡和窦道（箭头）扩散至胫骨后伴相邻的骨髓水肿

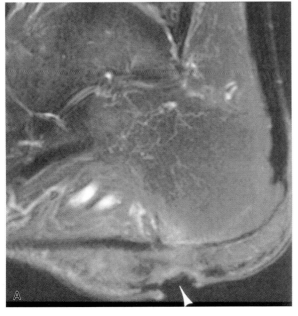
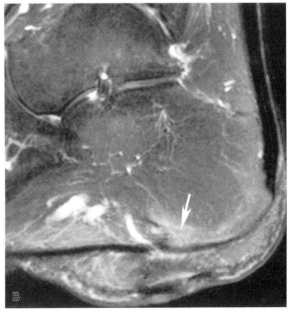

图8.171 矢状面T_2WI（图A）和脂肪抑制对比增强T_1WI（图B）显示一大的溃疡（箭头）伴骨髓炎所致的跟骨强化（箭）

Ahmadi等及最近的美国放射学会标准描述了提示感染的有价值的征象。关节积液两者均常见。然而，对比剂注射后薄的边缘强化在非感染性关节更常见（62%无感染，21%感染）。关节积液弥漫性增强更常见于感染性关节（47%感染，26%无感染）。关节内游离体更常见于单侧的神经营养性关节病（52%神经营养关节病，12%感染）。骨旁的液体积聚及脓肿更常见于感染（95%感染，48%神经营养关节病）（图8.172）。脂肪替代（图8.173）（68%感染，36%无感染）及窦道（图8.174）（84%感染，神经营养性关节病无）均更常见于感染。软骨下囊肿（图8.175）更常见于非感染患者（76%无感染，2%感染）。总之，提示感染的征象：窦道及相邻的皮肤溃疡、软组织脂肪替代、液体积聚或脓肿、广泛的骨髓水肿。提示神经营养性关节病的征象：游离体、软骨下囊肿、薄的边缘强化。

Morrison等比较了MRI及其他影像检查方法检出27例糖尿病患者与35例非糖尿病患者的价值。MRI对于病变变化及治疗计划的制订是有挑战性的。MRI对于糖尿病患者诊断敏感度、特异度分别为82%和80%，而对于非糖尿病患者敏感度、特异度分别为89%和94%。

常规MRI和MRI血管造影均能评价糖尿病患者的血管性疾病，两者均可有效评价大血管病变以利于评价潜在的旁路手术。动态团注对比增强技术可提高小血管病变的检出。血供变化及软组织血供减少提示组织低灌注状态。

Chomel等使用三维对比增强技术来评价糖尿病患者血管疾病。足部使用相控阵头线圈检查。FLASH斜冠状位（4.6/1.8，420矩形视野，310×512矩阵，层厚92mm分为46层，采集时间52s）。三维蒙片图像的获取先于对比剂注射前，采用双倍剂量（0.2mmol/kg）、注射速度1mm/s。该技术能清晰显示大血管和微小血管情况。

（十二）胫骨内侧应力综合征

胫骨内侧应力综合征是因运动而导致的症候群，患者临床表现为胫骨疼痛，通常在跑步过程中发生，而休息时缓解。该病跑步者占13%、健身舞者占22%。该病可能起因于骨骼、骨膜或深部肌肉的炎症。Detmer将此病分为三型：Ⅰ型主要累及骨骼，Ⅱ

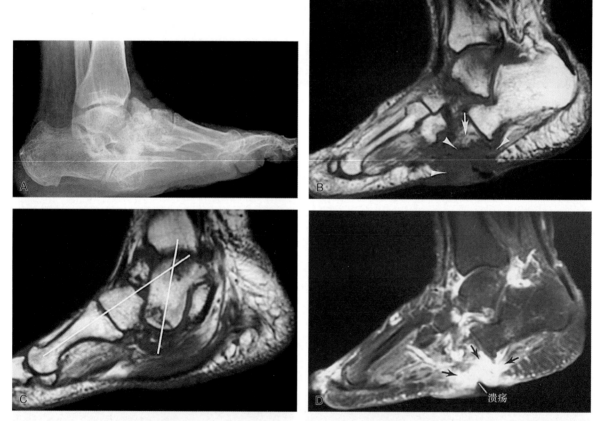

图8.172 糖尿病患者合并神经营养性关节病及足底溃疡。侧位X线平片（图A）显示中足骨质密度增高和扁平足畸形，未见骨质破坏和侵蚀。矢状面T_1WI（图B、C）显示骨髓信号正常，但可见距骨内小片状缺血性坏死灶和骰骨异常（箭）。溃疡所致的软组织炎症显示为低信号影（箭头）。距骨几近垂直方向（白线所示）。矢状面脂肪抑制FSE序列T_2WI（图D）显示溃疡附近的软组织呈高信号影（箭），未见骰骨。此层面其他骨质结构信号未见异常

型主要累及骨膜或骨膜与筋膜连接处，Ⅲ型主要起因于肌肉炎症，类似于慢性深部肌间腔综合征（图8.176）。

患者胫骨中下段后内侧缘疼痛，运动后，不连续疼痛持续数小时。轴面和冠状面或矢状面T_2WI最适于显示胫骨、骨膜或软组织的轻微改变，STIR或脂肪抑制T_2WI能提供更好的软组织对比，可检出轻微的损伤（图8.177）。

治疗以非手术为主。对于不能休息、注射类固醇药物、抗炎药物及更换鞋子的患者，外科手术减压效果良好。

最近，Reinus等报道了一种胫骨疼痛性病变，称为一过性胫骨水肿。该病的MRI表现和临床症状明显不同于胫骨内侧应力综合征。Reinus等报道的4例一过性胫骨水肿患者均为中年或老年白种人妇女，无运动诱发症状的病史或外伤史。MRI显示胫骨弥漫性骨髓水肿，其在T_1WI上呈低信号，T_2WI和STIR序列图像上呈高信号，胫骨水肿几乎可累及整个骨干，类似于应力性骨折所致的骨髓信号异常。一过性胫骨水肿患者2～13个月后可自愈。

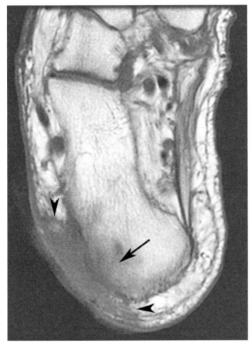

图8.173 软组织脂肪替代。轴面T_1WI显示沿跟骨的脂肪替代（箭头）及骨髓炎（箭）

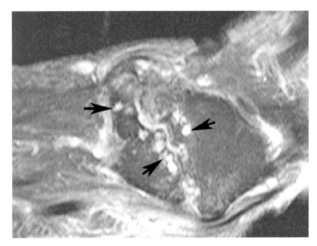

图8.175 非感染性神经营养关节病软骨下囊变。矢状面T_2WI显示多个高信号囊变（箭头）伴骨髓水肿

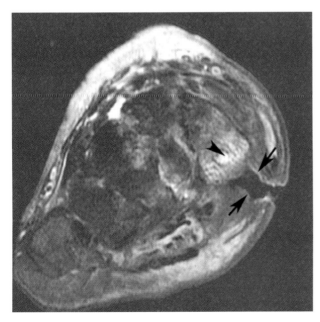

图8.174 窦道和溃疡伴骨髓炎。轴面T_2WI显示一溃疡扩散至骨（箭），伴跟骨信号强度增加（箭头）

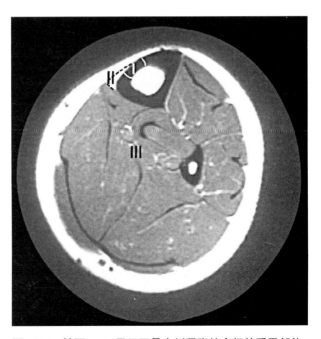

图8.176 轴面T_1WI显示胫骨内侧紧张综合征的受累部位。Ⅰ型，胫骨内侧应力或微小骨折；Ⅱ型，骨膜筋膜连接处炎症（虚线示）；Ⅲ型，胫骨后方深部肌肉炎症

（十三）神经压迫综合征

神经压迫综合征可发生于小腿、足、踝。跗骨管综合征前面已讨论过在此不再赘述。在小腿，神经损伤或压迫可能与肌肉疝、神经节囊肿、血肿或其他软组织团块有关。常见的撞击中，膝关节水平的深的或表浅的腓侧神经损伤最常见。

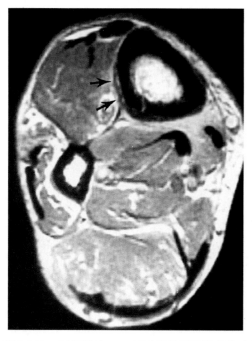

图8.177　小腿轴面T₂WI显示胫骨骨膜炎（箭头）

足踝部的神经卡压通常与急慢性外伤相关，当然，占位性病变也可引起。临床和肌电图诊断并不总是可靠。因此，高分辨率MRI和超声扮演了重要角色。胫骨后神经及分支经常累及跗骨管。我们将重点讨论其他神经卡压综合征。

跟内侧神经起源于外侧足底的胫后神经（图8.178），它穿越屈肌支持带支配跟腱内侧及足跟后内侧皮肤。跑步者的慢性足跟外伤或糖尿患者的脂肪垫萎缩均可导致跟内侧神经损伤。

跟下神经分支内踝水平起源于外侧足底神经（图8.178），它穿越踇展肌及跖方肌将运动支至小趾展肌及将感觉支至跟骨小结节。足跟痛类似于足底筋膜炎。跟骨骨赘、足畸形或足底筋膜炎均可导致神经损伤。

腓肠神经（图8.6和图8.178）沿跟腱外侧边界至远侧位于腓侧神经鞘下方。在第5跖骨基底部神经分为内外侧支。腓肠神经提供了跟、足、踝外侧感觉支。损伤可来自于第5跖骨基底部的骨折；跟骨、骰骨、腓侧肌腱病或慢性外侧踝关节不稳。

深部腓神经位于伸肌支持带下方穿越踇长伸肌和趾长伸肌之间（图8.178）。远端有内侧感觉支和外侧运动支。压迫发生于跗骨管或足背侧。鞋紧、足部畸形或足背软组织外伤均可发生于后者。

表浅腓神经正好位于外踝上方小腿深筋膜表面（图8.178）。神经支配运动支至腓侧肌肉、感觉支至

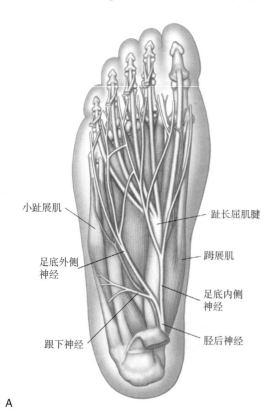

A

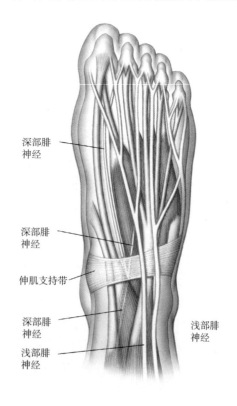

B

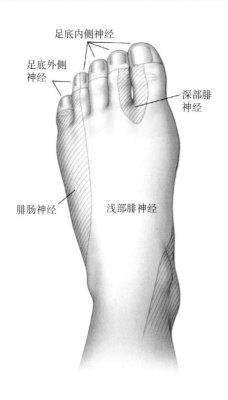
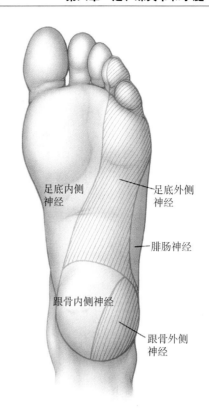

C　　　　　　　　　　　　　　　　D

图8.178　足部神经解剖跖面观（图A）和浅部和深部腓神经背侧观（图B）。神经支配区域背侧观（图C）和跖面观（图D）

外侧足踝的背侧（图8.178）。神经损伤可见于翻或跖屈损伤。

MRI轴位及斜轴位对于显示神经结构非常理想。常规应用T_1WI、T_2WI序列，对比增强对于评价灌注及神经炎症非常有价值。对比增强对于病变区域的明显的神经缺失特别有价值。新的3.0TMRI神经成像技术极大提高了图像质量。

（十四）儿童足部疾病

MRI能提供婴儿及儿童骨及软骨结构极有价值的信息。外伤、剥脱性骨软骨炎、肿瘤及Köhler病在先前章节讨论过。因此，我们将重点讨论跗骨融合及足先天畸形。

（十五）跗骨融合

跗骨融合发生率2%，是青少年后足疼痛的常见原因，50%双侧发生。跗骨融合累及2个或更多的跗骨伴有纤维、软骨、或骨性融合。该病的发生可能与外伤后有关，但绝大多数认为与常染色体显性遗传有关。跟舟或距跟融合占90%，其他较少发生（图8.180～图8.182）。

X线可显示特征性的距骨嘴和"C"征象，后者为C形骨性密度影投射于跟骨中部（图8.180A）。CT或MRI能很好地显示各种类型的融合和距骨解剖。T_1WI、T_2WI矢状位、冠状位、横轴位及薄层三维成像能很好地显示解剖及区分不同类型的融合。骨性融合呈骨髓信号（图8.181），纤维融合T_1WI、T_2WI均呈低信号，软骨融合中等信号（图8.182）。骨性结构间的积液可排除融合的诊断。

治疗以非手术为主，除非疼痛治疗无效或明显运动受限。

（十六）先天性足部畸形

使用MRI评价足部畸形因其价格、患者依从性收到限制，应用X线显示病变及治疗后变化。近来，多平面及三维显像使得MRI在评价非骨化结构非常有价值。马蹄内翻足、内收跖、内收内翻跖、扁平足、先天性垂直距骨均可通过MRI评价。

马蹄内翻足分为多种类型。先天性马蹄内翻足最常见，发生率1/1000，男性多见，双侧占50%。内翻足可能与胎儿在子宫内的位置及其他畸形如关节挛缩症或脊髓发育不良有关。

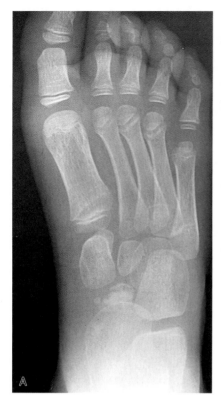
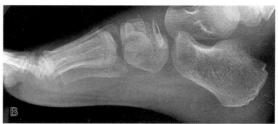
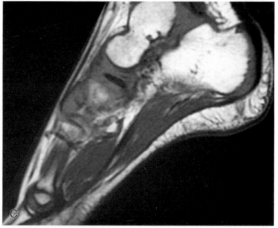
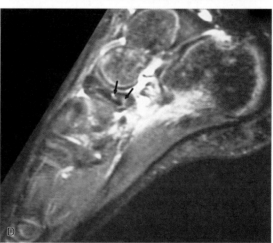

图 8.179 Köhler 病。图 A. 足部局限性疼痛患者，前后位 X 线平片显示足舟骨不规则硬化；图 B. 4d 后侧位 X 线平片显示足舟骨进行性塌陷；图 C. 矢状面 T_1WI 显示因足舟骨塌陷所致的正常信号完全消失；图 D. 矢状面脂肪抑制 FSE 序列 T_2WI 显示低信号的足舟骨内可见局限性小片状高信号影（箭头）

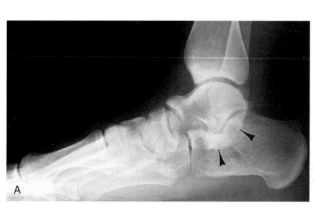
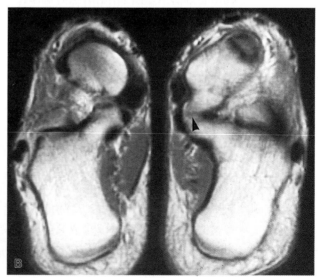

图 8.180 足部疼痛患者，疑诊为跗骨融合。图 A. 承重侧位 X 线平片显示距骨变尖，与跟骨呈 C 形重叠（箭头），提示跗骨融合；图 B. 轴面 T_1WI 显示骨性融合（箭头）

第八章 足、踝关节和小腿

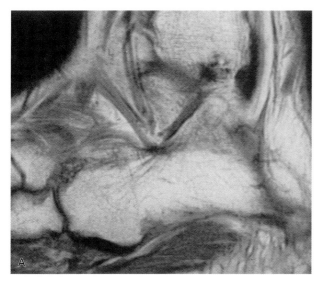
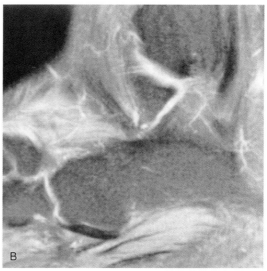

图8.181 矢状面T_1WI（图A）和T_2WI（图B）显示跟骰骨骨性融合

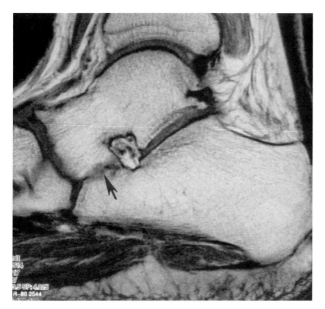

图8.182 矢状面T_1WI显示跟距关节前部融合（箭头），部分为骨性融合，部分为纤维软骨融合

传统上一般采用X线来测量骨与其毗邻结构的关系。近年来，应用MRI来评价外科矫形前后后足及其周围结构。MRI采用常规的冠状位、矢状位及轴位及三维技术来测量距骨旋转、半脱位及术后并发症。

MRI在内收跖、内收内翻跖、扁平足、先天性垂直距骨中的应用与其相似。然而，至今在这些方面的应用还不广泛。

（郗 艳 孙贞魁 姚伟武 译）

参考文献

（图8.2）摘自Berquist TH. Imaging of the Foot and Ankle. 3rd ed.Philadelphia，Lippincott Williams & Wilkins，2011.

（表8.1）FS, fat suppression; FSE, fast spin-echo; PD, proton density; STIR, short TI inversion recovery; DESS, dual echo steady state.

（图8.13）（图8.14）引自 Berquist TH. Imaging of the Foot and Ankle. 3rd ed. Philadelphia，PA：Lippincott Williams & Wilkins，2011.

（图8.15）摘自Berquist TH. Radiology of the Foot and Ankle. 2nd ed. Philadelphia，PA：Lippincott Williams & Wilkins，2000.

（表8.2）摘自参考文献5，24，47，49，50

（图8.17）摘自Berquist TH. Radiology of the Foot and Ankle. 3rd ed. Philadelphia，PA：Lippincott Williams & Wilkins，2011.

（图8.19）摘自 Berquist TH. Imaging of the Foot and Ankle. 3rd ed. Philadelphia，PA：Lippincott Williams & Wilkins，2011.

（图8.23）摘自Berquist TH. Imaging of the Foot and Ankle. 3rd ed.Philadelphia，PA：Lippincott Williams & Wilkins，2011.

（图8.25）摘自 Berquist TH. Imaging of the Foot and Ankle. 3rd ed.Philadelphia，Lippincott Williams & Wilkins，2011.

（图8.26）摘自 Berquist TH. Imaging of the Foot and Ankle.3rd ed. Philadelphia，PA：Lippincott Williams & Wilkins，2011.

（图8.27）摘自 Berquist TH. Imaging of the Foot and Ankle. 3rd ed. Philadelphia，PA：Lippincott Williams & Wilkins，2011.

（图8.28）摘自 Berquist TH. Imaging of the Foot and Ankle. 3rd ed.Philadelphia，PA：Lippincott Williams & Wilkins，2011.

（表8.3）摘自参考文献5，47，49，50

（图8.29）摘自 Berquist TH. Imaging of the Foot and Ankle. 3rd ed. Philadelphia, PA: Lippincott Williams & Wilkins, 2011.

（图8.30）摘自 Berquist TH. Imaging of the Foot and Ankle. 3rd ed. Philadelphia, PA: Lippincott Williams & Wilkins, 2011.

（图8.31）摘自 Berquist TH. Imaging of the Foot and Ankle. 3rd ed. Philadelphia, PA: Lippincott Williams & Wilkins, 2011.

（图8.32）摘自 Berquist TH. Radiology of the foot and ankle, 2nd ed. Philadelphia: Lippincott Williams & Wilkins, 2000: 16.

（图8.33）摘自 Berquist TH. Imaging of the Foot and Ankle. 3rd ed. Philadelphia, PA: Lippincott Williams & Wilkins, 2011.

（图8.34）摘自 Berquist TH. Imaging of the Foot and Ankle. 3rd ed. Philadelphia, PA: Lippincott Williams & Wilkins, 2011.

（图8.38）摘自 Bancroft LW, Bridges MD. MRI: Normal Variants and Pitfalls. Philadelphia, Lippincott Williams & Wilkins, 2008.

（图8.39）、（图8.42）摘自 Berquist TH. Imaging of the Foot and Ankle. 3rd ed. Philadelphia, Lippincott Williams & Wilkins, 2011.

（图8.44）摘自 Berquist TH. Imaging of the Foot and Ankle. 3rd ed. Philadelphia, Lippincott Williams & Wilkins, 2011.

（图8.54）摘自 Berquist TH. Imaging of the Foot and Ankle. 3rd ed. Philadelphia, Lippincott Williams & Wilkins, 2011.

（图8.55）摘自 Berquist TH. Imaging of the Foot and Ankle. 3rd ed. Philadelphia, Lippincott Williams & Wilkins, 2011.

（图8.60）摘自 Berquist TH. Imaging of the Foot and Ankle. 3rd ed. Philadelphia, Lippincott Williams & Wilkins, 2011.

（图8.67）摘自 Berquist TH. Imaging of the Foot and Ankle. 3rd ed. Philadelphia, Lippincott Williams & Wilkins, 2011.

（图8.99）摘自 Berquist TH. Imaging of the Foot and Ankle. 3rd ed. Philadelphia, Lippincott Williams & Wilkins, 2011.

（图8.102）摘自 Berquist TH. Imaging of the Foot and Ankle. 3rd ed. Philadelphia, Lippincott Williams & Wilkins, 2011.

（表8.5）摘自 Berquist TH. Radiology of the foot and ankle, 2nd ed. Philadelphia: Lippincott Williams & Wilkins, 2000. Berkowitz JF, Kier R, Rudicel S. Plantar fascitis: MR imaging. Radiology, 1991, 179: 665-667; Helal B, Wilson D. The foot. New York: Churchill-Livingstone, 1988; Narvaez JA, Narvaez J, Ortega R, et al. Painful heel: MR image findings. Radiographics, 2000, 20: 333-352.

（图8.107）摘自 Berquist TH. Imaging of the Foot and Ankle. 3rd ed. Philadelphia, Lippincott Williams & Wilkins, 2011.

（表8.6）摘自参考文献5，20，110，111，117，205.

（图8.134）摘自 Berquist TH. Imaging of the Foot and Ankle. 3rd ed. Philadelphia, Lippincott Williams & Wilkins, 2011.

（图8.158）摘自 Berquist TH. Radiology of the foot and ankle, 2nd ed. Philadelphia: Lippincott Williams & Wilkins, 2000

（表8.7）摘自 Campbell RSD, Grainger AJ, Beggs I, et al. Intraosseous lipoma: report of 35 new cases and a review of the literature. Skeletal Radiol, 2003, 32: 209-222; Kiegley BA, Haggar AM, Gaba A, et al. Primary tumors of the foot: MR imaging. Radiology, 1989, 171: 755-759; and Unni KK. Dahlin's Bone Tumors: General Aspects and Data on 11,087 cases. 5th ed. Philadelphia, PA: Lippincott-Raven, 1996.

（表8.8）摘自 From Weiss SW, Goldblum JR. Enzinger and Weiss's Soft Tissue Tumors. 4th ed. St. Louis, MO: Mosby, 2001.

第九章

肩关节和上臂

Thomas H. Berquist · Jeffrey J. Peterson

本文提要

一、简介
二、技术
　（一）盂肱关节和肩锁关节
　（二）磁共振关节造影
　（三）上臂
　（四）臂丛
三、解剖
　（一）骨骼解剖
　（二）肌解剖
　（三）滑囊
　（四）神经血管解剖
四、诊断误判
　（一）技术
　（二）解剖
　（三）肩袖
　（四）肩关节盂唇
　（五）关节积液
　（六）骨髓/骨变异
　（七）其他变异
五、MRI的临床应用
六、肩关节和上臂
　（一）骨创伤
　（二）肩袖撕裂
　（三）部分撕裂
　（四）完全性（全层）撕裂
　（五）肌腱炎/肌腱病
　（六）术后改变
七、肩关节不稳定
　（一）前方不稳
　（二）软组织损伤
　（三）后方不稳
　（四）多方位不稳
　（五）肩关节不稳修补术后评估
八、肱二头肌腱
　（一）肌腱病/撕裂
　（二）半脱位/脱位
　（三）其他疾病

一、简介

　　肩关节、上臂和臂丛的病变很多，后者虽已在第五章中做过简单讨论，但本章还将对臂丛疾病做更详细的论述。虽然某些临床综合征常同时累及肩关节、上臂和臂丛，但为便于描述，本章将对上述三个部位的病变分别予以讨论。

　　许多肩关节疾病临床多主要表现为疼痛和（或）活动受限。迄今为止，肩关节疾病的诊断主要依赖临床资料和常规X线平片。后者迄今仍为诊断肩关节疾病的重要方法。X线平片可同时显示骨骼和软组织异常，据此不仅可做出初步诊断，且可为其他影像学检查方法的选择提供重要依据。最近ACR（美国放射学会）对急性肩痛患者进行适当性标准等级摄片进行分级（1～9级）。建议根据患者的年龄、病史和怀疑情况进行补充检查。例如，当初始X线片不明确或正常时，MRI被列为最佳检查9级。在这种情况下，CT和超声（US）的排名为5级或更低。在其他情况下，例如疑似滑囊炎或肩袖撕裂的患者，US和MRI均相等，均排在9级。我们将在本章的具体章节中纳入ACR适当性标准进行应用。

　　臂丛可通过X线脊髓造影和CT观察，但由于臂丛解剖结构复杂，这两种检查技术尚不能清楚显示其所有神经血管结构，因此，在一定程度上限制了两者的应用。MRI通过轴面、矢状面和冠状面等多方位扫描可全面显示臂丛结构及脊柱旁和延伸至腋窝和肩部的神经血管结构。ACR适当性标准等级MRI，包括适用于解剖区域（颈椎，上胸部，肩部）的其他技术，用于评估臂丛。

　　本章第一节主要讨论肩关节、上臂和臂丛的MRI

检查技术、各部位解剖和MRI应用价值。检查技术和方法依据临床情况而定。重点讲解肩关节和上臂的矢状面、轴面和冠状面MRI解剖及神经的走行。

二、技术

肩关节、上臂和臂丛的MRI检查方法可根据临床需要选择。由于肩关节、上臂和臂丛的MRI检查方法明显不同，为便于讨论，本章将对三者的MRI检查方法分别予以论述（表9.1）。

（一）盂肱关节和肩锁关节

肩部的MRI可以通过不同的场强和磁体配置实现。目前有传统的闭孔系统，开放系统和末端磁铁。磁共振成像也可以在不同的场强下实现。在我们的实践中，我们最常使用1.5T，尽管3.0T也是可用的。在闭合孔单元中获得上肢的高质量MR图像比对下肢的

评估更具挑战性。患者的体积大小可以在一定程度上限制定位。体积较大的患者可能需要稍微旋转。肩部成像定位应确保患者舒适，避免运动伪影。低场强开放式MRI机则可明显减少肩关节的定位限制，使得患者的检查姿势更为舒适。

检查盂肱关节时最好将患肢置于身体一侧，选择中立位或外旋位（图9.1）。毛巾或垫板可以用来提高患者舒适性从而减少运动。过度外旋虽然可更清楚地显示软组织结构，特别是关节盂，但这种定位姿势易致患者感觉不适而难以持久，可产生运动伪影。作者认为在行肩关节和上臂MRI检查时，应使患者处于舒适体位，但应尽量避免上肢内旋。这是由于上肢内旋可造成冈上肌和冈下肌重叠而类似于病变。Tirman等提出上肢上举过头并外展外旋时更易于显示肩袖部分撕裂，同时可检出关节盂病变。但作者在行上臂MRI检查时很少采用这种体位，因为这种方法易致患者肩部疼痛，其运动伪影出现率也较高，有近1/4的患者

表9.1 肩关节、上臂和臂丛MRI检查技术

	脉冲序列	层厚/间距	视野（cm）	矩阵	激励次数（NEX）	成像时间
肩关节						
三平面定位像	Fl 15/5	3 1 cm/no skip	24	256×192	1	16 s
轴面	SE 634/16	4 mm/skip 0.5 mm	14 (12～16)	256×256	1	3 min 39 s
轴面	GRE 613/19, FA 20°	4 mm/0 skip	14 (12～16)	256×256	1	2 min 43 s
斜冠状面	TSE PD 2000/19 ET 5	4 mm/skip 0.5 mm	14 (12～16)	256×256	1	3 min
斜冠状面	TSE 3500/91 2F5 ET 11	4 mm/skip 0.5 mm	14 (12～16)	256×256	1	4 min 22 s
斜矢状面	TSE PD with FS 3050/26 ET 5	4 mm/skip 0.5 mm	14 (12～16)	256×256	2	3 min
关节造影						
三平面定位像	Fl 15/5	31 cm	24	256×192	1	16 s
轴面	SE 500/12 with FS ET 1	4 mm/skip 0.5 mm	14	256×256	1	3 min 16 s
矢状面	SE 544/12 with FS ET 1	4 mm/skip 0.5 mm	14	256×256	1	3 min 33 s
冠状面斜	SE 525/12 with FS ET 1	4 mm/skip 0.5 mm	14	256×256	1	3 min 25 s
冠状面斜	TSE PD 2,000/19 ET 5	4 mm/skip 0.5 mm	14	256×256	1	3 min 30 s
冠状面斜	TSE T2 4140/19 with FS, ET 11	4 mm/skip 0.5 mm	14	256×256	1	3 min 20 s
外展外旋	SE 500/12 with FS ET 1	4 mm/skip 0.5 mm	14	256×256	1	3 min 16 s
上臂						
三平面定位	Fl 15/5	3 1 cm/no skip	30～48	256×192	1	16 s
轴面	TSE PD 3050/26 ET 4	0.5～1cm/0.5～1.0mm skip	～24	156×256	1	3 min
轴面	TSE T2 3500/91 ET 11	0.5～1cm/0.5～1.0mm skip	～24	256×256	1	4 min 22 s
轴面，冠状面，或矢状面	SE 634/23	0.5～1cm/0.5～1.0mm skip for axial; 3～5mm/0 skip for coronal or sagittal of humerus	～24	256×256	1	3 min 39 s
臂丛						
三平面定位像	Fl 15/5	3 1 cm/0 skip	30～48	256×256	1	16 s
冠状面	TSE 400/17 ET 1	1.5 mm/0 skip	36	256×256	1	5 min 16 s
轴面（右和左）	SE 419/17	5 mm/1.5 mm skip	18	256×256	2	4 min 47 s × 2
矢状面（右和左）	SE 500/13	5 mm/1.5 mm skip	22	256×256	1	3 min 40 s × 2
轴面双侧	TIR 5950/99/TI160	5 mm/1.5 mm skip	36	256×256	1	4 min 5 s
冠状面双侧	TIR 5950/99/TI160	5 mm/1.5 mm skip	36	256×256	1	4 min 5 s

不能忍受这种体位。

新软件和新线圈（图9.2）的涌现明显提高了肩关节MRI的检查质量。专用的相控阵线圈（图9.2）放置在待检查的肩关节周围。新的线圈技术继续运用于为1.5T和3.0 T磁场。

我们常规肩关节检查开始于16s内获得的三幅定位像［15/5，24cm视野（FOV），256×192矩阵，一次采集］（表9.1）。

轴面扫描范围自腋窝至肩锁关节上方（图9.3）。我们采用4mm层厚，256×256或256×192矩阵，14cm FOV，一次图像采集获得两个序列。第一个序列是T_1加权SE序列（634/16），第二个序列是GRE序列（613/19/翻转角20°）。后者有助于盂唇评估，减少成

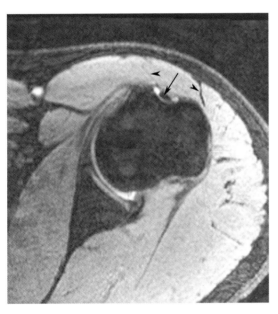

图9.1 肩关节3.0T梯度回波轴向图像，手臂定位时手掌朝上。长箭所指为肱二头肌结节间沟。如果向内旋转，结节间沟将向内（内侧箭头）移动，如果向外旋转，它将向外移动（外侧箭头）

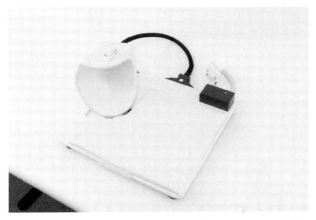

图9.2 肩部相控阵线圈（德国埃朗根西门子医疗系统提供）

像时间同时也可以减少运动伪影。斜冠状面扫描通常在轴面图像上选择，一般常沿肩胛骨和冈上肌走行方向选层，并垂直于盂肱关节（图9.4～图9.5）。使用相同的参数（2000/19，回波时间5）获得FSE质子密度成像和T_2加权成像（3500/90，回波时间7）。T_2加权FSE序列上运用压脂技术。SE波序列质子密度加权像、T_2WI或T_2^*WI（表9.1）对显示解剖细节效果较好，且在高信号关节滑液衬托下，也更易于观察肩袖及关节盂唇的细微改变。当肩袖部分或完全撕裂时，肩袖中的信号强度从质子密度及T_2加权图像上均会增高，而腱鞘炎在T_2加权序列上信号强度增加不明显。

在轴位定位图定位矢状面，选择垂直于盂肱关节冠状面的方向。我们获得从冈盂切迹近端到肱骨头侧缘4mm层厚的图像（图9.6）。成像参数如下：256×256或256×192矩阵，14cm FOV，一次图像采集，获得FSE质子密度序列（3050/26，回波时间7）。矢状面扫描易于判断肩锁关节下方冈上肌的改变和进一步观察肩袖撕裂的形状和大小。

通常，以上扫描技术基本可满足肩部或盂肱关节病变的诊断要求，但有时尚需要其他扫描序列或成像平面。如显示骨髓的轻微改变可用短T_1反转恢复序列即STIR序列；常规扫描技术关节盂唇显示不佳时，可用辐散GRASS隔行扫描（GRIL）技术来显示其细微解剖结构。目前怀疑盂唇病变大都要运用磁共振关节造影来评估。

（二）磁共振关节造影

MR关节造影可较好显示关节软骨、肱二头肌-关节盂唇复合体和关节囊韧带复合体等结构，目前在普遍使用。直接造影（关节内）和间接造影（静脉）两种方法都在使用。除评估滑膜强化外，我们更喜欢使用直接造影。直接关节造影在整个关节液中产生更均匀的信号强度，关节囊的扩张使得盂唇韧带结构更加清晰。

造影前需经MRI室技术人员制订精确的操作计划。有时需先行常规MRI检查，如患者有MR关节造影适应证或已有常规MRI资料即可开始行造影检查。注射对比剂可在透视、超声、开放式MRI监视器引导下或在上臂外展45°时对盂肱关节触摸下进行。最近，Gokalp等发现使用超声引导下关节后方进针比较快捷，患者比较舒适。透视引导可直接观察进针部位和监视对比剂的注入。

也有一些关节前方进针的方法（图9.7）。进针方法的选择取决于患者的解剖或可疑病变的位置。为了方便进针，检查时将患肢置于检查床一侧，并呈

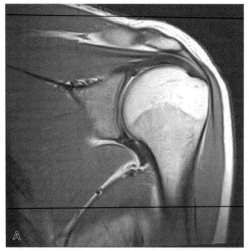
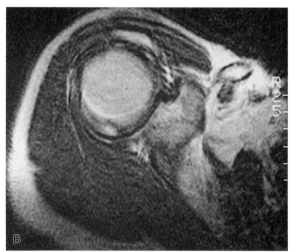
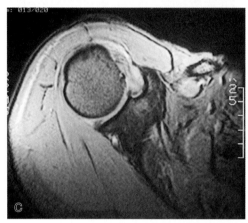

图9.3 图A.冠状面质子密度加权像显示两横线之间为肩关节轴面图像的扫描范围FOV=14cm，即上面包括肩锁关节，下面包括腋窝；图B.轴面SE序列T_2WI（TR 2000ms，TE 80ms）显示运动伪影所致的图像质量下降；图C.同一患者多平面梯度回波序列图像（TR 700ms，TE 31ms，翻转角25°）未见运动伪影

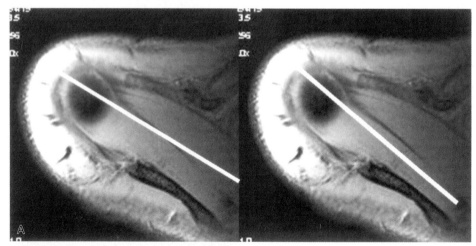
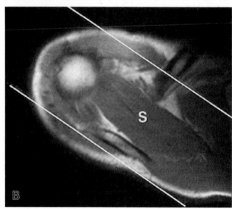

图9.4 图A.肩关节轴面示意图显示冠状面扫描层面应平行于冈上肌（左）和冈上肌腱（右）冠状面成像的定位像；图B.冈上肌（S）层面轴面MRI显示冠状面扫描括及的范围

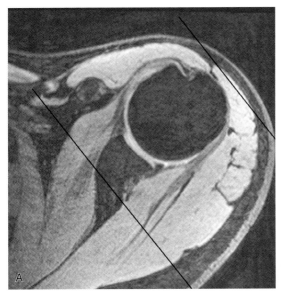
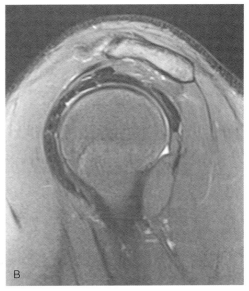

图9.5 图A.轴状面显示两线之间为肩关节斜矢状面图像的扫描范围；图B.矢状面自旋回波脂肪抑制序列显示正常的冈上肌和肩袖肌腱。肩峰是直的

外旋状态（图9.6A）。患者应适当想患侧旋转身体来打开关节（图9.6B）。前述操作应在无菌条件下进行。注射部位位于肱骨头的中间边缘关节盂的中下1/3处（图9.7）。将局部麻醉药注射于关节进针部位的皮下组织。我们目前使用碘化造影剂，稀释钆和长效麻醉剂进行诊断。目前的混合物是5ml碘化造影剂（Reno-60或Omnipaque 300），10ml的麻醉剂（罗哌卡因0.5%，利多卡因1%），5ml生理盐水和0.1～0.2ml钆二胺或钆布酸二甲酚（Omniscan或Magnevist）。使用传统的前路进针，造影剂向前方软组织外渗比较常见（图9.8）。

Dépelteau等提出一种替代前路的方法来避免关节前方造影剂外渗。这是通过在肱骨头上方注射造影剂实现的（图9.9）。另外，检查时将患肢置于检查床一侧，并呈外旋状态以避开长二头肌腱的长头。麻醉注射到肱骨头中央上部靠近关节边缘。直接垂直或略内侧成角进针。当针头接触肱骨头时，用碘剂确认其在

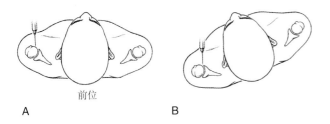

图9.6 患者仰卧位（图A）和轻度旋转（图B）前部注射示意图

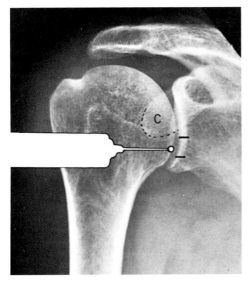

图9.7 MRI肩关节造影前下部位注射路径示意图

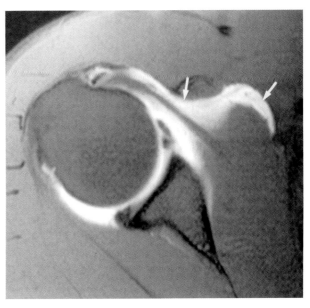

图9.8 轴面MR关节造影显示前部对比剂外溢（箭头）

关节内的位置。

从解剖位置上看，针头进入到冈上肌和肩胛下肌，并且可能穿过喙肱韧带和上盂肱韧带。注射部位避开肩胛下肌、下盂肱韧带和前下盂唇（图9.9）。

在某些情况下后路进针为了避免前支撑结构的变形（图9.10）。许多放射学家对这项技术并不熟悉。然而，在某些实例中这种方法还是比较实用的。患者俯卧位，肩部向上旋转以对准盂肱关节面。用垫子支撑住患者的体位。无菌准备后，在较低的肱骨头内侧的皮肤上进行标记。注射麻醉剂后，将脊柱针垂直前进直到与肱骨头接触。用碘化造影剂确认关节内位置。

本研究组最常用的是传统前入路方法。无论针头进入部位在哪，我们都会使用我们上述的造影剂和麻醉剂混合物确认针的位置。

注射溶液可以使用其他药物组合替代。已经证实，混合碘化对比剂与钆是安全的，这种方法是常规使用的。注意检查注射器与管路里是否有空气。如果空气引入关节，可能会被误以为是游离体。使用荧光镜引导，显示肩部造影剂的分布。我们倾向于在将患者进行MR检查前，在注射前后分别获取荧光透视图像。注射和MR扫描之间的时间不应超过90min。我们一般在注射后30～45min获取MR图像。

Lee等推荐Grashey视角（与盂肱关节斜切）用于评价上盂唇。这可能会提高评估斜冠状图像时的可信度。表9.1总结了用于MR关节造影的脉冲序列和图像平面的参数。我们通常扫描获取脂肪抑制T_1加权轴位、斜矢状和冠状位图像。使用快速自旋回波（TSE）质子密度和T_2加权图像也可以获得斜冠状位图像。在很多情况下，我们还扫描外展-外旋位图像（ABER；手肘弯曲置于患侧肩关节头下）（图9.11）。该系列图像可用于评估前盂唇和肩袖部分撕裂的程度。

（三）上臂

上臂MRI检查可以是肩关节检查的一部分，也可以单独检查。检查时患者应取仰卧位。通常对病变段骨骼或软组织行轴面T_2WI扫描，层厚可根据病变大小选用0.5cm或1cm（表9.1）。脂肪抑制技术可用于观察细微病变。轴面SE序列质子密度加权像和T_2WI可作为一种常规筛选检查方法。如果在此序列上怀疑软组织病变，应继续行轴面T_1WI扫描。对比观察同一部位的T_1WI和T_2WI表现，有助于对病变做出更准确的判断。若怀疑骨髓病变，则需沿肱骨长轴做矢状面或冠状面SE序列T_1WI或同时选用STIR序列及脂肪抑制T_2WI来显示骨髓的轻微改变。表9.1分别列出了肩关节和上肢的各种检查方法、技术参数及检查时间。

（四）臂丛

臂丛MRI检查方法与上臂不同（表9.1）。颈椎通常是臂丛MRI检查的一部分（见第五章）。颈椎检查首先用于排除颈椎管或与之邻近的神经根异常，颈椎的MRI检查已在第五章中做过详细讨论。臂丛的扫描范围为自颈椎中段至肱骨，因此，常需采用大视野（图9.12）。通常使用躯干线圈。症状为单侧时，可用偏轴心小视野。双侧对比检查对诊断有很大帮助，故作者经常对患者同时行双侧臂丛扫描。轴面扫描时可利用呼吸门控和心电门控技术，以减少因呼吸和心脏跳动所致的伪影。扫描层厚5mm，层间距1.5mm，视野单侧18cm、双侧36cm，矩阵256×256，2次数据采集。轴面扫描的范围通常为颈椎中段（C_3～C_4

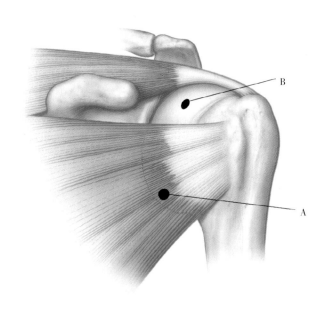

图9.9 通过冈下肌（A点）和更高（B点）肩袖间隙（冈上肌和冈下肌之间）的经典的前部注射点示意图

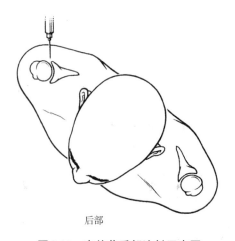

图9.10 肩关节后部注射示意图

第九章 肩关节和上臂

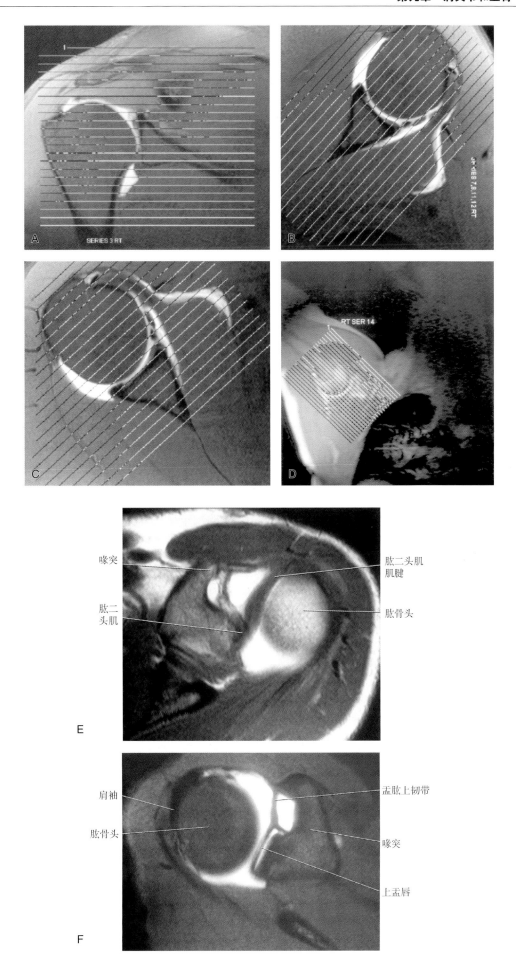

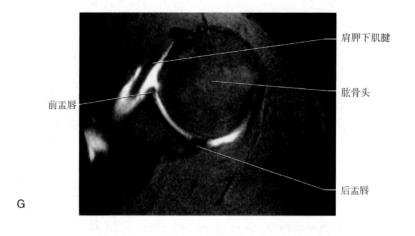

G

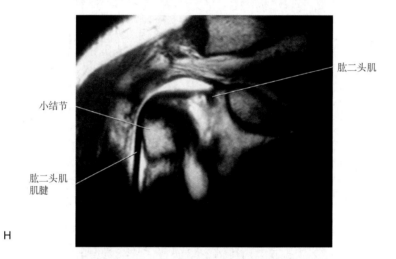

H

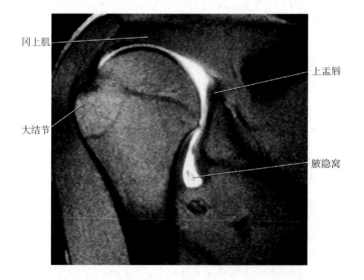

I

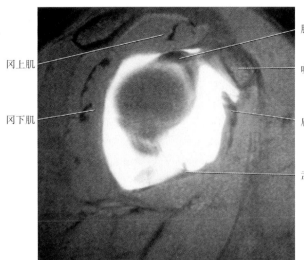

J

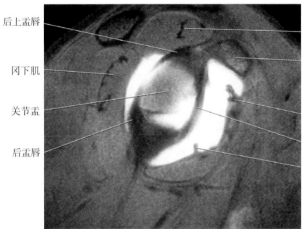

K

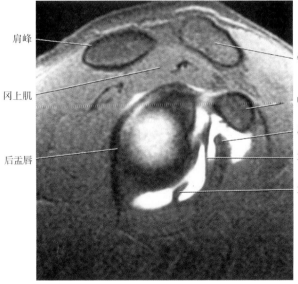

L

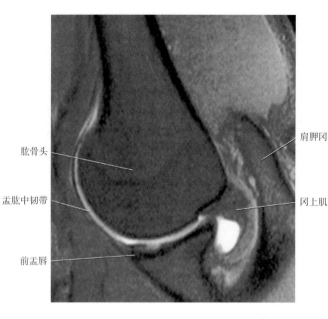

图9.11 肩关节成像。定位像轴面（图A），斜冠状面（图B），斜矢状面（图C），外展-外旋位（ABER）（图D），正常轴面（图E～图G），冠状面（图H，图I），矢状面（图J～图L）和ABER（图M）

至肱骨中部，包括下颈部、肩部和上臂上部（图9.13）。

因臂丛神经血管束周围有较多脂肪组织，故矢状面T_1WI（图9.14）可很好显示椎间孔内的神经根及延伸至颈部和上肢软组织内的臂丛神经。在此序列上，神经根表现为细线状低信号，其向外周延伸部分伴随有较粗大的动脉和静脉血管。臂丛区软组织肿块多呈低信号，与神经血管束周围的高信号脂肪形成良好对比。多数情况下，矢状面和轴面扫描即可达到对臂丛区病变的筛选目的。我们通常添加冠状和轴向涡旋反转恢复（TIR）图像（图9.15）。部分病例需使用FSE序列（采用或不采用脂肪饱和技术）或脂肪抑制T_1WI增强扫描。详细的扫描技术将在临床应用章节中做更全面地讨论。

三、解剖

在常用的常规（图9.16～图9.18）MR图像平面和用于MR关节造影的那些平面上，有一个透彻的解剖学知识很重要（图9.11）。

（一）骨骼解剖

肩部包含有3块骨，即肩胛骨、锁骨和肱骨。盂肱关节是球窝关节，肱骨头大小是肩胛骨关节盂的4倍。这种结构特点使得盂肱关节有很大的活动范围，但也同时增加了其不稳定性。绝大多数作用于肱骨的肌为内收肌，故锁骨和胸锁关节对保持肩部肌肉的功

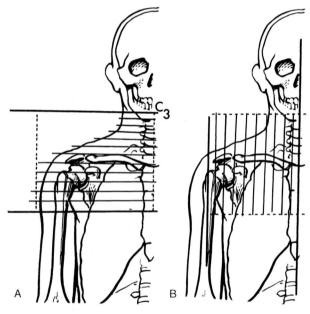

图9.12 臂丛轴面（图A）和矢状面（图B）成像范围示意图

能起重要支持作用。

肩关节包括两个重要关节，即肩锁关节和盂肱关节（图9.17和图9.19）。肩锁关节属滑膜关节，由锁骨肩峰端和肩峰构成。有时，该关节被一个小关节盘分开，故这种关节只能在肩胛骨和锁骨之间做轻微滑动。肩峰、锁骨远端和喙突的支持结构包括肩锁韧带和自喙突延伸至肩峰下面的喙肩韧带。喙锁韧带由冠状韧带和斜方韧带组成（图9.20），这些韧带可防止锁骨因斜方肌和胸锁乳突肌牵拉所致的向上脱位。

第九章 肩关节和上臂 503

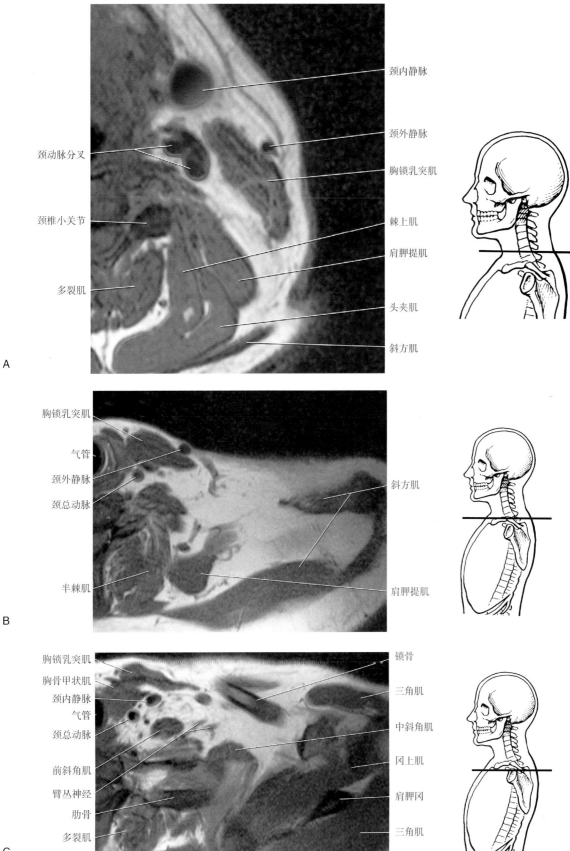

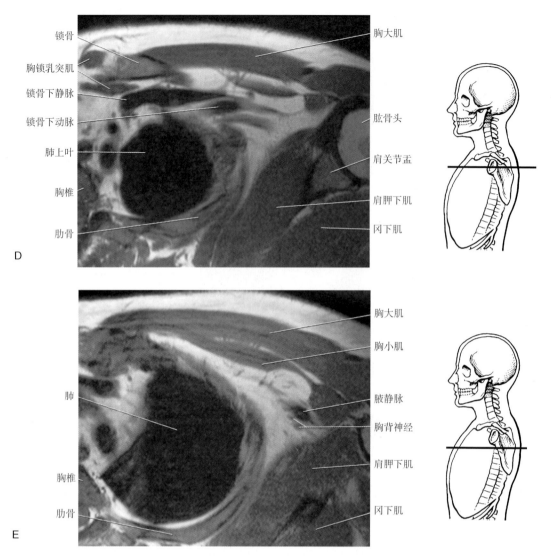

图9.13 臂丛区域轴面MRI图像和解剖示意图。图A.通过下颈部的轴面图像及其示意图；图B.通过颈基底部轴面图像及其示意图；图C.通过肱骨头上部的轴面图像及其示意图；图D.通过盂肱关节的轴面图像及其示意图；图E.通过上臂和腋窝平面的轴面图像及其示意图

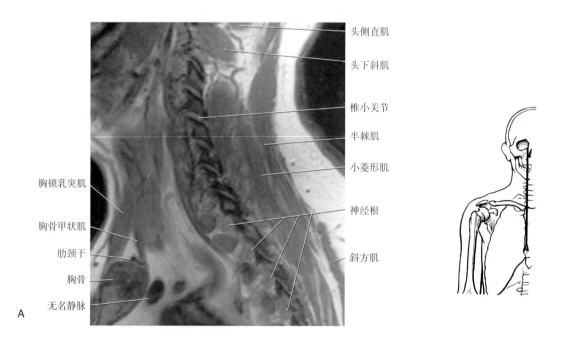

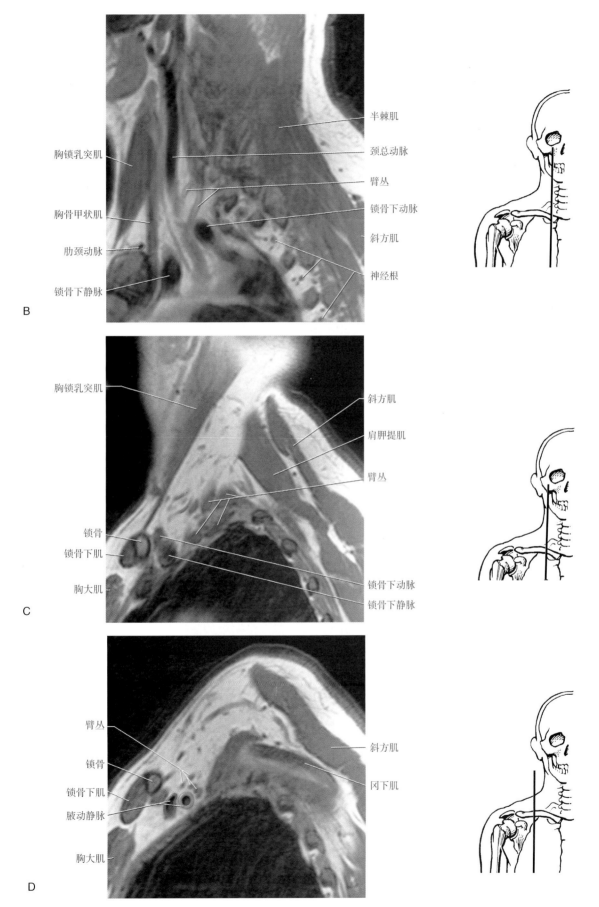

图9.14 臂丛区域的矢状面MRI图像和解剖示意图。图A.通过椎小关节和椎间孔的矢状面图像及其示意图；图B.通过颈动脉的矢状面图像及其示意图；图C.通过颈外侧部的矢状面图像及其示意图；图D.通过胸部外侧的矢状面图像及其示意图

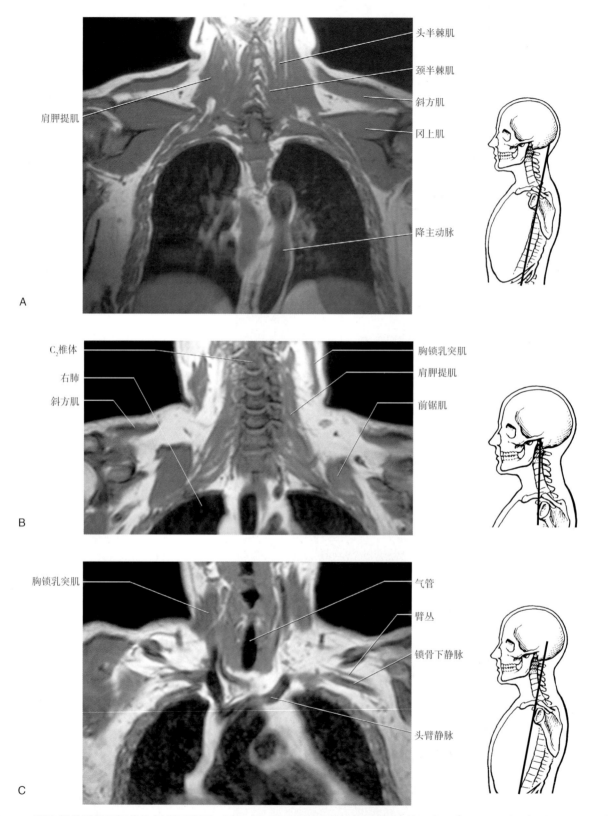

图9.15 颈肩部的冠状面图像和解剖示意图。图A.通过降主动脉的冠状面图像及其示意图;图B.通过胸椎的冠状面图像及其示意图;图C.通过神经血管束的冠状面图像及其示意图

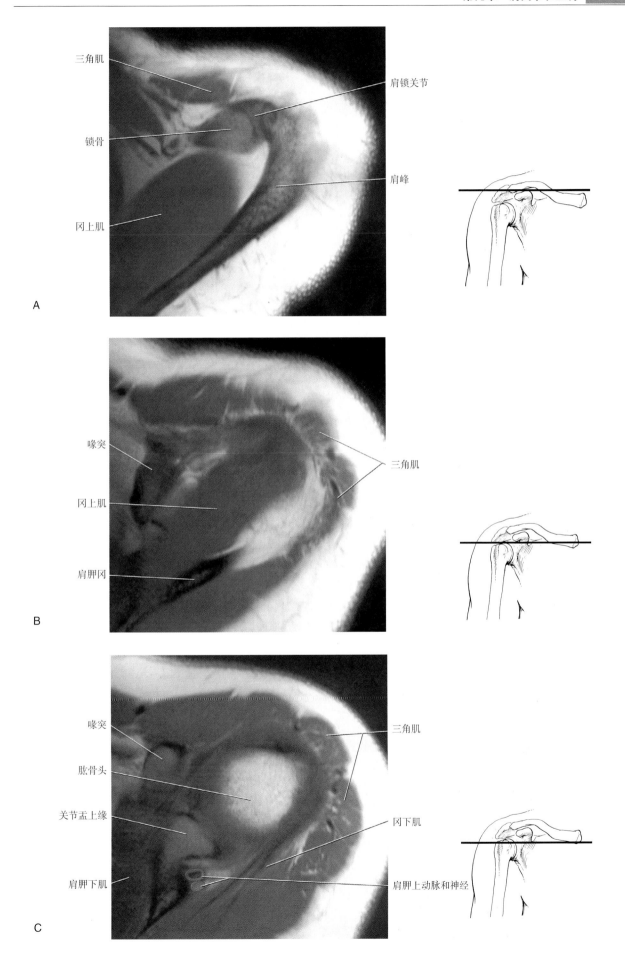

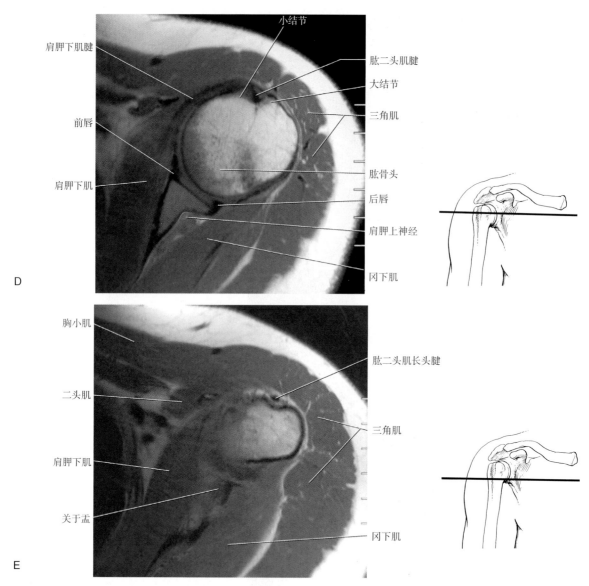

图9.16 肩关节轴面MRI解剖及其示意图。图A.通过肩锁关节平面的轴面图像及其示意图;图B.通过冈上肌平面的轴面图像及其示意图;图C.通过关节盂上缘和喙突平面的轴面图像及其示意图;图D.通过肱骨头和关节盂平面的轴面图像及其示意图显示正常关节盂唇;图E.通过关节盂下缘的轴面图像及其示意图

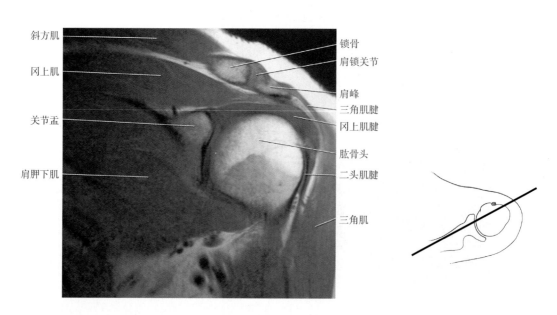

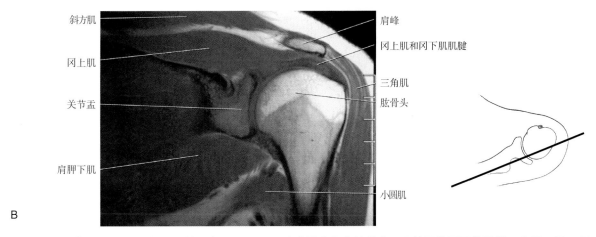

图9.17 肩关节冠状面MRI解剖及其示意图。图A.通过肱骨头和肩锁关节层面的冠状面图像及其示意图；图B.通过盂肱关节的冠状面图像及其示意图

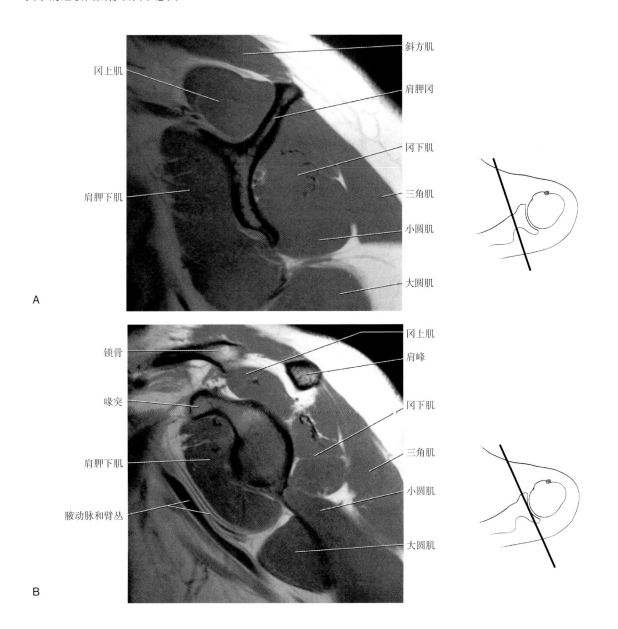

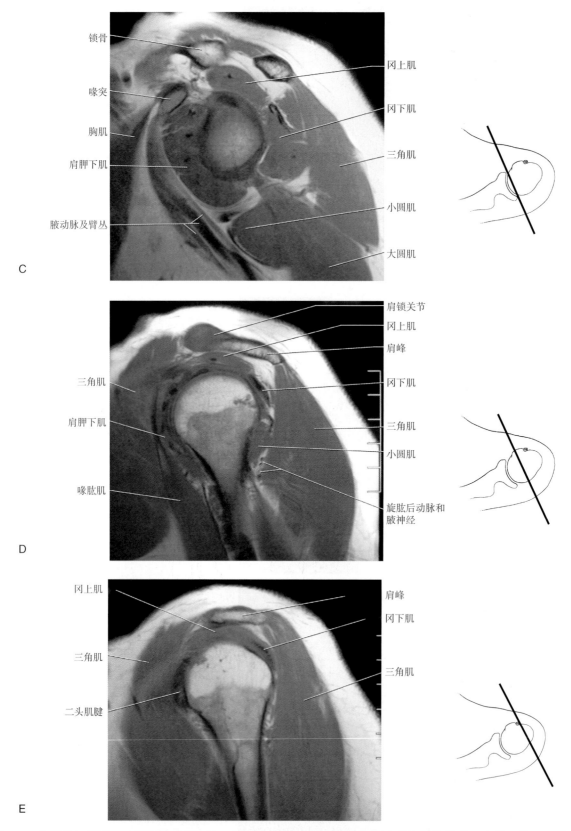

图 9.18 肩关节矢状面 MRI 解剖及其示意图。图 A. 通过喙突和肩胛冈层面的矢状面图像及其示意图；图 B. 通过喙突的矢状面图像及其示意图；图 C. 通过关节盂的矢状面图像及其示意图；图 D. 通过肱骨头和肩峰的矢状面图像及其示意图；图 E. 通过肱骨头外分的矢状面图像及其示意图

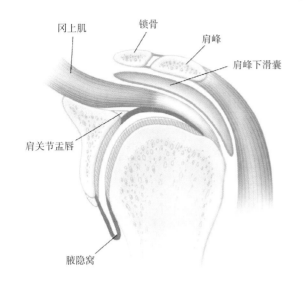

图9.19 肩关节示意图显示盂肱关节、肩锁关节及其周围结构

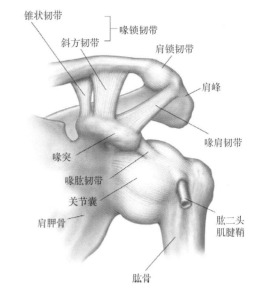

图9.20 肩关节韧带示意图

构成盂肱关节的肩胛骨关节盂浅而小，关节盂周缘为盂唇软骨或称关节盂唇（图9.11和图9.21）。关节盂唇为类似膝关节半月板的纤维软骨，故其在MRI图像上呈三角形的低信号（图9.11，图9.16）。关节盂唇后部稍显钝圆，前部变锐更似三角形。肩关节囊内衬滑膜，滑膜起自盂唇缘，向周围延伸环绕肱骨头前、后部，附着于肱骨骺线或解剖颈。故肩关节囊通常与肱骨头关节软骨边缘紧密相邻（图9.22）。关节囊前壁附着处的变异是引起肩关节反复脱位的重要原因。Ⅰ型关节囊前壁附着于盂唇内或近盂唇处（图9.22）；Ⅱ型和Ⅲ型分别附着于肩胛颈和关节盂颈；Ⅲ型附着点更靠内侧，因而更易导致肩关节脱位。关节囊后壁的类似改变也会引起后关节不稳。关节囊在肱骨大、小结节间延伸形成肱二头肌长头腱的腱鞘，其可伸延至上臂上部。向结节间沟远端延伸的腱鞘，勿误认为骨质破坏。滑膜也可通过关节囊小的裂隙处向前延伸形成肩胛下或喙突下滑囊（图9.24）。

肩关节囊由增厚的纤维关节囊韧带加固。其中最坚固的是喙肱韧带（图9.20）。其起自喙突外缘，越过肩关节上方向下延伸，止于肱骨大结节。盂肱韧带厚薄不一，在MRI图像上可能难以辨认（图9.24）。盂肱下韧带最易识别，起自盂唇前缘中部延伸至肱骨颈内下部；盂肱中韧带起自盂唇和喙突，附着于肱骨小结节的前方、盂肱下韧带稍上方（图9.24）；盂肱上韧带与盂肱中韧带起于同一平面，与盂肱中韧带平行走行。盂肱横韧带在肱骨大、小结节间延伸，包绕滑膜腱鞘和肱二头肌长头腱。

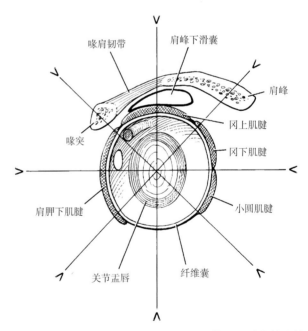

图9.21 肩关节示意图显示关节盂、关节唇及其支持结构，可见辐散图像切面和盂唇轮廓

（二）肌解剖

多块肌作用于肩胛骨、肩部和盂肱关节。从临床角度讲，这些肌中最主要的是由三角肌和肩袖肌群构成的固有肌。三角肌是一覆盖肩关节表面的较大的肌，起自锁骨外1/3、肩峰和肩胛冈（图9.16～图9.18和图9.25），肌束向外下方集中，止于肱骨近端外侧面的三角肌粗隆（图9.25）。三角肌是肱骨强有力的外展肌（表9.2）。

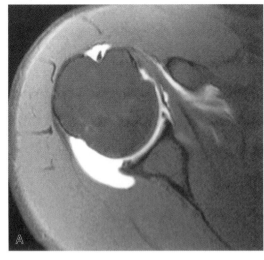
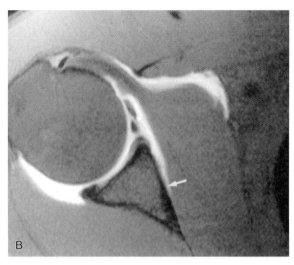

图9.22 肩关节关节囊及其附着。图A.轴面MR关节造影显示关节囊前部Ⅰ型附着及内后侧的Ⅱ型附着,关节囊扩张;图B.轴面MR关节造影显示关节囊后部Ⅰ型附着及Ⅲ型前部附着(箭头)

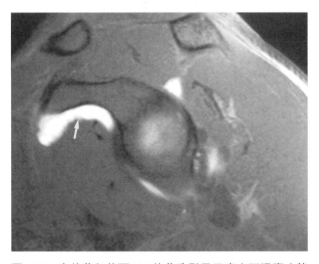

图9.23 肩关节矢状面MR关节造影显示喙突下滑囊(箭头)

在评价肩袖撕裂时,冈上肌(图9.16~图9.18和图9.25)是一块标志性肌和腱鞘单元。冈上肌起自肩胛骨的冈上窝,其近端位于斜方肌深面,肌束向周围伸展,经肩峰、喙锁韧带和肩锁关节下方(图9.25),最后止于大结节的上部。冈上肌腱宽大,覆于肩关节顶部并与关节囊上部融合。冈上肌的主要功能是协助三角肌完成上臂的外展动作(表9.2)。

冈下肌起自肩胛骨的冈下窝(图9.25B)。由于其向外侧走行,与肩胛骨之间常被滑囊分开,该滑囊有时可与肩关节相交通(表9.3)。冈上肌与冈下肌之间隔以肩胛冈(图9.16~图9.18)。冈下肌腱形成肩袖的后上部,在冈上肌腱的后下方止于肱骨大结节。

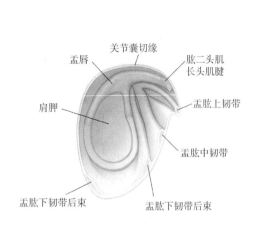
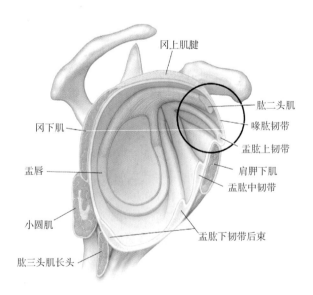

图9.24 盂肱韧带示意图(图A)及与喙肱韧带毗邻关系(图B)

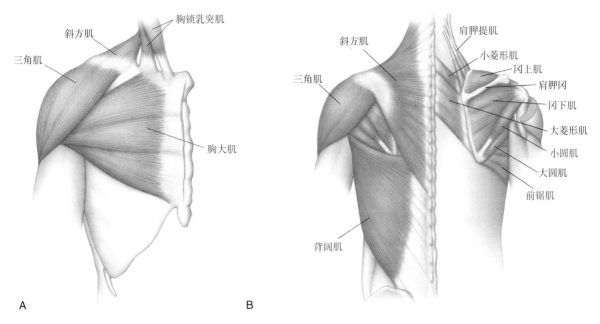

图9.25 肩关节前部（图A）和后部（图B）的非固有肌

表9.2 肩关节和上臂的肌

肌名称	起点	止点	作用	神经支配
固有肌				
三角肌	锁骨外方，肩峰和肩胛冈	肱骨三角肌粗隆	上臂外展	腋神经（C_5、C_6）
冈上肌	冈上窝	肱骨大结节上部	上臂外展	肩胛上神经（C_5、C_6）
冈下肌	冈下窝	肱骨大结节后中部	上臂旋外	肩胛上神经（C_5、C_6）
小圆肌	肩胛骨外侧缘上2/3	肱骨大结节下部	上臂旋外	腋神经（C_5、C_6）
肩胛下肌	肩胛下窝	肱骨小结节	上臂旋内	肩胛下神经（$C_{5\sim 7}$）
大圆肌	肩胛骨下角	结节间沟中部	上臂内收、旋内、后伸	肩胛下神经（C_5、C_6）
辅助肌				
斜方肌	项韧带和胸椎棘突	锁骨远端，肩峰，肩胛冈	肩胛骨向脊柱靠拢	副神经和C_2、C_3
背阔肌	$T_{6\sim 12}$和腰椎棘突、骶正中嵴	肱骨结节间沟中部	上臂内收、旋内和后伸	胸背神经（$C_{6\sim 8}$）
肩胛提肌	$C_{1\sim 4}$横突	肩胛骨上角	上提肩胛骨	颈丛（C_3、C_4）
菱形肌				
大组	$C_2\sim T_5$棘突	肩胛骨后内缘	肩胛骨向脊柱靠拢	肩胛背神经（C_5）
小组	项韧带、$C_7\sim T_1$棘突	肩胛骨后内缘、肩胛冈基底部		
前锯肌	1～9肋骨前面	肩胛骨前内缘	拉肩胛骨向前	胸长神经（$C_{5\sim 7}$）
胸肌				
胸大肌	锁骨内侧半、胸骨和上部肋软骨	肱骨结节间沟外侧	上臂内收	外侧和内侧胸神经（$C_5\sim T_1$）
胸小肌	2～5肋骨前面	肩胛骨喙突	拉肩胛骨向前下方	内侧胸神经（$C_8\sim T_1$）
锁骨下肌	第1肋骨的前内侧	锁骨中部下面	稳定胸锁关节	锁骨下神经

小圆肌起自肩胛骨外侧缘上2/3，肌束斜向上伸展以一宽大而扁平的肌腱止于大结节后下1/3（图9.18和图9.25B）。与冈下肌相同，小圆肌也是上臂的外旋肌。

除了冈上肌、冈下肌和小圆肌，肩胛下肌是构成肩袖肌群的第四块肌。肩胛下肌起自肩胛骨前下面，肌束向上外侧集中和延伸，形成一宽大肌腱，止于肱骨小结节和小结节嵴（图9.16～图9.18）。肩胛下肌呈三角形，构成腋窝后壁，腋窝血管、臂丛神经从其前方穿过（图9.26）。肩胛下滑囊或隐窝位于肩胛下肌和肩胛颈之间，与肩关节相通（表9.3）。肩胛下肌为上臂的内旋肌（表9.2）。

大圆肌（图9.25 B）起自肩胛骨背面的外下缘，向前伸展止于肩胛下肌下方、结节间沟内侧。大圆肌是肱骨的另一内旋肌。当其与背阔肌一起收缩时，也可作为肱骨的伸肌和内收肌。大圆肌受肩胛下神经支配，肩胛下神经为自臂丛$C_{5\sim 6}$脊神经的神经分支。

表9.3 肩关节周围滑囊

滑囊	部位	正常关节交通
肩胛下	肩胛下肌腱和关节囊之间	是
肩胛冈下	关节囊和冈下肌腱之间	有时
三角肌下	三角肌和肩袖之间	否
肩峰下	肩峰和肩袖之间（通常与三角肌下滑膜囊相连）	否
肩峰上	肩峰上方	否-20%
喙突下	喙突和肩胛下肌之间（可与肩峰下滑膜囊相连）	否-20%
喙锁间	喙突和喙锁韧带的斜韧带束之间	否
喙肱肌	肩胛下肌和喙肱肌之间	否
背阔肌	大圆肌和背阔肌之间	否
大圆肌	大圆肌和肱骨附着处之间	否
胸大肌	胸大肌和肱骨附着处之间	否

肩关节非固有肌起自脊柱或胸廓，止于肩胛骨或肱骨（图9.25B）。其中斜方肌和背阔肌完全覆盖背的深层，最终止于肩关节周围（图9.25B）。斜方肌起始部宽大，从枕骨的上项线、项韧带至上部胸椎的棘突（图9.17和图9.25B）。上部肌束斜向外下方止于锁骨远端后上方，中部肌束平行向外止于肩胛冈和肩峰，下部肌纤维则斜向外上方以肌腱附着于肩胛冈基底部。下部纤维肌腱和肩胛冈之间通常有一小滑囊。斜方肌可使肩胛骨向脊柱靠拢；上部肌束可上提肩胛骨；下部肌束则可使肩胛骨下降。其受副神经和发自$C_{3、4}$脊神经根的神经分支支配。

背阔肌是第二块基底非常宽大的三角形肌，其起始于下6个胸椎的棘突、全部腰椎的棘突和骶正中棘（图9.25B），其上方起始部被斜方肌的下部覆盖。背阔肌向上伸展，逐渐附着于肱骨结节间沟的内侧壁。在背阔肌腱和大圆肌腱之间有一滑囊，炎症积液时，其在T_2WI上呈边界清楚的高信号。背阔肌的主要作用为使肱骨内收、旋内和后伸。该肌由发自$C_{6\sim8}$脊神经根的胸背神经支配（表9.2）。

肩胛提肌（图9.25B）起自寰椎的后结节和上4个颈椎的横突，斜向后下方止于肩胛骨上角。肩胛提肌的上部和下部肌束分别位于胸锁乳突肌与斜方肌的深面。该肌主要功能是上提肩胛骨。其支配神经为来自$C_{3、4}$脊神经根的颈深神经丛（表9.2）。

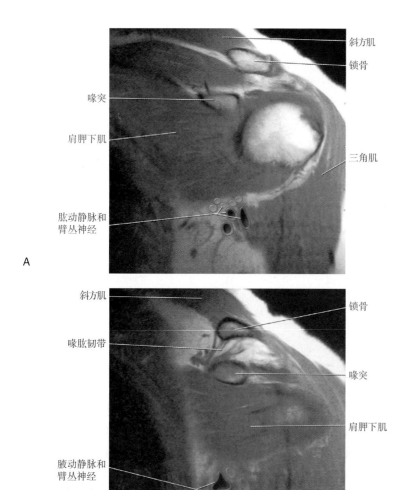

图9.26 冠状面T_1WI通过肩关节前部层面显示肩胛下肌及毗邻的神经血管结构

菱形肌（图9.25）通常被分为大、小两组肌群，但在MRI图像上很难将两者区分开。这些肌起始范围很广泛，起自项韧带和C_2~T_5棘突，向外走行止于近肩胛冈基底部的后内侧。这些肌的主要作用为使肩胛骨向脊柱靠拢，支配神经为起源于C_5脊神经根的肩胛背神经（表9.2）。

前锯肌（图9.25B）为一较大的扁平肌，覆盖胸廓侧壁，主要作用于肩胛骨。该肌起自上8个或9个肋骨近端的外侧面，绕过胸壁外侧面，止于肩胛骨前内侧缘。主要功能为拉肩胛骨向前和紧贴胸廓。前锯肌由起自颈神经的胸长神经支配（表9.2）。

胸大肌、胸小肌和锁骨下肌3块肌组成胸部区域的肌系统（图9.16和图9.25A）。胸大肌为三角形扁肌，覆盖大部分上胸壁。该肌起自锁骨内下面、胸骨外缘及上部肋软骨等处。各部肌束聚合形成宽大的肌腱，穿过喙肱肌和肱二头肌的前面，然后再向深部走行，穿过三角肌前缘，最后止于肱骨大结节嵴或结节间沟的外侧。胸大肌是肱骨较强的内收肌，受两根神经支配，即外侧和内侧胸神经（表9.2）。

胸小肌位于胸大肌的深面，起自第2~5肋骨的前面。该肌斜向上走行，止于肩胛骨喙突。主要功能是拉肩胛骨向下方。支配神经为胸内侧神经（C_8~T_1）（表9.2）。

锁骨下肌为一较小肌，起自第1肋骨和肋软骨交界处，向上外侧走行，止于锁骨中段下面。该肌上面覆以胸大肌，受锁骨下神经的一个小分支支配。有时在矢状面MRI图像上可见其呈中等信号，位于锁骨下方（图9.19），勿误为软组织肿块（表9.2）。

（三）滑囊

肩关节周围的诸多滑囊对肩关节病变的诊断和鉴别具有重要价值（图9.23）。表9.3详细总结了这些滑囊及其部位。肩胛骨下滑囊正常情况下与肩关节相交通，肩胛冈下滑囊有时亦可与盂肱关节相交通，此区域的其他滑囊正常情况下则不与肩关节相交通。肩关节周围最重要的滑囊为三角肌下滑囊和肩峰下滑囊（图9.19），两者在正常情况下相邻，且均不与肩关节相交通，但可发生炎症，而炎症一般不发生于肩部受冲击和肩袖撕裂部位。

（四）神经血管解剖

由于臂丛结构复杂且其具有重要的临床意义，本章将臂丛与伴行的动、静脉血管解剖分开讨论。臂丛（图9.27）发自$C_{5\sim8}$和T_1脊神经的前支。有时，C_4脊神经也参与臂丛神经的构成。臂丛可分为三个神经干：C_5和C_6脊神经合成上干，C_7脊神经合成中干，C_8和T_1脊神经合成下干。每一神经干又分为前、后两股。上干和中干的前股合成外侧束（图9.27），下干的前股自成内侧束（图9.27）。上、中、下干的后股联合组成后束。图9.27描述了这些神经束的分支。矢状面MRI图像上可清楚显示位于椎间孔的神经根结构（图9.14）。神经根向外周走行时，要辨认臂丛每一神经束及其分支相当困难。但根据这些结构特定的位置关系，在MRI图像上也可以识别这些结构。

在下颈部，臂丛的上干和中干位于锁骨下动脉的上方，而下干位于其后方，这种关系一直维持到臂丛穿过第1肋骨进入腋窝处。进入腋窝后，臂丛与腋动脉和腋静脉伴行的关系更加密切（图9.14和图9.15）。外侧束和后束的主要部分位于腋动脉的外上方，内侧束的下干位于其后方，而其他主要分支则与腋动脉紧密伴行（图9.15和图9.27）。故在矢状面MRI图像上形成一个关系密切的低信号结构群（图9.14）。

图9.28显示了肩部的主要供应血管。锁骨下动脉连同颈横动脉及肩胛下动脉均可在MRI图像上清楚显示，且以冠状面图像显示最好（图9.15）。小血管分支在常规SE序列上很难辨认，但新的血管造影技术则可很清晰地显示这些血管的主要分支，包括旋肱动脉、胸背动脉和盂肱关节周围的其他血管分支（图9.29）。臂丛的神经分支大多与锁骨下动脉和腋动脉分支紧密伴行（图9.14）。

四、诊断误判

MRI的诊断误判与软件或硬件所致伪影、运动和（或）流动伪影及正常解剖变异有关（图9.23），其他原因还有部分容积效应和体位不当等。

（一）技术

技术因素包括成像参数的选择、MR关节造影术中的注射技术和方法及患者体位。肩关节运动或血管流动伪影的发生率较肘关节和腕关节低。运动伪影可与疼痛、震颤、呼吸或因患者强迫外旋体位而难以持久有关（图9.30）。通过增加患者的舒适度、选择合适的体位和更快的序列来减少成像时间，以减少运动伪像。血管流动伪影问题易于解决，因其出现在相位编码方向上，因此血管流动伪影可通过改变相位编码方向来消除。例如，在垂直相位编码方向上出现的血管流动伪影常明显影响对肩袖的观察，这时选择水平方向相位编码（图9.31）即可消除该伪影。

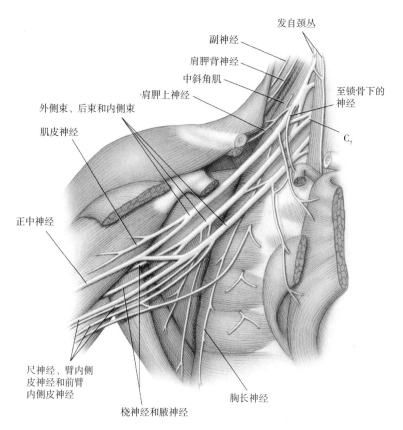

图9.27 臂丛神经及其分支

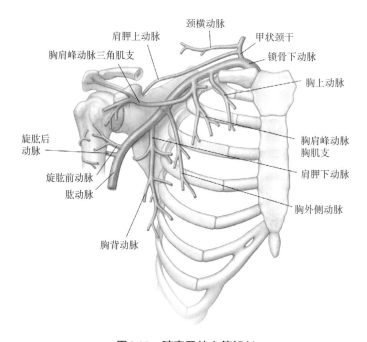

图9.28 腋窝区的血管解剖

信号强度不均匀或脂肪抑制也可能引起MR图像的误判。与之前使用的环形或扁平线圈相比，信号不均匀在新型相控阵肩圈中并不常见（图9.2）。脂肪抑制不均匀造成的混杂高信号强度可能由骨髓或皮下脂肪导致的。这是FSE T_2 加权序列的一个特殊问题。金属也可能导致不均匀的脂肪抑制。Carroll和Helms推荐在这些情况下使用反转恢复序列。

Erickson等描述了魔角效应，即当冈上肌腱与磁场方向成近似55°夹角时，T_1WI上即可见冈上肌腱呈中等信号（图9.32）。这种现象在短TE脉冲序列的情况下发生，并可能导致临界区域的冈上肌信号增高。这不是 T_2 加权（长TE）序列的问题。因此，如果对比短

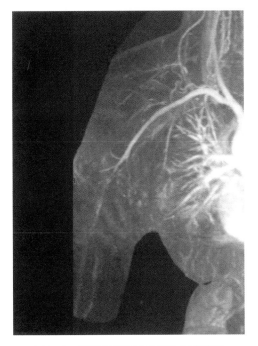

图 9.29 颈肩部冠状位 MRI 血管造影

TE 和长 TE 图像，信号强度将恢复正常。此外，改变上臂位置会导致信号强度变化，可确认为魔角效应。

造影技术的误差也可导致诊断误差。这可能和检查者的经验相关。比如，Theodoropoulos 等对比发现肌肉骨骼组的放射科医师和一般放射科医师水平上具有显著差异。造影剂的注射不恰当可导致其外渗（图 9.8）从而混淆病变。无意中注入气泡可被误认为低信号的关节游离体。"开花"现象可能会由于磁化敏感性伪影而使气泡看起来更大。这种现象在 GRE 图像上更为常见。

定位不准确可能会导致肩袖或关节囊中的强度异常。Davis 等发现在手臂内旋时肩袖信号强度异常。这种明显异常的信号是由冈上肌和冈下肌的重叠或变窄导致的。内部旋转也可能会导致关节囊和软组织结构的重叠，这可能会导致盂唇或关节囊信号异常。内旋或外旋的程度可以通过结节间沟在轴向图像上的位置来确定（图 9.33）。

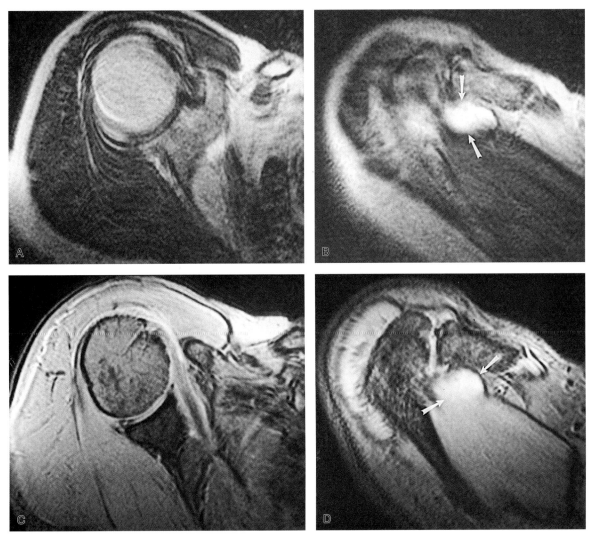

图 9.30 肩关节轴面 SE 序列 T_2WI（图 A、图 B）和多平面梯度回波（MPGR）序列图像（图 C、图 D），显示肩袖撕裂（箭头）。运动伪影降低了常规 SE 序列的图像质量（图 A、图 B），而在 MPGR 序列图像上无明显伪影出现（图 C、图 D）

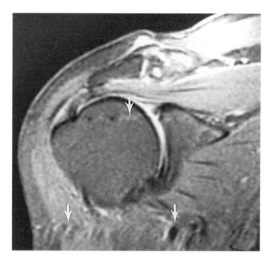

图9.31 冠状面脂肪抑制FSE序列T$_2$WI。流动伪影（箭头）横越肩部

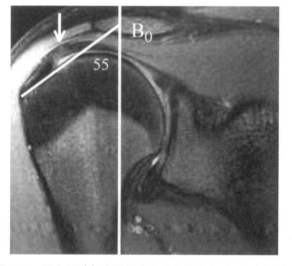

图9.32 冈上肌腱与主磁场方向（白线B$_0$）成55°夹角时，冠状面SE序列T$_1$WI（TR 500ms，TE 11ms）显示其信号增高（箭头）

（二）解剖

许多学者曾对肩关节解剖变异做过描述，有些变异给MRI诊断带来较大困难。这些变异主要包括肩袖或邻近结构的解剖变异、关节盂唇的形态变化、骨髓的表现类型及关节积液。

（三）肩袖

正常肩袖肌腱通常被认为在MRI图像上呈均匀低信号。但许多成人的冈上肌腱在接近附着点约1cm处可呈中等信号。这个信号增高区恰与肩袖的乏血管区相一致。信号增高区域通常为5～10mm，外观为圆形或椭圆形。这种信号的改变解释不一，一种解释认为其可能为肌腱的退行性改变所致。Kjellin等在尸体解剖研究中发现相似的信号改变代表黏液样变性，但这种退行性改变只表现为质子密度加权像上信号增高，其在SE序列T$_2$WI上信号并无进一步增高，借此可与肩袖撕裂区别（图9.34）。

Vahlensieck等提出类似的这种信号增高尚可见于85%的无症状患者。目前对这种信号改变的解释包括黏液样变性、患者体位不当所致的伪影和部分容积效应等。Liou等报道无症状患者中95%的患者三角肌下脂肪信号表现异常，呈中等信号，48%的患者肩锁关节有退行性改变。

肩袖撕裂的继发征象包括三角肌下－肩峰下脂肪层改变和滑囊积液（图9.35）。脂肪层变薄、不规则及部分缺如等改变虽可见于肩袖撕裂患者，但这些表现并不能作为完全排除肩袖正常的特异征象。有报道认为这种异常可见于近95%的无症状患者。此外，滑囊积液也并非仅见于肩袖撕裂，有时在无肩袖撕裂的

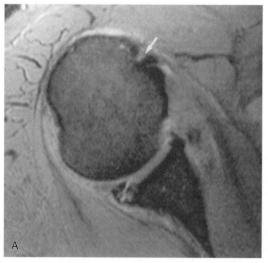 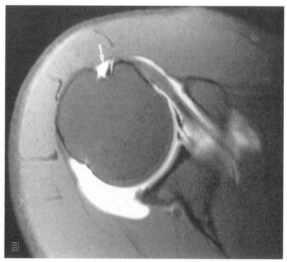

图9.33 轴面梯度回波序列（图A）二头肌间沟（箭头）位置提示轻度内旋。轴面MR关节造影（图B）显示二头肌间沟（箭头）位置外旋及牵拉的肩胛下肌

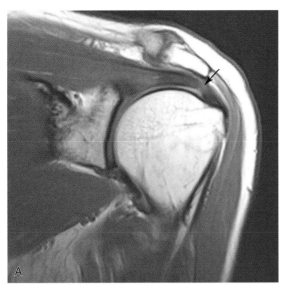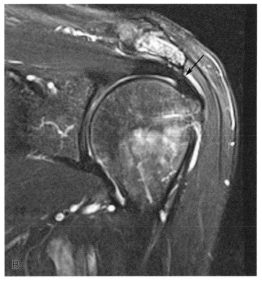

图9.34　男性50岁，冠状面SE序列质子密度加权像（图A）和SE序列T_2WI（图B）显示正常肩袖。质子密度加权像上冈上肌腱内可见轻度高信号（箭，图A），而在T_2WI上其信号并无进一步的增高（箭，图B）

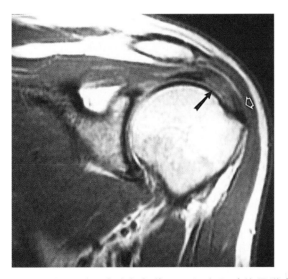

图9.35　冠状面质子密度加权像显示冈上肌腱信号增高（箭）三角肌下脂肪影缺失（空心箭）。肩袖无撕裂

患者中也可观察到肩峰下及三角肌下滑囊积液。其他病变如肩部撞击综合征、滑囊炎和肌腱炎也可出现类似改变。脂肪抑制技术有助于减少易在水-脂肪界面出现的化学位移伪影。

（四）肩关节盂唇

肩关节盂唇是由关节盂周缘纤维伸延而成，其MRI表现类似于髋臼唇或膝关节半月板，典型者呈三角形低信号。这种结构对维持盂肱关节的稳定性起着重要作用。

盂唇的解剖变异、盂唇二头肌复合体和邻近的关节囊表现均可类似盂唇撕裂。Neumann等发现在肩关节无症状的患者中，盂唇可表现为多种形态，其中以三角形最常见，前唇占45%，后唇占73%。其次为钝圆形，前唇占19%，后唇占12%（图9.36）。在有裂缝（磨损表现）或凹陷的关节盂唇分别占15%和8%；扁平盂唇占6%～7%；盂唇缺如者，前唇占6%，后唇占8%。正常肩关节中，笔者尚未见到有盂唇缺如者。

正常关节软骨和盂唇之间常可见裂隙影（图9.36B）。若该裂隙不贯穿整个盂唇，不应被误认为盂唇撕裂。盂肱中韧带近端与前唇交界处（图9.36C）有时也可误为盂唇撕裂。

其他有重要临床意义的韧带、关节囊和盂唇的变异也应予以注意。变异最常见于韧带和关节囊附着处。

盂肱上韧带起自关节盂上缘和肱二头肌长头腱前面。其可单独起源，也可与肱二头肌腱或盂肱中韧带共同起源（图9.37）。MR关节造影时，可显示98%患者的盂肱上韧带。盂肱上、中韧带的厚度变异较大。盂肱上韧带通常较盂肱中韧带更薄。盂肱上韧带增厚时，则盂肱中韧带变薄或缺如。有近10%的人群盂肱上韧带缺如。

盂肱中韧带变异最常见，多达30%的患者此韧带缺如。盂肱中韧带起自盂唇前上面（图9.37），并在起始处与盂肱上韧带和（或）盂肱下韧带混合，与关节囊融合后附着于肱骨大结节底。盂肱中韧带增厚时常伴发前上盂唇缺如（图9.38），这种解剖结构称为Buford复合体，其与正常前上盂唇分离形成的盂唇孔不同（图9.39），盂唇孔见于8%～12%人群中。盂肱中韧带不增厚，且发生在该处的单纯盂唇撕裂罕见。

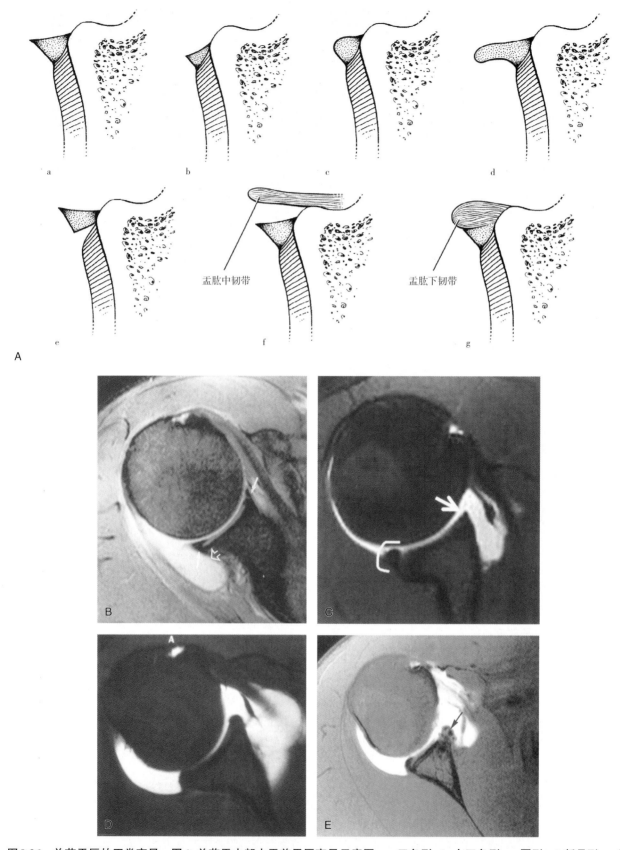

图9.36 关节盂唇的正常变异。图A.关节盂中部水平前盂唇变异示意图。a.三角形；b.小三角形；c.圆形；d.新月形；e.盂唇和软骨间隐窝；f.盂肱中韧带靠近盂唇；g.小的前盂唇紧邻增厚的盂肱中韧带。图B.MR关节造影显示三角形（箭）前后盂唇。后部关节囊扩张伴Ⅱ型或Ⅲ型附着（空心箭）。图C.MR关节造影显示近完全缺失的前盂唇（箭）和圆形的后盂唇。图D.MR关节造影显示圆形的前后盂唇。图E.MR关节造影显示圆形的后盂唇和中等信号变形的前盂唇（箭），先前Bankart损伤修补术后

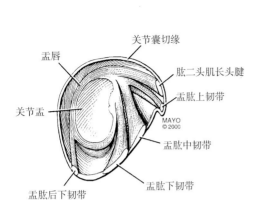
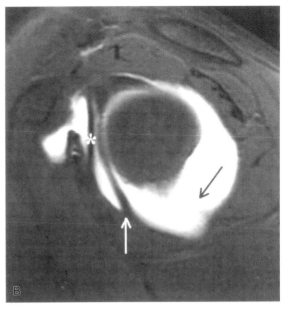

图9.37 图A.矢状面示意图显示盂肱韧带、盂唇和关节囊；图B.斜矢状面MRI关节造影显示盂肱中韧带（＊）和盂肱下韧带前束（白箭头）和盂肱下韧带后束（黑箭头）

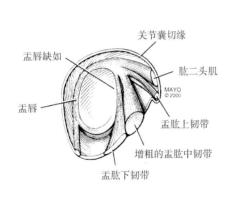
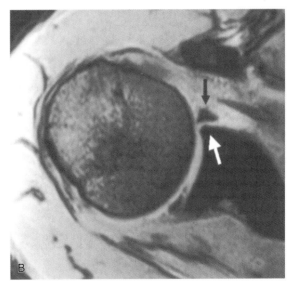

图9.38 图A.前上盂唇缺如和盂肱中韧带增粗即所谓的Buford复合体示意图；图B.轴面MRI图像显示前部盂唇缺失（白箭头）和增厚的盂肱中韧带（黑箭头）

盂肱下韧带分前后两束，分别起自盂唇下缘的前部与后部。前束常较后束更厚（图9.37A），中间隔以腋隐窝。两束向下延伸分别止于肱骨外科颈的各自区域。

重复肱二头肌长头肌腱见于10%的人群。它实质上是肱二头肌的第三或第四支。这产生了肌腱纵行分裂的表现。

（五）关节积液

正常盂肱关节常有少量液体。Recht等报道正常肩关节内液体量约2ml。Schweitzer等认为当关节或滑囊内液体的细线状影增厚时，则可考虑关节内积液，关节积液多与关节退行性改变或肩袖撕裂有关。

肩关节周围有许多滑囊（表9.3），且绝大多数不与关节腔相交通。因此，若这些滑囊积液，多提示关节炎症或滑囊通过肩袖撕裂及关节囊缺损处与关节腔相交通（图9.19和图9.40A）。

正常肱二头肌腱鞘内也可有少量液体。Kaplan等报道的15例正常人中，14例肱二头肌腱鞘内有少量积液。此外，Kaplan还注意到30例患者中有19例肱二头肌腱鞘周围出现圆形液体样信号，后被证明这种信号为旋肱前动脉的前外侧支，而非真正积液。

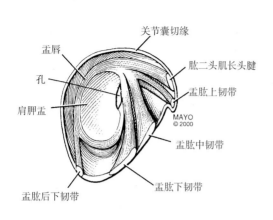
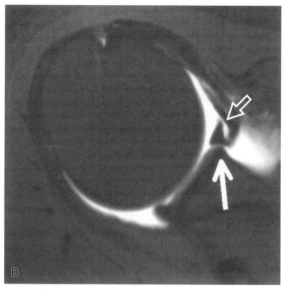

图9.39 图A.前盂唇孔示意图;图B.MRI关节造影显示前盂唇孔(空心箭头),其不与前上关节盂毗邻(箭头)

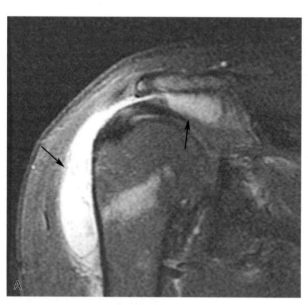
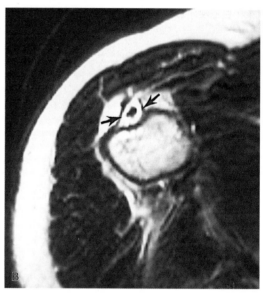

图9.40 图A.冠状面T_2WI显示滑囊炎及扩张的肩峰-三角肌下滑囊积液(箭头),肩袖完整;图B.轴面T_2WI显示肱二头肌长头肌腱周围完全被液体环绕,腱鞘扩张(箭头)

除非见到肱二头肌腱鞘周围完全被液体环绕,否则肱二头肌腱鞘内的少量液体不应视为异常(图9.40B)。

喙突下滑囊积液常见,因其约20%与关节囊相通,而肩胛下肌滑囊约90%与关节囊相通(表9.3)。如果存在炎症或注射治疗后,肩峰下、三角肌下滑囊可明显积液,注射后多达48h仍明显积液。

(六)骨髓/骨变异

骨髓腔内红骨髓和黄骨髓的转化及骨的解剖变异也可给MRI诊断带来困难。肱骨干骺端红骨髓和黄骨髓所占比例个体差异很大(图9.41)。随着年龄增长,红骨髓逐渐转化为黄骨髓。Richardson和Patten研究了一组年龄15～69岁患者的肩关节骨的骨髓类型,按红、黄骨髓所占比例不同,分别将关节盂、肩峰、肱骨骨骺、干骺端和骨干5个部位分为1～7级(图9.42和图9.43),1级代表红骨髓为100%,以后各级按红骨髓比例依次递减,7级则代表红骨髓为0(即黄骨髓为100%);红骨髓表现类型又被分为均匀型、地图型、斑点型和全黄骨髓型(图9.43);上述5个部位的骨髓类型均随年龄增长而有规律的变化;与以往认为红骨髓只存在于15岁以下人群不同,此次研究发现红骨髓可持续存在于各年龄组人群中。如软骨下红骨髓的检出率在20～30岁人群中达88%,

70~80岁人群中尚有近23%可见到红骨髓。因此，肩关节信号不均匀可能为红-黄骨髓的不断转化所致，故有时可能难以确定骨髓表现是否正常。骨髓表现类型通常为双侧对称性，通过与对侧肩关节进行对比观察可避免诊断错误。骨髓变化类型不伴有骨皮质破坏和软组织改变。

肱骨头后外侧有一浅沟，易与Hill-Sachs病混淆，与Hill-Sachs病相比，这一浅沟常位于肱骨头的更远端（图9.44）。依笔者的经验，Hill-sachs病的病变范围多明显大于肱骨头后外侧沟（图9.44B）。

副肩峰骨是可导致临床症状的骨骼变异之一。该骨为前肩峰骨发育过程中骨化异常所致。副肩峰骨在MRI的所有成像平面上均可显示，但常在轴面图像上表现最为明显（图9.45）。三角肌可使副肩峰骨移位致撞击综合征。

Morgan等描述了三角肌假瘤，一种三角肌肱骨插入部的解剖变异。这种变异表现多样，可表现为透亮区或明显突出或X线片表现为皮质骨膜区不规则。骨扫描显示局灶性摄取增高。MRI图像混合性高低混杂信号（图9.46）。

（七）其他变异

合理解释MRI图像必须熟悉因扫描技术、患者体位、解剖变异和设备问题等导致的其他各种图像伪影或变异。前面所述的有关肩袖、盂唇、关节积液及骨髓变化方面的变异，文献中均已做过较多讨论。其他变异如肌腱附着变异（图9.35A）也可与骨骼病变混淆，诊断时结合X线平片常可减少诊断误判。其他发现，如软组织钙化（图9.47），X线给MRI图像解析提供了额外信息。

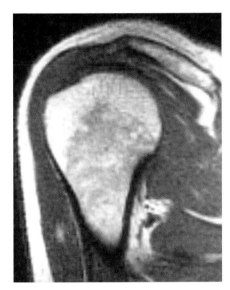

图9.41　男，19岁，冠状面SE序列质子密度加权像显示肱骨骨骺内为黄骨髓，干骺端为以红骨髓为主的红、黄骨髓混合结构。锁骨骨髓亦为混合型

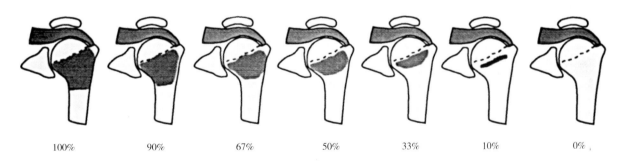

图9.42　骨髓的分级（1～7级）（1级为100%红骨髓，7级为100%黄骨髓而无红骨髓）

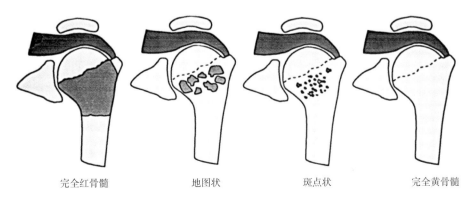

完全红骨髓　　　地图状　　　斑点状　　　完全黄骨髓

图9.43　骨髓从完全红骨髓转换至完全黄骨髓的表现类型

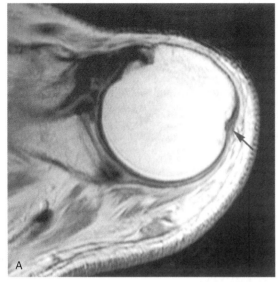
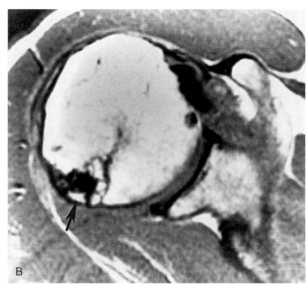
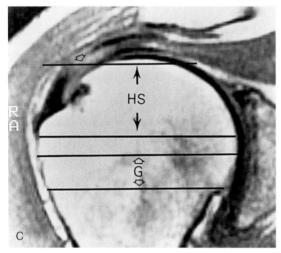

图9.44 轴面SE序列 T$_1$WI（TR 450ms，TE 15ms）（图A）显示肱骨近端正常后外侧沟（箭）。轴面（图B）和冠状面（图C）SE序列质子密度加权像显示Hill-Sachs(HS)病（箭）和肩袖撕裂（空心箭）。横线之间范围分别指示Hill-Sachs病和肱二头肌沟（G）所在平面范围

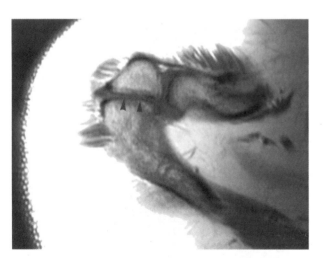

图9.45 轴面质子密度加权像显示副肩峰骨（箭头）

真空现象在肩关节、膝关节和其他关节均可出现。肩关节检查时，上肢外旋最易产生这种现象，尤其在GRE序列上更为常见（图9.48）。Patten报道真空现象在肩关节MRI检查中出现率多达20%。认识这种现象很重要，可避免将关节内气体误认为关节内游离体或软骨钙质沉着病。

五、MRI的临床应用

常规X线平片是肩关节、上臂和臂丛病变最基本的筛查方法。其他检查技术如放射性核素、CT和关节造影在诊断这些疾病时也有重要作用。近些年来，超声也已成为诊断肩袖撕裂的一种有效检查手段，但目前这种方法对肩关节疾病的鉴别诊断尚有很大的局限性。1.5T和3.0T常规MRI和MRI关节造影已广泛应用于临床。由于临床表现、解剖和检查方法的不同，笔者将肩关节、上臂MRI检查与臂丛MRI检查分开讨论。

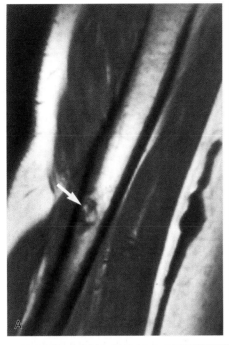
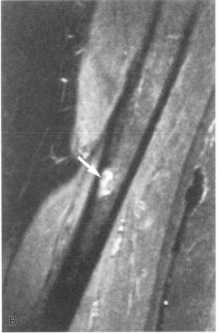
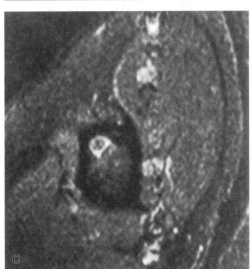

图 9.46　三角肌假瘤。右侧肱骨冠状面 T_1WI（图 A）显示三角及附着处局灶性脂肪信号灶，周围低信号环绕（箭）。反转恢复序列（图 B）和轴面（图 C）显示低 – 中等信号强度，周围环绕高信号（箭头）

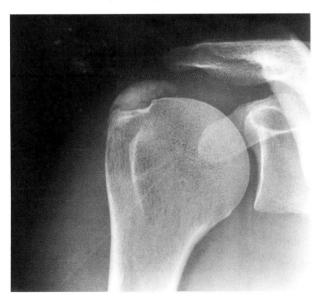

图 9.47　肩关节前后位 X 线片显示冈上肌腱内致密钙化

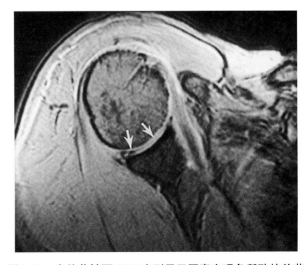

图 9.48　肩关节轴面 GRE 序列显示因真空现象所致的关节内线状和小结节状低信号影（箭头）。关节积液为高信号，而关节内游离体多位于关节隐窝内或关节结构异常区

六、肩关节和上臂

多数行上臂和肩关节MRI检查患者的临床表现为肩部、上肢疼痛或活动障碍。需行MRI检查的常见疾病主要包括肩袖撕裂或撞击、盂唇缺损或肩关节不稳定、骨坏死、肱二头肌腱异常、软组织或骨肿瘤及炎症性或感染性疾病等。

(一)骨创伤

常规X线平片或CT对确定肩关节和肱骨轻微骨折和(或)完全骨折以及其他骨创伤有重要价值。偶尔,某些病例需要做CT检查以更清楚地显示骨碎片的确切位置。目前,MRI在诊断单纯骨创伤方面尚不是一种主要检查方法,但MRI对细微骨折及伴发的软组织损伤的显示非常敏感(图9.49)。骨创伤的同时常伴有软组织损伤和肩关节不稳。Hill-Sachs病(图9.50)和其他骨折或骨软骨损伤的存在,也是提示软组织病变和肩关节不稳定(图9.51)的线索。Hill-Sachs病和Bankhart病常合并肱骨前脱位。15%的前脱位患者可见到肱骨结节撕脱骨折(图9.49),这种损伤常常较轻,但当脱位存在时,肱骨大结节撕脱骨折易致肱二头肌腱损伤。前脱位时也可合并肱骨小结节撕脱骨折和关节囊或肩胛下滑囊撕裂(图9.51)。

锁骨远端或肩锁关节损伤并不少见。肩锁关节脱位约占肩关节损伤的10%。常规X线平片或承重摄影常可做出诊断及分型。

Buckholtz和Hickman提出肩锁关节分型系统。分型系统是基于损伤机制及韧带和骨损伤的程度。MRI能提供软组织和骨损伤更多的信息。然而患者的年龄是重要的,因为关节及软组织的退变在老年人是常见的,且可能与临床症状不相关。表9.4总结了肩锁关节损伤及MRI特点。注意:MRI特点对于儿童和年轻人而未产生退行性变的患者是非常有价值的。

Ⅰ型损伤是肩锁韧带的拉伤。X线片是正常的。

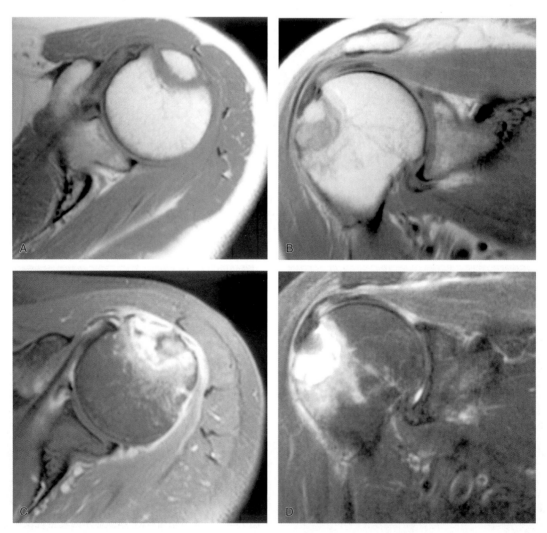

图9.49 创伤后肩关节疼痛患者。常规X线平片显示正常。轴面(图A)和冠状面(图B)SE序列T_1WI及轴面(图C)和冠状面(图D)FSE序列T_2WI显示肱骨大结节骨折,骨折块间T_2WI高信号(图C、D)

MRI图像T₂WI或STIR可显示关节边缘组织信号强度增加及早期的骨髓水肿。Ⅱ型损伤是肩锁韧带撕裂伴喙锁韧带拉伤。承重X线显示关节半脱位。MRI显示肩锁韧带信号增高伴肩峰、锁骨骨髓水肿，其在轴面及矢状面易于检出。Ⅲ型损伤是肩锁韧带、喙锁韧带撕裂，X线关节脱位，MRI显示韧带复合体信号增高（表9.4）伴关节脱位、半脱位所致的关节增宽。三角肌和斜方肌可从锁骨远端撕脱。需全部三个成像平面来全面评估软组织、关节损伤。喙突基底部骨折而不是喙锁韧带撕裂已见报道。喙突基底部骨折MRI矢状位最为明显。Ⅳ型脱位损伤导致锁骨后部脱位，MRI轴面图像易于评价。胸锁关节损伤在该型损伤中也可见到。因此，锁骨远近端均应包括在图像中。Ⅳ型损伤除了斜方肌、三角肌从锁骨远端、喙突撕脱外与Ⅲ型损伤相似。由于胸锁乳突肌明显向头侧收缩，锁骨明显上抬，这些特点冠状面易于评估。Ⅳ型脱位是来自于锁骨上部严重的外力伴肱骨外展所致。Ⅳ型损伤最易从冠状面或矢状面评价。

表9.4 肩锁关节损伤

分型	描述	MRI表现（T₂或STIR）
Ⅰ型	肩锁韧带拉伤	关节周围软组织信号↑
Ⅱ型	肩锁韧带撕裂伴喙锁韧带拉伤	骨髓水肿，肩锁韧带信号↑，Ⅰ型喙锁韧带
Ⅲ型	肩锁关节脱位伴喙锁韧带撕裂	韧带信号↑，关节增宽和或脱位
Ⅳ型	同Ⅲ型，但锁骨后脱位	同Ⅲ型，但锁骨后脱位
Ⅴ型	同Ⅲ型伴三角肌和斜方肌从肩峰、锁骨剥脱	同Ⅲ型伴软组织改变
Ⅵ型	锁骨下脱位	同Ⅲ型伴锁骨下脱位

外伤后骨质溶解是另外类型的损伤，临床上易与微小骨折、肩袖撕裂混淆。常见于肩锁关节急性外伤，外力作用于肩关节上。外伤后骨质溶解也可见于肩关节的慢性损伤，反复的微小外伤的重体力劳动者、投掷运动员及提重物者，脊髓损伤也可导致锁骨远端骨质溶解。患者主要临床体征为局部压痛和肩关节无力，上臂外展受限。X线平片表现为锁骨远端轻微骨质侵蚀破坏。Kassarjian等发现外伤后骨质溶解患者，软骨下骨折常见。他们回顾性分析发现，36例外伤后骨质溶解患者中31例见软骨下线（86%），提示软骨下骨折。此外，89%患者肩锁关节积液、75%锁骨远端囊变或骨质侵蚀。

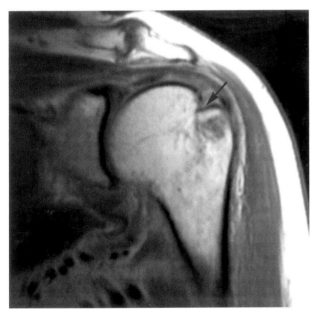

图9.50 冠状面SE序列质子密度加权像显示Hill-Sachs病（箭头），其在常规X线平片无明显改变

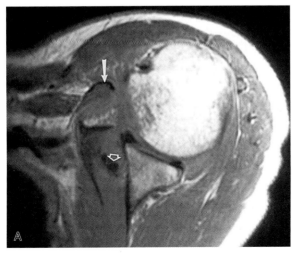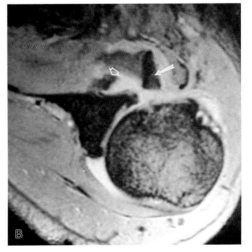

图9.51 肱骨小结节撕脱骨折并关节囊和盂肱中韧带撕裂。轴面质子密度加权像（图A）和GRE序列图像（图B）均可显示肱骨小结节移位（箭头）和韧带撕裂（空心箭头）

MRI表现为锁骨边缘不规则，T_1WI呈低信号，T_2WI呈高信号，肩峰通常无受累。部分患者可有关节积液和周围软组织信号异常增高（图9.52）。非手术治疗后，部分患者的上述MRI表现可完全恢复正常，但其他慢性损伤性改变可持续存在（图9.53）。若不继续治疗，可导致广泛的骨质增生和关节不稳定（图9.54）。非手术治疗无效者，可采取手术切除锁骨远端。

老年患者肩锁关节异常的影像解读比较复杂。骨赘、关节囊肿胀、关节间隙改变、关节积液可能与临床症状无关。Jordan等发现锁骨远端信号强度增加与积液倾向、有症状的临床检查的相关性，其他改变与临床发现无关。Schweitzer等报道2或3级撞击综合征患者约66%伴关节积液，而正常志愿者约12%。

（二）肩袖撕裂

MRI在诊断肩关节和上臂外伤时的主要作用是对软组织损伤进行评估，这些软组织损伤多为慢性病变。MRI较少用于评价急性外伤。

肩关节疼痛原因很多，主要原因为肩袖病变或肩关节不稳定，多数病变可通过MRI检查加以评价和诊断。肩关节MRI检查的主要适应证是对临床疑为肩袖撕裂或肩部撞击综合征的患者进行评估。

肩袖是由冈上肌、冈下肌、小圆肌和肩胛下肌组成，冈上肌、冈下肌、小圆肌分别止于肱骨大结节的上中下部。肩胛下肌是最大、最有力的肌肉止于肱骨小结节。纤维束横行跨过肱骨结节间沟到肱骨大结节，下1/3纤维束延伸至肱骨干骺端位于肱骨小结节下方，形成横韧带。冈上肌、肩胛下肌之间是肩袖间隙。喙突投射于此间隙内侧，间隙内是喙肱韧带内外侧束，韧带深部，间隙内容纳盂肱上韧带。

肩袖与33%~50%的外展肌和80%~90%的外旋肌的活动有关。导致肩袖撕裂的病因很多（表9.5）；Zlatkin根据病因学将肩袖撕裂分为外源性（撞击，撞击伴不稳，喙突下撞击）和原发性肩袖退变，多由临界区供血不足引起。

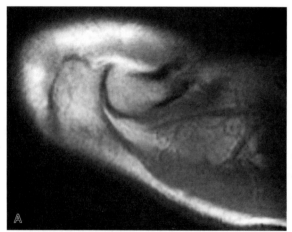

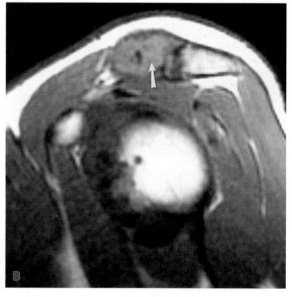

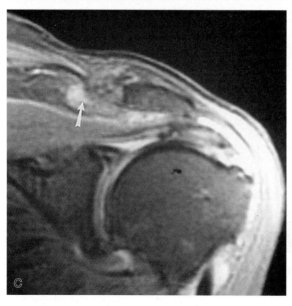

图9.52 外伤后骨质溶解。轴面SE序列T_1WI（图A）显示肩锁关节正常，骨边缘锐利，无关节积液和软组织水肿。矢状面（图B）和冠状面（图C）质子密度加权像显示锁骨远端形态不规则，其内信号异常（箭头），肩峰未见受累

表9.5 肩袖撕裂病因

原发外源性撞击	肩峰形态
	外侧/斜向下的肩峰
	肩袖变薄或不规则，T_1WI或质子密度加权像上呈高信号
	肩锁关节骨赘或肥厚
	肩峰骨赘
	低平肩峰
	肩峰骨
	喙锁韧带增厚
继发外源性撞击	投掷运动关节不稳
	关节盂后下撞击
	投掷运动员
	喙突下撞击
	原发肩袖退变
	缺血
	外伤

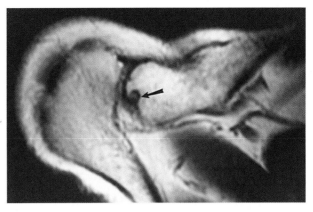

图9.53 轴面SE序列 T_1WI显示外伤性骨质溶解治疗后遗留锁骨远端侵蚀性改变（箭头）

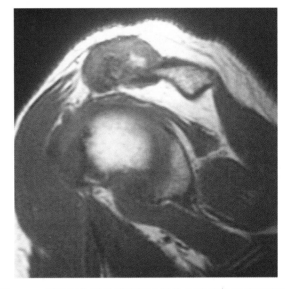

图9.54 慢性创伤性骨质溶解未经治疗患者的矢状面SE序列 T_1WI显示关节明显增生肥大

原发性外源性撞击常发生于肩袖陷于肩峰弓下时。该弓由锁骨、肩峰前部、肩锁弓、喙突前部或远端和喙肩韧带构成（图9.55）。包括肩峰变异、肩锁关节骨赘和喙肩韧带增厚。肩袖撕裂的病理生理机制近年来研究的最为广泛。

Neer认为95%的肩袖病变是因肩峰弓对冈上肌腱的慢性撞击所致。这种撞击可因喙肩弓的异常或发育变异引起。该弓的骨骼、韧带或软组织异常均可造成对冈上肌腱的撞击。副肩峰骨是肩峰三个骨化中心中的一个未融合所致，发生率为1%～15%。Sammarco评价了2367例尸检标本的肩峰骨发生率约为0.8%。33%为双侧，另外有报道双侧多达60%。肩峰骨男性多于女性且非裔美洲人多于白种人。肩峰骨在经腋投照的肩关节X线平片上显示最好。这种变异连同喙肩弓的骨骼和软组织结构异常可对肱骨和异常区间的肩袖造成撞击（图9.56）。肩峰的形态也与撞击和肩袖撕裂有关。肩峰形态一般可分为三型，Ⅰ型为垂直形；Ⅱ型为屈曲形，Ⅲ型为钩形，Ⅳ型位下表面凸圆（图9.57）。肩峰的前角或外侧角也可对肩袖造成撞击（图9.58）。其中Ⅰ型占18%～23%，Ⅱ型42%～68%，Ⅲ型占10%～39%。Ⅳ型占7%。Ⅲ型肩峰在男性中更常见。Zlatkin和Falchook报道51%的肩袖撕裂患者为Ⅲ型肩峰或有副肩峰骨或有肩峰前下骨刺（图9.59）。最近更多的研究表明，70%～80%的肩袖撕裂患者为Ⅲ型肩峰，仅3%的肩袖撕裂患者为Ⅰ型肩峰。

对肩峰形态的分类（图9.57～图9.59）完全统一有时比较困难。Haygood等提出常规X线平片判断肩峰对肩袖的影响可能最准确。肩峰的形状并不重要，

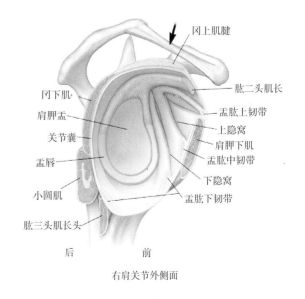

图9.55 喙肩弓及支持结构示意图。注意喙肩韧带（箭头）

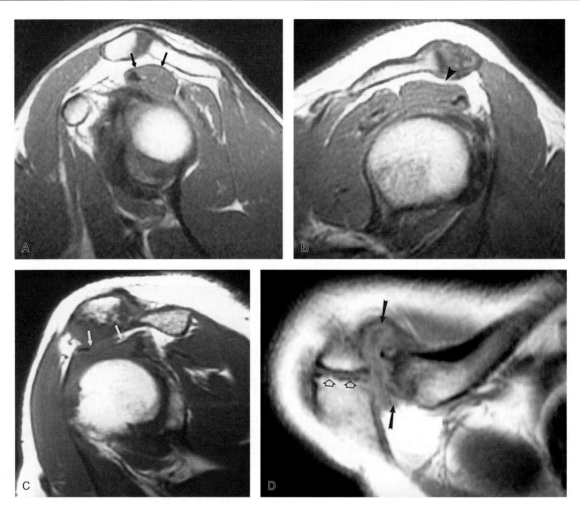

图 9.56 肩袖撞击综合征。图 A. 正常肩锁关节区的矢状面 SE 序列 T_1WI 显示锁骨和冈上肌上缘凸面（箭）之间有脂肪组织。图 B. 矢状面 SE 序列 T_1WI 显示肩锁关节退行性变所致的轻度撞击，隆突的冈上肌上缘受压轻微凹陷（箭头），但关节和肌肉之间仍有脂肪。图 C. 矢状面 SE 序列 T_1WI 显示肩锁关节骨质增生（箭）所致的中－重度撞击。图 D. 轴面质子密度加权像显示肩锁关节退行性改变（箭）和副肩峰骨（空心箭）

重要的是肩峰对其下方软组织的撞击及肱肩距离（图 9.60）。其他单独或复杂的原发性外源性撞击原因包括肩峰前缘骨赘，肩锁关节骨赘、关节肿胀，肩峰低平和增厚的喙肩韧带。

Neer 将肩袖病变分为三期（图 9.61）。Ⅰ期：肩袖特别是冈上肌腱水肿和出血；Ⅱ期：炎症进一步发展及更多的纤维组织形成；Ⅲ期：肩袖撕裂。肩袖撕裂最常发生于冈上肌腱距大结节附着点近 1cm 处。这个"危险区"是肌腱撕裂的最好发部位，其无血管分布，慢性撞击易导致其在退行性改变的Ⅰ期发生肌腱炎或炎性病变。这种改变最好发于小于 25 岁的青年人。MRI 可显示该阶段的异常变化，由于这种改变是可逆的，故在此阶段发现病变有重要临床意义。退行性改变继续发展，冈上肌腱和肩锁关节的改变持续进展，直至进入Ⅱ期和Ⅲ期，Ⅱ期病变好发于 25～45 岁，Ⅲ期病变常发生于 45 岁以上的成年人。

观察 MRI 时需结合 X 线平片，后者可更好显示骨的继发改变，特别是肩锁关节周围改变、肱骨头与肩锁关节的位置关系及肩峰的形态（图 9.62），这些对诊断肩袖撕裂有重要参考价值。肩关节正常外旋时，正位 X 线平片上肩峰下缘与肱骨头的距离至少为 7mm。当该距离小于 7mm 时，几乎所有患者均有肩袖撕裂（图 9.60 和图 9.62）。肩关节后斜位投照 X 线平片有助于判断骨骼继发改变。Stallenberg 等在肩胛骨冈上肌出口位 X 线片上评价软组织轮廓，肌肉密度和冈上肌的不均匀性。萎缩、脂肪浸润和形态学变化提示 80%～85% 全层撕裂。

继发外源性撞击（表 9.5）常发生盂肱关节、肩胛骨胸廓关节不稳。该撞击常发生于年轻运动员重复的头顶上或投掷运动。结果是上盂唇和前韧带松弛导致工作负荷和磨损增加，累及肩袖肌肉。久而久之，肱骨头前上移位伴肩袖撕裂。

第九章 肩关节和上臂 531

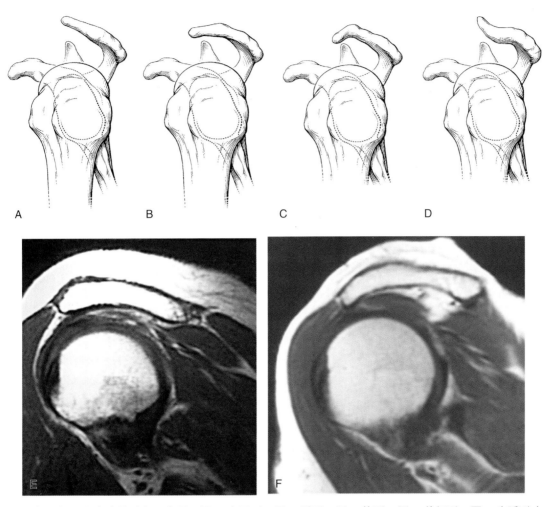

图9.57 MRI斜矢状面上肩峰的形态示意图。图A.扁平形；图B.弧形；图C.钩形；图D.前倾形；图E.为弧形（2型）肩峰的矢状面SE序列T_1WI；图F.矢状面SE序列T_1WI显示弧形肩峰向前成角压迫冈上肌

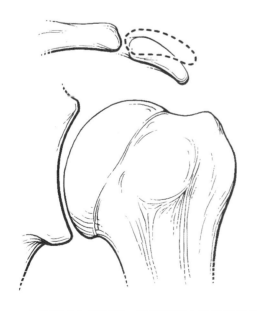

图9.58 肩峰下成角示意图，肩峰下移（正常肩峰位置，点线）

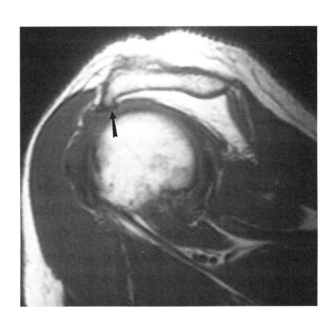

图9.59 矢状面SE序列T_1WI（TR 500ms，TE 11ms）显示3型钩形肩峰（箭头）及其对肩袖的撞击

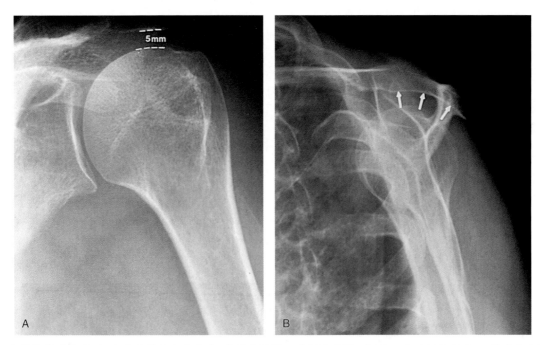

图9.60 肩关节前后位（图A）和肩带穿肩胛（或Y）位投照的X线平片（图B）显示弧形肩峰（图B，箭头）和肱肩间距变小（图A中的虚线）。正常肱肩间距应大于7mm

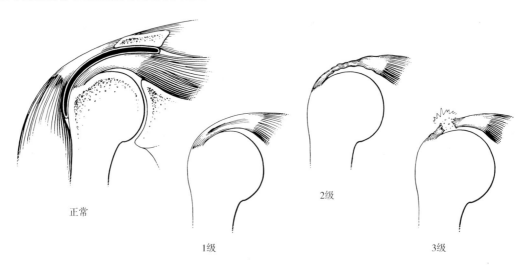

图9.61 正常肩袖和肩袖撕裂的Neer分级示意图。1级，肩袖水肿和出血；2级，肩袖变薄和纤维化；3级，完全断裂

肩袖撞击中关节盂后上撞击（内部撞击）已在投掷运动员中被认识到，常见于投掷运动的击发阶段。

喙突下撞击是肩胛下肌腱肱骨小结节附着处受累的结果。任何使得喙突和肱骨头间隙狭窄的原因均可导致喙突下撞击。间隙狭窄可见于喙突颈过长、先前的喙突骨折或肱骨小结节、喙突截骨术后。喙突和小结节当前臂处于内旋位是应为11mm。改变易于在轴位图像进行评价。注意，绝大多数MRI图像是前臂处于中立位或外旋位获得的，因此，检查前应认识到这一点。近期研究表明，肩胛下肌是最强壮的肩袖肌群，也最常受伤。撕裂发生率尸检为29%～37%，临床研究约为27%。

其他引起撞击综合征的原因包括近肱骨结节的骨折后骨痂形成和冈上肌腱肥大。

原发性肩袖退变是肩袖撕裂的另外的发病机制（表9.5）。肩袖撕裂最常发生于冈上肌腱距大结节附着点近1cm处。这个"危险区"是肌腱撕裂的最好发部位，其无血管分布。证实该区域的肩袖撕裂无前述撞击的特点。最近研究表明退变所致肩袖撕裂最常发生于二头肌腱后方（7.8±5.7）mm处。

外伤与肩袖撕裂可能相关，可以是慢性微创伤或急性损伤，如前脱位。老年人更为常见，且可能已有肩袖的病理改变。

绝大多数肩袖撕裂发生于冈上肌腱近肱骨大结节、二头肌腱附着处。这可以解释二头肌腱撕裂和肩袖撕裂的关系，因为撕裂可使得肩袖其他部分扩大，

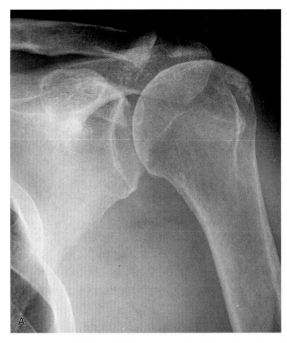 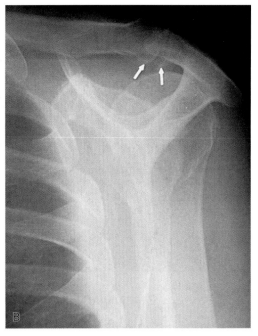

图 9.62 慢性肩袖撕裂并肩袖关节病。图 A. 前后位 X 线平片示肱骨头向上移位，肱肩间距明显缩小和盂肱关节间隙增宽，提示肩关节多方位不稳定；图 B. 肩带穿肩胛（或 Y）位投照的 X 线平片显示肱肩间距狭窄和肩锁关节下方骨赘形成（箭头）

因此可致撕裂。

随着年龄增长肩袖撕裂发生率增高。绝大多数研究以尸检数据为基础。Sher 等研究 100 例无症状志愿者发现，部分撕裂为 22%、完全撕裂为 14%。部分撕裂 40 岁以前不常见，约占 4%。完全撕裂 60 岁以上很常见，60 岁以上无症状志愿者，54% 伴完全撕裂。

绝大多数即 92% 的肩袖撕裂表现为慢性病程，少数即 8% 伴发于急性外伤。体格检查，患者 70°～120° 外展和外旋疼痛加剧。典型临床表现为慢性肩部疼痛，疼痛部位为肩关节前上外侧，上臂前屈或外展时疼痛加重。因夜间疼痛而影响睡眠为困扰肩袖撕裂病人的常见问题。体格检查时可发现局部肌力减弱和摩擦音。

当可疑有肩袖撕裂的患者行影像学检查时，需对肩袖及其周围结构做全面观察，应注意撕裂口大小、肌腱受累范围、肌腱边缘情况、肌肉萎缩和骨骼改变等（表 9.6）。

表 9.6 肩袖撕裂的 MRI 分级

程度	MRI 表现
0	正常，呈均匀一致的低信号
1	肩袖形态正常，T_1WI 或质子密度加权像上呈弥漫性或线状高信号
2	肩袖变薄或不规则，T_1WI 或质子密度加权像上呈高信号
3	T_2WI 上肩袖信号增高且累及肌腱全层

T_1WI. T_1 加权像；T_2WI. T_2 加权像

（三）部分撕裂

部分性肩袖撕裂常见，尸检发生率约为 32%，部分性肩袖撕裂可按肌腱撕裂厚度或深度进行分度，即撕裂深度小于 3mm 为 I 度，3～6mm 为 II 度（图 9.63），大于 6mm 为 III 度。部分撕裂可累及关节面侧（33%）、滑囊侧（28%），或两侧均可累及（39%）。近来，部分滑囊侧撕裂更为少见（2.9%）。

部分关节面侧撕裂在肱骨大结节附着处近年来成为再研究重点。这种撕裂由 Codman 于 1934 年提出，Tuite 等和 Vinson 等分别于 1998 年和 2007 年修订。Tuite 等描述 110 例患者 9 例此种撕裂。Vinson 等描述患者 MRI 检查时由于肩关节内旋致使此种撕裂非常容易漏诊。此种撕裂 32% 累及冈下肌。200 例肩关节 MRI 检查患者，关节侧部分撕裂占 24.5%，而所有部分撕裂占 70%（图 9.64）。前面提及乏血供区常见撕裂占 12.9%，而滑囊侧占 2.9%。

部分撕裂可描述成水平部简单的擦伤、分离或瓣状撕裂。水平部肌腱内撕裂已有分类。治疗依赖于撕裂的类型。A 型（17%）水平肌腱内撕裂无表面受累。B 型（21%）水平肌腱内撕裂伴关节面侧不规则。C 型（62%）关节面侧瓣状撕裂（图 9.65）。

部分肩袖撕裂可见于过头顶的投掷运动损伤，特别是棒球投手。赛季中多达 57% 的投手可出现肩关节损伤。与普通人相比，投手侧肩部肌肉明显肥大，较正常人运动范围增大 16°，这些使得肩关节外旋和外

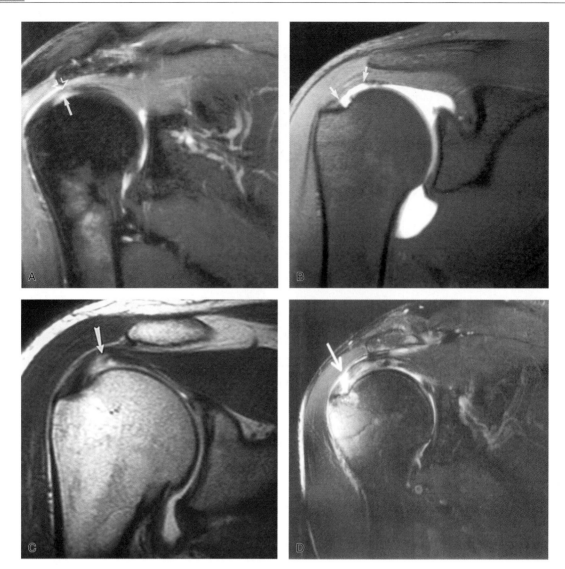

图9.63 肩袖撕裂。图A.冠状面T_2WI显示冈上肌腱肌腱病（空心箭头）和关节面部分撕裂Ⅰ级（箭头）；图B.冠状面MRI关节造影显示Ⅰ级部分撕裂（箭头）；图C.MR关节造影显示小的部分撕裂（箭头）累及3~6mm肩袖厚度，Ⅱ级；图D.冠状面脂肪抑制T_2WI显示冈上肌腱远端全层撕裂（箭头）

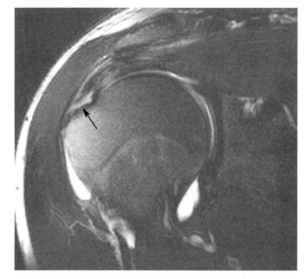

图9.64 边缘裂缝撕裂。冠状面T_2WI显示冈上肌腱止点下表面撕裂（箭头）

展时关节囊松弛和不稳。撞击发生于喙肱区域或与松弛和不稳相关，导致肩袖撕裂发生于冈上肌腱、冈下肌腱附着处关节面侧。

常规MRI（图9.63A）评价部分撕裂缺乏敏感性和准确性（表9.7）。事实上，超声和常规MRI检出部分撕裂相似。尽管没有明显统计学差异，超声较传统MRI检出肩袖部分撕裂更为敏感和特异。关节面侧撕裂常表现为质子密度加权像局灶性中等信号，而T_2WI信号增高。假定存在关节积液（图9.66），脂肪抑制FSE及STIR使得病变更为明显。假如关节积液很少或撕裂已被肉芽组织或瘢痕充填使得诊断更为困难。

MRI关节造影是诊断关节面侧部分撕裂的另外一种技术。外展外旋位使得肩袖下表面与肱骨头分离，使得撕裂水平延伸至肩袖，这样更易于分类（图

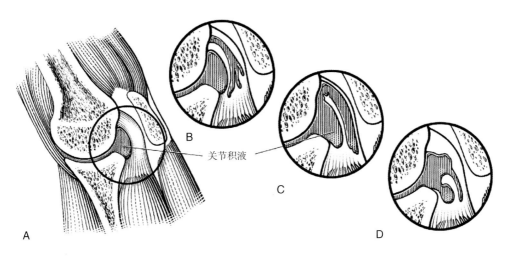

图9.65 外展－外旋位显示肌腱水平撕裂。图A.正常；图B.A型水平撕裂表面无受累；图C.B型水平撕裂伴表面不规则；图D.水平撕裂伴瓣状撕裂

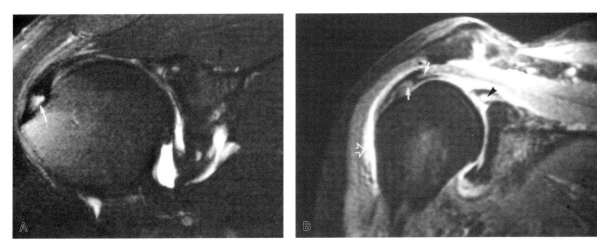

图9.66 图A.冠状面脂肪抑制T_2WI显示肌腱外周撕裂伴信号增高（箭头）；图B.冠状面脂肪抑制T_2WI显示盂唇SLAP损伤（箭头）。冈上肌腱由于退变和肉芽组织增生致多处中等信号强度（箭头）。三角肌下滑囊积液（空心箭头）

表9.7 正常和异常肩袖肌腱和邻近软组织结构的MRI表现

分类	SE序列T_1WI	PDWI（TR 2000ms，TE 20ms）	T_2WI或梯度回波SE序列（TR 2000ms，TE 80ms或TR 700ms，TE 31ms，翻转角20°～40°）	三角肌下脂肪层	关节积液	滑囊积液	肌腱/肌肉挛缩
正常	低	低	低	正常	极少	±	无
肌腱变性	距附着处1cm内呈中等信号	距附着处1cm内呈中等信号	与T_1WI或PDWI相比信号无增高	多正常	极少	±	无
肌腱炎	中等信号	中等信号	线状轻度增高	可正常	少量	±	无
部分撕裂	中等信号	中等信号	高信号累及肌腱上或下表面	异常	少～中量	±	无
完全撕裂（轻～中度）	中等信号	中等信号	高信号累及肌腱全层，裂隙内可为瘢痕或肉芽组织	异常	中等量	+	轻微或无
完全撕裂（重度～巨型）	中等信号	中等信号	信号增高，裂隙>4cm肌腱挛缩	异常	中～大量	+	有

$T_1WI.T_1$加权像；PDWI.质子密度加权像；T_2WI或$T_2^*WI.T_2$加权像或T_2^*加权像；SE.自旋回波

9.65、图9.67）。

当肩峰下滑囊积液没有积液时，滑囊表面撕裂（占部分撕裂2.9%~28%）非常难于诊断。MRI关节造影帮助不大。滑囊造影也不常用来诊断此种撕裂。脂肪抑制T_2WI与关节面侧撕裂类似。

肌腱内撕裂不与肌腱表面交通，MRI质子密度加权像到T_2WI表现为逐渐增高的线样高信号区。除非关节侧有小的缺损，MR关节造影无效。关节镜对此类撕裂诊断都非常困难，除非肌腱呈锯齿样改变。

关节镜对部分撕裂的分类：Ⅰ级<25%的肌腱纤维受累，Ⅱ级<50%（图9.65A、B），Ⅲ级>50%（图9.65C），这与MRI分类类似。撞击手术指征或部分撕裂依赖于患者年龄、活动度、期望值及并发症。保守或侵入性外科手术，骨科医师不同的理念。因此，我们了解外科医师的治疗方法来最优化我们的技术、解释、患者护理是非常重要的。修复常用于年轻人、运动员及大于50%肌腱受损，极大可能进展为完全肩袖撕裂的患者。多种方法单独或联合应用应用于肩袖撕裂，包括关节镜及开放性减压，肩袖清创术，开放性喙肩韧带切除，包括开放式切除及修补缺损。

De Jesus等做了大宗meta分析（65篇文献）发现MR关节造影是诊断关节面部分撕裂最敏感、最特异的检查。Meister等发现使用脂肪抑制T_1WI斜冠状位关节面部分撕裂敏感度为84%，特异度为96%，准确率为91%，而T_2WI并未提高此类数据。关节镜下绝大多数撕裂为2级（<50%），关节镜清理术可改善症状，绝大多数运动员可回到运动场。

（四）完全性（全层）撕裂

完全性肩袖撕裂根据裂口大小分类，小于1cm为轻度撕裂（图9.59B），1~3cm为中度撕裂，3~5cm为重度撕裂，大于5cm为巨型撕裂。绝大多数完全撕裂发生于冈上肌腱且累及冈下肌、肩胛下肌更大范围。多达85%冈上肌腱撕裂伴肩胛下肌信号异常。慢性期，肩胛下肌萎缩伴骨髓水肿可更为明显。绝大多数冈上肌腱撕裂发生于二头肌腱、肩袖间隙前部，而退变性撕裂往往发生于二头肌腱后部13~17mm处。

常规MRI技术可诊断绝大多数肩袖的全层撕裂。轴面（GRE和T_1WI）、斜冠状面（脂肪抑制FSE质子密度加权像和T_2WI）（表9.1）可检查并对肩袖撕裂分级。肩峰出口位对于重度至重度全层撕裂不是必需的。MR关节造影显示小的全层撕裂最为有效。

液体信号穿越肌腱是常规MRI诊断撕裂的最重要的特点（图9.68、图9.69）。肌腱回缩是另外重要的表现，但常见于较大的撕裂（图9.70）。Farley等发现

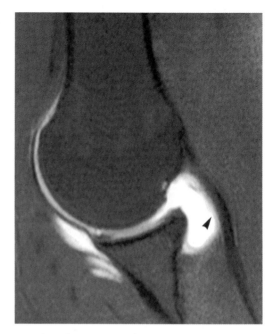

图9.67 外展外旋位MR关节造影显示低级别的部分撕裂（箭头）

正常肌-腱连接处不应超，过肱骨头12点钟位置连线的15°。注意，解剖变异及上臂位置可改变肌腱连接位置。慢性撕裂，缺损处瘢痕形成，导致变薄但T_2WI为低信号，这可见于多达10%的慢性撕裂。肌-腱连接处回缩是非常有价值的MR特点。

肩袖撕裂的继发征象常规MRI已描述（表9.8）。肱骨外旋前后位X线片，肩峰-肱骨头间距减小≤7mm提示肩袖撕裂（图9.70B）。滑囊脂肪层的消失是MRI检查早期有用的征象。这可能与炎症，肉芽组织或肩峰下-三角肌下滑囊积液相关。滑囊积液在肩袖完全撕裂中占92%~94%。滑囊积液敏感度为93%，而肌腱不连续仍然是MRI诊断肩袖完全撕裂最为特异的征象（96%）。肩关节痛患者，滑囊积液原因可能为，撞击（43%），盂唇异常或不稳（29%），滑囊炎（19%）或肌腱炎（14%）。

表9.8 常规MRI肩袖撕裂的间接征象

肌腱回缩
滑囊脂肪层消失
肩峰下滑囊积液
肩峰下滑囊和肩锁关节积液
肌肉萎缩
肌肉或肩锁关节囊肿
肱骨头上移位

肌肉萎缩是完全性肩袖撕裂常见征象（图9.71）。萎缩可累及多块肌肉，特别是冈上肌。撕裂前后尺寸

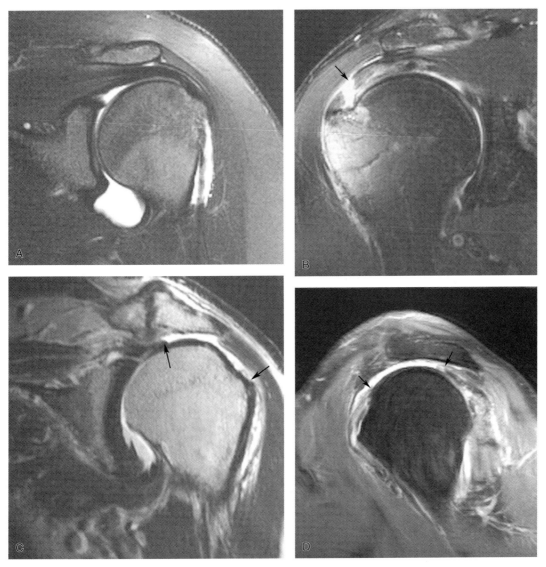

图9.68 全层撕裂。图A.冠状面MR关节造影显示正常低信号的肩袖;图B.完全冈上肌腱撕裂(箭)伴轻度回缩;图C.冠状面质子密度加权像;图D.矢状面DESS序列显示冈上肌腱、冈下肌腱大的、完全撕裂,其在肩峰下间隙完全消失

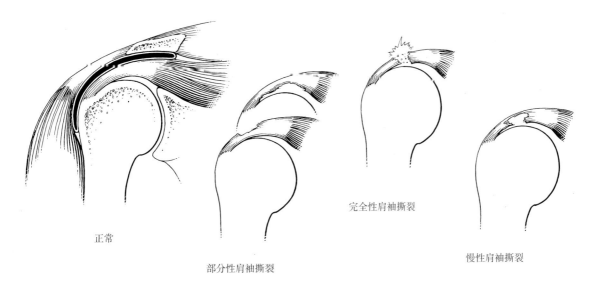

图9.69 肩袖撕裂。部分性肩袖撕裂可累及肌腱的上表面或下表面。完全性撕裂可致肌腱两断端分离。慢性撕裂时肌腱裂口可部分由肉芽组织或纤维组织充填

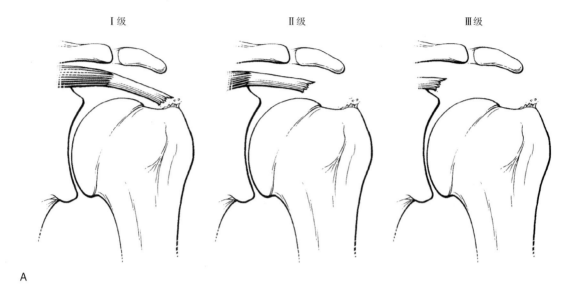

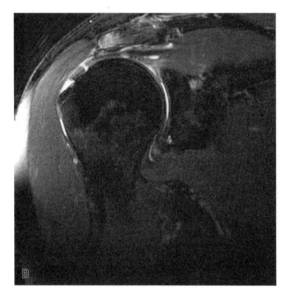

图9.70 图A.肌腱回缩示意图。肌腱回缩程度与临床预后症状相关。Ⅰ级轻度回缩,近肌腱止点。Ⅱ级回缩位于肱骨头中部水平。Ⅲ级回缩位于关节盂缘;图B.冠状面T_2WI显示左肩慢性大的完全肩袖撕裂。肱-肩间隙狭窄,冈上肌腱多处撕裂伴Ⅱ级回缩

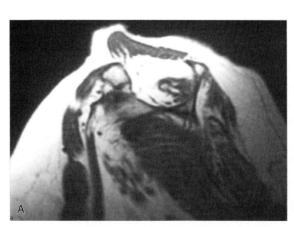

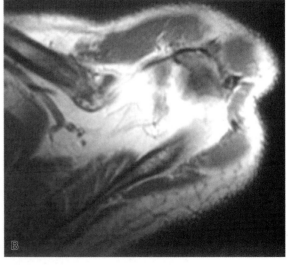

图9.71 巨型撕裂伴肌肉萎缩。矢状面(图A)和轴面(图B)T_1WI显示冈上肌腱明显萎缩,冈下肌腱轻度萎缩

大于2.5cm，且经典的延伸至冈下肌及肩胛下肌。肌肉萎缩最常见于大的慢性撕裂。Kim等发现32.7%患者伴有大的撕裂累及冈上肌及冈下肌显示肌肉的脂肪萎缩。脂肪萎缩伴肌腱回缩对于骨科医生来讲最基本重要的征象。开放的或关节镜修复及结果好坏与这些MRI特点密切相关。肌肉萎缩也可见于粘连性关节囊炎及神经压迫综合征。

肩锁关节联通和肌肉内囊变在全层肩袖撕裂常见（图9.71）。盂肱关节和肩锁关节联通常发生于撞击和关节退变。液体联通见于盂肱关节、滑囊和肩锁关节。然而，MR关节造影是最准确的。

近年来，多种研究评价了常规MRI评价肩袖撕裂的准确性。研究比较了脉冲序列、外科和关节镜发现及常规MRI和MR关节造影。Evanco等证实了检出部分撕裂和完全撕裂的困难。MRI显示完全撕裂的敏感度为80%，特异度为94%和准确率89%。如果部分和完全撕裂均存，敏感度降为69%，特异度仍为94%和准确率降为84%（图9.72）。

Rafii等报道完全撕裂的敏感度为97%，特异度为94%和准确率95%，部分撕裂的敏感度为89%，特异度为84%和准确率85%。

多脉冲序列也用于肩袖撕裂的评价。Tuite等评价了T_2WI和T_2^*GRE序列。部分撕裂的敏感度、特异度分别为91%、95%和75%、87%。脂肪抑制T_2WI提高了完全撕裂、部分撕裂的准确性。Sonin等发现对于肩袖全层撕裂，常规FSE序列提供了相似的结果（敏感度为89%，特异度为94%和准确率92%），同时FSE序列减少了检查时间、提高了空间分辨率。

经验的增加及MR关节造影的应用提高了肩袖撕裂的诊断准确性。MR关节造影对于小的全层撕裂、肩袖关节面的部分撕裂及肌腱内损伤特别有效。肩袖全层撕裂MR关节造影诊断敏感度、特异度近乎100%（图9.73）。脂肪抑制技术（表9.1）提高了准确性，有助于鉴别滑囊缘的脂肪。

Zanetti等发现MR关节造影对于临床决策产生重要影响。MR关节造影后，临床诊断约34%改变，约13%全部更改为新的诊断，治疗方式约49%调整。

低场强（<0.5T）和开放口径MR常规应用于影像中心及骨科研究所。成像时间更长且运动伪影更多。然而，MR关节造影高（1.5T）低场强对于肩袖全层撕裂类似。

间接（静脉）MR关节造影是另外一种可选的评价肩袖撕裂的方法。这种无创的方法有优势，然而，积液体积、缺乏关节扩张及血管是潜在的缺点。部分撕裂与肌腱退变难于鉴别。Jung等发现直接和间接MR关节造影诊断肩袖、盂唇、二头肌腱疾病无明显统计学差异。

肩袖撕裂或肩袖撞击的手术指征可根据患者年龄、关节活动情况、期望值及萎缩肌肉内裂口的尺寸和肩锁关节的变化而定。修补肌腱缺损通过缝合相邻的肌腱组织及骨内部分是常见的。更大的撕裂可能需要肩胛下肌、二头肌或其他肌腱同种异体移植。

（五）肌腱炎/肌腱病

肌腱异常而无表面受累称为肌腱炎。现多称为肌腱变性和肌腱病。病因学包括退变、过度使用及外伤

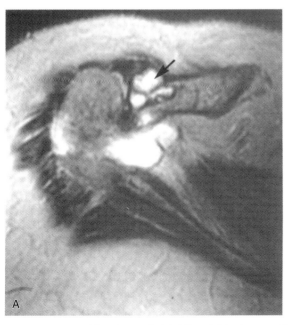 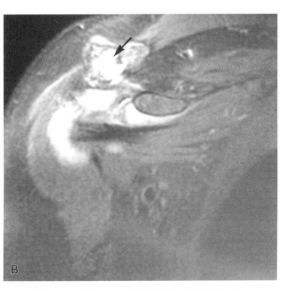

图9.72 轴面（图A）和冠状面（图B）T_2WI显示肩袖撕裂伴肩锁关节积液及囊性改变（箭头）

或潜在的系统系疾病使得肌腱减弱。多达34%肩关节痛患者与肩袖或肌腱病有关。

MRI和超声均能准确评价肩袖肌腱情况。MR信号强度变化而无表面受累是有特异性的。肌腱增厚伴T_1WI、质子密度加权像信号强度增加，而T_2WI无或少许信号强度增加（图9.74）。许多报道提示，T_2WI任何信号强度增加均提示更为严重的肌腱损伤。肩峰下滑囊–三角肌下滑囊积液及脂肪层的扭曲提示更为

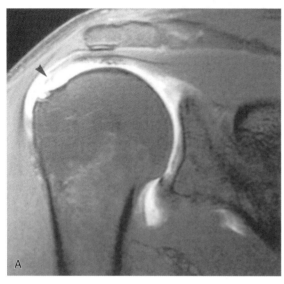 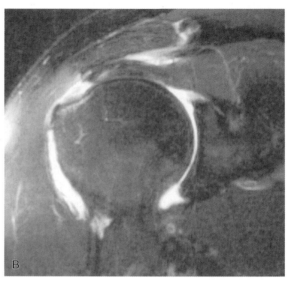

图9.73 完全肩袖撕裂。不同患者MR关节造影图A显示小的外周撕裂，肌腱无回缩（箭头）；图B显示另1例患者肩袖大的撕裂伴肌腱轻度回缩

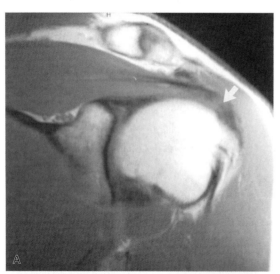 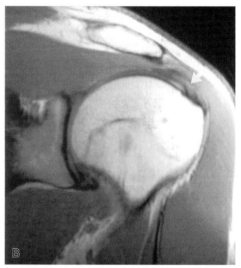

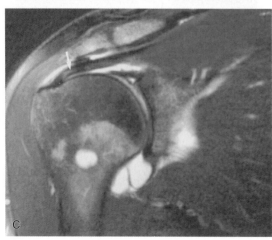

图9.74 肌腱病。冠状面T_1WI（图A、图B）显示冈上肌腱外周信号强度增加（箭头），提示正常的肌肉结构。另一患者MR关节造影T_2WI（图C）显示冈上肌腱中等信号强度，而无撕裂（箭头）

严重的疾病，保守治疗症状不会改善。

肌腱变性伴信号强度异常累及乏血供区，冈上肌腱止点近端1cm处（图9.74）。鉴别诊断包括魔角效应及容积效应。当发现肩峰下滑囊-三角肌下滑囊积液，必须考虑到滑囊炎或近期注射治疗可能性。MRI检查需在肩关节注射治疗后至少3d。

钙化性肌腱炎或肌腱周围炎也需注意。绝大多数病例是由钙化的羟磷灰石沉积，可累及肌腱、滑囊或骨。肩关节是最常受累部位（69%），其次是髋、肘、腕、膝关节。肌腱变性及钙化性肌腱炎均可导致肩袖撕裂。羟磷灰石沉积（HADD）常见于40~70岁。女性及体力劳动者常见，患者可无症状。超过6000例久坐工人的大宗病例报道，钙化发生率2.7%。

HADD的临床期相：第1期或静止期，钙化发生于受累肌腱的实质内；第2期或机械期，钙化扩大延伸至肌腱外；第3期粘连性关节周围炎伴疼痛、活动受限。临床期相常发生于肩关节。

钙化在X线或CT明显（图9.75），MR图像T_1WI、T_2WI均显示局灶性低信号。对比先前X线可明确诊断。单独的MRI图像可引起混淆（图9.75）。骨髓和软组织水肿如果没有X线片对照可被误诊为肿瘤或感染。Flemming等发现HADD患者76%骨皮质侵蚀、36%骨髓水肿。对于有症状而非保守治疗的患者，需穿刺活检后手术切除钙化区域。

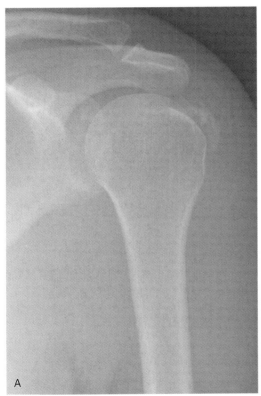

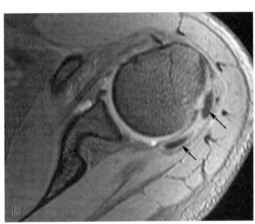

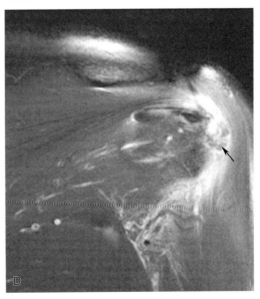

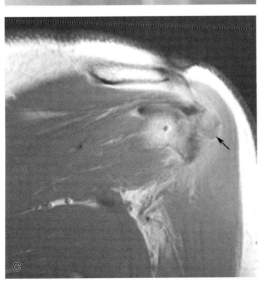

图9.75 羟磷灰石沉积病。图A.肩关节X显示近肌腱止点不定形钙化。轴面梯度回波（图B）、冠状面质子密度加权像（图C）、脂肪抑制T_2WI（图D）显示钙化。假设无X线片对比，钙化的MRI诊断会造成困扰

(六)术后改变

肩袖撕裂或肩部撞击综合征的外科治疗包括肩袖缺损区直接修补术或（和）肩峰及锁骨远端部分切除术。近年来出现了多种手术方法，包括开放修补术、关节镜修补术及微开放联合关节镜修补术。微开放联合关节镜修补术的优点是减少了发病率，特别对于三角肌且术后恢复快。所有关节镜修补对于有丰富经验的外科医师来说是最理想的，其包括单排、多排固定方法。多种研究比较了上述手术方法，因过去一直认为开放手术是肩袖撕裂的金标准。研究显示对于小-中度撕裂（1~3cm），开放手术和关节镜满意率分别为94.6%和97%。对于大的撕裂（>5cm），两者满意率均较低，开放手术和关节镜满意率分别为76.9%和82.4%。另外，一项研究比较了微开放和关节镜修补术，结果差别较大，微开放手术复发率为68%，关节镜修补术复发率多达94%。

尽管术后效果较好，但仍有高达26%的患者症状复发（表9.9）。其原因可能为肩峰切除不足或撕裂复发，也可能与术后粘连性关节囊炎有关。

表 9.9 肩袖撕裂修补术后并发症

术中	
	肩峰骨折
	关节镜门-诱导肩袖撕裂
	腋神经损伤
短期	
	感染
	血肿
	物理治疗诱导的关节囊肌腱撕裂
长期	
	肩袖撕裂复发
	撞击综合征
	滑囊炎
	肌腱炎
	滑膜炎
	肩胛上神经麻痹
	粘连性关节囊炎
	三角肌裂开
	瘢痕组织形成
	肱二头肌腱半脱位
	硬件故障
	异位骨化

术后正常骨组织和软组织扭曲。正确解释术后影像表现对于我们理解普通关节镜或开放手术治疗撞击或肩袖撕裂非常重要。

方法包括肩峰弓减压术或减压和肩袖修补联合手术（图9.76、图9.77）。撞击综合征患者手术方法包括开放、微开放及关节镜修补术。肩峰前部已切除图（图9.76），肩峰下-三角肌下滑囊绝大多数病例也切除，因其常伴慢性炎症。部分病例，喙肩韧带也需切除。患者肩锁关节增生伴骨赘形成，锁骨远端2.5cm切除。部分撕裂任何区域的磨损均需清除或修补。

肩袖修补术用于部分和完全肩袖撕裂，包括开放、微开放（前上三角肌切口），或关节镜修补术。关节镜入路于前外侧或滑囊后部入口。部分撕裂如大于50%需要修补。肌腱-肌腱或肌腱-骨缝合可用于全层撕裂，这依赖于撕裂的尺寸。对于后者，骨内建立沟槽，将肩袖缝合于骨上。大或巨大撕裂使用开放或关节镜手术，尽管手术效果难言满意。肱二头肌长头肌腱、肩胛下肌或同种异体移植物可用来填补缺损。软组织锚经常使用，特别对于关节镜手术，锚包

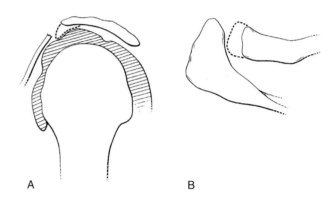

图 9.76 矢状面（图A）和轴面（图B）肩峰撞击综合征切除锁骨远端、肩峰前部示意图（点线）

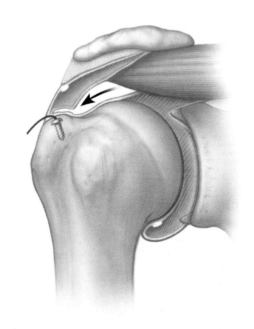

图 9.77 冠状面冈上肌腱使用软组织锚再连接示意图。肩峰部分已切除（点区）

括纤维磁性物质、钛合金、塑料或可吸收高分子聚合物。多达87%患者肩袖修补术后疼痛减轻，大或巨大撕裂完全恢复需多达1年。肩袖修补术后复发原因包括减压不充分、修补失败、差的肌腱导致新的肩袖撕裂、关节镜手术中部分移位。

术后影响评价困难。X线用于骨变化及软组织锚的失败（图9.78）。超声对于复发撕裂的评价非常有效。然而，MRI特别是MRI关节造影最为有效。术后特点可非常困惑，且可能无临床症状。X线和MRI使得术后并发症的评价更为容易。

术后改变包括骨、软组织结构（肉芽肿、炎症、滑囊积液）。肩峰下部平滑伴肩峰前部切除（图9.76）。Mumford手术时锁骨远端切除。手术区骨髓信号T_1WI、T_2WI均低，是由纤维化所致。肩袖或骨的沟槽区域环绕缝合材料的肉芽组织可呈中等–高信号，这可与复发的肩袖撕裂混淆。肱骨轻度上移位

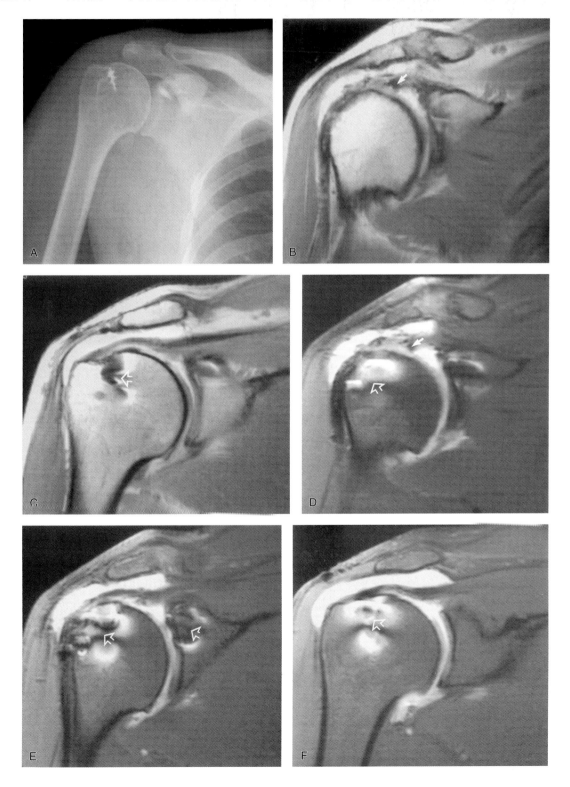

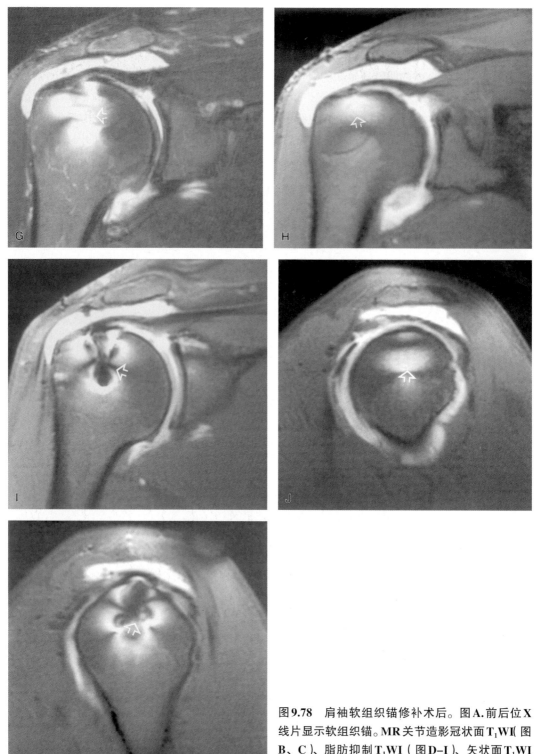

图9.78 肩袖软组织锚修补术后。图A.前后位X线片显示软组织锚。MR关节造影冠状面T_1WI（图B、C）、脂肪抑制T_1WI（图D-I）、矢状面T_1WI（图J-K）显示金属伪影（空心箭头）及完整的肩袖，尽管三角肌下滑囊积液

常见，在前后外旋位肩关节X线片易于显示。轻度骨髓水肿可多达5年。

术后肩峰下-三角肌下滑囊变形。该区域脂肪平面消失伴手术瘢痕、肉芽组织或液体积聚。由于手术瘢痕、肉芽组织或液体积聚，使得评价肌腱特别困难。认定部分、全层撕裂非常困难，特别对于常规MRI。小的全层撕裂可无症状，如果修补不是水密的。因此，即使MRI关节造影，液体可扩散至肌腱上方至滑囊间隙（图9.78）。

金属伪影来自于软组织锚或钻孔时微小金属碎片图9.78）。局部图像变形可能与误登录影响空间几何尺寸有关。伪影在自旋回波（长TE）和GRE序列明

显。GRE序列由于缺乏180°重聚脉冲，可致信号缺失（T_2^*效应）。开花效应亦可见于GRE序列，骨性结构尺寸夸大，而软组织尺寸缩小。磁场不均匀亦可减低脂肪抑制序列有效性。FSE和反转恢复序列可有效减少图像伪影。

术后常规MRI通常使用轴面FSE质子密度加权像和T_2WI、斜冠状位及斜矢状位扫描。反转恢复序列可能对金属伪影有效。矢状面图像非常适用于评价肩峰结构、喙肩韧带。评价复发的肩袖撕裂非常困难，因瘢痕及肉芽组织。液体信号累及肩袖全层或肌腱的完全缺失是常规MRI诊断复发肩袖撕裂的最准确征象（图9.79）。部分撕裂的诊断更为困难，除非MRI关节

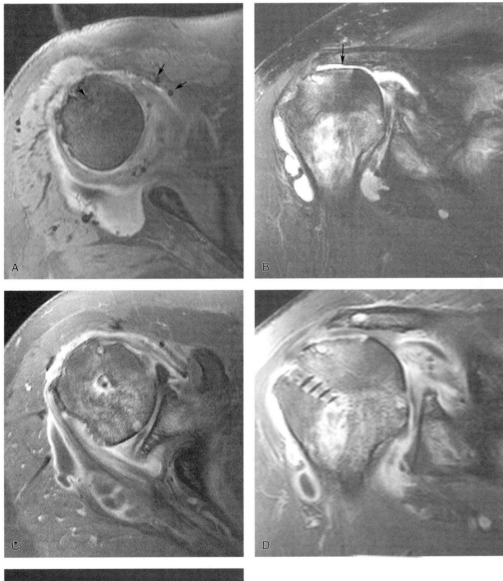

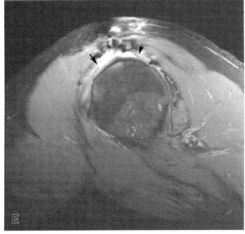

图9.79 肩袖修补术失败。梯度回波（图A）、自旋回波T_2WI（图B）、脂肪抑制对比增强T_1WI（图C）和冠状面（图D）显示完全缺失的肩峰下间隙感染（图B，箭头）。梯度回波开花样金属伪影（图A）。另一患者矢状面图像显示大的复发的撕裂（图E，箭头）

造影用于诊断及随访。

多项研究评价了术后无症状和有症状患者的MRI表现。Spielman等发现无症状患者约10%肌腱为正常的低信号，53%轻度信号增高，而33%显示类似于部分或完全肩袖撕裂的特点。

Zanetti等对无症状和有症状肩袖修补术后患者进行了评价。术后随访27～53个月。滑囊异常（液体、瘢痕、肉芽组织）无症状患者均明显。21%～33%有症状患者残留肌腱缺失或撕裂显示明显。小的肩袖缺损（<1cm）并不是均无症状的。有症状患者，约47%肩袖缺损明显，滑囊异常约97%。

Magee等显示常规MRI评价术后肩袖部分、完全撕裂的敏感度和特异度分别为83%、83%和86%、92%。肌腱回缩和肌肉萎缩是有用的继发征象。然而，即使这样也很难解释，除非术前和术后比较是可行的。例如，术中辅助的神经损伤（表9.9）可以起三角肌和小圆肌萎缩。幸运的是，肩袖撕裂相关的萎缩，常发生于冈上肌和冈下肌。最近，Mellado等研究显示大的撕裂，开放性修补手术预后良好，如果冈上肌腱只有少量脂肪沉积或肌肉体积多于脂肪组织。

表9.9总结了肩峰压迫和肩袖撕裂的并发症。MR关节造影及随访研究对于有效的评价肩袖越来越重要。注意，肩袖修补可能不是水封严密的，因此，对比剂可进入肩峰下-三角肌下区域。同时，小的缺损可无症状。

粘连性关节囊炎需要关节内对比剂来评价关节囊容积。因此，常规MRI检查或MR关节造影对粘连性关节囊炎有极高的排他性诊断价值。MR关节造影对粘连性关节囊炎无新的特殊表现。

随访X线对于评价骨性结构损伤、异位骨化及进行性肩峰-肱骨距离减小非常有效。

七、肩关节不稳定

正如解剖部分中所述的那样，肩关节囊结构包括滑膜、纤维囊、盂肱韧带、盂唇、相关滑囊和隐窝。肩胛下肌和肌腱也参与关节囊前壁的构成。肩关节的稳定性依赖于纤维囊、盂唇周围软组织和盂肱关节骨结构。肩关节不稳定可分为前部（95%）、后部（近5%）和多方位不稳定（2%）。关节囊前部由纤维囊、盂肱韧带（盂肱上、中、下韧带）、前盂唇、肩胛下肌和肌腱维持其稳定性，后部则由纤维囊、后盂唇和肩袖肌维持其稳定性（图9.20～图9.21）。

Iannotti等将盂肱关节不稳定分为四型，Ⅰ型为创伤引起的某一方向上的单方位不稳定，通常是前部不稳定，可伴发盂唇和纤维囊损伤或肩袖撕裂（前方多见），也可伴发盂唇损伤，关节囊损伤，肩袖撕裂，Bankart病和Hill-Sachs病等（图9.80）。50%～90%的患者可反复出现盂肱关节完全性脱位或半脱位；Ⅱ型不稳定为用肩过度或反复创伤引起，常见于游泳和投掷运动员。患者常有明显的关节囊松弛和轻度盂唇撕裂；Ⅲ型为多方位不稳定（图9.81），常由不明原因的韧带松弛所致，多为双侧性；Ⅳ型不稳定为习惯性脱位，患者症状常为间歇性，包括疼痛或感觉性关节运动异常。

Matsen等根据病因和治疗提出了分类。一类为创伤性，另一类为非创伤性。创伤性不稳英文缩小为TUBS（T trama 损伤，U unidirectional 单向的，B Bankart损伤，S surgery 手术），该类型损伤常需手术治疗。另一类缩写为AMBRI。A为atraumatic 创伤性的，M为multidireactional 多向的，B为bilateral 双向的，R为rehabilitation 非手术治疗，I为inferior capsular shift 手术需要时下关节囊稳固。表9.10总结了关节不稳种类的缩写。

（一）前方不稳

前方不稳占关节不稳的50%。前脱位多发生在前臂伸展时的外展内旋，致使肱骨头压迫前关节囊及支持结构。肱骨头的轻度移位可导致半脱位，前脱位常伴随习惯性的半脱位或脱位。年轻患者中（<40岁），习惯性脱位可达90%。大于40岁的出现脱位患者中，再脱位仅占15%，但经常运动的患者，该比值会有所增高。

前脱位常伴有骨和软组织支持结构的损伤。最常见的损伤为Hill-Sachs和Bankart损伤（图9.80），前方脱位中肱骨大结节骨折占15%。

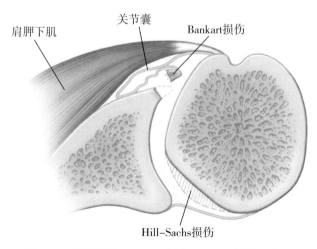

图9.80　轴面显示Bankart和Hill-Sachs损伤示意图

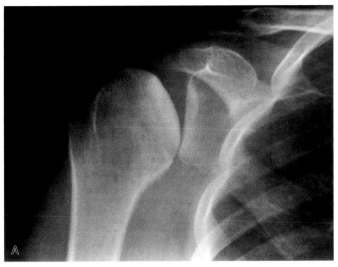
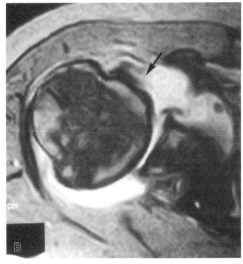

图9.81　图A．前后位X线片显示肱骨头下方半脱位伴硬化、畸形；图B．轴面MR关节造影显示前后部增大的关节囊，后部半脱位、前部肩胛下肌撕裂（箭头）

表9.10　肩关节不稳的缩写与命名

缩写	解释
ALPSA	前韧带骨膜袖撕脱，Bankart的一种变异
AMBRI	非创伤性双侧多方位不稳
Bankart	前脱位后，前下盂唇韧带复合体损伤
Reverse Bankart	反Bankart，后下盂唇韧带复合体损伤
GLAD	关节盂唇关节面软骨损伤，伴随关节下盂唇撕裂，和相应关节软骨缺损
HAGL	下盂肱韧带肱骨头附着点撕裂
BHAGL	骨性HAGL，HAGL伴随肱骨头附着点的撕脱骨折
Reverse HAGL（RHAGLA）	反HAGL，盂肱韧带后下部分肱骨头附着点的撕裂
Hill-Sachs	前脱位后，肱骨头后外侧的骨质缺损
反Hill-Sachs	后脱位后，肱骨头前内侧的骨质缺损
Perthes病灶	盂唇韧带撕裂，骨膜完整，盂唇可恢复到正常位置
POLPSA	后关节盂唇关节囊骨膜袖状撕脱
Kim病灶	存在边缘裂纹的后下盂唇的撕裂
Bennett病灶	非症状性，关节囊外，沿后下关节盂的新月形钙化或矿化
SLAP	上盂唇前后方向的撕裂
TUBS	创伤性，单向不稳，Bankart损伤，手术

Hill-Sachs损伤在肩关节习惯性前脱位患者中占74％。X线片上，前后位可见肱骨头向下延伸的压缩线，轴位或Stryker-Wotch位片上可见肱骨头骨质缺损区，该表现可诊断90％的Hill-Sachs损伤。CT和MRI横轴位可明确显示Hill-Sachs损伤，表现为肱骨头后外侧的骨质缺损。Workman等报道MRI诊断的敏感度97％，特异度91％，准确率为94％（图9.82）。

骨性Bankat损伤累及前下关节盂骨质。该损伤可在前后位平片上观察到。然而，西点位（West Point view 俯卧轴位X线管倾斜15°～20°）为最佳摄片位。CT和MRI显示病灶较佳。Bankart病灶存在于50％前脱位患者中（图9.83）。

（二）软组织损伤

前脱位和前下盂唇韧带复合体损伤相关。损伤累及关节盂附着处占70％～75％，关节囊面占15％～20％，肱骨附着点占5％～10％。

当累及盂唇关节囊复合体时，定位常使用表盘法，12点为上，6点为下，3点为前，9点为后（图9.84）。盂唇也分为6段（图9.84B）。Bankart损伤累及3～6点钟处的前下盂唇，正常的前盂唇为三角形，关节盂附着点为4mm，延伸至定点处为3mm。附着于关节盂和盂唇处（移行区）的中等信号的关节囊不应误诊为盂唇撕裂。关节囊变异在"误区"部分进行讨论，此处不再赘述。

盂唇撕裂可表现为形态异常（变形，撕裂或缺失），或信号的异常，或者两者并存。盂唇类似于膝关节半月板，正常为低信号，信号增高但未达关节囊提示变性，达关节囊面的高信号提示撕裂。MR关节囊造影容易发现这些细微病灶（图9.85）。然而，传统PD或T_2WI-FSE脂肪抑制序列也可发现关节盂唇撕裂病灶（图9.85A）。Chandnami等报道在盂唇撕裂方面，传统MRI可显示93％病灶，MR造影可显示96％病灶。而显示盂唇分离时，MRI仅显示46％的病灶，MRI造影显示96％的病灶。其他研究表面，MR造影的敏感度为89％～91％，特异度为93％～98％。

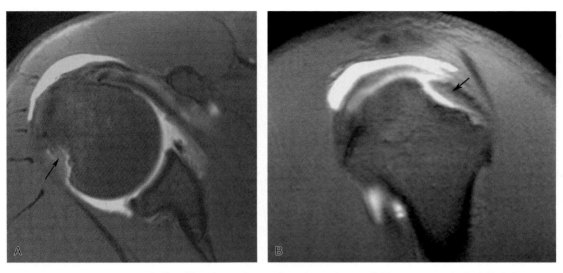

图9.82 Hill-Sachs损伤。轴面（图A）和矢状面（图B）显示大的Hill-Sachs损伤（箭头）

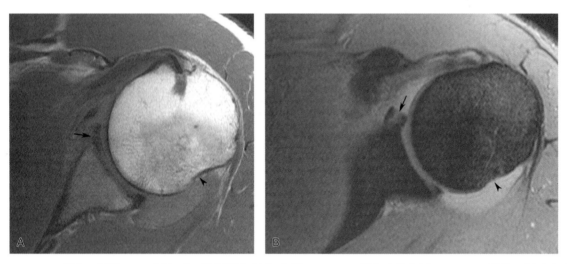

图9.83 Bankart损伤。轴面T_1WI（图A）、梯度回波（图B）显示Bankart损伤（箭）及Hill-Sachs损伤，骨髓水肿及轻度撞击（箭头）

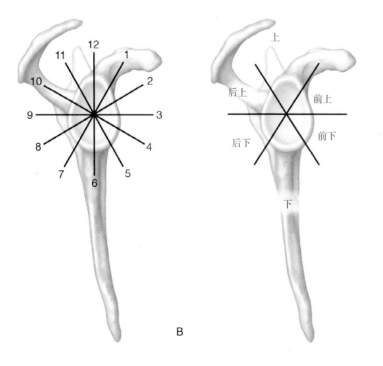

图9.84 盂唇钟表12分区示意图（图A）和6分区示意图（图B）

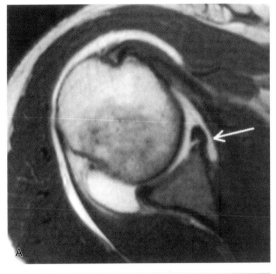
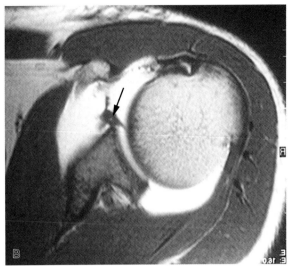
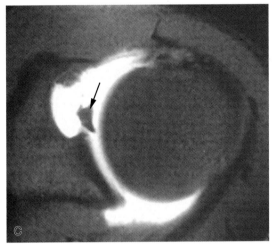

图9.85 盂唇撕裂。图A.轴面MR关节造影显示前部撕裂（箭头）。轴面T_1WI（图B）、T_2WI（图C）MR关节造影显示前部盂唇撕裂（箭头）

近期，3T MRI诊断盂唇撕裂的准确率越来越接近MRI造影，然而，众多MR序列需应用到3T MRI上，较传统T_1WI序列相比，GRE横断位显示盂唇病灶更加准确。Lee等发现GRE探测盂唇病灶更加敏感（88%，而T_1WI为64%）。

盂唇撕裂常伴随关节囊韧带损伤（图9.86）。肩关节囊前壁附着部位分为三种类型（图9.86）：Ⅰ型肩关节囊前壁附着于邻近盂唇缘处；Ⅱ型附着于盂唇内侧（小于1cm）；Ⅲ型附着于距盂唇缘1cm以外处。Ⅲ型肩关节囊易发生关节前部不稳，这与以前关节囊前壁剥离所致的肩关节脱位或半脱位有关。近期，越来越多的研究对Ⅲ型分类法评估不稳提出质疑。传统MRI显示关节囊松弛敏感度85%，特异度为96%。肩关节缺乏关节囊，因此，在MR造影剂注入情况下，前下关节囊和下盂肱韧带更易显示和评估。造影也可显示盂唇撕裂，相邻关节囊撕脱或骨膜剥离。

Perthes病灶（表9.10）（图9.87）为Bankart损伤的变异，肩胛骨骨膜剥离，但完整性存在，相邻关节盂或者分离或在正常的解剖位置（图9.87）。因此，

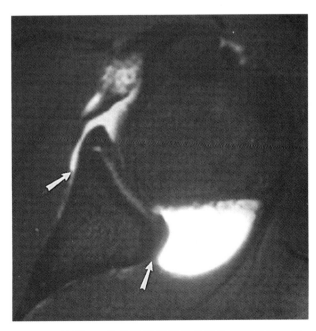

图9.86 轴面MR关节造影显示关节囊前后部Ⅱ型附着，伴后部大的关节囊（箭头）

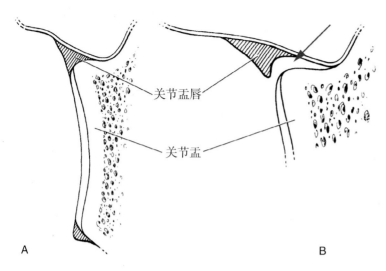
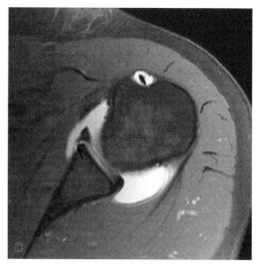

图9.87　正常盂唇及骨性止点示意图（图A），及Perthes损伤（图B，箭头）。轴面MR关节造影（图C）显示骨膜剥离（箭头）及对比剂蔓延至盂唇下

如果不是先前的关节镜怀疑Perthes，MRI诊断很难确立。Wischer提出该病灶在关节囊液体充盈或关节囊造影的情况下ABER位置容易显示。在横轴位上也较易显示，然而也仅见于50%的患者。

Bankart变异还包括前盂唇韧带复合体骨膜袖撕裂（ALPSA）（表9.10）（图9.88）。骨膜剥离但没有撕裂，导致盂唇韧带复合体的下旋转。在未诊断的情况下，骨膜在异常的位置上可以愈合，导致冗长的盂唇和慢性的不稳。传统MRI诊断困难，MR造影更容易显示病灶，该病灶，又称内Bankart损伤，而且相比较Bankart，需要不同的手术修复方式。

关节面关节盂撕裂（glenolabral articular disruption GLAD）（图9.89）难以在MRI显示。它包括前下关节盂唇浅表面撕裂和前下区域关节软骨撕裂。损伤机制为在臂外展和外伸的情况下关节盂同肱骨的撞击，表现为下关节盂唇瓣状撕裂，无骨膜剥离，下盂肱韧带完整，无前不稳的存在。关节面软骨的损伤程度自轻微到累及至关节面不等，而后者因造影剂流入缺损处可以被MRI造影探测到。前不稳累及盂唇的损伤有多种变化，它们通常细微变化或类似于其他关节盂唇损伤。Waldt等在回顾GLAD损伤时，在104例前下关节盂唇韧带病灶中仅有3例。

肱骨盂软骨损伤或韧带损伤较少见，但通常与前不稳相关。HAGL可单独累及韧带，或同时累及骨和韧带（BHAGL）（表9.10）。后者更加少见，前不稳的患者中，HAGL占7.5%～9.4%。HAGL多见于30岁以上的患者，68%的患者存在伴随损伤，而且常见肩袖撕裂和肱骨大结节骨折。其他损伤包括Bankart，Hill-sachs，锁骨远端骨折和肱二头长头肌腱的部分

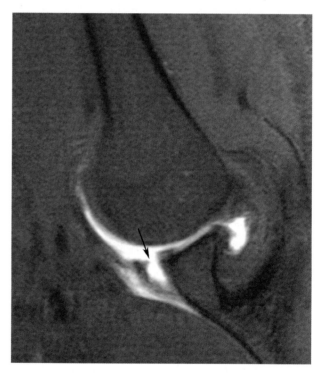

图9.88　ALPSA损伤。外展外旋位MR关节造影显示撕脱（箭头）

撕裂。传统MRI，盂肱韧带可表现为增厚，扭曲，或者不规则，伴随T$_2$图像上信号增高，MR造影显示肱骨头盂肱韧带剥脱处造影剂外溢（图9.90）。虽然少见，但骨性HAGL在MRI上难以显示小的撕脱碎片。还有少见的情况为，盂肱韧带同时从关节盂和肱骨头附着点撕裂。

近期，研究表明不稳同关节盂骨量缺失相关（图9.91）。如果骨量减少小于15%，采用保守之劳，

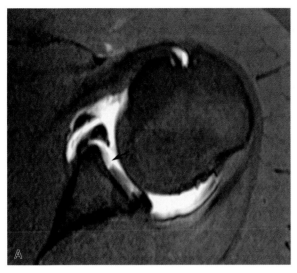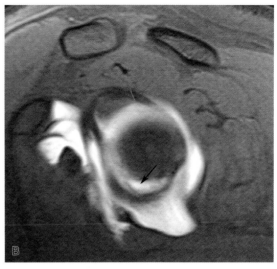

图 9.89　GLAD 损伤。轴面（图 A）、矢状面（图 B）显示盂唇病变伴软骨损伤（箭头）

15%～30%骨量减少时，手术有更好的治疗效果。

（三）后方不稳

后不稳较前不稳少见。可根据创伤性和非创伤性分类，创伤可分为急性损伤和慢性微小损伤。后脱位占关节脱位的 2%～4%（图 9.92）。双侧后脱位常由于电休克治疗。习惯性后脱位常发生于非创伤或创伤性脱位，伴随反骨性 Hill-Sachs 损伤或后关节盂缺损，肱骨头常累及前内缘骨质。肱骨小结节骨折也可出现在后脱位患者中，习惯性半脱位或脱位可导致后关节盂的发育不良（图 9.91）。X 线平片可显示骨性病灶，但 CT 和 MRI 检查更佳。

半脱位较后完全脱位多见（图 9.81B）。该特殊损伤常见于游泳运动员，抛掷运动员，和接触性运动员。习惯性半脱位常见于重复性微小损伤。该类型见于 5%～10%的 20～30 岁或以上提到的运动员中。后不稳伴随关节盂、肱骨头、后关节囊、关节盂韧带复合体。关于患者的后脱位，已经有多种新的损伤形式被描述认知。

1. 骨性损伤　肱骨头或关节盂异常出现在后脱位或骨折脱位。首次或习惯性脱位/半脱位患者提示后关节窝边缘缺陷。圆形后关节盂（"Lazy J"）和三角形（"delta"）已经被描述（图 9.91）。关节盂发育不良同多方位脱位和后脱位相关。结果为下 2/3 关节盂和肩胛颈部发育不良，常发于两侧，导致后关节盂撕裂出现的概率增高。反 Bankart 损伤包括骨性和关节盂唇性。

反 Hill-Sachs 损伤（图 9.92）（表 9.10）为一种撞击损伤，累及 10%～30%的肱骨头前内缘，出现在 10%～15%的后脱位损伤中。

2. 盂唇韧带复合体/关节囊损伤　后盂唇关节囊骨膜袖撕裂（posterior labrocapsular periosteal sleeve avulsion，POLPSA）为后不稳的病因。Yu 等在 6 名运动员中描述了该病，其中有 4 名足球运动员，一名摔跤手，一名举重运动员，举重运动员为双侧发病。患者表现为疼痛和关节肿胀。盂唇虽然分离，但仍与关节囊及撕脱的骨膜相连（同 Perthes 病变类似）。该病同反 Bankart 病变不同，反 Bankart 为盂唇与附着处的后关节囊、骨膜共同被破坏。

POLPSA 病灶导致关节囊额外间隙的产生，随着时间的延长，该间隙可填充纤维组织，在关节腔积液存在的情况下，POLPSA 可在常规 MRI 横断位上显示，然而，MR 造影可更佳的检查方法。

POLPSA 的患者可伴随后肩袖的撕裂，包括冈下肌和小圆肌。POLPSA 可同 Bennett 病灶共同存在。

Bennett 病（表 9.10）为一类后盂唇损伤，常出现在过头抛掷运动员中。患者伴有后肩袖的损伤，以及关节盂后下软组织的骨化。X 线片或 CT 可显示软组织的钙化或骨化。MRI 则可显示 Bennett 病所有累及的病灶，包括盂唇、关节囊、骨和软组织（图 9.94）。

Kim 病为关节盂边缘后盂唇附着点内部的病变。其中分四种类型。Ⅰ型：后盂唇附着点不完全撕裂，无移位，Ⅱ型为边缘破碎，累及盂唇和关节软骨，Ⅲ型存在软骨侵蚀，Ⅳ型为后下盂唇的瓣状撕裂。

后 GLAD 同前 GLAD 损伤相似，后 GLAD 的后盂唇和关节软骨损伤发生在 7～9 点钟方向。此外，范围较广的后盂唇撕裂可能为 SLAP 病灶的延伸（Ⅶ～Ⅸ型）。

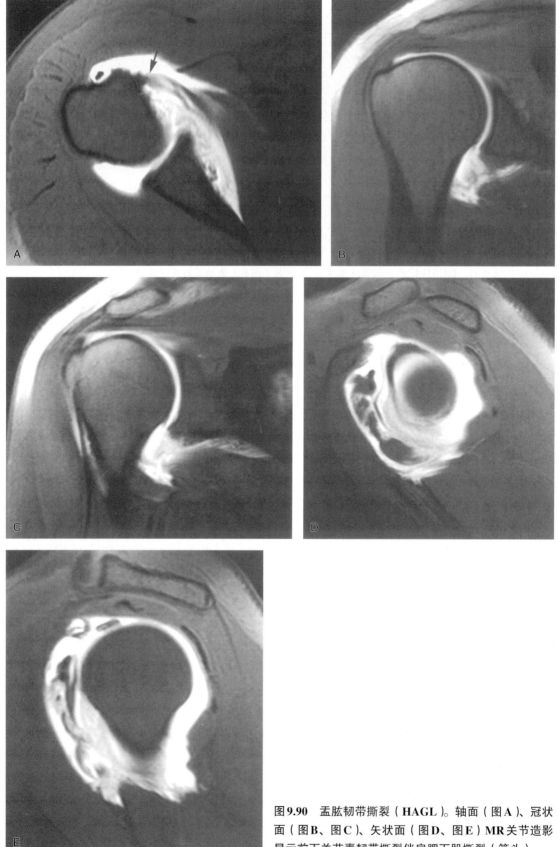

图 9.90 盂肱韧带撕裂（HAGL）。轴面（图 A）、冠状面（图 B、图 C）、矢状面（图 D、图 E）MR 关节造影显示前下关节囊韧带撕裂伴肩胛下肌撕裂（箭头）

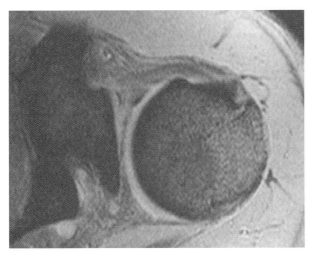

图9.91 轴面梯度回波显示肩臼缺失，关节表面平直且肱骨头后部半脱位

GAGL（glenoid avulsion of the glenohumeral ligament）为盂肱韧带关节盂处的损伤，同前部损伤类似，累及的是后关节囊的撕脱和后下盂唇。

RHAGL（reverse humeral avulsion of the glenohumeral ligament）为反HAGL，为盂肱韧带肱骨头附着点后下部分的撕裂，盂肱韧带后下部分有时会在某些个体中确如，但这根纤细的韧带为后部重要的稳定结构。RHAGL表现为盂肱下韧带肱骨头后下部附着点的撕裂、连续性中断。

后关节囊松弛虽然并无确切的诊断标准，但在MRI或MR造影中并不少见。

（四）多方位不稳

多方位不稳为非创伤性肩关节不稳，占肩关节不

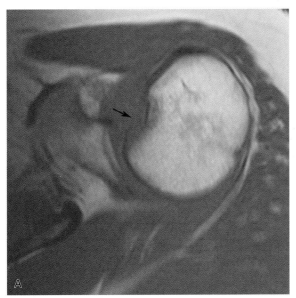

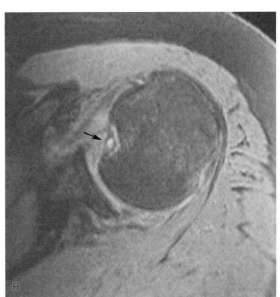

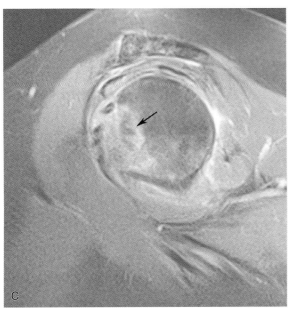

图9.92 后脱位伴反Hill-Sachs损伤。轴面T₁WI（图A）、梯度回波（图B）、矢状面T₂WI（图C）显示肱骨头大的缺损（箭头）及骨髓水肿（图C，箭头）

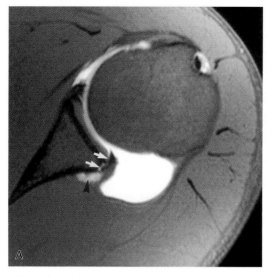 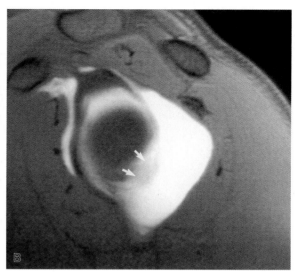

图9.93 轴面（图A）、矢状面（图B）MR关节造影显示一大的后部关节囊及撕脱的盂唇（箭），盂唇旁囊肿形成（箭头）

稳的2%。关节盂唇类似于表盘，为了方便，将其分为6部分（图9.84）。多方位不稳累及3点和4点（或3点和5点）方向的盂唇关节囊。不稳发生在前和后，或者包括上和下部分（图9.81）。

多方向不稳的患者常遭受过反复慢性细微损伤或者一系列导致不稳的更确切的损伤。关节囊常明显增大，累及多方位盂唇，肩袖间隙增宽。并不像关节囊增大明显的病变，盂唇损伤细小而相对不明显，或者存在SLAP病灶。

SLAP（Superior labrum anterior to posterior）是上盂唇前后方向的损伤，为Snyder对上盂唇肱二头肌复合体损伤的命名。上盂唇肱二头肌复合体常分为三种类型，分类依据为盂唇同关节盂骨边缘连接形态，1型为上盂唇与关节盂骨边缘密切相连，2型为连接在关节盂骨边缘内几毫米，存在较小的盂唇下沟，3型

为半月板样盂唇同关节盂分离，存在较明显的盂唇下沟（图9.95）。盂唇下沟比较常见，据统计，可出现

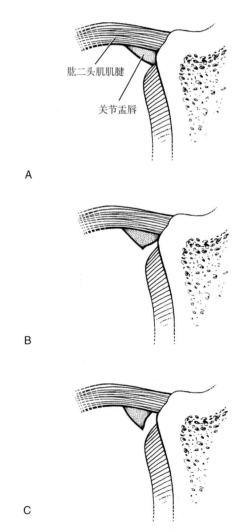

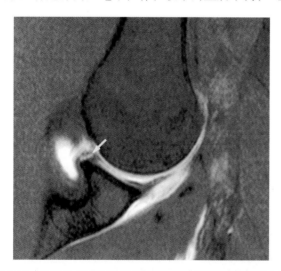

图9.94 外展外旋位MR关节造影显示后部盂唇撕脱（箭头）

图9.95 盂唇隐窝示意图。图A. I型紧密附着；图B.小的盂唇隐窝；图C.大的盂唇隐窝

在73%的患者中（图9.96）。已经有学者根据盂唇下沟根据大小和深度将其分级。

SLAP见于急性或慢性损伤，急性损伤多见于臂伸直外展的情况下的屈曲，过度运动，比如篮球，网球，游泳或排球均可导致SLAP损伤，患者表现为疼痛，手举过头顶时明显，伴随弹响和固定。在关节镜检查患者中，SLAP占3.9%～6%。

Snyder将SLAP损伤分三型（图9.97A-D），Ⅰ型

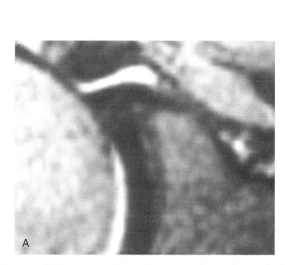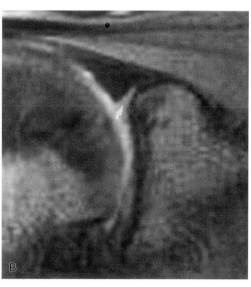

图9.96 冠状面T_1WI（图A）和T_2WI（图B）显示紧密附着的盂唇（图A）及Ⅲ型盂唇隐窝（图B，箭头）

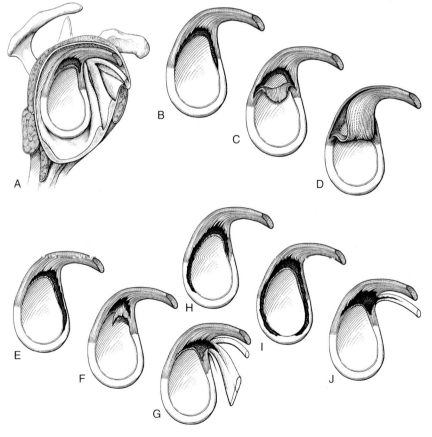

图9.97 SLAP损伤示意图。图A.上盂唇磨损；图B.邻近肱二头肌腱连接部的局部撕裂；图C.撕裂向下延伸，作用于肱二头肌腱的应力导致"桶柄状"撕裂；图D."桶柄状"撕裂延伸进入肱二头肌腱内；图E.Bankart损伤向上延伸累及盂唇及肱二头肌腱；图F.前后瓣状撕裂伴肱二头肌腱受累；图G.肱二头肌腱-盂唇复合体撕裂累及盂肱中韧带；图H.上盂唇撕裂伴后部延伸；图I.几乎全部盂唇分离；图J.SLAP损伤累及肩袖间隙及相关结构

为上盂唇的磨损或变性，但仍附着于关节盂，其占SLAP损伤的10%～21%，临床难以诊断，除非症状出现在过头-抛掷的年轻运动员中。Ⅱ型磨损的盂唇和肱二头肌肌腱从关节盂软骨附着点处的撕脱。由于盂唇同关节盂处附着松弛，可导致Ⅱ型病变的诊断困难，但Ⅱ型损伤占SLAP的41%～55%。Ⅲ型为桶柄状撕裂，占SLAP的6%～33%；Ⅳ型桶柄状撕裂延伸于肱二头肌腱内。Ⅳ型占SLAP的3%～15%（图9.97D和图9.99）。

在Snyder将SLAP分型后，又出现过多种分型，1995年，Maffet加入了三种更多类型，Ⅴ型为Bankart损伤（图9.97E）向上延伸累及上盂唇和肱二头肌肌腱，该病变累及1/4的盂唇（图9.84），Ⅵ型（图9.97F）为盂唇与肱二头肌腱分离的瓣状撕裂；Ⅶ型（图9.97G）为SLAP病变延伸至盂肱中韧带的下方。

Morgan和Burkhart将Ⅱ型分为A-C，2A前上，2B后上，2C同时累及前和后。2B和2C病变导致过头-抛掷运动员的不稳，而他们本身又存在后上不稳和前下假关节囊松弛。2B和2C病灶可同肩袖撕裂相关。

近年来，又有3种SLAP类型被提出，但这些分型仍存在争议。Ⅷ型同2B类似，但病灶更加向后延伸，Ⅸ型（图9.97I）病灶广泛向前后延伸累及相连关节盂软骨。X型（图9.97J）累及前上盂唇并向肩袖间隙延伸。

SLAP损伤机制同分型相关，Ⅰ型和Ⅱ型（2A-C）见于过头举运动员中，为非创伤性不稳。Ⅲ～Ⅳ为臂张开时的坠落伤，Ⅴ～Ⅶ发生在急性创伤

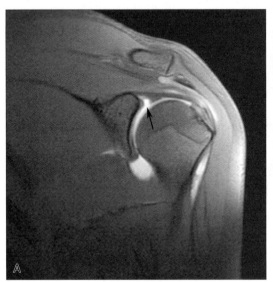
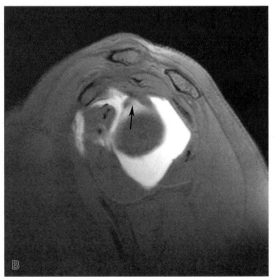

图9.98　Ⅱ型SLAP损伤。冠状面（图A）和矢状面（图B）显示Ⅱ型SLAP撕裂（箭头）

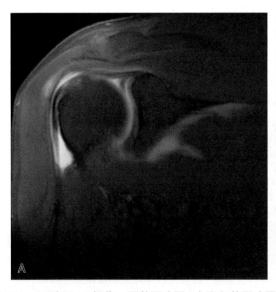
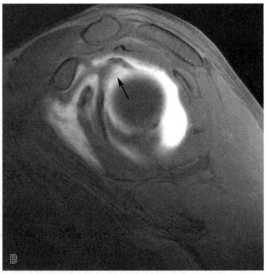

图9.99　Ⅳ型SLAP损伤。冠状面（图A）和矢状面（图B）显示更为复杂的Ⅳ型"桶柄状"SLAP撕裂（箭头）

中。544例患者中，Kim发现SLAP损伤占26%，按照Snyder分型，Ⅰ型73%，Ⅱ型21%，Ⅲ型0.7%，Ⅳ型4%。Ⅱ型患者较40岁的Bankart损伤患者更年轻。Ⅱ型在40岁以上患者中存在肩袖撕裂。

治疗方法同分型相关，Ⅰ型临床症状不明显，采用非手术治疗，必要时关节镜清创治疗（图9.97A）。Ⅱ型采用肱二头肌铆钉修复。Ⅲ型和Ⅳ型（图9.97C和D）为切除桶柄样撕裂组织，切除肱二头肌腱变性区域和盂唇修补。Ⅴ和Ⅵ采用盂唇和肱二头肌肌腱铆钉修复。Ⅶ型（图9.97G）肱二头肌腱铆钉修复，盂肱中韧带撕裂处修复。

常规MRI诊断SLAP困难。横断位上，上盂唇显示困难，斜冠状位和矢状位显示较佳（图9.100）。以上提到的正常的变异可导致误诊，尤其是上隐窝（图9.95和图9.96）。Tuite等描述了3种T_2WI上SLAP损伤的征象，包括（a）达关节面线样高信号影，延伸至肱二头肌长头附着点的后缘，（b）不规则或横向扭曲的线样高信号影，（c）双线样高信号影（夹心饼干征）（图9.101）。征象a和b在诊断中相对有用，研究者发现，a征象达关节面的线样高信号影，延伸至肱二头肌附着点后缘，敏感度为48%～61%。特异度为81%～94%，准确率为72%～74%。横向扭曲高信号影，敏感度56%～65%，特异度84%，准确率为72%～76%。

MR造影可显示SLAP病灶的所有类型。受损关节盂处造影的填充，有利病变的检出和分型。牵引可使

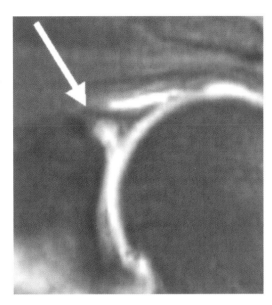

图9.100　冠状面MR关节造影。显示对比剂进入不规则球状延伸至盂唇（箭头），符合撕裂表现。与图9.96比较其不同

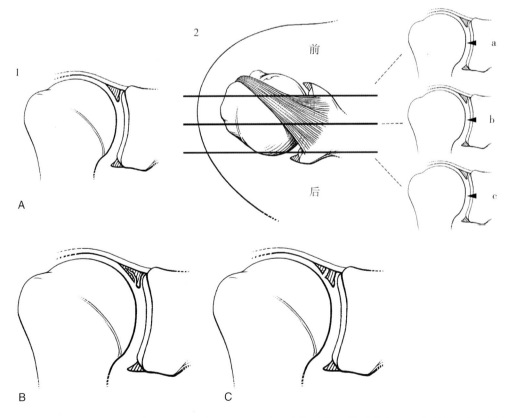

图9.101　正常隐窝（1）和肱二头肌腱锚（2）示意图。图A.肱二头肌腱锚从前到后（a～c）盂唇信号强度增高（箭头）；图B.外侧横线区域信号增高示意图，提示撕裂，易与隐窝鉴别；图C.上盂唇两线性区域信号强度增高（双"奥利奥曲奇征"）示意图，提示撕裂

盂唇内造影剂显示更明显，但是该技术会产生运动伪影。冠状位上，线样高信号向外侧（横向）的延伸，有助于同正常变异的鉴别，而正常的变异常位于内侧（图9.102）。常使用Snyder（Ⅰ~Ⅳ）分型，盂唇损伤分级包括正常，变性，撕裂无移位，撕裂移位（瓣状或桶柄样）（图9.103）。此外，还须描述肩袖，关节囊，韧带有无损伤。

近期，另外一个可导致多向不稳的病因被描述，Chung等描述了17例下盂肱韧带后束肱骨头处损伤的患者，此损伤可单独存在，也可和后关节囊损伤并存，但较前下损伤少见。

盂肱下韧带后束损伤的患者病史中常见损伤，后脱位，或慢性反复微小损伤，体格检查时多向不稳明显。韧带可累及肱骨头附着点、关节盂附着点、或韧带中部。以上提到的17例患者中，损伤全部累及肱骨头附着点，MR造影显示，造影剂延伸至肱骨头轴袖或韧带纤维中断（图9.90）。

（五）肩关节不稳修补术后评估

肩关节不稳修复包括解剖性（不改变解剖）或非解剖性修复。通常，手术方式同表9.11相似。起初，采用非手术疗法。然而，在年轻患者中，复发率达100%。非手术治疗失败时，采用开关节修补术，关节镜下修补术和相应辅助疗法。近期，电热关节囊缝合术得到较广泛的应用。大多数术式是为前关节不稳设计的，因为前关节不稳占不稳病例的95%。关节囊和关节盂唇损伤处的直接修复为最常见术式。Bankart修复法（图9.104）被设计用于前下关节盂唇复合体损伤，该术式直接将损伤组织再次缝合到关节盂处。手术过程需使用软组织钉，其为解剖性修复，但会导致内旋幅度减少。其他术式意欲增强关节囊稳固性（表9.11），包括Putti-Platt（图9.105）和Magnuson-Stack，这些手术方式为非解剖性，同时减小了手术对内旋造成的影响。有些术式累及骨块，如Bristow-

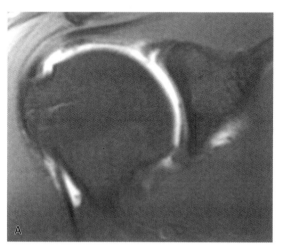
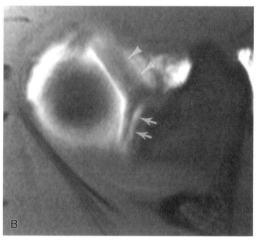

图9.102 冠状面（图A）和轴面（图B）MR关节造影显示上盂唇撕裂。对比剂延伸至上盂唇实质内（图A），符合撕裂表现。偶然发现冈上肌腱远端关节面缘撕裂。轴面（图B）显示撕裂的范围（箭）延伸至后部肱二头肌长头肌腱附着处（箭头）

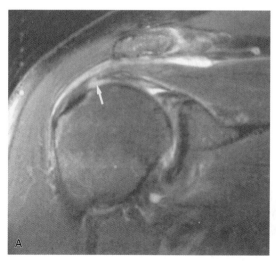
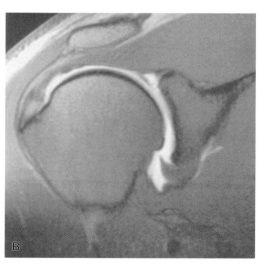

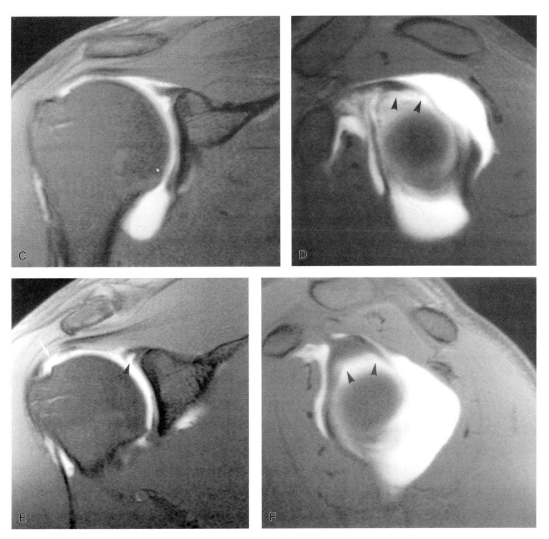

图 9.103 SLAP 损伤。图 A. 冠状面脂肪抑制 T_2WI 显示由于退变，盂唇弥漫性中等信号强度，同时肩袖有部分撕裂（箭头）；图 B. 冠状面 MR 造影显示Ⅲ型撕裂（图 9.97C）。冠状面（图 C）和矢状面（图 D）显示撕裂延伸至二头肌腱及后部（箭头）。冠状面（图 E）和矢状面（图 F）关节造影显示盂唇撕裂（箭头）及冈上肌腱部分撕裂（箭）

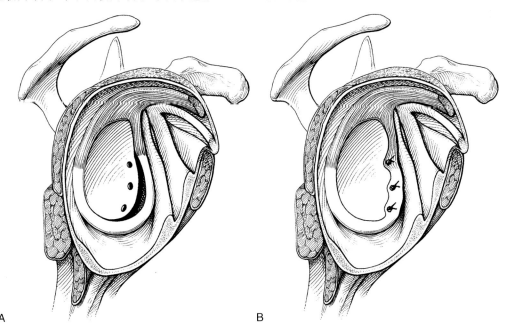

图 9.104 Bankart 损伤修补术。前修补示意图，钻孔位于 3、4、5 点部分（图 A）和盂唇缝合锚止点（图 B）

Helfet法（图9.106）为肩胛骨喙突颈部离断，同附着的肱二头肌短头肌腱共同缝合至关节囊颈部。截骨术起到同样的作用，防止肱骨头前脱位，但是，同时导致内旋受限。Neer关节囊移植术（图9.107）用以治疗多向不稳，Neer术为将下关节囊上移，再覆盖以向前下移位的上关节囊，将重叠的关节囊缝合，最终达到稳定和增厚关节囊的目的。

后方不稳和SLAP也通过清创后，关节盂韧带结构的缝合，和SLAP病灶肱二头肌肌腱附着点的修复（图9.108）。

表9.11 关节不稳的手术方式

名称	手术方式
Bankart修复	前关节囊和盂唇通过软组织铆钉固定于关节盂，脱位再发率2%（图9.104）
Bristow-Helfet术	肩胛下肌切开裂隙，喙突和肱二头肌短头离断后，通过肩胛下肌裂隙，固定于前下关节盂（图9.106）
Bristo-Latarjet术	喙突骨块移植于前肩胛盂颈部
Boycheve修复术	喙突和相连韧带通过肩胛下肌深部，重新连接至喙突根部
关节囊移植术	L形前关节囊切口和重叠部分缝合（图9.107）
Eden-Hybbinette术	通过移植髂骨块喙突延长术，肩胛下肌被缩短
Gallie修复术	自体移植筋膜，用以修复关节囊韧带
Magnuson-Stack术	肩胛下肌止点移植至肱骨大结节，复发率为2%
McLaughlin术	用在肱骨头前骨质缺损的患者，肩胛下肌止点从肱骨小结节移植至肱骨头缺损处
Nicola术	肱二头肌长头移植绕过肱骨前缘，以形成支撑保护
Putti-Platt修复	前关节囊和韧带缩短，使肱骨头保持内旋，前韧带的断端剩余部分，内侧缝合在关节盂，外侧的肩胛下肌止于肱骨小结节（图9.105）
Saha修复术	背阔肌移植肱骨大结节，加固肩胛下肌
Weber截骨术	旋转肱骨截骨术，使肩胛下肌缩短，用在年轻的患者

MRI检查的关节囊修复术后的应用远远落后于肩袖损伤修补术。前关节不稳开放性修复术成功率较高。Brophy等进行了大样本的对照研究，发现开放性手术3～10年复发率为10%，当然，通过关节镜缝合和铆钉使用复发率相似，对比研究发现，关节镜复发率为6.4%，开放手术复发率为8.2%。

由于铆钉伪影、瘢痕，关节囊增厚，修复后不规则的盂唇可能误诊为再次损伤（图9.109），术后MRI图像往往阅读困难，然而，术后图像可做为并发症的参照（表9.12）。MR造影为较佳的检查方法，骨、软骨和软组织结构更容易辨别。同时，关节囊改变更容易评估，关节囊容积更容易被评估。例如，前部不稳的过度校正可导致后关节囊改变，Wagner等报道

MRI，间接MR造影，直接MR造影显示再撕裂的总准确率为79%，肩袖再撕裂的准确率为88%。

表9.12 不稳修补术后并发症

短期	
	感染
	血肿
	神经损伤
长期	
	复发
	过紧
	退行性关节炎
	粘连性关节囊炎
	骨不连（Bristow-Helfet，bone lock-osteotomy）
	锚拉出
	盂唇旁囊肿

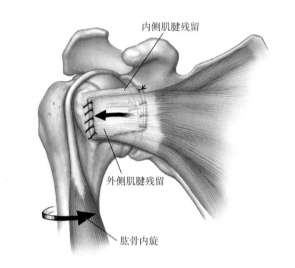

图9.105 Putti-Platt修补。前部关节囊、肌腱缩短。外侧肌腱残留附着于关节盂（内侧箭头），肩胛下肌（外侧箭头）附着于肱骨小结节，肱骨内旋

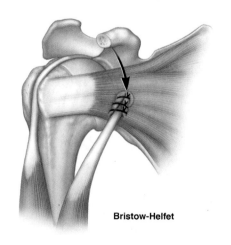

图9.106 Bristow-Helfet修补。喙突和肱二头肌长头肌腱短头通过肩胛下肌裂口转接至关节盂前下部

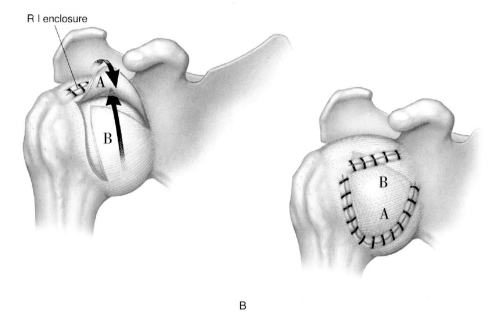

图9.107 关节囊转移修补。前部关节囊水平L形切口（图A）。下部关节囊移至上部，上部关节囊移至下部，关节囊重叠部分边缘缝合（图B）

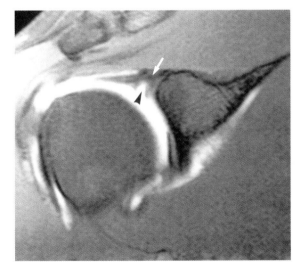

图9.108 SLAP损伤修补。冠状面MRI关节造影显示修补边缘增厚（箭）及恒定的盂唇缺损（箭头）

八、肱二头肌腱

MRI可很好显示正常结节间沟、肱二头肌腱解剖及病变（图9.110、图9.111）。肱二头肌有2个肌腹及2个肌腱。肱二头肌短头腱附着于喙突，长头腱穿过位于肱骨上端并被肱横韧带覆盖的结节间沟，然后呈弓形越过肱骨头上方，进入关节内（图9.111），最后附着于盂上结节和（或）上盂唇。

常规CT或CT关节造影均可观察肱二头肌腱。由于对比剂不能充满肱二头肌腱鞘常导致显影不佳和评价困难。MRI可以很好地显示肌腱本身、骨质病变、肌腱炎症和损伤如肩袖撕裂等。超声对于评价肱二头肌腱也非常有效。

肱二头肌腱可在多个成像切面上显示（轴面、斜冠状面、斜矢状面）。斜冠状面肱二头肌腱穿越肱骨头外侧面，与主磁场成55°。因此，在短TE序列（=20ms）魔角效应非常明显（图9.33）。但在轴面图像上显示最佳（图9.110～图9.112）。

正常肱二头肌腱在轴面MRI上表现为圆形或稍呈椭圆形的低信号影，表面光滑，几乎完全充满结节间沟（图9.110），后者的宽度和深度以及肱二头肌腱鞘的长度均可有变化，这对于判断肌腱或骨骼的正常解剖及其异常至关重要，此时，连续多层面观察有助于区别（图9.112）。Cone等在X线平片上测量结节间沟后发现，结节间沟内壁角（图9.112）平均为48°，平均宽度为11mm，深度为4.6mm。他们认为内壁角大于或等于90°时为结节间沟狭窄，小于30°时则可能与肩关节半脱位有关（图9.113）。结节间沟骨刺形成特别是内壁骨刺占所有患者的33%。观察MRI时也应该注意这些表现。

（一）肌腱病/撕裂

评价肱二头肌腱应包括各种肩关节MRI检查。肱二头肌腱常伴发肩袖撕裂或其他肩关节损伤。肌腱病变可由于撞击、半脱位或磨损所致，后者常因结节间沟炎症导致狭窄或骨赘形成致肌腱磨损变细。肌腱变

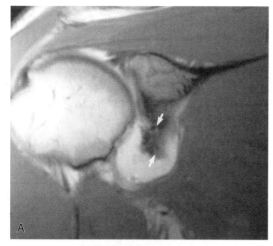
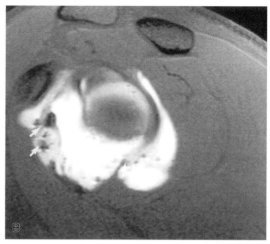
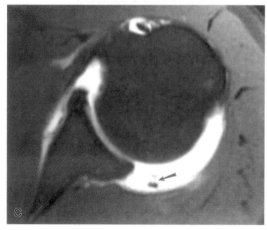

图 9.109　Bankart 损伤修补术。冠状面（图 A）和矢状面（图 B）MR 关节造影显示锚伪影（箭头）和突出的腋隐窝（图 A）。前盂唇明显分离（图 B）。轴面 MR（图 C）MR 关节造影显示先前修补术患者，一游离锚漂浮在关节腔内（箭头）

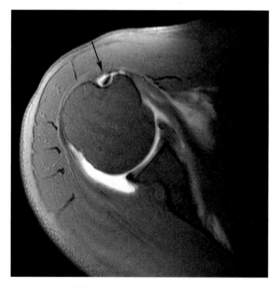

图 9.110　肩关节轴面 MR 关节造影图像显示结节间沟和正常低信号肱二头肌长头腱（箭头）

性或腱鞘炎归因于撞击或磨损，前者与撞击和肩袖撕裂相关。磨损病变发生于二头肌间沟。

腱鞘滑膜炎在临床上最多见（表 9.13），通常表现为腱鞘积液（图 9.114），而肌腱形态和信号多正常。笔者认为只有见到肌腱完全被液体环绕时才能诊断为腱鞘滑膜炎。有时难以确定腱鞘内液体是否来自肩关节。腱鞘滑膜炎常见于肩袖撕裂的患者。肌腱炎常伴有腱鞘内积液或滑膜炎，表现为 T_1WI 及 T_2WI 上肌腱增粗和信号增高，斜矢状位易于发现。

表 9.13　肱二头肌腱异常

肌腱炎
肌腱变性
撕裂
脱位或半脱位
肱二头肌沟过浅或狭窄
肱二头肌沟骨质增生

肌腱变性或退变常发生于过头投掷运动员。患者肱二头肌间沟区域疼痛，肩关节轻度内旋时加重。超声也对肌腱炎或肌腱变性做了评价。肌腱变性 MRI 表现为增厚和信号增高（图 9.115）。肌腱变性包括多种，包括黏液变性和脂质退变。质子密度加权像和 T_2WI 轻度信号增高常发生于黏液变性。然而，信号变化是非特异的。肌腱尺寸变化（磨损或增厚）更为可靠。

肱二头肌腱撕裂可为部分或完全撕裂。撕裂仅占

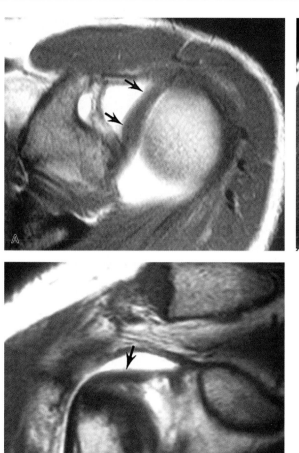
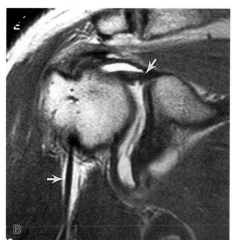

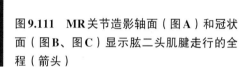

图 9.111　MR 关节造影轴面（图 A）和冠状面（图 B、图 C）显示肱二头肌腱走行的全程（箭头）

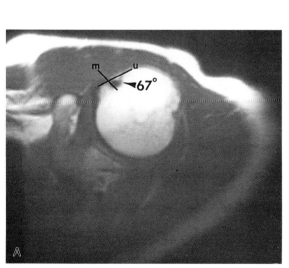
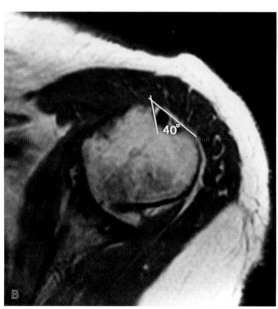

图 9.112　结节间沟和肱二头肌长头腱的轴面 MRI。图 A. SE 序列 T_1WI 显示肱二头肌长头腱几乎充满整个上部较窄的结节间沟。沟内尚可见少量脂肪、血管结构和少量液体，属正常表现。结节间沟内壁角［沟上缘切线（u）和内壁切线（m）的夹角］为 67°；图 B. 通过更低平面结节间沟的轴面图像显示结节间沟较表浅，内壁角为 40°。其内肌腱大小和信号正常

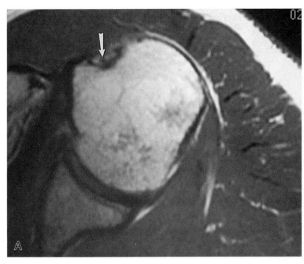
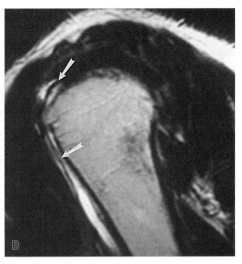

图 9.113　轴面（图 A）和矢状面（图 B）T₂WI 显示肱二头肌腱（箭）萎缩变细。并可见结节间沟较浅且边缘硬化呈低信号，这是导致肱二头肌腱反复脱位的原因

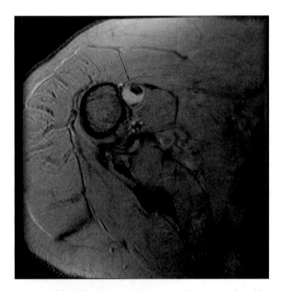

图 9.114　轴面梯度回波图像显示腱鞘扩张积液（箭头）

所有肌腱断裂的 3%，96% 发生于肌腱近端。撕裂可有多种类型，纵向撕裂常发生于二头肌间沟。肌腱表现为 2 束伴碎裂部分间高信号，腱鞘周围积液或增厚伴 T₂WI 信号增高。二分肱二头肌长头肌腱（正常变异）可与纵向撕裂混淆。部分撕裂常伴 SLAP 损伤且常累及关节内更长的部分（图 9.116）。

完全撕裂时常伴有肌腱回缩。患者常描述为典型的高声的炮竹爆炸，一般临床即可做出诊断。肌腱撕裂而无回缩也可见，绝大多数撕裂发生于关节内，常伴肩袖撕裂。Beall 等报道肩袖撕裂伴发肱二头肌长头肌腱撕裂，冈上肌腱占 96.2%、冈下肌腱占 34.6、肩胛下肌占 47.1%。MRI 轴面和矢状面 T₂WI 上表现为结节间沟内无肌腱影显示即空结节间沟征，并可见肱二头肌向远端挛缩。部分撕裂时肌腱增粗伴信号强度增高（图 9.117）。

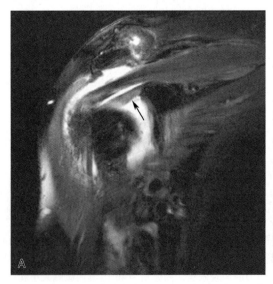
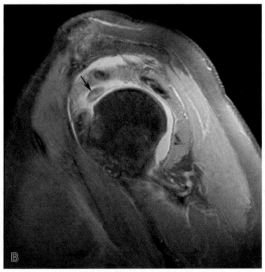

图 9.115　肱二头肌腱炎。冠状面（图 A）和矢状面（图 B）T₂WI 显示明显增厚的冈上肌腱（箭头）

（二）半脱位/脱位

肱二头肌长头肌腱是复杂的解剖结构之一，命名为肩袖间隙。肩袖间隙位于冈上肌腱和肩胛下肌腱之间。该区域关节囊由外侧喙肱韧带和内侧的盂肱上韧带加强（图9.20和图9.24）。肱二头肌长头肌腱横过该区域。肱二头肌长头肌腱长头由喙肱韧带、肩胛下肌腱、横韧带固定，覆盖于二头肌间沟。二头肌间沟变浅可导致半脱位或脱位。

临床诊断肱二头肌长头肌腱脱位或半脱位是困难的，因常伴肩袖撕裂，临床症状多有重叠。肩袖修补术前正确诊断肱二头肌长头肌腱脱位或半脱位是重要的。多项研究显示，肩袖撕裂的患者，肱二头肌肌腱不稳有较高发生率。Walch等回顾性分析了445例外科肩袖撕裂的患者发现，16%伴有肱二头肌肌腱脱位或半脱位。如果肩袖修补术中未行肱二头肌肌腱固定术，全范围的运动不会恢复。

肱二头肌肌腱脱位（图9.118和图9.119）特征性地位于肩胛下肌前方（肩胛下肌完整）或位于肩胛下肌后方，肌腱脱位于关节内侧。

肱二头肌肌腱脱位可通过常规MRI评价。MRI关节造影不常应用。然而，半脱位患者行超声或在内旋和外旋状态下行运动（不同内旋及外旋角度下行轴面GRE序列扫描）或静态MRI扫描是明确诊断的最佳方法（图9.119）。

Spritzer等从MRI斜冠状面、斜矢状面及轴面评价了肱二头肌肌腱不稳。三位肌骨影像专家就肱二头肌肌腱不稳影像特点做了回顾性分析。特点包括：肌腱形状；肌腱小结节附着处；突然地角度改变；肌腱炎或撕裂；腱鞘周围积液；肩胛下肌完整性；二头肌间沟锐角（<90°）或钝角（>90°）。他们得出结论，肌腱水平的附着于小结节及钝的二头肌间沟是不稳的最有价值特点。小结节附着点敏感度89%、特异度90%、阳性预测值89%、阴性预测值90%。扁平（正常圆形或卵圆形）敏感度89%、特异度60%、阳性预测值67%、阴性预测值86%。钝的二头肌间沟敏感度89%、特异度70%、阳性预测值73%、阴性预测值88%。其他特点对于不稳无明显价值。

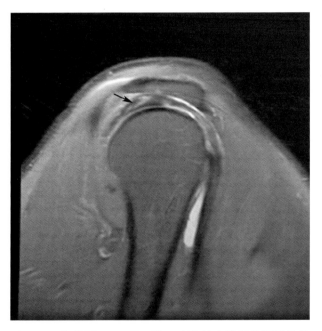

图9.116 矢状面T$_2$WI显示肱二头肌长头腱部分撕裂伴信号强度增高（箭头）

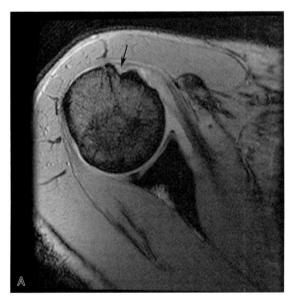 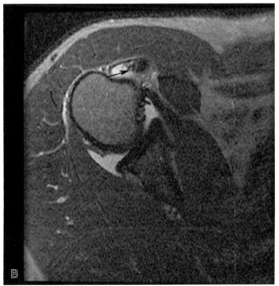

图9.117 肱二头肌长头腱完全撕裂。轴面梯度回波（图A）显示结节间沟空虚（箭头）。远侧（图B）肌腱回缩增厚（箭头）

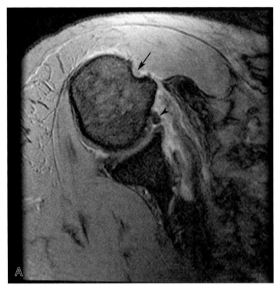
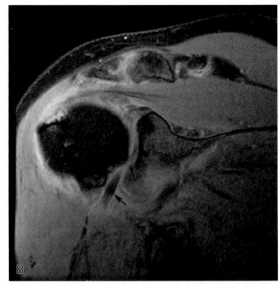

图9.118 肩胛下肌撕裂伴肱二头肌肌腱脱位。轴面梯度回波显示结节间沟空虚（箭）伴肱二头肌肌腱脱位（箭头）。冠状面 T_2WI（图B）显示肱二头肌肌腱脱位（箭）

外科修补肱二头肌肌腱包括：清创术、部分或完全撕裂修补术、二头肌间沟肌腱固定术和肩袖间隙探查术以避免误诊为内侧脱位。

（三）其他疾病

1. 肩胛下肌撕裂　肩胛下肌撕裂临床诊断困难，关节镜或开放手术容易忽略，假如未特异性的探查。撕裂有三种方式：单独撕裂；合并大的肩袖撕裂；合并前上肩袖病变。单独撕裂少见。撕裂常来自于外展和外旋前脱位的暴力，或来自于前部不稳。

肩胛下肌撕裂常伴肩袖撕裂，发生率为2%～8%。Li等肩袖撕裂中约2%肩胛下肌受累，其中肩袖完全撕裂占73%，部分撕裂占27%，绝大多数来自于冈上肌腱（79%），撕裂扩展至冈下肌腱约占56%，小圆肌约占49%，完全的肱二头肌肌腱撕裂占7%。近来，尸检肩胛下肌撕裂占29%～37%。同时，MRI回顾性分析发现冈上肌腱撕裂患者约85%伴信号异常。

肩胛下肌撕裂伴前上部病变累及盂肱韧带和盂肱上韧带。退变性撕裂前上部撞击的患者常见。

肩胛下肌MRI检查采用优化的脂肪抑制FSE序列 T_2WI 斜矢状位和轴位检查（图9.118）。MR关节造影对于部分撕裂有效，可显示对比剂外渗至小结节。对于怀疑肩胛下肌撕裂，应采取后位注射，以防止与对比剂外渗混淆。Pfirrmann等发现MRI诊断其敏感度为91%，特异度为86%。

肩胛下肌撕裂的治疗对于低功能要求的人来说常采取非手术治疗。包括，抗炎剂注射、类固醇药物注射及关节镜清创术。对于高功能要求的人来说常采取

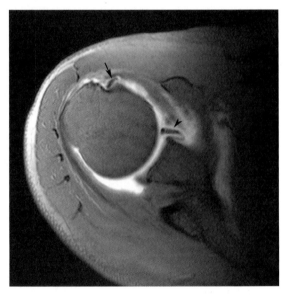

图9.119 轴面MR关节造影显示肱二头肌肌腱半脱位（箭）。同时伴有前盂唇撕裂（箭头）

开放性修补术伴胸肌转接术。

2. 粘连性关节囊炎　粘连性关节囊炎或称冻结肩可由创伤发展而来，也可为特发性，后者多见于60～70岁妇女，且好发于非优势肩关节，双侧发病者占34%。13%的患者并发于其他疾病如糖尿病、甲状腺功能亢进，11%的患者合并有颈椎症状。许多文献认为其为自限性疾病，但Schaffer等长期随访62例特发性冻结肩患者后发现，28例（45%）有肩部持续性活动受限及疼痛等症状。

冻结肩X线平片表现多正常。但笔者认为20%的患者可出现骨质疏松和其他慢性非特异性异常改变。

关节造影最有利于测量关节囊容积（注入对比剂量<10ml）以及显示粘连性关节囊炎的其他特征，如腋窝和肩胛下滑囊缩小、滑膜炎、淋巴管显影和关节囊边缘不规则等。诊断性肩关节造影（图9.120）后可选择性地行膨胀性关节造影，以对部分患者进行治疗。

常规MRI检查对冻结肩的诊断价值有限，但MRI关节造影可显示其特征性改变。盂肱关节内液体减少，腋隐窝内滑囊增大和肱二头肌腱鞘内无液体等表现均可提示粘连性关节囊炎（图9.121）。Emig等发现，患者腋隐窝内纤维囊和滑膜增厚3.5~7.4mm（平均5.2mm），而正常人的厚度为2.0~3.8mm（平均2.9mm）。Sofka等评价冻结肩MRI临床分期，回顾性分析了46例冻结肩患者。MR图像评价包括：腋隐窝厚度、肩袖间隙瘢痕、关节囊信号强度、关节囊和滑膜厚度。所有病例均显示肩袖间隙瘢痕（图9.122）。关节囊和腋隐窝厚度变化较大，提示肩袖间隙瘢痕是诊断冻结肩最为有效的特点。

笔者认为如果常规MRI表现不能解释患者症状，则应想到冻结肩的可能，可建议行MRI膨胀性关节造影检查（图9.120、图9.121）。对有外伤史或60岁以上妇女有关节活动受限等症状，临床疑为冻结肩的病人，笔者通常将传统X线关节造影作为首选检查。

3. 肩部外在肌肉撕裂　肩部肌肉损伤是不常见的（图9.25）。肩部肌肉分为三组。表浅外在肌肉包括：背阔肌、斜方肌、胸肌。深部内在肌肉组包括：肩胛提肌、菱形肌、前锯肌。内在肌肉组包括：三角肌、大圆肌和肩袖肌群（冈上肌、冈下肌、小圆肌、肩胛下肌）。肌肉的起止点其功能、神经支配见表9.2。

胸大肌是厚的三角形肌肉，从头端至尾端纤维长度逐渐增加（图9.25A）。肌肉起源于锁骨、胸骨及第1~6肋软骨。分为锁骨部和胸骨部。肌肉沿上段肱骨干分布，止于二头肌间沟外侧缘（图9.25A）。作用时使肩关节内收、旋内、前屈，由内外侧胸神经支配，其起源于臂丛神经内外侧束。胸小肌起源于第3~5肋骨，止于喙突，其作用是牵拉肩胛骨前下方移动。

胸肌撕裂是不常见的，临床难于诊断。绝大多数损伤发生于举重、特殊的卧推、摔跤、划水或足球。

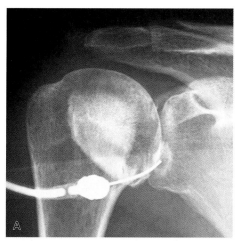
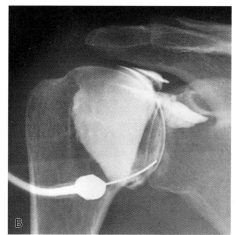
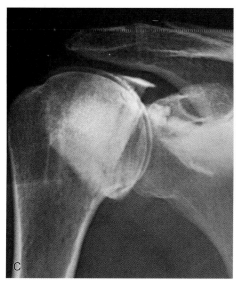

图9.120　粘连性关节囊炎。图A.关节囊容积明显变小，多个关节囊隐窝均未充盈。通过加压注射对比剂和麻醉剂使关节囊膨胀（图B）直至显示关节囊撕裂（图C）

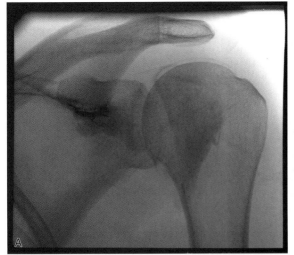
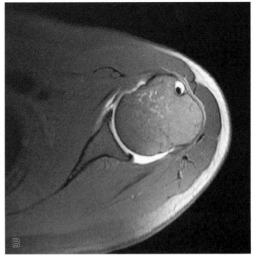
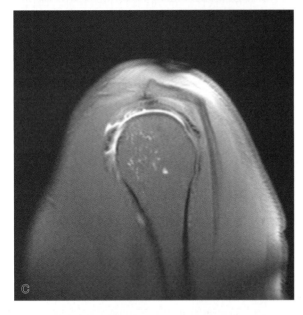

图9.121 粘连性关节囊炎。关节造影透视（图A）显示关节囊容积明显变小，仅有7ml。同一患者轴面（图B）和矢状面（图C）MR关节造影图像

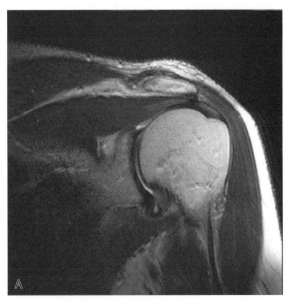
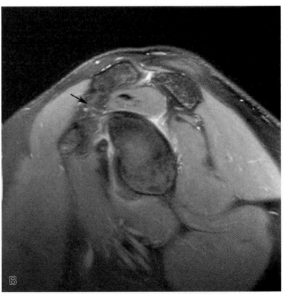

图9.122 肩袖间隙瘢痕。冠状面质子密度加权像（图A）和矢状面脂肪抑制T_2WI（图B）显示肩袖间隙瘢痕及关节微量积液

患者多为20～40岁男性运动员。损伤发生时，患者常听见撕裂声，肩部烧灼样疼痛，胸壁可有水肿及瘀斑。完全撕裂术时，肌肉回缩可见且可触及。腋襞不对称且抵抗肩部内收力减弱。

胸肌撕裂分为广泛撕裂（完全或部分）和撕裂部位（肌腱附着处、肌-腱接合处或肌腹）。MRI对于撕裂的诊断及撕裂程度提供了有价值的信息（图9.123）。轴面脂肪抑制FSE序列T_2WI或STIR序列使得水肿和血肿显示更为清晰。

肩峰出口位使得肌肉拉伸，撕裂显示更为明显，同时，更好地显示肌腱肱骨附着处。Carrino等报道10例患者，绝大多数撕裂发生于肌腱止点。该标准同样适用于其他肌腱，如胸肌。完全的撕裂累及整个肌腱全层伴贯穿结构的T_2WI信号增加。肌肉回缩可见。部分撕裂仅累及肌腱的部分。慢性撕裂表现为低信号瘢痕和脂肪萎缩。胸小肌撕裂少见。除久坐不动老年患者外，治疗一般采取外科手术。即使延误诊断，手术效果良好，虽然早期诊断更好地提高预后。

背阔肌损伤不常见。背阔肌起源于下胸椎及全部腰椎棘突、骶正中嵴、髂嵴后部（图9.25），其穿越小圆肌深面，止于肱骨结节间沟，正好位于胸大肌止点下方。下部止点部分与大圆肌形成联合肌腱。肌肉使肱骨内收、内旋及伸展（表9.2）。损伤机制因运动而有不同。肌腱病及撕裂常见于暴力内收、过伸，如绳子牵拉、摔跤、高尔夫、排球及棒球投掷等。急性、慢性过度损伤也常见。

MRI信号特点与其他部位肌腱损伤相同。然而，Anderson等指出理解背阔肌损伤是重要的，因其易于肿瘤混淆。骨髓水肿、骨膜反应及环绕肌腱的软组织变化易误诊为其他侵袭性病变。

三角肌有3个头，起自锁骨的外侧段、肩峰和肩胛冈，肌束逐渐向外下方集中，止于肱骨三角肌粗隆。三角肌损伤不常见，其损伤时常伴肩袖撕裂。Ilasian等发现2年内MRI检查患者，仅0.3%提示三角肌损伤。24例患者中，63%全层撕裂，37%部分撕裂。所有患者均伴肩袖撕裂。MRI特点包括，肌-腱连接处，骨髓、骨膜水肿、信号强度增加或完全撕裂。

大圆肌起于肩胛骨下角背面，肌束向外上方集中，止于肱骨小结嵴。作用：肩关节旋内、肩关节内收、肩关节后伸（表9.2）。其损伤少见报道。有8例单独的大圆肌损伤，5例伴背阔肌损伤。临床检查，肩关节后部疼痛、上臂后部瘀斑、运动受限及内旋抵抗。MRI表现与前述相似（图9.124）。

肩关节其余部位肌肉撕裂少见（图9.125）。

4.神经压迫综合征　神经血管损伤是肩关节骨折和脱位的常见并发症。随着MRI对肩关节病变诊断应用的逐渐增多，引起肩关节疼痛的其他神经压迫综合征的影像学检查也逐渐受到关注。近年来，在放射学文献上报道较多的是四边孔压迫综合征和肩胛上神经压迫综合征。

腋神经和旋肱后动脉、静脉在四边孔内的大圆肌和小圆肌之间穿过（图9.27、图9.28和表9.2）。该区域神经受压可导致肩关节疼痛、腋神经分布区麻痹和大、小圆肌萎缩。上肢外旋和外展时肩关节疼痛加重。临床上两者鉴别困难。故肩关节疼痛患者行MRI检查时，在排除肩袖病变后应考虑到四边孔综合征，尤其当大、小圆肌萎缩而三角肌正常时更应想到该综合征的可能（图9.126）。

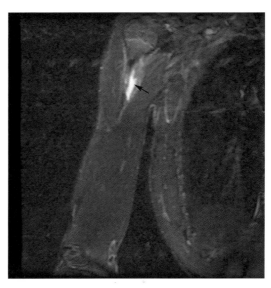

图9.123　胸大肌撕裂。冠状面T_2WI显示胸大肌止点撕脱（箭头）

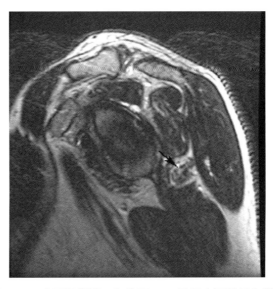

图9.124　大圆肌撕裂。矢状面T_2WI显示大圆肌部分撕裂（箭头）

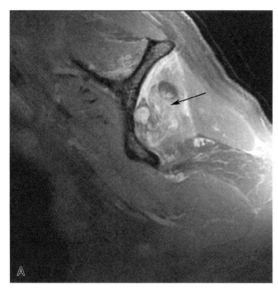
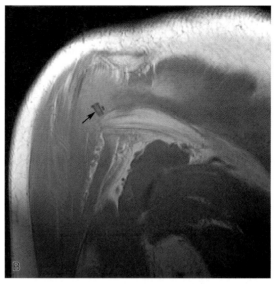

图9.125 冈下肌撕裂。不稳术后修补，矢状面T₂WI（图A）和冠状面质子密度加权像（图B）显示冈下肌大的慢性撕裂（图A，箭头）。软组织锚移位（图B，箭头）

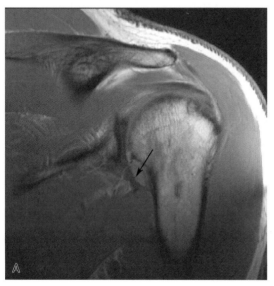
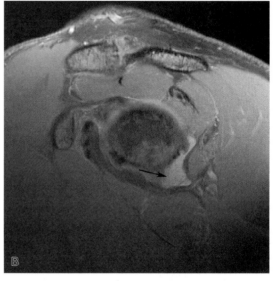

图9.126 四边孔综合征。冠状面质子密度加权像（图A）和矢状面脂肪抑制T₂WI（图B）显示软组织损伤和沿后下盂唇的积液（箭头）

臂丛神经病（Parsonage-Turner综合征）临床症状与四边孔压迫综合征类似。臂丛神经病往往累及多块肌肉和神经分布，而四边孔压迫综合征往往伴肩袖病变及最终的圆肌萎缩。

2436例肩关节MRI检查患者，小圆肌异常信号19例，四边孔压迫综合征发生率0.8%。此研究中Cothran和Helms发现，6例后盂唇撕裂，3例伴盂唇旁囊肿，仅1例囊肿出现压迫综合征。

肩胛上神经包括运动和感觉神经纤维，神经干来自臂丛C₄₋₆神经根（表9.2）。肩胛上神经通过肩胛上切迹进入冈上窝，继之穿过肩胛上横韧带的下方（图9.127）。该神经向后走行于冈上肌的下方继之进入冈下窝，位于肩胛下横韧带的前方（图9.127），支配冈上肌和冈下肌（表9.2）。肩胛上神经前部压迫可导致冈上肌和冈下肌同时萎缩，而后部压迫则仅导致冈下肌萎缩（图9.131）。

肩胛上神经压迫综合征的临床表现为疼痛和肌肉萎缩。神经受压原因可为创伤、肩胛上、下横韧带增厚或软组织肿块等（图9.128）。常规MRI检查肩袖撕裂或其他更为常见的疾病时，可清晰显示以上软组织病变，且其在T₂WI上显示得最好（图9.128）。

神经压迫综合征可由软组织团块、盂唇旁囊肿或扩张静脉引起。盂唇旁囊肿可以是滑膜囊肿、神经节囊肿或假性囊肿。滑膜囊肿来自于关节囊或滑囊的外

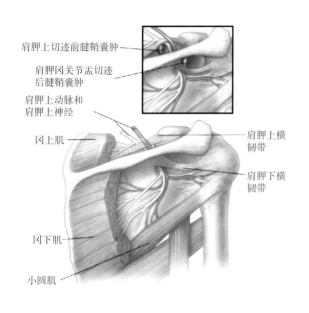

图9.127 肩胛上神经解剖及来自其前、后方腱鞘囊肿的压迫

突。这些囊肿内衬滑膜细胞。神经节囊肿来自于关节囊、滑囊、韧带或肌腱。假性囊肿是由于关节囊或韧带撕裂,液体外渗至关节周围或软组织,液体包裹形成。Tung等回顾性分析2211例MRI图像发现盂唇旁囊肿占2.3%,57%囊肿毗邻后盂唇(图9.129),21%前盂唇,14%上盂唇,8%下盂唇。88%与盂唇撕裂有关。单纯囊肿占41%多分叶占59%,多分叶状囊肿往往更大,T_2WI显示清晰。盂唇旁囊肿与关节不通。因此,MRI关节造影术时,应包括T_2WI(图9.130)。

Carroll等神经压迫仅次于冈盂切迹内扩张静脉致肩胛上神经压迫。静脉6~10mm(平均8.4mm),而正常人1~4mm(平均2.2mm)。所有病例均显示冈下肌萎缩(图9.131)。

有时,外伤、牵拉伤或挫伤也可造成神经病变,而骨和软组织异常并不明显,MRI表现为受累的肌肉发生炎性改变或脂肪变性(图9.132)。一般情况下,若MRI未发现明显异常如软组织肿块,临床应首先选择非手术治疗,而不应急于行手术探查和减压治疗。

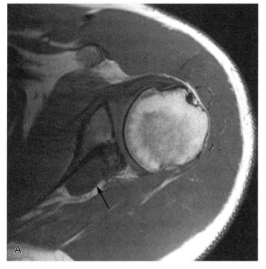
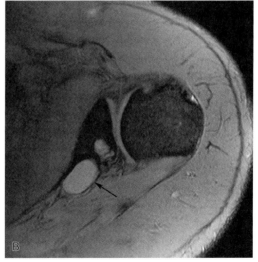
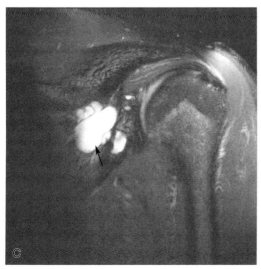

图9.128 肩胛冈盂切迹腱鞘囊肿。轴面T_1WI(图A)、梯度回波(图B)和冠状面T_2WI显示大的复杂腱鞘囊肿

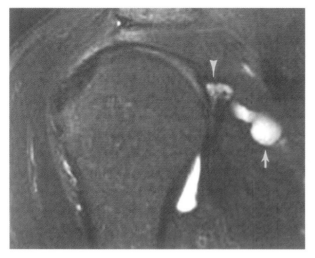

图9.129 冠状面T₂WI显示上盂唇撕裂（箭头）伴肩胛上切迹盂唇旁囊肿（箭）

囊肿穿刺减压可临时减轻压迫症状。然而，外科手术切除最有效，可关节镜下完成。

5.炎症性和感染性疾病 肩关节特别是盂肱关节是骨关节炎和其他炎症性疾病的好发部位。MRI在显示肩关节软组织病变和骨与关节的早期病理改变方面明显优于常规X线平片。对慢性滑膜病变如增生性滑膜炎，MRI也可直接显示，且无须使用对比剂。若直接向关节腔内注射或通过静脉注射钆对比剂后行MRI扫描更易于检出肩关节的细微病变。

关节病累及肩关节可以是双侧对称（类风湿关节炎），双侧不对称（骨性关节炎），或仅累及一侧肩关节（感染、PVNS）。炎症性关节病将在第十五章讨论。然而，常见特征性肩关节病仍需注意。

结晶沉积疾病常累及肩关节。肩关节是羟基磷灰

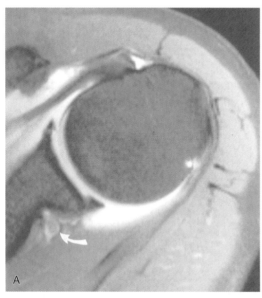
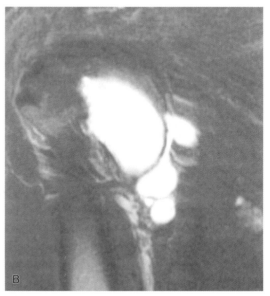

图9.130 图A.轴面MR关节造影显示近肩胛上神经的未充盈的多分叶状囊肿（弯箭头）；图B.冠状面T₂WI关节造影显示高信号多分叶状囊肿

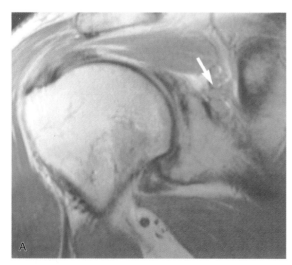
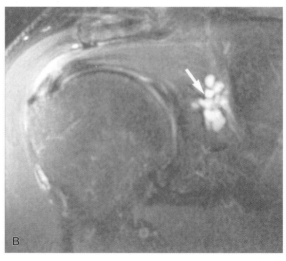

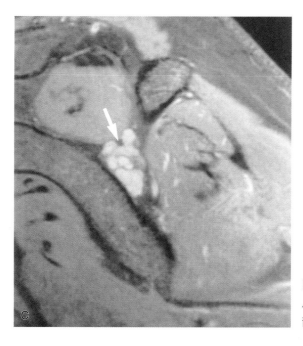

图9.131 肩胛冈盂切迹静脉曲张。冠状面T_1WI（图A）和T_2WI（图B）和对比增强（图C）显示曲张的静脉（箭）

石沉积最常见部位。患者可无症状，即使钙化沉积在X线片或CT已非常明显。多达45%患者伴有疼痛，该病40岁以上多发。多达50%患者双侧肩关节受累，滑囊、肌腱常累及，冈上肌腱受累最常见，多达52%。

X线显示冈上肌腱和肩峰下-三角肌下滑囊非晶体或致密、形态规则的钙化，以上特点伴有临床症状可做出诊断。这些已在前面讲述（图9.75）。

羟基磷灰石沉积病可伴焦磷酸盐沉积病。McCcarty等描述了"密尔沃基肩"，破坏性关节病伴羟基磷灰石沉积、肩袖撕裂和滑液中高水平胶原蛋白酶。侵袭性肩关节病鉴别诊断包括神经营养性关节病、淀粉样变性（图9.133）、类风湿关节炎、PVNS和缺血坏死。

类风湿关节炎常累及肩关节（图9.134）。锁骨远

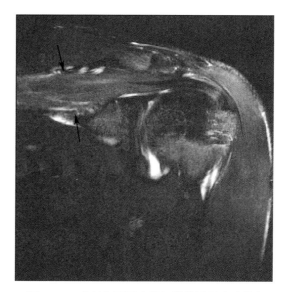

图9.132 去神经致冈上肌异常信号强度（箭）

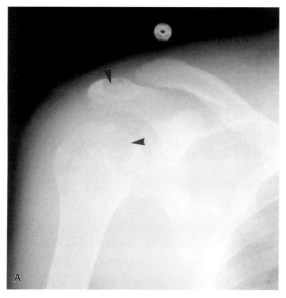

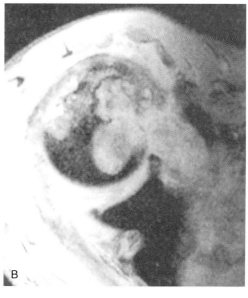

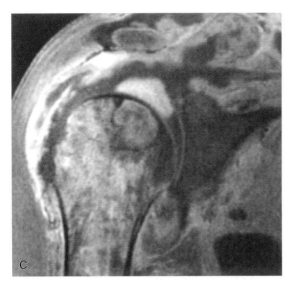

图9.133 淀粉样变性。图A.前后位X线片显示肱骨头和肩峰明显的骨质侵蚀（箭头）伴软组织水肿。轴面梯度回波（图B）和冠状面对比增强（图C）显示大的侵蚀及广泛的滑膜炎

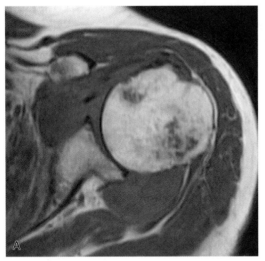
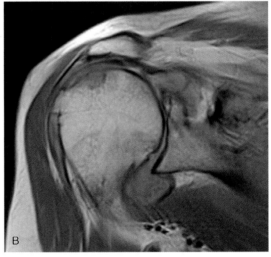

图9.134 类风湿关节炎。轴面T_1WI（图A）和冠状面质子密度加权像（图B）显示多量积液及骨质侵蚀

端吸收及盂肱关节侵蚀和滑膜增生很容易被MRI检出。对比增强是评价早期滑膜炎症和增生的最佳方法。滑囊积液伴肩袖撕裂常见。

肩关节骨性关节炎常与先前的外伤或潜在的因素如晶体沉积相关。

肩关节PVNS儿童和老年人常见。肩关节骨性关节炎和感染性关节炎可早期被MRI检出。结核或不典型分枝杆菌感染不常见。MR对骨和软组织病变侵犯范围较传统X线和核素扫描显示更为清晰。对比增强MRI常用于肩关节检查（表9.1）。感染将在第十三章详细讨论。

6.骨坏死 常规X线平片和核素检查难以早期发现肱骨头缺血性坏死（AVN）或骨坏死，而MRI检查对其早期病变的检出有绝对优势。后期X线片表现典型时，则无须行MRI检查。

肱骨头坏死的MRI表现通常与股骨头坏死相似（图9.135）。骨坏死的病因学和病理生理学的详细论述可参见第六章，在此不再赘述。肩关节AVN的普查和筛选可使用冠状面T_1WI、体线圈、大视野（包括两侧肩关节）、256×256矩阵、单次激励成像，约需时间5min。应用表面线圈更利于观察早期的细微病变。冠状面和矢状面可清楚地显示关节软骨改变及

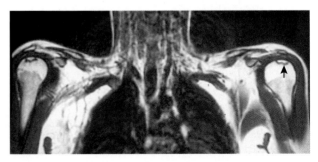

图9.135 肾移植系统性类固醇治疗患者。冠状面T_1WI显示肩关节双侧肱骨头经典的缺血坏死（箭）

其病变范围。部分病例诊断困难时可行T_2WI或STIR序列扫描。钆对比剂增强扫描也有助于发现肩关节AVN受损骨的血管再生。

7.肿瘤　目前，MRI已成为肌肉骨骼系统原发性或转移性肿瘤分期的重要方法。肩关节软组织及骨骼病变亦不例外。

骨肿瘤的定性诊断仍有赖于X线平片（图9.136）。肩关节病变分为S_1（翼）和关节盂-肩峰复合体两部分。良性病变S_2常见，恶性病变多见于S_1区。但MRI T_1WI或STIR序列图像对显示原发性、转移性肿瘤的病变范围及淋巴瘤或白血病的骨髓浸润明显优于X线检查。我们常规应用T_1WI和T_2WI、STIR和脂肪抑制T_1WI对比增强序列对肿瘤分期进行评价。表9.14列出了肩关节和肱骨近端各种良性和恶性骨肿瘤的发生率。

表9.14　肩关节骨肿瘤

肿瘤	肩关节肿瘤例数/全身肿瘤例数	比例（%）
良性		
成软骨细胞瘤	25/119	21
骨软骨瘤	159/872	18
软骨瘤	43/290	15
骨巨细胞瘤	22/568	4
骨样骨瘤	13/331	4
血管瘤	4/108	4
成骨细胞瘤	1/83	1.2
恶性		
软骨肉瘤	14/895	16
尤因肉瘤	57/512	11
骨肉瘤	159/1649	10
淋巴瘤	70/694	10
纤维肉瘤	21/255	8
骨髓瘤	57/814	7

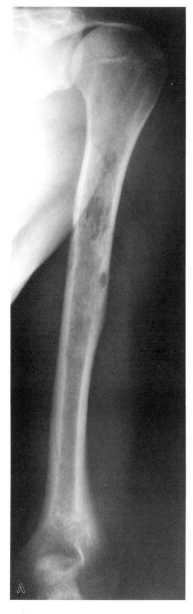
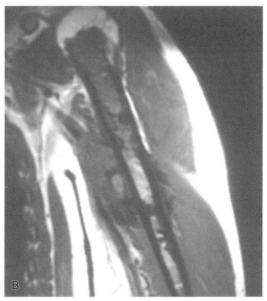
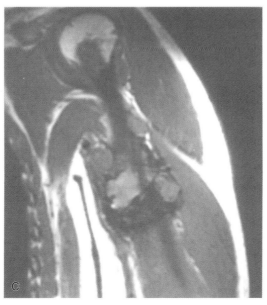

图9.136　骨恶性纤维组织细胞瘤。X线片（图A）显示肱骨中段浸润性骨质破坏。冠状面T_1WI（图B、图C）显示骨髓受累范围及大的软组织肿块，其在T_2WI或对比增强时显示更佳

肩关节软组织肿瘤也很重要（表9.15）。最常见的良性软组织肿瘤为皮下脂肪瘤（图9.137）和硬纤维瘤，其他种类软组织肿瘤很少累及肩关节。皮下脂肪瘤最多见于肩关节、上臂和背部。发生于肩关节的硬纤维瘤最多见，占所有硬纤维瘤的20%~22%。常累及肩部的恶性肿瘤见表9.15。

表9.15 肩部软组织肿瘤

肿瘤	比例（%）
良性	
脂肪瘤	28~50
硬纤维瘤	20~22
黏液瘤	4~5
纤维瘤病	4~8
海绵状血管瘤	3~4
良性神经鞘瘤	3~4
恶性	
恶性纤维组织细胞瘤	33~35
脂肪肉瘤	16~21
恶性神经鞘瘤	9~12
纤维肉瘤	2~4
平滑肌肉瘤	2~7
滑膜肉瘤	2~4

一般来说，T_1WI和T_2WI或STIR序列均利于确定软组织肿瘤性病变的类型，而2个平面的脂肪抑制T_1WI对比增强更有利于明确病变性质。MRI更易于判断软组织肿瘤特别是良性肿瘤的组织学类型。这些肿瘤的影像学表现将在第十二章做更全面的讨论。

8. 臂丛病变 如前文所述，臂丛是影像学检查的难点。CT因存在成像切面的限制和骨伪影的干扰，使得CT对该区病变的显示有很大局限性。此外，应用常规CT检查很难区别臂丛神经血管结构和淋巴结。MRI因具有极高的软组织分辨力和多方位成像等特点，使得其对臂丛区域的检查有明显优势。近期研究表明，3.0T和1.5T均显示良好，而3.0TMRI在显示解剖细节方面略优于1.5T。熟悉神经解剖及受累肌肉对于解释MRI图像非常重要。常规应用T_1WI和T_2WI、STIR对于大多数病例已足够，我们经常采用轴位、冠状位、矢状位及双侧对比来观察图像。Gd-DTPA增强扫描（动态或静态脂肪抑制T_1WI）更易于观察臂丛的细微病变。

Wiltenberg和Adkins报道放疗、原发和转移性肺癌（图9.138）和乳腺癌转移占臂丛神经病的75%。其他转移性肿瘤也可累及臂丛神经。外伤和其他炎症性病变也可导致臂丛神经病。

放疗后纤维化是臂丛神经病最常见的原因（31%），最常见于乳腺癌放射治疗的患者（图9.139）。患者表现为肩部无力、感觉异常、疼痛。放疗导致臂丛神经病的剂量通常60Gy或更大。症状可于治疗后数月或数年出现。

MRI特点对于区分放疗后改变或肿瘤浸润有价值。通常采用T_1WI、T_2WI和脂肪抑制对比增强T_1WI，至少2个成像平面，轴位、矢状位或冠状位，双侧对比观察（表9.1）。转移性病变常表现为毗邻臂丛的软组织肿块，也可浸润臂丛。肿瘤或浸润在T_2WI和对比增强表现为高信号。放疗后纤维化导致脊神经根增厚伴T_1WI、T_2WI信号减低。弥漫性对比增强而无局灶性肿块。

良性外周神经鞘瘤和恶性外周神经鞘瘤均可累及臂丛神经。粗略统计20%神经鞘瘤（表9.15）累及臂丛神经。患者症状与前述相似。静息痛常见于

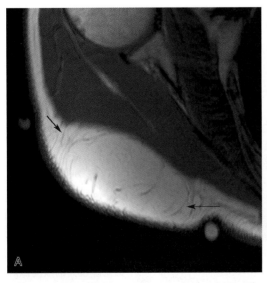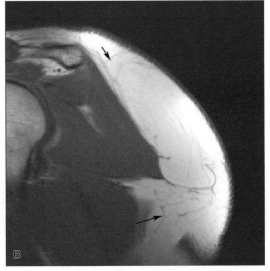

图9.137 肩部脂肪瘤。轴面T_1WI（图A）和矢状面质子密度加权像（图B）显示大的皮下脂肪瘤（箭）

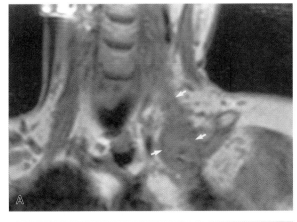
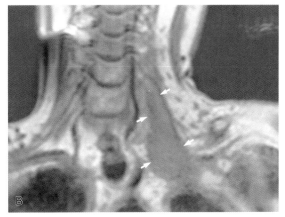
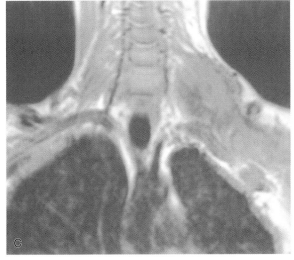

图9.138 累及臂丛的转移瘤。冠状面T_1WI（图A、图B）显示累及臂丛的肺转移瘤（箭）。另一患者冠状面T_1WI（图C）显示神经根被肺转移瘤包绕（箭）

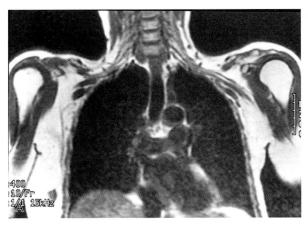
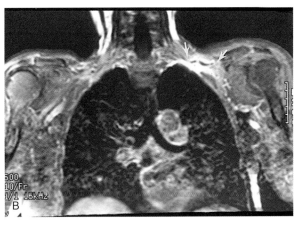

图9.139 乳腺癌切除术后放疗患者疑诊左侧臂丛病变。图A.冠状面SE序列 T_1WI显示左胸壁呈术后改变。与右胸壁相比，左胸壁脂肪减少，胸壁肌肉变薄；图B.钆对比剂增强扫描脂肪抑制T_1WI显示因放疗所致的左侧臂丛区的强化（箭）

恶性周围神经鞘瘤。约1/3良性外周神经鞘瘤伴发神经纤维瘤病Ⅰ型。神经纤维瘤病Ⅰ型的诊断需满足2个或更多标准：a. 6个或更多的皮肤牛奶咖啡斑；b. 2个或更多的神经纤维瘤或丛状神经纤维瘤；c.腹股沟或腋窝雀斑；d.视神经胶质瘤；e. 2个或更多的虹膜血肿；f.骨骼病变；g.父母、兄弟姊妹或儿童伴Ⅰ型。神经纤维瘤约占神经纤维瘤病的75%，如果不是，约50%为神经膜细胞瘤。神经膜细胞瘤是包膜完整的病变，会推压但不会浸润神经束。丛状神经纤维瘤会浸润神经束，因此很难避免外科术中神经损伤（图9.140）。

孤立性神经纤维瘤和神经鞘瘤常边界清晰，卵圆，T_2WI高信号、T_1WI中等信号。中央低信号（靶征）在T_2WI更为明显。外伤在对比增强后可有强化。某些病例，信号强度和增强可不均匀。神经膜细胞瘤坏死时很难与恶性周围神经鞘瘤鉴别。

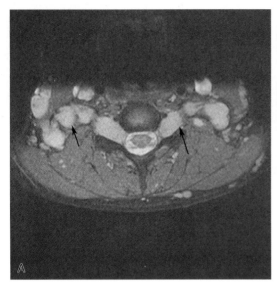
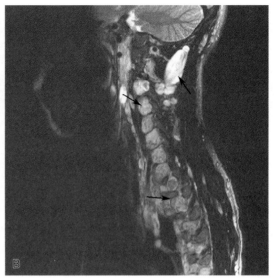

图9.140 神经纤维瘤病。轴面（图A）和矢状面（图B）T$_2$WI显示颈椎间孔扩张伴多发神经纤维瘤（箭）

恶性周围神经鞘瘤无特征性改变与肉瘤鉴别困难。边界不规则、信号不均匀、增强不均一、靶征恶性周围神经鞘瘤不可见。神经纤维瘤病Ⅰ型伴发生率3%~13%。

其他良恶性肿瘤也可累及臂丛。常见的良性肿瘤为硬纤维瘤和脂肪瘤（表9.15）。恶性病变包括纤维肉瘤、滑膜肉瘤和放射诱导的肉瘤。图像特点将在第十二章讨论。

其他累及臂丛神经的病变是Parsonage-Turner syndrome综合征（急性臂丛神经炎）。患者急性肩部疼痛而无外伤史。疼痛数周后缓解，肌肉无力。病因不明，但病毒或免疫原因的假说已提出。33%患者双侧发病。

MRI特点包括受累肌肉弥漫性T$_2$WI信号增高。冈上肌、冈下肌最常见（图9.132）。MRI对于排除其他肩部疼痛非常有价值。

（郝 艳 孙贞魁 李 菁 蔡王莉 孙振中 杨小军 赵 松 姚伟武 译）

参考文献

（图9.7）摘自 Berquist TH. Imaging of Orthopedic Trauma, 2nd ed. New York: Raven Press; 1992.

（表9.2）摘自 Carter BL, Morehead J, Walpert JM, et al. Cross-sectional Anatomy: Computed Tomography and Ultrasound Correlation. New York: Appleton-Century Crofts, 1977; Iannotti JP, Gabriel JP, Schneck SL, et al. The normal glenohumeral relationship. J Bone Joint Surg, 1992, 74A: 491-500; and Rosse C, Rosse PG. Hollinsheads Textbook of Anatomy. Philadelphia, PA: Lippincott-Raven, 1997.

（表9.3）参考文献: 2, 53, 68.

（图9.42）摘自 Richardson ML, Patten RM. Age-related changes in marrow distribution in the shoulder: MR image findings. Radiology 1994; 192: 209-215.

（图9.43）摘自 Richardson ML, Patten RM. Age-related changes in marrow distribution in the shoulder: MR image findings. Radiology, 1994, 192: 209-215.

（图9.46）摘自 Morgan H, Damron T, Cohen H, et al. Pseudotumor deltoideus. A previously undescribed variant at the deltoid insertion site.Skeletal Radiol, 2001, 30: 512-518.

（表9.4）参考文献: 4, 114, 136, 144.

（表9.5）参考文献: 12, 13, 164, 165.

（表9.6）参考文献: 94, 195, 199, 200.

（表9.7）摘自参考文献25, 107, 168, 170, 171, 181.

（表9.8）参考文献: 12, 64, 161, 168, 176.

（表9.9）参考文献: 12, 16, 187, 227, 239, 246-249.12, 64, 161, 168, 176.

（表9.10）引用文献: 280, 285, 289, 290, 293, 297~305.

（表9.11）引用文献: 4, 307-310, 327-330.

（表9.12）参考文献: 12, 16, 36, 251, 282, 296, 324, 332.

（表9.13）参考文献: 1, 95, 100, 202, 259, 309, 310, 312.

（表9.14）摘自 Unni KK. Dahlin's Bone Tumors: General Aspects and Data on 11, 087 Cases. 5th ed. Philadelphia, PA: Lippincott-Raven, 1996.

（表9.15）摘自Berquist TH. MRI of the Musculoskeletal System. 5th ed. Philadelphia, PA: Lippincott Williams & Wilkins; 2006; and Weiss SW, Goldblum JP. Enzinger and Weiss's Soft Tissue Tumors. 4th ed. St. Louis: Mosby, 2001.

第十章

肘关节和前臂

Thomas H. Berquist · Laura W. Bancroft

本章提要

一、技术
　（一）患者体位摆放与线圈选择
　（二）脉冲序列和成像层面
二、解剖
　（一）关节结构
　（二）韧带
　（三）滑囊
　（四）肘关节和前臂肌
　（五）屈肌
　（六）伸肌
　（七）深层伸肌
　（八）神经血管解剖
三、诊断误判
四、临床应用
五、外伤
　（一）骨折
　（二）脱位
　（三）骨软骨病变
　（四）肌腱损伤
　（五）内外侧肌腱
　（六）肌损伤
　（七）韧带损伤
　（八）后方型棒球肘和后方鹰嘴撞击综合征
　（九）滑膜皱襞综合征
六、骨与软组织肿瘤
　（一）骨肿瘤
　（二）软组织肿瘤
七、感染
八、关节病
九、神经包绕综合征
　（一）尺神经
　（二）正中神经
　（三）桡神经

肘关节和前臂MRI能够清楚地显示骨骼和软组织的正常解剖及其病变。症状的部位及其与肘关节屈、伸、旋前与旋后的关系等临床资料与拟诊病变的类型对制订MRI检查计划非常重要。对于某些特定的临床问题，患者体位摆放一定要恰当、舒适，且应选择最佳的扫描层面和脉冲序列，才能最佳地显示病变及其特征。

一、技术

（一）患者体位摆放与线圈选择

MRI检查时，患者的体位摆放与进行其他影像学检查时的体位摆放同样重要（见第三章）。所用线圈类型、机架限制、患者体型及临床状况，均可导致检查结果不满意，尤其是上肢检查的患者。除开放式和专门用于四肢的MRI系统外，大多数高场强MRI机架本身空间有限，因而限制了对患者体位摆放的选择，尤其对体型较大的患者。这些患者可以在开放式低场强或专门用于四肢的MRI中完成检查。我们现在肘关节检查中使用1.5和3.0T的磁共振。患者取仰卧位，肘关节置于身体一侧时，通常为最舒适的体位（图10.1）。对侧的前臂举过头顶可使受检的肘关节更靠近中央。而受检的肘关节举过头顶时（图10.1B和C），患者会感到不适而产生问题。专用肘关节环形线圈可用于这种体位（图10.2A）。前臂或肘关节与前臂这样大范围的检查最好使用较大的相控阵线圈（图10.2A）。

患者体型较大时，需要使用不同的体位和线圈。此时患者可在旋转或俯卧位将受检侧前臂举过头顶，肘关节尽量伸直（超人位）（图10.1）。但上肢上举过头可使患者感觉很不舒服，使图像质量因运动伪影而下降。在笔者最初回顾观察的200例上肢患者中，发现运动导致图像质量下降者占25%。患者上肢置于身体一侧仰卧时，运动伪影通常不会影响图像质量。这

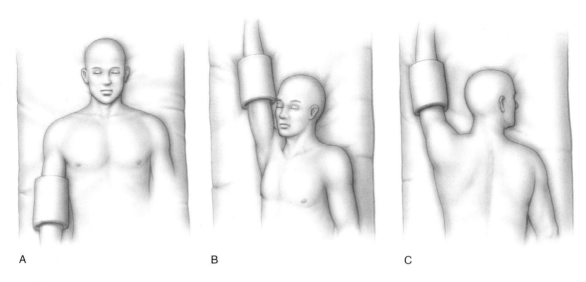

图10.1 肘关节成像体位。将上肢置于身体一侧检查时（图A），患者感觉最舒适。将上肢上举过头时（图B、图C），患者较难忍受MRI检查。体型较大的患者或需要肘关节屈曲以评价肱二头肌腱时，患者的体位摆放为图B所示的位置

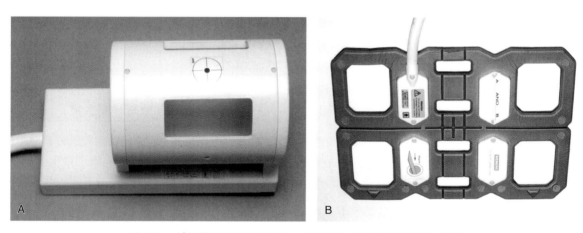

图10.2 肘关节线圈照片（图A）和前臂的大相位阵控线圈（图B）

些体位方法可用于儿童和成人。

疼痛或怀疑病变的部位可用维生素E胶囊来标记。但应注意不要压迫或使下方软组织变形。在检查正常的患者中标记出现症状的部位特别有用。5岁以下儿童检查时可能需要口服镇静药（见第三章）。

某些情况下，例如肱二头肌附着处病变，患者肘关节屈曲摆放时，显示解剖更具优势（图10.3）。体形瘦小者，肘关节可屈曲置于身体一侧，且身体向受检侧倾斜，而这在体型较大的患者是不可能的。肘关节旋前、旋后位的轴面MRI有利于评价肱二头肌腱以及桡尺近侧关节的轻微病变，而且应同时包括轴面和矢状面检查。需要进行动态研究时，最好应用GRE序列和电影成像。Quick等利用稳态进动快速成像（fast imaging steady precession, FISP）序列来进行肘关节和其他关节的动态研究。真实FISP序列是一种GRE的稳态进动序列。本研究中使用的参数包括

TR/TE 2.1/1.1ms，反转角50°，FOV 12到27cm，层厚6mm，矩阵256×135。

Giuffre和Moss等在仰卧肘关节屈曲外展位来评价肱二头肌肌腱，此时肘关节屈曲举过头顶，前臂放在头顶上，拇指向上（图10.4）。

这种方法能在图像平面中更好地包全整个肱二头肌肌腱，提高鉴别部分和完全撕裂以及识别其他轻微病变的能力。但这种体位很难保持，易导致运动伪影。

对于病变轻微者，两上肢对比观察非常有帮助。使用常规线圈检查双上肢，检查时间需增加1倍。双线圈可同时检查两上肢，这能大大减少成像时间，但并不降低图像质量。

Yoshioka等使用显微镜线圈来评价肘关节，目前尚处于初步阶段。他们用传统的脉冲序列，FOV为5~7cm，矩阵（140-224）×512，2~6次激励，

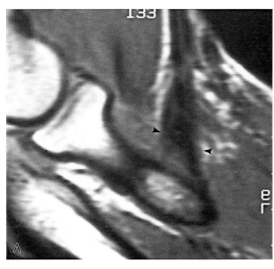 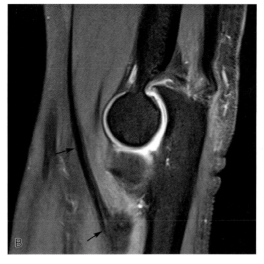

图10.3 正常肱二头肌远端肌腱。图A.1.5T矢状面T₁WI显示肘关节屈曲时邻近桡骨粗隆处起点的肱二头肌腱（箭头）；图B.肘关节适当旋转后3.0T脂肪抑制T₂WI清楚地显示桡骨粗隆处的肱二头肌腱（箭）

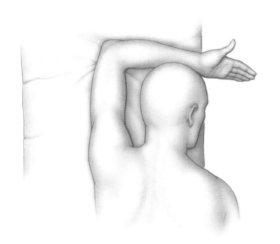

图10.4 评价肱二头肌腱时患者俯卧肘关节屈曲前臂外展的图示。拇指向上

并同时使用14cm×17cm的屈曲线圈和23mm的显微镜线圈来评价肘关节。相比传统的线圈，其信噪比和空间分辨率均有所提升。

肘关节成像的其他常规参数包括小FOV（10～12cm）；矩阵256×192，256×256，512×512；1～2次激励。层厚可根据感兴趣区域及组织容积而变化，但在肘关节中一般为4mm或以下（表10.1）。检查前臂或同时检查肘关节和前臂时需要更大的FOV。

（二）脉冲序列和成像平面

用于肘关节和前臂的成像平面包括轴位、矢状位、冠状位、斜位和薄层GRE图像的重建。轴位图像可用于观察神经血管、肌腱、环状韧带、尺侧副韧

表10.1 肘关节和前臂常规1.5T MRI检查序列和参数选择

	脉冲序列	层厚/层距	FOV	矩阵	激励次数	成像时间
定位像（冠状面）	15/5，FA40	1cm/0.5mm	32～40	256×128	1	26s
轴面T₁WI	SE 530/17	4mm	8～12	512×512	1	4min35s
轴面STIR	7090/101，TI 160	4mm/0.04mm	8～12	256×256	2	4min38s
或轴面FS FSE T₂WI	4000/102，ETL8	4mm/0.04mm	8～12	256×256	2	3min18s
冠状面FS FSE T₂WI	4000/102，ETL8	4mm/0.04mm	8～12	256×256	2	3min18s
冠状面DESS	23.87/6.73	1mm/22/slab	12～14	256×256	12	4min36s
矢状面FS FSE T₂WI	4000/102，ETL8	4mm/0.04mm	12～14	256×256		3min18s
MR关节腔造影						
轴面FS T₁WI	500/12	4mm/0.5mm	10～14	256×256	1	3min16s
矢状面FS T₁WI	500/12	4mm/0.5mm	10～14	256×256	1	3min16s
冠状面FS T₁WI	500/12	4mm/0.5mm	10～14	256×256	1	3min16s
冠状面PD FSE	2000/19	4mm/0.5mm	10～14	256×256	1	3min30s
冠状面FS FSE T₂WI	4140/92	4mm/0.5mm	10～14	256×256	1	3min20s

SE.自旋回波；FA.翻转角度；FSE.快速自旋回波；FS.脂肪抑制；DESS.双回波稳态；PD.质子密度

带、外侧副韧带和肌肉的解剖。其次可用矢状面来观察肱二头肌和肱三头肌的撕裂或明确轴位图像上所示病变的范围。矢状位图像也能用来评价关节软骨、游离体和滑膜。冠状位图像可用于评价关节表面和侧副韧带。一些学者认为斜冠状位（肘关节轻度屈曲时与肱骨干平行）图像可用于评价侧副韧带。薄层（1mm）重建GRE图像模型或3D图像也能灵活地观察这些复杂的解剖结构。但相比传统序列或快速自旋回波（fast spin-echo，FSE）序列，这些序列的软组织对比度降低了。

我们检查一般先用取得冠状面定位像（表10.1），扫描需要26s的时间（图10.5）。然后用大FOV（32～40cm）、1cm层厚来扫描图像，一般获得3～5张图像。

轴位图像可用T_1WI或FSE T_2WI或快速STIR序列来获得。层厚一般为4mm。T_1WI和T_2WI的平面应相互对应以方便对比。另外，还需在冠状面和矢状面获得FSE T_2WI图像。我们也获得层厚1mm的冠状面双回波稳态进动序列图像，其能更好地评价关节软骨和侧副韧带。冠状面和矢状面图像的方向是由肱骨上髁所决定的（图10.6）。

常用静脉内钆对比剂来更好地评价滑膜、骨质和软组织病变。增强后我们可在2个最适合评价病变的平面来获得脂肪抑制T_1WI图像。

GRE序列软组织对比度较差，但能帮助研究关节运动，其重建后也更好地显示解剖结构。参数包括TR 100～450ms，TE 20ms，FA45°，层间距1mm，矩阵256×256和2次激励。关节运动研究包括在不同程度的仰卧位和俯卧体位时的轴位图像，或在关节不同程度的屈曲或伸直位时的矢状位图像。后者在高场强的MRI中很难获得。图10.7显示了肘关节和前臂常用脉冲序列所获图像的表现。

肘关节腔造影技术在我们实践中并不常用。但这项技术能更好地在没有关节液的时候显示游离体，也能更好地显示关节囊和韧带撕裂和骨软骨病变。针头可以从肘关节外侧（肱桡关节）或从后方鹰嘴窝处进入肘关节。我们注射4～5ccs稀释的钆对比剂（溶液1mmol）。钆与50%罗哌卡因溶液和50%碘对比剂混合。这种方法有助于确定针的位置，也可确定患者的

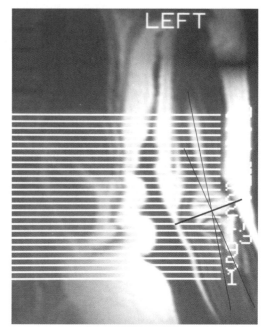

图10.5 使用肘关节冠状面定位像以选择轴面扫描层面。由于FOV（40cm）大，左侧躯体亦在本图中显示。要获得真正的轴面图像，必须考虑肱骨和前臂的轴线（黑线）。肘关节正常提携角3°～29°。所以扫描前臂轴面图像需要倾斜扫描角度（横行黑线）

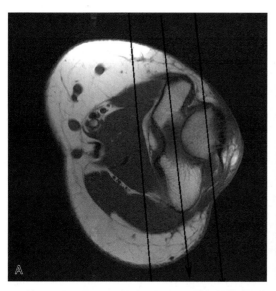
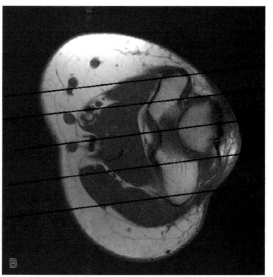

图10.6 轴面T_1WI图像肱骨上髁处的冠状面（图A）和矢状面（图B）扫描线

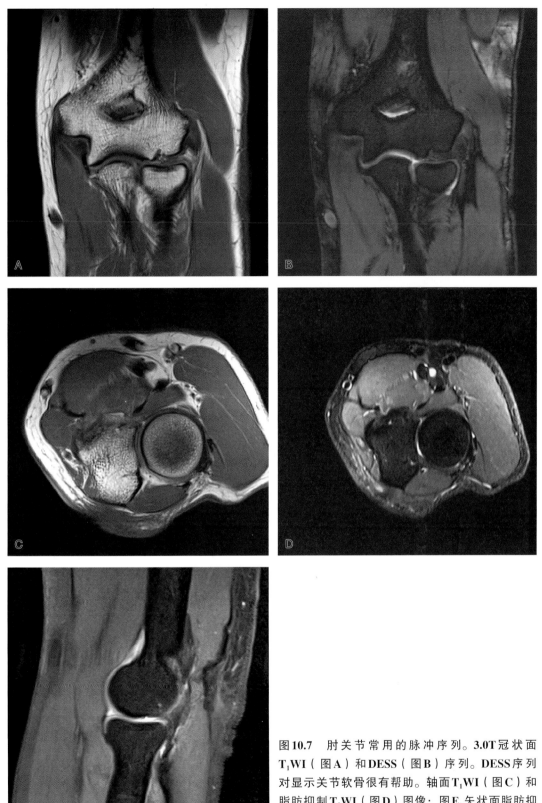

图10.7 肘关节常用的脉冲序列。3.0T冠状面 T_1WI（图A）和DESS（图B）序列。DESS序列对显示关节软骨很有帮助。轴面 T_1WI（图C）和脂肪抑制 T_2WI（图D）图像；图E. 矢状面脂肪抑制 T_2WI 图像

疼痛是否来自关节内。注射对比剂后，我们在轴位、冠状位和矢状位获得脂肪抑制 T_1WI 图像。另外，我们还在冠状面获得脂肪抑制FSE T_2WI 图像以更好地评价关节囊和侧副韧带。

二、解剖

肘关节和前臂解剖复杂，但MRI可充分显示（图10.8～图10.10）。

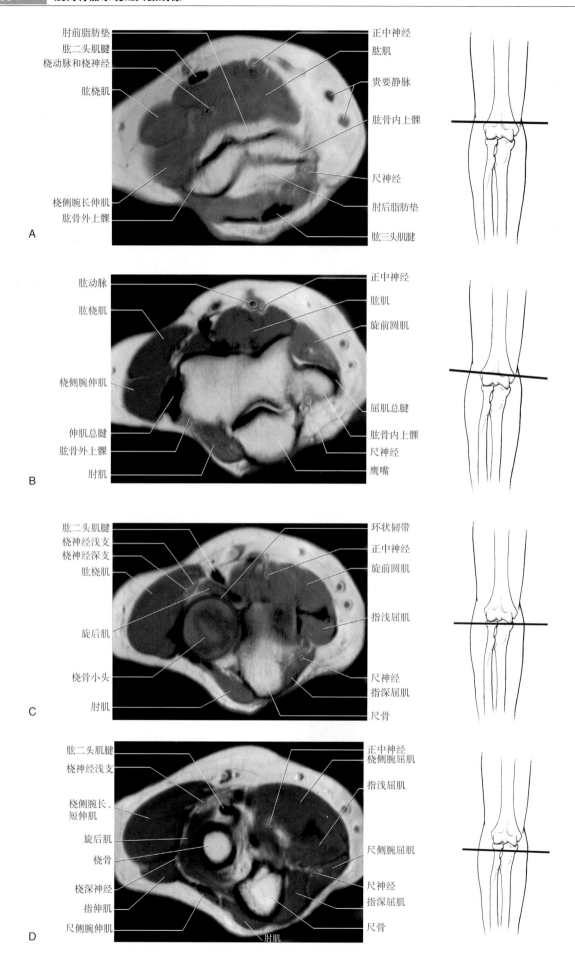

第十章 肘关节和前臂

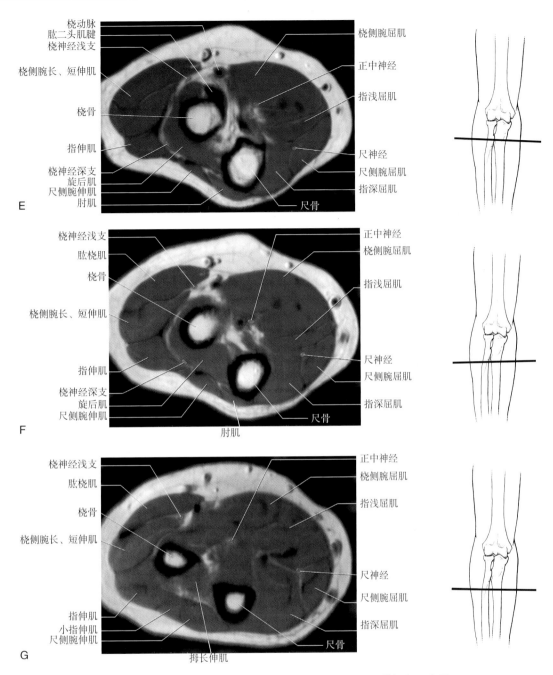

图 10-8 肘关节和前臂轴面质子密度MRI及其解剖示意图

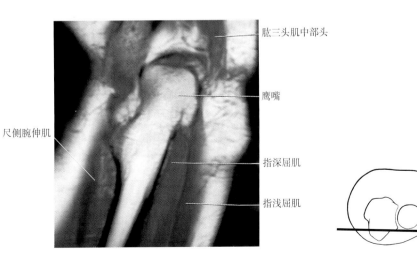

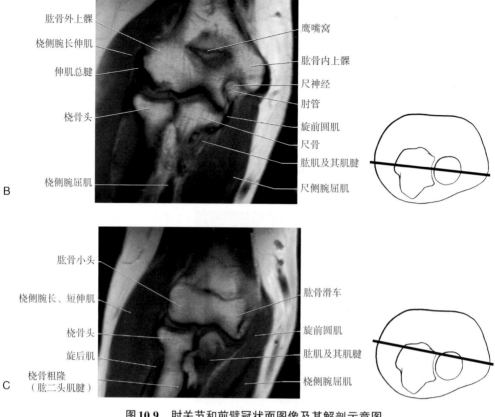

图10.9 肘关节和前臂冠状面图像及其解剖示意图

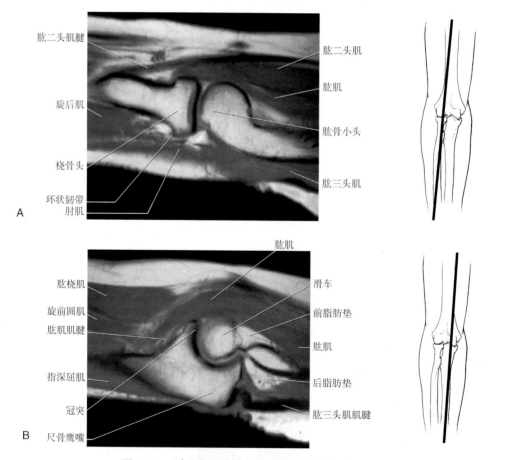

图10.10 肘关节和前臂矢状面图像及其解剖示意图

（一）关节结构

肘关节由3个骨性结构构成。肱骨下端由肱骨小头和肱骨滑车构成，分别与桡骨头和尺骨构成关节（图10.9）。桡骨头和邻近的尺骨桡切迹亦构成关节（图10.8C），因而桡骨头旋转时能使前臂做旋后和旋前运动。尺骨鹰嘴的滑车切迹包绕肱骨滑车近180°，使肘关节成为人体最稳定的关节之一。肱骨远端关节面前倾30°，尺骨鹰嘴的滑车切迹向后倾斜，两者可阻止肘关节屈伸时向后半脱位。肱尺关节是肘关节内翻应力下最重要的稳定结构。肘关节完全伸展时，肱尺关节对内翻应力产生55%的抵抗力；而当肘关节屈曲90°时，肱尺关节对内翻应力产生75%的抵抗力；关节其余稳定性由关节囊韧带维持。所有关节表面均有关节透明软骨覆盖；评价关节软骨最好使用DESS序列或脂肪抑制质子密度加权像。

肘关节囊前后壁薄弱，分别由肱肌和肱三头肌提供辅助支持（图10.11）。关节囊前壁的近侧端分别附着于桡骨与肱骨冠突窝的正上方，并跨尺骨冠突至环状韧带前部（图10.11）。关节囊后壁与肱三头肌腱关系密切，起自尺骨鹰嘴窝上方的肱骨，远侧端附着于尺骨滑车切迹的上外缘、尺骨外侧的粗糙区以及环状韧带（图10.11）。关节囊内、外侧壁分别与内、外侧副韧带融合（图10.11和图10.12）。除非有关节积液或行MR关节造影，否则MRI不能清晰显示关节囊。此时轴面和矢状面图像通常能较好地评价关节囊（图10.8和图10.11），但也难以将其与前后方的肱肌、肱三头肌腱区分。

MRI能够区分肘关节的5个主要滑膜隐窝，尤其在有关节积液或进行MR关节造影时更易识别

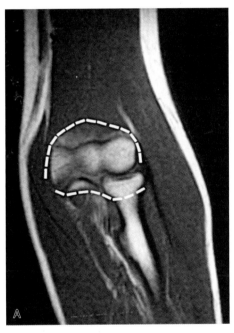

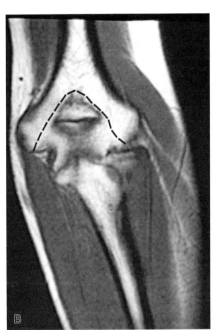

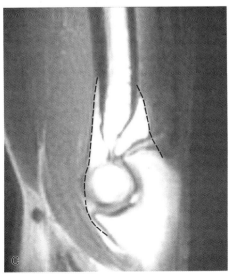

图10.11 肘关节囊（虚线）的前壁冠状面（图A）、后壁冠状面（图B）和矢状面（图C）图像

（图10.13）。

鹰嘴隐窝为5个滑膜隐窝中最大者，可再分为上、内、外侧鹰嘴隐窝。肱骨前隐窝又分成冠突隐窝和桡隐窝（图10.13A）。环状隐窝包绕桡骨颈（图10.13B）。尺侧副韧带（UCL）隐窝与桡侧副韧带（RCL）隐窝分别位于UCL和RCL的深部。正常情况下，不同大小和形态的滑膜皱褶突入关节间隙，不应误诊为关节内游离体。这些滑膜皱褶通常出现于两个滑膜隐窝的汇合处，或者表现为位于关节边缘的三角形"弯月样"结构。

（二）韧带

RCL和UCL复合体是肘关节内外侧的辅助支持结构（图10.12和图10.14）。MRI冠状面、后部斜冠状面及轴面图像能够区分这些韧带（图10.12）。肘关节内、外翻损伤可导致UCL或RCL以及关节囊的破裂。因此，有必要进一步了解和熟悉上述结构（图10.14）。内侧的UCL较外侧的RCL更强韧（图10.12）。UCL分三束，互相连贯。前束起自肱骨髁的前下面，附着于尺骨冠突的内侧缘（图10.14A），是抵抗肘关节外翻应力的主要结构。后束纤细、呈扇形，起自肱骨内上髁后部，走行稍靠后，附着于尺骨鹰嘴的内侧面（图10.14A）。横束纤细或缺如，缺乏临床意义，在MRI图像上常难以辨认。

RCL复合体由UCL外侧部、RCL及环状韧带构成（图10.14B）。UCL外侧部起自肱骨外上髁，沿桡骨头后方向远端扩展，与部分环状韧带纤维融合，然后向内侧斜向走行，附着于尺骨旋后肌嵴突近侧。UCL外

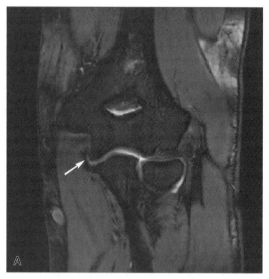
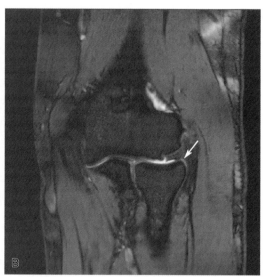

图10.12 肘关节3.0T冠状面DESS序列图像显示UCL（图A中的箭头）和RCL（图B中的箭头）

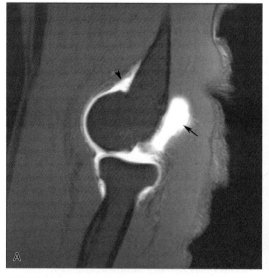
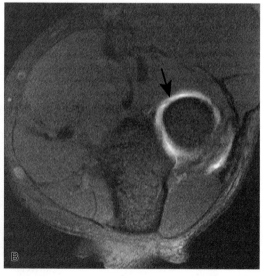

图10.13 肘关节隐窝。图A.矢状面MRI关节腔造影图像显示尺骨鹰嘴隐窝（箭）和肱骨前隐窝（箭头）；图B.轴面MRI关节腔造影图像显示环状隐窝

侧部是抵抗内翻应力的主要稳定结构，其断裂可导致肘关节后外旋转不稳。RCL起自肱骨外上髁的前下面，位于伸肌总腱深部，向远端扩展，附着于环状韧带和旋后肌纤维（图10.14B）。环状韧带环绕近端桡骨颈，附着于尺骨桡切迹的前、后方（图10.14B和图10.15）。桡骨颈与尺骨之间另有一条韧带走行，称为方形韧带。

（三）滑囊

由于滑囊在MRI图像上可能与囊肿或其他病变混淆，所以在此重点阐明肘关节周围几个重要的深、浅层滑囊。浅层滑囊包括鹰嘴滑囊和肱骨内、外上髁滑囊。鹰嘴滑囊可能见于三种位置。最常见的是皮下鹰嘴滑囊。尺骨鹰嘴区还有腱膜内滑囊和腱膜下滑囊（图10.16和表10.2）。肱二头肌桡侧腱处的腱膜下滑囊在轴面、矢状面MRI图像上显示最好，不应与肘关节积液混淆。单纯肘关节积液时，由于肘关节前间隙内并无液体积聚，可与感染性滑囊相鉴别。另外，两个浅层滑囊（肱骨内、外上髁滑囊）不应与内、外侧副韧带的断裂或撕裂混淆。图10.17显示了肘关节其他深、浅层滑囊的位置。这些滑囊与桡、尺神经分支的关系密切（图10.17）。滑囊正常情况下在MRI图像上不显示，但因外伤、感染、滑膜炎或痛风而发生炎症和积液充填时，T_2WI或GRE序列图像上能够清晰显示滑囊结构。此时滑囊表现为边缘清晰的均匀高信号结构。

表10.2 肘关节滑囊

浅层
尺骨鹰嘴滑囊（分布于皮下、肌腱内、腱膜下）
肱骨内上髁滑囊
肱骨外上髁滑囊
深层
肱桡肌滑囊
旋后肌滑囊
肱二头肌桡侧腱滑囊
桡侧腕短伸肌下滑囊
尺神经滑囊

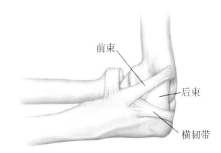

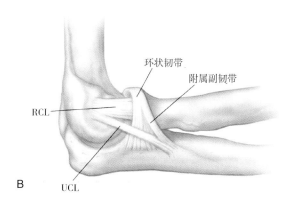

图10.14 肘关节韧带侧位观示意图

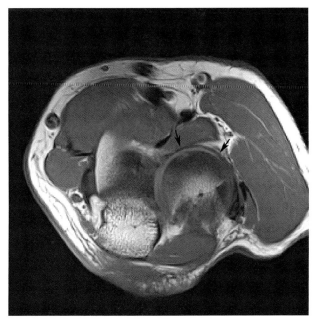

图10.15 3.0T轴面T_1WI图像显示环状韧带（箭）

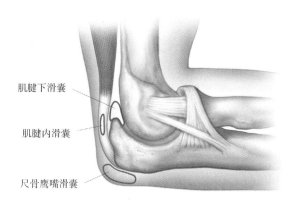

图10.16 尺骨鹰嘴滑囊。皮下浅层滑囊最常见，肌腱内和肌腱下滑囊较少见

（四）肘关节和前臂肌

肘关节和前臂肌解剖复杂（表10.3和表10.4）。肘关节和前臂通常有4种基本运动。肘关节仅限于屈曲和伸展运动，而旋前、旋后运动则发生于尺、桡骨之间。应当注意肘关节处于伸展位时肘关节正常提携角为3°~29°（图10.5）。对肘关节和前臂肌依其各自的功能分别予以讨论最为简单（表10.3和表10.4）。

如上所述，肘关节和前臂肌分两大类：屈、伸肌群和旋前、旋后肌群。肘关节的主要屈肌有肱二头肌、肱肌和肱桡肌（图10.8、图10.10、图10.18和表10.3）。肱二头肌跨越肘关节前部，止于桡骨粗隆，使前臂旋后和屈肘（图10.3、图10.8和图10.18）。肱肌粗大，起自肱骨前面，行经肘关节前方，止于尺骨近端的冠突周围（图10.8、图10.9、图10.18和图10.19）。肱桡肌起自肱骨远端的桡侧（图10.18），跨越肱骨外上髁，向远侧端走行，止于桡骨干骺端的近侧（图10.8~图10.10）。肱桡肌曲肘关节时，尚由邻近伸肌群尤其是桡侧腕长伸肌辅助完成。肘关节第四个块屈肌为旋前圆肌，其屈曲作用较小，只在前臂旋前时发挥最佳功能。旋前圆肌起自肱骨内上髁上方，斜跨肘关节内侧面，止于桡骨上1/3处（图10.8、图10.9和图10.18）。

肘关节伸展（表10.3）主要由肱三头肌尤其是肱三头肌内侧头和肘肌完成（图10.8、图10.10和图10.20）。肱三头肌（图10.20）的三个头分别起自肩胛骨

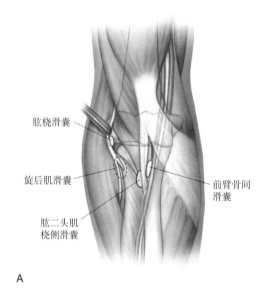

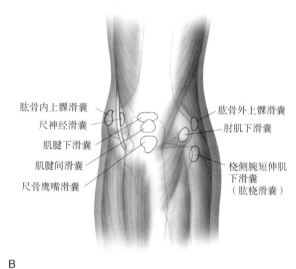

A

B

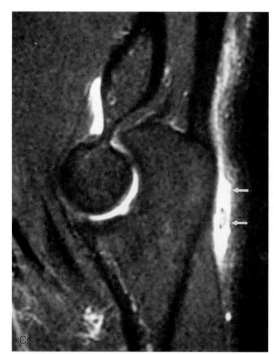

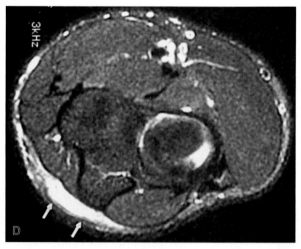

图10.17 肘关节滑囊示意图，前面观（图A）和后面观（图B）。注意滑囊与尺神经及其前支的关系。尺骨鹰嘴滑囊炎患者的矢状面（图C）和轴面T_2WI（图D）显示尺骨鹰嘴滑囊积液膨大（箭）

盂下结节、肱骨后面桡神经沟的上方及肱骨后下方，均止于尺骨鹰嘴。肘肌起自肱骨外上髁后方，向远端及内侧走行，止于尺骨外侧（图10.20）。

尺、桡骨的主要旋前肌为近端的旋前圆肌和远端的旋前方肌（表10.3、表10.4和图10.21）。旋前圆肌（图10.8、图10.10和图10.21）起自肱骨内上髁上方和尺骨冠突，行向远外侧，止于桡骨中部外侧面。旋前方肌的起止点将在第十一章讨论。

肘关节旋后动作主要由旋后肌和肱二头肌完成。某种程度上，拇长伸肌、拇长展肌辅助旋后，桡侧腕长伸肌和肱桡肌辅助旋后的作用较小（图10.22）。旋后肌（图10.10和图10.22）起自肱骨外上髁、外侧副韧带复合体及邻近尺骨，向远端走行，止于桡骨上外侧。旋前肌群几乎仅受正中神经支配，而旋后肌群则受肌皮神经和桡神经支配（表10.3）。

前臂大多数肌起自肱骨，并跨越肘关节止于远端。屈肌群起自肱骨和（或）尺骨内侧，由正中神经和尺神经支配，其中正中神经为主要支配神经（表10.4）。伸肌群起自肱骨和桡骨的外侧面，主要由桡神经支配（表10.4）。

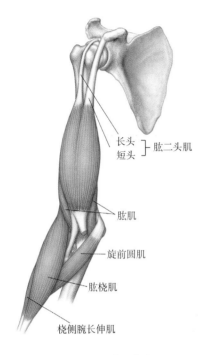

图10.18 肘关节浅层屈肌

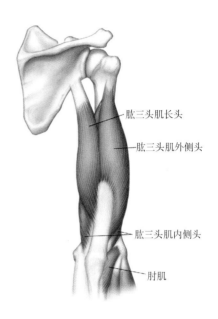

图10.20 肘关节伸肌

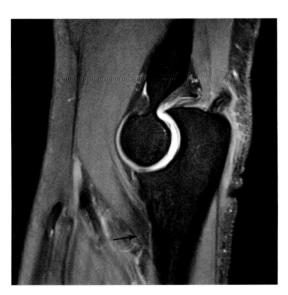

图10.19 3.0T矢状面脂肪抑制质子密度加权成像。显示肱肌/肌腱的起点靠近尺骨冠状突（箭）

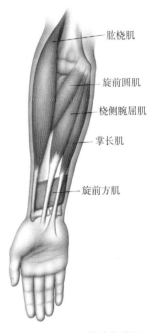

图10.21 前臂旋前肌

表10.3 肘关节肌

肌名称	起点	止点	作用	血液供应	神经支配
肱二头肌	起点有两个头 1）肩胛骨盂上结节 2）肩胛骨喙突	1）桡骨粗隆（滑囊将肌腱与桡骨粗隆分开） 2）前臂屈肌腱膜	屈肘、前臂旋后	肱动脉分支	肌皮神经（$C_{5\sim6}$）
肱肌	肱骨下2/3前面	尺骨冠突和粗隆	屈肘	肱动脉分支	肌皮神经（$C_{5\sim6}$）
肱桡肌	肱骨外上髁上方 肱骨外侧	桡骨远端外侧面	屈肘	桡动脉及桡侧返动脉	桡神经（$C_{5\sim6}$）
旋前圆肌	两个头 1）肱骨内上髁上方与骨间膜 2）尺骨冠突	桡骨外侧面中部	前臂旋前、辅助屈肘	尺动脉与尺侧返动脉	正中神经（$C_{5\sim7}$）
肱三头肌	三个头 1）肩胛骨盂下结节 2）肱骨后面桡神经沟的上方 3）肱骨下2/3	尺骨鹰嘴	伸肘	肱深动脉	桡神经
肘肌	肱骨外上髁后外侧	尺骨鹰嘴外侧及尺骨近端	伸肘	桡侧返动脉	桡神经
旋后肌	肱骨外上髁、桡侧韧带、环状韧带、尺骨	桡骨上端外侧	前臂旋后	桡动脉	正中神经

表10.4 前臂肌

肌名称	起点	止点	作用	神经支配
屈肌				
浅层				
旋前圆肌	两个头 1）肱骨内上髁上方和骨间膜 2）尺骨冠突	桡骨外侧面中部	前臂旋前、屈肘	正中神经（$C_{5\sim7}$）
桡侧腕屈肌	屈肌总腱（肱骨内上髁）	第2掌骨底	屈腕	正中神经
掌长肌	屈肌总腱（肱骨内上髁）	掌腱膜	屈腕	正中神经
尺侧腕屈肌	两个头 1）屈肌总腱 2）桡骨上端与桡骨粗隆远端	钩骨和第5掌骨底	屈腕	尺神经
中层				
指浅屈肌	两个头 1）屈肌总腱 2）桡骨上端与尺骨粗隆远端	第2～5指的中节指骨底	屈近端指间关节	正中神经
深层				
指深屈肌	尺骨上2/3前面与骨间膜	第2～5远节指骨	屈指间关节	正中神经和尺神经
拇长屈肌	桡骨中1/3和骨间膜	拇指远节指骨底	屈拇指	正中神经
旋前方肌	尺骨远侧端1/4前面	桡骨远侧端1/4前面	前臂旋前	正中神经
伸肌				
浅层				
肱桡肌	肱骨下2/3前方	尺骨冠突和尺骨粗隆	屈肘	桡神经（$C_{5\sim6}$）
桡侧腕长伸肌	肱骨髁上嵴下1/3	第2掌骨底桡背侧	伸腕	桡神经
桡侧腕短伸肌	肱骨外上髁、伸肌总腱	第3掌骨底	伸腕	桡神经
指伸肌	肱骨外上髁、伸肌总腱	第2～5远节指骨	伸指	桡神经
小指伸肌	指伸肌	小指远节指骨	伸小指	桡神经
尺侧腕伸肌	两个头 1）伸肌总腱 2）尺骨边缘后面	第5掌骨底内侧面	伸腕，尺骨外展	桡神经
深层				
拇长展肌	尺骨后面、骨间膜和桡骨中部后面	第1掌骨底外侧面	外展拇指	桡神经
拇短伸肌	桡骨中部后面	拇指近节指骨底	伸拇指	桡神经
拇长伸肌	桡骨中1/3后面	拇指远节指骨底	伸拇指	桡神经
示指伸肌	桡骨后面与骨间膜	示指近节指骨	伸示指	桡神经

（五）屈肌

屈肌群分三层——浅层、中层和深层。浅层主要起自肱骨内上髁的屈肌总腱（图10.23），包括旋前圆肌、桡侧腕屈肌、掌长肌和尺侧腕屈肌（图10.23和表10.4）。旋前圆肌的两个头分别起自屈肌总腱和尺骨冠突，于肱肌下方向远端走行，止于桡骨中部外侧面。桡侧腕屈肌亦起自肱骨内上髁的屈肌总腱，沿斜方肌沟向远端走行并跨越屈肌支持带，止于第2掌骨底。桡侧腕屈肌在走行中覆盖了部分指浅屈肌（图10.8）。掌长肌起自屈肌总腱内侧，仅沿前臂向下伸展约1/3前臂的长度，其远端肌腱部分跨越腕部浅层到达屈肌支持带（图10.23），继而成为掌腱膜的一部分。浅层肌群中最后一块肌肉是尺侧腕屈肌，其也有两个头：一个头起自屈肌总腱，另一个头起自尺骨鹰嘴和尺骨后缘上2/3（图10.23）。该肌沿前臂走行，覆盖尺神经及在前臂与其伴行的血管（图10.8），经豆钩韧带和豆腕韧带跨越腕关节，止于豌豆骨（原文有误，原文为钩状骨和第5掌骨底）。

指浅屈肌构成屈肌肌群的中层（图10.24）。指浅屈肌的一头起自屈肌总腱内侧，另一头起自桡骨上端，且位于桡骨粗隆远端。此肌扁平宽大，在前臂内向远端走行过程中覆盖正中神经、尺神经和尺动脉（图10.8和图10.24）。指浅屈肌在横穿屈肌支持带之前发出四条肌腱，通过屈肌腱膜和腕管后，这四条肌腱与指深屈肌共腱鞘，其远侧分别附着于第2~5指中节指骨底两侧（原文有误，原文为通过屈肌支持带和腕管）。

深层屈肌群包括指深屈肌、拇长屈肌和旋前方肌（图10.25和表10.4）。指深屈肌起自尺骨中部前2/3处与骨间膜。该肌亦分出四条肌腱，在行经屈肌支持带下方和腕管时，与指浅屈肌共腱鞘。这些肌腱远端分别止于第2~5指远节指骨底。拇长屈肌起自桡骨中1/3和骨间膜，远端行经腕管后形成单独腱鞘。因此，拇长屈肌的位置更靠近桡侧，并与指深屈肌腱和指浅屈肌腱分离（图10.25）。拇长屈肌离开腕管，行经鱼际肌，止于拇指远节指骨。深层屈肌群的最后一块肌肉为旋前方肌，呈扁平四方形，位于指长屈肌和拇长屈肌后方。该肌起自尺骨远端，近横向附着于桡骨远端（图10.25）。

（六）伸肌

如上所述，前臂伸肌实际上为肘关节屈肌。所有伸肌均由桡神经支配。伸肌同样也分深浅两层，浅层肌包括肱桡肌、桡侧腕长伸肌、指伸肌、小指伸肌和尺侧腕伸肌（图10.26）。如上所述，肱桡肌在肱骨外上髁的上方起点很长，位于肱肌和肱三头肌之间。桡神经位于肱桡肌与肱肌之间（图10.8），肱桡肌上端部分覆盖桡侧腕长伸肌，远端附着于桡骨远端外侧面。桡侧腕长伸肌起自肱骨外上髁前下1/3处，上面覆盖有肱肌。桡侧腕长伸肌与桡侧腕短伸肌重叠，至前臂中部水平形成一扁平肌腱。随后桡侧腕长伸肌远端与桡侧腕短伸肌伴行。桡侧腕长伸肌沿桡骨后表面走行，位于拇长展肌和拇长伸肌深面，走行于伸肌

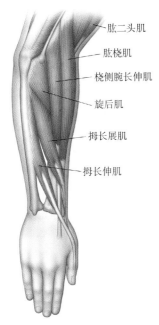

图10.22　前臂旋后肌

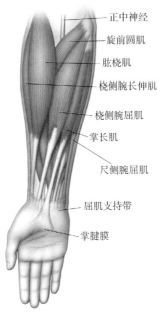

图10.23　前臂浅层伸、屈肌

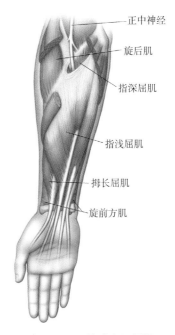

图10.24　前臂中层屈肌

支持带下方时与桡侧腕短伸肌共鞘，止于第2掌骨底的桡背面（图10.8～图10.10）。第2掌骨底和桡侧腕长伸肌腱之间可能有一滑囊。除非有炎症或滑囊积液膨胀，MRI图像通常不能显示此滑囊。桡侧腕短伸肌是位于最外侧的伸肌，起自肱骨外上髁伸肌总腱，还有一小头起自桡侧副韧带。桡侧腕短伸肌近端大部为桡侧腕长伸肌所覆盖（图10.8和图10.26）。指伸肌邻近桡侧腕短伸肌尺侧。至前臂远端，拇长展肌和拇短伸肌将桡侧腕短伸肌与指伸肌分开（图10.8和图10.26）。至腕部，桡侧腕短伸肌腱紧邻桡侧腕长伸肌的尺侧，当行经伸肌支持带下方时两者共腱鞘。桡侧腕长伸肌止于第3掌骨底。其主要功能是伸腕，亦辅助屈肘。指伸肌为手指的伸肌，占据前臂背侧的中央部分。指伸肌起自伸肌总腱，并与小指伸肌肌腹共起点。在远端伸肌支持带内，3~4根肌腱共腱鞘。鞘内尚有示指伸肌腱。指伸肌腱经由伸肌支持带下方，在手部接受起自蚓状肌和骨间肌的条状肌腱，然后分为中央束和外侧束（见第十一章）。中央束止于指骨中部，外侧束止于远节指骨的侧方。指伸肌的主要功能为使手指伸直和外展。小指伸肌大部起自指伸肌邻近隔膜，位于前臂背侧，指伸肌与尺侧腕伸肌之间的浅层。纤细的小指伸肌单独走行于伸肌支持带下方，以类似于指伸肌的形式附着于小指背侧。尺侧腕伸肌是浅层肌群中最靠内侧的一条，有两个头。一个头经伸肌总腱起自肱骨外上髁，另一个头起自尺骨后面。尺侧腕伸肌腱单独走行于伸肌支持带下方并通过尺骨神经沟，止于第5掌骨底内侧面。其基本功能为伸腕和使尺骨外展。

（七）深层伸肌

前臂深层伸肌包括拇长展肌、拇短伸肌、拇长伸肌和示指伸肌（图10.27）。由于位置较深，旋后肌亦包括在此组肌群中（图10.8）。拇长展肌为拇指的长展肌，起自旋后肌远端尺骨后面、骨间膜及桡骨中1/3后面。拇长展肌斜向走行于桡侧腕短伸肌、指伸肌之间，其内下方为拇短伸肌（图10.8和图10.27）。拇长展肌和拇短伸肌经过桡侧伸肌腱的浅层，于腕部两者共腱鞘。在腕部，拇长展肌位于桡动脉之上，经过手背侧止于第1掌骨底外侧面（见第十一章）。拇长展肌的作用是外展拇指和手。拇短伸肌为拇指的短伸肌，起自桡骨中部后面、拇长展肌起点的远侧及骨间膜；走行于指伸肌和拇长展肌之间，跨越腕部至桡伸肌的浅层。拇短伸肌腱形成腕部鼻烟窝的前界。桡动脉位于此肌腱和拇长展肌腱的深面。拇短伸肌附着于拇指近节指骨底，起着伸拇指和辅助手外展的作用。拇长伸肌起自桡骨中1/3后面及骨间膜，与拇长展肌接触，并与上方的拇短伸肌部分重叠。在腕部，拇长伸肌位于指伸肌的桡侧。拇长伸肌腱于伸肌支持带下方斜跨腕部，单独走行于桡骨粗隆内侧的桡神经沟内。拇长伸肌腱构成鼻烟窝的背侧缘。拇长伸肌腱覆盖拇短伸肌或位于拇短伸肌的背侧，止于拇指远节指骨底。拇长伸肌的作用为伸拇指的指间关节。深层肌群的最后一块肌是示指伸肌，起自桡骨后面、拇长伸肌起点的远端和骨间膜，行程上大部为浅层肌群所

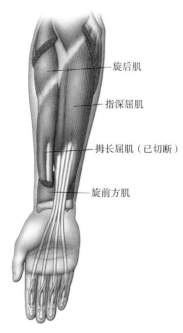

图10.25　前臂深层屈肌

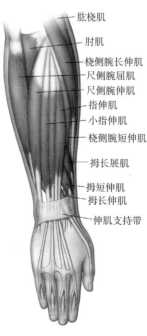

图10.26　前臂伸肌

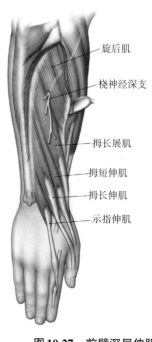

图10.27　前臂深层伸肌

覆盖。示指伸肌腱走行于小指伸肌和指伸肌的深面，并于手背侧三者共腱鞘。沿着手背侧面，示指伸肌位于指伸肌的尺侧，并广泛附着于示指近节指骨的背侧面。

（八）神经血管解剖

利用MRI评价肘关节和前臂时，必须了解肘关节和前臂的神经血管解剖及其与各肌肉、肌间腔之间的关系（图10.28）。肘关节和前臂软组织肿块、创伤，包括累及上述结构的神经压迫综合征均可引起严重的临床症状。因此，正确评价肘关节和前臂动脉、静脉、神经与各肌群、各肌间腔之间的关系非常重要。连续轴面图像（图10.8），尤其使用MRI造影观察最容易完成神经、血管的追踪显示。由于神经血管走行方向多变，因此，很少能完全包括在某一冠状面或矢状面层面内。3D容积成像或MRI血管成像技术将能很好地显示大血管结构；但追踪神经的走行、辨别神经内或其邻近病变依旧在轴面图像上最容易完成。

在肱骨远端（图10.8A），肱动脉位于邻近伴随静脉的前内侧。正中神经通常沿肱二头肌和肱肌交叉点的内侧走行。尺神经位置更靠后，沿肱三头肌内侧面走行（图10.8和图10.28）。于肱骨远端，在肱骨髁上外侧面前方的肱肌与肱桡肌之间最常看到桡神经。接近肘关节，桡神经走行靠前，沿肱肌边缘及肱桡肌的内侧下行（图10.28），至旋后肌正上方分为深浅两支。一旦出现分支，其在前臂MRI图像上（图10.8）更难追踪显示。不过在此分叉处，桡神经浅支位于桡侧腕长伸肌的前部，而深支则走行于桡骨后方，并穿行于旋后肌和指伸肌内部或两者之间（图10.8和图10.28）。正中神经沿肘窝前部走行，经指浅屈肌深层下降，进入前臂肘关节则位于指浅、深屈肌之间（图10.24和图10.28）。正中神经较为粗大，在轴面MRI图像上通常很容易辨认（图10.8）。尺神经走行于肱骨内上髁后方，在大多数轴面图像上可清晰显示（图10.8）。再靠远侧，尺神经通常位于指深屈肌和尺侧腕屈肌之间（图10.8和图10.28）。

肘关节和前臂大血管较低信号的细小神经结构更易辨认。肱动脉与正中神经向下伴行至肘窝处分为尺动脉和桡动脉。桡动脉进入前臂时位于拇长屈肌的浅层。尺动脉通常伴随正中神经沿指伸屈肌的浅层走行。图10.28显示肘关节和前臂的大血管解剖。图10.29为肘和前臂近端的正常MRA。

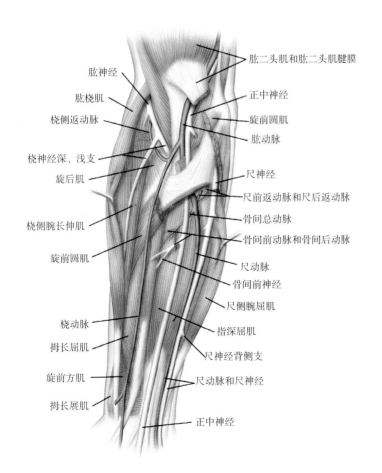

图10.28 肘关节和前臂神经血管解剖

三、诊断误判

对肘关节和前臂MRI阅片时,易犯的错误通常与正常解剖变异、技术失误、线圈选择不当、患者运动或血流及其他图像伪影等有关。

肘关节和前臂的正常解剖变异很多。肱骨髁上突是经常遇到的解剖变异。这种钩状的骨性突起为胚胎残留所致,通常见于肱骨内上髁上1~2in处,此变异亦可见于鸟类。这种变异通常不引起临床症状。不过,有一韧带结构(Struthers韧带)可自肱骨髁上突延伸至肱骨内上髁,压迫正中神经或桡动脉。常规X线平片可较易辨认肱骨髁上突,而Struthers韧带与神经血管结构的关系则在冠状面及轴面MRI图像上较易观察。

Rosenberg等指出肱骨小头与外上髁交界处的假性缺损(图10.30)不应与剥脱性骨软骨性炎或骨软骨骨折混淆。在轴面、矢状面和冠状面MRI图像上,这种假性缺损是由此区正常骨间沟的骨软骨的异常外观造成的。层面越靠外侧,这种假性缺损越深。偶尔可见一条或多条纤细低信号线自假性缺损伸入骨髓,不应误诊为骨折。同样,在肱骨下方尺骨鹰嘴部有一正常小骨沟,被尺骨鹰嘴和冠突交界处的无软骨覆盖的骨嵴所横贯。其在矢状面图像上最容易显示,不应误诊为软骨缺损(图10.31)。

软组织异常包括肌腹联合、多起点时辅助起点或一侧头缺如及肌完全缺如等,这些变异并不少见,如掌长肌缺如发病率达12.9%。这些变异通常无临床意义。但某些肌肉异常可有明显的临床症状。11%的患者无肘管支持带而出现滑车上肘肌,并导致尺神经压迫症(图10.32)。有关正常解剖变异的更详细讨论读者可查阅解剖参考书。

MRI的其他诊断误判由脉冲序列、扫描层面、线圈及患者体位选择不当造成(见第三章)。很多误判可通过仔细回顾临床病史和体格检查来避免。

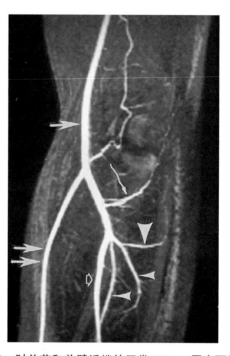

图10.29 肘关节和前臂近端的正常MRA。图中可见肱动脉远端(大箭)、桡动脉近端(大双箭)和尺动脉(空心箭)。尺前返动脉和尺后返动脉近端(弯箭)、骨间掌侧动脉和骨间背侧动脉(小箭头)及骨间后返动脉(大箭头)均显示良好

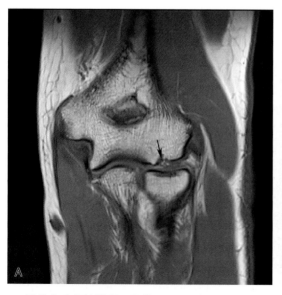
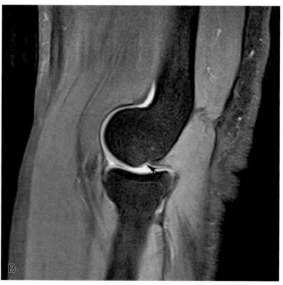

图10.30 肱骨小头假性缺损。冠状面T_1WI(图A)和脂肪抑制质子密度自旋回波T_2WI(图B)图像显示正常变异。图中未见骨髓水肿,提示无活动性病变压迫肱骨小头

图像伪影已在第一、三章中全面讨论。上肢的绝大多数伪影为运动或（和）流动伪影。在观察图像时，流动伪影亦可造成诊断困难。流动伪影抑制技术（见第三章）可减少这种伪影；改变相位编码方向可减轻伪影，这样对防止重要解剖区域的MRI图像质量下降十分有用（图10.33）。

把MRI与X线平片和其他影像检查方法进行对比也能避免误判。金属伪影可以引起明显的信号扭曲。了解植入物的类型有助于选择合适的脉冲序列参数以减少伪影，或帮助确定患者不适于MRI检查。钛类置入物含铁磁物较少，可减少伪影的产生。

肘关节的异位钙化或骨化也很常见，特别是在屈肌和伸肌肌腱附着处。其信号强度可因骨化中是否含有骨髓而不同。钙化在所有脉冲序列中均为低信号。

外伤后X线平片上出现关节腔积液可诊断为隐匿性骨折，但在儿童中情况却并非如此。Donnelly等在一项报道中指出儿童中首次摄片表现为关节腔积液的，随访中仅发现17%为骨折。而积液持续出现时，则发生骨折的概率为78%。

四、临床应用

肘关节和前臂MRI检查的适应证主要包括外伤、肿瘤及其他肿块、缺血性坏死、感染、神经压迫综合征及退行性关节病。MRI是一项极好的检查技术，有助于评估CT、超声和关节造影等常规检查未发现异常的复杂病例。

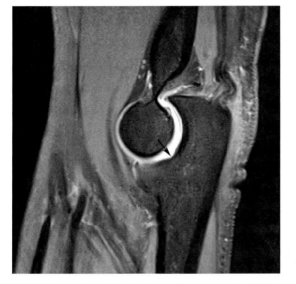

图10.31　肱骨滑车沟。矢状面脂肪抑制质子密度图像显示正常肱骨滑车沟（箭）

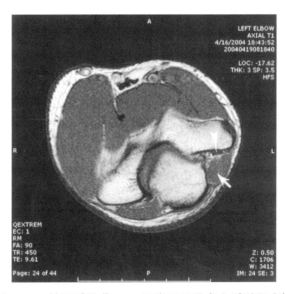

图10.32　轴面肘关节T_1WI图像显示滑车上肘后肌（箭头）压迫尺神经（箭）

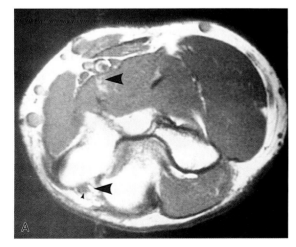

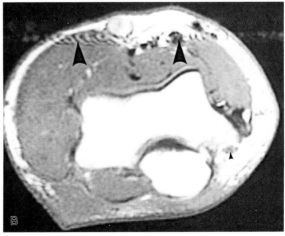

图10.33　流动伪影。肘关节轴面图像显示在垂直轴（Y轴）（图A）和横轴（X轴）（图B）上的流动伪影。在图A上尺神经区（小箭头）受流动伪影（大箭头）的影响而扭曲，可能会干扰此区病变的观察

五、外伤

（一）骨折

肘关节骨折和其他损伤在婴儿、儿童、青年和经常需要做投掷动作的成年运动员中很常见。肱骨髁上骨折占儿童所有骨折的50%～60%。这类骨折最常见于10岁以下儿童（84%），高峰发病年龄为7岁。肱骨髁上骨折的并发症发生率也最高。骺离骨折在儿童和青年人中也很常见。其中肱骨外侧髁骨折最为常见，通常为Ⅳ型Salter-Harris骨折。成人中桡骨小头骨折最常见。但在投掷运动员中撕脱骨折和尺骨应力性骨折也很常见。

通常，普通X线平片、放射性核素检查、常规断层或CT对于骨骼外伤的检出与分类已经足够。而且，应用MRI检出常规检查漏诊或无法识别的轻微骨骼损伤也并不少见（图10.34和图10.35）。Beltran等报道MRI更正了50%的X线平片诊断，改善了36%骨折治疗方法。Griffith等比较了50名儿童（男32名，女18名，平均年龄7.3岁）外伤后的X线和MRI的特点。其中14%的患者X线片显示正常，17%显示积液，在52%的患者中提示骨折。而MRI则在96%的患者中显示关节腔积液，74%显示骨折，20%显示骨干骨折，90%显示骨挫伤，14%显示韧带损伤，38%显示肌肉损伤。

MRI可早期检出骨髓隐性骨折和骺离骨折。皮质骨折在脂肪抑制质子密度、T_2WI或STIR序列图像上最为明显。与低信号的皮质相比，骨折呈高信号。T_2WI或STIR序列图像上，脂肪性骨髓信号衰减，因而可清晰地显示骨髓内的异常高信号或低信号，前者常为骨折部位的骨髓水肿或出血所致；而后者则常为骨小梁受压所致。骨髓水肿或骨挫伤在T_1WI上为低信号（图10.34和图10.35）。

相比脂肪抑制质子密度和T_2WI序列，T_1WI上骨折线显示较模糊，但如果看到骨折线，则其呈低信号。MRI亦可用于随访骨折的愈合过程及区分骨折是纤维性愈合或是不愈合。若为纤维性愈合，则在T_1WI、T_2WI上均为低信号；若骨折不愈合，则骨折片间因液体存在而呈高信号（图10.36）。

MRI特别有助于评估骨骺尚未完全骨化患者的骨骺和干骺端损伤。12岁以前，由于骨骺未完全骨化，X线平片可能很难观察骨骺损伤。肘关节损伤尤其是肱骨远端骨折（图10.35和图10.37）的早期检出与治疗非常重要，原因是此处骨折常不稳定，需要手术治疗以防止遗留如肘外翻和尺神经麻痹等畸形。干骺端损伤的并发症包括干骺端偏心性损伤造成的成角畸形，干骺端中心性损伤造成的干骺端杯口状凹陷和骨骼变短，以及骺线处骨桥样过早不全闭合引起的骨骼长轴生长障碍（图10.38）。这些并发症发生在儿童时会更加严重。薄层T_2或GRE序列三维重建能有效评价骺板过早闭合和其他的生长板损伤并发症。

大多数肘关节骨骺损伤发生于4～8岁的儿童，此时骨骺尚未完全骨化。肱骨外侧髁骨折最常见（图10.37），占肘关节全部骨折的54%以上。"小球队员肘"是指由跨越骺板的屈肌和旋前肌的反复外翻应力造成的肱骨内上髁撕脱与粉碎骨折（图10.36）。损伤常发生于肱骨内上髁二次骨化中心尚未闭合的9～12

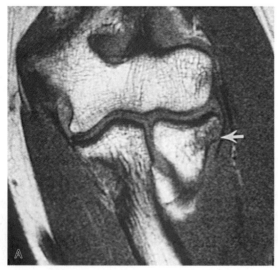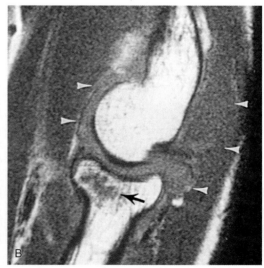

图10.34 桡骨头隐匿性骨折。肱桡关节冠状面（图A）和矢状面（图B）T_1WI显示普通X线平片未能显示的骨髓水肿和隐性横行骨折（箭），其在冠状面图像上呈线形低信号（箭）。并可见中等信号的关节积液（箭头）

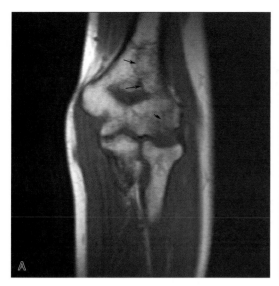
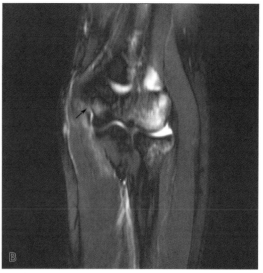

图 10.35 肱骨远端骨折伴肱骨和桡骨骨髓水肿，伴发尺侧副韧带撕裂。冠状面 T_1WI 图像（图 A）显示肱骨可见骨折线（箭）。冠状面 STIR 图像（B）显示广泛骨髓水肿和尺侧副韧带撕裂（箭）

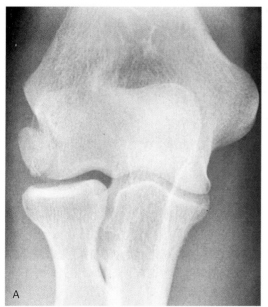
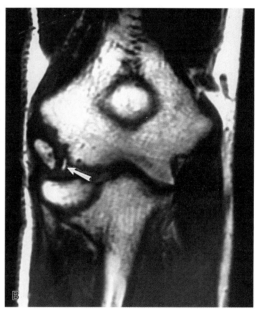
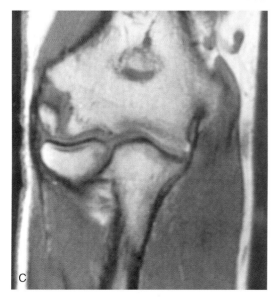

图 10.36 肱骨小头骨折未愈合。肘关节前后位 X 线平片（图 A）和相应的 MRI 冠状面 T_1WI（图 B）和质子密度图像（图 C）显示肱骨小头骨折未愈合；图 B 上发现肱骨小头骨折线内侧有一更小骨折片（箭）

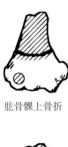

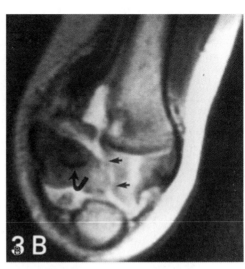
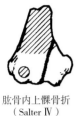

肱骨髁上骨折　　　肱骨髁间骨折　　　肱骨跨髁骨折（Salter I）

肱骨内上髁骨折（Salter IV）　　肱骨外上髁骨折（Salter IV）　　肱骨小头骨折

图10.37　肱骨远端骨折。图A.括号内为Salter-Harris分类示意图；图B.冠状面T_2WI显示肱骨外侧髁骨折（直箭）贯穿干骺端和骨骺。注意肱骨小头的骨化中心（弯箭）

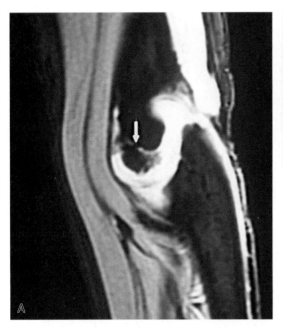
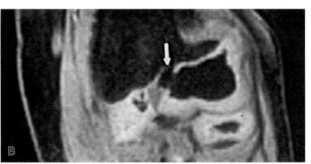

图10.38　肱骨小头骺骨桥。肱骨小头内侧矢状面（图A）和3D GRE序列冠状面重建图像（图B）显示肱骨远端与骨骺之间有一低信号骨桥连接（箭）。骨桥通常为外伤后并发症，可抑制骨骼长轴生长

岁棒球投手，这是因为骨骺板是屈肌、旋前肌群与骨之间的最薄弱连接区。脂肪抑制质子密度、T_2或T_2^*加权序列最适合于这类损伤的评价，然而由于年龄组和需要尽量缩短检查时间等原因，最好使用冠状面T_1WI和DESS序列。与常规SE序列比较，以上序列可在减少检查时间的同时获得极好解剖细节的MRI图像。也可应用脂肪抑制FSE序列。

成人和投掷运动员中的骨质损伤除了常见的桡骨小头骨折外，还包括撕脱骨折和应力性骨折。反复的外翻应力易导致肘关节内侧骨质和韧带损伤（图10.39）。投掷运动员，特别是棒球投手的典型损伤表现为肘关节内侧或后内侧疼痛。这种情况下考虑鉴别诊断需包括尺侧副韧带撕裂、肌肉损伤、肱骨内上髁撕脱骨折（青年）、骨关节炎和尺骨冠状突撕脱骨折。应力性损伤伴尺骨骨髓水肿的报道常见于棒球投手中。这些损伤导致尺骨近端骨髓水肿，在T_1WI上呈低信号，而T_2WI或STIR上呈高信号（图10.40）。Salvo等认为以冠状面GRE图像显示冠状突撕脱骨折最好（图10.39和图10.40）。尽管撕脱骨折较韧带损伤少见（图10.41），但在投掷运动员中需考虑这一诊断。由于上述各鉴别诊断的存在，需要MR关节腔造影来对这些运动员的肘关节内侧疼痛进行全方位评价。

MRI可很容易地确定关节软骨病变（图10.42）。通常要使用多平面成像才能使软骨病变的大小、部位清晰显示。关节囊缺损一般很容易显示。但某些病例可能需要MR关节造影方能清晰显示细微的关节和软组织损伤。

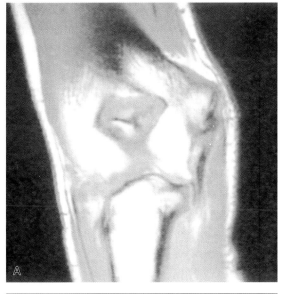
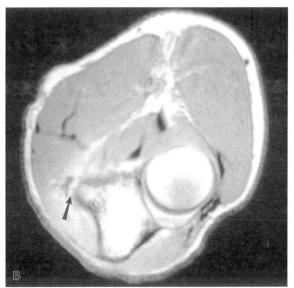
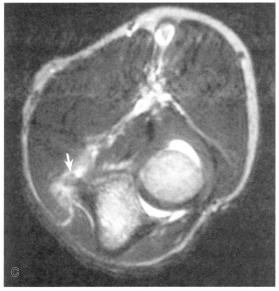

图10.39 棒球投手尺骨撕脱骨折。冠状面（图A）和轴面（图B）T_1WI图像显示尺骨撕脱（箭）伴尺侧副韧带信号增高。轴面T_2WI图像（图C）显示骨折片（箭）和周围软组织信号增高

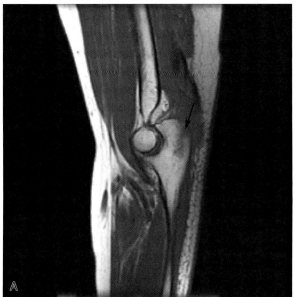
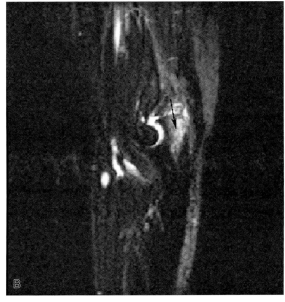

图10.40 肱三头肌部分损伤引起尺骨鹰嘴骨髓水肿。矢状面T_1WI（A）和T_2WI（B）图像显示尺骨鹰嘴骨髓水肿（箭）

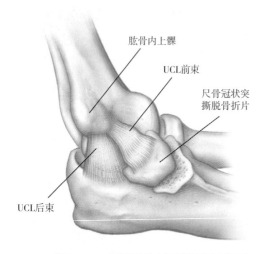

图10.41　尺骨冠状突撕脱损伤示意图

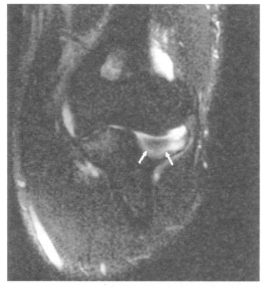

图10.42　冠状面STIR图像显示积液及尺骨嵌入骨折（箭）

（二）脱位

肘关节脱位的发生率仅次于肩关节脱位，也是儿童中最常见的脱位类型。单纯肘关节后脱位常导致所有关节囊韧带结构的完全断裂和邻近各肌肉的损伤。单纯肘关节脱位闭合性复位术后可发生永久性不稳定，可能是由于关节内软组织的嵌入或软骨、骨软骨碎片的嵌入所致。此时MRI和MR关节造影检查对进一步评价可能会有帮助。

（三）骨软骨病变

肘关节骨软骨损伤的典型部位是肱骨小头，可能继发于急性外伤、骨软骨病、剥脱性骨软骨炎（osteochondritis dissecans，OCD）或骨坏死。肱骨滑车很少累及。其病因不明。但目前的主流观点认为是由于血供减少和肘关节受到反复向外的力引起反复的外伤所致。骨软骨病（自限性）和OCD（进展性）可能代表同一疾病过程的不同阶段。骨软骨病，特点为整个肱骨小头形态不规则和骨质碎裂，但无游离体形成。年轻的男孩（4～12岁）在肱骨小头骨骺骨化期间常可见到骨软骨病。患者表现为肘关节钝痛，且症状常在运动时加剧。常见的体征为肘关节局部肿胀和伸直度减小。年轻患者经非手术治疗，关节骨质重塑后能完全愈合，其预后一般较好。肱骨滑车OCD或骨坏死较少见。Marshall等在一项500名儿童肘关节影像的研究中发现，有18名患儿符合肱骨滑车OCD的诊断标准（3.6%）。其中滑车内侧的骨软骨病变（8/18）较小（<6mm），且最常累及滑车关节面的后方。另外10种累及滑车外侧的病变更符合OCD的典型表现。5名患儿中的肱骨滑车为典型的骨坏死表现。尚有其他报道肱骨滑车骨软骨病变的发生率较低。Matsuura等回顾了1802名8～12岁的棒球投手，发现仅0.5%有肱骨滑车骨软骨病变。

OCD是由长期外侧受压引起的骨质和软骨的病变，常见于年龄相对较大的患者（12～20岁），主要累及肱骨小头的中部或前外侧面。病变一般发生在男孩中，且在利手侧更常见，但也有15%～20%的患者可以双侧发病。有多达67%的患者参与竞技体育运动（如棒球，体操）。病变可以进展为关节面软骨和骨质的碎裂和破坏。OCD的影像学检查首先应常规拍摄X线平片。在某些情况下，放射性核素扫描对早期诊断很重要。但MRI或MR关节腔造影在病变的分型和对未骨化的软骨评价中具有重要作用，显然是更为理想和合适的评价方法（图10.43）。由于这些病变主要是根据影像学表现来指导治疗的，因此，准确描述骨质和软骨改变十分重要。值得注意的是不要将肱骨小头的假性缺损误认为OCD，这是一种正常变异。Ⅰ型病变为骨质碎片未见移位且关节软骨完好。Ⅱ型病变为关节软骨缺损，且可能伴有骨质碎片部分移位。Ⅲ型病变为关节软骨完全受损。Ⅱ型和Ⅲ型病变是手术或关节镜下修复的指征。

MRI应用之前，常需使用关节腔造影来评价OCD患者的关节软骨情况。但是MRI上两种平面的快速自旋回波脂肪抑制质子密度、T_2WI或GRE序列可以很好地观察关节软骨及骨质或软骨病变的大小和位置。通常矢状面和冠状面图像最有用。MR关节腔造影在一些特殊的病例中有所帮助。

骨坏死在肘关节的发生率较其他解剖部位低。但有系统性疾病或激素治疗的患者可以在肘关节出现骨坏死。肘关节骨坏死的MRI特点与髋关节骨坏死的改

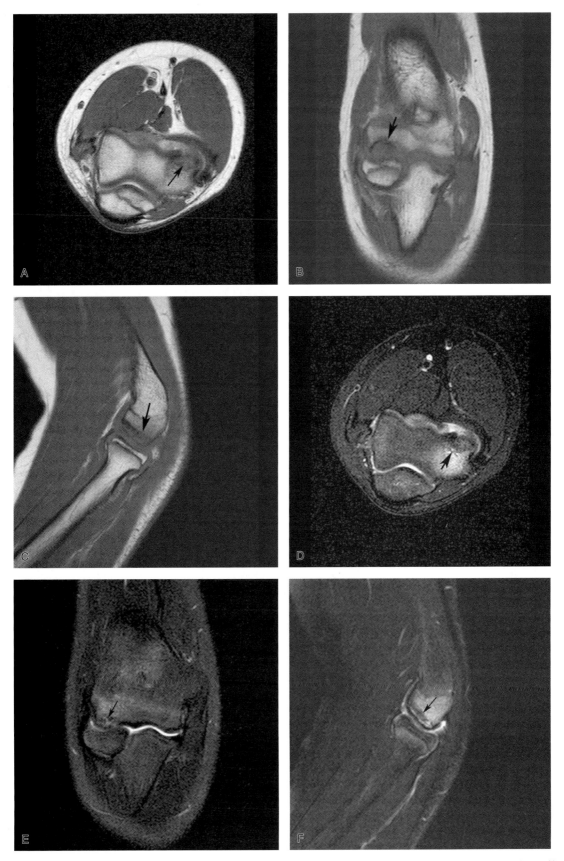

图10.43 肱骨小头分离性骨软骨炎。轴面（图A）、冠状面（图B）和矢状面（图C）T_1WI及轴面（图D）、冠状面（图E）和矢状面（图F）T_2WI图像显示肱骨小头缺损（箭），但软骨覆盖完好

变相仿。T_1WI 上坏死区通常为正常骨髓内的等信号，周围环绕1圈低信号（图10.44）。在病变的早期，周围的低信号环是由充血引起的。T_2WI 上，此充血区表现为高信号。在骨梗死区周围有新生骨形成时，则表现为 T_1WI 和 T_2WI 序列上的信号减低。骨质吸收合并新生骨沉积使骨坏死区信号混杂。关节软骨（中等信号）可以在 T_1WI 或 T_2WI 序列上清楚地显示。但隐匿性骨折或线状缺损在质子密度脂肪抑制 DESS 或 GRE 序列上更容易观察到。髋关节和腕关节早期的 MRI 试验证明，对接受非手术治疗的低级别病变的患者，MRI 在其随访中同样有所帮助。病变区重新出现正常信号表示患者的症状改善。

（四）肌腱损伤

上肢的肌腱损伤较下肢更为常见。肘关节肌腱单独断裂常不如肩关节多见。LCL、RCL复合体炎症或部分撕裂是运动员的常见疾病

1. 肱二头肌腱　大多数肱二头肌腱破裂主要累及近端肌腱（90%~97%）。而在肘关节中肌腱损伤最常见于肱二头肌远端肌腱。肱二头肌远端肌腱完全断裂仅占肱二头肌损伤的3%~5%，40岁以上男性最为常见。肱二头肌远端肌腱部分撕裂在男性和女性中均可发生。由于前臂屈曲旋后时过度伸直，所以典型的肱二头肌腱损伤发生于桡骨粗隆肌腱附着处或其邻近部位。撕裂也可以发生在肌肉和肌腱交界处，但较少见。患者常出现肘前窝急性疼痛，会听到"啵"的响声，损伤1周后肘关节持续性钝痛将会减轻。急性期，局部肿块或皮肤瘀斑可比较明显。由于肱肌为肘关节主要屈肌，所以肱二头肌腱损伤造成的肘关节屈曲能力减弱可能在最初的临床检查中相对较轻。如果肌腱的腱膜完好，肱二头肌就不会向近端回缩。肌腱的轻度外伤和退变引起的慢性损伤可导致肱二头肌腱附着处部分撕裂、滑囊炎及腱鞘囊肿形成。肘关节旋前、旋后时，可引起肘关节疼痛和肌腱弹响（图10.45）。

使用传统的影像学技术很难显示肱二头肌腱损伤。常规X线平片可显示慢性肌腱损伤时桡骨粗隆不规则（图10.46）及旋后肌脂肪条纹的消失或少见的急性损伤后撕脱骨折。超声检查简便易行，能有效地在关节活动中动态关节肌腱损伤。MRI也非常适合评价肱二头肌腱损伤，与肌腱的正常低信号相比，快速自旋回波脂肪抑制质子密度、T_2WI、T_2^*GRE 或 STIR 序列图像可很好显示局部出血、感染、积液的高信号。

轴面图像（图10.47）和肘关节位置适当的矢状面图像（图10.45）能够较好地显示肘关节解剖。肘关节屈曲、前臂适当旋前或旋后（摆位时触摸肌腱）时的矢状面单幅图像上能完全显示肱二头肌腱，最易观察（图10.48）。若患者体型较大或感觉不适，进行肘关节屈曲位扫描可能较为困难。因此，肘关节成像比较常见的体位是关节伸直置于身体侧。

肱二头肌腱损伤的MRI表现随损伤的程度而不同。肌腱部分撕裂（图10.49）在MRI图像上表现为肌腱内高信号、肌腱周围积液，偶尔可表现为近端肌腱增厚。Williams等根据20例肱二头肌腱部分撕裂病例描述了其MRI表现和临床特点。所有病例中均观察到 T_2WI 上的高信号。55%的患者表现为肱二头肌桡骨侧肌腱滑囊炎。50%的患者表现为桡骨小头轻微撕脱骨折。仅53%的患者回忆起有外伤史。研究中没有患者表现为肌腱完全撕裂及关节功能丧失和皮下瘀斑。肌腱部分撕裂的确切病因未明。但患者常有反复的轻微外伤和关节退变。另外，肘关节由旋后变为旋前时，桡骨粗隆和尺骨间间隙也出现了明显的改变，可因桡骨粗隆或尺骨骨赘形成而狭窄。这些慢性改变也容易使患者出现肱二头肌腱完全断裂。

肌腱完全断裂（图10.50和图10.51）特征性地表现为肌腱完全中断、肌腱内高信号、肌腱周围积液、血肿以及肌腱和肌回缩。如果肱二头肌腱膜完好，肌腱就不会回缩，此时肌肉力量也得以保留。肌腱完全断裂或部分断裂合并功能丧失需要手术治疗。如果不进行肌腱修复，肌力就会减低30%~40%。

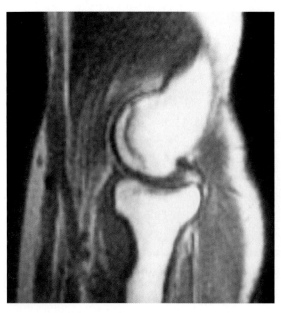

图10.44　肱骨小头缺血坏死。类固醇治疗患者的肘关节矢状面 T_1WI 图像显示肱骨小头缺血坏死典型的地图样改变

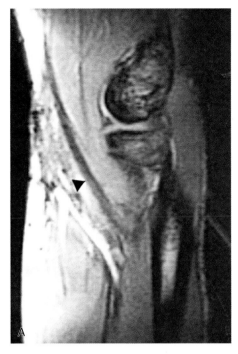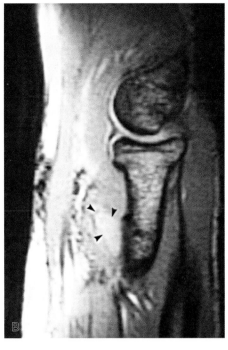

图10.45 引起肘关节弹响的腱鞘囊肿。肘关节不同程度旋前旋后的矢状面GRE图像。第一个位置（图A）显示肱二头肌腱（箭头）。第二个位置（图B）未显示肱二头肌腱，但肌腱下复发性腱鞘囊肿（箭头）显示清晰，后者随运动发生弹响

远端肱二头肌腱附近（图10.49）亦可见到腱鞘囊肿、膨大的骨间滑囊及肱二头肌桡侧肌腱滑囊（图10.45）。这些改变常与肱二头肌腱部分撕裂或慢性撕裂有关。膨大的肱二头肌桡侧肌腱滑囊与局部腱鞘囊肿可根据位置进行区分。肌腱下滑囊位于肱二头肌腱与其桡骨粗隆附着处之间，所以肱二头肌腱可能在滑液周围，而不在中心。肱二头肌腱桡侧附着处没有腱鞘，故可除外此处腱鞘囊肿。

2. 肱三头肌腱　尽管肱三头肌腱炎症相当常见，但肱三头肌腱断裂比较少见。Anzel等报道的856例上肢肌腱撕裂患者中，肱三头肌腱断裂仅有8例。肱三头肌腱断裂常发生在肱三头肌收缩，同时上肢又受到减速力的作用，例如，患者上肢屈曲摔倒或肘关节被迫伸直时。这种肌腱损伤也可见于全身性疾病或激素

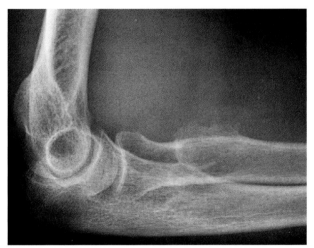

图10.46 慢性肱二头肌腱损伤。肘关节侧位X线片显示桡骨粗隆形态不规则

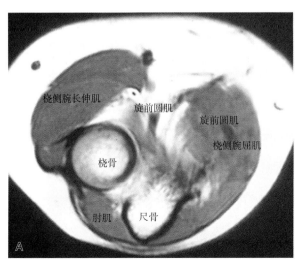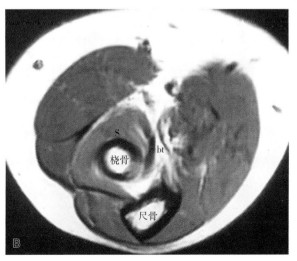

图10.47 正常肱二头肌远端肌腱。图A、图B为不同层面的轴面T_1WI显示正常肱二头肌腱（bt）等结构

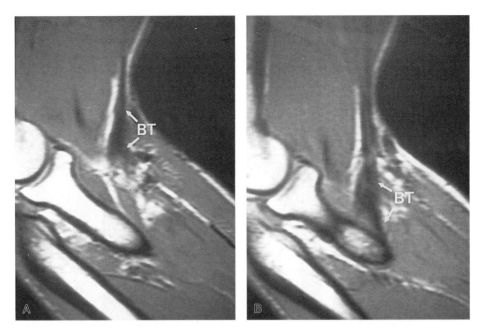

图 10.48　正常肱二头肌腱远端。肘关节屈曲 45°旋前（图 A）和旋后（图 B）矢状面 T_1WI。图 A 仅部分显示肱二头肌腱，而图 B 更容易显示肱二头肌腱尤其是肌腱远端部分。BT. 肱二头肌腱

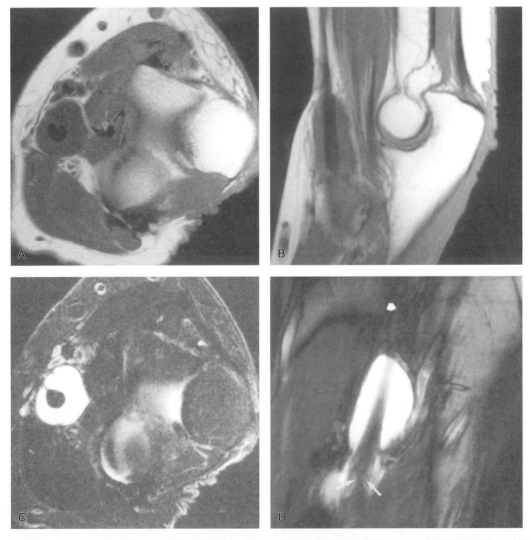

图 10.49　慢性肱二头肌腱附着处部分损伤伴滑囊膨大。轴面（图 A）和矢状面（图 B）T_1WI 图像显示肱二头肌腱及周围积液。轴面（图 C）和冠状面（图 D）T_2WI 图像显示肱二头肌远端肌腱信号增高（箭头）伴滑囊膨大

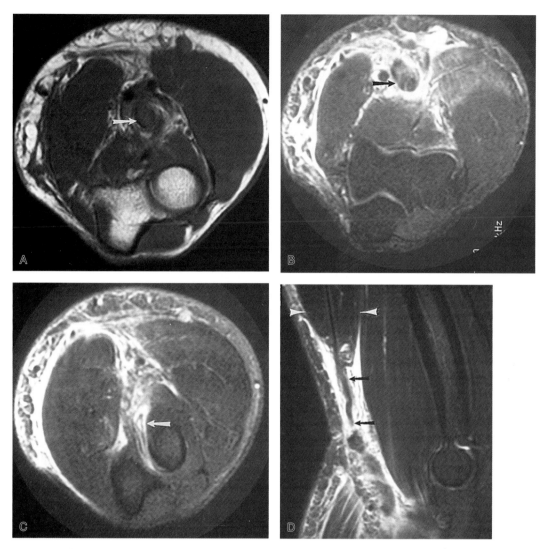

图 10.50 肱二头肌腱远端断裂。轴面 T_1WI（图 A）和 T_2WI（图 B）显示肱二头肌腱远端明显增粗，近端断裂处有长 T_2 信号（箭）。T_2WI 上高信号液体和出血环绕肌腱，并沿深筋膜和皮下软组织蔓延。图 C. 桡骨粗隆附近轴面 T_2WI 可见肌腱断裂处有一些肌腱残余物（箭）。图 D. 矢状面脂肪抑制 FSE 序列 T_2WI 显示肱二头肌（箭头）回缩，断裂的肌腱（箭）呈波浪状

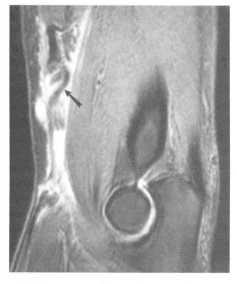

图 10.51 矢状面 T_2WI 图像显示肱二头肌腱断裂回缩（箭）

治疗患者。易导致肌腱损伤的组织系统情况包括慢性肾病，鹰嘴囊炎、局部注射激素和系统性使用激素。损伤在男女中均可发生。大多数肱三头肌腱损伤发生在尺骨鹰嘴附着处。

常规 X 线平片对评价肱三头肌肌腱损伤十分有用，因为 80% 以上的患者伴有尺骨鹰嘴撕脱骨折。MRI 轴面和矢状面图像有助于确定损伤的程度（图 10.52），其中脂肪抑制快速自旋回波或 T_2WI 最有用（图 10.53 ~ 图 10.55）。T_2WI 上肱三头肌或肌腱炎症显示为不规则高信号区（图 10.53 和图 10.54）。肌腱完全断裂产生的高信号能够将低信号的两肌腱断端分开并很好显示（图 10.55）。肱三头肌腱远端正常纤维间可有条纹状高信号影，不应误诊为肌腱撕裂。肱三头肌肌腱损伤可能伴有滑囊炎、尺神经半脱位和桡骨

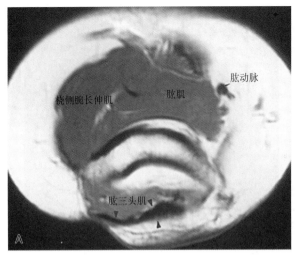
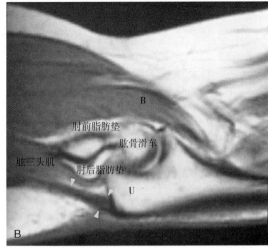

图10.52 正常肱三头肌腱。图A.肘关节上方轴面T_1WI显示肱三头肌腱粗细的正常变异（箭头）；图B.矢状面T_1WI显示肱三头肌腱（箭头）

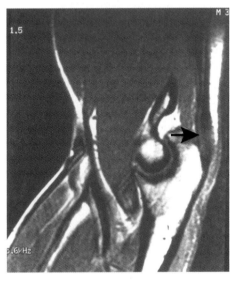

图10.53 矢状面T_1WI图像显示肱三头肌腱远端增粗伴信号增高（箭）

小头骨折。肌腱完全撕裂分离超过2cm时，如果不进行手术修复，肌力就会丧失40%。肌腱部分撕裂的患者可进行非手术治疗。对于肱三头肌肌腱高级别部分撕裂和完全撕裂的运动员，通常采取手术治疗。

由肱骨内上髁上尺神经脱位、肱三头肌内侧头和尺神经脱位或肱三头肌附着点异常造成的肱三头肌腱弹响并不常见（图10.56）。多见于青年患者，常诉有肘关节弹响和尺神经症状。肱三头肌腱弹响主要发生在内后侧份。MRI能很好地显示尺神经（图10.56和图10.57）及伴随的局灶性炎症。肘关节旋前、旋后或屈曲程度不同的轴面T_2WI有助于肘关节半脱位的检出。由于肘关节必须置于患者身体一侧且患者必须倾斜卧位才能完成检查，所以患者的体型可能成为MRI检查的限制因素。这种情况下超声也是很好的选择。

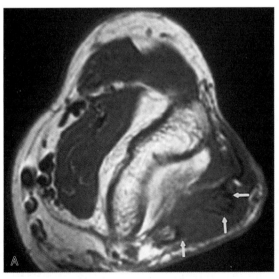
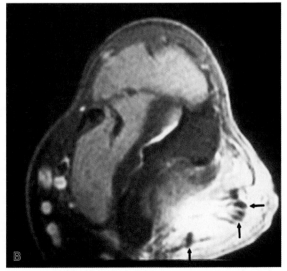

图10.54 肱三头肌腱大部撕裂。尺骨鹰嘴近端水平轴面T_1WI（图A）和T_2WI（图B）显示肱三头肌腱中部大部分缺如，后方软组织内有液体积聚。可见几束残留的低信号肌腱纤维（箭）

第十章　肘关节和前臂　609

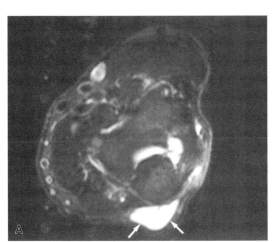
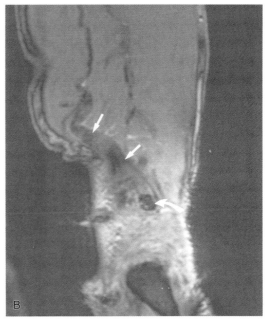

图10.55　肱三头肌撕裂回缩。图A.轴面T₂WI图像显示尺骨鹰嘴周围有积液（箭）；图B.冠状面脂肪抑制T₂WI图像显示肱三头肌腱回缩（箭）及撕脱的骨折片（弯箭）

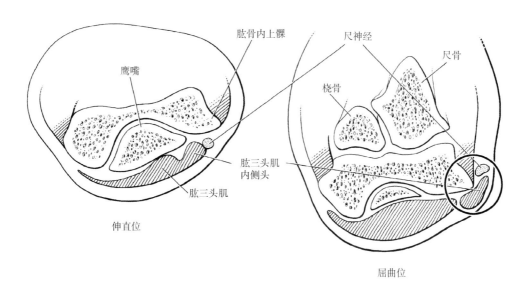

图10.56　肱三头肌腱弹响。图示肘关节伸直位和屈曲位时肱三头肌中部头和尺神经的位置改变情况

（五）内外侧肌腱

肘关节肌腱病变或屈、伸肌总腱撕裂可用MRI或超声评价以确定肌腱的损伤程度。而大多数这类患者只根据症状进行治疗，除非患者非手术治疗失败而需手术治疗时方才进行影像学检查。

"网球肘"一词起源于19世纪后期，多年来一直用以描述一组肘关节的复合症状。多项大型研究证实30岁以上的网球运动员50%会在职业生涯的某个时间出现肘关节症状。外侧网球肘最为常见，影响50%经常做"手举过头顶投掷"动作的运动员，而多达95%的病例与网球无关。

在外侧网球肘的患者中，主要的损伤部位是在桡侧腕短伸肌，而在一些患者中可累及总伸肌、桡侧腕长伸肌和关节囊。

内侧网球肘（高尔夫球肘）影响位于旋前肌起点的肱骨内上髁。屈肌腱病变和（或）肌腱部分撕裂在运动员中很常见。多达25%的患者可表现为屈肌总腱和旋前肌起点的钙化。尺神经压迫神经失用症常与内侧网球肘一同出现。后方棒球肘与肱三头肌附着处的肌腱炎有关，多见于棒球投手和标枪运动员。这些患者中常可发现尺骨鹰嘴滑膜炎和游离体。患者肘关节多处出现症状的情况也不少见。

肱骨上髁炎一词表示骨质受累。但我们很少在 MR 图像上看到肱骨内上髁或外上髁骨髓水肿。相反，我们主要看到肌腱受累。由于网球肘内缺乏炎性细胞，因此，现对上髁炎或肌腱炎有了新的描述。更适合的名词为血管纤维母细胞性肌腱炎。Kraushaar 和 Nirschl 描述了其 4 个阶段。第 1 阶段为炎症的出现和消退。第 2 阶段为出现肌腱炎和血管纤维母细胞性退变（图 10.58）。第 3 阶段包括肌腱炎合并肌腱断裂，第 4 阶段包含了第 2 和第 3 阶段的症状，同时可见瘢痕形成及钙化。

在 MRI 图像上，伸肌总腱起始部肌腱病变表现为肌腱增粗，呈中等信号（第 1 和第 2 阶段）。部分撕裂表现为肌腱变细或部分中断，T_2WI 上表现为肌腱内或邻近肌腱起点的高信号（图 10.59）。肌腱完全断裂表现为肌腱断端含有液体信号，受累肌腱远端回缩（图 10.60）。肱骨外上髁邻近组织可出现营养不良性钙化，其在 GRE 序列图像上显示最好。评价损伤的范围以脂肪抑制质子密度或 T_2WI FSE 序列的冠状面和横断面图像最佳。

屈肌总腱起始部损伤即内侧网球肘较伸肌总腱起始部损伤相对少见。屈肌总腱损伤（图 10.61）出现在屈肌和旋前圆肌的起始部。这一综合征在 35～55

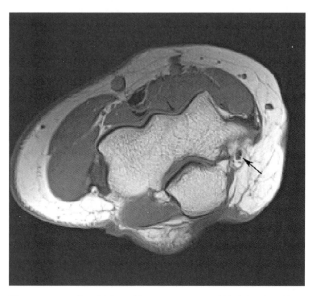

图 10.57　正常尺神经。轴面 T_1WI 显示肘管内低信号的尺神经（箭）走行于肱骨内上髁后方

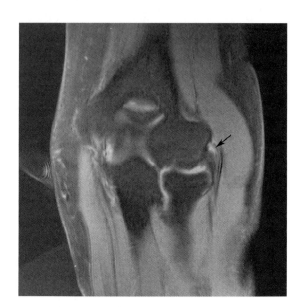

图 10.58　伸肌总腱肌腱炎。冠状面 T_2WI 图像显示伸肌总腱（箭）增粗伴内部信号增高

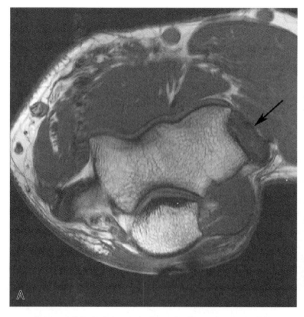

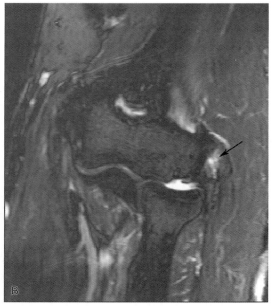

图 10.59　伸肌总腱起始部部分撕裂。伸肌总腱起始部轴面（图 A）和冠状面（图 B）T_2WI 显示肌腱部分撕裂处增粗呈高信号（箭）

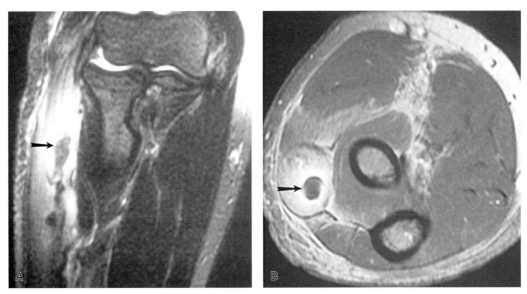

图 10.60　继发于慢性"网球肘"的桡侧腕短伸肌腱完全断裂。冠状面 T_2WI（图 A）和轴面脂肪抑制质子密度加权像（图 B）显示桡侧腕短伸肌腱完全断裂（箭），远端残留肌腱回缩，且合并有出血

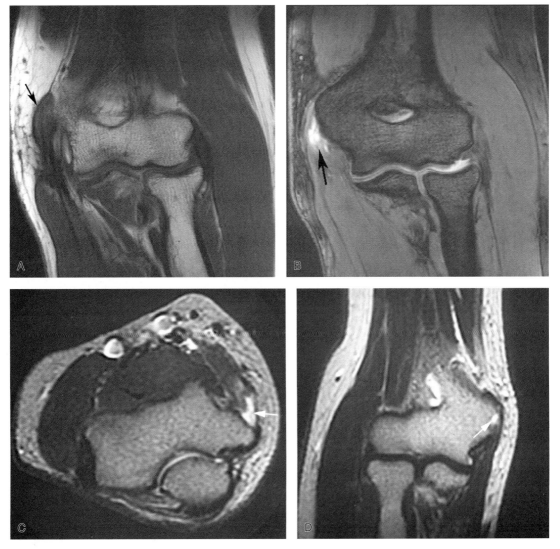

图 10.61　屈肌总腱起始部部分撕裂。屈肌总腱起始部冠状面 T_1WI（图 A）和 DESS（图 B）图像显示屈肌总腱部分撕裂处增高伴信号增高（箭头）。另一患者的轴面（图 C）和矢状面（图 D）表现类似于上一病例（箭头）

岁的成人中占1%～3%，常见于高尔夫球手、高难度投掷运动员、游泳运动员、壁球运动员或职业投球手。虽然肘关节损伤的症状大多位于外侧，但屈肌/旋前肌撕裂比伸肌撕裂更为常见。但对于肌腱部分撕裂的诊断，很多学者提倡使用MR关节造影。对于投掷运动员，肌腱撕裂的诊断非常关键，因为这些患者可能要进行手术治疗。肘关节内侧炎症可能会导致尺神经受压（图10.61）。严重病例可能需要施行尺神经的外科移位手术。此时，MRI对与肱骨内上髁及其邻近软组织有关的尺神经位置的评价非常重要。伸肌群包括肘肌在内的肌内高信号在肱骨外上髁炎患者中亦可见到。对有肘关节内侧症状的患者同时应检查其尺侧副韧带。肱骨内上髁撕脱骨折可能发生在骨骼尚未成熟的患者中。

轴面和冠状面MRI图像有助于评价肌腱病变和肱骨上髁骨髓水肿，尤其是快速自旋回波脂肪抑制质子密度或T_2WI序列图像。为避免肌腱钙化造成的误判，与常规X线平片进行对比非常必要。在实际工作中，对那些治疗无效或需除外其他病变的患者，通常应行MRI检查。

在评价有肱骨上髁症状的患者时，应考虑到一下这些情况。尺神经压迫常比内侧网球肘更早注意到。外侧腕管内桡神经卡压可能与外侧网球肘共同出现。肘关节后方骨间神经卡压亦可表现为肘关节外侧疼痛。这些情况将会在神经压迫综合征一节中详细讨论。

肱骨上髁炎的治疗目的主要减轻疼痛，避免肘关节负重过大。第1阶段的病变以休息和药物抗炎治疗为主。第2阶病变的患者如果受累肌腱范围少于50%也能用这种方法治疗成功。对进展期的第2阶段，以及第3和4阶段的病变，可考虑手术治疗。肱骨外上髁骨赘、肌腱钙化、软骨软化症、游离体及休息时疼痛提示肘关节病变进展，需手术干预。

（六）肌损伤

除了与内侧或外侧网球肘相关的肌肉损伤外，上肢肌损伤较下肢肌损伤相对少见。肌劳损是一种最常见于偏心性负荷过重的伸展型损伤如在肌肉收缩时扭拉肌肉，病理上为肌腱联合附近肌纤维的微创性中断。在T_2WI上，肌劳损表现为肌腱联合处信号增高，而无肌腱撕裂或血肿形成（图10.62）。肌肉部分撕裂肉眼可见，可伴有出血和水肿。肌肉完全断裂较为少见，MRI上表现为肌肉的连续性完全中断。两种不同切面的MRI T_2WI或STIR序列图像是确定肌肉损伤程度的最佳选择（图10.63）。MRI也可对其他肌肉轻微损伤进行评价。

（七）韧带损伤

UCL和RCL复合体（图10.14）对维持肘关节的稳定性起着非常重要的作用，其中UCL最重要。UCL复合体由起主要稳定作用的前束、较薄的后束和横束组成（图10.64）。在棒球投手和标枪投掷者中，UCL常由于过度外翻应力而损伤（图10.65）。在手臂准备和加速运动阶段UCL受力最大。因其为外展损伤，肱桡关节亦常因外压性应力而损伤。在肘关节的过度外翻应力作用下，UCL可完整无损，而UCL前束附着处即尺骨粗隆顶端可发生撕脱骨折（图10.35，图10.39和图10.42）。大部分UCL撕裂是由长期反复的外伤引起的，病变早期可导致韧带炎症和微小撕裂。如果活动持续刺激UCL，则受累的韧带更易发展为完全撕裂。

大部分UCL复合体撕裂累及尺侧副韧带的前束（图10.14和图10.65），且多为完全撕裂，累及韧带中部。而UCL的肱骨和尺骨附着处也可能出现撕脱骨折（图10.39）。UCL复合体前束的部分撕裂最多见于棒球投手。这些损伤在临床上很难诊断。体格检查中可发现尺神经受累，表现为随肘关节外翻局部出现压痛，以及肘关节内侧不稳。这些表现也可出现在尺神经病变、肱骨内上髁炎、后方型网球肘和肌肉撕裂的患者中。

应力下的X线平片可能对病变的显示有所帮助，可出现异位的钙化或骨化。此时76%的患者手术时可见UCL部分或完全撕裂。这些表现MRI上很难发现，因此，与X线平片进行对比十分重要。随着病变发

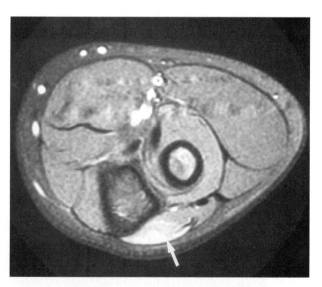

图10.62 肘肌拉伤。一位曾进行过肘关节反复屈伸锻炼患者，通过肘关节远端的轴面T_2WI显示肘肌内的高信号（箭头）

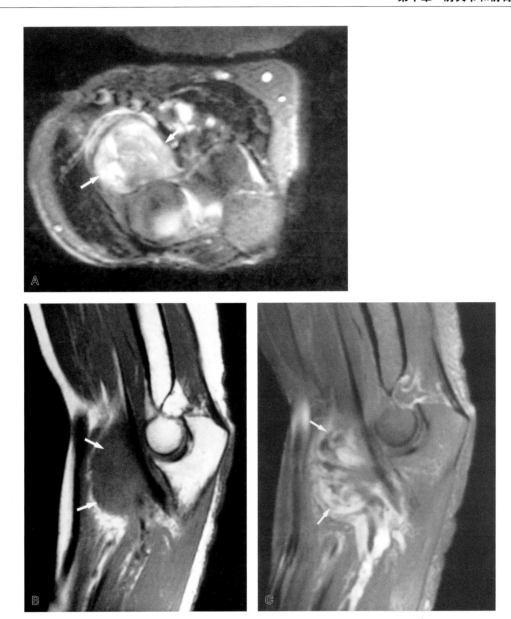

图10.63 肱肌撕裂。轴位T_2WI（图A）图像显示肘前肿块（箭），信号不均匀。矢状面T_2WI（图B）和增强后脂肪抑制T_1WI（图C）图像显示肿块范围（箭头），并呈不均匀强化

展，也可出现软骨缺失和肱骨滑车内侧骨赘形成，从而导致肘关节后内侧撞击综合征以及尺神经受累。

应力下的X线平片如果与健侧肘关节相比，受累肘关节内侧关节间隙增宽超过0.5mm，几乎肯定存在韧带撕裂。对棒球投手的肘关节应力下X线片进行阅片时，应注意投球侧手臂在外翻应力下可有一定程度的松弛。

评价UCL最好使用冠状面T_1WI及脂肪抑制质子密度或T_2加权快速自旋回波序列。患者肘关节轻度屈曲时也能帮助更清楚地显示韧带。肘关节伸展时，UCL前束紧张，而肘关节屈曲时，UCL后束紧张。

UCL在MRI上表现为条状低信号带，起于肱骨内上髁，止于尺骨边缘（图10.64）。UCL前束撕裂表现为韧带结构不规则、松弛、信号增高或韧带消失（图10.65）。通常很难在MRI上明确区分UCL的后束和横束，特别是在冠状面图像上。横束较小或缺如，无重要临床意义，在MRI图像上通常难以辨认。传统MRI对发现UCL完全撕裂的敏感度达100%，但显示部分撕裂的敏感度仅14%。

大多数UCL急性损伤发生在肱骨附着处或其周围，表现为相对质子密度序列的T_2WI上高信号（图10.65）。而UCL慢性损伤或退变T_2WI上较少表现为上述相对高信号。由于UCL附着处骨髓水肿，可表现为韧带增厚或呈中等高信号（图10.66）。在发现UCL部分撕裂中，MRI关节腔造影比传统MRI更准确。前者敏感度为86%，特异度为100%。尺骨高耸结节附

近的UCL前束关节面部分撕裂表现为"T字征"。MR造影中造影剂进入肱骨滑车-尺骨关节内，并沿着UCL尺骨附着处形成"T"的下部（图10.68）。此时不应与肱骨滑车-尺骨关节轻度分离混淆，后者可见于50%无症状患者中，且无韧带纤维断裂。

骺板尚未闭合肘关节未完全发育成熟的无症状患者，UCL起点和止点及尺骨骨膜在T_1WI、T_2WI上均呈高信号。在有症状肘关节未完全发育成熟的患者，可看到骨化中心破碎和软骨下骨吸收，伴有或不伴有关节囊撕裂。

一些研究比较了传统MRI和MR关节腔造影在评价UCL中的价值。Carrino等运用FSE质子密度和T_2WI序列发现传统MRI显示病变的敏感度为57%，特异度为100%。MR关节腔造影显示部分撕裂和完全撕裂的敏感度分别为86%和95%。其特异度同样为100%。

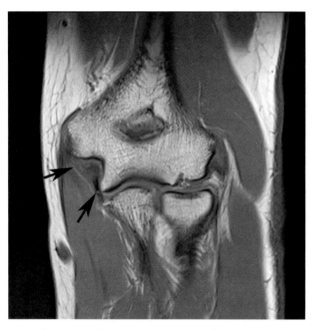

图10.64　3.0T冠状面T_1WI图像显示正常尺侧副韧带（箭头）

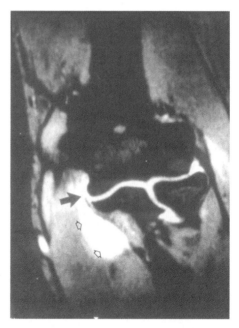

图10.65　冠状面STIR图像显示尺侧副韧带完全撕裂（箭头）伴周围大量积液（空心箭头）

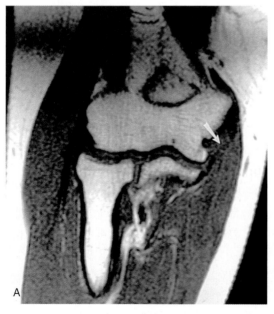

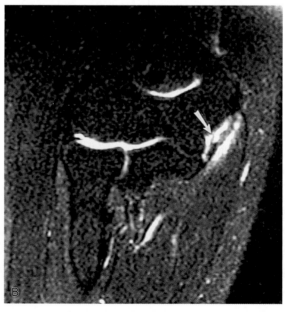

图10.66　UCL前束部分撕裂。冠状面T_1WI（图A）和T_2WI（图B）显示UCL前束内的高信号，提示部分撕裂（箭头），其在T_2WI上显示更好。积液沿受损韧带的浅层与深层蔓延

表10.5总结了诊断肘关节内侧疼痛患者时应考虑的一些其他情况（图10.67）。UCL损伤修复术后，观察UCL及尺神经区域非常重要。尺神经病变是UCL修补术的一个潜在并发症。

表10.5　投掷运动员肘内侧疼痛原因

过度使用内侧肌腱
屈肌-旋前肌撕裂
尺侧副韧带撕裂
尺骨冠突撕脱
肘关节后内侧撞击
尺神经病变
尺神经半脱位
前臂内侧皮下神经损伤

RCL复合体损伤（图10.69和图10.70）少见，RCL对于稳定肘关节并不关键。肘关节屈曲20°～30°时，与肱骨干平行的冠状面MRI图像显示RCL最好。环状韧带较薄，其在MRI轴面图像上显示最好（图10.8和图10.15）。如前所述，韧带的表现随着年龄及骨骺骨化的不同而变化。

桡侧副韧带损伤较内侧韧带损伤少见。前者损伤机制一般为急性内翻应力或肘关节半脱位/脱位。如伸肌总腱松解术或桡骨小头切除术之类的过度手术可导致RCL损伤。由于RCL附着于环状韧带，与其密切相关，因此两者均应仔细评价。评价RCL可用与显示UCL相同的MRI检查方法（图10.69和图10.70）。

（八）后方型棒球肘和后方鹰嘴撞击综合征

此综合征常见于投掷运动员。肘关节快速伸直时出现的外翻压力可导致"过度外翻综合征"，在尺骨鹰嘴后内侧形成骨赘，同时也会累及UCL前束。UCL前束完整，但因反复微小创伤变得松弛，此时合并骨赘形成可导致肱骨滑车后内侧骨赘形成。以后关节后方会出现游离体。

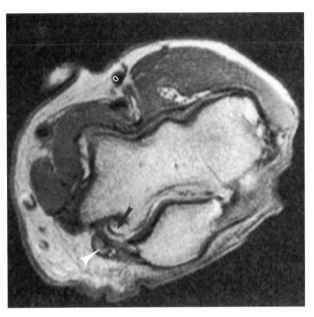

图10.67　轴位质子密度成像显示骨赘形成（箭）使增粗的尺神经受压移位（箭头）

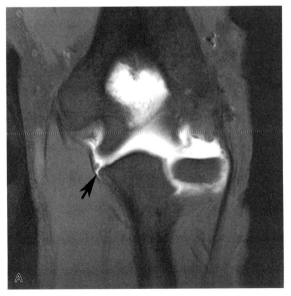
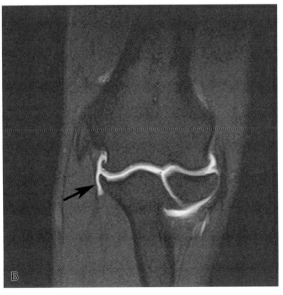

图10.68　T征。图A.冠状面脂肪抑制T₁WI关节腔造影图像显示UCL关节面纤维轻度回缩伴造影剂向下蔓延（箭）；图B.另一患者的MR关节腔造影显示造影剂沿关节面蔓延（箭）

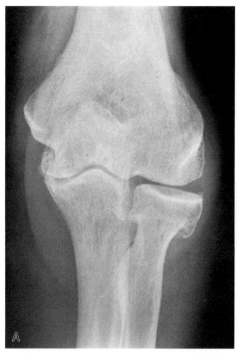
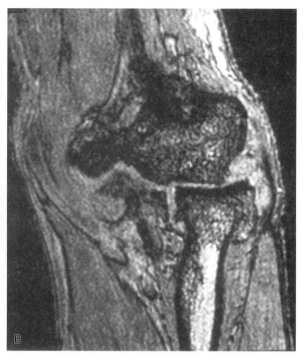

图10.69　RCL复合体完全断裂。图A.前后位X线平片显示肱桡关节间隙增宽,可见肱尺关节与桡尺近侧关节的退行性改变;图B.冠状面GRE序列图像显示RCL复合体完全撕裂

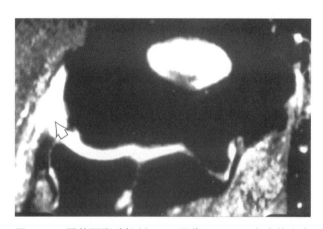

图10.70　冠状面脂肪抑制T₂WI图像显示RCL复合体完全撕裂(空心箭头)

MRI或MR关节腔造影可显示UCL前束的异常改变,以及骨质改变软骨下骨髓水肿和游离体。尺神经病变亦可显示(图10.67)。

(九)滑膜皱襞综合征

滑膜皱襞系胚胎残留组织。其增厚可引起症状。现已对膝关节的滑膜皱襞综合征有了充分的认识。但过去文献里很少涉及肘关节的滑膜皱襞综合征。

肘关节发育中形成3个相互融合的关节腔。皱襞是这一发育过程中的残留滑膜组织,一般不引起症状。Awaya等描述了肘关节滑膜皱襞。其可出现在关节腔的前后方(图10.71)。尸体中滑膜皱襞均较薄(2mm)。对153例正常肘关节的回顾性研究中发现,其中有48.4%滑膜皱襞位于后上方尺骨鹰嘴隐窝。有肘关节僵硬或伸直受限症状的患者则表现为后方滑膜皱襞增厚。

矢状面T₂WI图像(图10.71B)即可发现关节腔积液。MR关节腔造影则能更好地显示肘关节内的滑膜皱襞。

六、骨与软组织肿瘤

大多数患者是因为疑诊软组织肿瘤或需要排除肿瘤术后残留或复发而行肘关节和前臂检查的。尽管通常要求做MRI检查,但CT检查对于某些骨皮质病变、细小软组织钙化及因体型、放置不适合MR检查的物体或幽闭恐惧症而难以进行MRI检查的患者仍然很有价值。

(一)骨肿瘤

疑诊为肘关节肌肉骨骼系统肿瘤的MRI检查,常以冠状面图像作为扫描的定位像。轴面T₂WI或FSE脂肪抑制序列常用于观察骨皮质和软组织的受累程度。如果病变性质明确,就行矢状面或冠状面T₁WI扫描,注意在所扫层面中能够选取一幅能完全包括骨或软组织区域的图像,这通常要求斜矢状面或斜冠状面扫描。多数情况下需要加上增强后的脂肪抑制T₁WI图像。层厚取决于病变大小。我们一般选

4~5mm。如上所述，选择线圈时应考虑到包括兴趣区外可能遗漏的区域。第十二章将更详细地讨论这些成像技术。

肘关节骨肿瘤少见，通常不需要使用MRI进行检查（图10.72和图10.73）（表10.6）。例如，表10.6中仅2.3%的良性和1.6%的恶性原发性骨肿瘤出现在肘关节。通常，常规X线平片对于检测骨肿瘤已经足够。在X线平片上，骨肿瘤多具有特征性，故仅对那些不能确诊或已确定为恶性病变要求临床分期者才进行MRI检查。进行MRI检查通常是用来确定骨与软组织的受累程度和范围，此时最好使用肘关节专用线圈进行检查。当对肘关节病变进行MRI检查时应使用大的相位阵控线圈，其大FOV能避免遗漏肱骨或前臂的跳跃性病变。

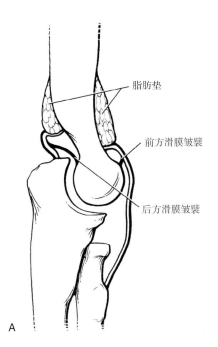
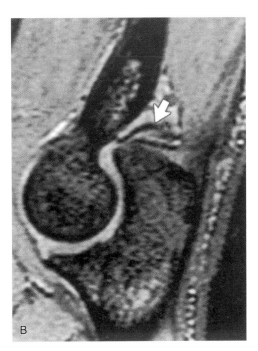

图10.71 图A.前后方滑膜皱襞示意图；图B.矢状面脂肪抑制损毁梯度回波稳态序列显示后方滑膜皱襞（箭头）

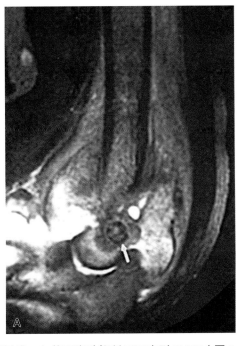
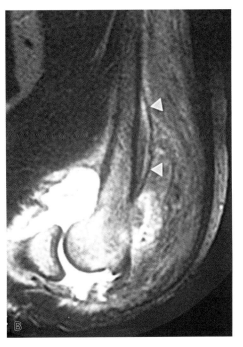

图10.72 骨样骨瘤。矢状面脂肪抑制FSE序列T₂WI（图A、图B）显示肱骨小头内可见一圆形低信号影，内有部分性钙化（箭），可见继发性的肱骨水肿、骨膜反应（箭头）、大量关节积液及滑膜炎

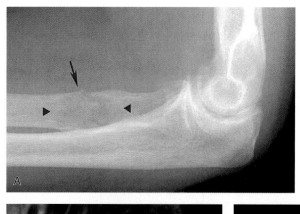
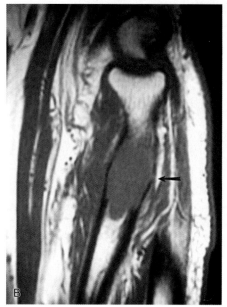
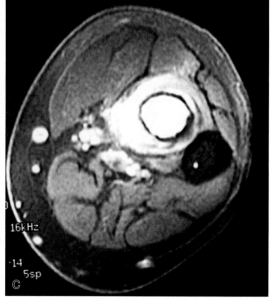

图 10.73　桡骨近端浆细胞瘤。图 A.70 岁无原发肿瘤病史患者，肘关节侧位 X 平线片显示桡骨近端溶骨性骨质破坏（箭头）伴病理性骨折（箭）；图 B.桡骨矢状面 T_1WI 显示桡骨近端一长 T_1 信号的膨胀性病变，伴有皮质骨折（箭）；图 C.轴面脂肪抑制质子密度加权像显示骨髓内肿瘤和骨周肿瘤呈高信号

表 10.6　肘关节和前臂上部骨肿瘤

	肘关节和前臂肿瘤数/肿瘤总数
良性肿瘤	
骨样骨瘤	22/331
骨软骨瘤	12/872
骨巨细胞瘤	12/568
软骨瘤	1/290
软骨黏液样纤维瘤	2/45
总数	49/2106
恶性肿瘤	
淋巴瘤	28/694
骨肉瘤	14/1649
尤因肉瘤	15/512
骨髓瘤	15/814
软骨肉瘤	6/895
纤维肉瘤	3/255
总数	81/4819

（二）软组织肿瘤

表 10.7 总结了肘关节内常见的良恶性软组织肿瘤。良性软组织肿瘤通常边界清晰，信号均匀，不包绕神经血管结构，也不侵犯骨骼。水肿常见于恶性肿瘤，但亦可见于良性肿瘤。尽管病变的 MRI 信号强度与形态特点难以用来预测肿瘤的组织类型，但是，使用上述诊断标准和日益增多的 MRI 经验，可以准确地判定某些肿瘤病变的性质。

脂肪瘤是常见的良性软组织肿瘤，信号均匀，T_1WI 和 T_2WI 上信号同皮下脂肪（图 10.74）。脂肪瘤边界清晰，但可含有纤维间隔。在脂肪性肿瘤中，发现非均质性结节区域或者边界不规则时，应当考虑脂肪肉瘤。

树枝状脂肪瘤是一种罕见的滑膜脂肪组织增殖性疾病。大多数患者有慢性关节病。因此，这一病变被认为是对炎症的反应。膝关节是最好发的部位，亦有报道病变可发生在肘关节和肱二头肌滑囊。T_1WI 和 T_2WI 序列即可作出诊断。事实上该病变尽管呈侵袭性表现，但并不强化，因此不应使用造影剂检查。

表 10.7　肘关节和前臂软组织肿瘤

良性
结节性筋膜炎
脂肪瘤
良性周围神经鞘瘤
黏液瘤
血管瘤
恶性
高级别多形性肉瘤
脂肪肉瘤
纤维肉瘤
恶性周围神经鞘瘤
滑膜肉瘤

良性囊肿（图10.75）边界特别清楚，T_1WI 上呈均匀低信号，T_2WI 上呈高信号。但当合并出血或感染时，这种复杂囊肿在 T_2WI 上可呈低信号，而在 T_1WI 上呈高信号。

除脂肪瘤外，绝大多数良性肿瘤边界清晰，T_1WI 上为低信号，T_2WI 上呈均匀高信号。但有两种肿瘤属于例外：血管瘤和硬纤维瘤。海绵状血管瘤和其他血管畸形边界常不规则，信号混杂，而且可能范围广泛。发生血管畸形的肌肉可出现脂肪替代，这归因于盗血现象。很多血管常因流空效应而明确显示，结合临床资料，血管畸形的诊断通常比较明确。MRI图像上静脉、动脉和扩张的淋巴管常较难以区分。MRA有助于区分AVM的供血动脉和引流静脉。

硬纤维瘤属侵袭性乏细胞性纤维病变（图10.76），麦约医院所见的80%硬纤维瘤边界不规则，肿块信号不均。病变内因有纤维组织而常有低信号区，即使在 T_2WI 上亦呈低信号。病变常需大范围切除，而且复发率高（见第十二章）。

神经性肿瘤和神经鞘瘤可见于肘关节（图10.66），将于第十二章进行讨论。

恶性软组织组织肘关节少见。大多数软组织恶性肿瘤至少在其边缘某些点上形态不规则，边缘不规则亦可为局灶性感染所致而非恶性病变浸润。Beltran 等发现 T_2WI 上肿块周围信号增高更常见于恶性病变，但亦可见于感染和血肿，根据此征象预测病变恶性的敏感度为80%，特异度为50%，准确率为64%。需

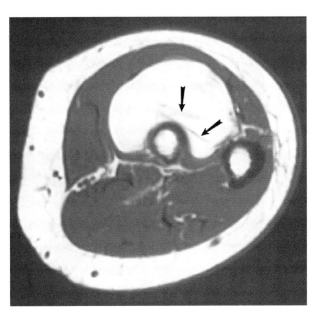

图 10.74　脂肪瘤。轴面 T_1WI 显示这一良性脂肪瘤除少许纤细间隔（箭头）外，肿瘤信号相当均匀，类似于皮下脂肪信号

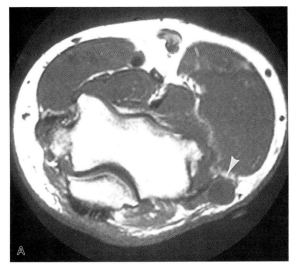
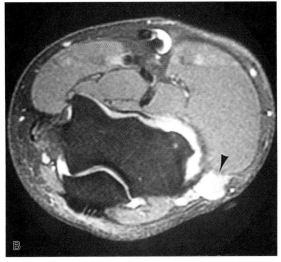

图 10.75　腱鞘囊肿。轴面 T_1WI（图A）和 T_2WI（图B）显示邻近肱骨外上髁的浅层软组织内长 T_1 和长 T_2 信号腱鞘囊肿（箭头），其边界清楚

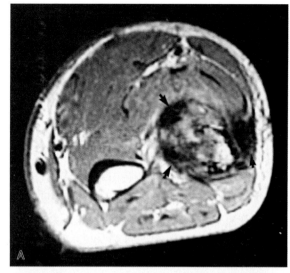
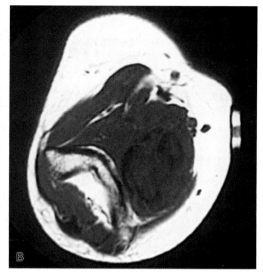
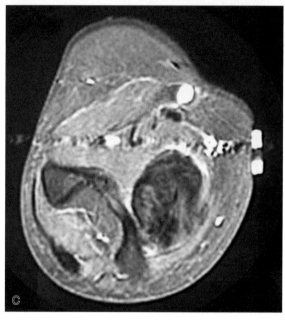

图 10.76 硬纤维瘤。图 A. 前臂轴面图像显示肿瘤内有很多低信号纤维组织（箭头）。另一患者的轴面 T_1WI（图B）和 T_2WI（图C）显示肘前窝内的硬纤维瘤以低信号为主

注意的是有些恶性病变边界清晰。多数恶性病变在 T_1WI 和 T_2WI 上信号不均（图10.77），因此，信号不均是区分良恶性病变的很有参考价值的征象。神经血管被包绕以及骨骼受累也更常见于恶性肿瘤。

上述影像诊断标准不适用于近期进行过手术或诊断性细针穿刺活检的患者。这些干预操作后的炎症改变和出血可使病变信号不均，以至造成病变的区分困难。有关骨骼肌肉系统肿瘤、术后改变、转移及其MRI表现将在第十二章中详加讨论。

七、感染

肌肉骨骼系统感染可以是急性过程，也可能为不易觉察的慢性过程。确定感染病变的累及范围，对制订合理的内外科治疗方案非常重要。常规X线平片和CT检查对感染的诊断有所帮助。在感染的早期阶段，放射性核素检查特别敏感，但其对解剖范围的显示，尤其是关节内的感染可能显示不准确，并且难以将蜂窝织炎或软组织感染与骨感染区分开来。

血源性骨感染始于骨松质。继发充血和感染可引起骨松质的信号改变（图10.78）。骨髓炎可由穿刺性外伤或手术引起感染物直接进入骨内所致，或是由邻近软组织感染或细菌性关节炎蔓延所致。MRI具有良好的软组织对比和多平面成像的特点，可为骨髓炎提供比现有其他影像技术更早、更准确的评价。因此，X线平片结果阴性的急性骨髓炎，在MRI上表现可能很明显。

骨髓炎的MRI诊断将在第十三章详细讨论。一般来说，T_1WI 结合STIR序列图像或脂肪抑制FSE序列 T_2WI 及脂肪抑制增强 T_1WI 是检出骨髓炎的MRI敏感检查技术。短TR/TE SE序列扫描速度快，并能提供较高的空间分辨力。与正常骨髓的高信号相比，炎症

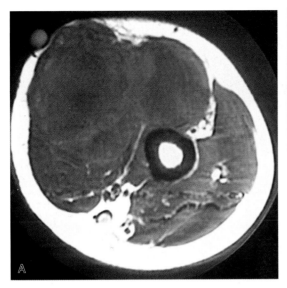 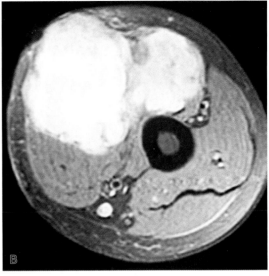

图10.77　高级别多形性肉瘤。前臂前骨筋膜室内高级别多形性肉瘤的轴面T_1WI（图A）和T_2WI（图B），显示恶性肿瘤的几个特征：肿块大，T_1WI和T_2WI上信号不均，跨越筋膜层累及肱肌、肱二头肌及皮下脂肪

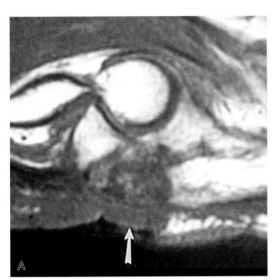 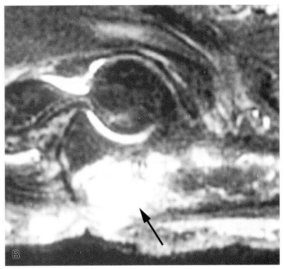

图10.78　矢状面T_1WI（A）和T_2WI（B）图像显示骨髓炎引起尺骨信号异常（箭头）

显示为骨髓内的低信号区。此时骨皮质改变（骨炎）、骨膜改变（骨膜炎）及肌肉改变常不明显。骨髓炎在STIR序列图像或脂肪抑制FSE序列T_2WI上显示为局灶性高信号。脂肪抑制T_1WI增强上骨髓强化亦是骨髓炎的特征之一。MRI亦可用于评价有关骨皮质破坏、窦道形成、低信号死骨、骨瘘管及邻近软组织的炎性改变（图10.78）。

感染性关节炎通常累及单个关节，与骨髓炎相类似，本病常累及下肢关节。X线平片可显示关节间隙的改变和软组织肿胀，但在化脓性感染的早期骨质改变在第1~2周后方能显示，而如结核性或非典型性分枝杆菌关节炎之类的慢性感染则需数月时间。细菌性关节炎如不治疗，可继发邻近骨骼的骨髓炎（图10.79）。^{99m}Tc同位素扫描检出骨髓炎的敏感度高但无

特异度。Tc和^{111}In标记的白细胞骨扫描对骨髓炎的诊断更具特异度，慢性感染尤甚。PET成像也能帮助诊断骨骼感染。大多数PET影像诊断也是用于慢性感染或术后感染的患者。

MRI在诊断关节腔感染方面的作用尚不明确。早期骨质和软组织改变及关节积液在MRI图像上很容易检出。但这些表现也可见于其他关节病，缺乏特异性。不同类型关节积液的MRI表现不同，这可能会对诊断有所帮助。通常情况下，关节内感染性积液和血性积液多呈中等信号或在T_2WI上呈不均匀信号（图10.79）。正常滑液在T_2WI上呈均匀高信号。但仅依靠积液的信号强度并不能完全确定积液的性质，因此，为确定感染的病原体需进行关节积液抽吸检查。另外，感染性关节炎的关节积液、关节囊肿胀可能比较明显。

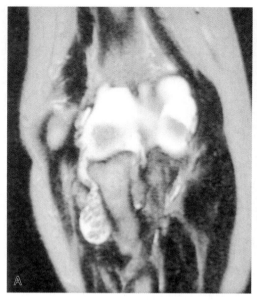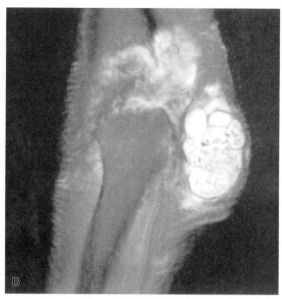

图 10.79　冠状面 T_2WI 图像（图A和图B）显示非典型性分枝杆菌感染引起关节肿胀伴多发米粒样低信号游离体

Graif等分析了关节感染的影像学特征以确定诊断感染最有用的信息，其中包括积液、液体信号、滑膜增厚及注射造影剂后强化、骨质侵蚀和骨髓水肿。出现骨质侵蚀和水肿对预测感染最有用。滑膜增厚及强化也能帮助诊断。

最近，Karchevsky等在对50例细菌性关节炎患者的研究中分析了其滑膜改变和积液情况。滑膜强化、滑膜周围水肿和积液与感染的相关性最高。T_1WI上骨髓信号减低则与骨髓炎相关性最高。

八、关节病

MRI在早期发现炎性关节病变中骨质、软骨和滑膜改变的作用显著提升。常规X线平片和MRI动态增强在早期发现滑膜炎和监测疗效方面具有重要作用，在类风湿关节炎中尤为如此。

骨性关节炎的诊断不需要MRI检查。但由于其是一种常见病，所以常在利用MRI诊断其他疾病时同时发现。MRI可准确地显示骨性关节炎的特征，这包括骨质增生、关节间隙变窄、软骨软化和关节游离体等（图10.80）。观察软骨则以DESS序列或MR关节腔造影最佳。

类风湿关节炎累及肘关节时，亦会同时累及腕关节和手。MRI能早期发现滑膜炎症和骨质侵蚀。MRI增强也能检测疗效，如有无滑膜炎症和新发的骨质侵蚀。T_2WI上能较好地观察关节腔积液，但此征象无特异性。

痛风也可累及肘关节。鹰嘴滑膜受累较关节腔更多见。滑囊积液可能是由滑囊炎所致，亦可由痛风所致（图10.81）。根据其他MR征象诊断较困难。骨质侵蚀和滑膜炎较常见但特异性较低。痛风结石T_1WI上表现为与肌肉信号，T_2WI上则为等高信号。增强后脂肪抑制T_1WI上表现为特征性的周边强化。痛风结石周边亦可见积液。

尽管MRI上某些特征无法对炎性或感染性关节炎进行更为准确的分类，但呈肿瘤增生样的色素沉着绒毛结节性滑膜炎（图10.82）和血友病性关节病（图10.83）却是例外。色素沉着绒毛结节性滑膜炎中，噬脂巨噬细胞和含铁血黄素沉积在T_1WI和T_2WI上产生特异性的结节状低信号。膝关节最易受累，其次为髋关节、踝关节、肩关节、肘关节、颞颌关节和脊柱。

血友病性关节病患者会出现反复的关节腔内出血，导致关节和关节周围的侵袭性异常改变。用Ⅷ或Ⅸ因子疗法可以预防或较少反复出血。MRI能显示关节腔积液或血肿之类的早期改变。慢性期时，可继发含铁血黄素沉着和滑膜增生，以及软骨缺失、软骨下囊肿形成和骨质侵蚀。MRI上异常改变的程度与关节腔内出血点的数量有关。关节腔内出血点少于3处，其改变轻微，而出血点有4处及以上则可见到更多继发性改变。T_1WI和T_2WI能帮助显示大多数异常改变。脂肪抑制质子密度或DESS序列评价关节软骨最好。正如在X线平片中所见，MRI也可显示骨骺过度生长、骺板过早闭合以及破坏性改变（图10.83）。

滑膜软骨瘤病肘关节内少见，仅累及单个关节，超过50%的病例发生在髋关节，其次为肘关节、腕关节、踝关节、肩关节、颞颌关节和手。

滑膜软骨瘤病患者表现为关节疼痛、肿胀、活

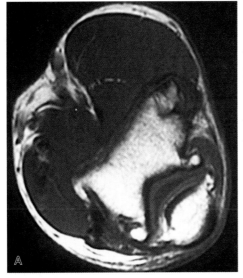
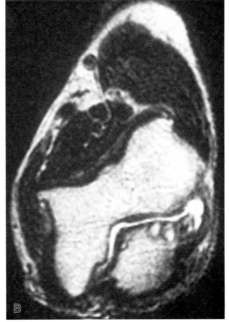
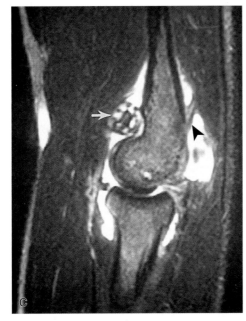

图10.80 骨性关节炎。图A.肘关节轴面T_1WI显示多处骨质增生,系骨性关节炎的明显特征之一;图B.另一患者轴面T_2WI可见软骨广泛软化致关节间隙狭窄,尺骨鹰嘴软骨下囊变,骨质增生及少量关节积液;图C.矢状面T_2WI上可见在高信号的大量关节积液的衬托下,骨软骨游离体(箭)和增厚的后方滑膜皱襞(箭头)得以显示

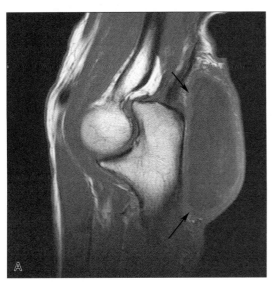
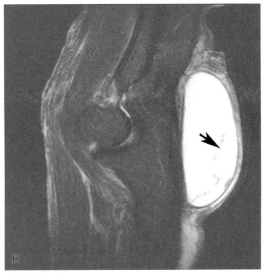

图10.81 痛风伴尺骨鹰嘴滑囊炎。矢状面T_1WI(图A)和T_2WI(图B)图像显示尺骨鹰嘴滑囊明显扩大(箭头),内见凝胶状物质(图B中的箭头)

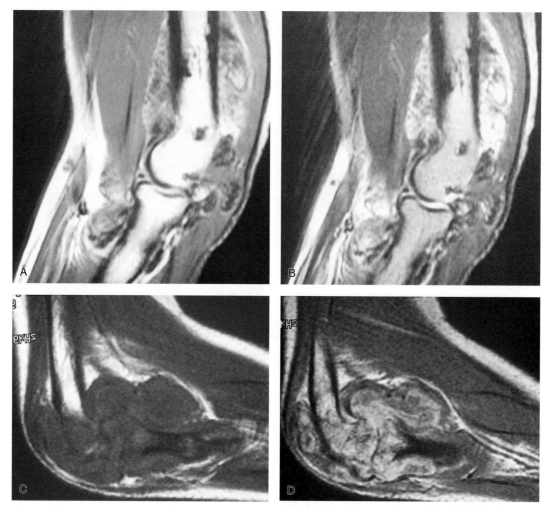

图10.82 色素沉着绒毛结节性滑膜炎。矢状面T_1WI（图A）和T_2WI（图B）显示色素沉着绒毛结节性滑膜炎引起的广泛性滑膜增生，伴多发的低信号病变；另1例患者的矢状面T_1WI（图C）和T_2WI（图D）显示广泛滑膜肿块，其在T_1WI上呈低信号，T_2WI上呈混杂中等/低信号；尺骨冠突发生明显骨质破坏

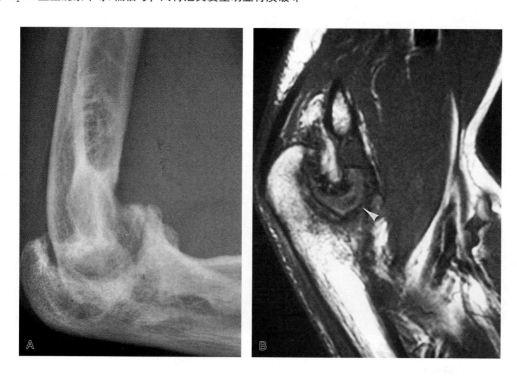

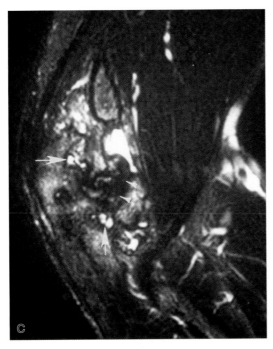

动度较小或关节闭锁。出现积液时，T_2WI即可诊断。在发现早期滑膜结节中，MR关节腔造影比常规MRI更准确。

九、神经包绕综合征

伴有或不伴有局部神经疾病的慢性疼痛是进行肘关节和前臂MRI检查的一个常见适应证。此时通常要求排除软组织肿块和原发性周围神经肿瘤。毫无疑问，MRI最适合检查这些病变。肘关节和前臂神经的轻微病变也可使用MRI进行评价（图10.28和图10.67），但这需要仔细分辨肘关节和前臂的神经结构及其邻近解剖。

神经压迫或包绕综合征分四级。1级表现为神经传导异常，但无神经结构改变。这类病变可由钝器伤、缺血或压迫引起，并且通过适当治疗有望恢复功能。2级有神经鞘和神经纤维破坏，结缔组织完整无损，可以再生。更严重的3、4级病变常导致运动、感觉功能的完全丧失，其常出现于神经压迫1.5年以上者。3、4级损伤除压迫外更常见于经常运动或摩擦的部位。

通过体格检查和肌电图临床很容易做出诊断，但在某些病例中表现复杂。例如，相同或不同的病变过程中可累及多处神经，或多处出现神经压迫。熟悉神经及其周围解剖结构和临床意义对制定MR检查方案十分重要。

神经压迫的原因很多，根据受累的神经和部分，其表现也各不相同。

图10.83 青年男性，有血友病病史，为血友病性关节病患者。图A.肘关节侧位X线平片显示肘关节骨质破坏与继发的退行性改变；相应矢状面T_1WI（图B）和T_2WI（图C）更好地显示了骨质的囊性破坏（箭）、含铁血黄素沉积所致的滑膜低信号（箭头）、反应性骨髓水肿及关节积液

（一）尺神经

尺神经经肱骨内上髁上方约8cm处的Strthers弓，由前向后在臂内穿行（图10.84）。其后方为肱骨内上髁，易在轴位图像上观察（图10.85）。尺神经由后方

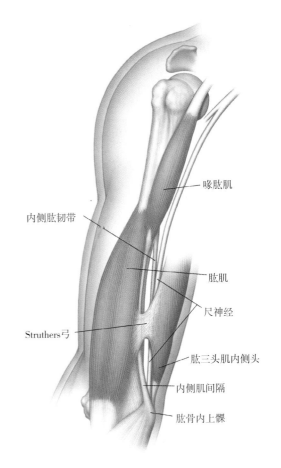

图10.84 手臂和Struthers弓内尺神经示意图

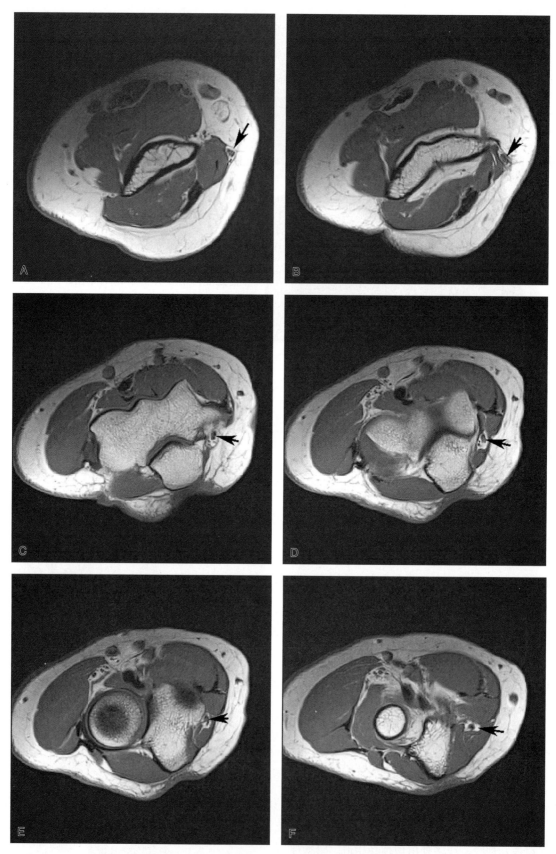

图 10.85　3.0T 轴位 T_1WI 多层面显示肘关节区内尺神经（箭头）正常走行及其周围脂肪组织。图 A. 尺神经位于肱骨远端水平；图 B. 尺神经位于肱骨内上髁上方水平；图 C. 尺神经位于肱骨内上髁水平；图 D. 尺神经位于尺骨滑车关节水平；图 E. 尺神经位于桡尺关节水平；图 F. 尺神经位于肱二头肌桡骨附着点水平；图 G. 尺神经位于前臂近端，尺侧腕屈肌后方和指浅屈肌前方之间

经肱骨内上髁进入肱骨上髁和肘管远端数厘米处的前方肌间隔（图10.86）。肘管内，尺神经在肱骨内上髁和尺骨鹰嘴间穿行，位于肘管支持带和弓状韧带深部。此时，尺神经也位于尺侧腕屈肌的肱骨起点之间。

牢记尺神经及其周围组织的正常特点很重要。Husarik等报道T_2WI或STIR序列上60%无症状患者会出现尺神经信号增高。23%的无症状患者可见滑车上肘肌。

尺神经压迫的原因很多（图10.87和图10.88）（表10.8）。尺神经压迫可以发生在尺神经从上臂穿过肱三头肌内侧头上方的Struthers弓（图10.84）时，也可发生在尺侧腕屈肌肱头与尺头之间穿行，以及在上臂旋前腱膜深部穿行时。患者表现为肘内侧疼痛、环指和小指感觉异常和不同程度的感觉和运动丧失。肘关节屈曲时常会加剧症状。尺神经近端损伤可发生在颈椎和胸廓出口处。

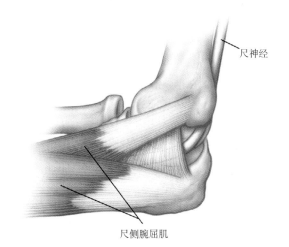

图10.86　肘管和尺神经示意图

起尺神经在肱骨内上髁上方半脱位或脱位，最终引起摩擦性神经炎。多达2%的无症状患者中可见尺神经半脱位。

肘管综合征病因很多，包括先天性、外伤后、关节病变和原发性神经病变及邻近软组织肿块。尺神经症状在投掷运动员中很常见。投掷时手臂举起后及早期手臂加速阶段，肘管体积会减小。这是由于肘关节扩张及弓状韧带紧张所致。长期的外翻应力可引起尺侧副韧带损伤和松弛，并伴不同程度的肘关节不稳。多达40%的投掷运动员有尺神经炎。亦有60%患内上髁炎的投掷运动员有尺神经症状。

MRI评价尺神经以T_1和T_2WI轴位图像最好。尺神经周围有脂肪包绕，因此相对正中神经和桡神经显示更清楚（图10.85）。神经炎患者常表现为神经增厚和信号异常（图10.87和图10.88）。Baumer等尺神经信号增高能较好地鉴别尺神经炎。神经体积增大可能由更严重的神经病变所致。但应牢记的是多达60%的无症状患者会出现神经信号改变。某些肌束中的信号异常也应仔细评价，以便进一步明确肌肉受累的范围。

大多数患者可运用非手术治疗，包括休息、制动，某些情况下也可注射类固醇。非手术治疗失败时，可能需要进行手术治疗，包括骨赘移除术、支持带松解术和尺神经前方移位术（图10.89）。一些外科医师会进行肱骨上髁成形术，但在我们医院少用。

表10.8　尺神经压迫综合征

病因

纤维粘连

肌肉病变（滑车上肘肌）

肘关节支持带缺如

肘关节支持带增厚

尺侧副韧带增厚

血管病变

滑囊增大

腱鞘囊肿

肌腱炎症

骨与软组织创伤

肿瘤

炎性关节病变

血管闭塞

运动过度

肱三头肌内侧弹响

骨质增生

游离体

医源性病变

但尺神经穿过肘管处是其最常见的损伤部位。肘管综合征或称自发性神经压迫性神经炎的发生率仅次于腕管综合征。

解剖变异可引起尺神经在肘管处受压。支持带增厚、UCL增厚和骨赘形成均可引起神经受压，在肘关节屈曲时尤甚（图10.67）。11%～23%的患者中，出现异常的滑车上肘肌而支持带缺如会导致尺神经压迫（图10.26）。10%的患者中，肘管支持带缺如可引

（二）正中神经

正中神经位于腋窝远端，由C_7～T_1根部发出的臂丛内外侧束汇合而成。感觉纤维主要来自C_6和C_7的外侧束，运动纤维则来自C_8和T_1的内侧束。正中神经位于臂筋膜下方的肱肌，与肱动、静脉及肱二

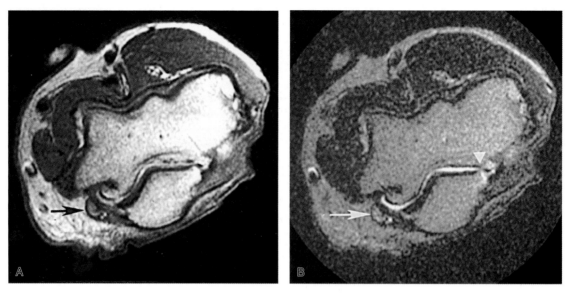

图10.87 肘部骨质增生压迫引起的尺神经炎。通过肘管的轴面T_1WI(图A)和T_2WI(图B)显示肘关节退行性骨质增生，尺神经增粗，信号增高，并向内侧移位（箭）。可见肱尺关节外侧的退行性改变（箭头）

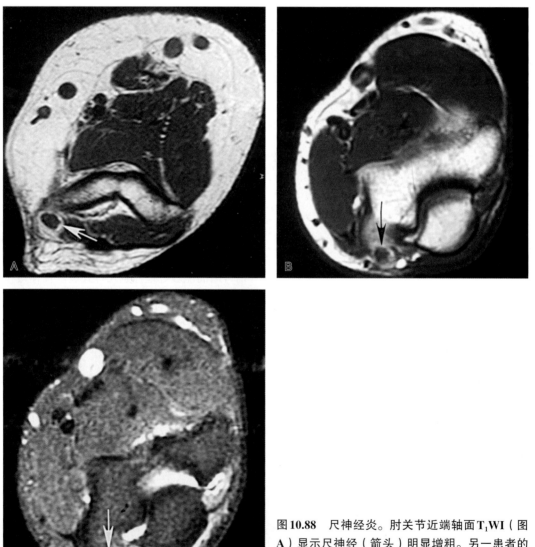

图10.88 尺神经炎。肘关节近端轴面T_1WI(图A)显示尺神经（箭头）明显增粗。另一患者的肘关节轴面T_1WI(图B)和T_2WI(图C)显示尺神经炎症性增粗，T_2WI上信号增高（箭头）

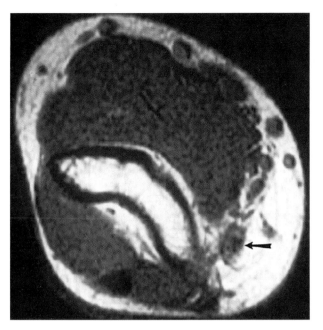

图10.89 尺神经移位术后改变。肘关节轴面 T_1WI 显示肘关节后内侧呈术后改变。尺神经位于肱骨远端前内侧（箭头）

头肌腱伴行。Hursarik 等总结了100例《格氏解剖学》中的解剖标本。83%的病例中，正中神经在旋前圆肌的肱侧头和尺侧头间进入前臂，11%在旋前圆肌肱侧头后方进入，5%在旋前圆肌两头后方进入，而2%则横向穿过旋前圆肌肱侧头。骨间前分支起自桡动脉和尺动脉分叉处旁的旋前圆肌深部。然后正中神经穿过表浅屈肌形成的弓状肌腱深部。肱二头肌腱膜斜向位于屈肌和旋前肌上方（图10.90）。

旋前圆肌综合征是引起正中神经压迫最常见的病因。患者表现为肘关节前方疼痛，以及在正中神经分布区有麻木感或麻刺感。反复进行活动如力量训练或体力劳动会加剧症状，这在女性中更常见。体格检查可发现正中神经分布区压痛，伴患者疼痛加剧抵抗前臂做旋前运动。另外也能看到受正中神经支配的肌肉肌力减弱。

正中神经压迫可多处出现，包括肱骨髁上突和 Struthers 韧带、掌长肌、桡侧腕短屈肌（是一种腱膜的变异）及营养神经的血管。肱骨骨折和肘关节脱位

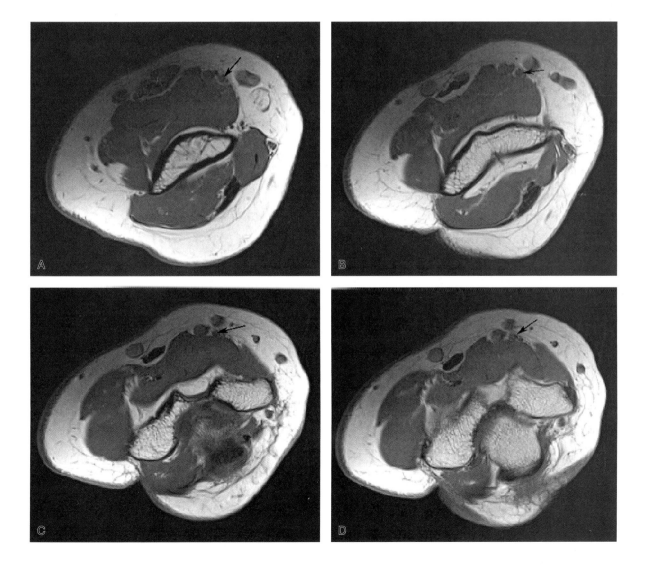

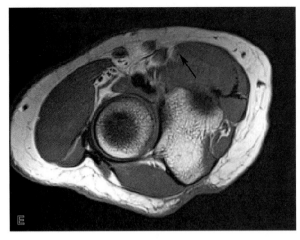
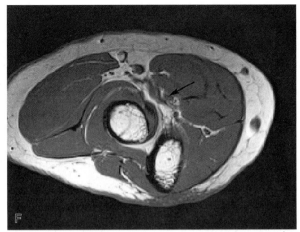

图10.90　3.0T轴位T₁WI多层面显示肘关节区内正中神经（箭头）正常走行。正中神经一般周围脂肪较少，因而较尺神经更难追踪其走行；图A.正中神经位于肱骨上髁上方水平；图B.正中神经在肱骨上髁水平位于肱肌前内侧；图C.正中神经位于肱骨上髁稍远端水平；图D.正中神经位于尺骨滑车关节水平；图E.正中神经位于桡尺关节水平；图F.正中神经位于肱二头肌附着点水平

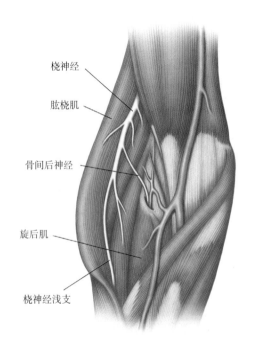

图10.91　桡神经和骨间后神经示意图

常会损伤正中神经。旋前圆肌是正中神经压迫最常见的部位。正中神经受横贯旋前圆肌浅侧和深侧头的纤维束压迫。其次常见的部位位于近端指浅屈肌水平的纤维弓。肘关节滑囊炎或肱二头肌腱部分撕裂亦可压迫正中神经（图10.49和图10.50）。肱骨髁上突水平的正中神经压迫占所有正中神经压迫综合征的1%。尺神经亦极少受累。

正中神经的运动支为骨间前神经，亦可受软组织肿块、纤维束、副肌或增大的滑囊压迫。Kiloh-Nevin综合征少见，但为首先描述的一种仅伴有拇长屈肌和受正中神经支配的指深屈肌麻痹的自发性神经炎。骨间前神经压迫可发生在指浅屈肌的纤维弓或旋前圆肌处。由于骨间前神经是正中神经的运动分支，因此，其受压一般不引起感觉障碍。患者表现为受骨间前神经支配的拇长屈肌、指深屈肌和旋前方肌感觉障碍。

在受累肌肉信号增高时常较难发现神经异常的MR特征。单发的正中神经信号异常较尺神经时少见。在无症状患者中也不会出现像尺神经一样表现为信号异常。根据肿块、滑囊增大等等这些MR表现，大多数正中神经压迫综合征的患者会进行非手术治疗。首先是休息和间断注射类固醇。研究表明，50%～70%的患者非手术治疗成功。对非手术治疗无效的患者可行手术治疗。肌肉或腱膜松解术或手术摘除肿块的成功率可达90%。

（三）桡神经

桡神经起自肱骨外上髁近端约10cm处，于其前方走行。在肱桡关节近端约3cm处，桡神经分为浅支（桡神经）和深支（骨间后神经）（图10.91和图10.92）。桡管起自肱桡关节止于旋后肌，长约5cm，骨间后神经在肘关节处于其内穿行。桡管外缘是由肱桡肌、桡侧腕长伸肌和桡侧腕短伸肌构成，内缘由肱肌和肱二头肌腱构成，底由肱桡关节和旋后肌深侧头构成。旋后肌近端形成弓状结构，称Frohse弓，内有神经通过。骨间后神经支配旋后肌、尺侧腕伸肌、拇长外收肌、拇短外收肌、指总伸肌、第五指伸肌和示指固有伸肌。

桡神经浅支穿行于旋后肌前方和肱桡肌深部。

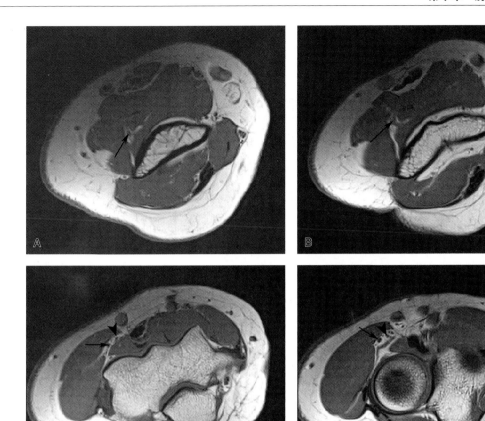

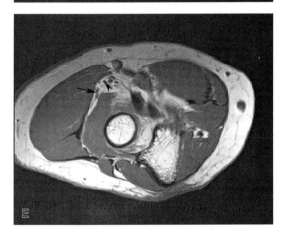

图10.92 3.0T轴位T_1WI显示肘关节附近的桡神经，桡神经浅支和骨间后神经。图A.桡神经位于肱骨远端水平。图B.桡神经位于肱骨上髁水平。图C.桡神经通过肱骨远端水平后分为骨间后神经（箭）和桡神经浅支（箭头）。两者位于肱肌后方，肱桡肌前方。图D.骨间后神经（箭）和桡神经浅支（箭头）位于桡尺关节水平。图E.骨间后神经（箭）和桡神经浅支（箭头）位于肱二头肌附着点水平

桡神经或其主要分支（桡神经浅支和骨间后神经）在肱三头肌外侧头水平至前臂远端时易受压迫。肘关节近端的桡神经损伤常见于肱骨干骨折和患者长期使用拐杖不当时。石膏固定对手臂的压力也会引起桡神经压迫。

骨间后神经（桡神经深支）压迫可以出现在数个部位。最常见的部位位于旋后肌浅侧头近端，这是桡神经进入肌肉的地方，也称为Froshe弓。Froshe弓增厚会引起骨间后神经综合征。若桡神经分叉为浅支和骨间后支的地方更靠近近端，则骨间后神经会在肱骨外上髁近端受外侧肌间隔压迫。若分叉处偏远端，则

可由于肱桡关节滑膜炎伴血管翳形成、桡侧返动脉或桡侧腕短伸肌而导致神经压迫。此外其他一些原因也会引起神经压迫（表10.9）。

患者表现为疼痛和运动和（或）感觉障碍。骨间后神经属运动神经，而桡神经浅支属感觉神经。两者较少同时受累。疼痛可类似网球肘。此时影像学对明确症状性质很有帮助。

MRI轴位T_1WI和T_2WI序列能够帮助追踪神经走行，明确其周围病变。T_2WI或STIR序列上受累神经所支配的肌肉表现为高信号（图10.93）。如果治疗不当，受累肌肉会出现脂肪浸润和萎缩。对比增强图像

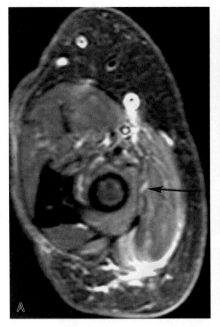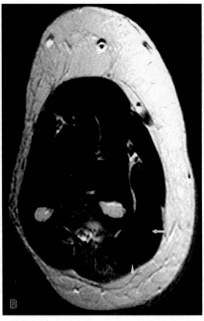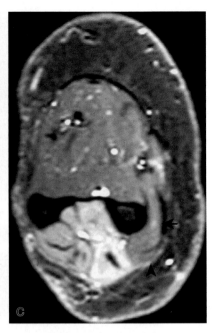

图10.93　骨间后神经撞击。图A.前臂旋后肌水平轴位T$_2$WI显示骨间后神经（箭头）在桡骨近端周围的旋后肌内穿行进入前臂后方，可见其粗大伴信号增高。前臂中部水平轴位T$_1$WI（图B）和T$_2$WI（图C）显示前臂后侧肌肉信号增高，但未累及肱桡肌（箭头）、桡侧腕短伸肌和桡侧腕长伸肌（箭头）。这些肌肉受骨间后神经近端的桡神经支配

能帮助发现患者的神经缺血和显示软组织肿块。

表10.9　桡神经压迫综合征

肱骨干骨折
桡骨近端骨折/脱位
制动
使用拐杖不当
桡神经高位分叉
Froshe弓增厚
肱桡关节血管翳
血管病变
肌肉病变
滑囊炎症
软组织肿块
滑膜软骨瘤

桡神经压迫综合征首先应进行保守治疗。对非手术治疗无效的患者，4个月内应行手术治疗以防止不可逆的神经损伤。

（秦　乐　李　梅 译）

参考文献

（表10.2）经允许，此表引自Morrey BF.The elbow and its disorders，4th ed.Philadelphia, PA：Elsevier/Saunders，2009.

（表10.3）经允许，改编自Berquist TH. MRI of the Musculoskeletal System, 4th ed. Philadelphia, PA：Lippincott Williams & Wilkins，2001；Rosse C，Rosse PC.Hollinshead's textbook of anatomy. Philadelphia, PA：Lippincott-Raven，1997；和Morrey BF. The Elbow and its Disorders, 3rd ed.

Philadelphia，PA：WB Saunders，2000.

（表10.4）经允许，改编自Berquist TH. MRI of the Musculoskeletal System, 4th ed. Philadelphia, PA：Lippincott Williams & Wilkins，2001；Rosse C，Rosse PC.Hollinshead's Textbook of Anatomy. Philadelphia, PA：Lippincott-Raven，1997；and Morrey BF. The Elbow and its Disorders, 3rd ed.Philadelphia, PA：WB Saunders，2000.

（图10.37）经允许，引自Beltran J, Rosenberg ZS, Kawelblum M, et al. Pediatric elbow fractures：MRI evaluation. Skeletal Radiol, 1994, 23：277-281.

（表10.5）引自3，38，69，72，92，113.

（图10.71）引自Awaya H, Schweitzer ME, Feng SA, et al. Elbow synovial fold syndrome. AJR Am J Roentgenol 2001；177：1377-1381.

（表10.6）经允许，引自Unni KK. Dahlin's Bone Tumors：General aspects and data on 11,087 cases. 5th ed. Philadelphia, PA：Lippincott-Raven，1996.

经允许，引自Weiss SW, Goldblum JR. Enzinger and weiss soft tissuetumors, 4th ed. St. Louis, MO: Mosby, 2001.

（表10.8）引自3，47，51，62，136.

（表10.9）引自3，155，159，163～165.

第十一章

手和腕关节

Thomas H. Bergqist

本章提要

一、介绍
二、技术
　（一）患者体位/线圈选择
　（二）脉冲序列/成像平面
　（三）MR腕关节造影
　（四）MR血管造影
三、解剖
　（一）骨骼解剖
　（二）韧带和关节解剖
四、诊断误判
　（一）骨骼变异
　（二）软组织变异
五、临床应用
六、创伤
　（一）骨创伤
　（二）软组织损伤
　（三）三角纤维软骨复合体（TFCC）
　（四）撞击综合征
　（五）韧带撕裂/不稳
　（六）远端桡尺关节
　（七）舟月韧带撕裂
　（八）月三角韧带
　（九）腕外韧带撕裂
　（十）掌指/指间韧带撕裂
　（十一）肌腱/滑车系统断裂
　（十二）肌腱半脱位/脱位
　（十三）炎性病变
　（十四）其他各种病变
七、肌肉骨骼肿瘤
　（一）腱鞘囊肿
　（二）巨细胞瘤
　（三）血管瘤
　（四）脂肪瘤
　（五）血管球瘤
　（六）黏液样囊肿
　（七）表皮样囊肿
　（八）良性神经性病变
八、感染
九、关节炎
　（一）缺血性坏死
　（二）手舟骨
　（三）月骨
　（四）头状骨/其他腕骨
　（五）掌骨头/指骨
　（六）MRI
十、神经压迫综合征
　（一）腕管综合征
　（二）尺神经压迫
　（三）其他压迫性病变
十一、其他疾病

一、介绍

手和腕关节的骨与软组织解剖较为复杂，影像学检查常较困难。在当今注重节约成本的大环境下，多种影像检查技术和方法的优化方案就显得十分重要了。常规X线平片，或CR片（computed radiography，CR）及透视点片足以诊断骨折和其他骨质病变。但轻微的骨质病变常需核素扫描、CT或传统体层摄影来确定其性质。关节造影和肌腱造影等侵入性检查已用于确定韧带和肌腱的损伤。近年来，超声检查在评价手和腕关节病变中的作用也得到了显著提升。超声技术可在动态下观察，且价格低廉，较常用于评价软组织和骨质病变。CT是评价桡尺远侧关节多发或隐匿性骨折、关节脱位和半脱位的优良技术。CT关节造影也特别适用于那些无法进行MRI的患者。随着MRI中出现新的序列、线圈技术和更高场强的磁体[3Tesla（T）和8T]，其在评价手和腕关节中的作用正不断扩大。MR关节造影和血管造影也能更好地帮助评价手和腕关节病变。

最新的研究表明MR在确定治疗方案方面具有重要作用。Hobby等认为在55%的病例中，MR更正了临床诊断，45%的病例中优化了治疗方案，而在67%的病例中能帮助外科医师更好地判断疾病过程。

二、技术

做好MR检查需要考虑多方面因素。其中包括患者身上有无金属或电子设备、感兴趣区的大小、患者体型、患者情况、是否需要保持环境安静以及是否需要静脉内或关节内注射对比剂。

（一）患者体位/线圈选择

因检查时体位的限制和需要很好地显示解剖细节以检出病变，手和腕部的MRI检查常较为困难。检查时需使患者感到舒适，如果患者不能忍受某一体位，将产生运动伪影使图像质量下降。作者对上肢的MRI图像进行回顾性分析后发现，由于患者不舒适引起的运动伪影或检查终止占所有病例的25%。

检查时体位摆放应根据患者的体型、检查目的（如判断运动能力）、软件和线圈的性能。我们尽可能使患者手臂置于一侧，手和腕关节置于最舒适的体位，如旋前位、反掌位或拇指向上（图11.1）。亦可使肘关节曲屈，将腕关节置于腹部进行检查，但此时线圈必须被支起与腹壁分离，以防止产生呼吸运动伪影。体型较大的患者可在俯卧位或侧卧位时把手臂置于头部上方（图11.2）来进行检查，但此种体位往往使患者的肩部感到不适而导致运动伪影，降低图像质量。

对怀疑有关节病变的患者，我们使其双手合十以便同时检查双手（图11.3）。对多数患者而言，此体位比较舒适，因而能更快地完成检查。

手和腕关节放置后，需用衬垫支撑以减少伪影和增加舒适感。如进行关节运动检查则无须使用此方法，而应使用运动控制装置以较好地改变关节位置。

要使信号均匀最好使用新型扁平或环形线圈（图11.4）。小型扁平线圈（3in和5in）更适用于手和腕关节的成像。扁形线圈使得体位的摆放具更大的灵活性，同时也能进行运动性检查。我们也使用小型数码线圈来进行手和手指的局部检查（图11.4）。双侧病变或需检查对侧进行对比时，可用双线圈来同时评价双手和双侧腕关节。Yoshioka等使用23mm扁平环形显微镜线圈获得了比传统5in线圈更好的空间分辨

率和信噪比（SNR）。

为获得理想的图像质量，在对手和腕部进行MRI检查时需使用小FOV（图11.5）。使用扁平线圈和容积线圈进行检查时，作者通常采用8~12cm大小的FOV。图像的矩阵应为256×512，层距1~3mm（表11.1）。进行容积获得和三维成像时需用更小的层距（0.6~1mm）。尽管为了获得较好的图像质量，我们通常采集2次，但一般来说采集1次就已足够。

大多数手和腕关节磁共振成像在1.5T上做，但现在3T磁共振成像经验越来越多。3T四肢成像的主要优势在于提高了信噪比。信噪比增加与场强呈线性关系，因此，3T的信噪比是1.5T磁共振的2倍，从而能够极大提高了空间分辨率又不增加成像时间。3T也能提供一些细小结构的精细解剖信息，包括韧带、关节软骨和三角纤维软骨复合体（triangular fibrocartilage complex，TFCC）（图11.6）。

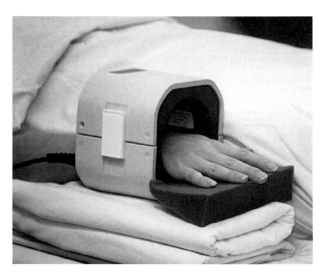

图11.1 患者将上肢置于身体侧方，体位舒适

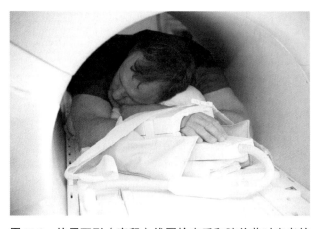

图11.2 使用环形（容积）线圈检查手和腕关节时患者的体位。手臂置于头上方，这一体位患者不易耐受，因而常出现运动伪影，检查过程中患者常较早出现肩部不适

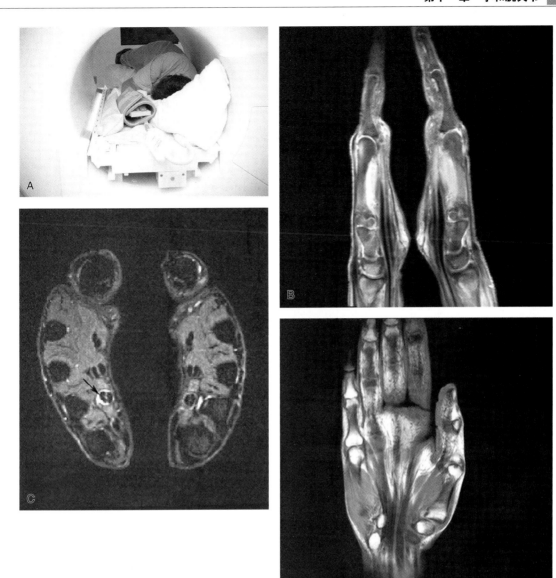

图11.3 图A.患者侧卧同时双手合十体位的照片,可同时检查双手和双腕。双手合十体位的矢状面脂肪抑制质子密度(图B);STIR轴面(图C)和T_1W(图D)图像。注意左边的屈肌腱鞘炎(箭头)

作者使用根据不同部位设计的发射/接收线圈(图11.4D),手指线圈内径6cm,腕关节线圈内径10cm。相比相位阵控线圈,它们的信噪比更高。尽管这方面的经验尚浅,但3T手和腕关节成像的确优于1.5T。早期研究表明,7.0T的信噪比较3.0T增加100%。

(二)脉冲序列/成像平面

患者的体位摆放好后,需选择适当的脉冲序列和成像平面以显示解剖结构和病变的特征(表11.1)。首先应通过冠状面或矢状面定位像(SE 500-400/10-20)进行定位才能进行有效的检查,定位像应包括需检查的整个手和腕部。图像序列和成像平面根据临床要求来决定,可以首先进行标准的检查,然后再加上其他序列或注射对比剂。一般使用T_1WI和T_2WI序列。作者在大多数患者中使用传统自旋回波T_1WI序列和快速自旋回波(FSE)T_2WI脂肪抑制序列(表11.1)。传统短T_1反转恢复(STIR)序列已被FSE反转恢复序列所代替。相对骨髓和脂肪被抑制的信号,液体和病变组织呈高信号。

梯度回波(GRE)序列可以用二维或三维技术进行。作者使用三维技术时层厚选择0.6～1mm以便图像能在任何平面重建。这种方法能很好地显示韧带、关节囊和关节的解剖。作者也常规使用冠状面双回波稳态(DESS)序列来评价关节软骨(图11.7)。6min 26s可进行多个(约100个)层厚1mm层面的扫描。我们的检查包括了轴面、冠状面和矢状面这三个平面。斜面能帮助显示某些解剖结构(表11.2),特别是腕骨(图11.8)和各手指。

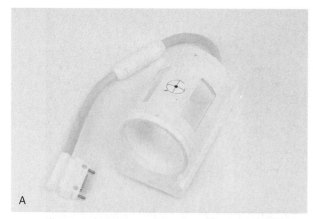
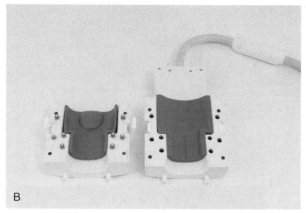
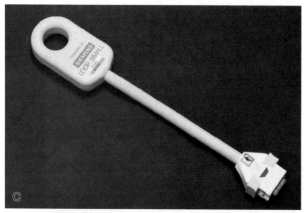

图11.4 手和腕关节成像线圈。图A.容积正交线圈；图B.开放式容积线圈；图C.用于单侧腕关节或手指成像的数字线圈

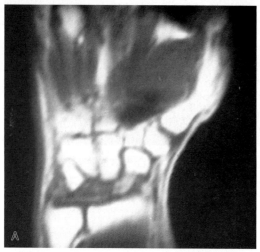
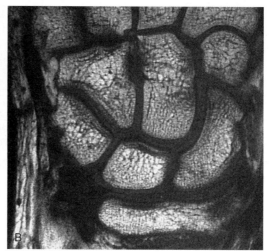
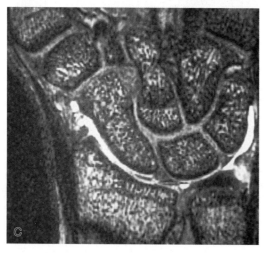

图11.5 图A.腕关节冠状面T_1WI图像，FOV 24cm。T_1WI（图B）和3D GRE序列（图C）FOV均为10cm。从图A～图C可见，使用较小的FOV，图像质量明显改善

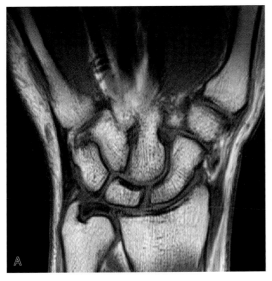
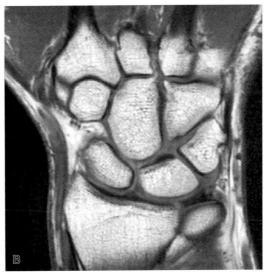

图11.6 腕关节1.5T（图A）和3.0T（图B）的冠状面T_1WI图像

表11.1 手和腕关节1.5T的MRI检查技术

解剖结构	平面	序列	层厚/层距	FOV（cm）	矩阵	采集次数
成像						
腕	轴面	T_1 400-500/10-20	3 mm/0.5	8	512×224	1
	轴面	FSE PD 2，400-2，500/20-30	3 mm/0.5	8	256×224	1
	冠状面	T_1 400-500/10-20	3 mm/0.5	8	512×224	1
	轴面	FSE T2 3，500-3，600/70-90	3 mm/0.5	8	256×192	1
	冠状面	DESS 24/7，FA 25°	3 mm/0.5	8	256×192	1
手/手指[a]	冠状面	T_1 400-500/10-20	1~3 mm/0.5	6	512×224	1
	轴面	T_1 400-500/10-20	3 mm/0.5	6	512×224	1
	矢状面[a]	FSE T_2 3，500-4，000/70-90	1~3 mm/0.5	6	256×192	1
	矢状面[a]	T_1 400-500/10-20	1~3 mm/0.5	6	512×224	1
腕关节造影	冠状面	T_1 FS 600/18	3 mm/0.5	8	256×256	2
	矢状面	T_1 FS 600/18	3 mm/0.5	8	256×256	2
	轴面	T_1 FS 600/18	3 mm/0.5	8	256×256	2
	冠状面	3D GRE 45/9，30°	1 mm/60/0.5	8	256×192	1
血管造影	冠状面	21/6，30°或3.8/1.4，30°	1 mm/40	8	512×256	1

FSE.快速自旋回波；PD.质子密度；FS.脂肪抑制；GRE.梯度回波；FOV.视野；FA.翻转角
[a] 屈曲和伸展

表11.2 手和手腕的MR成像：成像平面

解剖学结构	成像平面
尺桡骨远端	轴面和冠状面 矢状面评价骨碎片间关系
桡尺远侧关节	冠状面，轴面（中立位，旋前，旋后位）
腕部近端软组织	轴面，矢状面
腕管	轴面
腕骨——手舟骨	轴面和冠状面，加斜矢状面
掌骨/指骨	轴面，斜矢状面
肌腱	轴面，矢状面
韧带	轴面，冠状面和斜面重建

（三）MR腕关节造影

手和腕关节造影可在静脉内间接造影或关节内直接注射造影。

间接关节造影的优点在于创伤很小、关节液增多产生关节造影效果和无须花费时间进行监视下关节内注射。成像前需进行手腕被动或主动的活动以增加关节内造影剂的分布。Schweitzer等报道利用这种方法发现三角纤维软骨撕裂的准确性为100%，发现舟月韧带撕裂的准确率为96%。

间接关节造影的缺点包括无法控制造影剂，无法计算关节腔容积，无法抽出造影剂，无法进行诊断性

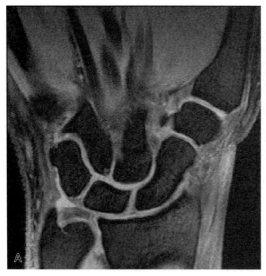 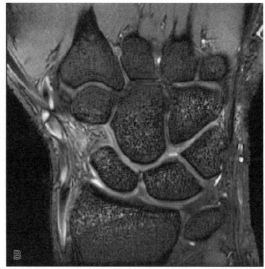

图11.7　1.5T（图A）和3.0T（图B）的冠状面DESS图像显示关节软骨

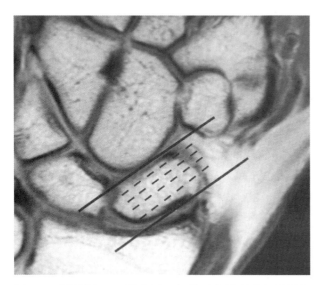

图11.8　冠状面T_1WI图像显示评价手舟骨所选择的斜矢状面图像

注射造影，以及无法进行单个关节腔的研究。无法进行单个关节腔的研究会更难发现细微的病变。

患者检查前应预约，以便调整工作计划。超声、触诊和透视均可用来进行穿刺针的定位和对比剂注射。作者通常采用透视监视下进行注射。桡腕关节、腕骨间关节及桡尺远侧关节都可行MR关节造影，但一般应自症状最明显或有可疑病变的部位注射对比剂。

患者可坐在透视检查台旁或仰卧于检查床上，手臂伸直，掌心向下。掌心向下能减少注射时血管迷走神经反应引起损伤的可能。手腕无菌消毒后，用25G针和1%的利多卡因在进针部位进行局部麻醉。患者轻微屈腕，自桡腕关节背侧进针（图11.9），应避开伸肌腱和舟月韧带。同时针应向近端成角（图11.9）以避开桡骨的背侧缘。进行腕骨间关节或桡尺远侧关节

注射时，患者应将手放平，掌心向下（图11.10）。在注射对比剂前应抽吸关节内液体并进行检验。然后在透视下注入3～4ml的稀释钆对比剂（0.2ml加入20ml 50%碘对比剂和50%利多卡因或布比卡因中）。

注射完成后即可行磁共振检查。作者通常使用相位阵控腕关节线圈，患者体位摆放如上所述。进行常规关节造影时使用标准腕关节或手线圈。需要进行运动检查时，可使用摆放装置和非环形线圈。表11.1列出了所需的常规序列和图像平面。GRE序列用于运动检查。

Sahin等关节内注射造影剂后使用三维损毁GRE序列来模拟三角纤维软骨的关节镜下成像。图像资料传送到电脑后使用navigator软件再重新进行处理。初步结果显示这种方法前景广阔。

（四）MR血管造影

MR对比剂增强血管造影近年来飞速发展。它能较好地显示大血管和手指血管，也能清楚显示动脉瘤，假性动脉瘤和血管炎（图11.11）。MR血管造影亦能较好地评价骨质缺血改变和血管源性肿瘤。

三、解剖

手和腕关节的骨与软组织解剖较为复杂，过去需采用多种影像学检查技术对其进行全面的评估，而MRI是可对手和腕关节的骨与软组织病变特别是细微病变提供很多有价值诊断信息的检查技术。急慢性腕关节病变的美国放射学会适用诊断标准认为X线平片是其首选的检查方法。但在X线结果正常时应用MR来诊断细微或隐匿性骨折，此时为8级损伤（共1～9级），与慢性腕关节病变和软组织损伤的分级相仿。

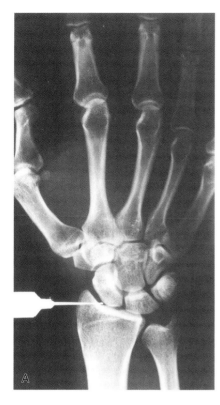
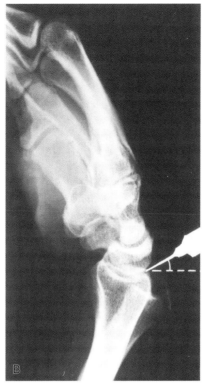

图11.9 后前位（图A）和侧位（图B）所示桡腕关节的造影剂注射部位。轻度屈腕可方便进针。针向近端成一定的角度。应避免注入舟月韧带所在区域

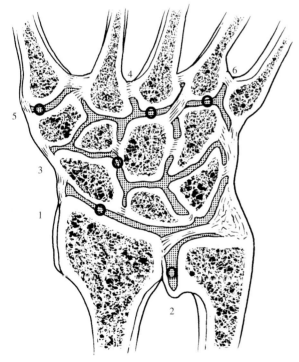

图11.10 桡腕关节（1）、远端桡尺关节（2）和腕骨间关节（3）注射部位。中部掌腕关节（4）、第1掌腕关节（5）和外侧掌腕关节（6）较少注射

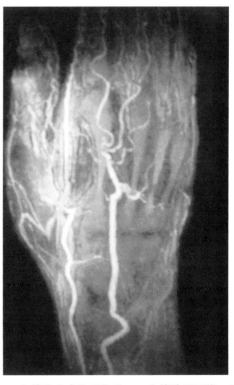

图11.11 血管炎患者的手和腕MR血管造影图像。可见血管多发闭塞和不规则改变

（一）骨骼解剖

腕部和手有8块腕骨，5块掌骨和14块指骨（图11.12），这些骨构成了三个关节，即桡尺远侧关节、桡腕关节和腕骨间关节。桡骨远端干骺端和骨骺膨大，由海绵状松质骨外包一薄层骨皮质所构成，因而非常适合行MRI检查。桡骨远端的桡侧较长，形成桡骨茎突（图11.12）。桡骨远端有两个关节窝分别容纳手舟骨和月骨。正常情况下，远端关节面在额面上向尺侧倾斜24°，在侧面或矢状面上向掌侧倾斜

12°~15°（图11.13）。桡骨尺侧的切迹称为乙状切迹，与尺骨远端相关节（图11.14）。桡骨背侧面有骨沟和可触及的背侧粗隆，称为Lister结节（图11.14），有重要意义。这些骨结构有助于形成腕伸肌腱的背侧间隙（图11.4和图11.15）。尺骨远端的骨皮质较桡骨的骨皮质稍厚，且其尺侧也有一锥状突起，称为尺骨茎突。尺骨背侧有一沟槽形成了背侧第6间隙（容纳尺侧腕伸肌）（图11.15）。尺骨头通过乙状切迹与桡骨远端形成关节，并且与月骨和三角骨形成关节，但此关节被TFCC分成两部分，这在下文将详细讨论。

腕骨由三列解剖结构组成（图11.12）：近侧列由手舟骨、月骨、三角骨和重叠的豌豆骨组成，这些骨的近端骨表面在冠状面上形成一个光滑连续的骨弓，在矢状面上，舟骨和月骨形成的角度为30°~60°；第二列或称远侧列由小多角骨、头状骨和钩骨组成；第三列由大多角骨和5个掌骨组成。

腕骨解剖有一些关键的特征需要注意。舟骨是近侧列最大的腕骨，连接近侧和远侧列腕骨（图11.15~图11.8）。舟骨近端与桡骨相关节，内侧与月骨相关节，远端内侧与头状骨相关节，远端与大、小多角骨相关节。舟骨嵴位于表面中部，接受舟骨80%的血供。

月骨有4个关节面，分别在近端与桡骨、外侧与舟骨、内侧与豌豆骨、远端与头状骨相关节。Viegas

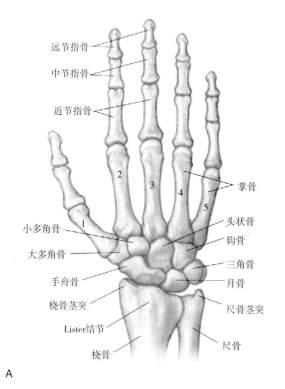
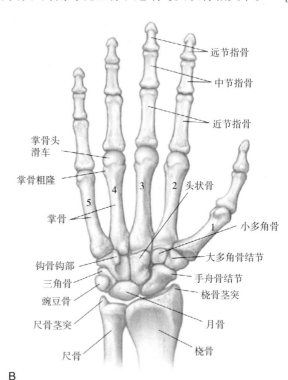

图11.12 背侧（图A）和掌侧面（图B）手和腕的骨质结构

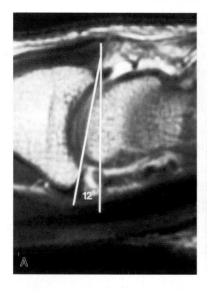
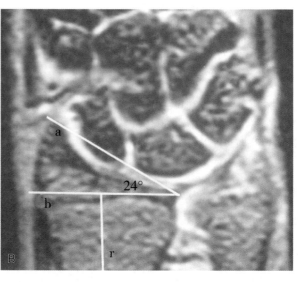

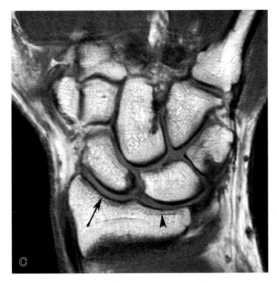

图11.13 图A.矢状面MR关节造影显示远端桡骨正常向掌侧倾斜12°；图B.冠状面MR图像显示正常桡骨倾斜角为24°，该角度为经桡骨茎突顶至关节面边缘的直线（a），与在尺骨关节面水平和桡骨干（r）垂直的直线（b）的夹角；图C.3.0T冠状面T₁WI图像显示手舟骨窝（箭）和月骨窝（箭头）

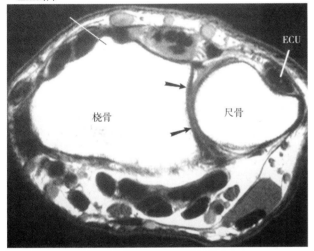

图11.14 腕关节轴面T₁WI图像。显示Lister结节、乙状沟（箭头）和背侧尺骨容纳尺侧腕伸肌腱的沟槽

等根据月骨有无与钩骨相关节的关节面分为2型。1型（34.5%）无钩骨关节面，而2型（65.5%）有与钩骨形成的关节面（图11.16）。

头状骨是最大的腕骨（图11.17E，图11.18A和图11.19B），在腕骨横弓中具有重要作用。约85%的患者头状骨有小关节面与第4掌骨底相关节。

钩骨明显向掌侧突出形成钩状结构（图11.17E），是腕管的内侧缘。屈肌支持带附着于此处。

大多角骨也有4个关节面。其掌侧面有一沟槽容纳桡侧腕屈肌肌腱，亦有一嵴样突出形成大多角骨嵴，是屈肌支持带、舟大多角骨韧带和前斜韧带的附着点（图11.12和图11.18A）。

手指的近节和中节指骨结构类似，近端和远端均呈喇叭样结构。这些骨结构主要由海绵状骨松质组成。拇指只有2节指骨没有中节指骨，其余的手指均

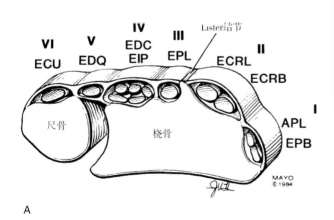
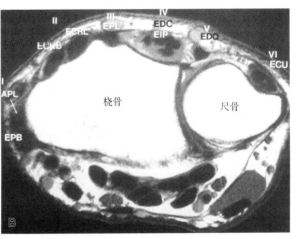

图11.15 显示腕关节背侧6个间隙的示意图（图A）和轴面MR图像（图B）。Ⅰ.拇长展肌（APL），拇短伸肌（EPB）；Ⅱ.桡侧腕长伸肌（ECRL）和桡侧腕短神经（ECRB）；Ⅲ.拇长伸肌（EPL）；Ⅳ.指总伸肌（EDC）和示指固有伸肌（EIP）；Ⅴ.第5指伸肌（EDQ）；Ⅵ.尺侧腕屈肌（ECU）

有3节指骨（图11.12）。

腕骨有很多变异。如果不熟悉这些变异，特别是小骨，若不与常规X线平片比较或部位不典型，其常难于在MRI图像上辨认。月骨和三角骨，以及头状骨和钩骨可发生融合，可能为纤维性、软骨性或骨性融合。本章内易误诊疾病一节中将全面讨论这些骨骼变异。

（二）韧带和关节解剖

由于腕骨稳定性的需要和腕关节灵活运动的要求，腕部韧带多而复杂（图11.17～图11.19），韧带

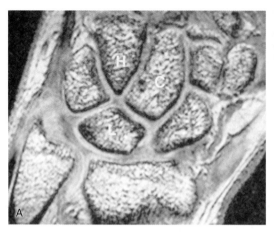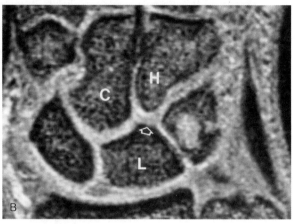

图11.16 图A.冠状面GRE图像Ⅰ型（单一关节面）月骨与头状骨相关节；图B.冠状面GRE图像显示月骨另有一小关节面（空心箭，Ⅱ型）与钩骨相关节；C.头状骨；H.钩骨；L.月骨

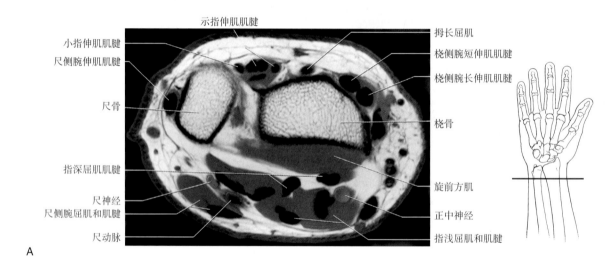

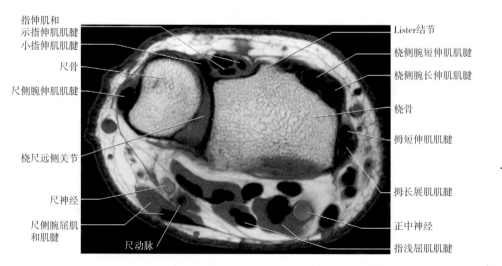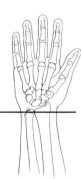

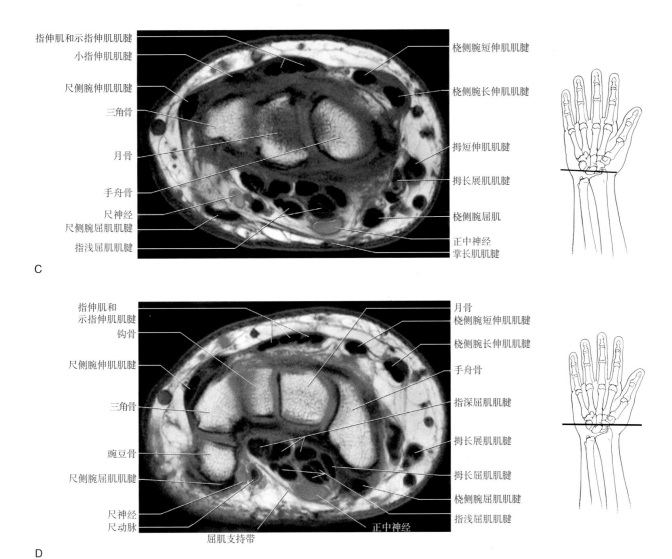

C

D

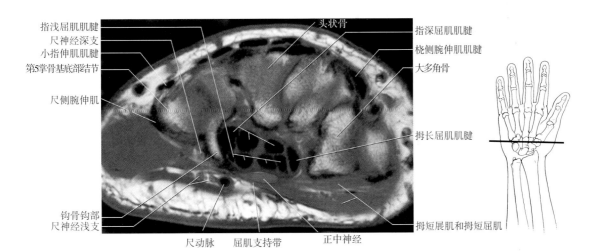

E

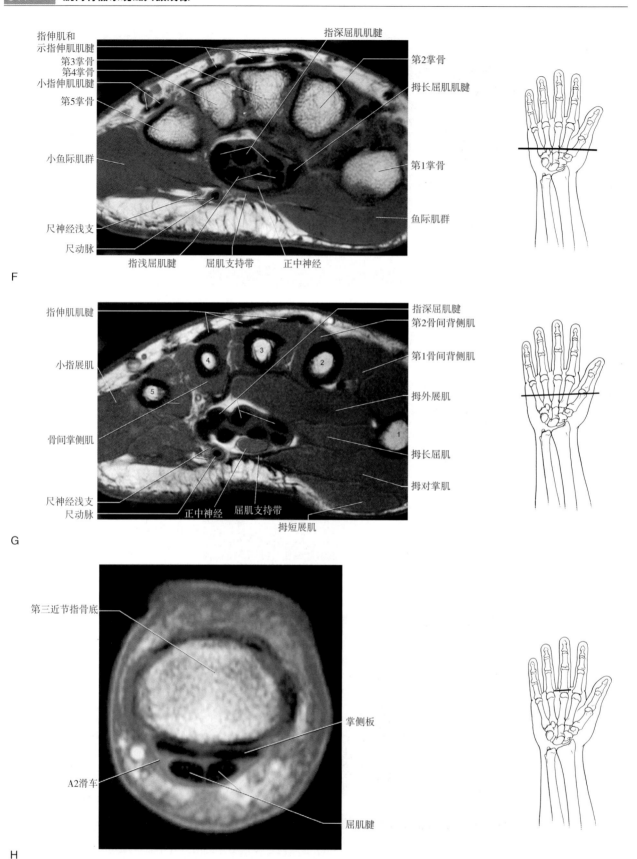

图11.17 腕部和手的轴面图像及所选平面示意图。图A.前臂远端层面的轴面图像和示意图；图B.通过桡尺远侧关节层面的轴面图像；图C.通过桡腕关节层面的轴面图像；图D.通过三角豌豆骨关节和Guyon管层面的轴面图像；图E.通过远侧列腕骨和钩骨钩部层面的轴面图像；图F.通过鱼际区层面的轴面图像；图G.通过掌骨层面的轴面图像；图H.通过近节指骨基底部的轴面图像

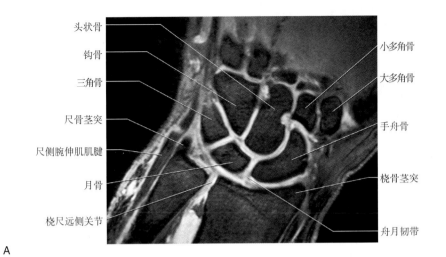
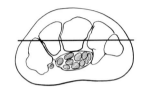

A

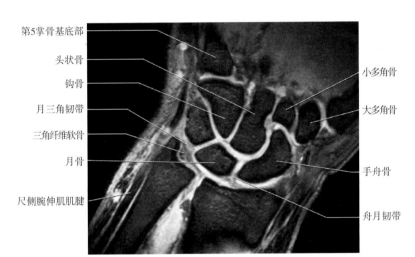

B

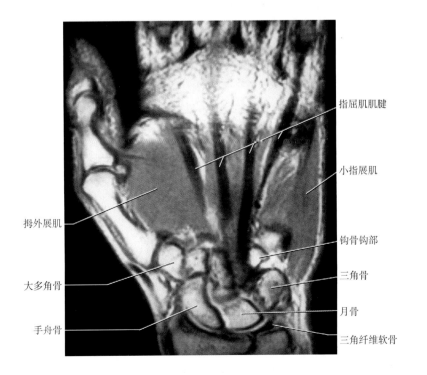
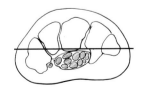

C

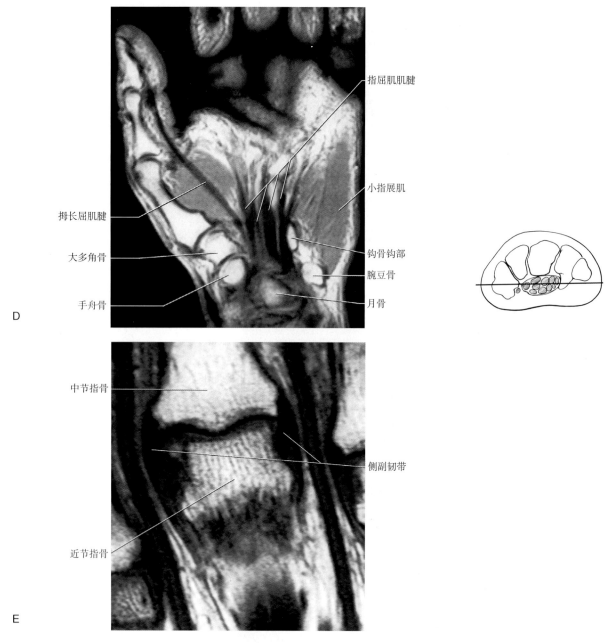

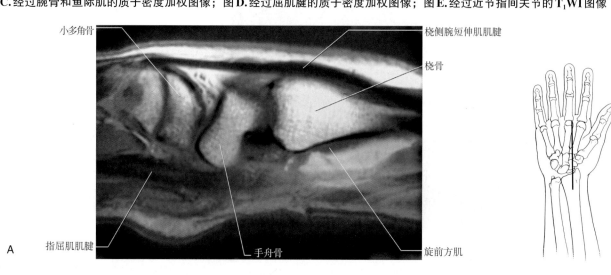

图11.18 腕部和手的冠状面图像及所选平面示意图。图A.腕关节DESS图像;图B.经过三角纤维软骨的DESS图像;图C.经过腕骨和鱼际肌的质子密度加权图像;图D.经过屈肌腱的质子密度加权图像;图E.经过近节指间关节的T_1WI图像

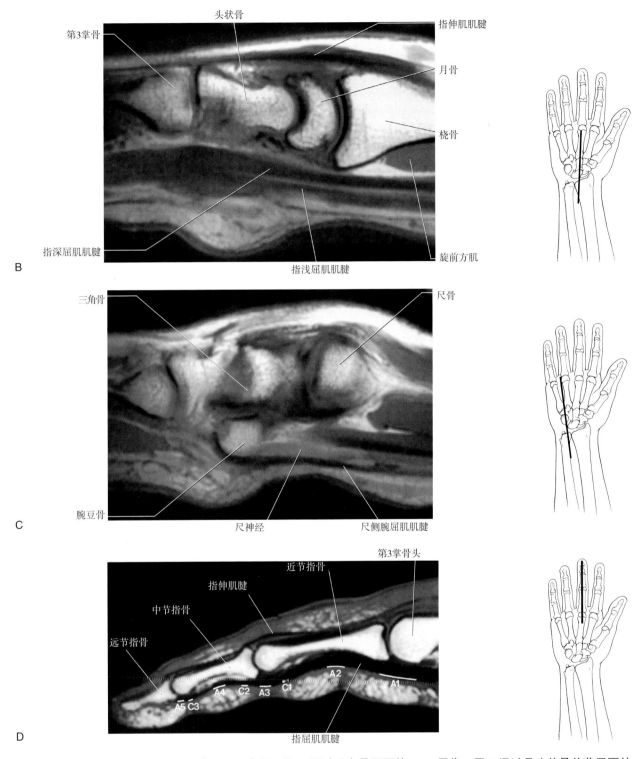

图11.19 手和腕部矢状面图像及所选平面示意图。图A.通过手舟骨层面的T_1WI图像；图B.通过月头状骨关节层面的T_1WI图像；图C.通过豌豆骨关节层面的T_1WI图像；图D.通过手指关节层面的T_1WI图像，同时标出滑车系统

走行方向多样，很难在某一磁共振成像层面上显示所有的背侧和掌侧韧带。显示韧带必须用1～2 mm薄层，10cm的小FOV和256×256或256×192的矩阵成像。3D傅立叶技术可连续薄层图像重建。使用这些技术或MR关节造影可以最大限度地显示掌侧、背侧和骨间韧带。

桡尺远侧关节主要通过TFC复合体取得稳定，该复合体由互相交织混合的几个部分组成：三角纤维软骨、尺腕半月板、尺侧副韧带（ulnar collateral ligament，UCL）、桡尺掌侧及背侧韧带（图11.17B，图11.18B和图11.20）。关节盘由纤维软骨构成，附着于桡骨尺侧缘，以及尺骨的尺骨茎突、尺骨窝和前臂

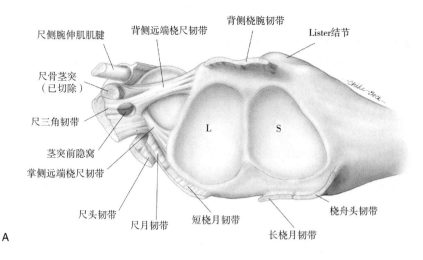

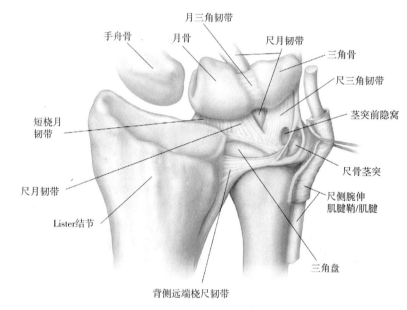

图11.20 图A.远端桡骨包括手舟骨（S）窝和月骨（L）窝和TFCC；图B.从背侧显示尺腕韧带复合体和TFCC

筋膜深层。前臂筋膜由尺侧腕伸肌腱和腱鞘分为浅层和深层筋膜。三角纤维软骨（triangular fibrocartilage，TFC）在冠状面像上最容易识别（图11.18），而掌侧和背侧桡尺韧带在轴面或3D图像上最易显示。正常TFC在MRI图像上呈低信号，TFC退变特别易发生在尺侧，在MRI图像上呈高信号，常见于50岁以上的患者。协助稳定远侧桡尺关节的结构还包括桡骨和尺骨间的骨间膜、尺侧腕伸肌腱和桡骨乙状切迹凹等（图11.14和图11.20）。

掌侧和背侧的韧带维持腕部的稳定性（图11.21）。

1.掌侧韧带　掌侧韧带由起自距桡骨掌侧缘1~2mm处止于三角骨和TFC复合体的两组同轴弓形韧带组成（图11.20和图11.21）。桡舟头韧带（图11.21A）最靠外侧，起自桡骨茎突止于舟骨腰部和头状骨，并在头状骨与尺头韧带共同形成弓状韧带。长桡月韧带位于桡舟头韧带内侧（图11.21A）。桡舟月韧带或称Testut韧带在长、短桡月韧带间垂直穿行，止于月骨和舟骨内侧。短桡月韧带起自桡骨内侧止于月骨，形成桡月间隙的底部。

掌侧中腕韧带包括舟大小三角骨韧带、舟头韧带、三角头韧带、三角钩韧带和豆钩韧带（图11.21A）。这些韧带走行连贯，并与桡腕韧带和尺腕韧带共同形成连续的掌侧关节囊。

尺腕韧带包括尺月韧带、尺头韧带和月三角韧带（图11.20和图11.21A）主要起自桡月掌侧韧带和TFC。

Smith在95%的腕关节中统计了8根掌侧韧带中的六根——1，桡舟头韧带；2，桡月三角韧带；3，桡月韧带；4，尺月韧带；5，尺三角韧带和6，三角舟韧带。桡舟韧带和桡舟月韧带的显示率分别为66%和26%。可用三维技术来显示韧带。

2.背侧韧带　背侧桡腕韧带较宽，起自Lister结节，斜向走行止于月骨和三角骨，是第四至第六伸肌间隙的底（图11.21B）。背侧腕间韧带（图11.21B）起自三角骨，分为三束分别止于舟骨、大三角骨和小三角骨。

3.骨间韧带 舟月韧带和月三角韧带呈C形（图11.22），起自关节的背侧，穿过近侧止于关节掌侧。舟月韧带在背侧较厚。月三角韧带的背侧和掌侧部分均较近端部分厚。

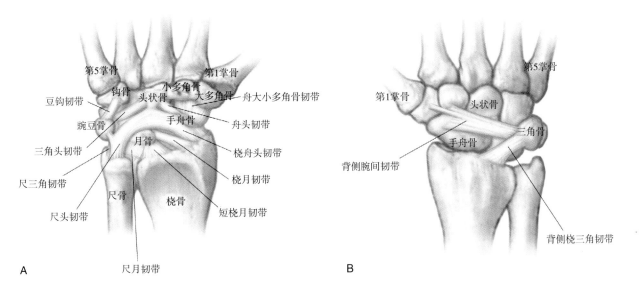

图11.21 腕部掌侧韧带（图A）和背侧韧带（图B）

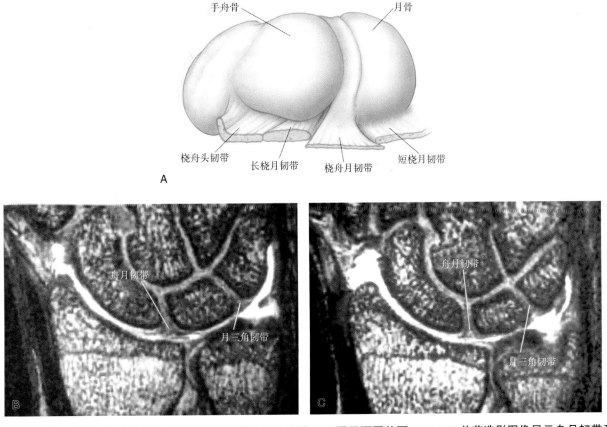

图11.22 图A.近端、轻度桡偏方向显示舟月韧带；图B和图C.不同层面冠状面GRE MR关节造影图像显示舟月韧带和月三角韧带厚度变化

舟月韧带在63%的患者中呈低信号,在37%的患者中内有片状中等信号,形态可为三角形(90%)或线形(10%)(图11.23)。49%的舟月韧带呈均匀低信号(Ⅰ型),51%的韧带内可见片状中等信号,其中14%患者的韧带中央内可见中等信号(Ⅱ型);16%患者的韧带远端为中等信号(Ⅲ型)和2%患者的韧带近端为中等信号(Ⅳ型);19%患者的韧带均呈中等信号(Ⅴ型)。

同样,无症状患者的月三角韧带也可呈三角形或线形,其信号也存在变异。其中63%为三角形,37%为线形。Smith和Snearly报道少数患者的月三角韧带呈不规则形(图11.24)。月三角韧带并不总是呈均匀低信号,其信号变化类似于舟月韧带(图11.24)。

第二列腕骨的骨间韧带由背侧和掌侧骨间的横行韧带构成(图11.25)。大多角头和头钩骨间韧带在关节面间有深层韧带。

掌指关节和指间(interphalangeal,IP)关节的韧带结构相仿,均主要由关节囊以及掌侧韧带和副韧带组成(图11.18E和图11.26)。这些韧带在关节伸直时紧张,屈曲时松弛。轴面和冠状面MR可显示副韧带(图11.17和图11.18)。轴面和矢状面图像显示掌底韧带最清晰。

4.肌肉解剖 许多腕部肌肉和肌腱起自肘部和前臂,其肌腱结构已在第十章进行了讨论。前臂肌肉的功能主要是屈伸腕关节,这已在第十章进行了详尽的阐述,因此,除了一些重要解剖结构外,此处就不再赘述。本节主要讨论直接与手和腕骨有关的那些肌肉及它们的起点和附着点(表11.3)。

腕关节的主要屈肌是桡侧腕屈肌和尺侧腕屈肌,掌长肌是腕部一块较次要的屈肌(图11.27)。腕关节的伸展主要依赖于桡侧腕长伸肌、桡侧腕短伸肌和尺侧腕伸肌(图11.27),协助腕外展的主要肌肉包括拇长展肌和拇短伸肌,腕内收主要靠尺侧腕伸肌。

四条蚓状肌起自指深屈肌肌腱,沿第2~5腕掌关节的桡侧延伸至近节指骨桡侧的伸肌腱膜。这些肌肉在轴面和冠状面图像上均可显示(图11.17和图11.18);表现为近端指深屈肌肌腱间的肌肉组织信号,并沿着掌骨的桡侧与远端的骨间肌相邻走行。MRI上这些肌肉的附着点常常不能清晰显示。在第十章已对拇长屈肌进行了讨论,但由于其在手和腕部的

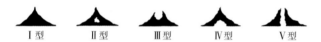

图11.23 Smith描述的舟月韧带的各信号类型。Ⅰ型,均匀低信号;Ⅱ型,中央中等信号;Ⅲ型,远端中等信号;Ⅳ型,近端中等信号;Ⅴ型,中等信号贯穿韧带

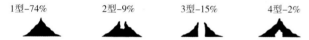

图11.24 Smith和Snearly描述的月三角韧带的各信号类型。Ⅰ型,均匀低信号;Ⅱ型,远端中等信号;Ⅲ型,中等信号贯穿韧带;Ⅳ型,近端中等信号

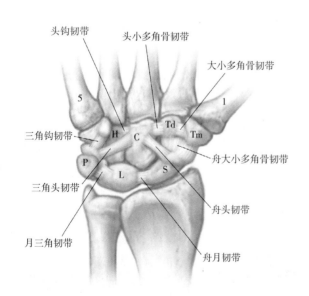

A

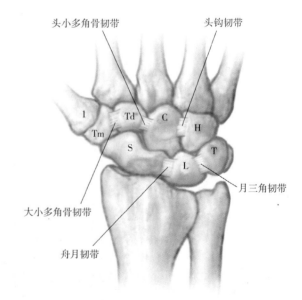

B

图11.25 掌侧(图A)和背侧(图B)腕间韧带

功能中非常重要，所以此处有必要再复习一下它的解剖。如表11.3所示，拇长屈肌起自桡骨中1/3的前面。其肌腱通过腕管的桡侧（图11.17），并在指深、浅屈肌肌腱的外侧走行（图11.17，图11.18和图11.27）。拇长屈肌腱鞘起自屈肌支持带的近端，向远端延伸止于拇指远节肌腱附着点的附近（表11.3）。

骨间肌为手的最深层肌肉，分成掌侧和背侧肌群（图11.17）。掌侧肌群由三块肌肉组成，它们分别起自第4和第5掌骨桡侧面和第2掌骨的尺侧面，其在掌指关节间向远端走行，止于伸肌腱膜。骨间背侧肌群起自相邻的掌骨，第1骨间背侧肌起自第1和第2掌骨干，第2骨间背侧肌起自第2和第3掌骨干，第

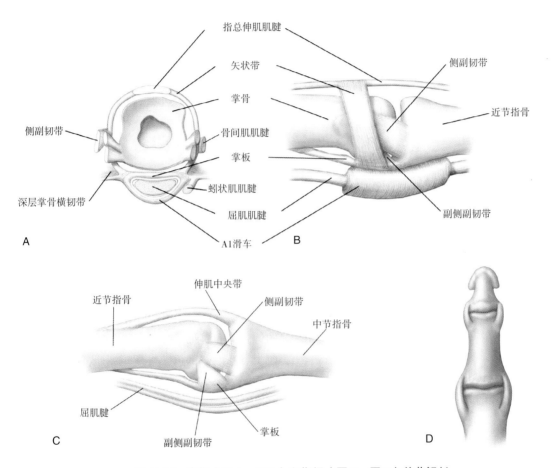

图11.26　掌指（图A、图B）和指间（图C、图D）关节解剖

表11.3　手部肌肉

肌名称	起点	止点	作用	神经支配
蚓状肌（4块）	指深屈肌肌腱	伸肌腱膜	伸指间关节	正中神经支配第1、2蚓状肌分支，尺神经支配第3、4蚓状肌分支
拇长屈肌	桡骨中1/3的前面和骨间膜	远节拇指	屈拇指	正中神经（前骨间膜分支）
骨间肌掌侧群（3块）	第2、4、5掌骨干	伸肌腱膜	手指的外展和内收	尺神经深支
背侧群（4块）	第1～5掌骨干	近节指骨	手指的外展和内收	尺神经深支
拇短展肌	屈肌支持带，大多角骨	近节拇指桡侧	外展拇指	正中神经
拇短屈肌	屈肌支持带，大多角骨和小多角骨	近节拇指掌侧面桡侧	屈曲和旋转拇指	正中神经
拇对掌肌	屈肌支持带和大多角骨	第1掌骨干桡侧	稳定拇指，使拇指对掌	正中神经
拇收肌	第3掌骨，大、小多角骨和头状骨	近节拇指指骨底		正中神经
掌短肌	掌腱膜尺侧	掌内皮肤	向外侧牵引皮肤	尺神经深支
小指展肌	豌豆骨	近节小指指骨底尺侧	外展小指	尺神经深支
小指短屈肌	钩骨钩和屈肌支持带	近节小指指骨底尺侧	屈第5掌指关节	尺神经深支
小指对掌肌	屈肌支持带，钩骨钩远端	第5掌骨干	使小指对掌	尺神经深支

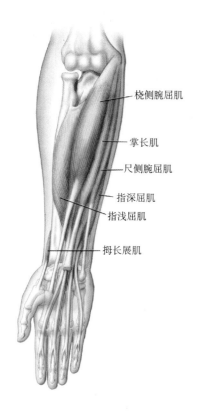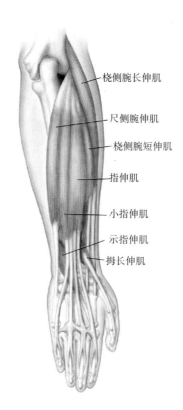

图11.27 屈肌和伸肌群

3骨间背侧肌起自第3和第4掌骨干,第4骨间背侧肌起自第4和第5掌骨干。骨间背侧肌在背侧向远端走行,与骨间掌侧肌共同止于近节指骨底。骨间掌侧肌和骨间背侧肌均由尺神经深支支配,其功能为外展和内收手指(表11.3)。

鱼际肌群由拇短展肌和拇短屈肌浅头组成,后者覆盖拇对掌肌(图11.17)。拇短展肌起自屈肌支持带和深层的大多角骨和小多角骨,这块近似三角形的肌肉止于拇指近节指骨的桡侧掌侧面,主要作用是外展拇指。拇短屈肌有浅深两个腱头,浅头起自大多角骨和屈肌支持带,深头起自小多角骨。拇短屈肌向远侧走行并移行至肌腱,附着于拇指近节指骨基底部桡侧面,主要功能为屈曲和旋转拇指。拇对掌肌部分位于拇展肌和屈肌深部,起自屈肌支持带和大多角骨,止于第1掌骨干桡侧面。拇收肌有横行和斜行两个腱头:前者起自第3掌骨干尺侧面,后者起自第3掌骨底和大多角骨、小多角骨及头状骨的掌面;拇收肌呈三角形,止于拇指近节指骨底,主要作用是内收拇指和屈拇指掌指关节(表11.3)。

小鱼际肌群由一块浅层肌和三块深层肌组成,浅层的掌短肌起自掌腱膜的尺侧,向内走行,止于手掌内侧缘的皮肤上,该肌位于尺神经和尺动脉的浅面。深层肌包括小指展肌、小指短屈肌和小指对掌肌(图11.17和图11.18)。小指展肌是三块深层肌中最表浅的一块,其起自豌豆骨的远侧面,自手掌内侧向远侧走行,止于小指近节指骨底的尺侧。小指展肌的主要作用为外展小指,与骨间背侧肌共同协助手指外展或指骨的展开。小指短屈肌起自比小指展肌起点更远侧的钩骨钩和屈肌支持带,向内侧倾斜走行,与小指展肌附着在同一部位。小指短屈肌的主要功能是屈第5掌指关节。小鱼际肌深层肌群的第3块肌肉是小指对掌肌,该肌位置最深,其起自小指展肌和屈肌的深部以及钩骨钩的远端,倾斜走行,止于第5掌骨干的尺侧,作用是使小指对掌。小鱼际肌群的所有肌肉均由尺神经深支支配(表11.3)。

前文已对很多肌肉变异进行了阐述。

据报道,副小指展肌约占所有病例总数的24%,1%~3%的人有手指伸肌。22%患者的蚓状肌起点(表11.3)可随腕管起源的变化而不同。掌长肌在腕关节水平形成肌腱,约13%患者的掌长肌缺如。另外,还可有多种变异,例如掌长肌肌腹和肌腱倒置,即肌腹位于远端,肌腱位于近端;掌长肌无肌腱,即自起点至终点均为肌腹;掌长肌两端为肌腹中间为肌腱;掌长肌远端分叉,形成两个肌腱附着。有关节肌肉变异及其临床意义将在本章诊断误判一节中进行更全面地讨论。

5.神经血管解剖 手和腕的神经血管解剖非常复杂(图11.28)。由于有多种原因可造成此部位的神经受压,因此,特别有必要了解手和腕部的解剖结构及其相互关系(图11.28和图11.29)。MRI轴面图像可

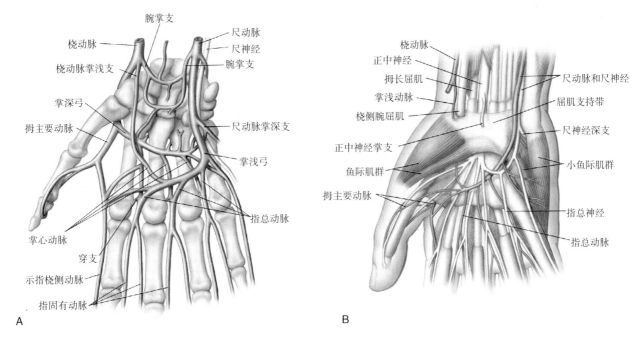

图11.28 手和腕的血管（图A）和神经（图B）解剖

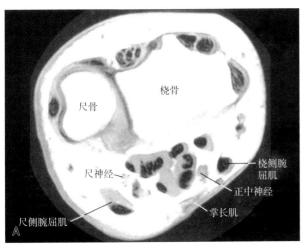

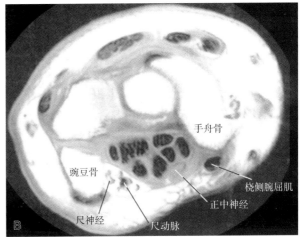

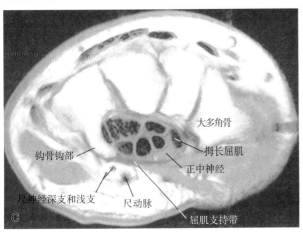

图11.29 桡尺远端关节（图A）、豌豆骨（图B）和钩骨钩部（图C）层面的轴面MRI显示尺神经和正中神经的关系

自远端至近端追踪显示这些结构，因而在轴面图像上更易观察神经血管结构（图11.17和图11.29）。自前臂远端至腕管近端尺侧，尺动脉、尺神经和伴行的静脉均位于尺侧腕屈肌的深部（图11.17）。尺神经位于尺动脉内侧。在豌豆骨水平，这些神经血管结构沿着豌豆骨的外侧穿行于腕掌韧带的深部，然后向远端走

行至屈肌支持带前方的手掌，并位于掌短肌深部（图11.29B）。在豌豆骨水平，尺神经一般分成浅支和深支（图11.29B）；另外，在此水平，神经及伴行血管位于腕掌韧带和屈肌支持带之间，即所谓的Guyon管。在Guyon管内或Guyon管近端的病变能造成尺神经分布区感觉运动异常。

在腕关节水平，指浅屈肌肌腱和指深屈肌肌腱位于尺神经和血管的外侧（图11.29），掌长肌腱位于其浅层，这些结构在轴面MRI图像上最易显示（图11.17和图11.29）。腕掌面中线结构进入腕管后分为3层：最浅层或前层由指浅屈肌组成，中层由示指和中指的指浅屈肌组成，最深层或后层由指深屈肌肌腱组成。所有肌腱在经过屈肌支持带下方之前由一个共同腱鞘所包绕。掌长肌肌腱位于腕部正中间，位置最表浅（图11.17和图11.29）。

正中神经通过绝大部分前臂时位于指浅屈肌的深层（图11.17和图11.29），仅在腕部的近端正中神经自浅层屈肌的桡侧穿出，向前内走行位于腕管内屈肌腱的前方（图11.17和图11.29）。在屈肌支持带的远侧缘，正中神经分成5支或6支，这些小分支即使在薄层轴面MRI图像上也难以辨认。

掌部的肌肉和筋膜间隙将掌部基本上分成3个间隙，即鱼际间隙、小鱼际间隙和掌中间隙（图11.17和图11.28）。这些间隙与屈指肌腱鞘伴行，是炎症和感染扩散的重要解剖学基础。

四、诊断误判

MRI对手和腕部的误判可由解剖变异、使用技术不当或来自软件和硬件伪影所造成。患者运动、流动伪影和其他技术错误均能导致图像质量不佳（图11.30）。

流动伪影根据所使用的脉冲序列而有不同表现。尽管流动伪影可出现在任何解剖部位，但较常见于四肢，因为这些组织内含有许多血管（图11.31）。当感兴趣区出现流动伪影时，病灶，特别是小病灶容易被忽略。此时，改变相位方向再次扫描图像，就能在感兴趣区内把伪影去除。流动-抑制技术也能帮助减少伪影的产生。

"魔角"现象可造成肌腱内信号升高，其发生在肌腱与主磁场B_0呈45°～65°时。主磁场B_0的方向取决于磁体的型号。磁体位于密闭高场强系统的口径内，在开放系统中呈垂直方向，在小型四肢线圈内呈从左至右的方向。腕关节体位放置合适或使其桡侧或尺侧偏移可较少魔角现象（图11.32）。

魔角现象发生在短TE自旋回波和许多GRE序列中，但不出现在长TE或T_2WI序列中。在尺侧腕伸肌腱中可出现与魔角现象无关的异常信号。但一般只有在肌腱增粗或腱鞘内积液时，肌腱才会出现病变。

解剖变异包括骨骼和软组织结构变异。

（一）骨骼变异

各腕骨通常只有一个骨化中心，因而腕骨变异如二分或三分腕骨较为少见，此时，易与常见的腕骨骨折如舟骨骨折混淆。二分舟骨常表现为舟骨腰部分裂成两块孤立的小骨，与舟骨常见的骨折部位相似。头状骨和钩骨钩可由多个骨化中心发育而来，此时，MRI上常难以与骨折鉴别。女性中可见钩骨发育不全。

腕骨融合可为纤维融合，软骨融合或骨性融合，总的发生率为0.1%。月三角骨融合最常见，但也会出现头钩骨融合（图11.33）。腕骨融合较常见于女性和非裔美国人，其在黑种人中的发生率可达6%。Minaar将月三角骨融合分为4型。Ⅰ型融合（图11.34A）为纤维或软骨融合，可引起疼痛。Ⅱ型融合为不完全骨性融合，其远端为一沟槽（图11.34B），

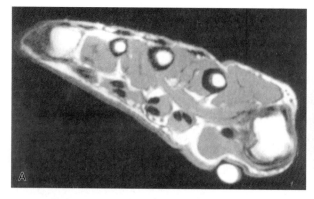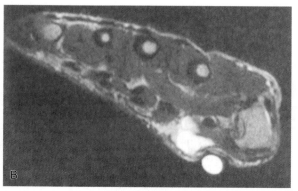

图11.30 轴面T_1WI（图A）和T_2WI（图B）图像。大维生素E胶囊挤压，并使上方的解剖结构和腱鞘囊肿变形

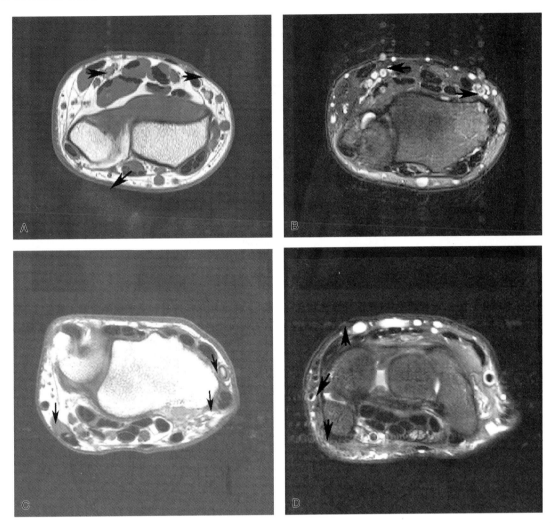

图 11.31　1.5T 轴面 T_1WI（图 A）和 T_2WI（图 B）显示前后方向的流动伪影（箭头）。该伪影在 T_2WI 图像上更明显（图 B）；3.0T 轴面 T_1WI（图 C）和 T_2WI（图 D）显示相位编码方向上的改变和横向伪影；该伪影同样在 T_2WI 上更明显。根据病变的位置改变相位编码方向可防止流动伪影引起病灶变形

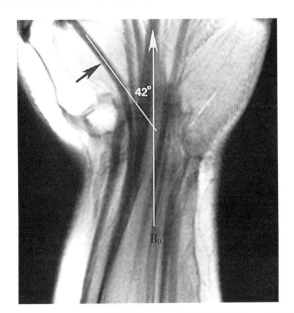

图 11.32　冠状面 SE 序列（500/10）显示屈肌腱。大多数屈肌肌腱与主磁场 B_0 方向一致，拇长屈肌肌腱与主磁场呈 42°。手尺偏、桡偏角度不同可引起魔角现象

Ⅲ型融合为完全骨性融合（图 11.34C）。Ⅳ型融合（图 11.34D）为完全骨性融合伴其他腕骨变异。

腕骨解剖一节中已提到，月骨可有 1 个远端关节面（1 型）或 2 个关节面，其中一个关节面与钩骨相关节（2 型）（图 11.16）。2 型月骨更常见，发生率为 50%～65%，与钩骨近端的软骨损伤有关。Pfirrmann 等发现其与骨间韧带和 TFC 撕裂无关。

由于月骨掌侧面有营养血管进入和韧带附着，矢状面 T_1WI 上可见其形态不规则（图 11.35）。

手和腕关节有许多小骨（图 11.36）。常见的小骨及其部位在 X 线平片上观察最容易（图 11.37），不应与游离体或骨折混淆。尺骨茎突小骨（表 11.4）是位于三角纤维软骨和三角骨间的骨化中心，某些情况下可与尺骨茎突融合（图 11.36）。茎突副骨也称腕凸骨，位于第 2 和 3 掌骨底背侧。茎突副骨可以是先天性的，也可以是退变形成，临床上类似腱鞘囊肿。副三角骨（表 11.4）为先天性，位于尺骨窝内。第 2 大

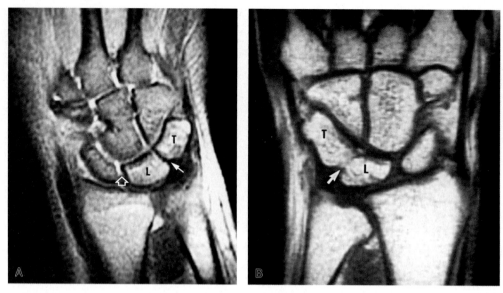

图11.33 月三角融合。图A.冠状面T_2WI显示纤维性融合（Ⅰ型）。注意所示低信号和关节间隙变窄（箭头）。舟月关节间隙正常，关节腔内含有液体（空心箭）；图B.冠状面T_1WI显示月三角骨骨性融合，近端凹陷（箭头）。T.三角骨；L，月骨

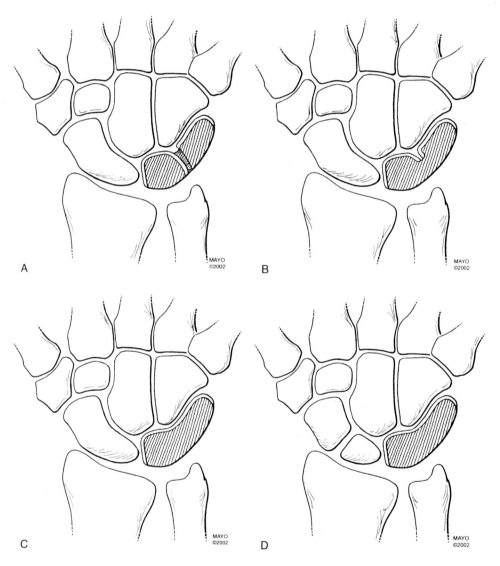

图11.34 月三角融合。图A.Ⅰ型，纤维或软骨性融合；图B.Ⅱ型，骨性融合伴远端凹陷；图C.Ⅲ型，完全骨性融合；图D.Ⅳ型，完全骨性融合伴其他腕骨异常，此时称双侧手舟骨

多角骨位于大多角骨的内上缘（图11.37）。上月骨位于月骨背侧，其发生部位很容易被误认是为游离体。副钩骨位于钩骨顶部，副Gruber小骨位于头骨、钩骨和第3、4掌骨底间。

术患者的腕管，发现6%的患者会出现解剖变异。软组织变异最常见于正中神经和尺神经，以及残留的内侧动脉。残留内侧动脉人群发生率为2%~4%，通常无症状，如果动脉栓塞，可引起正中神经压迫（图11.38）。

检查时改变腕关节的体位可明确腕管内正中神经位置的变异。也有报道正中神经近端分叉或形成双正中神经，此变异见于3%的患者。

表11.4 常见的手和腕部的副骨

小骨	位置
尺骨茎突副骨	TFCC和三角骨之间，可与尺骨茎突融合
茎突副骨	第2、3掌骨底背侧
副三角骨	尺骨窝远端
第2大多角骨	大多角骨的内上方
上月骨	月骨背侧
副钩骨	邻近钩骨钩
副Gruber骨	位于头状骨、钩骨和第3、4掌骨底间

当肌肉变异在患者中表现为软组织肿块或两侧不对称时，可导致临床问题（表11.5）。正常变异在MRI图像上表现并不明显，其表现为肌肉信号结构，从而MRI可证实为肌肉变异，并非肿瘤。Guyon管内肌肉异常的发生率为25%，其中67%累及双侧，肌肉异常能造成神经压迫综合征。肌肉变异最常见于小指展肌、掌长肌、尺侧腕屈肌和指浅屈肌。肌肉变异常为偶发，一般不引起症状。

（二）软组织变异

腕部的软组织变异常见，手背和掌弓神经血管变异的发生率可多达1/3。Lindley和Kleinert研究了526例手

副小指展肌是常见的肌肉变异，据报道发生率为24%（图11.39）。副小指展肌起自掌腕韧带、掌

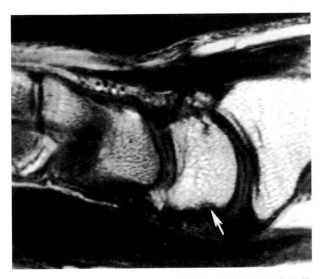

图11.35 矢状面T_1WI显示月骨掌侧面（箭头）正常韧带附着引起的形态不规则

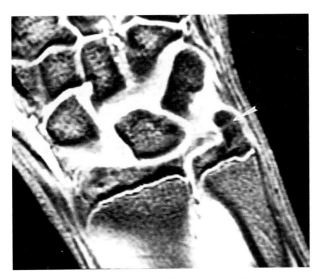

图11.36 冠状面GRE显示尺骨茎突变长，伴部分融合的切迹引起的稍高信号（箭头）

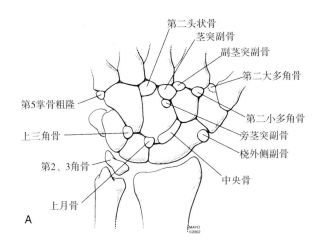

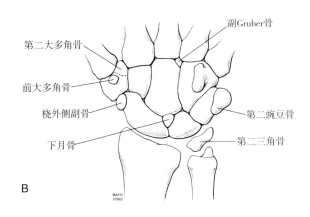

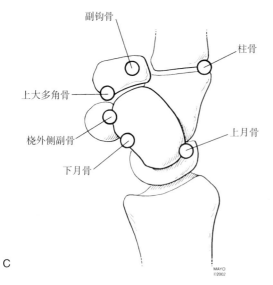
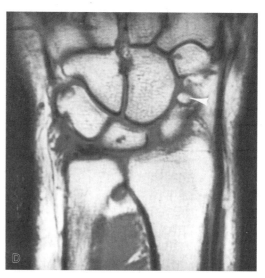

图11.37 从背侧（图A）、掌侧（图B）和矢状面（图C）显示的腕关节副骨。冠状面T_1WI（图D）显示一中央骨（箭头）

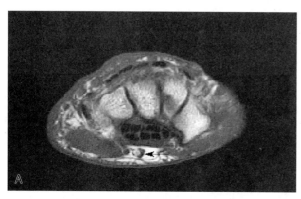
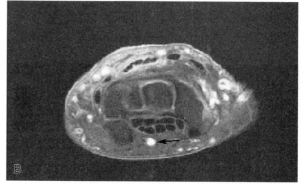

图11.38 轴面T_1WI（图A）和增强后脂肪抑制T_1WI（图B）显示永存正中动脉（箭头）

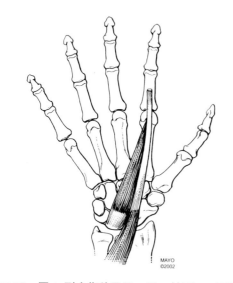
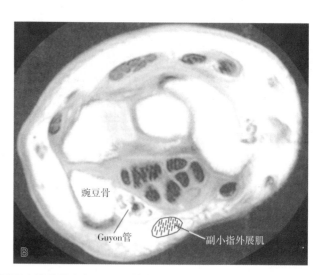

图11.39 图A.副小指外展肌；图B.轴面MR图像显示副小指外展肌与Guyon管的关系。正常时此区域无肌肉

长肌或前臂筋膜，止于第5近节指骨内侧缘。尺神经和正中神经症状的患者可能与此种变异有关（图11.39B）。

指短伸肌发生率为1%~3%，起自桡骨远端和桡腕韧带，止于第2掌骨远端（图11.40）。该肌一般没有临床意义，但可类似腱鞘囊肿。

22%的患者蚓状肌在腕管内的起点更靠近端，手指屈曲时会发生神经压迫。

掌长肌一般起自肱骨内上髁。其有多种变异（图11.41），在13%的人群中缺如。

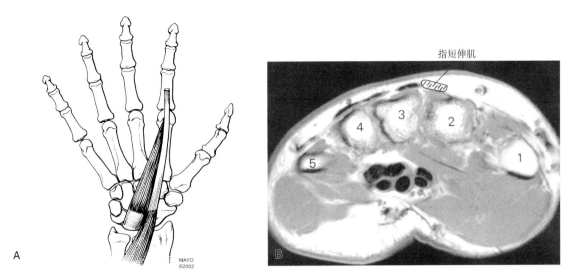

图11.40 图A.手指伸肌；图B.轴面MR图像显示掌骨基底部水平手指伸肌的位置。该肌肉位于伸肌腱桡侧，第2、3掌骨之间

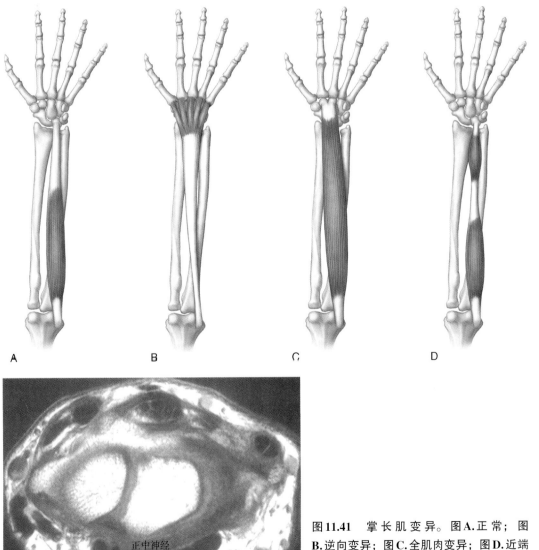

图11.41 掌长肌变异。图A.正常；图B.逆向变异；图C.全肌肉变异；图D.近端和远端存在肌腹；图E.轴面MR图像显示桡腕关节B型逆向变异掌长肌的位置。注意其与正中神经的关系

表 11.5 手和腕部的肌肉变异

肌名称	发生率	临床意义
副小指展肌	24%	无,但可能压迫尺神经或正中神经
手指短伸肌	1%~3%	无,可类似腱鞘囊肿
起源异常的蚓状肌	22%	类似腕管病变
掌长肌	13%缺如及其他变异	类似软组织块或肌肉撕裂,可有神经受压
副指浅屈肌	—	似软组织块
小指屈肌(非正常起源)	—	尺神经受压

屈肌腱鞘的变异有一定临床意义,其可造成感染扩散的途径发生改变。有时腱鞘囊肿和腱鞘炎可混淆。71.4%的屈肌肌腱总腱鞘止于手掌中部;手指的指腱鞘常不与其相沟通。

如上所述(图11.22~图11.24),韧带和TFC复合体形状和信号的变异常可在MRI上导致混淆。TFC复合体内侧富含血管组织,能造成MRI上信号强度升高(图11.42),不应误判为撕裂。信号变异,尤其是在关节造影像上的信号变异,需要与临床症状相结合;有些病例尚需诊断性注射对比剂后行关节造影,以证实MRI上的异常发现及对患者出现症状的部位进行定位。同样,与膝关节半月板相似,TFC复合体内的信号变化与年龄有关。

TFC中央无症状缺损的发生率随年龄增加。Zanetti等发现在56例患者中发现TFC与周围组织沟通,但64%无症状。69%的患者双侧TFC均出现缺损,最常发生在TFC的桡侧。TFC尺骨附着处出现缺损更易引起症状。

五、临床应用

由于表面线圈的改进、新的脉冲序列、MR关节造影和MR血管造影的应用,手和腕关节MRI检查日渐增多。MRI检查主要用于外伤、肿瘤、骨坏死、神经压迫综合征和关节病等。对于手和腕关节的其他疾病,MRI也具有较高的诊断价值。但这些领域里MRI的诊断经验仍在不断增加。

六、创伤

(一)骨创伤

MRI检查对手和腕关节的急性和慢性肌肉骨骼损伤均具有一定的诊断价值。大多数急性骨骼损伤在常规X线平片上即可明确诊断。CT是评价细微骨折、复杂骨折和制订术前计划的常用技术,具有重要价值。

MRI能够帮助早期诊断轻微损伤,以及在复杂的病例中评价骨质、骨干和软组织的损伤范围。骨质损伤包括不全骨折、完全骨折、骨干骨折、应力性骨折和骨挫伤。

早期诊断骨折,特别是手舟骨骨折,对减少骨折并发症十分重要。当X线平片或CR片阴性,但临床怀疑骨折时,应进行MRI检查。MRI上诊断的骨折有多达35%在X线上为阴性表现。

桡骨和尺骨远端骨折常见(图11.43)。MRI特别适用于儿童。儿童中40%的长骨体生长部损伤发生在

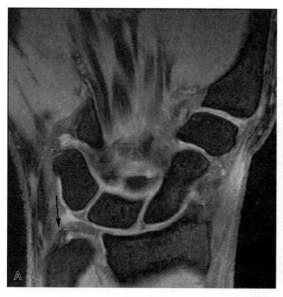
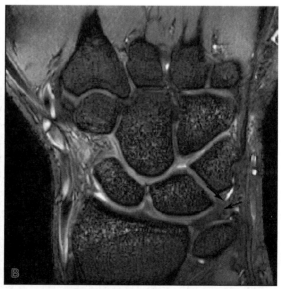

图11.42　1.5T(图A)和3.0T(图B)冠状面DESS图像显示正常无症状患者中,三角纤维软骨复合体尺骨附着处为中等至高信号

桡骨远端，5%发生在尺骨。体操运动员腕关节损伤包括长骨体生长部骨

折和软组织损伤。进行体操运动时腕部承受巨大的负荷常导致损伤，12~14岁时尤为如此。X线平片表现为长骨体生长部形态不规则和囊性变，此时亦可见尺骨征阳性。

腕骨骨折在儿童中少见，但在成人中常见。成人和儿童腕骨骨折最常发生于手舟骨。但手舟骨骨折仅占儿童手和腕关节骨折的2.9%。成人中手舟骨骨折最常累及手舟骨腰部，而在儿童中则最常累及手舟骨远端1/3（图11.44）。三角骨骨折是第二常见的腕骨骨折部位，然后是头状骨（图11.45）和月骨（图11.46）。

MRI对早期诊断骨折，包括骨挫伤，敏感度和特异度均较高（图11.47）。检查方法根据损伤部位而有所不同。某些特殊情况下，需要不同的层面才能全面评价所有腕骨（表11.6）。均需扫描T_1WI和T_2WI序列。某些病例中，需要加上STIR或快速反转恢复序列。骨髓水肿在T_1WI上呈低信号，T_2WI或STIR序列上呈高信号。伴骨小梁压缩的骨折线在T_1WI和T_2WI上均为低信号（图11.44和图11.45）。没有压缩性骨折的骨折线在T_2WI上呈高信号。图像层面对诊断手舟骨病变很重要（图11.48）。手舟骨的矢状面图像对排除后突畸形很重要。

X线很容易显示掌骨和指骨骨折，因此除非怀疑有关的肌腱或滑车损伤，否则很少应用MRI（图11.49）。

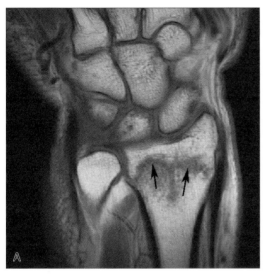 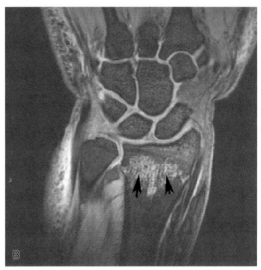

图11.43 桡骨远端骨折。冠状面T_1WI（图A）和矢状面DESS（图B）图像显示没有移位的桡骨远端骨折（箭头）伴骨髓水肿

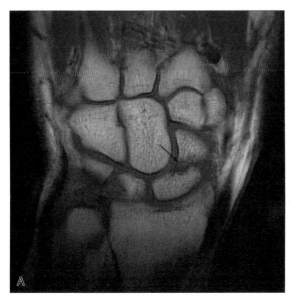 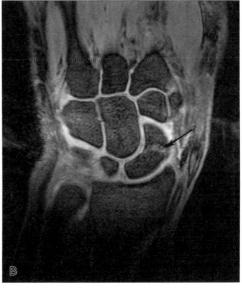

图11.44 手舟骨骨折。冠状面T_1WI（图A）和DESS（图B）图像显示手舟骨腰部骨折（箭头）

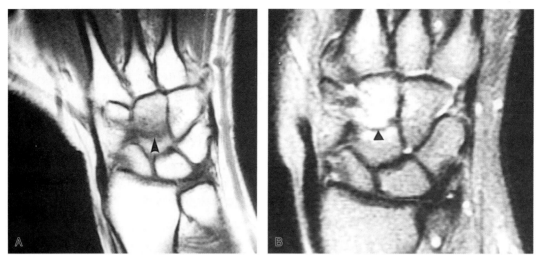

图11.45 头状骨骨折。冠状面 T_1WI（图A）和 T_2WI（图B）图像显示头状骨骨折（箭头）。两个序列中骨折线均为低信号。水肿在 T_2WI 上更明显

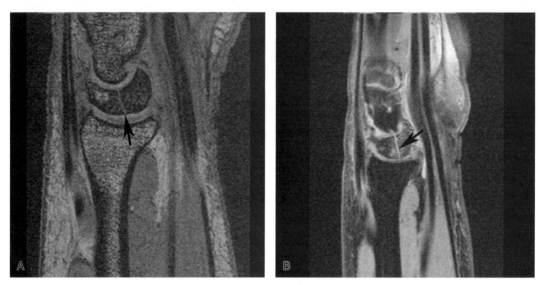

图11.46 月骨骨折。矢状面 GRE（图A）和脂肪抑制质子密度（图B）图像显示月骨骨折（箭头）。骨折线通常在矢状面上更明显

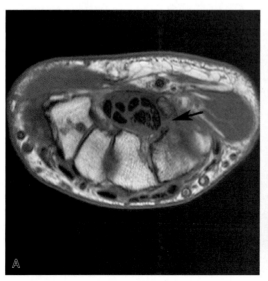 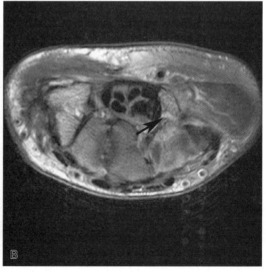

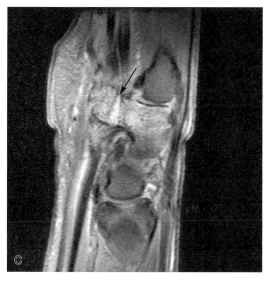
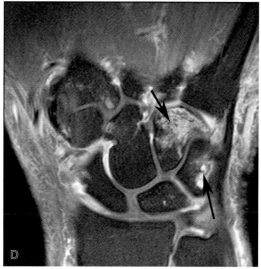

图11.47　钩骨钩部骨折伴三角骨骨挫伤。轴面 T_1WI（图A）、轴面 T_2WI（图B）和矢状面 T_2WI（图C）图像显示钩骨钩部骨折（箭头）。冠状面DESS图像（图D）显示钩骨（箭头）和三角骨（箭头）骨髓水肿

表11.6　腕骨骨折：成像平面

骨骼结构	成像平面
手舟骨	冠状面，斜矢状面
月骨	冠状面和矢状面
三角骨	冠状面，轴面和斜矢状面
豌豆骨	轴面和矢状面
大三角骨	冠状面和轴面
小三角骨	冠状面和轴面
头状骨	冠状面和矢状面
钩骨	冠状面和轴面

骨折并发症　骨骼外伤的并发症根据年龄和损伤部位而各不相同。在儿童中，长骨生长部损伤会引起骨骺过早闭合或生长板过度生长，从而导致骨骼畸形。其他并发症包括延迟愈合、骨不连、畸形愈合、骨坏死、软组织损伤和感染。

长骨生长部损伤会引起纤维或骨性突起，导致关节不对称。通过长骨生长部以及与之垂直的薄层或三维GRE序列能够帮助制订术前计划。

同样，T_1WI 和 T_2WI 序列能够帮助确定是纤维愈合还是骨不连（图11.50）。纤维愈合在 T_1WI 和 T_2WI 序列上呈低信号，而骨不连时骨折线呈高信号，骨质边缘呈低信号。钆剂增强脂肪抑制 T_1WI 能够帮助评价血供和愈合情况。

多达30%的手舟骨近端骨折会发生骨坏死。头状骨和月骨骨折也会发生此并发症。骨折的急性期，骨折近端和远端均可见信号异常（图11.51）。因此，仅见急性外伤后改变或骨髓水肿时只能怀疑骨坏死。信号异常变化或持续超过6周时能较为准确地诊断骨坏死。有关舟骨和月骨骨坏死的诊断将在本章后文中详

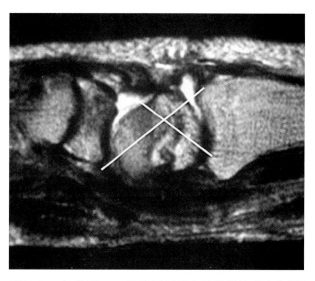

图11.48　矢状面 T_2WI 图像显示手舟骨骨折伴"驼背样"畸形（线）

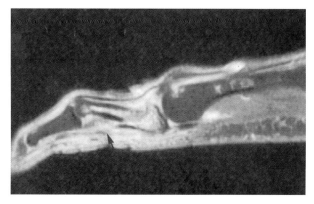

图11.49　中指的矢状面快速自旋回波 T_2WI 图像显示近节指骨骨折成角移位伴A2滑车断裂（箭头）

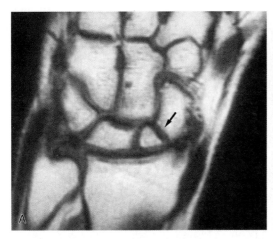 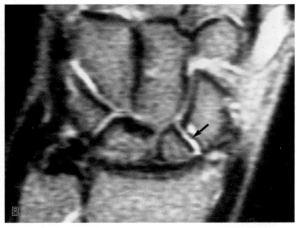

图11.50 手舟骨骨不连。冠状面 T_1WI（图A）和 T_2WI（图B）液体（箭头）位于骨折线内，伴骨折片边缘硬化（图B）；并可见骨折近端信号正常，可排除骨坏死

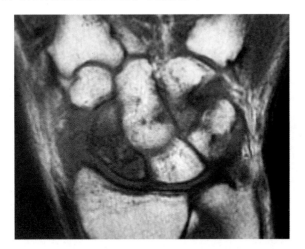

图11.51 急性手舟骨骨折后的冠状面 T_1WI。急性期整个手舟骨均可见水肿。因此，不能过早评价潜在的骨坏死

细阐述。

（二）软组织损伤

软组织损伤可单独发生，也可与骨损伤伴随发生（图11.52）。软组织损伤常与反复的微小创伤及其继发退变（过度使用综合征）有关。X线平片有助于显示骨和软组织的异常改变，这些改变提示需要进一步的影像学检查。根据X线和临床表现，可以选择超声、CT、MRI、传统或CT关节造影、MR关节造影或MR血管造影。

（三）三角纤维软骨复合体（TFCC）

TFCC包括关节盘、支持韧带和尺侧腕伸肌肌腱及其腱鞘（图11.20）。TFCC损伤的患者表现为腕关节尺侧疼痛。常见尺骨茎突骨折和月三角韧带撕裂（70%）。TFCC外伤性撕裂在年轻患者中更常见，一般发生在桡骨附着处。这些患者中常见尺骨负变异。TFCC退变性撕裂更常见于尺骨附着处的供血区，一般有自愈倾向，无须手术治疗。退变性撕裂可伴尺骨正变异和尺月压缩综合征。

常用Plamer分级法来对TFCC损伤及其相关表现进行分型。I型撕裂为外伤性，II型撕裂为退变性（图11.53）。IA和IB型病变是最常见的外伤性病变。退变型病变可导致TFCC内结构紊乱，发展为穿孔时为IIC型，伴有关节病时为IIE型（图11.54 ~ 图11.56）。

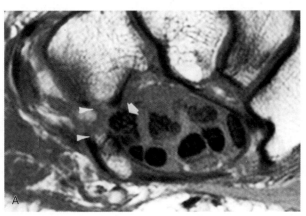 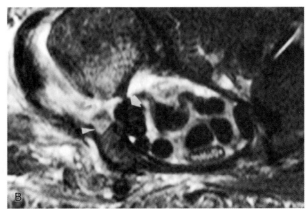

图11.52 轴面 T_1WI（图A）和STIR（图B）图像显示钩骨钩部骨折伴骨折片分离，及屈肌腱（箭头）嵌插于骨折片之间

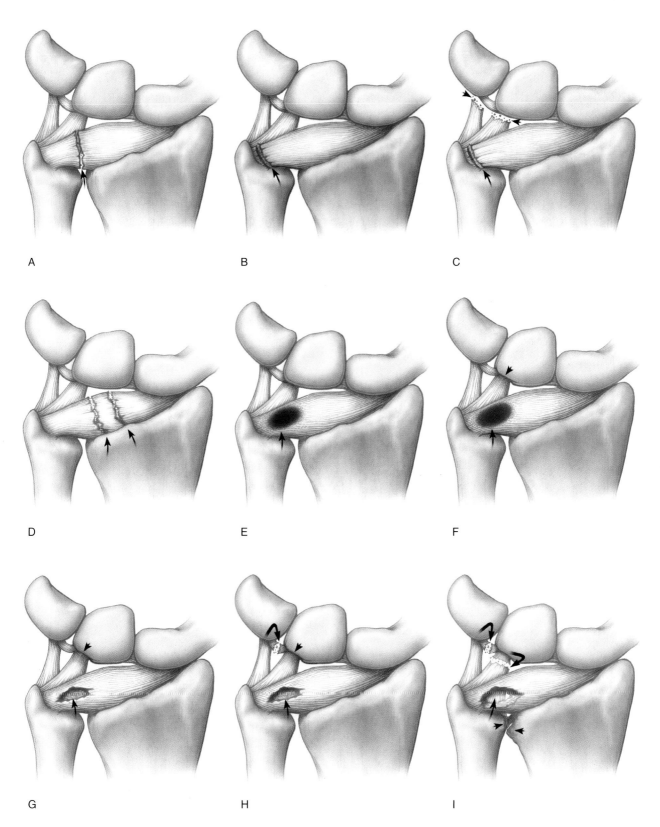

图11.53 TFCC撕裂的Palmer分型。图A. ⅠA型，中央穿孔（箭头）；图B. ⅠB型，尺骨端断裂（箭头）伴或不伴尺骨远端骨折；图C. ⅠC型，远端断裂（箭头）伴尺月韧带和尺三角韧带（箭头）掌侧附着处周边撕裂；图D. ⅠD型，桡骨乙状沟内TFCC桡骨端断裂（箭头）伴或不伴桡骨骨折；图E. ⅡA型，TFCC退变磨损（箭头）；图F. ⅡB型，TFCC退变磨损（箭头）伴月骨或尺骨软骨软化（箭头）；图G. ⅡC型，TFC穿孔（箭头）伴月骨或尺骨软骨软化（箭头）；图H. ⅡD型，TFC穿孔（箭头）伴月骨或尺骨软骨软化（箭头），以及月三角韧带撕裂（弯箭）；图I. ⅡE型，TFC穿孔（箭头）伴复合韧带撕裂（弯箭）和尺腕关节炎（箭头）

X线平片可显示尺骨长度、桡尺关节病、陈旧性桡骨骨折伴桡骨缩短、尺月关节病和尺骨茎突长度或形态改变。这些表现有助于确定TFCC损伤分型。关节造影仍有助于评价TFCC和月三角韧带（图11.57）。需牢记多达27%的无症状老年患者中可见明显的TFCC穿孔。

常规1.5T和3.0T MRI及MR关节造影表现与关节镜下和手术中的发现较为一致，因此有助于评价TFCC。常规MRI技术包括自旋回波T$_1$和快速自旋回波T$_2$WI序列，GRE和高分辨率三维GRE技术。由于1.5T和3.0T MRI场强不同，这些序列的参数也稍有不同（图11.55）（见第3章）。检查结果取决于脉冲序列和TFCC撕裂的部位。MRI诊断TFCC中央缺损的敏感性为91%，桡侧缺损为86%~100%，尺侧缺损为25%~50%。Hamis等对TFCC尺骨附着处撕裂进行评价，他们把间接MR关节造影和MRI表现与术中发现做了比较，认为MRI诊断的敏感度为17%，特异度为79%，准确率为64%。把T$_2$WI上的高信号作为诊断标志，其敏感度为42%，特异度为63%，准确率为55%。这些结果提示常规MRI对诊断TFCC边缘撕裂效果不佳（图11.55）。提示TFCC边缘处撕裂由于血供较好，可以自行修复，而中央处撕裂一般呈需清创治疗。

与MRI相比，MR关节造影的敏感度为100%，特异度为90%，准确率为97%（图11.56和图11.57）。最近，Rüegger等在22例患者中应用MR关节造影评价TFC周边部（尺骨附着处）的撕裂情况。其中3例为完全撕裂，19例为部分撕裂。相比关节镜中发现，MR关节造影的敏感度为85%，特异度为76%，准确率为80%。

Berná-Serna等比较了MRI、常规关节造影、MR关节造影和关节镜检出大体标本TFC缺损的情况。大部分缺损位于TFC中央。常规关节造影敏感度为95%，特异度为100%，准确率为95%。MRI敏感度为86%，特异度为85%，准确率为70%。MR关节造影敏感度为100%，特异度为85%。这些结果提示虽然MR关节造影在显示骨质、关节和软组织病变方面更具优势，但在注射处进行荧光透视的常规关节造影和MR关节造影的准确率都很高。

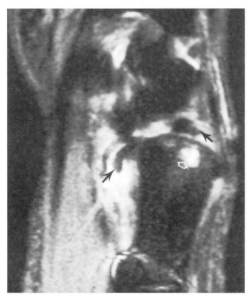

图11.54　矢状面MR关节造影图像。示退变的三角纤维软骨撕裂伴碎片分离（箭头）和尺骨内囊变（空心箭头）

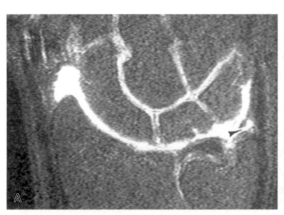
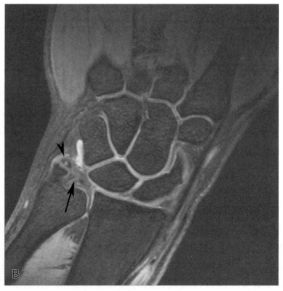

图11.55　TFCC尺骨附着处撕裂。图A.冠状面GRE图像显示尺骨端附着处周围撕裂伴液体高信号（箭头）；图B.冠状面DESS图像显示退变性撕裂导致周围高信号（箭）。另见一弧形骨片影（箭头）

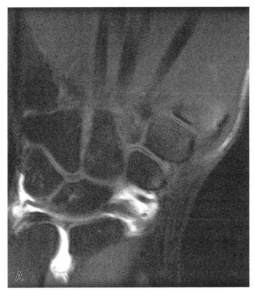
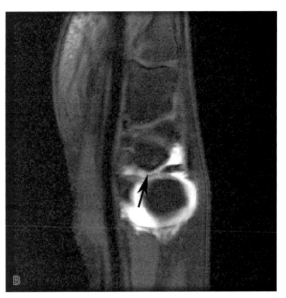

图11.56 桡腕关节内注射后的冠状面（图A）和矢状面（图B）MR关节造影图像显示造影剂位于桡尺远端关节及三角纤维软骨完全撕裂（图B，箭头）

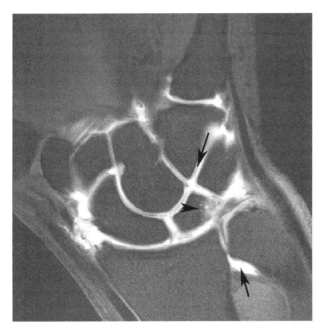

图11.57 早期尺月撞击综合征伴月三角韧带和三角纤维软骨撕裂。桡腕关节内注射后的冠状面MR关节造影图像显示月三角韧带和三角纤维软骨撕裂导致液体（箭）位于腕骨间关节和桡尺远端关节。尺月撞击综合征引起月骨骨髓水肿（箭头）

根据TFCC损伤的分类和损伤范围，其治疗各不相同。急性损伤可用夹板固定、口服非类固醇类抗炎药，关节腔内注射和理疗。手术方法包括关节清理、早期修复和延期修复。如果发生远端桡尺关节不稳，则需进行开放手术韧带修复。无论是急性损伤还是慢性损伤，手术一般都在关节镜下进行。

（四）撞击综合征

许多撞击综合征均可导致尺侧腕关节疼痛。一些综合征与TFCC缺失有关（表11.7）。

表11.7 尺侧撞击综合征

尺侧撞击综合征——尺骨头，三角纤维软骨和邻近月骨和三角骨慢性撞击
尺侧腕骨撞击综合征——由尺骨茎突骨不连，骨折片不连形成游离体所致
尺骨茎突撞击综合征——邻近三角骨的尺骨茎突过长所致的慢性压迫
尺骨撞击综合征——尺骨过短撞击桡骨
头月撞击综合征——Ⅱ型月骨、关节炎和腕关节尺偏撞击所致

其中尺骨撞击综合征（尺月邻近或撞击综合征）最为常见。患者有尺骨征阳性和慢性腕关节疼痛，疼痛可随运动加剧，休息后缓解。X线显示尺骨征阳性伴月骨和三角骨硬化和（或）囊变（图11.58）。退行性TFCC撕裂（Palmer Ⅱ型）常见。冠状面MR关节造影图像（图11.57）能更清楚地显示TFC撕裂和关节改变。尺骨撞击综合征患者中87%可见月骨局灶性信号异常，43%出现在三角骨，10%出现在尺骨桡侧。

尺腕撞击综合征（表11.7）由尺骨茎突骨折后骨不连所致。骨折片形成游离体，可引起关节炎或撞击尺侧腕伸肌腱，亦可导致TFCC撕裂。X线一般足以诊断尺腕撞击综合征。但MRI或MR关节造影能更清楚地确定骨不连和显示软骨及尺侧腕伸肌肌腱的改变。

尺骨茎突撞击综合征是由于尺骨茎突过长引起与

三角骨的慢性撞击（图11.59）。尺骨撞击综合征是由于尺骨过短撞击桡骨所致。钩骨-月骨撞击与2型月骨有关（图11.16和11.60），多达50%~65%的患者可出现2型月骨。高达25%的患者会发展为钩骨软化症和关节炎。T_1WI和T_2WI或DESS序列很容易发现这些改变。

撞击病变的治疗包括关节镜治疗和开放手术治疗。尺骨征阳性的患者需进行尺骨缩短术。

（五）韧带撕裂/不稳

关节内韧带分为腕外韧带和腕内（骨间）韧带。舟月韧带和月三角韧带是最重要的腕内韧带。

腕不稳可继发于骨折后对位不佳、韧带撕裂或关节炎性病变。桡月韧带和TFCC断裂可导致腕部的尺骨移位和远端桡月关节半脱位或脱位。

腕不稳可以是静力性，此时，X线上可见关节对位异常，也可以是动力性，此时需要体格检查或运动/应力下摄片才能显示对位异常。根据X线特点，已确定几种腕部损伤类型。背侧腕间不稳（DISI）最为常见。侧位片上可见舟月角增大（正常为45°）伴月骨背侧倾斜和手舟骨掌侧屈曲（图11.61）。DISI与舟月韧带和掌侧腕外韧带断裂有关。掌侧腕间不稳（VISI）时舟月角减小。此时月骨掌侧屈曲伴头状骨移位（图11.62）。VISI见于类风湿关节炎患者，可有月三角韧带和背侧腕外韧带撕裂。舟月重度塌陷（SLAC）（图11.63）继发于外伤后和其他炎性关节病。另一腕不稳类型是手舟骨不连重度塌陷（SNAC）（图11.64）。前后位和侧位片或运动试验可明显地发现这些腕不稳类型。通常不需要MRI，其甚至可混淆诊断。腕关节位置需要人为摆放，轻度的桡偏或尺偏或标准MR位置摆放均可增大舟月角。过去荧光下运

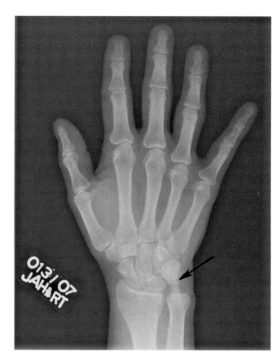

图11.59　尺骨茎突撞击综合征。X线平片显示尺骨茎突过长（箭头）

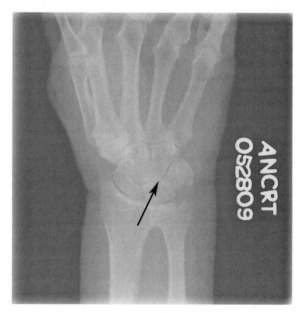

图11.60　钩月撞击综合征。X线片显示2型月骨（箭头）伴进展期腕骨间关节炎

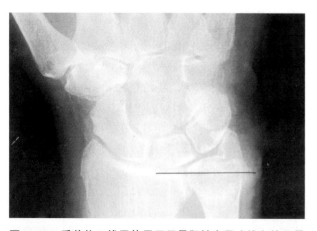

图11.58　后前位X线平片显示尺骨阳性变异（线）伴尺骨茎突过长。尺月撞击综合征继发月骨和三角骨软骨下骨质硬化

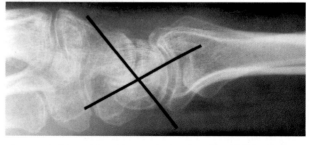

图11.61　侧位X线平片显示背侧中间体不稳畸形。月骨向背侧倾斜，舟月角（线）变大。头状骨向背侧旋转

动试验能提供有关腕不稳的动态信息。MRI也应含有动态技术，以便为手术医师提供所需的准确信息和细节内容。

同样，韧带撕裂亦可累及掌指关节（MCP）和指间关节（IP）。手和腕关节韧带撕裂的影像学检查首先应进行X线检查，包括标准位和运动试验。根据X线和临床特征，可选择MRI或MR关节造影检查。

（六）远端桡尺关节

远端桡尺关节不稳可继发于外伤、桡骨缩短或炎性关节病。X线可在正位片上显示远端桡尺关节间隙增宽，或在合适的侧位片上显示半脱位。CT或MRI能够评价远端尺桡关节不稳或半脱位。轴位图像可在中立位、旋前与旋后位时扫描。最好能将双侧腕关节同时扫描进行对比。一般无须关节腔内造影，但如需更完整地评价TFCC和相关韧带损伤时则可应用。尽管一些学者认为3.0T场强更佳，但平扫MRI可在不同场强下进行T_1WI、T_2WI或GRE序列扫描。过去已有多种方法来评价关节对位情况，包括关节轮廓、偏心法和桡尺比例法。我们更倾向于用桡骨线法来评价半脱位，在临床实践中所有肌骨学放射科医师均认为其方法简单、结果可靠。应在所有体位对关节进行评价。正常人手掌向下时，尺骨可有轻度背侧半脱位（图11.65和图11.66）。

（七）舟月韧带撕裂

舟月（scapholunate，SL）韧带可随成像平面不同而有不同表现。韧带呈C型，起自背侧，止于掌侧近端（图11.22A）。因此关节远端开放，在常规MR或MR关节腔造影时充满造影剂。造影剂不应向近端穿过关节间隙。冠状面图像上，韧带在掌侧部分图像上呈梯形，近端部分图像上呈三角形，在背侧部分图像上更近似条带样表现（图11.67）。

X线片、CT、直接或间接MR关节造影和常规MRI可用于评价SL韧带。MRI可应用FSE T_2WI或GRE序列。三维GRE序列能更好地评价韧带的各个部分。不同层面的韧带除形态改变外，其信号改变也很明显。掌侧部分的高信号是由胶原纤维和血管减少所致。Smith在正常人中描述了几种不同的SL韧带表现。Ⅰ型呈均匀低信号（49%），Ⅱ型呈中央等

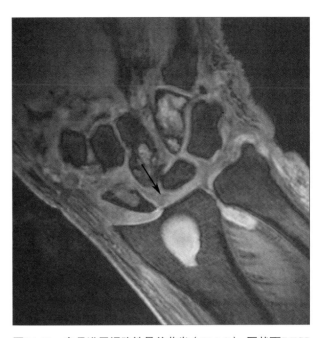

图11.63 舟月进展塌陷性骨关节炎（SLAC）。冠状面DESS MR塌陷显示近列腕骨间明显分离，伴头状骨嵌插于手舟骨和月骨（箭头）之间。注意腕骨和桡骨远端大的囊性变

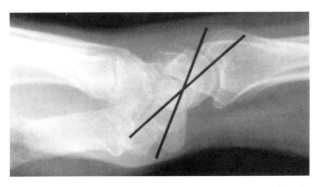

图11.62 掌侧中间体不稳畸形伴月骨向掌侧倾斜，舟月角（线）变小

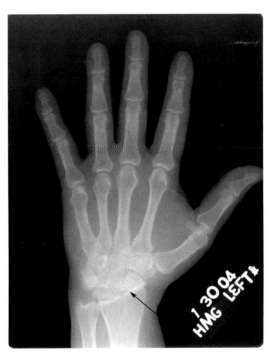

图11.64 手舟骨骨不连进展塌陷性骨关节炎（SNAC）。正位X线片显示手舟骨骨折后骨不连及进展塌陷（箭头）

信号（14%），Ⅲ型呈近端高信号而Ⅳ型呈远端高信号（18%）。Ⅴ型韧带内可见线状等信号穿过（19%）（图11.23和图11.68）。

需牢记40岁以上无相关症状的患者中可出现SL韧带缺失。Linkous等评价了30例患者双侧腕关节造影图像。在无症状和有症状患者中舟月韧带表现可表现为针尖样微小缺失至大的缺失。相比无症状患者，有症状患者（32%）出现韧带完全缺失的概率更高。有症状患者的SL韧带缺失主要累及背侧部分

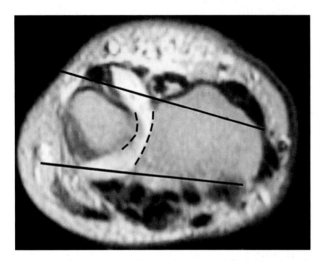

图11.65 轴面T₂WI图像显示桡尺远端关节大量积液。桡骨月骨间对位正常。虚线为关节面。月骨完全位于桡骨关节面虚线内，提示位置正常

（64%）。他们的结论认为背侧韧带缺失更多见于外伤性所致。

T₂WI序列上舟月韧带撕裂表现为韧带部分或整体内有高信号穿过。碎片、韧带消失和舟月间隙增宽亦很明显。尽管存在争议，Berger等认为近端韧带撕裂较少引起舟月不稳。背侧SL韧带撕裂更易引起舟月不稳。1.5T常规MRI研究表明诊断SL韧带撕裂的敏感度为50%～93%，特异度为86%～100%，准确率为77%～87%。常规MRI与关节镜比较中，Shadel-Hopfner等发现MRI诊断准确率为75%，敏感度为63%，特异度为86%。Magee对3.0T MRI和关节镜进行了比较发现其诊断舟月韧带撕裂的敏感度为89%，较报道的1.5T MRI 50%～93%的敏感度高。

间接和直接MR关节造影的诊断准确率角常规MRI高。常规MRI的敏感度和特异度为38%和69%，而间接MR关节造影分别为75%和99%。荧光引导下直接MR关节造影的优势在于能在麻醉下注射造影剂时观察造影剂流动情况，并确定引起症状的病变（图11.69和图11.70）。一般进行桡腕关节注射即可。腕骨间注射造影剂可排除韧带远端的部分撕裂。注射可获得脂肪抑制T₁W和三维GRE图像（表11.1）。Scheck等报道应用MR关节造影发现SL韧带撕裂的准确率为94%。常规MRI的敏感度和特异度分别为52%和34%，而MR关节造影则为90%和87%。Meier等对比了125例在24h内进行直接MR关节造影和关节镜

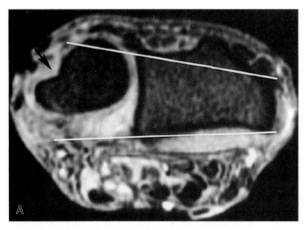 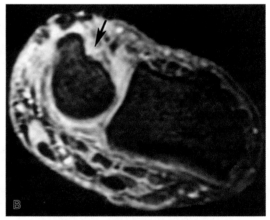

图11.66 桡尺远端关节半脱位伴尺侧腕伸肌腱脱位。轴面脂肪抑制T₂WI图像（图A和B）显示尺骨背侧半脱位（图A中的线）。尺侧腕伸肌腱不在（箭）第6背侧间隙内

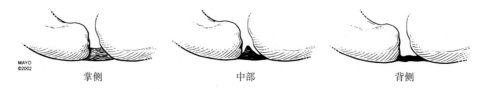

图11.67 冠状面显示舟月韧带的掌侧、中部（近端）和背侧部分

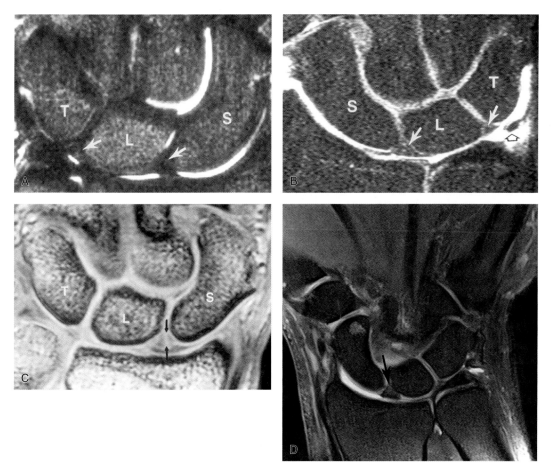

图 11.68 MRI显示舟月韧带（图11.23）。图A.冠状面MR关节造影图像显示舟月韧带和月三角韧带（箭头）呈低信号（Ⅰ型）；图B.冠状面MR关节造影显示三角形舟月韧带和月三角韧带伴中央中等信号（箭头）（Ⅱ型）；图C.冠状面GRE图像显示韧带内线样高信号穿过（箭头）（Ⅴ型）；图D.冠状面DESS 3.0T图像显示舟月韧带内中等信号（箭头）（Ⅲ型）。S.手舟骨；L.月骨；T.三角骨

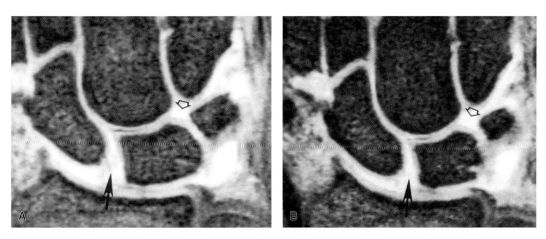

图 11.69 舟月韧带撕裂。桡腕关节冠状面MR关节造影图像（图A和图B）显示舟月间隙相比月三角关节轻度增宽。腕管间关节内可见造影剂（空芯箭），伴舟月韧带呈高信号（箭头）

手术患者的表现。17%的患者（21/125）MR关节造影诊断为SL韧带损伤，均在关节镜下获得确认。其余104例患者MR诊断为正常，但关节镜手术发现7例有部分撕裂，1例完全撕裂。因此MRI的阳性预测值为100%，阴性预测值为92%。

（八）月三角韧带

月三角（lunotriquetral，LT）韧带形态与SL韧带相似。与SL韧带一样，LT有膜部和三角部分（图11.22）。Smith和Snearly描述了LT韧带的几种变

异。63%的患者中韧带呈三角形，37%呈线形（图11.71）。74%的患者韧带呈均匀低信号（Ⅰ型），9%韧带远端呈等信号（Ⅱ型），15%可见线状裂隙（Ⅲ型），2%近端呈等信号（Ⅳ型）（图11.24）。韧带的骨附着端亦可见信号改变（图11.71B）。

40岁以上人群中13%会发生无症状的LT韧带穿孔。此外，LT韧带与TFCC撕裂同时发生的概率较高（图11.57）。因此，我们在进行常规MRI或MR关节造影时会先在远端桡尺关节处注射造影剂。月三角韧带部分撕裂时，需要2个关节腔内注射造影剂。诊断SL韧带撕裂所需MRI序列与SL韧带相同。与舟月韧带相比，1.5T MRI诊断LT韧带撕裂的准确率较低，敏感度为40%~56%，特异度为45%~100%。Magee发现3.0T发现LT韧带的敏感率为82%。

（九）腕外韧带撕裂

评价背侧和掌侧韧带更为困难（图11.25）。关节造影后进行多平面薄层成像或三维成像观察最佳。一般使用脂肪抑制质子密度、T_2W和DESS序列来观察腕外韧带。尽管我们常规不会特意去评价腕外韧带，但仍有一些关于MR诊断腕外韧带撕裂的准确性的研究。Theumann等对72例患者进行了评估，并准确诊断了22例腕外韧带撕裂，包括桡侧副韧带、桡舟头韧带和桡月三角韧带撕裂。

（十）掌指/指间韧带撕裂

手部的韧带损伤可以单发，也可以同时伴发骨折和其他软组织损伤。拇指的尺侧副韧带是最常见的损

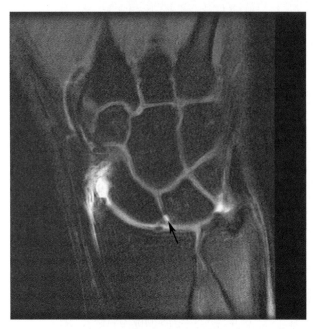

图11.70 舟月韧带部分撕裂。冠状面MR关节造影图像显示造影剂进入（箭头）但未穿过舟月韧带

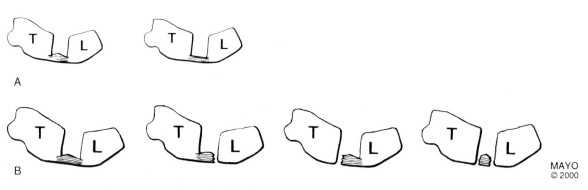

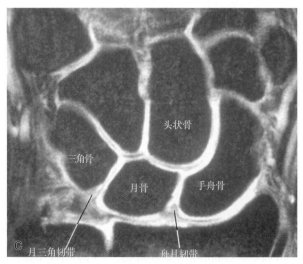

图11.71 月三角韧带内的信号变异（图11.24）。图A.韧带可为三角形（63%）或线形（37%）。图B.骨附着处信号多变；（1）正常，（2）月骨附着处断开，（3）三角骨附着处断开，（4）在月骨和三角骨附着处均断开。图C.MR关节造影图像显示舟月韧带和月三角韧带；L.月骨；T.三角骨

伤之一。由于其最早发生于猎杀兔子的苏格兰猎场看守人中，这一损伤也称作"猎场看守人拇指"。现今这一损伤常见于滑雪运动员，占所有滑雪运动损伤的6%～9.5%。

掌侧纤维软骨板近端纤细，远端增厚。籽骨位于指短屈肌和短收肌的附着处。尺侧副韧带起自掌骨髁内侧隆突，斜向走行止于掌侧纤维软骨板周围的近节指骨基底部。短收肌有3个附着点，包括尺侧籽骨和掌侧板、近节指骨外侧隆突和伸指肌肌腱扩张部。附着点在尺侧副韧带表面与伸指肌肌腱扩张帽融合，称内收肌腱膜。

尺侧副韧带损伤常发生于拇指过度外展时。最常见的损伤部位是指骨远端附着点周围。尺侧副韧带移位，位于内收肌腱膜表面时呈Sterner病变（图11.72）。由于其需要手术修复，因此，诊断这一病变十分重要。

应力下对比观察双侧拇指可进行诊断。急性损伤时尚需麻醉下注入造影剂检查。此时可在麻醉下进行注射造影剂进行常规关节造影检查。在许多医院，MRI或MR关节造影已代替了大部分常规影像检查方法。常规关节造影能显示83%的尺侧副韧带撕裂，但仅能显示61%的Stener病变。MRI能发现90%的韧带移位撕裂，即Sterner病变，而MR关节造影则达100%（图11.73）。

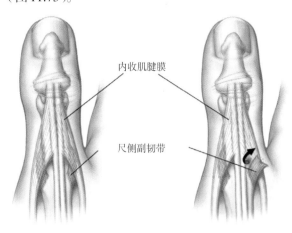

图11.72 Stener病变。图A.尺侧副韧带（UCL）和内收肌腱膜的正常解剖。拇指过度外展可引起UCL撕裂。近端碎片移位至腱膜表面时（图B），称Stener病变

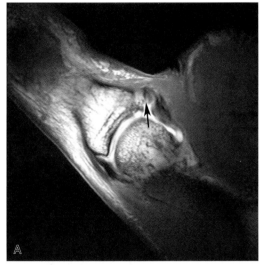

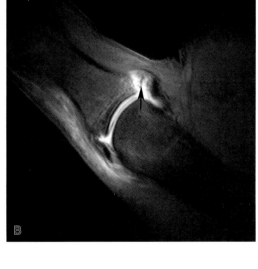

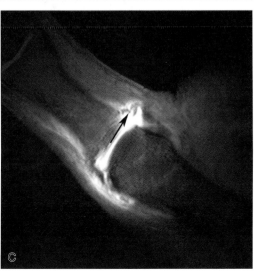

图11.73 猎场看守人/滑雪者拇指。冠状面T_1WI（图A）和T_2WI（图B和图C）图像显示尺侧副韧带撕裂（箭头）

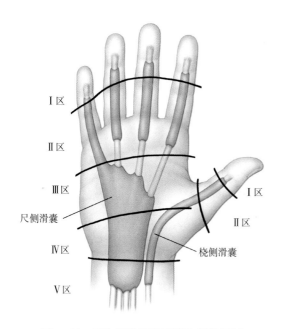

图 11.74　手和腕的屈肌腱鞘和损伤区域

肌腱损伤：认识肌腱的一些重要解剖和手术标志，对于选择更为合适的MRI检查方法和解读影像表现十分重要。屈肌肌腱起自前臂远端1/3。拇长屈肌在腕部于屈肌横支持带后方穿过，并由其自身的肌腱腱鞘（桡侧滑囊）包绕（图11.74）。指深屈肌肌腱和指浅屈肌肌腱位于正中神经背侧和内侧，由共同的肌腱腱鞘（尺侧滑囊）包绕（图11.74和图11.17）。屈肌肌腱与掌指关节和指间关节间的关系也很重要。掌指关节中，屈肌腱鞘位于A1滑车内，掌侧板稍向掌底方向（图11.75）。屈肌肌腱在近端指间关节A3滑车内的位置与掌指关节相仿（图11.75）。这些区域的划分主要用于制订手术计划。图11.74显示屈肌肌腱的区域。描述肌腱损伤时，使用这些手术划分区域很有用。

伸肌肌腱稳定于腕关节背部的6个间隔内（图11.14和图11.76）。在伸肌支持带水平，这些肌腱

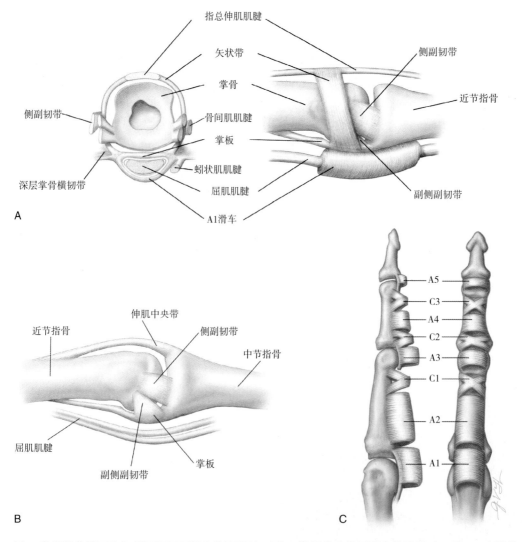

图 11.75　图A.掌指关节轴面和矢状面显示屈肌和伸肌肌腱；图B.指间关节的屈肌和伸肌肌腱；图C.5个轮状（A）和3个C型（C）滑车保持屈肌肌腱位置

被腱鞘包绕。在掌指关节稍近端水平,指总伸肌腱共同参与形成腱联合(图11.76)。图11.17、图11.75和图11.76B总结了伸肌肌腱与掌指关节和指间关节的关系。与屈肌肌腱一样,伸肌肌腱亦划分了区域用于制定手术计划(图11.77)。

手部和腕部肌腱损伤很常见(表11.8)。肌腱炎症(肌腱炎)、腱鞘炎症(腱鞘炎)或血管束周围炎症(腱鞘周围炎)可单独发生,亦可同时发生。肌腱炎是一种退行性变的过程,见于肌腱使用过度和老年人,最终导致肌腱黏液样变性、血管向内生长和软骨化生。肌腱可发生部分性或完全性断裂。肌腱半脱位和脱位也会发生,一般见于有关节炎的患者,如类风湿关节炎。

肌腱损伤患者表现为受累肌腱处疼痛和功能减退。X线仍是一种重要的影像检查方法,可以显示细微的撕脱骨折或其他提示诊断的改变。MRI问世之前,人们用临床诊断、超声或肌腱造影来评价手部和腕部的肌腱病变。

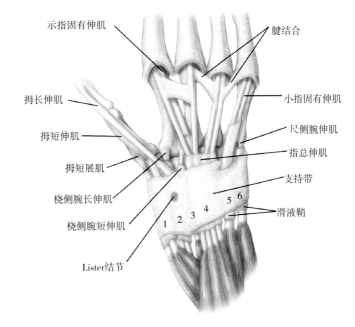

图11.76　图A.伸肌肌腱,腱鞘和6个背侧间隙;图B.背侧和外侧显示手指伸肌肌腱

表11.8　肌腱病变和MR特点

病变	MRI特点
肌腱变性	质子密度和T₂WI序列呈中等高信号，肌腱增粗
肌腱炎	质子密度序列呈中等高信号，T₂WI序列呈高信号，肌腱增粗
腱鞘炎	T₂WI序列肌腱周围高信号，肌腱信号正常
部分撕裂	T₂WI序列肌腱呈高信号，形态增粗
完全撕裂	T₂WI序列上肌腱呈高信号碎片分离，伴或不伴肌腱回缩

常规MRI或少见的MR肌腱造影如今很常用。正常肌腱在所有序列上呈低信号。正常腱鞘内有少量积液。积液完全包绕肌腱时，很类似炎症表现（图11.78）。肌腱或腱鞘炎性改变在T₂WI序列最易显示（表11.8）（图11.79）。肌腱炎症和部分撕裂表现为T₂WI上受累区域的信号增高和肌腱增粗（图11.80）。T₂WI上的信号增高与质子密度序列上相仿。通常在这2个序列上肌腱炎表现为肌腱等信号。完全撕裂肌腱断端分离，甚至回缩（图11.81）。

（十一）肌腱/滑车系统断裂

急性外伤或退变时肌腱可发生断裂。骨折后骨联合异常或骨不连，以及关节炎时亦可发生肌腱断裂。64%的类风湿关节炎患者会出现腱鞘炎。慢性炎症常导致肌腱部分或完全撕裂。手指和手部的肌腱撕裂常与皮肤创伤或割裂伤有关。

滑车系统（图11.75C）对屈肌肌腱功能很重要。这些结构在手指屈曲时将肌腱固定于手指旁。手指屈曲时滑车系统受到过度伸直的力会导致断裂（图11.82）。滑车系统断裂与一些活动有关，如攀岩。滑车系统损伤会导致受累肌腱的"弓弦"样畸形（图11.83）。

动态超声或MRI可用于评价肌腱损伤。评价手指最常用的平面是轴面和矢状面，手部为轴面和冠状

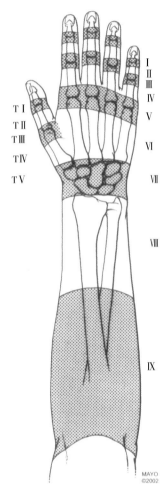

图11.77　伸肌肌腱损伤区域

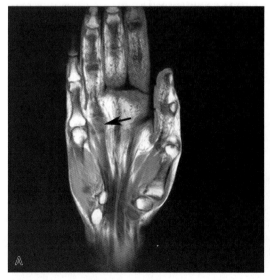
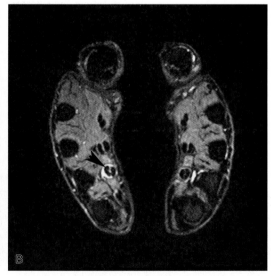

图11.78　屈肌腱鞘炎和肌腱炎。冠状面T₁WI（图A）和轴面T₂WI（图B）图像显示屈肌腱增粗（图A中的箭）和第4手指屈肌腱腱鞘周围积液（图B中的短箭）

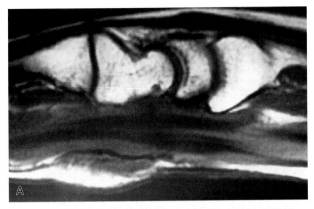
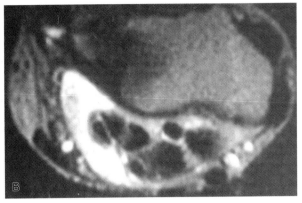
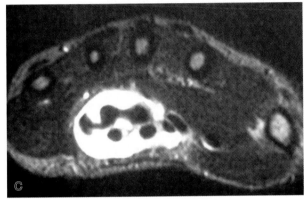

图11.79 过度使用综合征的体操运动员的矢状面T_1WI（图A）和轴面（图B和图C）图像显示，屈肌腱鞘炎伴腱鞘内高信号液体和正常低信号肌腱

复（图11.84）。

（十二）肌腱半脱位/脱位

手部和腕部肌腱半脱位或脱位可由外伤、过去骨折后畸形或炎性关节病引起。患者可无明显症状或表现为疼痛、肿胀及功能减退。

影像学上可通过X线片来评价骨质结构、关节畸形及软组织肿胀区域。超声或MRI可用以评价肌腱位置。细微的异常病变需要在屈曲、伸直、旋前和旋后体位时检查发现，特别是在腕关节中（图11.85）。

（十三）炎性病变

肌腱的炎性病变很常见。第一背侧间隔内的肌腱炎或腱鞘炎（deQuervain腱鞘炎）最常见。尺侧腕伸肌肌腱是腱鞘炎第二常见的发生部位，其次是桡侧腕伸肌肌腱、桡侧腕屈肌肌腱、尺侧腕屈肌肌腱和拇长伸肌肌腱（位于第3背侧间隙内）。

deQuervain狭窄性腱鞘炎累及第1背侧间隔（图11.86）。患者表现为疼痛和拇短伸肌肌腱及拇长外收肌肌腱功能受限。最常见于30～50岁的患者中。多达77%的患者为女性，职业包括护士、秘书或其他导致过度使用症状的工作（捏、抓、腕关节桡侧和尺侧偏移）。妊娠期间deQuervain病的发生率也会增加。deQuervain腱鞘炎的临床症状与手舟骨骨折、桡侧腕

图11.80 桡侧腕屈肌肌腱部分撕裂。T_2WI图像显示肌腱增粗伴信号增高（箭）。肌腱周围可见积液

面，而腕部则为轴面和冠状面或矢状面。屈曲和伸直时矢状面成像才能充分评价滑车系统（图11.83）。使用FSE T_2W脂肪抑制序列，层厚2～3mm，FOV 8CM，1次激励，矩阵256×256。也可使用腕关节容积三维GRE序列冠状面来评价。

屈肌肌腱损伤较伸肌肌腱损伤常见。根据肌腱损伤的移位程度，其治疗有所不同。因此，显示完全撕裂肌腱的两侧断端很重要。屈肌肌腱回缩至手部会导致肌腱断端缺乏血供。如果肌腱回缩至近节指间关节水平，则血供尚能得以保留。因此，及早修复回缩至手部的肌腱就十分重要。肌腱轻度回缩时亦可延迟修

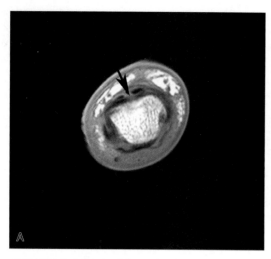
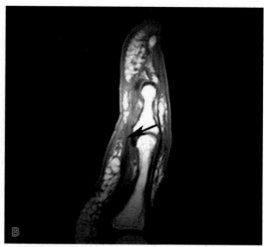

图11.81 屈肌肌腱完全撕裂。轴面（图A）和矢状面 T_1WI（图B）图像显示屈肌腱完全撕裂（箭），轴面图像上未见肌腱（图A）。该平面上远端碎片显示不清

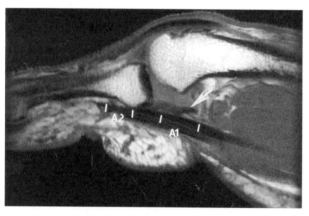

图11.82 矢状面 T_1WI 图像显示A1滑车断裂引起的掌板断裂和掌侧半脱位以及肌腱移位（图11.75C）；A2滑车和肌腱位置正常

屈肌肌腱炎、退行性关节炎或交叉综合征（声响腕）相仿。

deQuervain腱鞘炎患者的X线表现为软组织肿胀和桡骨茎突骨质疏松，局灶性骨膜反应或增厚的炎性滑膜引起的骨质侵蚀。MR图像上有多种特点。拇短伸肌肌腱和拇长外收肌腱增粗是最常见的表现。T_2W上可见肌腱周围积液和骨髓水肿（图11.86）。30%的deQuervain腱鞘炎患者背侧第一间隔区内可见有间隔分开。

交叉综合征（声响腕）是一种腕关节过度使用综合征，位于稍近端（图11.86A）。此为前臂第2伸肌腱间隔的炎性过程，伴桡骨Lister结节的近端背侧肿胀。位于Lister结节近端4~8cm的远端前臂背侧疼

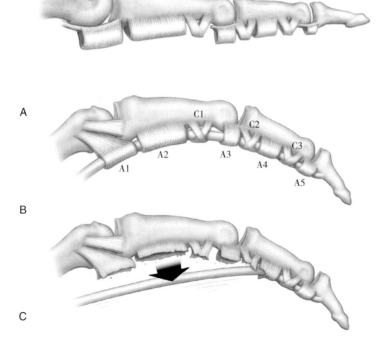

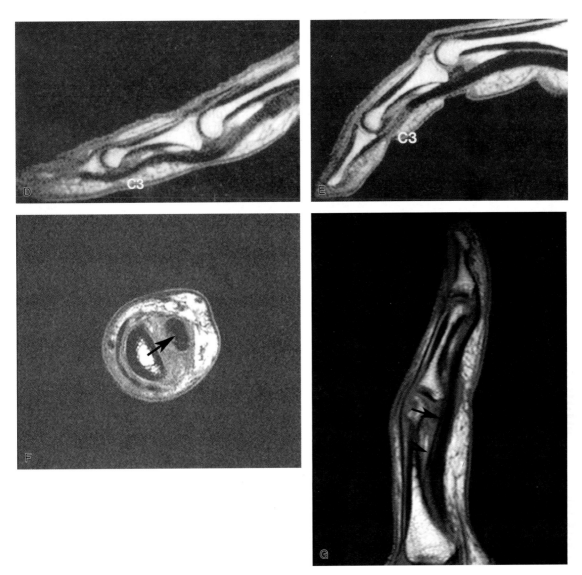

图11.83 滑车系统断裂。手指伸直(图A)、屈曲(图B)时滑车系统示意图,滑车断裂呈"弓弦样"改变(图C);手指伸直(图D)、屈曲(图E)位矢状面T_1WI图像显示滑车系统完整,屈肌肌腱与指骨间关系正常;轴面T_2WI(图F)和手指部分屈曲位矢状面T_1WI(图G)图像上显示滑车断裂;C1(箭)和A2(箭头)滑车断裂

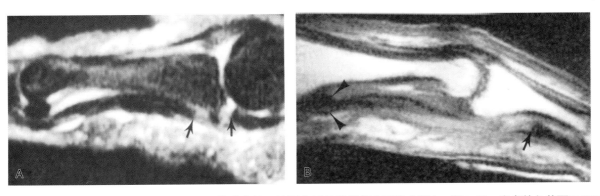

图11.84 屈肌肌腱断裂。图A.矢状面T_2WI快速自旋回波图像显示断端轻度回缩(箭);图B.另一患者的矢状面T_1WI图像显示断裂肌腱远端部分(箭)及近端部分向近节指骨基底部回缩(箭头)

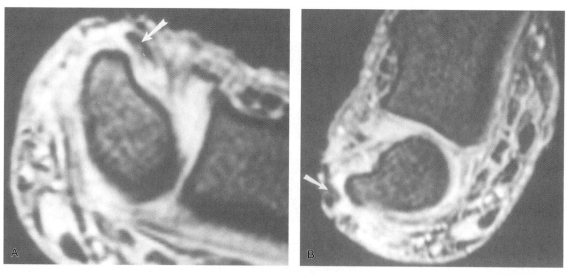

图11.85　尺侧腕伸肌腱脱位。桡尺远端关节不同体位轴面GRE图像显示肌腱由半脱位（图A）发展为脱位（图B）

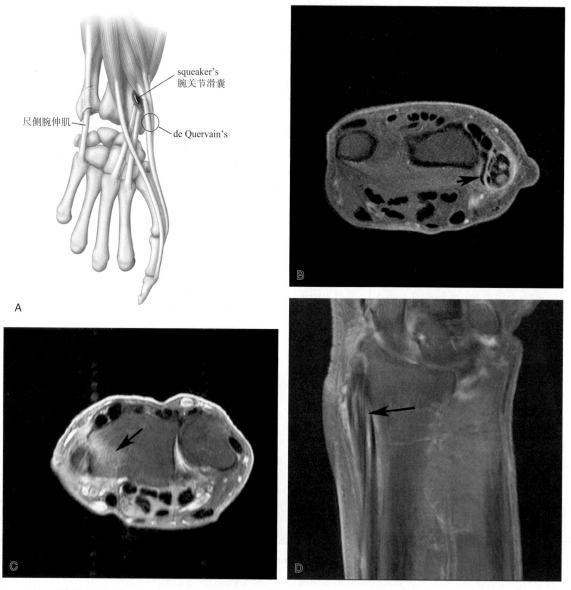

图11.86　图A.示意图显示deQuervain腱鞘炎的位置及其近端可形成滑囊导致交叉综合征（声响腕）；轴面（图B和C）和冠状面（图D）T₂WI图像显示肌腱增粗和滑膜炎（图B和图D中的箭头）和桡骨骨髓水肿（图C的箭头）

痛是常见症状。症状出现在第1和第2伸肌肌腱间隔交叉的地方。桡侧腕长和腕短伸肌，以及拇长外收肌和拇短伸肌肌腱间可形成外膜滑囊。患者一般都曾参加过球拍运动，症状表现为疼痛，握力较差和腕关节出现声响（声响腕）。常见的涉及的体育活动包括球拍运动、独木舟、滑雪和划船。

交叉综合征的患者可用超声或MRI进行评价。X线可显示轻微软组织肿胀，但相比deQuervain腱鞘炎，其骨质异常较为少见。MR的特点包括腱鞘炎和邻近肌肉或皮质旁水肿。也能明显地看到境界清楚的外膜囊肿（图11.87）。鉴别诊断包括deQuervain's腱鞘炎、腕关节韧带扭伤、肌肉拉伤和腱鞘囊肿。

腕关节肌腱炎性病变的MRI特点与其他肌腱的肌腱炎和腱鞘炎类似。尺侧腕伸肌肌腱的炎性改变会导致肌腱复发性脱位。因此应获得中立位、旋前和旋后为的轴位图像或进行电影运动检查以排除半脱位（图11.85和图11.88）。

示指固有伸肌综合征患者表现为腕关节和手指同时屈曲时前臂和腕关节疼痛。MR图像表现为第四背侧间隔增厚和肌肉肥大。以周围T_1W和T_2W图像观察最易。

除类风湿关节炎、感染和体操运动员腕关节外，肌腱或腱鞘的普通炎性改变并不常见。

（十四）其他各种病变

前面的章节讨论了骨质、韧带、肌腱和TFCC损伤。其他软组织损伤包括神经血管组织损伤。割裂伤时会发生指动脉损伤。尺动脉狭窄和动脉瘤形成发生在钩骨钩部。据报道此区域的慢性损伤主要发生在手球运动员、手钻工人、网球和高尔夫运动员。

尺动脉解剖上在Guyon管内分为深支和浅支，外侧与豌豆骨和钩骨钩部相邻，背侧与腕横韧带相邻，表面与掌侧腕韧带相邻。尺动脉浅支穿过掌腱膜形成掌浅弓。此处尺动脉未受保护，钩骨钩部则类似一砧板，慢性创伤可在此之上损伤尺动脉。血管造影是影像学诊断手和腕关节动脉病变的金标准。尺动脉损伤包括血栓形成、神经损伤和动脉瘤形成（小鱼际锤打

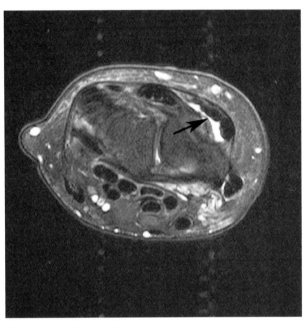

图11.87 交叉综合征。轴面脂肪抑制T_2WI图像显示在交叉区域腱鞘炎和肌腱增粗（箭头）

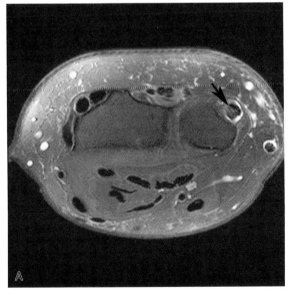
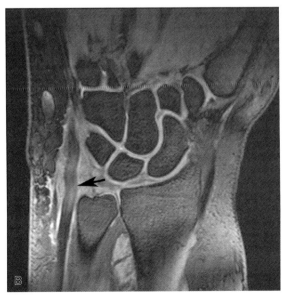

图11.88 尺侧腕伸肌腱鞘炎。轴面（图A）和冠状面（图B）T_2WI图像显示腱鞘内液体和尺侧腕伸肌腱内中等信号（箭头）

综合征)(图11.89)。静脉内注射钆剂的MR血管造影和其他技术方面的改进,能为评价血管结构提供绝佳的图像质量。

其他动脉也会出现损伤,最常见于割裂伤或开放性创伤。但冻伤除外,其由微血管闭塞和细胞内冰晶形成所致。MR血管造影可显示血管和软组织受累程度。

七、肌肉骨骼肿瘤

手和腕部的肿瘤较下肢和中轴骨少见。且良性肿瘤的发生率较恶性肿瘤高。一般来说,常规X线片对判断骨骼病变的性质,也就是判断病变的良恶性最为有用。表11.9列出了手和腕部最常见的良性肿瘤或肿瘤样病变,以及恶性骨肿瘤。表11.9所示的手和腕部最常见的良性肿瘤,按发生频率由高到低依次为内生软骨瘤(图11.90)、巨细胞瘤(图11.91)、骨样骨瘤、软骨黏液样纤维瘤和动脉瘤样骨囊肿。一般常规X线可以准确诊断这些病变。因此,MRI不

表11.9 手和腕部骨肿瘤和肿瘤样病变的发病状况(11087个肿瘤)

	病例数	手和腕的肿瘤病例数
良性		
内生软骨瘤	290	130(45%)
骨巨细胞瘤	568	84(15%)
骨样骨瘤	331	29(9%)
动脉瘤样骨囊肿	289	16(6%)
骨软骨瘤	827	30(4%)
骨母细胞瘤	87	3(3%)
软骨黏液样纤维瘤	45	3(3%)
纤维性骨质缺损	125	3(2%)
软骨母细胞瘤	119	1(0.7%)
良性血管瘤	108	0(0%)
恶性		
血管内皮瘤	80	7(9%)
纤维肉瘤	255	5(2%)
软骨肉瘤	895	17(2%)
恶性纤维组织细胞瘤	83	2(2%)
尤因肉瘤	512	6(1%)
淋巴瘤	694	6(0.8%)
骨肉瘤	1649	17(0.1%)
转移瘤	3000	2(0.1%)

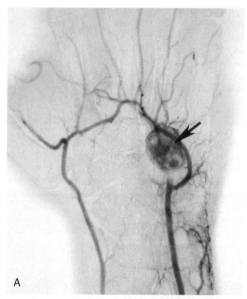

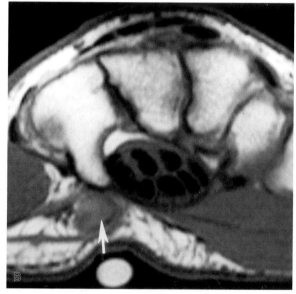

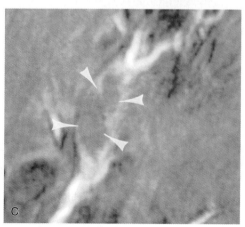

图11.89 创伤后尺动脉动脉瘤。图A.血管造影显示一巨大尺动脉瘤(箭头)。轴面T_1WI(图B)显示钩骨钩部软组织肿块(箭头)。冠状面MR血管造影(图C)显示尺动脉瘤内血栓形成(箭头)

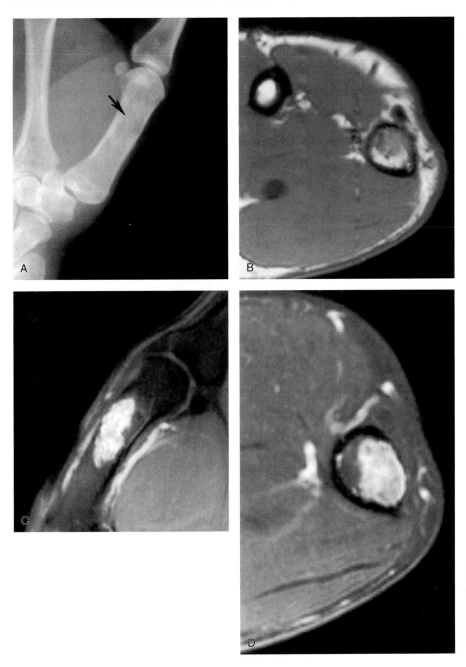

图11.90 内生软骨瘤。图A：X线平片显示拇指内一溶骨性病变（箭头）。轴面T_1WI（图B）、轴面（图C）和矢状面（图D）T_2WI图像显示内生软骨瘤

人常用。某些病变如骨样骨瘤，在CT上最易观察其特征。诊断不明确或需制订手术计划时可进行MRI检查。

手和腕部骨骼的恶性病变较良性病变更为少见（表11.9）。恶性血管类肿瘤最常见。同肢体其他部位一样，如果怀疑病变为恶性时，MRI对于骨髓、软组织和神经血管受累范围的评价优于CT。通常需行T_1WI和T_2WI以显示病变的特征。T_2WI最适于软组织的显示，而T_1WI则有助于区分骨髓和肿瘤（图11.92）。STIR序列则有助于检出轻微的骨髓或软组织病变。MRI钆对比剂增强扫描并没有显著提高MRI组织学定性诊断的准确度，但在我们实际操作中已成为骨骼或软组织成像的常规检查方法。

MRI在评价软组织肿瘤中的作用明显优于骨肿瘤。除脂肪瘤和钙化外，常规X线平片一般难以显示软组织病变（图11.93）。腱鞘巨细胞瘤和表皮样囊肿可继发骨质侵蚀。MRI具有极高的软组织分辨力，且可多层面、多序列扫描，因而其在肢体软组织病变的诊断方面优于CT，更易于显示手和腕关节软组织病变及其特征。另外，与骨骼病变相比，MRI更易确定软组织病变的性质，尤其是良性软组织肿瘤（见第十二章）。新的血管造影软件的应用能更好地显示血管病变。

某些手和腕的病变尚需进一步讨论（表11.10）。表皮样囊肿、血管球瘤、腱鞘囊肿、腱鞘巨细胞瘤、黏液样囊肿和脂肪瘤好发于手和腕部。

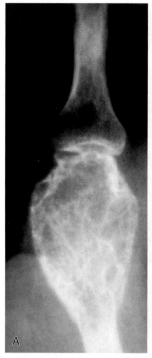
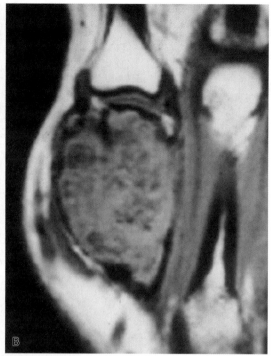
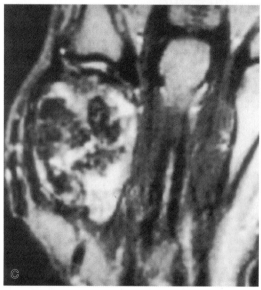

图11.91 巨细胞瘤。图A.第2掌骨的X线片显示一溶骨性膨胀性病变伴骨小梁增粗；图B.T_1WI图像显示病变为肌肉信号强度伴局灶性低信号；图C.T_2WI图像显示含铁血黄素沉着引起大片状低信号

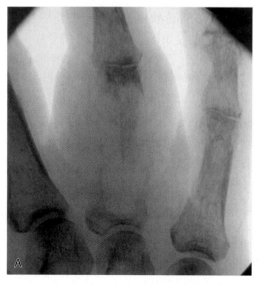
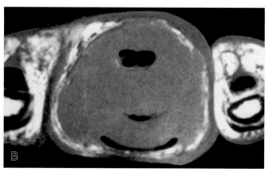

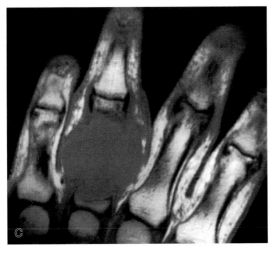
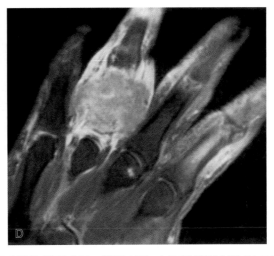

图11.92 恶性淋巴瘤。图A：X线平片显示第3近节指骨明显肿胀伴骨质破坏。轴面（图B）和冠状面（图C）T_1WI和冠状面增强（图D）图像显示骨质和软组织受累范围和病灶不均匀强化

表11.10 手和腕部软组织肿瘤和肿瘤样病变的发病情况

病变	总例数	手和腕部肿瘤数量，百分比（%）
良性		
腱鞘囊肿	–	–
血管球瘤	52	27（52%）
腱鞘巨细胞瘤	410	180（44%）
血管瘤	443	53（12%）
神经纤维瘤	85	10（12%）
结节性筋膜炎	19	2（11%）
骨膜旁假性肿瘤	182	20（11%）
脂肪瘤	402	24（6%）
黏液瘤	49	1（2%）
恶性		
滑膜肉瘤	229	19（8%）
恶性神经鞘瘤	94	4（4.2%）
纤维肉瘤	311	13（4%）
横纹肌肉瘤	91	3（3.2%）
恶性纤维组织细胞瘤	381	7（2%）
平滑肌肉瘤	70	1（1.4%）
脂肪肉瘤	307	1（0.3%）

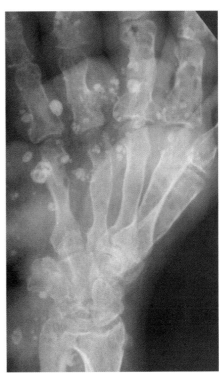

图11.93 手和腕部斜位X线片。示Maffucci综合征引起多发静脉石和内生软骨瘤

（一）腱鞘囊肿

腱鞘囊肿是手和腕关节最常见的软组织肿块。其常表现为沿手和腕背侧分布的局部滑膜突出。腱鞘囊肿边缘清晰，大小不等，在某些病例中，其可形似延长的腱鞘。囊肿在T_2WI上多表现为高信号，T_1WI上为接近于肌肉的信号强度（图11.94）。因其内有时含有黏液或蛋白碎屑，从而导致T_1和T_2弛豫时间轻度缩短，因此，其在T_2WI上信号强度略降低，而在T_1WI上信号强度则稍增高。腱鞘囊肿常与腕关节内部功能紊乱合并存在。

（二）巨细胞瘤

腱鞘巨细胞瘤是发生于手的常见软组织肿块之一，仅次于腱鞘囊肿。大多数患者于30岁或40多岁发病，且女性稍多。大多数患者表现为手和腕部生长缓慢的皮下肿块。此病变有一定的特征性，易与腱鞘囊肿鉴别。腱鞘巨细胞瘤最常发生于拇指、示指和中

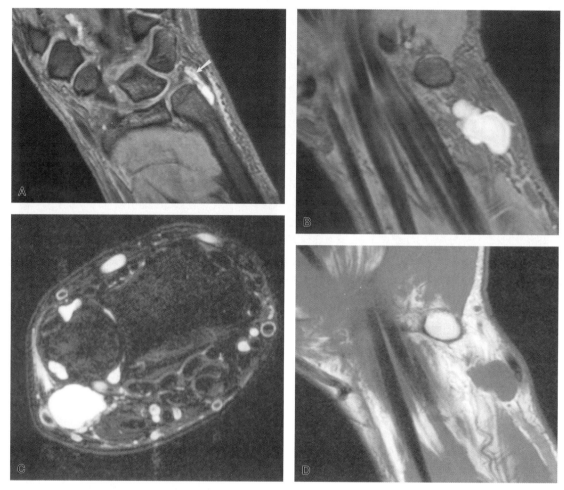

图11.94 TFCC处来的腱鞘囊肿。冠状面（图A和图B）和轴面（图C）T_2WI图像显示一边缘光滑的分叶状囊肿从TFCC处向掌侧方向延伸。冠状面T_1WI图像（图D）显示囊肿呈均匀低信号

指掌侧。病变会引起疼痛，偶可多发。过去曾有恶性腱鞘巨细胞瘤的报道，但很罕见。

X线平片可显示软组织组织或局部肿块。15%的病例中可出现周围骨质侵蚀（图11.95）。MR图像中，病变在T_1W上呈肌肉信号，T_2W上可为高或低信号，信号混杂。低信号区为含铁血黄素所致，为腱鞘巨细胞瘤的典型表现。增强后脂肪抑制T_1W图像上常呈不均匀强化（图11.95E）。腱鞘纤维瘤亦可有类似表现。但他们在所有序列上均为低信号，静脉内注射钆剂后无明显强化。

腱鞘巨细胞瘤切除后，约50%的患者出现复发（图11.96）。因此，术后初次影像检查对提高复发病灶的检查率十分重要。

（三）血管瘤

血管瘤占良性软组织肿瘤的7%。12%发生在手和腕部。血管瘤代表一类内含脂肪、纤维组织或骨的良性血管性病变。血管瘤可为海绵状血管瘤（大血管）或毛细血管血管瘤（小血管）或混合性血管瘤。

海绵状血管瘤中非血管成分更常见。

X线平片可显示软组织肿胀、局部肿块或静脉石（图11.93）。静脉石是海绵状血管瘤最为特征性的表现。血管瘤MR上常表现为T_1W混杂脂肪信号和T_2W上呈匐行样高信号的血管结构。静脉石表现为圆形低信号。

除非血管瘤阻碍发育生长、出血或影响关节，否则一般不做切除。如果要进行手术，则需行常规或MR血管造影以明确病变范围（图11.97）。

（四）脂肪瘤

脂肪瘤占手和腕良性肿瘤的6%。脂肪瘤由脂肪组织构成，最常见于50岁以上人群。病变可位于表浅或深部。前者较难与皮下脂肪区别。5%~7%的患者会出现多发病变。

X线平片表现为一脂肪密度肿块。MR上肿块表现为T_1W和T_2W上的脂肪信号。常见清楚的分隔和分叶状表现。肌间脂肪瘤可在肌肉纤维间浸润生长，因此相比一般边界清楚的良性脂肪瘤，边缘会呈不规则

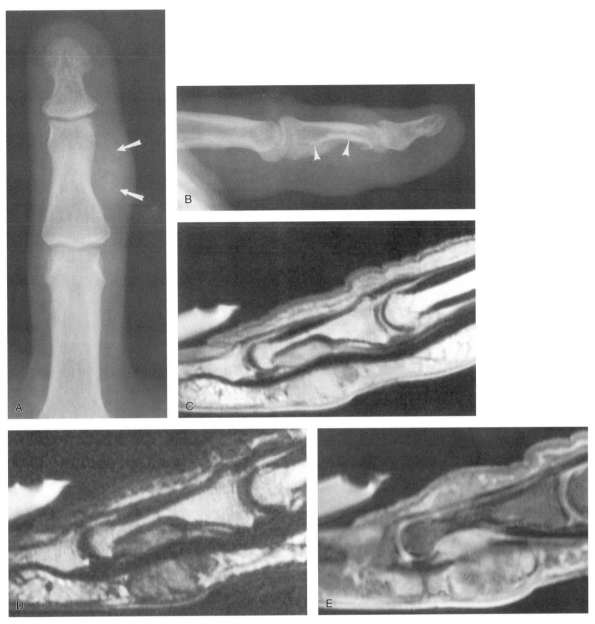

图11.95 腱鞘的巨细胞瘤。前后位（图A）和侧位（图B）X线片显示一软组织肿块（箭头），侧位可见明显骨质侵蚀（箭头）。矢状面T_1WI（图C）、T_2WI（图D）和增强脂肪抑制T_1WI（图E）图像显示为T_2上低信号（图D），增强后不均匀强化（图E）

改变。

手和腕部脂肪组织沿着腱鞘或在其周围分布（图11.98）。神经纤维脂肪瘤最常累及正中神经（80%）（图11.99）。患者一般表现为在成年早期掌侧生长缓慢的肿块。患者可有疼痛和腕管综合征。多达66%的患者出现巨指。

营养异常性巨大发育脂肪瘤病是一种罕见的出生时局部脂肪组织巨大化表现。这是由于间充质过度生长所致，一般累及手或足的第2和第3指（趾）。大量脂肪沉积于受累的手指或足趾中。正中神经受累（纤维脂肪瘤）并不少见。

（五）血管球瘤

血管球体为用于调节温度的动静脉间吻合。血管球体可位于全身真皮层内，但在手指和足趾中最为明显。

典型的血管球瘤有长期疼痛伴功能减退，明确诊断前病史可长达7年以上。血管球瘤为小的（平均直径13mm）神经肌性动脉血管球的错构瘤。大多数位于指尖（75%），通常在甲床下方。尽管仅占手部肿瘤的1.2%～5%，但52%的血管球瘤发生在手部。患者一般为30～50岁，表现为局部疼痛随温度变化而

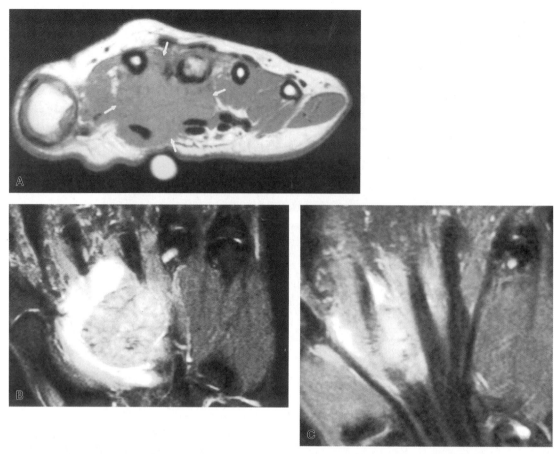

图11.96 腱鞘复发性巨细胞瘤。轴面T_1WI图像(图A)显示一巨大软组织肿块(箭头)使肌腱移位。冠状面增强图像(图B和C)显示屈肌腱移位并被肿块包绕

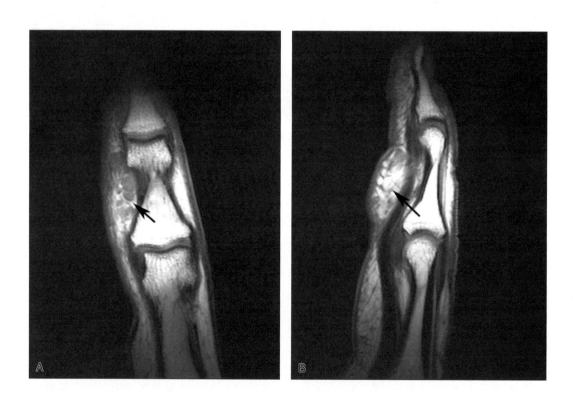

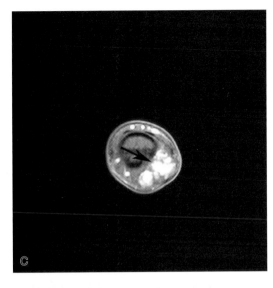

图11.97 血管瘤。冠状面(图A)和矢状面(图B)T₁WI和轴面增强脂肪抑制T₁WI图像(图C)显示一血管瘤(箭头)伴病灶内大量脂肪沉积

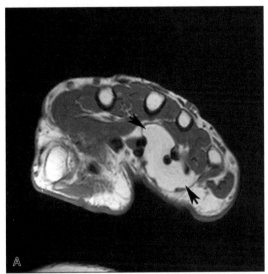
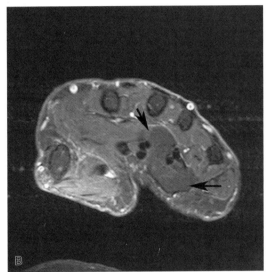
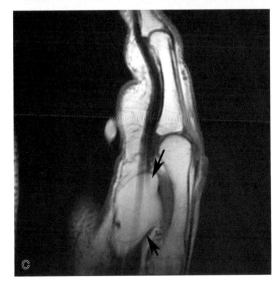

图11.98 轴面T₁WI(图A)、脂肪抑制T₂WI(图B)和矢状面T₁WI(图C)图像显示一良性脂肪瘤向肌腱周围蔓延

波动。多达65%血管球瘤位于甲下,使临床诊断更为困难。2.3%病例为多发。

多达60%的病例X线平片显示局部骨质侵蚀。病变为T₁W上低信号,T₂W或STIR上均匀高信号。增强后病变为明显均匀强化(图11.100)。使用钆剂和三维GRE序列的MR血管造影也有助于诊断。

治疗方法为手术切除。据报道5%~50%的病例会出现复发(图11.101)。因此,手术首次MRI检查

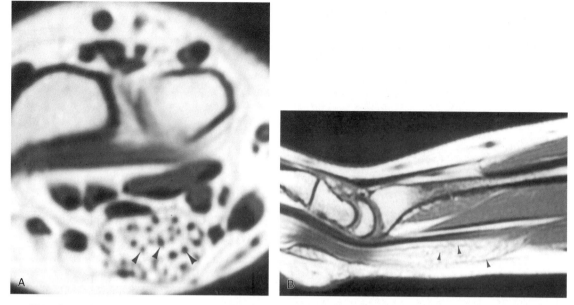

图11.99 轴面（图A）和矢状面（图B）T₁WI图像显示正中神经的纤维脂肪瘤。注意脂肪组织内的低信号神经和纤维（箭头）

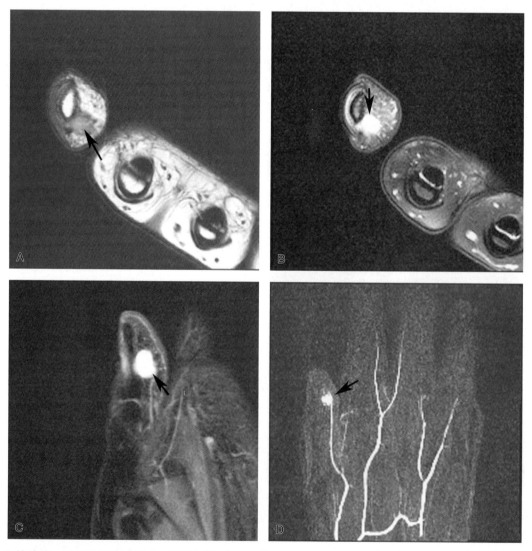

图11.100 血管球瘤。轴面T₁WI（图A）、轴面（图B）和矢状面（图C）增强脂肪抑制T₁WI图像显示拇指内一明显强化的血管球瘤（箭头）。MR血管造影显示其血供（图D）

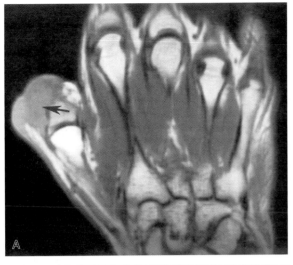
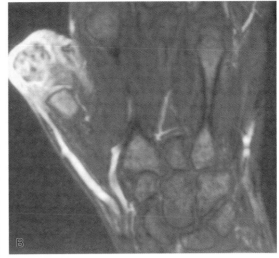
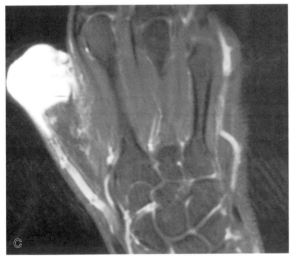

图11.101 复发性血管球瘤。T_1WI冠状面图像（图A）显示一中等信号软组织肿块（箭头）。MR血管造影（图B和图C）显示肿块明显强化

有助于患者的随访。

（六）黏液样囊肿

黏液样囊肿曾称作表皮样囊肿、背侧囊肿、滑膜囊肿和肌性黏液样囊肿。该病最常见于老年患者，平均年龄为63岁。患者常有外伤史。病变最常见于甲床和远端指间关节之间的背侧。Drape等将黏液样囊肿分为三型：囊肿位于近端甲褶（48%），甲褶近端多发表浅囊肿（22%）和甲下囊肿（30%）。

甲褶近端囊肿可以做出临床，常与骨性关节炎有关。MRI上可见囊肿有一蒂与关节相连。如果不将蒂切除，术后很容易复发，因此，显示囊肿的蒂十分重要。多发表浅囊肿和甲下囊肿临床上很难做出诊断。

X线片上显示的骨质侵蚀（14%）较血管球瘤（60%）少见。MRI的T_2WI序列上可显示一境界清楚的高信号病灶（图11.102）。39%的病例内间明显分隔。

（七）表皮样囊肿

表皮样囊肿常为外伤后形成，发生于远节指骨区域，大小从1～20mm。疼痛是常见症状。X线片可显示软组织内境界清楚的透亮影，可出现骨质侵蚀。MRI上，病灶在T_1WI上呈低信号，T_2WI上呈不均匀高信号。

（八）良性神经性病变

良性周围神经鞘瘤（benign peripheral nerve sheath tumors，BPNST）（神经纤维瘤和施万细胞瘤）和神经的黏液样囊肿可发生于手和腕。正中神经的纤维脂肪瘤已在前面描述。BPNST患者表现为软组织肿块和（或）神经压迫症状。施万细胞瘤为梭形，最常见累及尺神经。

T_1WI上良性神经鞘瘤呈肌肉的等信号（图11.103）。T_2WI上有2个有助于诊断的征象。"脂肪裂缝"征表现为病灶周围环绕一圈脂肪。靶征见于神经纤维瘤，为中央低信号，周围环绕高信号。中央低信号为纤维组织，周围环绕的高信号为黏液瘤组织。

神经内黏液囊肿发生于老年患者，最常见于手指和尺神经。病灶在T_1WI上呈低信号，T_2WI上呈高

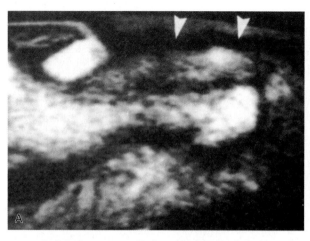
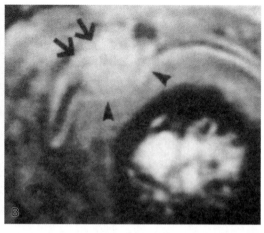

图11.102 黏液囊肿。图A.矢状面T₂WI图像显示甲褶近端一境界清楚的高信号囊肿,直径4mm,甲褶远端萎缩(箭头);图B.轴面三维GRE图像显示甲外侧沟深部一稍高信号囊肿,压迫近端(箭)和远端甲床(箭头)。注射硬化剂后囊肿愈合

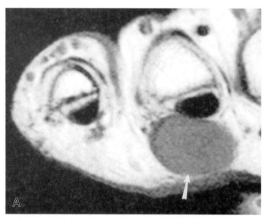
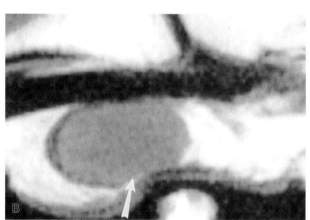
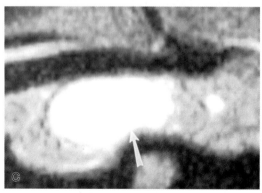

图11.103 良性神经鞘瘤。T₁WI轴面(图A)和矢状面(图B)图像显示一边界清晰的低信号病灶(箭头);矢状面T₂WI图像(图C)显示病灶呈均匀高信号(箭头)

信号。

恶性软组织肿瘤:手和腕的恶性软组织肿瘤少见。仅4%的病变累及手部,已列在表11.10中。恶性肿瘤中,32%的病例为上皮样肉瘤累及手和腕。其MR特征在组织学定性上的特异性较差。但恶性肿瘤常常表现为边界不清和T₂WI上混杂信号。静脉内注射钆剂后病灶显示不规则强化。

有关肌肉骨骼肿瘤更详细的阐述可参见第十二章。

八、感染

第13章阐述了肌肉和骨骼感染。因此,我们将着重强调主要累及手和腕的感染。手和腕的感染可累及软组织(肌肉、皮下脂肪、脂肪、腱鞘、筋膜和甲床)、骨骼和关节。根据致病菌和临床情况不同,症状可为急性或隐匿性。

典型的感染播散机制,如血源性、邻近感染灶播散、直接播散(穿刺伤、磨损或咬伤)和手术,同样

见于手和腕。某些软组织感染为手部特有。包括甲褶的皮下脂肪脓肿（甲沟炎）和远节指骨的化脓性感染（脓性指头炎）。

为避免重复，我们将着重于直接播散和手术引起的感染。直接播散后软组织感染常见。蜂窝织炎局限于皮肤和皮下脂肪组织。金黄色葡萄球菌和链球菌感染最常见。深筋膜感染，如坏死性筋膜炎，不常发生在手和腕。

软组织脓肿表现为境界清楚的液体积聚，可发生在浅筋膜或深筋膜（图11.104）。根据致病菌不同，脓肿壁厚薄不一。

手和腕中感染累及腱鞘常见。感染性腱鞘炎可由多种致病菌引起，包括结核杆菌、非典型性分枝杆菌和真菌。手和腕部腱鞘是非典型性分枝杆菌感染最好发的部位。肌肉骨骼感染中，有多达15%的患者是结核杆菌感染。结核杆菌感染的患者表现为无痛性软组织肿胀，最常累及腱鞘。腕管综合征的发生可能与这些感染有关。感染累及伸肌腱鞘时，最常见于拇指伸肌。病变进一步发展时，骨骼和关节亦可受累。

根据手术不同，术后感染可累及骨骼、关节或软组织结构。由于金属固定物或关节置入物，成像质量可能欠佳。硅胶置入物不会引起图像变形。

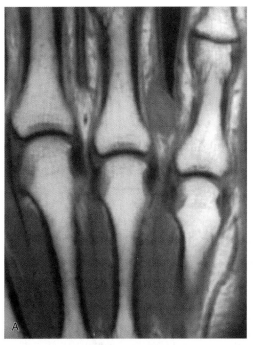
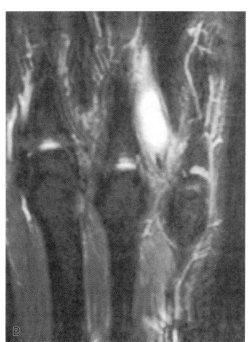
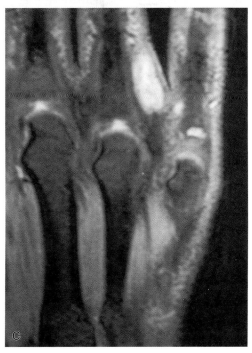

图11.104　海分枝杆菌。冠状面T_1WI（图A）、脂肪抑制快速自旋回波T_2WI（图B）和增强（图C）图像显示第4近节指骨基底部局灶性软组织感染

X线片或CR图像仍是有助于诊断的影像检查手段。CT有助于评价骨皮质和骨骼的改变。MRI对评价骨骼和软组织的受累范围更好。T_1WI和T_2WI序列常能明确受累区域（图11.105）。术后脂肪抑制T_1WI图像能提供有关腱鞘或滑膜炎症以及骨骼受累方面更多的信息。

九、关节炎

常规X线片对于炎症性关节病的分期及骨和关节改变的随访很有价值。然而，使用常规成像技术难以检出软组织和软骨的早期改变。近来，超声已在多中心常常用于评价关节炎，特别是类风湿关节炎。三维CT和双能CT也在评价关节炎方面很有价值。双能CT特别有助于发现和随访痛风石。高场MRI同时使用表面线圈特别有助于检出X线片上不能显示的早期轻微的滑膜、关节软骨和骨改变。滑膜的改变在T_2WI上最明显，滑膜炎呈高信号，常合并有关节积液。静脉内注射钆对比剂有助于发现滑膜炎和软骨缺失。增强后脂肪抑制T_1WI可更清晰地显示滑膜和侵蚀性改变（图11.106）。大多数慢性叶状滑膜增生与增强后高信号的液体比较，前者表现为结节状或索条状低信号。

最近应用的增强后三维SPGR（102/64，翻转角度60°）序列能更好地评价滑膜和关节改变。团注造影剂技术能更好地用于评价滑膜强化情况。注射造影剂后每隔30s获得一次图像。

MRI最常用于早期发现以及随访类风湿关节炎病人疗效和病情好转情况。McQueen等发现45%的类风湿关节炎患者发病4个月内会出现骨质侵蚀。X线片仅在15%患者中显示侵蚀。类风湿关节炎早期，头状骨和桡尺关节尺侧骨质最常受累。74%的患者发病1年时MRI上显示有明显的骨质侵蚀。

MRI也能为疾病活动情况和疗效有价值的信息（图11.107）。前述的动态技术可用于随访滑膜体积和炎症范围。疾病处于活动期的患者，表现为滑膜更为快速的强化和血管翳增多。静止期患者显示滑膜强化减弱、水肿减轻和没有新发的骨质侵蚀。

MRI不常用于评价痛风患者。临床评价、实验室

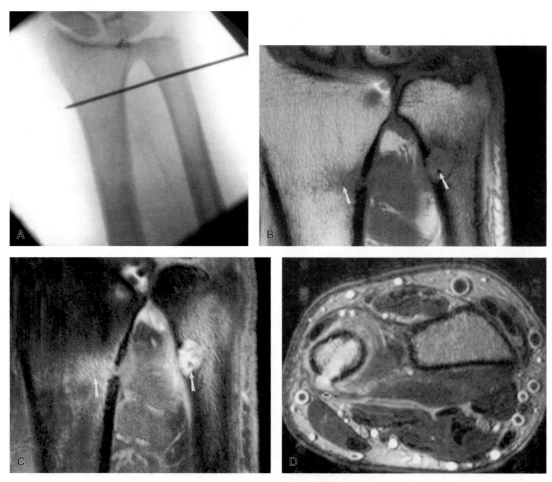

图11.105　针道感染。图A.X线平片示克氏针穿过桡骨和尺骨远端。冠状面T_1WI（图B）和T_2WI（图C）图像显示原克氏针所在区域异常信号（箭头）。轴面T_2WI（图D）图像显示一局部脓肿（空心箭头）

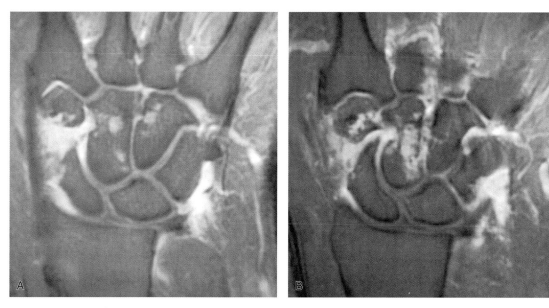

图 11.106 增强脂肪抑制 T_1WI 图像（图 A 和图 B）显示滑膜强化和多发骨质侵蚀，于头状骨和钩骨处最为明显

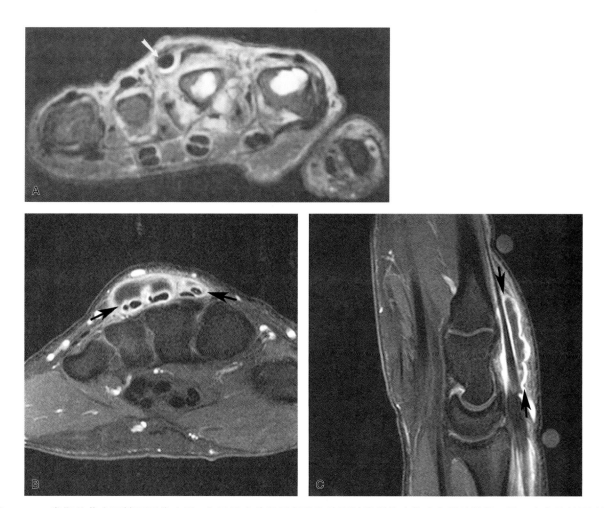

图 11.107 掌指关节水平轴面图像（图 A）显示大片骨质侵蚀和伸肌腱半脱位（箭头）及腱鞘炎。另一患者的轴面（图 B）和矢状面（图 C）增强脂肪抑制 T_1WI 图像，该患者有类风湿关节炎和伸肌腱鞘炎（箭头）

数据和6~8年后的X线平片一般足以对患者做出诊断和治疗。MRI能发现早期改变，也能发现相关的头状骨和月骨缺血坏死并发症。MR检查应包括T_1WI和T_2WI，以及增强后脂肪抑制T_1WI。疾病慢性期中，根据钙化和纤维化程度不同，信号可高可低。痛风石一般为均匀强化。我们在实践中更常应用双能CT来明确诊断和随访痛风石治疗后的体积变化。

（一）缺血性坏死

缺血坏死的原因有很多。手和腕中，缺血坏死最常累及手舟骨（骨折后）、月骨、头状骨，其他少见的部位有腕骨、掌骨头、指骨和副骨。

（二）手舟骨

血管进入手舟骨的位置使其近端33%~50%容易发生缺血坏死。手舟骨远端1/3的主要血供来自于桡动脉背侧、远侧和掌侧支。近端有一单支中央血管进入。骨间血管主要由远端向近端分布。

手舟骨骨折可累及近端、腰部、远端或手舟骨结节（图11.108）。成人中，80%的骨折位于腰部。30%的患者手舟骨腰部和近端骨折会导致缺血坏死。

没有移位的手舟骨骨折可以制动治疗。有移位的骨折需要使用Herbert或Acutrak螺钉在手舟骨内固定。

（三）月骨

月骨的供血血管纤细，使其较其他腕骨更常发生缺血坏死（Kienbock病）。月骨背侧血供来自桡动脉分支。桡腕弓分支和骨间动脉背侧支也是月骨背侧的供血血管。月骨掌侧血供来自前骨间动脉分支、掌深弓返支和桡动脉、尺动脉的直接分支。血供主要由背侧走向掌侧。8%的患者月骨仅由一单支的掌侧血管供血；59%由2支背侧和单支掌侧血管供血；10%由单支背侧和掌侧血管供血，23%由2支背侧和2支掌侧动脉供血（图11.109）。

Kienbock病病因不明，但外伤、其在腕关节的位置、血供、结缔组织病、痛风和尺骨负变异阳性均可引起该病。70%患者尺骨负变异超过1mm，其中95%为体力劳动者。该情况在男性中更常见，患者通常为20~40岁。

大多数Kienbock病患者有外伤史、与活动有关的腕关节疼痛、休息后疼痛缓解，以及体格检查时腕关节背侧压痛。诊断延误1~2年并不少见。

根据疾病分期不同，可分非手术治疗和手术治疗。Lichtman和Degnan根据影像表现进行了分期。Ⅰ期为月骨X线平片显示正常但MRI上有异常信号。Ⅱ期患者月骨有高密度或硬化，但没有塌陷。Ⅲ期（图11.110）显示月骨塌陷和碎裂，但不伴有（ⅢA期）或伴有（ⅢB期）手舟骨固定旋转和舟月分离。Ⅳ期为Ⅲ期特点加上桡腕关节炎。

病变早期的治疗为制动。多达80%的患者制动3个月后疗效良好。进展期需要进行桡骨缩短术、尺骨延长术、月骨血管成形术或切除后置入硅胶置入物。

对手术治疗或进行硅胶置入物关节成形术的患者，MRI有助于评价感染、松动和硅胶性滑膜炎（图11.111）。T_1WI和T_2WI序列有助于评价骨质缺失和置

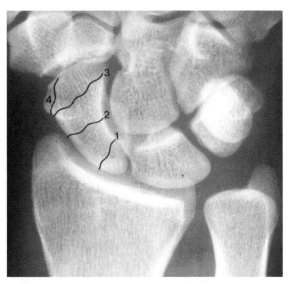

图11.108 后前位X线平片显示手舟骨骨折的位置。(1)近端(10%)，(2)腰部(80%)，(3)远端和(4)结节

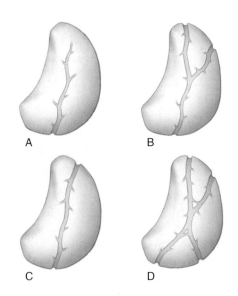

图11.109 月骨的血供。图A.单支掌侧血管(8%)；图B.Y型，单支掌侧血管和两支背侧血管(59%)；图C.I型，单支背侧和掌侧血管(10%)；图D.X型，两支背侧和两支掌侧血管(23%)

入物碎裂。增强脂肪抑制T_1WI有助于评价硅胶性滑膜炎。

（四）头状骨/其他腕骨

头状骨的血管（图11.112）与手舟骨相似，使其骨折后近端1/3容易缺血坏死。其他腕骨血供丰富，缺血坏死少见。

（五）掌骨头/指骨

掌骨头和指骨缺血坏死少见。掌骨头缺血坏死可能与其单支血管供血有关。35%的患者掌骨头由多支小动脉供血。如果缺血坏死发生在指骨，则最常累及第2和第3近节指骨基底部。

（六）MRI

MRI能够发现缺血坏死患者，并对其进行分期和随访。需进行常规和增强检查。无论骨质有无受累，缺血坏死的MR特点均相似。T_1WI和T_2WI信号正常，以及静脉内注射造影剂后均匀强化代表血供正常。骨

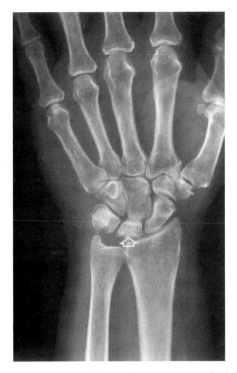

图11.110　后前位X线片示月骨Litchman Ⅲ期（骨质硬化和塌陷）（空心箭头）缺血坏死伴尺骨负变异

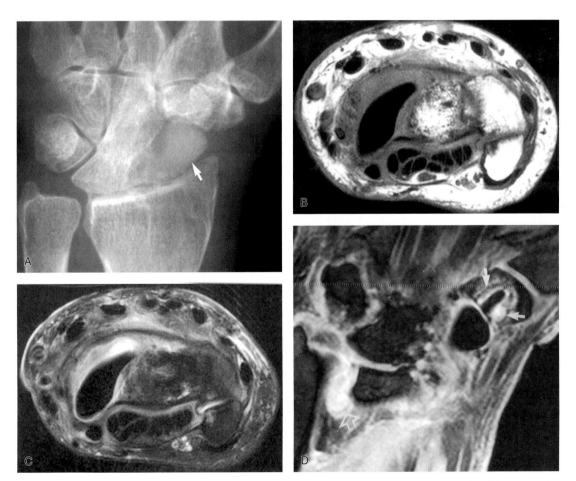

图11.111　硅胶性滑膜炎伴葡萄球菌感染。（图A）后前位X线片硅胶移植物（箭）和月头融合。轴面T_1WI（图B）和T_2WI快速自旋回波（图C）图像显示移植物周围液体。注意其周围无伪影。冠状面STIR图像（图D）显示大多角骨茎部周围高信号（箭）和桡尺远端关节积液（空心箭）

折后或缺血坏死时显示T_1WI低信号,T_2WI高信号(图11.112)。进展期病变出现骨质硬化时,显示T_1WI低信号,T_2WI信号不均匀,但以低信号为主。对比MR和X线片图像能减少影像上的误判。缺血坏死的改变一般累及整个骨质,而关节炎或尺月压迫综合征仅见局灶性骨质缺损(图11.57)。

常规MRI通常足以诊断缺血坏死。增强脂肪抑制T_1WI序列对评价血管化的骨移植物的疗效更为重要(图11.113)。

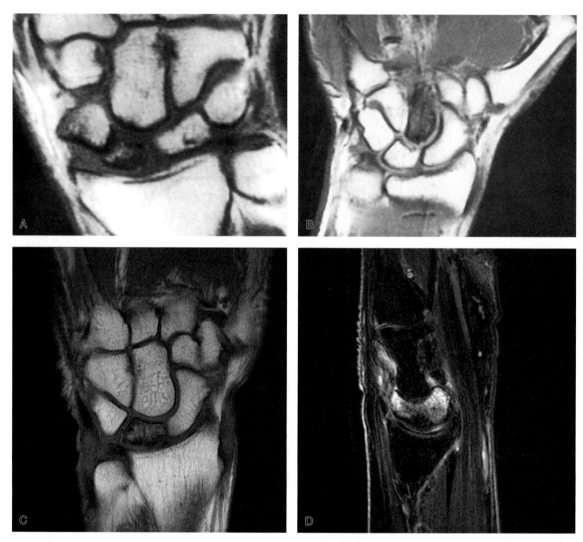

图11.112　骨缺血坏死。冠状面T_1WI图像显示手舟骨骨折后骨不连的近端骨片(图A)和头状骨(图B)内低信号。冠状面T_1WI(图C)和矢状面脂肪抑制T_2WI(图D)图像显示月骨缺血坏死

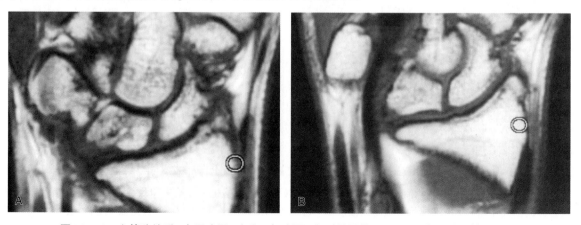

图11.113　血管移植后6个月(图A)和1年(图B)时的冠状面T_1WI图像。信号转为正常

十、神经压迫综合征

手和腕关节的神经压迫综合（图11.114）最常累及正中神经和尺神经，前者通过腕管，后者通过Guyon管。临床体征和肌电图（EMG）常可做出诊断，对于诊断困难和不典型病例，有必要借助影像学检查。CT和超声有助于某些病例的诊断，但作者更常使用MRI诊断该病。轴面T_1WI和T_2WI可较易显示正中神经和尺神经的解剖结构（图11.115），Guyon管和腕管内的脂肪可清晰地勾画出低信号的神经。因而在该病的诊断中，通常不使用脂肪抑制技术。

（一）腕管综合征

腕管呈圆锥形，近端（桡腕关节）较远端宽（掌骨基底部水平）。腕管长度约3.6cm。腕管的背侧缘由腕骨构成，掌侧缘由屈肌支持带构成。8条屈肌肌腱（浅层和深层）、拇长屈肌肌腱和正中神经穿过腕管。正中神经位于屈肌肌腱掌侧，一般为第2屈肌肌腱（图11.115）或位于拇长屈肌肌腱和指浅屈肌肌腱之间（图11.116）。

腕管综合征是上肢最常见的神经压迫病变。自1980年来，该病在劳动人员中发生率显著上升。平均每个患者赔偿和误工的费用预计为20 000 ~ 200 000美元。

腕管综合征患者的临床症状为慢性不适和正中神经支配区（拇指至环指的桡侧）手指麻木感，多在夜间发作，亦可见到鱼际肌萎缩。患者的年龄常为30 ~ 60岁，男女患病之比可达1∶5。本病约50%累及双侧，临床症状通常被认为是正中神经受压所致（表11.11）。临床表现和神经功能检查是最常用的诊断方法。

表11.11 神经压迫综合征病因

| 腱鞘滑膜炎 |
| 软组织肿瘤（起源于神经或神经外软组织的肿瘤） |
| 腱鞘囊肿 |
| 外伤后骨畸形 |
| 肌肉异常 |
| 缺血 |

参考文献：88，297，306，309，317

Tinel征阳性和Phalen征阳性有助于腕管综合征的临床诊断。叩击正中神经出现正中神经支配区的麻木感，即为Tinel征阳性。Phalen征检查是通过屈或者伸腕关节30 ~ 60s以减少腕管容积使患者出现症状。

尽管大多数临床和影像研究认为压迫为腕管综合征的病因，但有学者提出缺血也可为腕管综合征的病因。这可解释某些具有腕管综合征临床症状和肌电图表现的患者，其MRI上神经和周围组织结构显示为正常。Sugimoti等采用钆对比剂动态增强扫描研究正中神经，并报道了两类异常表现：一类为正中神经强化且伴有水肿，另一类为正中神经无强化或因缺血而信号降低。当腕关节极度屈曲或背伸时，前者强化程度下降。

MRI的极高软组织分辨力使其能充分显示腕管中的神经、血管和肌腱（图11.116）。正中神经常位于屈肌支持带的深部和屈肌肌腱的表面（图11.115），其在轴面图像上呈椭圆形，且信号强度高于邻近的肌腱。其组织结构为神经外膜包裹的多条神经纤维束。

正中神经所处部位和形状随腕关节的位置而发生变化（图11.116）。Zeiss等研究了腕关节处于中立位、屈

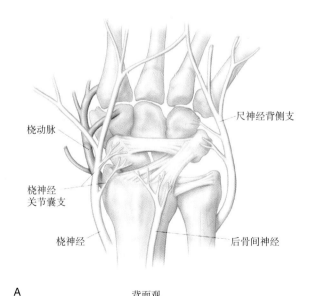

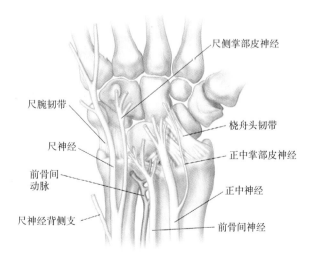

图11.114 手和腕的背侧（图A）和掌侧（图B）神经分布示意图

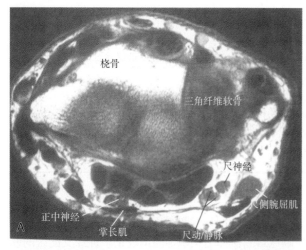
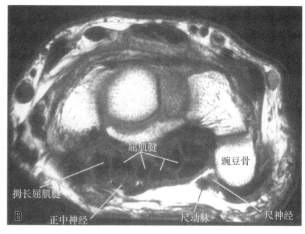
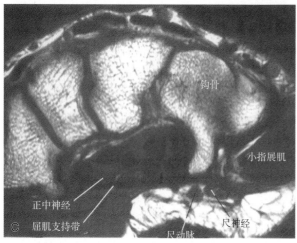

图11.115 桡腕关节（图A）、豌豆骨（图B）和钩骨钩（图C）水平轴面T_1WI图像显示神经解剖

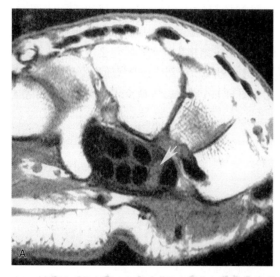
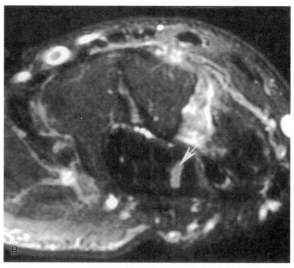

图11.116 轴面T_1WI（图A）和T_2WI（图B）图像显示正中神经（箭头）以垂直方向位于屈肌肌腱和拇长屈肌肌腱之间

曲位、背伸位时正中神经的位置和形状后发现，腕关节位于中立位时，正中神经常位于示指浅屈肌肌腱前面或示指浅屈肌肌腱与拇长屈肌肌腱之间；腕关节背伸位时，正中神经多位于屈肌支持带和食指屈肌肌腱之间；屈腕时正中神经变扁，并多位于食指浅屈肌肌腱前面。

作者常使用表面线圈、3mm薄层、8～10cm的小FOV或256×256或256×192矩阵的轴面图像来评价腕管。应常规行T_1W和T_2W序列。GRE序列可用来研究腕关节屈伸运动过程中神经的位置变化。有些医师较1.5T图像，更常使用3.0T图像。仅为单侧腕关节出现症状时，3.0T图像有助于评价双侧腕关节。在某些情况下，其他序列或对比增强有助于诊断。患侧腕关节的MRI变化非常轻微时，双侧对比十分必要。如果腕部MRI显示正常，那么就必须要考虑到病变可能发生在更近端，如肘部、胸廓出口和颈椎等部位。

腕管综合征患者可显示正中神经的改变，包括大小、形状、信号、水肿或增强后无强化，或者显示腕管体积及其内部结构的改变（表11.12）。正中神经的病变如神经鞘瘤或纤维脂肪错构瘤易于发现（图11.99）。

表 11.12 腕管综合征MRI特点

正中神经形态：扁平，肿胀，畸形
正中神经信号增高
屈肌支持带弓弦样改变
掌深滑囊炎
腱鞘炎
软组织肿块
腕管内容物/体积比率
腕管体积/腕关节体积比率

连续的轴面MR图像易于评价正中神经大小、形态和信号的改变。正中神经在腕管近端桡腕关节水平一般为卵圆形，在豌豆骨水平变扁，而在腕管远端变得更小。在豌豆骨水平评价正中神经肿胀最佳（图11.117）。此时，腕管综合征患者正中神经大小为近端桡腕关节水平的1.6～3.5倍。据报道确诊腕管综合征的患者有62%～95%会出现正中神经增粗。正中神经变扁在钩骨钩水平评价最佳。正常人轴面上正中神经宽高之比为2.9（图11.118）。腕管综合征患者在桡腕关节水平比例为1.8，而在钩骨钩水平则为3.8。

Bak等将神经传导研究与正中神经在桡腕关节、豌豆骨和钩骨钩水平的大小进行了相关性分析。在这三个平面上，正中神经的宽度、高度和面积均做了测量计算。变扁和肿胀的比例也进行了计算。此研究表明MRI表现与神经传导研究结果相关性较差。另有学者报道MRI诊断正中神经变扁的敏感度为27%～65%，特异度为70%～97%。神经明显扭曲常表明病变严重（图11.119）。

腕管综合征患者也会出现正中神经信号异常。据报道52%～85%的患者会出现异常高信号。如T$_2$WI上仅仅出现神经的异常信号，其诊断的敏感度为59%～95%，特异度为51%～59%。信号增高伴有神经肿胀、变扁或神经扭曲时，诊断准确率提升。

屈肌支持带突起、神经变扁和掌侧滑膜炎是MRI诊断腕管综合征最有用的诊断标准。屈肌支持带压弯于钩骨钩水平评价最佳。正常屈肌支持带呈笔直或凹形。腕管内压力增加或组织容量增多均会使其突起。屈肌支持带突起可用一比值来表示（图11.120）。计算时需从钩骨钩部做一直线至大多角骨结节（TH），

然后以TH长度除以TH至屈肌支持带的距离（即掌侧移位值，PD）。正常值为0.15（平均0.10），而腕管综合征患者为0.14～0.26（平均0.18）。此比值的敏感度为16%～32%，特异度为91%～94%。总体来说，

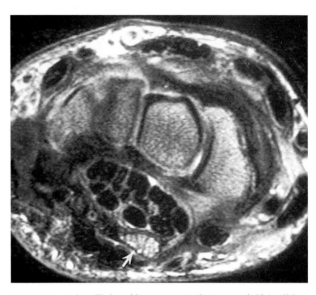

图11.117 豌豆骨水平轴面T$_2$WI图像显示正中神经增粗，信号增高（箭头）

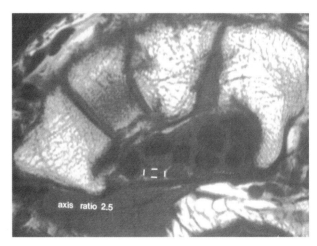

图11.118 钩骨钩水平正中神经变扁。轴面T$_1$WI图像显示其宽/高比为2.5。正常为2.9

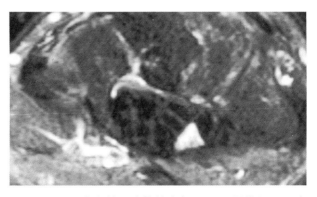

图11.119 40岁女性，腕管综合征。T$_2$WI图像显示正中神经变形，信号增高

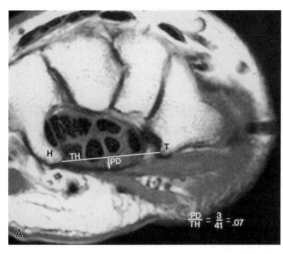
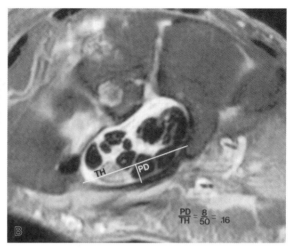

图11.120 弓弦比。A线为钩骨附着处（H）至大多角骨结节（T），称TH。经屈肌支持带做其垂线（PD，掌侧移位）。PD/TH为弓弦比，正常0～0.15。图A.正常人轴面T_1WI显示其TH=41mm，PD=3mm，弓弦比为0.07；图B.轴面增强脂肪抑制T_1WI图像显示患者为腱鞘炎和正中神经肿胀，TH=50，PD=8，弓弦比为0.16

73%～85%腕管综合征患者可见屈肌支持带突起。

常规MR图像可明确显示腕管内软组织肿块和腱鞘炎。腱鞘炎可能与过度使用、炎性关节病、感染、色素沉着性绒毛结节性滑膜炎、结节病、痛风和淀粉样变性有关。

某些情况下可应用动态增强检查或运动检查。不同伸屈角度的轴面GRE图像可用以评价神经位置改变和（或）邻近肌腱引起的畸形。

缺血是腕管综合征的病因之一。此时，尽管电诊断异常，但神经及其周围结构正常。Sugimoto等在这些患者中进行了动态增强检查，并注意到神经周围水肿或血流减少。表11.2总结了腕管综合征的MR特点。

许多腕管综合征患者进行了非手术治疗。如果非手术治疗失败，可进行开放或关节镜下减压术。最新的研究认为进行腱鞘切除术减压并不会让患者受益更多。

MRI术后有助于确定屈肌支持带是否完全松解，发现其他并发症或症状复发的病因。减压术后，轴面图像可显示支持带缺损伴游离碎片的掌侧移位（图11.121）。一段时间之后，会出现腕管内脂肪增加和瘢痕形成。术后首次MRI也有助于评价发生的其他情况。MRI能够发现急性（出血、血肿）和晚期（肿块复发、神经周围瘢痕形成）并发症（图11.122）。

（二）尺神经压迫

尺神经压迫或损伤可发生在肘部、前臂或更常见位于Guyon管内（图11.123）。Guyon管起自掌侧腕管韧带近端，止于鱼际肌的纤维弓。Guyon管边界由腕掌侧韧带、腕深横韧带、尺侧腕屈肌腱和豌豆骨构成。根据病变累及Guyon管的分区不同，症状也有所

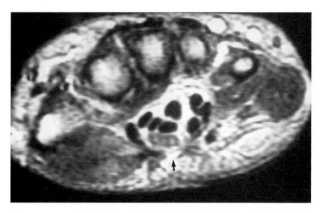

图11.121 腕管松解。轴面质子密度图像显示屈肌支持带分离（箭头）伴神经和肌腱掌侧移位。为完全松解

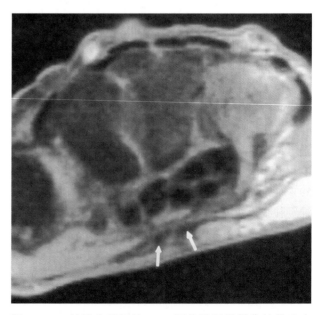

图11.122 快速自旋回波T_2WI图像显示屈肌支持带瘢痕形成（箭头）而无图11.121中的分离。为不完全松解

不同。第1区为尺神经分叉前的近端部分。此区内的损伤或压迫可导致运动和感觉障碍（Ⅰ型综合征）。第2区包括尺神经深支。第2区的病变可导致运动障碍。第3区包括尺神经浅支，内含原始感觉纤维。因此，患者表现为感觉障碍（Ⅲ型综合征）。

腕关节的尺神经损伤或压迫可能与钝伤、骨折、关节炎、肌肉病变、血管病变和软组织肿块有关。Guyon管内的软组织肿块少见，但可发生腱鞘囊肿（图11.124）、脂肪瘤、巨细胞瘤、创伤后神经瘤、神经纤维瘤、神经内囊肿和其他原发性神经病变（图11.125）。

可以用上述相同的序列来获得轴面MR图像。MRI可以清楚地显示解剖和病变。如果MR显示正常，则应当考虑进行肘关节或前臂的MR检查。

钝伤或过度使用综合征的患者可以行非手术治疗。如果明确为神经病变或软组织肿块，则需手术减压。

（三）其他压迫性病变

前骨间神经亦可发生压迫。前骨间神经为正中神经的分支，起自肱骨内上髁远端2～8cm。运动神经支配拇长屈肌、示指和中指的指深屈肌、以及旋前方肌。压迫可导致这些肌肉力量减弱，但无感觉障碍。临床上很难区分前骨间神经压迫和肌腱断裂。神经传导检查可以做出诊断。T_2WI或STIR序列上受累肌肉显示信号增高（图11.126）。

桡神经分支压迫少见，但可在出现腕关节背侧腱鞘囊肿时发生。

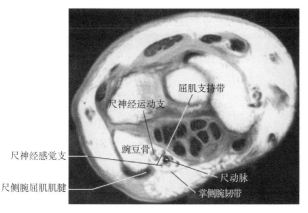

图11.123 豌豆骨轴面MR图像显示Guyon管解剖

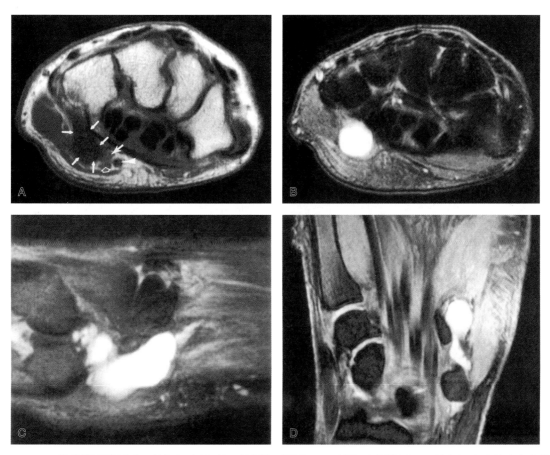

图11.124 Guyon管腱鞘囊肿压迫尺神经深支导致运动障碍。轴面T_1WI（图A）图像显示尺神经深支（箭头）和浅支（空心箭）与尺动脉（箭头）伴行。有一低信号肿块（小的白色箭）压迫尺神经深支。轴面（图B）、矢状面（图C）T_2WI和冠状面（图D）DESS图像显示高信号囊肿及其范围

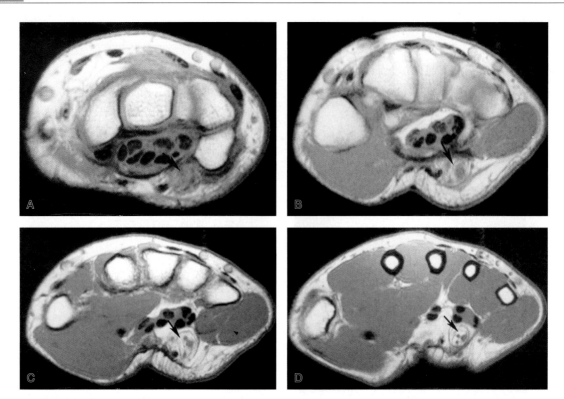

图11.125 尺神经纤维脂肪瘤。豌豆骨（图A）及其远端水平（图B-D）水平轴面T_1WI图像显示—尺神经的纤维脂肪病变（箭头）

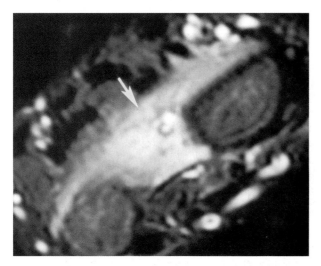

图11.126 前骨间神经压迫。轴面T_2WI显示旋前肌高信号

十一、其他疾病

肌肉骨骼系统其他疾病也可以发生于手和腕关节，包括先天性异常、代谢性疾病和血液病等。但迄今为止，MRI在这些疾病的诊断中的价值仍较为有限（见第十五章）。

（秦 乐 李 梅 译）

参考文献

（表11.3）经允许，摘自Berquist TH. Magnetic resonance imaging of the elbow and wrists. Top Magn Reson Imaging. 1989；1：15-27；Rosse C，Rosse PC.Hollinshead's Textbook of Anatomy. Philadelphia，PA：Lippincott-Raven；1997 and Bishop AT，Gabel G，Carmichael SW. Flexor carpi radialis tendinitis. Part I：operative anatomy. J Bone Joint Surg Am，1994，76A：1009-1014.

（表11.4）摘自参考文献62~65，97，99.

（图11.34）摘自Berquist TH. MRI of the Hand and Wrist. Philadelphia，PA：Lippincott Williams & Wilkins，2003.

（图11.37）摘自Berquist TH. MRI of the Hand and Wrist. Philadelphia，PA：Lippincott Williams & Wilkins；2003.

（表11.5）摘自参考文献82，90，91，106

（表11.7）摘自Cerezal L，del Pinal F，Abascal F，et al. Imaging findings in ulnar sided wrist impaction syndromes. Radiographics. 2002；22：105-121；and Imaeda T，Nakamura R，Shionoya K，et al. Ulnar impactions syndrome：MR image findings. Radiology，1996，201：202-208.

（表11.74）摘自Berquist TH. MRI of the Hand and Wrist. Philadelphia，PA：Lippincott Williams & Wilkins，2003.

（表11.9）摘自参考文献206，214，218~220.

（图11.102）摘自Drape J-L，Idy-Petetti I，Goettman S，et al. MR imaging of digital mucoid cysts. Radiology，1996，200：531-536.

（表11.11）摘自参考文献88，297，309，317

（表11.12）摘自参考文献84，85，145，300，307，310

第十二章

肌肉骨骼系统肿瘤

Mark J. Kransdorf · Thomas H. Berquist

本章提要

一、介绍
二、技术
　（一）体位和线圈
　（二）成像平面和脉冲序列
　（三）MRI的局限性
三、肌肉骨骼肿瘤的分期
　（一）用于肿瘤分期的影像特点
　（二）原发性骨性病变
　（三）软组织肿瘤
　（四）转移
四、软组织肿瘤
　（一）首次评估
　（二）定性诊断
　（三）脂肪性肿瘤
　（四）脂肪肉瘤
　（五）血管性病变
　（六）滑膜病变
　（七）纤维性肿瘤
　（八）周围神经鞘膜肿瘤
　（九）滑膜肉瘤
　（十）肿瘤样病变
　（十一）多发性软组织肿瘤
　（十二）良性与恶性
　（十三）钆对比剂增强MRI
　（十四）术后评估
　（十五）何时活检
五、骨肿瘤
　（一）初次评价
　（二）定性诊断
　（三）软骨源性病变
　（四）纤维源性病变
　（五）骨样骨瘤
　（六）骨内脂肪瘤
　（七）骨巨细胞瘤
　（八）肿瘤样病变
　（九）恶性肿瘤
　（十）转移瘤
　（十一）多发骨髓瘤
　（十二）病变相关骨髓和软组织改变
　（十三）钆对比剂增强MRI
　（十四）对治疗的反应

一、介绍

随着计算机辅助成像的出现，特别是计算机断层（CT）和磁共振成像（MRI）的问世，肌肉骨骼系统肿瘤的诊断取得了长足的进步。不管成像方式多么复杂先进，但影像诊断的主要目标未变，即发现病变，诊断或鉴别诊断，以及对病变进行影像学分期。本章复习了骨骼和软组织肿瘤的MRI检查技术，包括线圈的选取、成像平面的确定和脉冲序列的选择。重点放在MRI能够准确诊断的各种骨骼和软组织病变，以及在行MRI检查时常意外发现的其他病变。另外，MRI对良、恶性软组织病变的鉴别，对肿瘤术后或放疗后改变与肿瘤复发的鉴别，以及对治疗疗效的评价亦有涉及。最后讨论了对肿瘤诊断、分期和活检路径的影像评价。

二、技术

继X线诊断后，MRI已成为诊断肌肉骨骼系统病变的一种优选影像学诊断方法。众多学者研究认为，在显示肌肉骨骼病变的范围，以及确定病变与邻近神经血管结构的关系时，MRI比CT更优越。然而，近来MRI在肿瘤分期方面的优势受到了质疑。因为在一组316例患有原发性恶性骨软组织肿瘤的患者的多中心研究中，发现在判断肿瘤是否侵犯肌肉、骨骼、关节或神经血管结构方面，CT和MRI差异并无统计学意义。尽管如此,绝大多数放射科医师仍愿意用MRI对肌肉骨骼肿瘤进行评估。我们相信,应用MRI结合系统性检查会对绝大多数肌肉骨骼系统肿瘤做出正确的诊断。

最新的美国放射学会(ACR)诊断评分标准如下:1~3分不适用,4~6分可以适用,7~9分常常是适用的,9分为最高分。对骨肿瘤该标准建议,首次X线检查评分达到最高或9分时,对肿瘤形态细节和进一步检查仍至关重要。当评分为9分,X线检查不能确定,或没有症状时建议进一步进行MRI检查。但当评分为4分时,骨扫描也可以作为一个选项。如果X线怀疑为恶性,MRI则评分9分,而CT和PET均评分5分。如果MRI评分9分,骨扫描评分6~9分,怀疑骨样骨瘤,则仍建议CT检查。

如果怀疑患有软组织肿块(评9分),仍建议行X检查来评价软组织特点,确定下一步选择检查方法。如果X线检查正常,或可疑,则常选另外的检查。在这种情况下,MRI检查评分为9分,而US评分7分。如果钙化性肿块在CT和MRI均评分9分,则应该进行下一次影像检查。关节表浅部位或邻关节肿块也应进行MRI检查(评分9分),或US也可以作为一个选项(评分7分)。

MRI的基本原理(见第一章)和一般技术(见第三章)前面已经详述。然而,某些技术因素仍需特别注意和强调,包括患者体位、检查线圈的选取、成像平面的确定、脉冲序列的选择和成像的局限性。

(一)体位和线圈

在肌肉骨骼肿瘤MRI检查中,正确的体位和适当的线圈对减少运动伪影和获得最佳信噪比至关重要。譬如患者躯干和大腿MRI检查,应首选体线圈,采用仰卧位。如怀疑臀部软组织病变,则采用俯卧位更有帮助,这有利于避免因仰卧造成的臀部软组织变形。另外,使用体线圈亦可同时获得双下肢图像,便于两侧对比,更全面地评估整个骨骼或软组织兴趣区(ROI)(如股骨和胫骨等)。对某些骨肿瘤,检查整个骨骼或兴趣区(ROI)对于避免跳跃性病变的遗漏十分重要(图12.1)。

图12.1膝关节原发性肉瘤伴股骨中段跳跃性病变示意图。选用膝关节线圈检查最佳,不过除非检查整个股骨,否则其中段的跳跃性病变就会遗漏。评估膝关节以远的双下肢和双上肢通常选用表面柔软线圈或环形容积线圈。这类线圈对于获得优质图像非常重要,并且需要依据检查部位和患者体位的来选择。例如肩关节病变,宜采用常规肩关节线圈;但对肱骨病变,则需选用更大的多通道相位阵列线圈,以包括上肢更大的检查范围(图12.2)。环形容积肢体线圈能够提供更均匀一致的信号,但绝大多数成像系统要求必须置于扫描架的中心。体位摆放对膝、小腿和足踝检查并不难;但前臂和腕检查,则需患者上臂举过头顶(见第十一章),这种体位会让人感到不适从而容易产生运动伪影,导致图像质量下降。

目前,能够获得优质图像的新线圈不断涌现,并且更柔软,也适合更多的检查部位。其中,通常用于脊柱检查的阵列线圈对疑有淋巴瘤、骨髓瘤和转移瘤等可能侵犯长段脊柱的疾病非常实用。

(二)成像平面和脉冲序列

临床上,用于评价肌肉骨骼系统的脉冲序列有很多,常用的有SE序列T_1WI和T_2WI、STIR序列、GRE序列和FSE序列。对绝大多数骨或软组织肿瘤,SE序列即能够检出和定性。不同的正常组织在SE序列上显示不同的信号:脂肪和骨髓在T_1WI上呈高信号,而在T_2WI上为中等信号;肌肉呈中等信号,而骨皮质、韧带、肌腱、钙化、空气和纤维软骨为低信号;流动的血液通常无信号,但有时并不一致,可因血流速度和脉冲序列的不同而变化;神经信号通常略低于

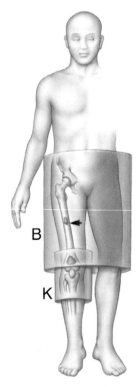

图12.1 图示右膝关节原发性骨肉瘤合并股骨中段跳跃性病变。膝关节线圈是膝关节成像的理想线圈,但扫描范围未包括股骨中段,易造成病变遗漏,除非采用覆盖范围更大的体线圈对股骨全长进行检查

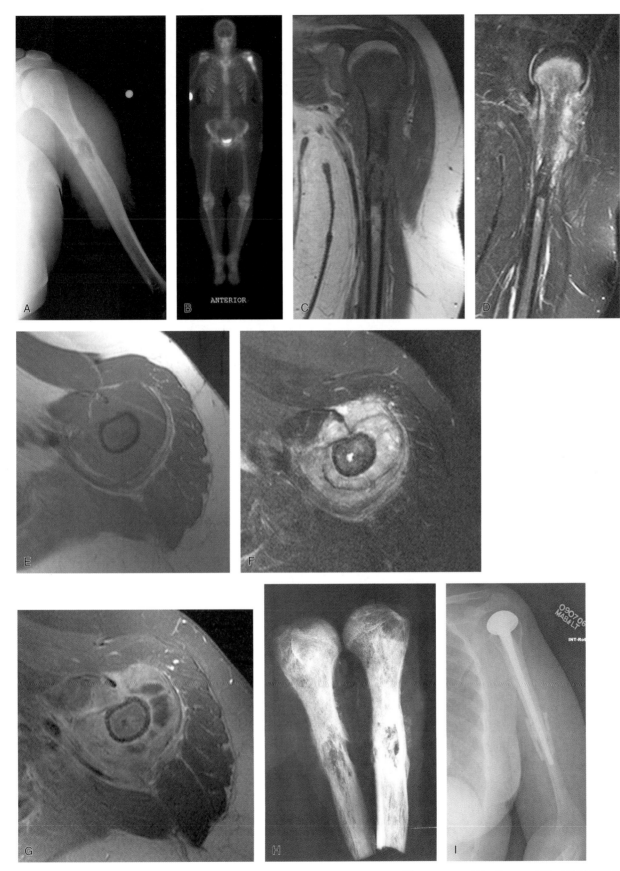

图12.2 高级别骨肉瘤。图A.X线片示肱骨上段骨质破坏伴骨膜反应；图B.^{99m}Tc-MDP骨扫描显示肱骨近段异常浓聚，没有远处转移；冠状位T_1WI（图C）和STIR（图D）图像、轴位T_1WI（图E），T_2WI（图F），以及对比增强图像（图G）清晰地显示了肿瘤的范围；图H.肱骨上段手术标本X线平片，显示正常骨质边缘距离肿瘤范围>5 cm；图I.患者实施了半关节成形术及肱骨同种异体移植术

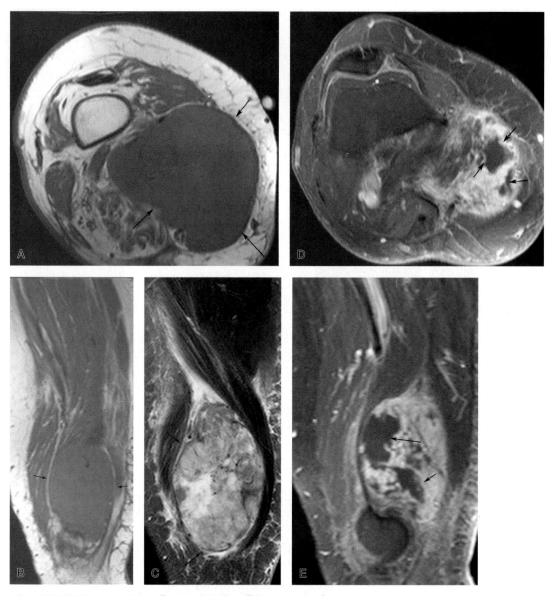

图12.3 高级别平滑肌肉瘤。轴位（图A）、矢状位（图B）T_1WI以及冠状位快速自旋回波T_2WI显示一较大的软组织肿块（箭），T_2WI信号不均匀（图C）。轴位（图D）和冠状位（图E）T_1WI抑脂对比增强显示无强化的坏死区（箭头）

肌肉信号。

MRI检查病变应至少包括两个相互垂直的平面，其中至少一个平面采用常规SE序列T_1WI和T_2WI成像。复习文献发现，标准SE序列在肿瘤成像中最具价值，重复性最好。正是SE序列技术在评估肿瘤方面的作用为我们所熟知，也因此成为其他成像技术必须参照的标准。SE序列的主要缺点是数据采集时间相对较长，尤其是双回波T_2WI序列。一般我们最常采用常规SE T_1WI和FSE T_2WI序列，伴有或不伴脂肪抑制或STIR序列，以及增强T_1WI脂肪抑制序列，并根据病变位置选择互相垂直的两个平面成像（图12.2和图12.3）。

由于放射学工作者对常规轴面解剖最熟悉，因此，在全部检查中应采用常规轴位SE序列T_1WI和T_2WI。同时，依据不同的检查部位、病变位置及其与邻近重要结构的关系而选择不同的附加平面。一般来说，前部或后部肿块宜加扫矢状面，内侧或外侧肿块加扫冠状面，而斜状面则有助于减少部分容积效应（图12.4和图12.5）。附加平面依病变情况而采用常规SE序列T_1WI和T_2WI、FSE序列、GRE序列和STIR序列。

FOV选择根据病变大小和部位而定，一般宜选择小FOV，但FOV必须足够大，以便于病变诊断和分期（图12.1）。在四肢检查时，除非初次扫描时未发现病变，通常没有必要行双侧对比扫描。为了对临床感兴趣区准确定位，可在其表面放置标记物。这对于评估诸如皮下脂肪瘤和脂肪瘤病等病变非常重要，因为这些病变往往与邻近脂肪组织分界不清（图12.6）。

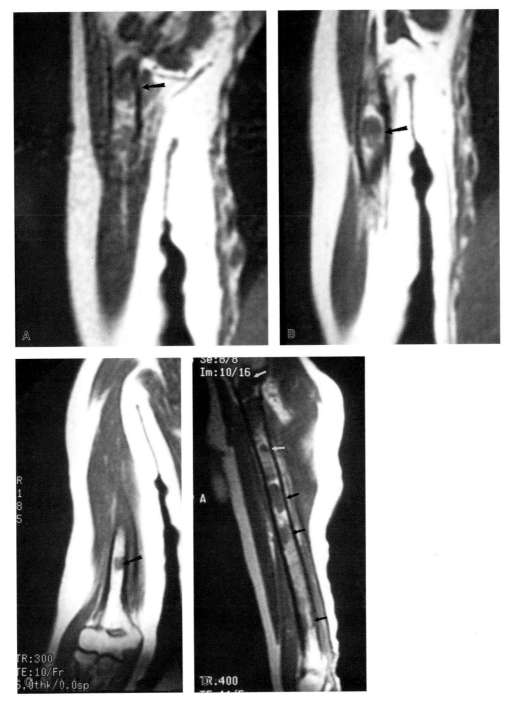

图12.4 中年男性,淋巴瘤患者,伴有上臂疼痛。采用相控阵表面线圈对右肱骨检查。冠状位T_1WI(图A~图C)在单一层面不能包括肱骨全长,但在矢状位(图D)图像上可显示肱骨全长,其内可见淋巴瘤弥漫性浸润(箭头)

对体积较小且位置表浅的病变检查时,应小心避免因标记物或患者体位压迫影响观察。

快速扫描技术缩短了成像时间,减少了运动伪影,增加了患者的耐受性和检查通量。尽管快速扫描技术尚不能取代常规SE序列,但在某些特定情况下可提供更多的信息,有助于病变的诊断。由于含铁血黄素具有较高的磁敏感性,因此,GRE序列成像就成为有益的补充。一般,磁敏感性伪影与金属、出血和空气有关,在GRE序列图像上更加明显(图12.7)。

GRE序列图像在某些情况下也可更清晰地显示病变——脂肪界面及其周围的小血管。STIR序列因有助于评估骨髓轻微异常,常作为SE序列的补充。应用STIR技术可抑制脂肪信号,对T_1和T_2信号增强起到加乘效果,通过该技术获得良好的组织对比,以便更容易发现微小的病变。一些学者更愿意采用较短的TE/TR(500/20ms)和STIR序列来替代常规或FSE T_1WI和T_2WI序列。因此,STIR成像可以作为某些特定病例的辅助成像方式,而不应取代常规SE序列。

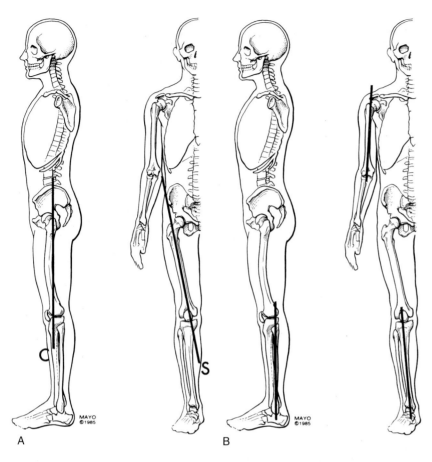

图12.5 骨骼示意图显示MRI要准确评价长骨所需的切面。图A.由于股骨正常情况下向前弯曲,因此在斜矢状面(S线)显示最好,而冠状面(C线)则会产生部分容积效应;图B.斜矢状面对肱骨显示也最佳,而矢状面和冠状面则适用于胫骨和腓骨

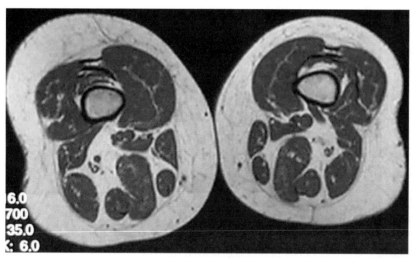

图12.6 右下肢脂肪瘤病患者,女性,54岁,主诉右膝肿胀。双侧大腿远端轴位SE序列T_1WI显示右侧大腿脂肪组织较对侧增多。此为右膝轴位检查未见异常后对双侧大腿远端同时成像

作者认为,通常病变会在常规SE序列清晰显示,而STIR序列则往往减少常规SE序列出现的信号差异,更有助于显示组织的特征。钆对比剂(Gd-DTPA)的使用有助于提高肌肉骨骼系统肿瘤的定性诊断以及评估肿瘤手术、放疗和化疗后有无复发。

Gd-DTPA可缩短T_1弛豫时间,在SE序列T_1WI上使信号增高。因此,肿瘤信号明显增高区域,就代表血供丰富,而低信号或无信号区域则认为肿瘤坏死(图12.3)。由此提示,钆对比剂对发现存活肿瘤区域非常有价值,这有助于判断肿瘤残余存在与否;另外,也有利于选择肿瘤的活检部位。活检时就可以尽量避开肿瘤坏死组织,而只选择更有活性的肿瘤组织。

有关钆对比剂应用的早期多项研究显示,建议采用团注法和快速扫描技术进行静态或动态扫描评估肿瘤的增强速度、增强方式、肿块大小和其他参数,然而研究结果并不一致,令人困惑,尤其对那些通过常规序列检查已经对某些特定肿瘤形态学变化熟悉的放射学工作者更感茫然(图12.8)。Benedikt等对30例软组织肿瘤患者(22例良性和8例恶性)研究后发

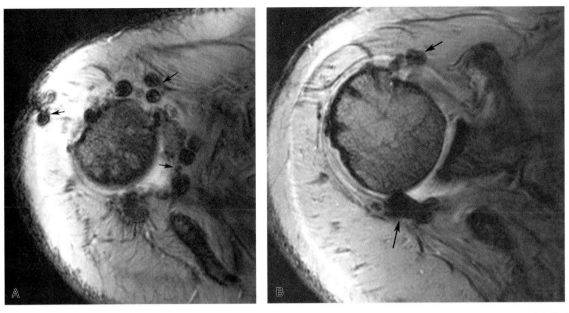

图12.7　肩袖损伤修补术后肩关节梯度回波成像（图A、图B），金属会产生晕状伪影（blooming artifacts）（箭头）

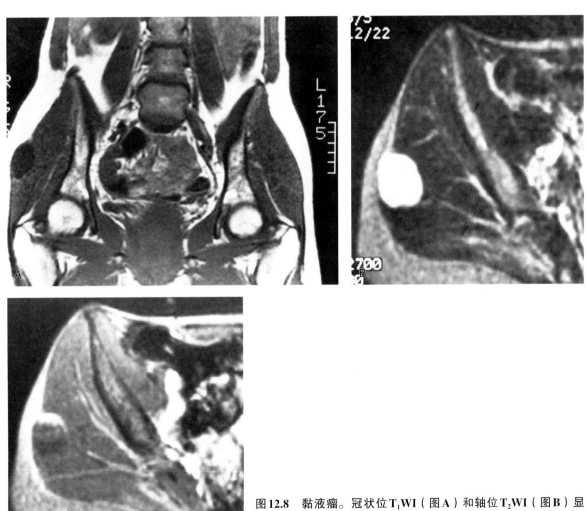

图12.8　黏液瘤。冠状位T_1WI（图A）和轴位T_2WI（图B）显示一边界清楚的病变，其T_1WI（图A）上呈低信号，T_2WI（图B）上呈均匀高信号，这些都是黏液瘤的表现特征。注射钆对比剂后（图C），病变不均匀强化，无特异性

现，注入钆对比剂后，87%的肿瘤强化。其中，82%的良性肿瘤和100%的恶性肿瘤发生强化。而肿瘤的强化方式（均匀或不均匀）对其良恶性的鉴别并无帮助。Erlemann等首先报道应用快速扫描技术对肿瘤进行动态增强研究。此后亦有研究报道，但结果并不一致。不过，根据我们的经验，钆对比剂动态增强可用于某些特定病例的诊断（见下节，MRI的局限性）（图12.8和图12.9）。

另外，有学者研究探讨MRS或MRS与MRI技术结合的应用，以提高病变的诊断水平和评估病变的治疗反应。然而，MRS在临床上的应用并不多见，详见第十六章。

（三）MRI的局限性

MRI的一个重要限度就是相对难以发现软组织内的钙化，因此，X线平片上较明显的钙化在MRI上仍不能明确诊断。另外，需要提醒的是，在一项软组织肿瘤的评估中，MRI未能显示1例（1/32）肿块内存在的气体。CT有助于识别软组织肿瘤的细微钙化及其钙化类型，甚至可以发现X线平片难以显示的钙化。尽管早期研究提出，在发现骨皮质是否破坏方面CT优于MRI，但近期研究则提示这两种成像方式在这方面并无明显差异。事实上，根据ACR诊断评分标准，CT和MRI对软组织钙化存在与否的放射学评分一样，均为9分。根据经验，我们认为对非金属异物，MRI也难以确认。在这种情况下，尽管异物本身可能无信号而难以识别，然而MRI可显示与异物有关的周围组织改变。另外，超声检查也有助于此类异物的诊断（图12.10）。

必须强调的是，适当结合X线平片及其他影像学检查对正确诠释MRI影像至关重要，只有如此，才最大可能的减少误漏诊。

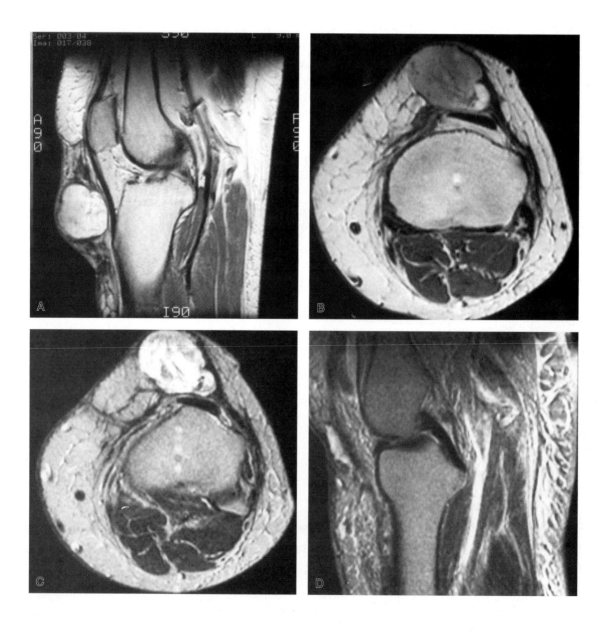

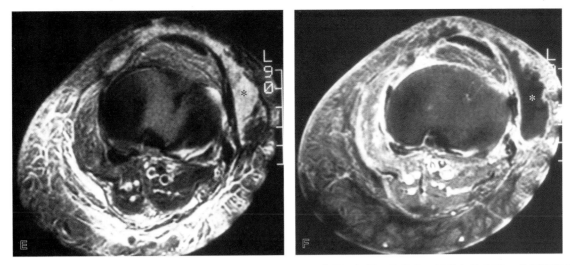

图12.9 矢状位SE序列T₂WI（图A）、轴位PDW（图B）和T₂WI（图C）显示膝前有一不均匀性病变，术后证实为多形性肉瘤。1年后复查，矢位位（图D）和轴位（图E）T₂WI显示膝前外侧有高信号区（星号），另见放疗所致的大片水肿。增强扫描（图F）显示病变外周强化，中心无强化（星号），表明其为囊性积液而非实性肿块

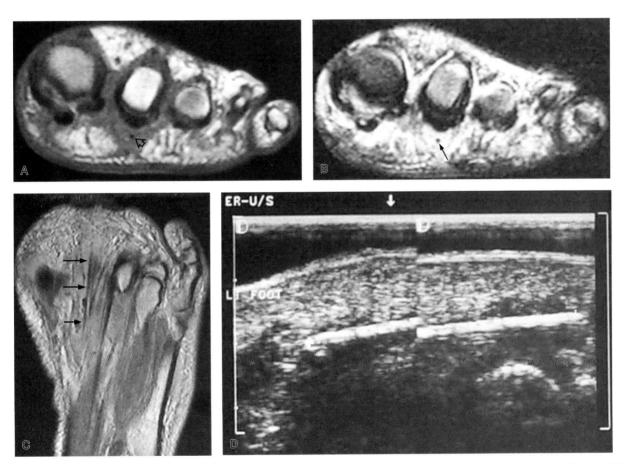

图12.10 足部牙签异物患者，女性，49岁。轴位T₁WI（图A）和T₂WI（图B）显示足部第2趾下方有一小的软组织肿块异常信号区，边界不清，其内无信号区为牙签（箭头）；图C.冠状位PDWI显示异物呈线样无信号区；图D.超声随访对牙签的显示更有优势

三、肌肉骨骼肿瘤的分期

肌肉骨骼肿瘤手术入路的决策对于局限性良性病灶相对简单,有时则更加复杂。治疗决定需要考虑到组织来源、位置、骨及软组织累及情况以及患者因素,诸如年龄、一般健康情况、活动度和预后,也可能会更加复杂。病灶处于可在宽阔的手术边界内完全切除的区域时,通常需要考虑保肢手术,因为这往往需要更大范围的重建。骨及软组织肉瘤需要6cm的边界。在保肢手术前,通常需要手术前化疗。

保肢手术在血管神经包绕的肿瘤患者通常列为禁忌,因为肿瘤切除后常会导致肢体严重的功能损害,另外有显著的病理骨折的患者也会导致肿瘤细胞的扩散。下肢手术对未成熟骨可以得到代偿。然而,对生长板存在受累风险的儿童,新的假体设计和其他手术方案并不能完全排除保肢手术。保肢手术另外还要考虑局部复发、长期存活、与截肢的功能比较、心理益处,以及即时的或长期的手术发病率。

术前评估包括多种临床和影像因素。Enneking等开发了一个功能系统用于术前和术后评估,对以下7类内容进行评分(0~5分)共35分,包括运动、痛疼、稳定性、变形、强度、功能活动和情绪调节。

X线片或其他影像方法可以发现病变。一旦发现病变,多种途径用于病变的分型和确定病变的范围。也可以对病变诊断进行穿刺,如果病变为恶性,则需另外通过影像进行分期。制订穿刺计划需要和骨科医生进行密切沟通,以便术中针道沿肿瘤切割。此外,当制订骨或软组织穿刺计划时,熟知解剖结构是根本(图12.11)。不恰当的进针路径会不必要污染手术区,这会干扰以及制订计划的保肢手术。穿刺最常在CT导引下进行,但也可通过US或透视引导穿刺(图12.12)。

肿瘤分期主要依据原发肿瘤(T)、组织学分级(G)、淋巴结转移(N)和远处转移(M)。全面、准确的分期需要多种影像学方法,应用多种分期系统。Enneking在1980年代提出一种分期系统,包含局部复发和转移等多种预后因素,包括手术影响,提供辅助治疗指南(表12.1)。骨恶性病变根据组织学分级,骨内外累及范围和是否存在转移进行分期,并且该分期系统后来得到美国肌骨肿瘤学会(MSTS)和美国肿瘤联合会(AJCC)的支持。美国肌骨肿瘤学会(MSTS)分期系统仍是临床最常用的分期系统(表12.2)。

原发骨骼或软组织肿瘤和潜在转移的成像需要多种方法来优化分期。多年来,借助CT、MRI和PET,肿瘤分期准确性得到了极大提高。为帮助临床,放射科医师必须找出下述影像特点以便与分期系统进行关联。

表12.1 Enneking肌肉骨胳肿瘤系统分期系统

分期	分级	部位	转移	MRI特点
I$_A$	G$_1$	T$_1$	无	异常信号局限于骨或软组织筋膜室内
I$_B$	G$_1$	T$_2$	无	异常信号延伸至筋膜室外
II$_A$	G$_2$	T$_1$	无	异常信号累及骨皮质或被膜
II$_B$	G$_2$	T$_2$	无	异常信号延伸至骨外或筋膜室外
III$_A$	G$_1$~G$_2$	T$_1$	有	上述异常信号伴有远处转移
III$_B$	G$_1$~G$_2$	T$_2$	有	上述异常信号伴有远处转移

G$_1$.低度恶性;G$_2$.高度恶性;T$_1$.筋膜室内;T$_2$.筋膜室外

表12.2 肌肉骨骼肿瘤分期

分期	分级	部位	转移
I			
I$_A$	G$_1$	T$_1$	无
I$_B$	G$_1$	T$_2$	无
II			
II$_A$	G$_2$	T$_1$	无
II$_B$	G$_2$	T$_2$	无
III	G$_1$或G$_2$	T$_1$或T$_2$	有

G$_1$.低度恶性;G$_2$.高度恶性;T$_1$.筋膜室内;T$_2$.筋膜室外

(一)用于肿瘤分期的影像特点

肿瘤部位和大小(最大径)
筋膜室内或筋膜室外
软组织侵犯
关节侵犯
神经血管移位或包饶
跳跃性病变
局部和远处转移

(二)原发性骨性病变

X线片或CR图像对良性或恶性骨肿瘤检出仍有价值。尤其X线片对明确病变侵犯范围极其有用。另外,CT对较小病变、软组织钙化、肿瘤基质和较薄皮质也很有价值。增强MRI对评价骨肿瘤范围、软组织成分和神经血管受侵最有价值。对保肢手术来说,如果病变大小超过6cm以上,骨和软组织解剖应当进行评估以判定保肢手术的可行性和手术切除的范围(图12.2)。

对骨骼病变,整个结构如整个股骨包括近侧和远侧关节在术前影像检查时均应包含在内,并排除跳跃性病变(图12.1,图12.2)。MRI图像至少应包括T$_1$WI和T$_2$WI序列两个体位,某些病例还应该包括STIR序列,并常规进行MRI增强检查,除非有过敏反应或肾功能异常。术后也应进行同样的检查路径以

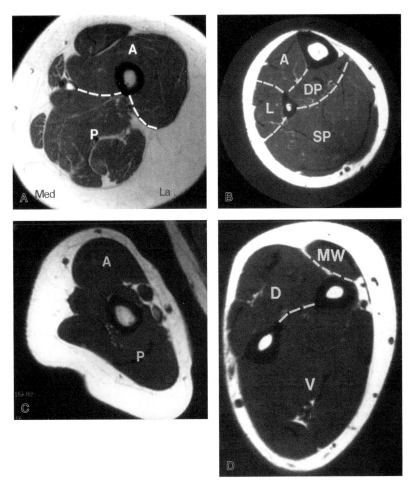

图12.11 筋膜室解剖。图A.大腿分为前（A）、后（P）、内侧筋膜室。前筋膜室包含股四头肌和缝匠肌；后筋膜室包括半腱肌、半膜肌及股二头肌肌群；内侧筋膜室包括内收肌和股薄肌；图B.小腿分为前（A）、外侧（L）、后部浅层（SP）及后部深层（DP）筋膜室，前筋膜室包括𝆏长伸肌、趾长伸肌和胫骨前肌；外侧筋膜室包括腓骨短肌和长肌；后部浅层筋膜室包括腓肠肌、比目鱼肌；深层筋膜室包括胫骨后肌肉、𝆏长及趾长屈肌；图C.上臂筋膜室分为前（A）、后（P）筋膜室。前筋膜室包括肱二头肌、肱肌；后筋膜室包括肱三头肌；图D.前臂分为（V）掌侧、背侧（D）及外侧（MW）筋膜室。掌侧筋膜室包括屈肌肌群、旋前圆肌、掌长肌；背侧筋膜室包伸肌群、𝆏长展肌。外侧筋膜室包括肱桡肌、桡侧腕长伸肌及短肌

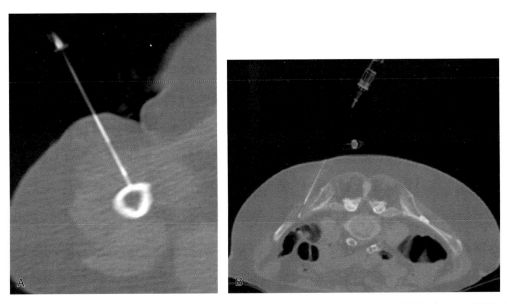

图12.12 穿刺活检。图A.淋巴瘤患者，CT引导下肱骨穿刺活检从前筋膜室进针；图B.髂骨病变，CT引导下穿刺活检自内后侧进针

建立基线有利于患者随访。

血管造影在某些病例也有必要，这有助于判断肿瘤新生血管和邻近血管推移位或包绕情况。另外，血管造影也可以用于术前化疗和肿瘤血管的栓塞。

（三）软组织肿瘤

X线片可显示骨质改变及软组织钙化。脂肪性病变也可以在X线片中明显显示。MRI检查可用于对软组织病变的检出和分期。某些良性病变，如脂肪过多症、黏液瘤、血管瘤和囊肿都有特征性的表现，这可以避免穿刺或外科干预（图12.13）。恶性病变或不确定性病变应用T_1WI和T_2WI常规或快速自旋回波伴或不伴有脂肪抑制。增强T_1WI也应获取。必须获得两个体位的图像，以对病变范围、分隔和神经血管的累及情况。动态增强技术对鉴别良恶性很有价值。血管造影不常应用，然而对上述适应证可以应用。

（四）转移

核素（$^{99m}Tc\text{-}MDP$）骨扫描长期以来就作为检出

表12.3　转移分期系统

肿瘤部位	
筋膜室内（T_1）	筋膜室外（T_2）
骨内	骨外延伸
关节内	关节外延伸
筋膜下腔	筋膜外延伸
小腿后部	
小腿前外部	
大腿前部	
大腿后部等	
肿瘤恶性程度	
低度恶性（G_1）	高度恶性（G_2）
骨旁骨肉瘤	典型骨肉瘤
继发性软骨肉瘤	佩吉特病
骨巨细胞瘤	高级别多形性肉瘤
黏液样脂肪肉瘤	
软骨瘤	血管肉瘤
造釉细胞瘤	神经纤维肉瘤

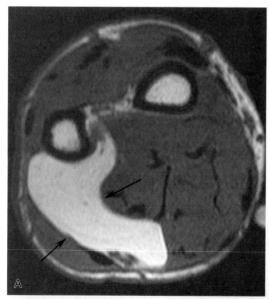
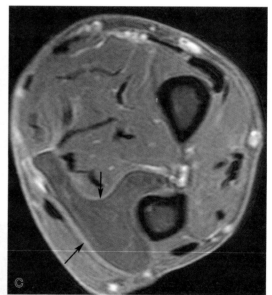
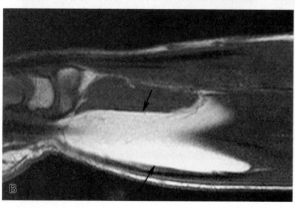

图12.13　良性脂肪瘤。轴位（图A）和矢状位（图B）T_1WI及轴位抑脂快速自旋回波序列T_2WI（图C）显示前臂远端一较大的脂肪性肿瘤，没有征象提示为低级别恶性肿瘤

骨转移的标准。除黑素瘤和侵袭性溶骨性病变，该技术仍在临床上应用。MRI可用于轴向骨转移筛查，脊柱轴位和矢状位图像及骨盆和髋关节冠状位图像可采用T_1WI和（或）STIR序列获得。PET，特别是PET/CT，在肿瘤分期中起到重要作用。表12.3对转移性病变的分期进行了总结。

四、软组织肿瘤

软组织肿瘤或肿瘤样病变患者的临床表现一般无特异性，如软组织肿胀或可触及离散的肿块，有时可伴有压痛或疼痛。然而，当临床表现可疑时，影像学检查则可证实软组织病变是否存在，或非常有信心的将可疑的"包块"或"肿块"排除，明确为正常组织或清楚的诊断为非肿瘤性病变（图12.14）。

（一）首次评估

尽管计算机辅助成像取得了长足进步，但是对可疑软组织肿块的影像学评估必须从X线平片开始。X线平片能够明确在体表可触及的病变，像骨骼变形（如外伤后所致的大量骨痂形成）或外生骨疣，这在体表触诊时易被误为软组织肿块。X线平片也可显示软组织钙化及其钙化特点，这可以提示有时甚至作为某一特定病变的特征性诊断依据。如血管瘤内的静脉石，滑膜骨软骨瘤病的关节旁骨软骨性肿块，骨化性肌炎外周大量成熟骨化或伴有软组织侵犯的其他病变所致的特征性骨骼改变（图12.15）。

另外，对软组织肿瘤骨质受累情况的评价，X线平片是最好的初始检查方法，例如骨结构重塑、骨膜反应或明显的骨质破坏。然而，不同于骨内生长的肿瘤，软组织肿瘤的生物学特性不能可靠的根据其生长快慢来衡量。缓慢生长的软组织肿瘤可能会使相邻骨结构重塑（骨扇贝样改变，边缘硬化清晰），然后组织学检查可能仍呈高度恶性。

原发性骨肿瘤或炎性病变首次发现时也可以表现为软组织肿块，X线片对这些病变的诊断大有裨益。如果骨质破坏周围伴有巨大软组织肿块时，应考虑为恶性骨肿瘤，如尤因肉瘤或原发性骨淋巴瘤。炎性病变与软组织肿瘤在X线片上的细微区别就是炎性病变典型的表现为可以使邻近筋膜层模糊而不是受压移位。

首次X线片应采用低电压技术（如管电压峰值小于50kV），这样可以增大软组织如脂肪和肌肉间的密度差异。

（二）定性诊断

尽管MRI对软组织肿瘤的显示、鉴别和分期等诸方面具有优势，但由于多数软组织肿块均表现为长T_1和长T_2信号，因此，MRI在软组织肿瘤的准确定性方面仍具有局限性。然而，对于部分软组织病变如脂肪瘤（图12.13）、脂肪肉瘤、良性血管性病变（如血管瘤、动静脉畸形和假性动脉瘤）、含铁血黄素沉着性病变（如色素沉着绒毛结节性滑膜炎）、纤维瘤病、亚急性血肿和某些肿瘤样病变，MRI可做出明确诊断或高度提示。显然，MRI正确诊断的比例可因检查病人数量不同而改变。一般来说，通过与组织学结果对照，1/4 ~ 1/3的病例可通过影像检查获得正确诊断。如果同时使用多种影像学检查方法可大大提高普通良性病变的诊断准确率。

（三）脂肪性肿瘤

1. 脂肪瘤 软组织肿瘤主要起源于原始间叶组织。脂肪瘤或许是最常见的间叶组织肿瘤，一种由成

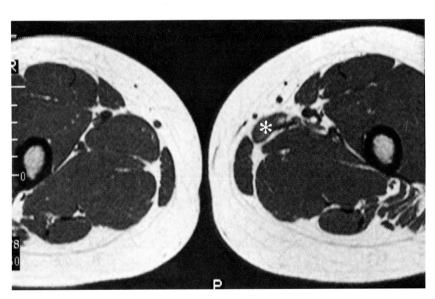

图12.14 内收肌萎缩患者。女性，24岁。主诉双侧大腿软组织不对称，考虑为软组织肿块。轴位T_1WI显示左长收肌明显萎缩（星号），萎缩继发于外伤

熟的脂肪组织构成的良性肿瘤。软组织脂肪瘤好发于50~60岁。通常初期肿瘤生长较快，然后就稳定在一定大小。脂肪瘤按发生的解剖部位分为表浅型（皮下型）和深部型。与深部脂肪瘤相比，表浅型脂肪瘤更常见，边缘更锐利，体积更小。由于与邻近的皮下脂肪混合在一起，表浅型脂肪瘤在MRI上可以显示不明显。除非检查前在体表放置标记物，否则肿瘤可能仅表现为皮下脂肪增厚（图12.16）。深部型脂肪瘤最常见于腹膜后、胸壁和手足的深部软组织。腹膜后脂肪瘤相对罕见，绝大多数腹膜后较大的脂肪类肿瘤为脂肪肉瘤。尽管脂肪瘤被认为起源于真正的间叶组织，但其发病机制尚不清楚。脂肪瘤多数为单发，少数可多发（5%~7%），数目可由数个到几百个不等。家族性多发性脂肪瘤偶见报道。有趣的是，脂肪瘤内的脂肪并不参与全身代谢，但饥饿时实际上肿瘤体积会增大。

根据脂肪瘤的大小和发生部位，X线片或表现不明显或显示为脂肪密度肿块。脂肪瘤MRI表现具有特征性，在所有序列图像上与皮下脂肪信号一致；静脉注射钆对比剂后增强MRI检查，病变无明显强化（图12.13，图12.16~图12.18）。

脂肪瘤偶尔可含有其他间叶组织成分。事实上，

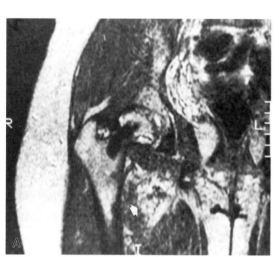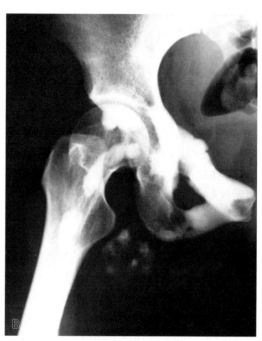

图12.15 蜡泪样骨病（melorheostosis）。女性，26岁。主诉右髋部疼痛和右腹股沟处软组织肿块。图A.冠状位T₂WI显示右髋部有一不均匀的非特异性软组织肿块（箭）。相应T₁WI上显示病变信号与骨骼肌相似（未提供图片）。右股骨近端也可见异常信号。图B.相应X线平片证实为蜡泪样骨病伴软组织侵犯

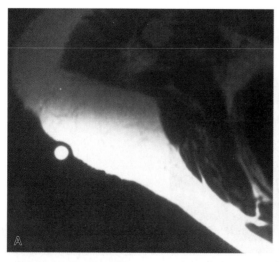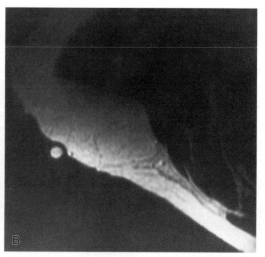

图12.16 肩部皮下浅表型脂肪瘤。女性，65岁。图A.右肩关节轴位MRI T₁WI显示右肩部皮下肿块，边界不清，与脂肪信号相似，如未在肿块的体表位置做标记，病变易被遗漏；图B.相同层面非脂肪抑制T₂WI也显示病变与皮下脂肪信号一致

WHO软组织肿瘤分类定义了9种不同的良性脂肪性病变,包括单纯性脂肪瘤、脂肪瘤病、神经脂肪瘤病、脂肪母细胞瘤/脂肪母细胞瘤病、血管脂肪瘤、肌脂肪瘤、软骨样脂肪瘤、梭形细胞脂肪瘤和冬眠瘤。Gaskin 和 Helms 等回顾分析了126个脂肪性肿块,其中13%为单纯性脂肪瘤,50%为良性脂肪瘤变异,13%为软骨样脂肪瘤,6%为骨脂肪瘤,6/5为冬眠瘤,6%为肌脂肪瘤,6%为血管脂肪瘤,13%为梗死性脂肪瘤。脂肪瘤最常见的组织变异是纤维结缔组织,可形成间隔,在CT图像上呈线样密度影,在MRI所有序列图像上均显示为线样低信号(图12.17)。当脂肪瘤含有大量纤维组织时则称为纤维脂肪瘤。重要的是,当脂肪性病变如不能满足脂肪瘤的影像诊断要求时,就需要排除脂肪肉瘤的诊断,不过脂肪瘤变异较脂肪肉瘤更常遇到。

软组织脂肪瘤可伴有骨骼改变。骨旁脂肪瘤可引起骨皮质增厚,而深部脂肪瘤则会导致先天性骨骼异常。脂肪瘤偶尔可见软骨样或骨样化生,特别是生长时间较长的脂肪瘤。该型肿瘤偶尔也称为良性间叶组织肿瘤(图12.19)。

虽有少数几例脂肪瘤恶变的报道,但这可能肿瘤轻微的组织学恶性特点在最初诊断时被忽略了。

2.肌内和肌间脂肪瘤 肌内和肌间脂肪瘤是相对常见的良性脂肪瘤类肿瘤,分别起源于骨骼肌内和骨骼肌间。肌内和肌间脂肪瘤是脂肪瘤类肿瘤的亚型成

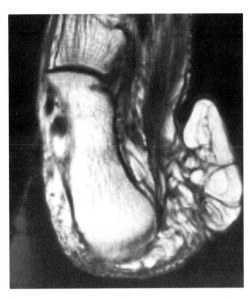

图12.17 足跟皮下组织复发性浅表型脂肪瘤。 69岁,女性。T_1WI 显示分叶状肿块,信号与皮下脂肪信号近似,肿块内见多发线状低信号间隔,T_2WI 仍呈低信号,与 T_1WI 信号类似(未提供图片),病理学上对应为纤维组织。此类病变通常称为纤维脂肪瘤

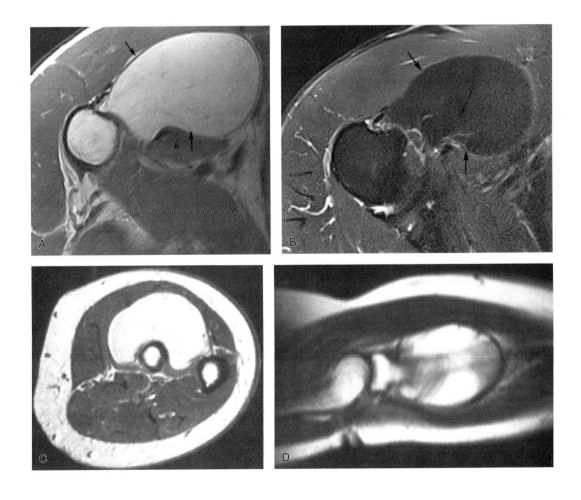

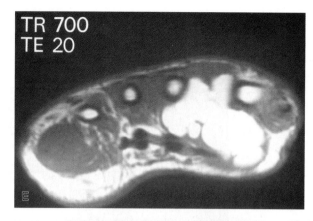

图12.18 良性脂肪瘤，多个患者。轴位 T_1WI（图A）及 T_2WI（图B）沿肱骨近端显示良性脂肪瘤（箭）；图C、图D.轴位和矢状位 T_1WI 显示旋后肌良性脂肪瘤；图E.轴位 T_1WI 显示手部分叶状脂肪瘤

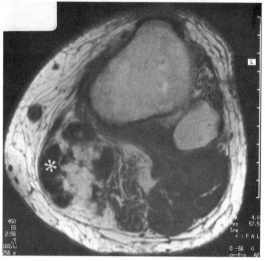
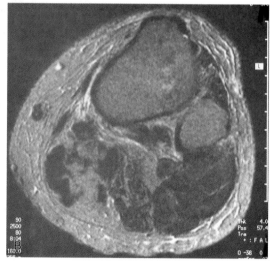

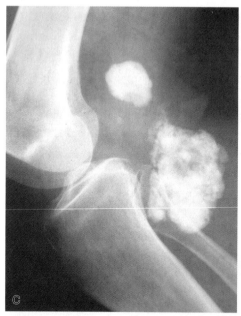

图12.19 腘窝良性间叶组织肿瘤。男性，79岁。图A.轴位 T_1WI 显示一脂肪肿块，中心伴明显低信号（星号）；图B.相同层面 T_2WI 表现与 T_1WI 相似；图C.X线显示肿瘤明显钙化

员，这与脂肪肿块特异性的非脂肪组织密切相关。该亚型的其他成员少见，包括腱鞘和关节脂肪瘤，以及神经脂肪瘤病。尽管肌内脂肪瘤起源于肌内，但实际上既可累及肌内也可累及肌间组织，然而仅局限于肌间组织的肌间脂肪瘤并不多见。肌内脂肪瘤可发生于任何年龄，多见于30~60岁，男性稍多于女性。发病部位典型位于四肢大的肌肉内，尤以大腿、肩部和上臂多见。肌内脂肪瘤内的脂肪可浸润于骨骼肌纤维间，其大体标本呈条纹状外观。

X线平片，肌内脂肪瘤表现为肌内脂肪密度肿块；MRI表现为以脂肪信号为主的肿块，与皮下脂肪信号一样，并浸润邻近的骨骼肌。肿块通常境界清

楚，边缘锐利，其影像特点类似于"普通脂肪瘤"。此类肿瘤又称为"侵袭性脂肪瘤"。尽管影像学上肌内脂肪瘤边缘清晰，但镜下常显示浸润性生长，脂肪组织内混杂有骨骼肌纤维，后者会出现不同程度的萎缩（图12.20和图12.21）。Matsumoto等报道了17例肌内脂肪瘤的MRI表现，有12例（71%）表现为均匀的纯脂肪信号，剩余5例因脂肪组织混杂有骨骼肌纤维，后者在T_1WI和T_2WI上与肌肉信号一致；另外，

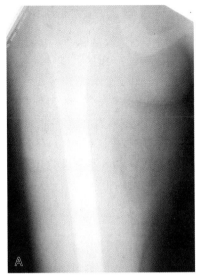
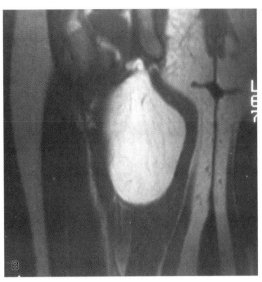
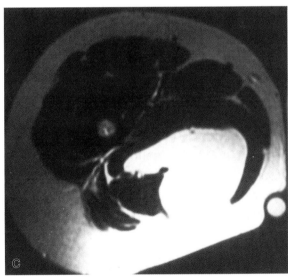

图12.20　大腿肌内脂肪瘤。女性，9岁。图A.前后位X线片显示右侧大腿近端内侧脂肪密度肿块；图B.相应MRI冠状位T_1WI显示肿块与皮下脂肪信号相似；图C.轴位T_1WI显示肿块位于内收肌筋膜室

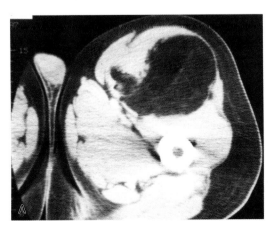
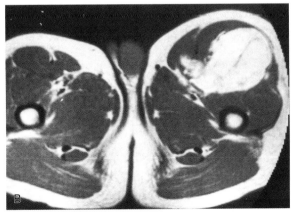

图12.21　大腿部肌内脂肪瘤。男性，50岁。图A.轴位CT显示左大腿前方脂肪密度肿块，其内可见多发小片密度增高区；图B.相同层面轴位T_1WI显示肿块呈脂肪信号表现，CT所示高密度区MRI上与骨骼肌信号一致，为骨骼肌浸润肿块边缘所致。类似表现T_2WI也有显示（图像未列出）

有7例（41%）脂肪瘤边缘有浸润。

3. 腱鞘和关节脂肪瘤　腱鞘和关节脂肪瘤为脂肪瘤的变异型，比较罕见。沿腱鞘生长或位于关节内的单发脂肪肿块和伴有脂肪组织的增生性滑膜绒毛而形成的"脂肪瘤样"肿块。后者又称为弥漫性滑膜脂肪瘤或树枝状脂肪瘤。腱鞘脂肪瘤最常见于手和腕，其次为踝和足。树枝状脂肪瘤常累及膝关节，约20%为双侧受累。

虽然树枝状脂肪瘤为原发性病变，但常与退行性关节病、慢性风湿性关节炎或先前的关节外伤有关。它可能是一种与慢性滑膜炎有关的反应性病变。肩峰下及三角肌下囊的树枝状脂肪瘤据报道与腱袖撕裂有关。尽管全部上述病变罕见，滑膜脂肪瘤的树状脂肪瘤形式较单发的滑膜脂肪瘤更常见。

X线平片，腱鞘脂肪瘤或单发滑膜脂肪瘤显示为局限性脂肪密度肿块，类似于表浅型或深部型脂肪瘤。树枝状滑膜脂肪瘤患者临床表现为膝部软组织肿胀，X线平片可以显示为透亮区。树枝状滑膜脂肪瘤MRI表现更是罕见，仅有限的报道显示为滑膜脂肪增生，并伴有关节内积液（图12.22）。高达38%关节缘发生骨质侵蚀，25%伴有滑膜囊肿，13%伴有关节退行性变。

4. 神经纤维脂肪瘤　美国手外协会1953年首次报道了2例正中神经的神经纤维脂肪性肥大。此前该病有多种叫法，如神经纤维脂肪瘤、神经纤维脂肪错构瘤、神经周围脂肪瘤、神经脂肪浸润和神经内脂肪瘤。起初大家首选神经纤维脂肪瘤，因为这能较好地反映其基本的病理变化。最近，WHO采用了神经脂肪瘤病这一术语。本病发生的病因尚不清楚，可能与神经外膜的成熟脂肪组织和纤维母细胞的增生有关。

临床上，神经纤维脂肪瘤典型表现为患者年轻时手、腕或前臂掌侧面出现较软的缓慢增大的肿块。男女发病无差别。大多数病变累及上肢（78%~96%），其中约80%起源于正中神经。病变累及下肢者少见（4%~22%）。病变典型发生于新生儿或2岁以内的婴幼儿，无家族性发病倾向。如上所述，病变约80%起源于正中神经分布区，其伴随症状包括疼痛、压痛、感觉减退和感觉异常。晚期可出现腕管综合征。患者可出现巨指（趾），称为脂肪瘤性指（趾）巨大发育症，通常累及第2、3指（趾）。Silverman和Enzinger报道的26例患者中，有7例（27%）出现巨指（趾）；而Amadio等报道的18例患者中，则有12例（67%）出现。神经纤维脂肪瘤可以累及多个手指或足趾。手术切除并非没有风险，术后合并运动和感觉障碍已有报道。

大体上，神经因含有纤维脂肪组织呈梭形或腊肠样膨大，切面为位于神经鞘内的黄褐色肿块。镜下，可见纤维脂肪组织浸润神经外膜和神经束膜。并且合并与不合并巨指（趾）的神经纤维脂肪瘤在组织学上没有区别。

X线平片上，脂肪瘤性指（趾）巨大发育症患者的骨和软组织均表现异常。受累指（趾）骨常显示变长变宽，远端膨大。由于骨的过度生长从而使骨不成比例的增大，并继发广泛的退行性改变（图12.23）。受累神经的MRI表现具有一定的特征，反映了病变的形态学变化。MRI显示，在脂肪肿块的高信号背景中有直径约3mm的较细的纵行圆柱形低信号，这提示脂肪组织中存在神经束，且伴有神经外膜和神经束膜的

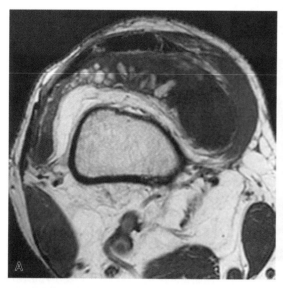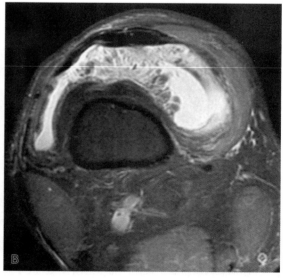

图12.22　树枝状脂肪瘤。男性，58岁。轴位T_1WI（图A）和T_2WI（图B）显示关节积液伴有含脂肪的叶状突起，这代表脂肪增生扩张的滑膜绒毛

第十二章 肌肉骨骼系统肿瘤 723

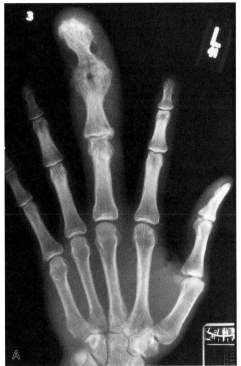
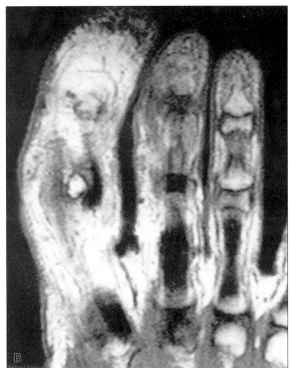
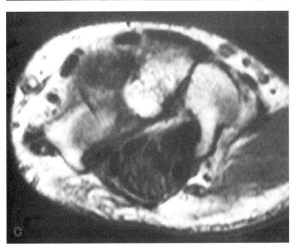

图12.23 脂肪瘤性巨大发育症。图A.X线片显示手部骨和软组织异常。指骨变长变宽，远端膨大；骨质明显过度生长，不成比例的增大，并继发广泛的退行性改变。另一患者，冠状位（图B）和轴位（图C）MRI显示手指脂肪性改变，以及正中神经神经纤维脂肪瘤（图C）

纤维化（图12.24）。然而肿块中的脂肪含量多少不等，往往神经纤维间的脂肪远多于神经纤维周围的脂肪。

Amadio等回顾分析了梅奥诊所自1950～1985年收治巨指（趾）症的经验。在22例巨指（趾）症中，上肢神经纤维脂肪瘤最多见，占10例，其余血管性病变5例，特发性病变5例，神经纤维瘤病2例。与此相反，另一研究报道了43例巨指（趾）症，下肢神经纤维脂肪瘤最少见，仅1例，而血管性病变10例，神经纤维瘤病1例，其余均为特发性病变。其中，特发性病变是指排除了神经纤维瘤病和先天性畸形的病变。作者也报道过9例偏侧性肥大，鉴别诊断应包括Proteus综合征所致的局限性肢体肥大症。

5.骨旁脂肪瘤 骨旁脂肪瘤少见，约占全部脂肪瘤的0.3%。Seering于1966年首次采用骨膜脂肪瘤来

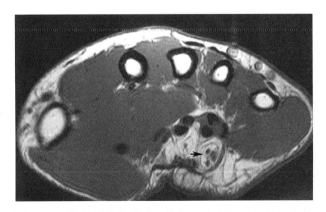

图12.24 神经纤维脂肪瘤。腕部轴位T_1W显示尺神经神经纤维脂肪瘤（箭头）

描述这种病变。随后，Power建议使用骨旁脂肪瘤命名该病，以表明此病变并非起源于骨膜内。由于骨旁脂肪瘤的命名能够说明病变位于骨旁这种特点且不涉及其组织来源，因此，被普遍接受。骨旁脂肪瘤多见于成年人，平均年龄约50岁（4～64岁），男性多见。好发于大腿、前臂、小腿和上臂邻近骨干和干骺端处。病变几乎均为单发，仅见Goldman等报道过1例，不过同时伴有一肌内脂肪瘤。临床上，典型的表现为一无痛性软组织肿块，肌萎缩并不少见。

骨旁脂肪瘤有包膜，紧贴骨外膜生长。组织学上，骨旁脂肪瘤与浅表型和深部型脂肪瘤表现一致。肿瘤内软骨和骨化生可以出现。软骨为典型的透明软骨，但较大的骨赘外周可以见到小的纤维软骨灶。病变内间隔含有纤维血管组织。在肿瘤附着处，可形成骨赘或骨皮质增厚，后者可能继发于肿瘤对骨膜的牵拉。

X线平片上，骨旁脂肪瘤表现为边界清楚的低密度肿块，其内可见到数量不等的纤维血管分隔。邻近骨质改变可表现为实性骨膜反应、骨皮质增厚、骨碟形改变或骨赘形成。尽管67%～100%的患者可伴有骨质改变，但骨质改变有时并不明显。Murphey等报道了2例骨旁脂肪瘤的骨膜反应，改变很轻微，需放大摄影才能显示。骨赘与正常骨皮质、骨髓并不连续，也不能显示真正的骨软骨瘤才能看到的透明软骨帽。

MRI图像上，骨旁脂肪瘤内显示为脂肪性质的肿块，在所有序列上其信号与皮下脂肪信号一致。肿瘤内的纤维血管间隔在长TR图像上呈高信号，其内也可见到透明软骨信号。此外，MRI能够显示肌肉萎缩，表现为肌内条纹状脂肪信号增多（图12.25）。

6.脂肪瘤病　弥漫性脂肪瘤病是一种弥漫性过度生长的成熟脂肪组织浸润四肢和躯干的软组织的疾病。镜下，该病与普通脂肪瘤和肌内脂肪瘤并无差异（图12.26）。

临床上，本病多见于2岁以内的婴幼儿，成人也偶见报道。Coode等认为成人发生弥漫性先天性脂肪瘤病应是本病的延迟性表现。弥漫性脂肪瘤病常发生于四肢，亦可见于躯干和胸壁。脂肪瘤病可伴有骨质

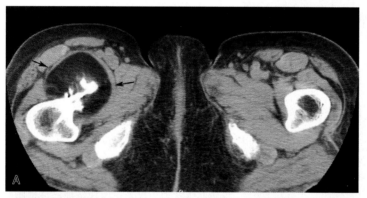

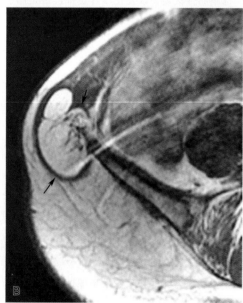

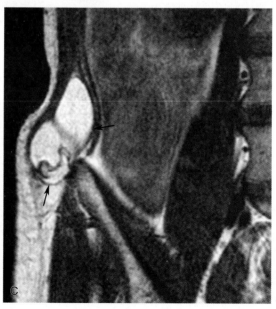

图12.25　骨旁脂肪瘤。轴位CT（图A）显示股骨上段骨旁脂肪瘤（箭头）。另一例，轴位（图B）和冠状位（图C）T_1WI显示髂骨骨旁脂肪瘤（箭头）

肥大,但与脂肪瘤性巨大发育症不同,其神经并不受累,且也不局限于四肢。脂肪瘤病罕有报道,但作者确信该病并不少见,可能与容易被忽略有关。

脂肪瘤病可以与罕见的对称性脂肪瘤病鉴别。后者又称为马德隆病(Madelung disease)或良性对称性脂肪瘤病,该病几乎无一例外地发生于中年人,常有酗酒或肝病病史。肿块可突然出现并快速生长,浸润颈部并向腋窝或背部蔓延。然而其生长很不规律,可自发性停止或间歇性处于静止状态。亦可累及腹股沟(图12.27)。

(四)脂肪肉瘤

脂肪肉瘤居成人最常见软组织肉瘤的第2位,占全部恶性软组织肿瘤的16%~18%。组织学上分为四个亚型:分化良好型、黏液样型、多形性型和去分化型。分化良好型属低度恶性肿瘤,而多形性型和去分化型为高度恶性肿瘤,容易局部复发和转移。圆形细胞型脂肪肉瘤以前WHO软组织肿瘤分类将其作为独立的一个亚型,现在则归于黏液样型脂肪肉瘤。目前,已知这些病变在组织学上构成了一个连续性统一体,代表着这一共同疾病谱的高低恶性度不同的两端。在单一诊断下,单纯黏液样型脂肪肉瘤被认为是低度恶性端恶性程度居中的肿瘤,而富细胞(圆细胞)型脂肪肉瘤则代表类似的高度恶性端肿瘤。富细胞成分的存在意味着病变更具侵袭性,预后更差。分化良好型脂肪肉瘤最常见,占所有脂肪肉瘤的54%。其次为黏液样型,占28%,然后为去分化型(10%)

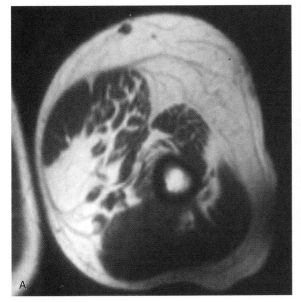
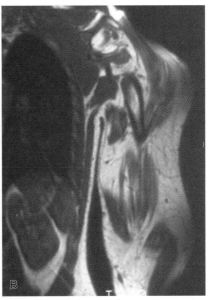

图12.26 上肢脂肪瘤病。男性,23岁。轴位(图A)和冠状位(图B)T$_1$WI显示左上肢脂肪组织弥漫性增生

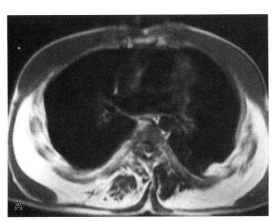
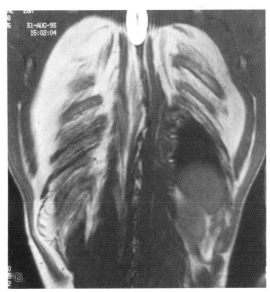

图12.27 对称性脂肪瘤病,男性,28岁。轴位(图A)和冠状位(图B)T$_1$WI显示胸壁广泛性、对称性脂肪瘤病

和多形性型。脂肪肉瘤好发于腹膜后和四肢，位于四肢的脂肪肉瘤一般约早于腹膜后10年出现。腹膜后脂肪肉瘤多为去分化型，而其他亚型则多见于四肢。

MRI图像上，分化良好型（脂肪瘤样型）脂肪肉瘤表现为以脂肪信号为主的肿块，伴有不规则增厚的线样或结节状间隔，间隔在T_1WI呈低信号，在T_2WI呈高信号（图12.28～图12.30）。尽管脂肪瘤信号十分均匀且与脂肪信号完全一致，容易与分化良好型脂肪肉瘤相鉴别，但变异的脂肪瘤的影像特点会与其存在重叠。当脂肪瘤信号均匀，与皮下脂肪信号一致时，脂肪瘤和分化良好的脂肪肉瘤的区分就简单；然而，当非脂肪成分存在时，鉴别就相当麻烦。近期文献报道了一个更广泛的脂肪瘤影像表现谱，其中包括少量脂肪瘤伴有明显的非脂肪区域，在影像表现类似传统上分化良好型脂肪肉瘤。其非脂肪成分可以是脂肪坏死、相关的钙化、纤维化、炎症和黏液样变。一般情况，病变大小也可以很有用，分化良好型脂肪肉瘤通常显著大于脂肪瘤。最近对60例分化良好的脂肪肿瘤分析发现，恶性病变的平均最大径接近良性肿瘤的2倍，分别为24cm和13cm。另外，对显示

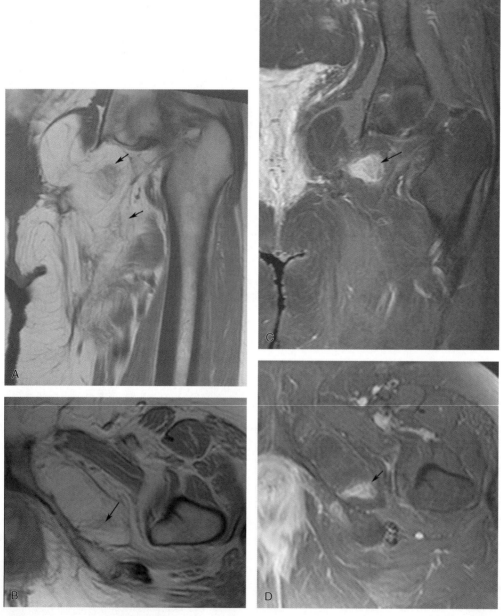

图12.28 左腹股沟及大腿上部分化良好型脂肪肉瘤。冠状位（图A）和轴位（图B）T_1WI显示脂肪性肿瘤伴有球形低信号区（箭头）。冠状位（图C）和轴位（图D）T_2WI显示相应区域呈高信号（箭头）

强化的分化良好的肿瘤来说,增强方式也很有价值。Kransdorf等报道,有显著统计学意义的脂肪肉瘤诊断特点包括:病变大于10cm(*P*<0.001),间隔较厚(*P*=0.001),病变脂肪组织小于75%(*P*<0.001)和球状或结节状的非脂肪组织。

去分化型脂肪肉瘤比较罕见,是分化良好型的一种变异。去分化型脂肪肉瘤最好定义为双相肿瘤,就是肿瘤内交界性或低度恶性肿瘤和组织学上高度恶性的分化性肉瘤并存。去分化这个概念最初用在软骨肉瘤中,1979年Evans采用去分化型脂肪肉瘤来描述有独特组织学特征的脂肪肉瘤,肿瘤同时含有化良好型脂肪肉瘤与高度恶性的肉瘤,如恶性纤维组织细胞瘤或纤维肉瘤。去分化型脂肪肉瘤或许在所有去分化型肉瘤中最常见,深部脂肪肉瘤可达一半以上。然而,发生于纵隔、腹膜后或腹股沟区(腹股沟区被认为是腹膜后间隙向下的延伸)以外的去分化型脂肪肉瘤相当罕见。尽管影像学检查难以可靠地区分脂肪肉瘤的不同类型,但是如果境界清晰的非脂肪类肿块并有脂肪为主的肿瘤,则提示为去分化型脂肪肉瘤(图12.31和图12.32)。

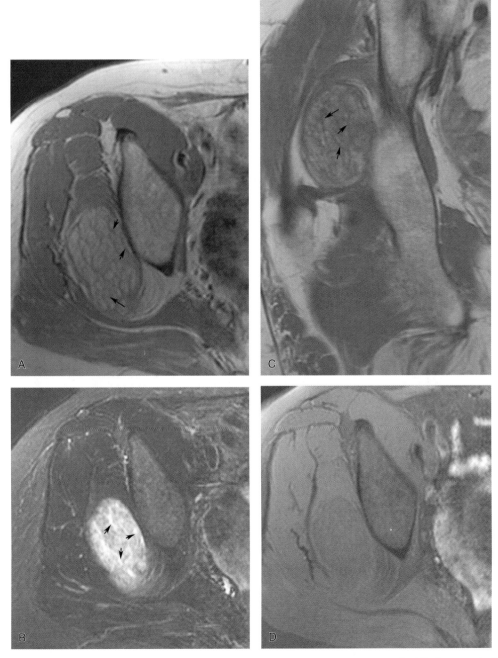

图12.29 臀部分化良好型脂肪肉瘤。轴位(图A)T_1WI和冠状位(图B)T_2WI显示一巨大肿块(<10cm),境界清楚,其内伴有增厚的间隔(箭头)。冠状位(图C)T_1WI表现相似(箭头)。轴位(图D)脂肪抑制T_1WI增强扫描未见病变强化

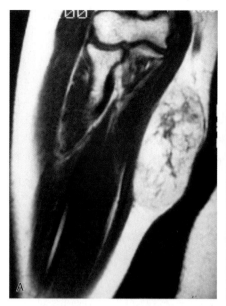
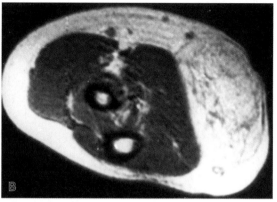

图12.30 上肢分化良好型脂肪肉瘤，女性，34岁。图A.冠状位T_1WI显示前臂皮下脂肪信号肿块，其主要成分为脂肪，但肿块内可见线状和球状非脂肪性组织；图B.轴位T_2WI显示肿块内线样非脂肪组织，但不如图A明显。这一类型病变有时称为非典型性脂肪瘤

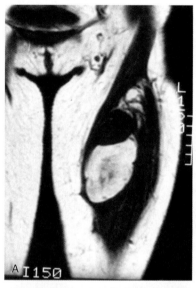
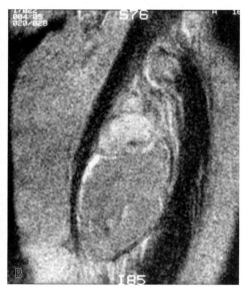
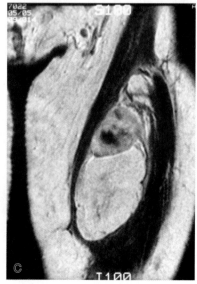

图12.31 大腿复发性去分化型脂肪肉瘤，女性，33岁。图A.冠状位T_1WI显示左大腿前部肿块，分化良好部分的信号与皮下脂肪相似；图B.相同层面T_2WI显示肿块的非脂肪成分信号强度高于脂肪，另见分化良好部分高信号区；图C.Gd-DTPA增强T_1WI（TR/TE=650ms/20ms）显示肿瘤高级别部分明显强化，而分化良好部分轻度强化

目前，位于四肢的非典型的分化良好的脂肪类肿瘤常称为非典型脂肪瘤或分化良好型脂肪肉瘤，两者在组织学上基本上不能区分。一些学者主张称之为非典型脂肪瘤，以避免四肢分化良好的脂肪类肿瘤因恶性肿瘤的诊断而行不必要的根治手术。然而，另一些学者对于发生在四肢深部的脂肪类肿瘤，则更喜欢采用分化良好型脂肪肉瘤这个名称，因为这些肿瘤有复发的倾向和去分化的潜在可能性，无论是原发还是复发。理论上非典型脂肪瘤和分化良好型脂肪肉瘤均归类于非典型脂肪类肿瘤，因为两者都有局部复发而无远处转移的趋向。腹膜后具有类似组织学特征的肿瘤仍称为分化良好型脂肪肉瘤，因其常伴有术后多灶性局部复发（推测通常与手术切除不完全有关），并且最终可导致患者死亡。

相应的，新的WHO肿瘤分类认为非典型脂肪瘤和分化良好型脂肪肉瘤在形态学和核型上完全相同，建议分化良好型脂肪肉瘤在不能获得手术边缘的部位包括腹膜后和纵隔仍保留该名称。尽管对位于深部软组织病变的名称意见不一，但是我们与Weiss and Goldblum意见一致，非典型脂肪瘤名称仅用于四肢皮下病变，而分化良好型脂肪肉瘤则全部用于剩余部位的具有类似组织学特点的病变。

黏液样型、多形性型和圆形细胞型脂肪肉瘤所含的脂肪成分通常较少，仅50%～80%的影像学检查可见脂肪（图12.32～图12.34）。肿瘤内脂肪可呈花边样、无定形、丛状或线样（图12.35）。MRI图像上，多形性型和圆形细胞型信号非常不均匀；而黏液样型信号则非常均匀，类似良性肿瘤。据报道，多达20%的黏液样型脂肪肉瘤的信号类似于囊肿（图12.36）。

脂肪母细胞瘤：普通脂肪瘤是最常见的脂肪软组织肿瘤，然而脂肪瘤有许多变异。尽管这些变异在病理方面已有较好的阐述，但在影像学方面，并未引起足够的关注。这些变异的脂肪瘤不管在临床表现还是镜下表现均与典型的软组织脂肪瘤有明显差异。脂肪母细胞瘤是一种脂肪细胞相对不成熟的脂肪瘤，几乎均发生于3岁以内的婴幼儿，但成人亦偶见报道。绝大多数脂肪母细胞瘤位于四肢皮下或表浅软组织内，颈部、躯干、会阴和腹膜后脂肪母细胞瘤也有报道。男性发病是女性的2～3倍。2/3的脂肪母细胞瘤表现典型，境界清楚。其余1/3呈弥漫性生长，浸润皮下和肌层，称为弥漫性脂肪母细胞瘤病。

影像学上，脂肪母细胞瘤和脂肪肉瘤可能无法鉴别（图12.28、图12.29和图12.36）。尽管影像上需要和脂肪肉瘤相鉴别，但该病很少发生于儿童。美国陆军病理研究所对2500多例脂肪肉瘤进行回顾性研究后发现，仅2例（0.08%）发生于10岁以内，另有15例发生于11～15岁的儿童。

（五）血管性病变

1.血管瘤　软组织血管瘤代表的是在组织学上近似正常血管的范围很广的良性肿瘤。血管瘤内常含有大量的非血管性组织，其中，最常见的就是脂肪组织，非血管组织包括平滑肌、纤维组织、血栓和骨组织。临床上，病变大小可以改变，也可引起疼痛，病变处皮肤呈蓝色。血管瘤发病部位可以较表浅（图

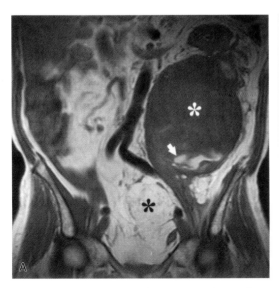
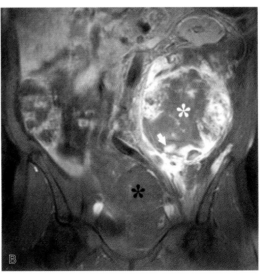

图12.32　腹膜后去分化型脂肪肉瘤，男性，74岁。冠状位T_1WI（图A）和脂肪抑制MRI增强T_1WI（图B）显示腹膜后巨大肿块（白星），以非脂肪组织为主，境界不清（黑星）（病变脂肪成分远少于25%）。另外，图B中心区域未见强化（星），下方高信号区域（箭）代表亚急性出血，符合以往出血和坏死表现。也要注意肾脏向上移位

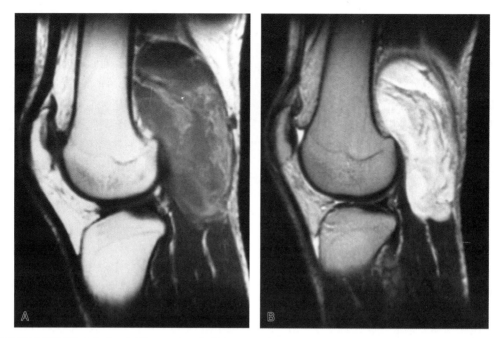

图12.33 腘窝黏液样型脂肪肉瘤，男性，22岁。矢状位 T_1WI（图A）和 T_2WI（图B）显示非特异性肿块内增厚的线样和不规则的脂肪信号区

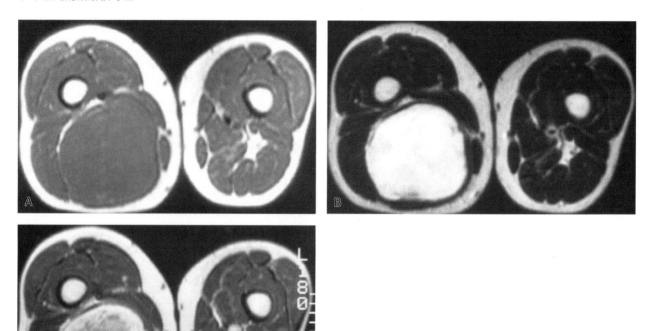

图12.34 大腿后部黏液样型脂肪肉瘤，男性，49岁。轴位 T_1WI（图A）和 T_2WI（图B）显示右大腿后部非特异性肿块；图C.相同层面Gd-DTPA MRI增强，非脂肪抑制 T_1WI 显示病变明显强化

12.38），也可位于较深部位（图12.39），而对较深部位病变的诊断通常较困难。

对良性血管病变的命名和分类一直比较混乱，不同的专业间（外科、病理和影像）各有不同。Enzinger和Weiss支持病理方面的分类，它强调主要血管和组织的大小。尽管目前分类方法众多，但是最近WHO以及Weiss and Goldblum授权Enzinger和Weiss提出了最新的分类方法，建议对良性血管病变命名更多以解剖作为一条路径。如血管瘤亚型包括滑膜血管瘤，起源于滑膜；肌内血管瘤，起源于肌肉；静脉血管瘤；动静脉血管瘤，则会伴有分流、混杂有静脉和动脉结构。其他包括上皮样血管瘤，有一条供血动脉和境界清楚的衬有上皮样内皮细胞和类似于淋巴结的基质。血管瘤病为另一类疾病，为累及较大解剖区域的弥漫性血

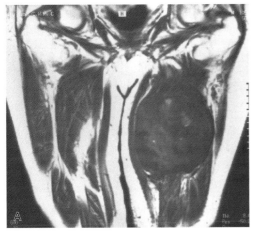
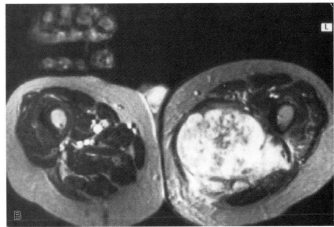
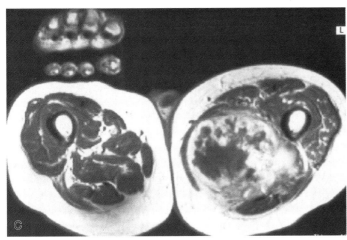

图 12.35　大腿后部多形性型脂肪肉瘤，男性，85岁。图 A. 冠状位 T_1WI 显示大腿后部一较大的非脂肪成分为主的不均质肿块，中心可见高信号区；图 B. 轴位 T_2WI 显示肿块信号明显不均，但并无特异性；图 C. 相同层面 Gd-DTPA MRI 增强，T_1WI 显示肿块外周明显不规则强化

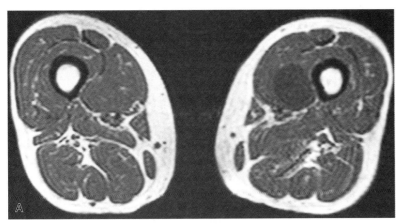
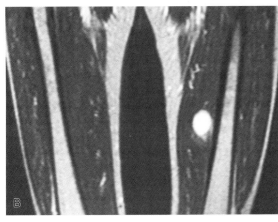

图 12.36　大腿黏液样型脂肪肉瘤。女性，56岁。轴位 T_1WI（图 A）和冠状位 T_2WI（图 B）显示左大腿内侧圆形肿块，境界清楚，其影像特征与囊肿或黏液瘤相似

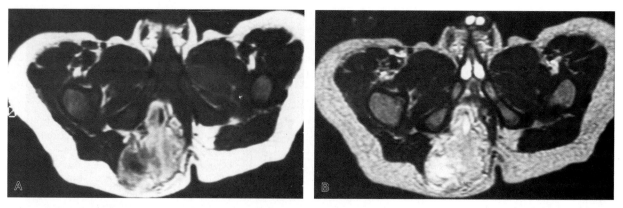

图 12.37 脂肪母细胞瘤，男孩，1岁。轴位 T_1WI（图 A）和 T_2WI（图 B）显示一较大的脂肪成分为主的肿块，伴有明显的非脂肪性成分。对于成人，这种影像表现会提示为脂肪肉瘤

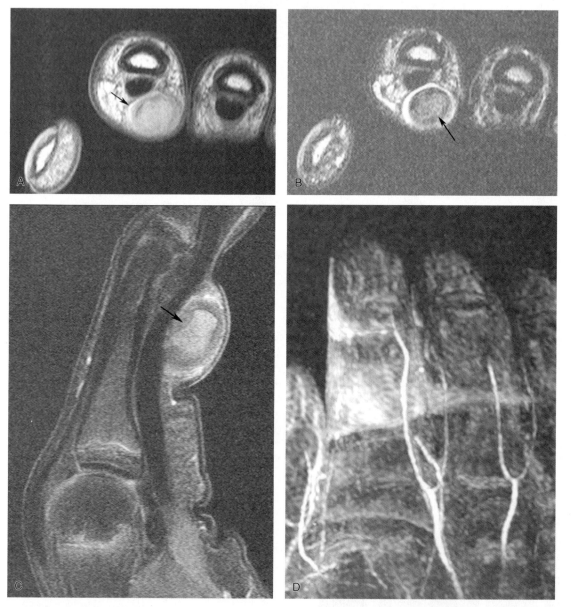

图 12.38 手部血栓性浅表型血管瘤。轴位 T_1WI（图 A）和 T_2WI（图 B），矢状位脂肪抑制增强 T_1WI（图 C）和 MR 血管造影（图 D）显示手部血栓性血管瘤（箭头）伴多发性指动脉闭塞（图 D）

管瘤，跨越软组织层面和骨筋膜室隔。

Kransdorf等在2011年一篇文章中总结了关于命名和争议问题，最后建议病理、影像和临床医师应共同努力制订统一路径以便更好地为患者服务。

本节仅讨论肌内血管瘤，因其在临床上最有可能与其他软组织肿块混淆。本病大多数见于年轻人，80%~90%发生于30岁以下。就诊患者病史较长，又相对年轻，可以提示病变大多为先天性病变。男、女发病率相等。依据组成血管瘤血管的管腔大小，其通常分为海绵状血管瘤（大血管）和毛细血管性血管瘤（小血管）。然而，包含有毛细血管和海绵状血管的混合性血管瘤并不少见。非血管性成分在海绵状血管瘤中最多见。

X线平片上，软组织血管瘤除了显示肿块内的静脉石通常无特异性。多达1/3的病例中可发现骨质改变，包括骨膜或皮质增厚。静脉石在海绵状血管瘤内最多见，可达30%~50%。肌内血管瘤的MRI表现常比较有特征性，其典型表现为T_1WI上与骨骼肌信号相等，境界不清（图12.40）。病变内可见到高信号区，接近与皮下脂肪信号。这些高信号区形态表现不一，有纤细或花边样的条状影，也有粗厚的带状影。T_2WI上，肌内血管瘤典型表现为信号明显高于皮下脂肪，境界清晰（图12.41）。局部或有脂肪和（或）肌肉信号。MRA则对评价病变血供很有帮助（图12.41）。血

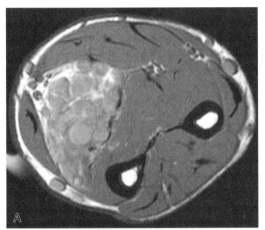
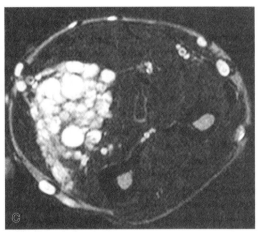
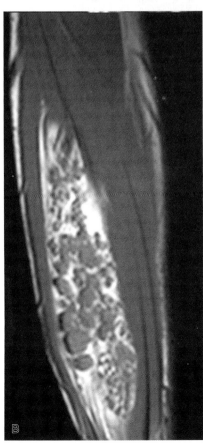
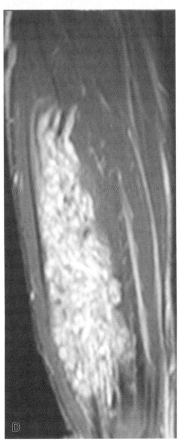

图12.39 前臂深部肌内血管瘤。轴位（图A）和矢状位（图B）T_1WI，轴位（图C）和矢状位（图D）T_2WI显示前臂一巨大血管瘤

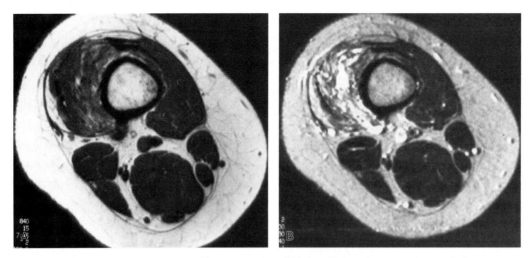

图12.40 大腿肌内血管瘤,女性,23岁。图A.轴位T_1WI显示肿块内见花边样高信号,穿越病变全程;图B.相同层面轴位T_2WI显示病变呈分叶状,局部信号明显高于皮下脂肪,其他则与脂肪组织和骨骼肌信号相似

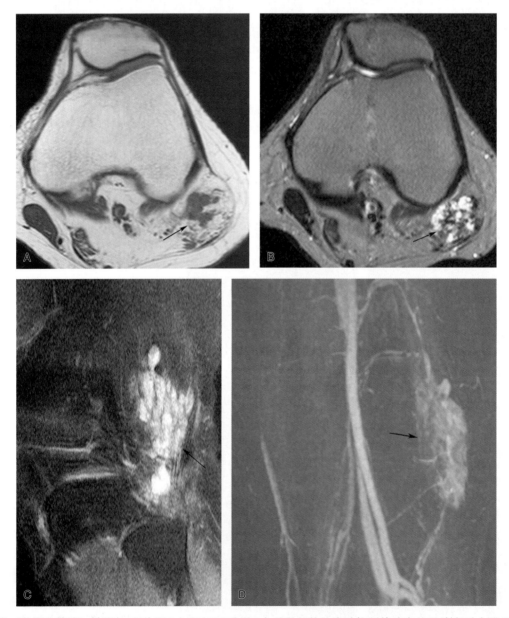

图12.41 股二头肌血管瘤。轴位T_1WI(图A)和T_2WI(图B)以及矢状位脂肪抑制快速自旋回波序列(图C)显示肌腱结合处血管瘤(箭头)。MR血管造影(图D)清楚显示病变血供和病变血管

管瘤内的静脉石在MRI上可以检出,呈小的圆形低信号区,但在X线平片或CT上更容易显示。邻近大的血管瘤的骨髓信号可出现异常。虽然性质不明,但可能表示有骨髓水肿或造血转化伴有的局部充血。

自然,MRI表现反映了血管瘤的基本形态学变化。T_1WI上高信号区为散布在血管间的脂肪组织,而T_2WI上高信号区则为血管瘤内缓慢流动而相对停滞的血液。海绵状血管瘤可以大于毛细血管性血管瘤,并含有更多的非血管性组织,特别是脂肪组织。事实上,海绵状血管瘤可含有大量的脂肪组织以至于部分难以与脂肪瘤相鉴别。

2.血管脂肪瘤 血管脂肪瘤是一种由脂肪组织、小血管和毛细血管等组织学构成特征的肿瘤。典型的血管脂肪瘤好发于年轻人,发病部位为躯干和四肢的皮肤,前臂为最好发部位(图12.42)。作为皮肤病变,一般不需进行影像学检查,通常临床诊断为主。血管脂肪瘤有一种罕见变异,为侵袭性血管脂肪瘤,无包膜,浸润性生长,由成熟的脂肪组织和良性血管性成分构成。不同于皮肤(包膜型)血管脂肪瘤,该病有局部复发倾向;亦可出现钙化、异位骨和静脉石。这些病变属于良性血管性病变,或许最适合归于肌内血管瘤范畴。

3.动静脉血管瘤(血管畸形) 尽管很多学者将良性血管性病变分为血管瘤和血管畸形,但作者并不认同。因为两者并不必然相互排斥,在组织学和临床上并无明显差别。因此,作者更愿意将所有良性血管性软组织病变统称为血管瘤,而对含有明显的动静脉成分的血管瘤则保留"动静脉血管瘤"这一名称。显然,含有明显的动脉和(或)静脉成分的肿瘤表现应会不同。MRI可显示肿块内多发纡曲的血管流空信号,代表动脉内快速流动的血液(图12.43)。

4.淋巴管瘤 淋巴管瘤由类似正常的淋巴管结构组成,含有内皮细胞和支持结缔组织。通常也存在其他间质成分,包括脂肪、纤维和平滑肌。淋巴管瘤的病因尚不清楚,可能为淋巴管的发育畸形,或先天性淋巴管引流阻塞所致的继发改变。淋巴管瘤缓慢生长的特点提示为良性间叶组织肿瘤。

根据淋巴管腔大小的不同,淋巴管瘤可分为单纯性(毛细管性)淋巴管瘤、海绵状淋巴管瘤和囊性淋巴管瘤(囊性水瘤)。淋巴管瘤管腔的大小从薄壁的毛细管性管腔,到扩张的淋巴管,再到直径数毫米到几厘米囊腔,其变化较大。另外,瘤内可见到血管淋巴管畸形。淋巴管瘤通常为一全部组织亚型的混合体,应作为一种病理分型谱考虑。

囊性淋巴管瘤(囊性水瘤)最常见,由一个大囊或多房性囊腔组成,内衬淋巴管内皮细胞。囊内含有浆液性或乳糜性液体。囊性淋巴管瘤常见于颈部(典型的位于颈后间隙)和腋窝,分别占75%和20%。这可能与上述部位的淋巴管原基发育成隔离的管道后,由于缺少足够的引流而形成的。其他少见部位包括纵隔、腹膜后、骨、网膜和肠系膜。颈部囊性淋巴管瘤高10%以上可向纵隔内延伸。囊性淋巴管瘤通常好发于疏松的脂肪结缔组织,可相对无限制的生长。绝大多数病变发生于儿童,50%以上出生时即发病,90%2岁以内被发现,不到10%发生于成人。腹膜后囊性淋巴管瘤通常见于大龄儿童与成年人。本病如合并感

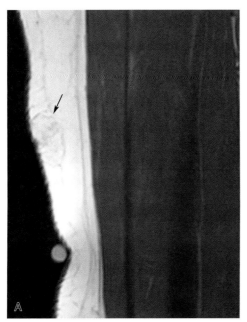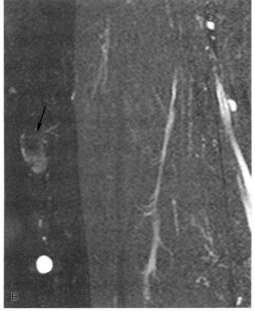

图12.42 大腿浅表型血管脂肪瘤。矢状位T_1WI(图A)和增强MRI脂肪抑制T_1WI(图B)显示微小的血管脂肪瘤(箭头)

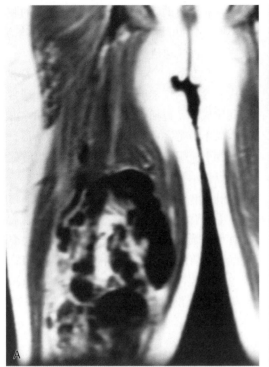
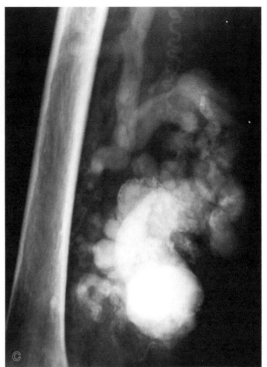
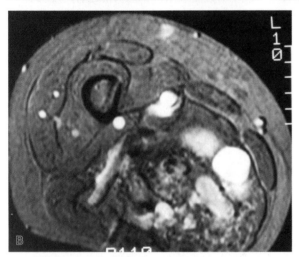

图12.43 大腿动静脉血管瘤（动静脉畸形），男子，35岁。图A.冠状位T_1WI显示明显的血管流空信号，代表病变血管中快速流动的血液；图B.轴位梯度回波序列显示病变浸润性生长；图C.X线动脉造影显示病变血供丰富，伴有明显扩张、纡曲的引流静脉

染、破裂、出血或压迫邻近结构时会出现急性症状。囊性淋巴管瘤多为孤立性病变，而位于颈后部时可能与特纳综合征有关。

海绵状淋巴管瘤常位于皮下，由扩张的淋巴囊腔构成，其管腔大小介于囊性淋巴管瘤和单纯性淋巴管瘤之间。发病部位多见于不易生长扩张的部位，如口底、嘴唇、舌、颊、唾液腺和肌间隔内。

单纯性或毛细管性淋巴管瘤罕见，由小的毛细淋巴管构成，内衬扁平或立方上皮。一般体积较小，境界清楚，局限于真皮和表皮内。各年龄段均可见，约1/4的患者年龄超过45岁。因位置表浅、体积较小，因此，毛细管性淋巴管瘤极少进行影像学检查。

淋巴管瘤大多数表现为离散的软组织肿块，也可没有症状。在儿童，较大的颈部纵隔淋巴管瘤常出现呼吸困难；成人则会产生气管偏移、食管压迫症状。极少数浸润性病变可引起橡皮病。淋巴管瘤无恶变潜能，手术仍是首选的治疗方法，尽管术后复发并不少见，据报道可达15%。然而，由于其邻近的重要组织结构会受浸润，手术要将其完全切除几无可能（图12.44）。最常见的术后并发症为水肿，高达50%。

X线平片上，淋巴管瘤可表现为软组织肿块，钙化罕见。可伴有继发性骨改变，骨扫描显示核素示踪剂浓聚。MRI图像上，囊性淋巴管瘤为单房或多房的水样囊性信号肿块。Siegel等报道了15例共17个淋巴管瘤MRI典型表现：T_1WI上呈不均匀的低信号，与肌肉信号相似；T_2WI上呈高信号，且高于脂肪信号，这反映了淋巴管瘤的囊性病变特点。几乎所有的病例当中，病变局部信号不均，表现为粗细不等的线样低信

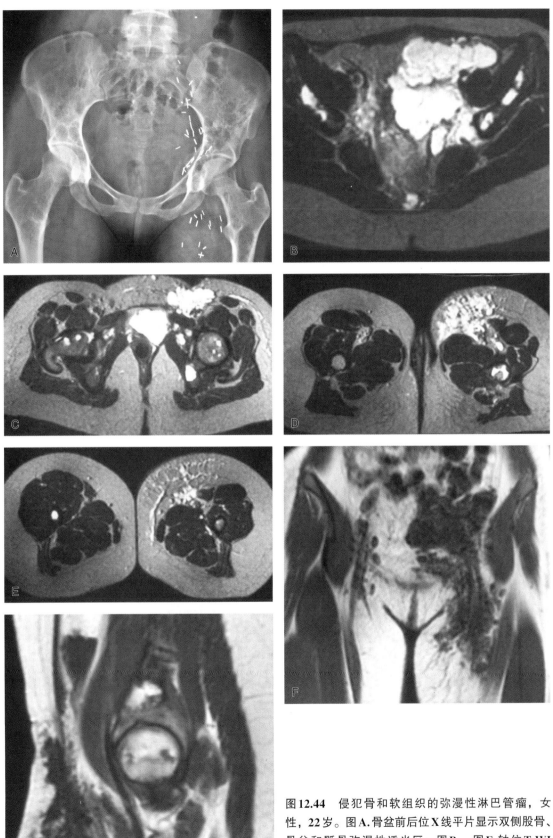

图12.44 侵犯骨和软组织的弥漫性淋巴管瘤，女性，22岁。图A.骨盆前后位X线平片显示双侧股骨、骨盆和骶骨弥漫性透光区；图B～图E.轴位T₂WI显示盆腔和左大腿弥漫性受累，双侧髂骨、股骨头和股骨上段也有骨质改变；冠状位（图F）和矢状位（图G）T₁WI显示前后部淋巴管瘤

号影，代表了病灶内的纤维间隔（图12.45）。4例淋巴管瘤T_1WI呈类似脂肪样高信号；2例由小淋巴管构成，并由纤维—脂肪间隔所分隔；另外1例由大小两个囊组成，其中一个囊充满脂肪，而另一个囊充满血凝块和坏死组织碎片。增强MRI，肿瘤边缘及其间隔强化。根据作者经验，超声对于淋巴管瘤内纤维间隔显示更具优势。

（六）滑膜病变

临床上，关节、滑囊和腱鞘的良性增生性病变多见。其中，局限型腱鞘巨细胞瘤（结节性腱鞘炎）最常见，代表的是一系列良性滑膜增生性病变的局限形式。如病变在关节内呈弥漫性生长，则称为色素沉着绒毛结节性滑膜炎（PVNS）。

1.腱鞘巨细胞瘤　腱鞘巨细胞瘤分为局限型和弥漫型。局限型病变，常称为结节性腱鞘炎，顾名思义，临床上病变呈结节状或息肉样肿块，多见于手和腕。弥漫型病变，边界不清，大体上呈蓬松粗糙的胡须样突起（为增生的滑膜绒毛）。显然，局限型和弥漫型之间的区别在于大体病理和镜下表现，但有时区分困难。PVNS这个名称通常专用于那些弥漫性侵犯大关节的病变。弥漫型腱鞘巨细胞瘤常发生于负重的大关节附近，大多（尽管不是全部）为PVNS的关节外蔓延所致。Ushijima等总结20年来220例腱鞘巨细胞瘤发现，结节性腱鞘炎超出PVNS 7倍之多。

局限型结节性腱鞘炎是手部最常见的肿块之一，仅次于腱鞘囊肿。多见于成人，发病高峰年龄为30～40岁，女性稍多于男性[（1.5～2.1）：1]。病灶累及手/足的掌/跖侧较背侧多见，可向侧方和周边蔓延，手第1～3指和足第1～2趾最易受累。

临床上，大多数患者表现为软组织肿胀或缓慢增大的无痛性软组织肿块，肿块活动度大，与皮肤无粘连，但附着于深部结构。疼痛比较常见，且活动时加剧。多发性病变并不多见，但已有报道。局部复发并不少见，占9%～20%。恶性腱鞘巨细胞瘤伴转移非常罕见，Carstens和Howell曾报道过1例。

X线平片，大多数显示为软组织肿块，邻近骨质受压侵蚀约占15%。病变诊断常依赖于临床，CT和MRI极少应用。MRI常表现为腱鞘旁边界清楚的非特异性肿块，T_1WI上与肌肉信号相等，T_2WI上比肌肉信号高但低于脂肪信号低，信号明显不均（图12.46）。

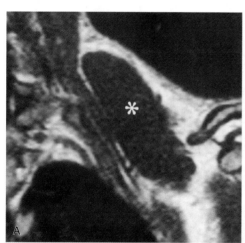
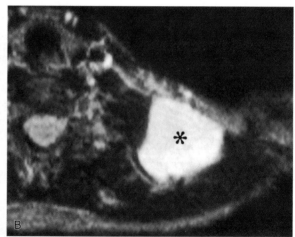
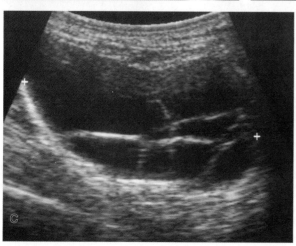

图12.45　颈部淋巴管瘤，41，女性。冠状位T_1WI（图A）和轴位T_2WI（图B）显示病变信号与液体类似（星号）；图C.超声显示病变呈囊性，内有多个间隔。MRI表现无特异性，黏液样肿瘤也有近似表现。根据MRI和超声表现术前可提示诊断

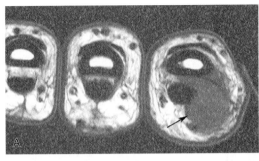
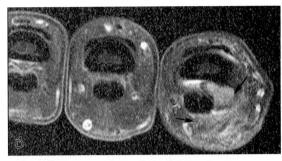
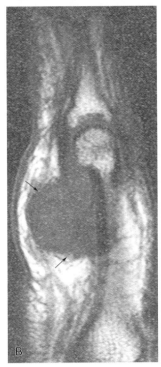
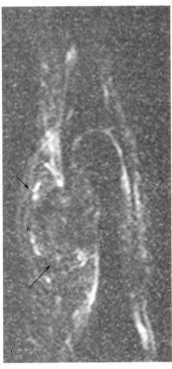
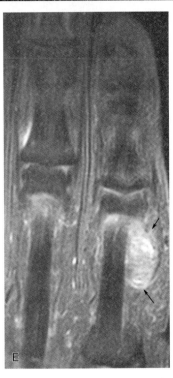

图12.46 腱鞘巨细胞肿瘤。轴位（图A）和矢状位（图B）T₁WI以及矢状位脂肪抑制自旋回波序列（图C）显示屈肌肌腱周围的低信号区（箭头）。MRI增强轴位（图D）和冠状位（图E）脂肪抑制T₁WI显示病灶不均匀强化

一些学者主张腱鞘纤维瘤和腱鞘巨细胞瘤合称为组织细胞—纤维母细胞—肌纤维母细胞病变。Maluf等提出这些病变的临床表现有重叠，具有相似的发病年龄、性别、发病部位和病灶分布。另外，还具有相似的生长方式和分叶结构。尽管镜下表现不同，但两种病变均含有梭形细胞和多核巨细胞，且免疫组化表现相同。因此，腱鞘纤维瘤和腱鞘巨细胞瘤可能代表着一系列细胞增殖性反应病变的不同表现。作者根据经验指出，这些病变的MRI表现也基本相同（图12.47）。

2.色素沉着绒毛结节性滑膜炎（PVNS） PVNS相对少见，是一种滑膜组织增生性病变，伴有含铁血黄素沉着。病变可累及关节、滑囊和腱鞘。有两种类型：弥漫型（80%累及膝关节）和局限型如腱鞘巨细胞瘤。如上所述，关节最常累及膝关节，其他大关节按高低顺序依次为髋关节、踝关节、肩关节和肘关节。

PVNS发病年龄为10～90岁，20～50岁最多见，症状出现大多为20几岁。常为单关节发病，累及多个关节者非常少见，Cotton等报道了58例患者，有2例（3%）可能双侧髋关节受累。PVNS的恶变非常罕见，Kalil和Unni报道过1例恶性PVNS，并且在症状出现64年后发生转移。儿童PVNS伴发滑膜血管瘤亦有报道，并且血管瘤内反复出血被认为PVNS的病因之一。

临床上，患者常有间歇性疼痛、关节肿胀、反复性关节积液和活动减少。病程可以数月至数年。常伴有血性或淡黄色关节内积液。手术仍是PVNS的首选治疗方法，但其复发率通常相当高，可达50%。晚期PVNS可采取关节融合术。对一些特定病例，可行全关节置换术以缓解疼痛，恢复功能。

与结节性腱鞘炎比较，PVNS病变更大，形态更不规则。大体上，突出的绒毛或叶状的滑膜突起似蓬松粗糙的红色胡须样，其红色或铁锈色主要因病变内铁色素（含铁血黄素）沉着所致。

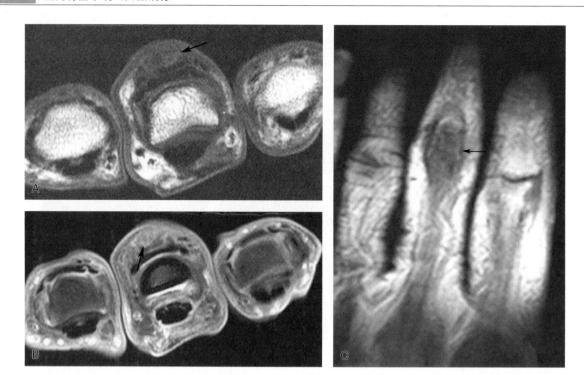

图12.47 腱鞘纤维瘤。轴位（图A）和冠状位（图B）T_1WI显示境界清楚的低信号病灶累及伸肌肌腱（箭头）。MRI增强，脂肪抑制T_1WI（图C）显示病变不均匀强化（箭头）

X线平片，可表现为正常或显示没有钙化的软组织肿块。两侧相对关节面可见边界清晰的骨质侵蚀和关节积液。骨质侵蚀约占所有病例的50%，且常见于关节囊比较紧密的关节，如髋关节（93%）和肩关节（75%），膝关节最少见（26%）。骨质侵蚀常呈溶骨性地图样改变，并伴有边缘清晰的硬化边。最具特征性的表现就是关节两侧相对关节面可见多发性骨质侵蚀，而关节间隙通常保留存在。很少情况下，X线平片能够显示骨性关节炎的表现，如骨赘形成、骨质硬化、囊肿和关节间隙变窄；或显示关节炎样表现，如关节间隙消失、骨质疏松和骨质侵蚀。肿块内钙化虽有报道，但极为少见，仅作为诊断参考。弥漫型腱鞘巨细胞瘤也有钙化报道。

PVNS的MRI表现具有特征性。病变滑膜常自关节向外不均匀性蔓延。T_1WI上，与肌肉信号相比，病变呈中等信号和（或）低信号（图12.48）；T_2WI上也有类似表现。由于含铁血黄素优先缩短T_2弛豫时间，因此长TR/TE序列上低信号更加明显（图12.48）。这在高场强中表现更加明显。在GRE序列上一个重要表现是滑膜内含铁血黄素会产生磁敏感性伪影（开花效应，Blooming伪影）。由于滑膜炎症和增殖后富血管性，脂肪抑制T_1WI增强表现不规则，也没有特异性。X线平片上显示的溶骨性骨质破坏和关节积液在MRI上可以更好地显示。弥漫型腱鞘巨细胞瘤具有与PVNS类似的骨骼分布，常被认为是PVNS的关节外蔓延，其MRI图像上的信号特点也与PVNS相似（图12.49）。

3.腘窝（滑膜）囊肿 腘窝囊肿也称为滑膜囊肿，可能是由于膝关节与正常的腓肠肌－半膜肌滑囊之间裂隙样交通形成所致。此类交通在老年更多见，这主要是由于关节囊退行性改变和弹性减退导致。在一成人膝关节尸检研究中，发现多达一半以上在半膜肌与腓肠肌滑囊之间形成交通。腘窝囊肿的发病率随年龄的增长而增加。关节造影显示，20岁发病率为16%，30岁为36%，50岁以上为54%。Baker囊肿通常专指腓肠肌－半膜肌滑囊集聚液体扩张形成的囊肿。Baker于1877年和1885年共报道了8例腘窝肿胀病例，推测是因骨关节炎所致的滑膜疝出和囊肿形成（图12.50）。腓肠肌－半膜肌滑囊受累是诊断腘窝囊肿的必要条件，腘窝囊肿可以突入肌肉间，但极少能够进入股内侧肌和腓肠肌内（图12.51）。

在一项1113例关节紊乱患者的MRI检查研究中，腘窝囊肿的发病率为5%；而关节造影检查的发病率则为7%～42%。关节造影的检出率明显高于MRI检查，可能是由于关节造影能使正常塌陷的滑囊扩张所致。

腘窝囊肿与半月板损伤之间的关系，通常是与内侧半月板后角损伤的关系前面已强调过。80%～90%的腘窝囊肿与半月板撕裂有关，且多为内侧半月板撕裂。而关节造影显示10%～15%为外侧半月板撕裂，MRI为38%。腘窝囊肿也与半月板切除术、关节软骨

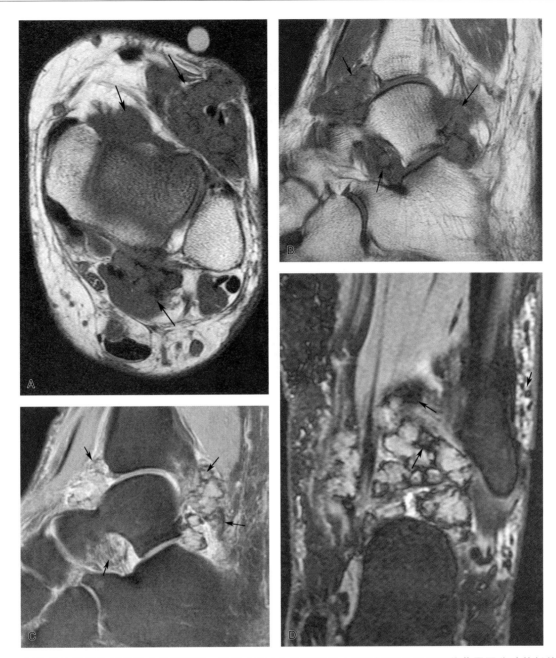

图 12.48　踝关节色素沉着绒毛结节性滑膜炎。轴位（图 A）和矢状位（图 B）T_1WI 显示踝关节周围分叶状低信号肿块（箭头）。矢状位 T_2WI 快速自旋回波序列（图 C）显示为低信号区（箭头）。冠状位 DESS 序列（图 D）显示多发含铁血黄素沉着所致的开花效应（箭头）

损伤（髌骨软化和退行性骨关节炎）、侧副韧带和交叉韧带损伤、关节内游离体、风湿性关节炎和其他关节炎性病变有关。Wolfe 和 Colloff 认为在腘窝囊肿形成过程中，造成关节内病变的积液的产生更重要，而非某些特定的损伤。

巨大滑膜囊肿也有报道，常与风湿性关节炎有关，少数与外伤有关，多累及膝、肩和肘等大关节。另有报道见于假关节中，被认为是由于滑膜增生并伴有继发性内衬滑膜的液性空腔形成，很可能发生在创伤之后。

腘窝囊肿患者可能无症状，或可能出现膝关节紊乱所致的疼痛等症状和体征，仅少数因囊肿或肿块就诊。腘窝囊肿也可与增生的脂肪组织、腘动脉纡曲、扩张的腘动脉瘤、栓塞血管或肿瘤混淆。腘窝囊肿可突入小腿软组织内或发生破裂，临床上类似血栓性静脉炎（图 12.51）。腘窝囊肿和血栓性静脉炎同时发生比较罕见。Mink 和 Deutsch 主张用 "假性－假性血栓性静脉炎综合征" 来描述继发于腘窝囊肿破裂所致的深静脉血栓。关节造影证实的腘窝囊肿在临床检查中被发现者不到 50%。

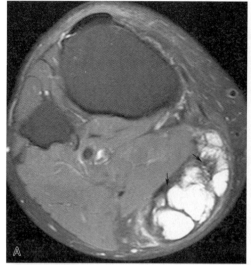
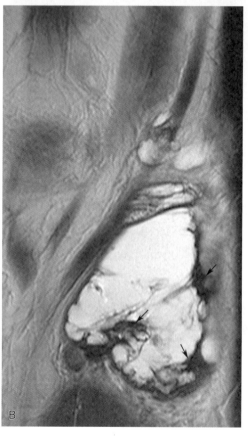
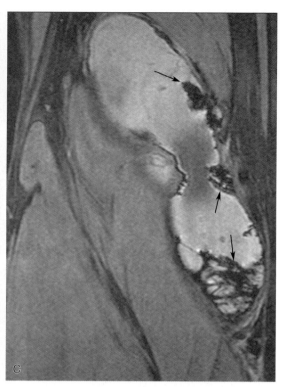

图12.49　腱鞘弥漫性巨细胞肿瘤。轴位（图A）和矢状位（图B）T₁WI快速自旋回波序列显示膝关节下方较大的软组织肿块，伴多发低信号区（箭头）；冠状位梯度回波序列（图C）显示含铁血黄素沉着导致的开花效应（箭头）

MRI检查，腘窝囊肿在SE序列T₁WI上呈低信号，T₂WI上呈高信号（图12.50～图12.52）。囊肿内滑膜积液含有蛋白时，T₁WI上可产生高信号。Sundaram等报道了1例腘窝囊肿在T₁WI上呈脂肪样高信号。囊肿内亚急性期出血在T₁WI上也可表现为高信号。

（七）纤维性肿瘤

1. 纤维瘤病　纤维瘤病是指以良性纤维组织增生为特征的一类软组织病变，由大小一致、细长的梭形或纺锤形细胞以及大量的胶原蛋白构成。纤维瘤病占软组织肿瘤的7%。其生物学行为介于良性纤维性病变（如纤维瘤或筋膜炎）和纤维肉瘤之间，但纤维瘤病从未发生转移，故又称为非转移性纤维肉瘤和侵袭性纤维瘤病，但又可能是误导性的，因为临床上任何肿瘤个体的发展过程都是不可预测的。

纤维瘤病根据肿瘤发生部位分为表浅型和深部型。表浅型包括手掌纤维瘤病（Dupuytren挛缩）、足底纤维瘤病（Ledderhose病）、阴茎纤维瘤病（Peyronie病）和指节垫。深部型或肌腱膜型纤维瘤病，包括腹外纤维瘤病（侵袭性纤维瘤病）、腹壁纤

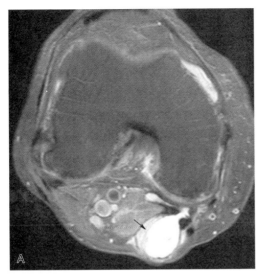
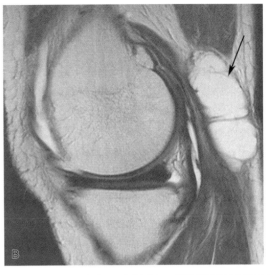

图 12.50 腘窝囊肿。轴位（图A）和矢状位（图B）PDWI 显示积液进入到腓肠肌－半膜肌滑囊（箭头）

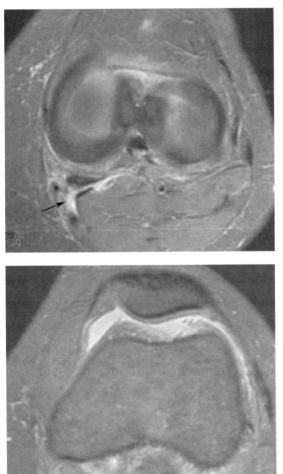
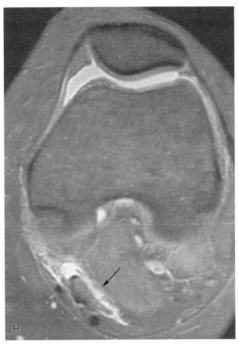

图 12.51 腘窝囊肿破裂。轴位脂肪抑制 PDWI（图A～图C）显示腘窝囊肿破裂（箭头）

维瘤病和腹内纤维瘤病。深部型纤维瘤病于1962年首先在腹壁报道，1968年被命名为硬纤维瘤以强调其"带状或肌腱样"的特征。

2. 表浅型纤维瘤病　表浅型纤维瘤病一般体积较小，通常起源于筋膜或腱膜，生长缓慢，这与深部型形成鲜明对比；而后者常生长迅速，体积较大，且生物学行为更具侵袭性。

Dupuytren挛缩主要累及手掌的腱膜及其伸肌。通常患者手掌的远端皮肤皱褶处可见皮下结节。环指最易受累，其余依次为小指、中指和示指。手术仍是松解屈曲挛缩的主要治疗方式。不过，要避免过早手术治疗，因为在病变早期增殖阶段切除会有增加复发的倾向。Dupuytren挛缩术后复发常见，可达30%~40%。

表浅型纤维瘤病通常以临床诊断为主，只有极少数情况才进行影像学检查。Yacoe等报道了10例22个Dupuytren挛缩病变的MRI表现，病变呈条索状，近端起源于掌腱膜，然后与屈肌肌腱平行向远端和表浅处延伸，长度为10~55mm，大多在掌骨远端以细线状止于皮下组织。少数呈结节状或分支状止于皮下，其中结节状约占64%（图12.53）。

Yacoe等对病变细胞与MRI表现间的相关性进行了研究，发现SE序列T_2WI上全部22个病灶均呈低信号，而T_1WI上18个（82%）呈均匀一致的低信号，

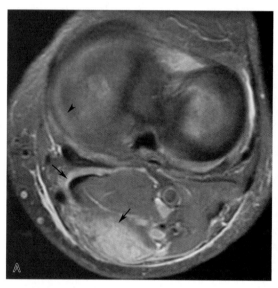
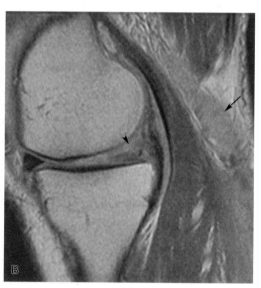

图12.52　腘窝囊肿伴半月板撕裂，男性60岁。轴位脂肪抑制快速自旋回波序列（图A）显示腘窝囊肿（箭）和半月板后角撕裂（箭头）。矢状位PDWI（图B）显示腘窝囊肿和复杂型半月板撕裂（箭头）

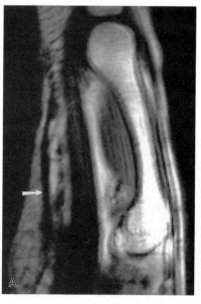
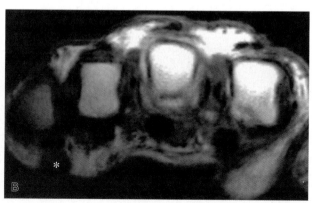

图12.53　手掌纤维瘤病，男性，62岁。图A.矢状位T_1WI显示第5掌骨掌侧浅表软组织内有一条索状低信号影（箭头）；图B.轴位T_1WI显示皮下结节（星号），为皮下条索影的止点

其余4个（18%）呈低至中等信号。这些病灶内乏细胞而富含胶原蛋白。11个结节状病灶T_1WI和T_2WI上均呈中等信号，或者病灶内均为细胞，或者病灶内乏细胞区和富细胞区相互混杂。

足底纤维瘤病在WHO分类中将其归类为纤维母细胞和肌纤维肿瘤，占足部良性肿瘤的2.3%。组织学上，含有梭形细胞瘤和数量不等的胶原。病变常多发，多发生于足底筋膜的非承重部位。男性多见，20%~50%双侧发生。足底纤维瘤病与手掌Dupuytren挛缩有关，5%~20%两者共同发生。

足底纤维瘤病MRI表现具有相对特异性，通常以足底腱膜为中心，表浅侧边缘具有侵袭性。约15%的病变可向深部腱膜延伸。SE序列T_1WI上，通常病灶信号不均匀，与骨骼肌信号相似；T_2WI上，信号等于或稍高于骨骼肌信号；STIR序列上常呈高信号。病灶强化程度差异很大，约60%强化明显（图12.54和图12.55）。MRI表现与病灶大小关系密切，病灶较小者表现为足底腱膜结节状增厚，所有序列上均呈低信号。

3.深部型纤维瘤病　深部肌腱膜纤维瘤病常见于青春期至40岁的青壮年，发病高峰年龄25~35岁。婴幼儿和儿童深部型纤维瘤病少见。女性发病稍多。全身各处均可发生，2/3以上发生于下肢，其余大多位于上肢，后者约1/2位于肩部。

肿瘤通常为孤立性，然而在205例和110例深部型纤维瘤病报道中多发病灶占10%~15%。其中，75%~100%的多发者发生于同一肢体。以前证实患有硬纤维瘤的肢体再次发现软组织肿块时应首先考虑其仍为硬纤维瘤，除非证实为其他病变。

肿瘤术后局部复发多见，高达77%。复发多在术后18个月内，但也有术后数年后才复发者。据报道，肿瘤直接侵犯胸壁、颈部和一些重要脏器会引发患者的死亡。

肿瘤的预后和患者年龄有关。20~30岁以下年轻患者的肿瘤活动期更长，复发率更高。同样，治愈肿瘤复发，年轻患者需要采取更积极的治疗措施。临床上，广泛的局部切除为首选的治疗方法，另外辅以放射治疗。发生于四肢的肿瘤，要局部控制病变可行截肢处理。

腹壁纤维瘤病（腹壁硬纤维瘤）与其他肌腱膜纤维瘤病不同，因为其好发于育龄期妇女。该病通常发生于分娩后，而较少发生于妊娠期内。约87%的病例发生于妇女，其中95%至少生育过一个孩子。

腹内纤维瘤病（腹内硬纤维瘤）是指发生于骨盆、肠系膜和腹膜后的纤维瘤病。其中，在肠系膜和腹膜后纤维瘤病中，约15%与Gardner综合征有关。Healy等对15例Gardner综合征的研究中，共发现35个纤维瘤病灶，其中13个病灶发生于腹壁，22个发生于腹内。总体来讲，这些病变通常并不在肌肉骨骼系统放射科医师的业务范围之内。

X线平片上，通常无特异性发现或仅显示为肿块病变。6%~16%病例伴有骨质改变，常表现为压迫性侵蚀或扇贝样压迹而不伴有骨质破坏；抑或表现为骨膜受刺激后产生层状骨膜反应。在多次复发患者中，骨质受累更常见。

Disler等报道的16例多发性纤维瘤病中，3例伴有骨发育不良，占18.8%。其中，2例发育异常见于所有长骨，主要由未成熟小管状结构构成，类似于派

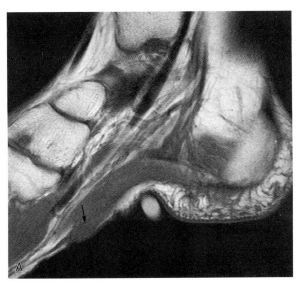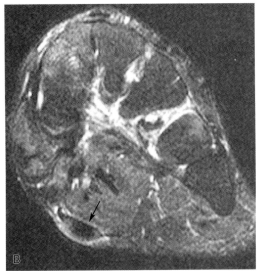

图12.54　足底纤维瘤病。矢状位T_1WI（图A）和轴位增强MRI脂肪抑制T_1WI（图B）显示足底纤维瘤病（箭头），周边轻度强化

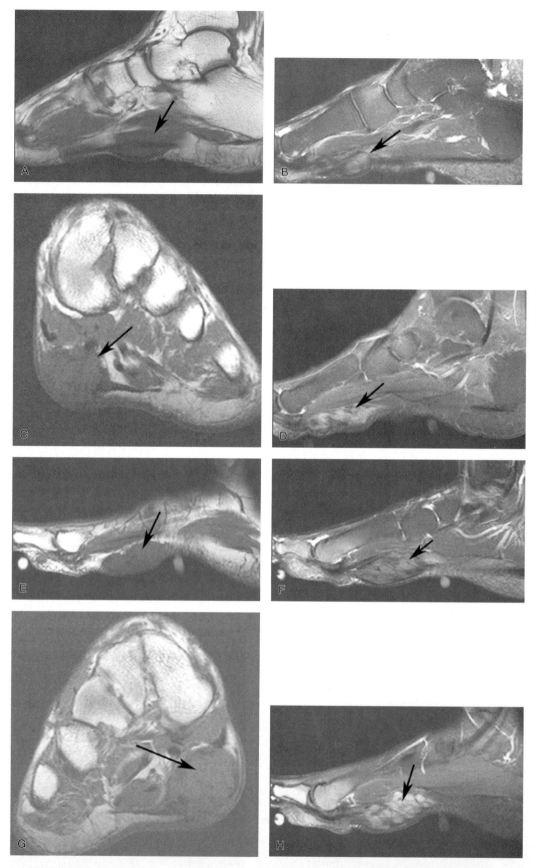

图 12.55 双侧足底纤维瘤病。矢状位 T_1WI（图 A）和 T_2WI（图 B）显示足底分叶状软组织肿块（箭头），累及右侧足底筋膜。轴位 T_1WI（图 C）和矢状位增强 MRI 脂肪抑制 T_1WI（图 D）显示右足病变位于内侧，伴有不规则强化（箭头）。矢状位 T_1WI（图 E）和 T_2WI（图 F）显示病变位于左足（箭头）。轴位 T_1WI（图 G）和矢状位增强 MRI 脂肪抑制 T_1WI（图 H）显示左足病变位置及强化方式与右足病变相似

尔病（Pyle disease）或戈谢病（Gaucher disease）的锥形烧瓶畸形（Erlenmeyer flask deformity）；而剩余1例仅患肢受累。与派尔病不同，上述全部3例患者的颅骨发育正常，骨髓也无异常。家族性的纤维瘤病例亦有报道。

MRI上，深部肌腱膜纤维瘤病最初描述为在所有脉冲序列上均呈低信号，这反映出为纤维性肿瘤。Sundaram等报道了3例侵袭性纤维瘤病，其中2例T_2WI上呈低信号，1例呈高信号。2例低信号肿瘤内细胞含量少、胶原蛋白含量丰富；而后1例高信号肿瘤内则含有大量细胞和丰富的胶原蛋白。由此，Sundaram等认为，如果肿瘤细胞含量少且胶原蛋白含量丰富，则T_2WI上呈低信号，而细胞含量少对低信号产生最重要。近来，研究认为T_2WI上肿瘤信号具有判断预后的价值，随访中肿瘤信号增高与其间断性生长有关。

后续报道显示，这些病变的MRI特征表现变化较大。通常，肿瘤T_2WI上呈不均匀高信号，与脂肪信号相近；而T_1WI上则与骨骼肌信号相似。肿瘤信号可以变化很大。信号不均可能反映了胶原蛋白、梭形细胞和黏多糖在肿瘤内不同的比例与分布。肿瘤内在所有脉冲序列上均显示低信号的区域，可能就代表含有丰富的胶原蛋白的区域（图12.56）。经静脉注入对比剂后增强扫描，肿瘤呈中等程度至明显强化，其强

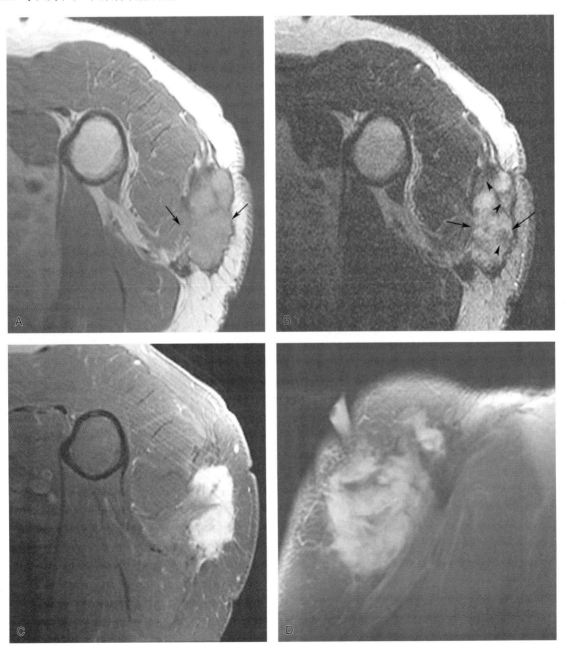

图12.56 肩部深部型（侵袭性）纤维瘤。轴位T_1WI（图A）和T_2WI（图B）显示肩部侵袭性病变，T_2WI上见低信号区（如B图箭头所示）。轴位（图C）和冠状位（图D）增强MRI脂肪抑制T_1WI显示病变明显强化

化部分就代表着肿瘤内富含细胞的部分（图12.57）。

肿瘤边缘变化较大，不过初期通常边界清晰。骨质受累并不多见，但文献报道高达37%。必须强调的是，肿瘤在所有脉冲序列上显示的低信号区仅反映其大体形态学变化。肿瘤的低信号区可能是致密的矿物质沉积、含铁血黄素沉着（如PVNS）或相对细胞较少而胶原蛋白含量丰富的的乏细胞区（纤维瘤病）。由于恶性纤维组织细胞瘤和其他恶性肿瘤中也有类似

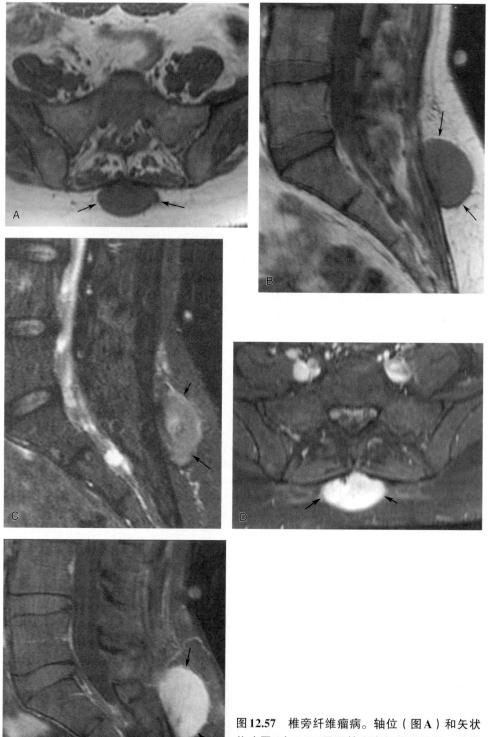

图12.57 椎旁纤维瘤病。轴位（图A）和矢状位（图B）T$_1$WI显示棘突旁低信号病灶，境界非常清楚（箭头）；矢状位T$_2$WI（图C）显示病灶呈低信号（箭头）；轴位（图D）和矢状位（图E）增强MRI脂肪抑制T$_1$WI显示病变均匀强化

表现，因此，这不能作为特异性的组织学诊断依据。

4. 弹性纤维瘤　弹性纤维瘤是一种缓慢生长的弹性纤维假性肿瘤，可能为肩胛骨与胸壁之间的机械磨擦所致；因此，弹性纤维瘤被认为是一种反应性增生，并非真性肿瘤。本病由病理学家Järvi和Saxén于1959年在第十二届斯堪的纳维亚病理学大会上首次进行了介绍，随后于1961年予以正式报道。弹性纤维瘤被认为是一种罕见病，在影像学上并未受到重视。然而，本病并不少见。对一组55岁以上的死者进行尸检后发现，24%的女性和11%的男性患有该病。另外，发现病灶大小在3cm以内，提示大多数弹性纤维瘤在临床上是隐匿的，从而认为该病罕见。Brandser等对258例无关侧后胸壁疼痛患者行CT检查，其中在4例患者中发现了5个弹性纤维瘤，发病率为2%。

弹性纤维瘤常位于背部，被认为是胸壁与肩胛骨下角间反复的机械性磨擦所致。患者多有体力劳动的职业史，如务农；不过，这可能是一种巧合。其他病因包括外伤、机械性压迫、慢性刺激和营养不良等，但这些因素本身都不能单独解释弹性纤维瘤的形成。高达1/3的患者可能具有基因易感性。Barr曾假设由于患者先天性缺乏结缔组织代谢所需的一些酶，因此，在外伤和机械磨擦后易导致胶原蛋白的弹性变性，最后形成肿瘤。然而，最近原位杂交技术和免疫电子显微镜研究表明，弹性纤维瘤内的弹性蛋白主动合成异常和弹性原纤维生成异常，而非变性所致。

胸壁与肩胛骨下角之间是弹性纤维瘤最具特征性的发病部位，占全部报道病例的99%。双侧发病多见，占10%～66%。Naylor等对12例21个病灶研究发现，其中9例双侧胸壁行影像检查者，100%为双侧发病。尺骨鹰嘴下同时发病也较常见。Nagamine等发现此处受累者约为16%，他们也在胸壁和坐骨结节处同时发现了孤立性肿瘤。其中1例在7个不同的解剖部位发现了肿瘤。罕见的孤立性病变在手、足、大转子和坐骨结节、三角肌、颞侧球结膜和颈椎硬膜外间隙也有报道。

临床上，本病多见于老年人，平均年龄约70岁，但有小至6岁患儿的报道。约50%以上的患者无症状。有症状者多表现为僵硬，约占1/4。疼痛相对少见，约占10%。大的肿瘤可发生溃烂。本病女性多见，女：男约为2：1；但其范围变化较大，可从1：1至高达1：13。

MRI上，典型表现为肩胛下区软组织肿块，凸透镜形，边界清楚，T_1WI和T_2WI上均呈中等信号，近似骨骼肌信号，肿块内可见脂肪样高信号，两者信号间隔排列。钆对比剂增强扫描，肿瘤有或无片状强化。尽管病灶内脂肪来源并不清楚，但一般认为成熟的脂肪组织被病灶包入所致（图12.58）。

与其他大多数软组织肿瘤不同，弹性纤维瘤的影像特点为肿瘤内有脂肪组织。因此，尽管影像学检查不能完全确诊，但根据肿瘤特征性的影像表现及其好发于老年人肩胛下区这一特点，有助于成功地做出弹性纤维瘤的诊断。

（八）周围神经鞘膜肿瘤

周围神经鞘膜肿瘤通常分为：两个主要的良性组，神经纤维瘤和神经鞘瘤（施旺细胞瘤，schwannoma），以及恶性周围神经鞘膜肿瘤。后者又称为恶性许旺细胞瘤、神经源性肉瘤、恶性神经鞘瘤和神经纤维肉瘤。神经纤维瘤和神经鞘瘤都含有与正常许旺细胞极为相似的细胞，据此有学者推测神经纤维瘤和神经鞘瘤均起源于许旺细胞。恶性神经鞘瘤为周围神经的原发性肿瘤，其组织来源不明，少数来源于神经纤维瘤病患的神经纤维瘤恶变，而多数可能来源于许旺细胞、神经束膜细胞和纤维母细胞。神经纤维瘤和神经鞘瘤具有相似的发病率，两者占全部活检软组织肿瘤的10%。另外，创伤性神经瘤和摩顿神经瘤（Morton neuroma）并非真正的软组织肿瘤而是假性神经瘤样病变。

1. 神经纤维瘤　神经纤维瘤好发年龄为20～40岁，肿块生长缓慢。多数发生于皮神经，少数累及大神经。临床症状与肿块的大小有关，这与神经鞘瘤相似。据统计，90%的神经纤维瘤为孤立性。神经纤维瘤病患者如肿瘤突然出现疼痛或增大应高度怀疑恶变。

镜下，神经纤维瘤通常含有交织排列成束状的细长细胞，其核呈波浪状深染。组织学上变异较多，但与神经鞘瘤不同，神经纤维瘤既无包膜，也无神经鞘瘤具有的两个特征性形态区。Suh等分析了16例周围神经鞘膜肿瘤的MRI，发现10例神经纤维瘤中有7例T_2WI上显示特征性靶征，表现为中央呈低信号，外周呈高信号。Sakai等回顾了3例胸部神经纤维瘤的MRI表现，也有同样的发现，T_2WI上肿块外周呈高信号，并高于皮下脂肪信号；中心为低信号；两者交界区呈弧线状和结节状的低信号。注入对比剂后，肿瘤中心区域强化（图12.59）。组织学上，神经纤维瘤外周为结构疏松的黏液基质，其中心区则为紧密排列的细胞成分伴有纤维组织以及黄色瘤样成分。Stull等认为，肌肉沿其长轴萎缩神经纤维瘤较神经鞘瘤少见，报道的7例中仅1例发生萎缩。

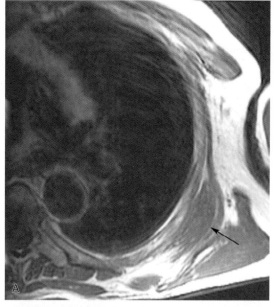
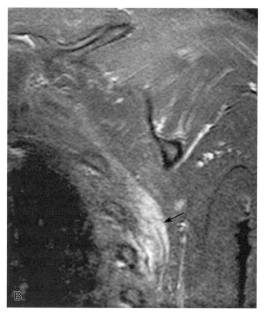
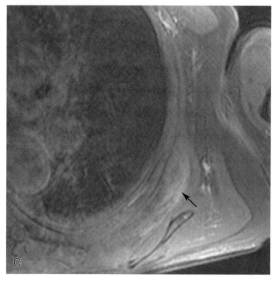

图12.58 肩胛下区弹性纤维瘤。轴位T_1WI（图A）、冠状位T_2WI（图B）和轴位增强MRI脂肪抑制（图C）显示肩胛下区一弹性纤维瘤（箭头），呈轻度强化表现

靶征最初用来描述神经纤维瘤，但也可见于神经鞘瘤。Varma等报道的13例神经鞘瘤中，6例（46%）显示靶征。总结他们全部的研究资料发现，23例良性神经鞘膜肿瘤中，12例（52%）出现靶征；而9例恶性周围神经鞘膜肿瘤无一出现。因此，在分析病变时，需结合其发病部位综合考虑，而靶征对于良、恶性神经鞘膜肿瘤的鉴别非常有帮助。

作者认为，丛状神经纤维瘤实际上是神经纤维瘤病的特征性诊断依据，偶尔类似肌内血管瘤。大体上，肿瘤呈不规则卷曲状。MRI表现能够反映其病理特点，肿瘤包饶的脂肪成分与血管瘤中血管成分之间脂肪的花边样表现类似。

2.神经鞘瘤　神经鞘瘤又称许旺细胞瘤，好发年龄20～50岁，肿瘤生长缓慢。好发部位为头颈部、四肢屈侧、躯干、纵隔和腹膜后。肿瘤常累及脊神经后根，产生一系列异常感觉症状。当肿块足够大并压迫邻近神经时，可产生感觉异常、疼痛和其他相关症状，疼痛可呈放射性传导。肿块较小时一般无症状。除非合并神经纤维瘤病，肿瘤总为孤立性。

肿瘤呈圆形或椭圆形，境界清楚锐利，直径常小于5cm，发生于纵隔和腹膜后者可较大。较大的瘤体内可有出血和囊变等继发退行性改变。神经鞘瘤包膜完整，被覆神经外膜形成的真包膜。肿瘤仅压迫推移邻近的神经纤维，将其分离切除而不会造成神经损伤。这不同于神经纤维瘤，神经纤维瘤会侵及邻近神经，致使手术不能完全分离切除。

神经鞘瘤组织学上具有特征性，由排列整齐的细胞区（Antoni A区）和疏松的黏液样基质区（Antoni B区）构成，瘤周被覆包膜。Antoni A区通常由成束的梭形细胞交织排列而成，胞质边界不清，胞核弯曲

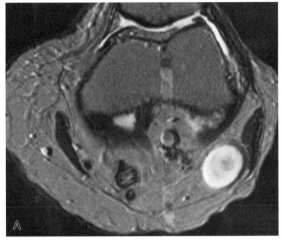
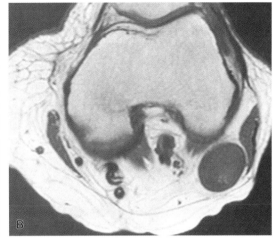
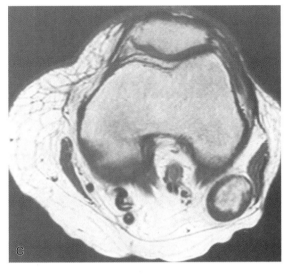

图12.59　腓神经神经纤维瘤，女性，77岁。图A.T₂WI显示特征性靶征表现，中心呈低信号，外周呈高信号；图B.相同层面T₁WI表现无特异性，表现与骨骼肌类似；图C.相同层面轴位增强MRI T₁WI显示病变中心明显强化

细长。Antoni B区则由分布稀疏的细胞和疏松的基质构成。

MRI上，神经鞘瘤T₁WI上呈低至中等信号，T₂WI上呈明显高信号。Suh等认为T₂WI上肿瘤信号不均，与瘤内细胞疏密区（即Antoni A和Antoni B区）随机分布有关。Sakai等报道了4例神经鞘瘤，其中2例信号不均匀，T₂WI上显示的较高信号区则为肿瘤囊变所致。钆对比剂增强扫描有助于确定肿瘤内出血和坏死（图12.60）。Cerofolini等回顾性分析了17例周围神经鞘膜瘤的MRI表现，发现90%的神经鞘瘤中，肿块侧方可见受压移位的神经。而神经纤维瘤中，神经或被湮没，或不再可见。另外，邻近肿块处的肌肉沿其长轴方向可出现萎缩，约占25%。

3. 恶性周围神经鞘膜瘤　恶性周围神经鞘膜瘤占全部软组织肉瘤的6%~10%，约1/2发生于神经纤维瘤患者。神经纤维瘤病患者中，3%~29%（平均约5%）经过10~20年的潜伏期后会发生孤立性或多发的恶性周围神经鞘膜瘤。与散发病例比较，神经纤维瘤病患者越年轻，肿瘤恶性程度越高。本病预后较差，5年存活率仅为15~30%。而病变大于5cm以及伴发于神经纤维瘤病者，预后更差。尽管恶性周围神经鞘膜瘤MRI显示信号明显不均匀，边缘浸润，不规则骨质破坏，但利用MRI对病变良恶性的鉴别仍不可靠（图12.61）。

4. 摩顿神经瘤（Morton Neuroma）　摩顿神经瘤是一种神经假性肿瘤，一般用于描述足底趾神经周围及神经内纤维化。该病由摩顿于1876年首次报道，表现为足部第4跖趾关节出现独特的疼痛。本病被认为累积损伤是重要因素，通常由跖骨间韧带压迫趾间神经所致，伴有跖骨间滑囊增大者症状会加重。患者常表现为前足疼痛和（或）麻木，走路时加重，休息时缓解。足底趾神经通常在跖骨头平面易受累，且该病多与炎症反应有关。好发部位为第3、4跖骨间神经，其次为第2、3跖骨间神经，而第1、2跖骨间神经少见，第4、5跖骨间神经罕见。

通常摩顿神经瘤在临床上触及不到，而合并的滑膜囊肿则较明显。摩顿神经瘤多见于女性，女：男高达18：1，以致认为该病与女性穿高跟鞋产生的

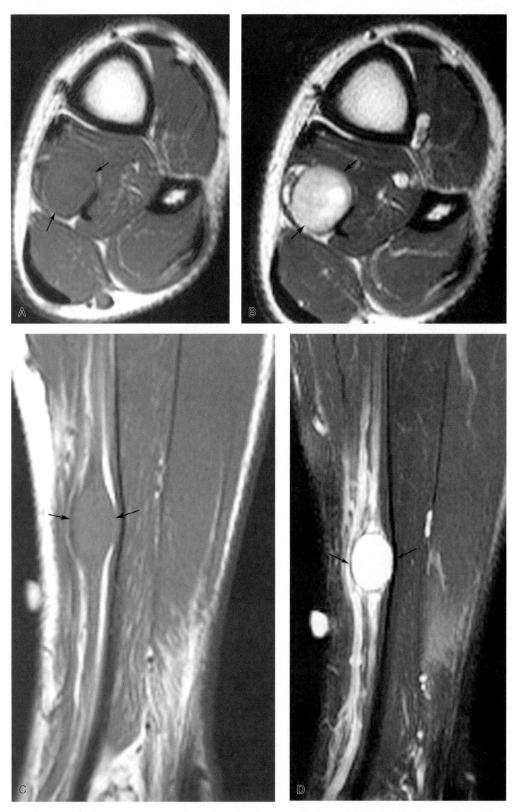

图12.60 神经鞘瘤。轴位T_1WI（图A）和T_2WI（图B）以及矢状位T_1WI（图C）和增强MRI脂肪抑制T_1WI（图D）显示小腿一神经鞘瘤，不伴有靶征表现（箭头）

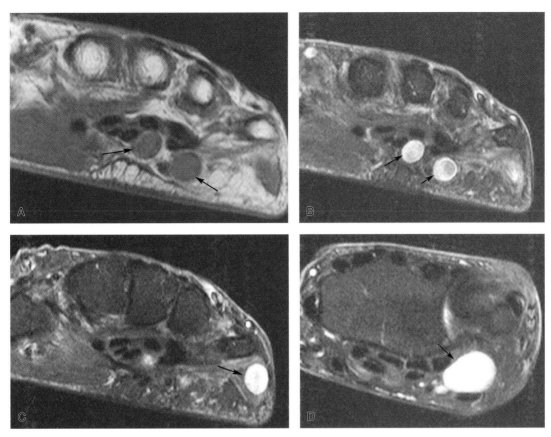

图12.61 神经纤维瘤病。轴位（图A）和增强MRI脂肪抑制T_1WI（图B～图D）显示多个纤维瘤（箭头）

刺激有关，因为穿高跟鞋时脚的位置会让跖骨间韧带对足底趾神经产生压迫。直觉上这似乎是正确的，但是在生物力学研究中一直未得到证实，因为研究发现该部位神经血管束与周围组织结构之间为平行运动关系。此外，也有认为病变的发生可能与缺血有关。

临床上，无症状的隐匿性摩顿神经瘤可能更常见，有一项研究回顾分析了70例无症状志愿者的MRI检查发现，30%的志愿者有摩顿神经瘤。与有症状患者比较，无症状者没有明显的性别差异。统计学上无症状者病变也小于有症状者，两者平均大小分别为4.5mm和5.6mm。

摩顿神经瘤诊断常以临床诊断为主，影像学检查一般没有必要。放射学评估通常用于非典型病例或需要明确诊断时。X线平片一般显示正常，最有用的就是排除其他原因所致的疼痛。MRI通常用于病变的诊断和定位，其准确度约90%，阳性预测值100%，阴性预测值60%。T_1WI上病变显示最明显，要对其进行鉴别诊断则最好再增加其他序列。Zanetti等提出了三个MRI诊断标准：①病变必须以神经血管束为中心，位于跖骨间隙以及跖骨横韧带跖面。②病变境界清楚，排除邻近关节囊的部分容积伪影。③病变信号

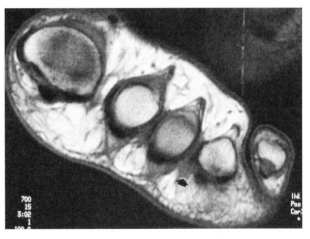

图12.62 莫顿神经瘤，男性，31岁。冠状位T_1WI显示左足第3、4跖间可见一直径5mm大小的莫顿神经瘤（箭头）

T_1WI上与骨骼肌相似，T_2WI上低于脂肪（图12.62）。正是病变的纤维性本质可能导致了其MRI上信号的减低。

病变特点就是T_2WI上信号明显降低，致使与周围的肌肉和脂肪难以区分。但脂肪抑制T_2WI上，病变与周围组织分界清楚。静脉注入对比剂后，病变通常（但不总是）会出现强化（图12.63）。Terk等对6例经手术证实的摩顿神经瘤研究后发现，2例摩顿神

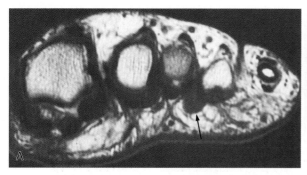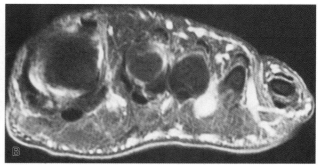

图12.63 莫顿神经瘤，男性，50岁。图A.轴位T_1WI显示左足第3、4跖间有一小莫顿神经瘤（箭头）；图B.相同层面轴位增强MRI脂肪抑制T_1WI显示病灶显著强化

经瘤在T_1WI、T_2WI和脂肪抑制T_2WI上均未发现，而脂肪抑制增强MRI能够很好的对这些病变进行显示和诊断。

MRI对显示跖骨间滑囊积液也非常出色，其典型表现为T_2WI上跖骨头间、跖骨横韧带背侧显示高信号影。位于神经瘤近端的这种表现由Erickson等提出，15例摩顿神经瘤中10例有跖骨间滑囊积液，7例仅见跖骨间积液而未发现明显肿瘤。Zanetti等发现，2/3无症状者可见到积液，且位于第1~3跖骨间隙；横径较小，81例（47 of 70）积液中，仅2例横径超过3mm。正常志愿者中没有发现第4跖骨间积液。

摩顿神经瘤的治疗通常是首先让患者更换舒适的鞋子。其他包括神经松解术、类固醇注射、超声治疗和手术松解跖骨横韧带以解除神经压迫。手术切除摩顿神经瘤以及受累的神经似乎最有效。近年来，超声波常用于诊断和经皮介入治疗。

5. 创伤性神经瘤 创伤性神经瘤并非真正的肿瘤，是指神经断裂损伤后近侧断端神经组织的增生。通常与创伤和截肢有关。创伤性神经瘤非常少见，因为外伤后神经断端若相距较近，那么神经再生修复是可能的。临床上，患者可以无症状，或可引起疼痛和表现为较硬结节。病理上，表现为神经束增生，排列紊乱，可见各种神经源性的细胞成分如轴突、许旺细胞和具有大量胶原的纤维母细胞。这些特点能够将创伤性神经瘤与神经纤维瘤鉴别开来。

创伤性神经瘤的影像学诊断经验有限。MRI检查，病变在T_1WI和T_2WI上均呈中等信号，且T_2WI上信号轻度不均，偶尔呈明显高信号。仔细观察，MRI长轴位（冠状面或矢状面）上可显示进入瘤体内的神经，呈增粗的小管状结构（图12.64）。

（九）滑膜肉瘤

滑膜肉瘤是公认的一种软组织恶性肿瘤，常发生于青壮年，1893年首次见诸报道。滑膜肉瘤是一种相对常见的原发性软组织肉瘤，占所有恶性软组织肿瘤的2.5%~10.5%。尽管高倍光镜下类似于滑膜组织，但肿瘤可能起源于未分化的间叶组织。临床上，滑膜肉瘤发病年龄跨度很大，但多见于15~35岁。儿童甚至新生儿也有报道。患者多因触及软组织肿块就诊，肿块生长缓慢，临床上类似良性病变过程。并且疼痛常见。另外，病变远端可出现感觉和（或）运动障碍。确诊症状持续时间变化很大，初诊前可持续数天到数周，甚至长达20年。

绝大多数滑膜肉瘤发生于四肢，占80%~95%，其中60~70%见于下肢，16~25%见于上肢，不到10%位于关节内。而以作者经验，认为发生于关节内者极为罕见。其他的少见部位包括颈部、咽部、喉部、尾骨前区、椎旁间隙、胸腹壁和心脏。

组织学上，滑膜肉瘤包含有上皮和间叶组织，而非滑膜组织，尽管使用了滑膜一词。病变组织学上一般分为双相型和单相型，其中双相型达30%，可见间质梭形细胞和上皮细胞；而单相型占50~60%，以间质梭形细胞为主型。

约80%的滑膜肉瘤患者可有远处转移或局部复发。约1/4在首诊时即出现转移，但也有长达35年后发生转移的报道。最常见的远处转移为肺转移，占所有转移的59%~94%。其他转移部位包括淋巴结（4%~18%）和骨（8%~11%）。软组织转移罕见，但也有报道。肿瘤局部复发较常见，占20%~26%，主要发生于术后瘢痕或截肢残端，一般2年内复发。

尽管肿瘤的生物学活性不同，但对其预后的判断仍需保持谨慎。确诊后患者的中位生存期为33个月，5年生存率为27%~55%。首次复发的中位生存期不到确诊后中位生存期的50%。肿瘤出现广泛性钙化者预后较好。同样，年轻患者、肿瘤小于5cm或位于四肢时，预后也较好。其中，肿瘤大小对于预后的判断最为重要。

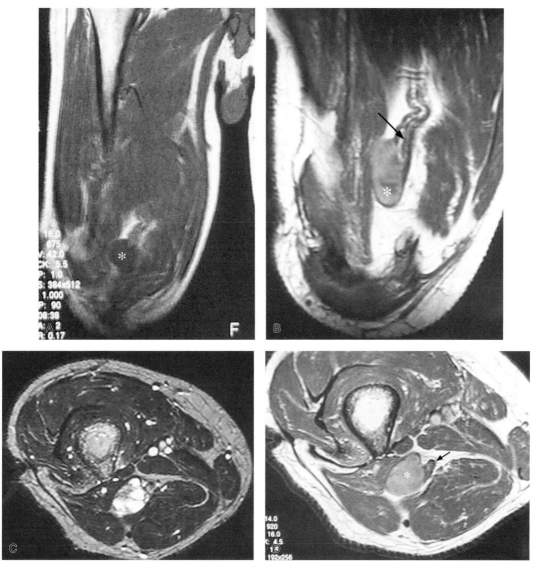

图12.64 创伤性神经瘤,男性,41岁。膝上截肢术后5年。图A.大腿冠状位T_1WI显示一起源于右坐骨神经远侧残端的小肿块(星号);图B.轴位T_2WI显示病变信号混杂;矢状位(图C)和轴位(图D)增强MRI T_1WI显示了增强肿块(星号)与神经残端(箭头)之间的关系

X线平片,约50%显示正常。如果发现肿瘤,则表现为边界清楚的圆形或分叶状软组织肿块。多达1/3的肿块有钙化(骨化少见),钙化一般位于肿块的外周。11%~20%的肿瘤邻近骨质受累,主要表现为骨膜反应、骨重新塑形(邻近肿瘤的压迫所致)或单纯骨质破坏。

MRI,通常表现为无特异性的不均质分叶状肿块,T_1WI上信号与骨骼肌相似或略高,T_2WI上呈不均匀的高信号。Jones等提出了"三重信号征"(triple sign)一词,来描述病变内混杂有低、中、高三种信号强度的特点。该征象可在35%~57%的肿瘤内出现。67%~75%的肿块可呈分房状结构,其内可见间隔。肿瘤内出血占10%~44%,可见液-液平。液-液平并不具有特异性,在其他软组织病变如血管瘤和骨化性肌炎等也可出现(图12.65)。肿瘤边缘局部常显示不清或有浸润(9%~47%),但也有报道变化很大,肿瘤边缘可显示清晰(53%~91%)。小于5cm的肿瘤往往边界清楚。在T_1WI和T_2WI上均与骨骼肌信号相似,境界清楚、信号均质的肿瘤也有报道。X线平片上所示的软组织钙化MRI往往难以发现,但较大的钙化MRI可以显示,在所有序列上均表现为低信号(图12.66)。

确定预后不良的影像特征包括缺乏钙化、囊变、出血和三重信号征,而提示有利于预后的影像特征包括钙化、缺乏出血和缺乏三重信号征。

外科手术是滑膜肉瘤治疗的最主要手段。保肢手术伴有广泛切除为主要的手术方式,切除范围包括整个肿瘤和受累的解剖间室。然而,因肿瘤常发生于大

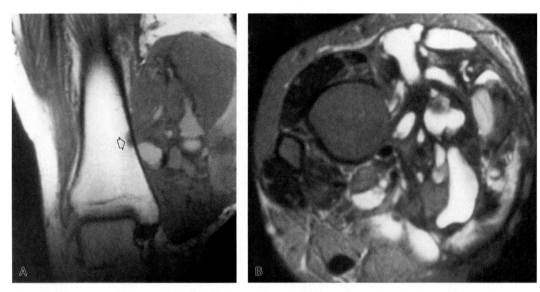

图12.65 踝关节滑膜肉瘤,女性,37岁。冠状位T_1WI(图A)和轴位T_2WI(图B)显示踝关节内侧见一巨大肿块,边界清楚,因出血而信号混杂。另外,图A可见骨质轻微受侵(空心箭头)

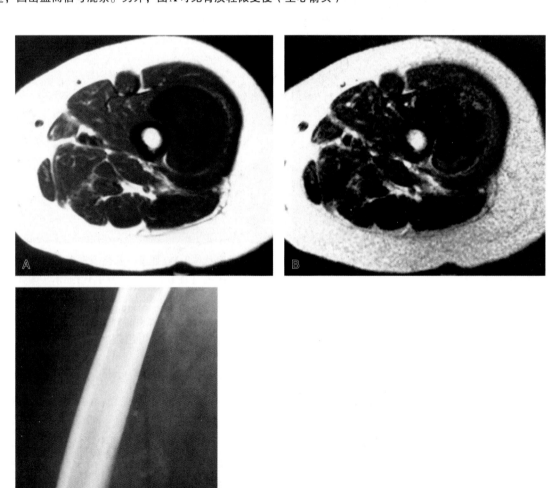

图12.66 大腿滑膜肉瘤,女性,65岁。轴位T_1WI(图A)和T_2WI(图B)显示左大腿筋膜室有一非特异性肿块,在所有序列图像上肿块均表现为明显低信号,光镜下显示为单相滑膜肉瘤,纤维型,其内含有大量胶原蛋白;图C.相应X线片显示肿块内伴有不规则钙化

关节和神经血管结构周围，以致上述手术方式经常会导致肢体功能的丧失。因此，如今的人们最希望切除的范围包括肿瘤、假包膜和周围1cm正常组织袖带。如果边缘不清楚，则进行辅助治疗。当肿瘤细胞边缘不清楚时，复发率为70%~83%。通常当手术不可能保肢时，截肢就予以考虑。

（十）肿瘤样病变

1.骨化性肌炎　骨化性肌炎是通常发生在骨骼肌内的一种良性的、孤立的、自限性和骨化性软骨组织块。外伤史往往不明确。其发病机制尚不清楚，且使用"肌炎"一词并不正确，因为骨骼肌内并没有原发性炎症与本病发生有关。骨化性肌炎又称为软组织假恶性骨肿瘤、骨外局限性非肿瘤性骨和软骨形成、局限性骨化性肌炎，假恶性骨化性肌炎和异位骨化。

临床上，最常见的症状包括疼痛、压痛和软组织肿块，然而病变也可能为偶然发现。本病常见于青壮年，儿童罕见。约80%的骨化性肌炎发生于四肢的大肌群。骨化性肌炎不是癌前病变，也没有可信的证据表明病变会发生恶变，局部切除后通常可治愈。

骨化性肌炎常常境界清楚，边缘为其周围受压的纤维结缔组织。病变内外常可见到萎缩的骨骼肌。通常，骨化性肌炎会出现典型的带状分布，从内到外反映了病变成熟演变的过程，中央带为不成熟的非骨化组织，中间带为骨样组织，外周带为成熟的板层骨。结节性筋膜炎样区域和软骨结节在病变中心亦可见到。当病变成熟时，小梁间隙内的结节性筋膜炎样区域发生轻度纤维化，最后在最陈旧病变区薄壁扩张的血管被脂肪组织和成熟的骨组织所取代。

X线平片，骨化性肌炎通常于症状出现后2~6周出现细微的钙化。6~8周形成边界清楚锐利的骨性肿块，也可更早出现。5~6个月后病变成熟，体积缩小。骨化性肌炎的位置通常较深，可伴有骨膜反应，病变与骨膜反应之间常由一条透亮带隔开。病变外周区成熟骨化的类型对于骨化性肌炎的诊断至关重要，这能够将骨化性肌炎与其他钙化性病变尤其骨外和皮质旁骨肉瘤鉴别开来。

骨化性肌炎的MRI表现随病变期龄的不同而变化，能够反映其病理演变过程中的组织学变化。早期病变，X线平片显示钙化前，T_2WI上信号高于脂肪信号，其内信号不均，周围软组织伴弥漫性水肿；T_1WI上，病变常呈等信号，与骨骼肌相似。病变边缘不清，只能根据病变的占位效应及筋膜层面的移位来判断。病变周围可见弧线状低信号的钙化带。中、晚期病变MRI表现类似，但外周带通常会显示弧线状的骨化低信号影。病变内亦可显示不规则的低信号钙化区（图12.67）。

少数情况下，病变内可见液-液平，为病变出血后所致，这在病变内最不成熟的部位并不少见（图12.68）。有时，也显示邻近骨髓水肿，T_2WI上呈边界不清的高信号，T_1WI上呈低信号。

成熟期（晚期）骨化性肌炎表现为边界清楚的不均质肿块，T_1WI和T_2WI上其信号强度接近脂肪，不伴有水肿。病变边缘在全部脉冲序列上显示为低信号，病变中心亦可见类似低信号区。在所有脉冲序列上，成熟病变因致密钙化和纤维化也可呈相对低信号（图12.69）。

晚期骨化性肌炎T_2WI上可见不均匀的中等信号区，T_1WI上呈高信号，这代表了病变内骨小梁间的成熟脂肪区。而T_1WI和T_2WI上均呈低信号的区域则代表着病变内的骨小梁。病变内出血后形成的含铁血黄素沉着和纤维化也可在T_1WI和T_2WI上产生低信号。

增强MRI，活动性病变可显示强化。对病变的强化机制难以完全解释，但动脉血管造影显示病变内存在血管结构，这可能会至少部分会解释其强化表现。另外，病变周边强化与周围水肿有关。

2.血肿　血肿的MRI表现变化较大，血肿的期龄、不同血红蛋白分解产物所处的阶段和数量决定了其信号的不同。血红蛋白分解产物包括氧合血红蛋白、脱氧血红蛋白、正铁血红蛋白和含铁血黄素（见第二章）。颅外血肿通常根据病程可分为急性期、亚急性期和慢性期血肿，但这种分期并没有被严格定义。一般情况下，急性血肿指发病后几小时到几天；亚急性血肿指从1周至约3个月；慢性期血肿则超过3个月。磁化率与磁场强度的平方成正比，血红蛋白分解产物的影像特点在高场显示效果最好。

急性血肿在SE序列T_1WI上与骨骼肌信号基本相似，表现为稍低信号到略高信号；T_2WI上较骨骼肌信号低，呈较低信号，此因细胞内含有脱氧血红蛋白或正铁血红蛋白所致。急性血肿的MRI信号变化很大，其内信号不均，血肿周围出现水肿为急性血肿的突出特点（图12.70）。

亚急性血肿在T_1WI和T_2WI上均多呈高信号，这与细胞外正铁血红蛋白存在有关（图12.71）。通常，随着时间推移，血肿进入慢性期，由于含铁血黄素巨噬细胞的累积，血肿边缘出现低信号。随着病程的发展，其周围低信号更加明显，最终会包饶整个血肿（图12.72）。

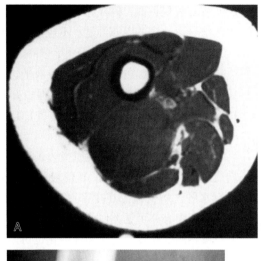
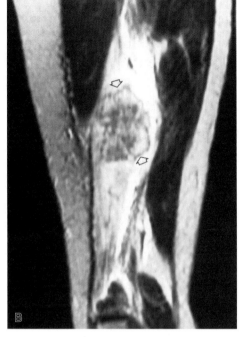
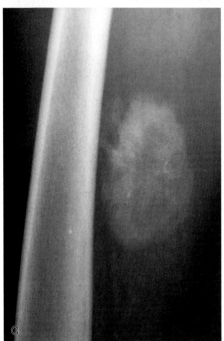

图12.67 骨化性肌炎，女性，24岁。图A.轴位T_1WI显示病变与骨骼肌信号相同；图B.冠状位T_2WI显示病灶（空心箭）周围伴有广泛水肿；图C.相应X线平片显示明显钙化的肿块

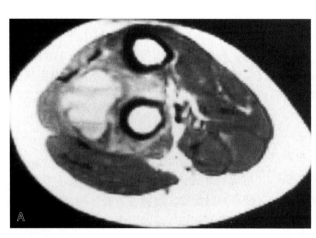
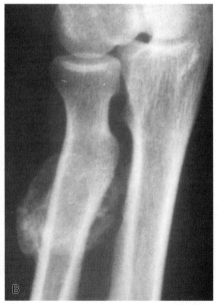

图12.68 骨化性肌炎，女性，31岁。图A.轴位PDWI显示病变内有多个液-液平面，病变周围可见高信号影区，可能病变出血所致；图B.相应X线片显示肿块明显钙化，周边伴有更加成熟的骨质外壳

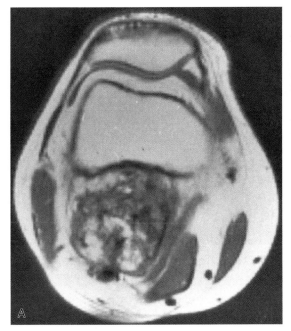
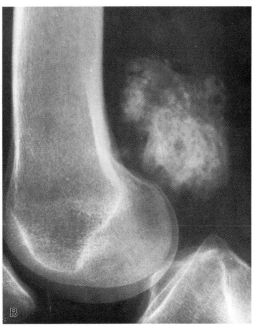

图12.69　腘窝成熟期（晚期）骨化性肌炎，男性，35岁。图A.轴位 T_1WI 显示腘窝肿块，边界清楚，信号不均，其内伴有与皮下脂肪信号相等的高信号区；图B.相应X线平片显示肿块内高密度钙化

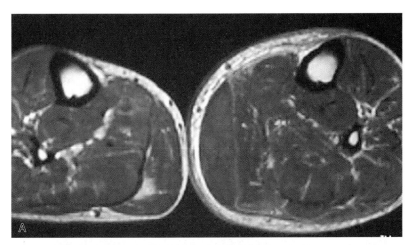
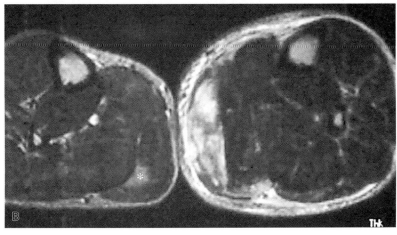

图12.70　腓肠肌急性血肿（3d期龄），男性，59岁。轴位 T_1WI（图A）和 T_2WI（图B）显示腓肠肌内侧头有一不均质肿块，周围伴有水肿。另外，右腓肠肌内侧头意外发现一小的肌内脂肪瘤（星号）

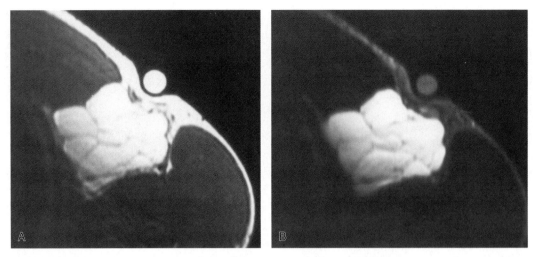

图12.71 腋窝血肿，男性，17岁。图A.轴位T_1WI显示腋窝有一分叶状肿块，边界清楚，信号与皮下脂肪相似；图B.相同层面T_2WI显示肿块形态与T_1WI所示类似，其信号高于脂肪，符合亚急性血肿表现

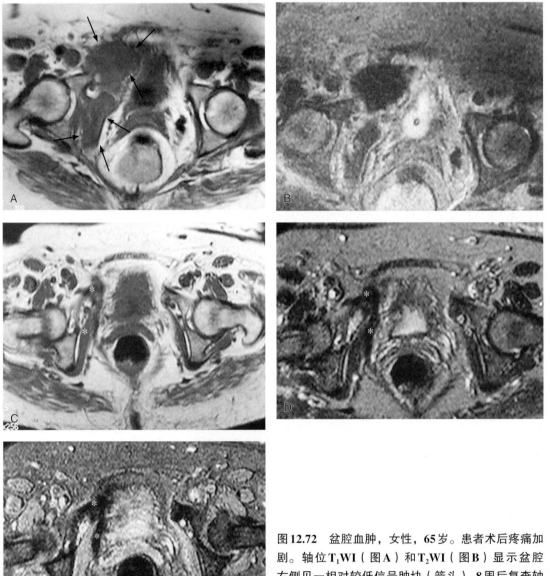

图12.72 盆腔血肿，女性，65岁。患者术后疼痛加剧。轴位T_1WI（图A）和T_2WI（图B）显示盆腔右侧见一相对较低信号肿块（箭头）。8周后复查轴位T_1WI（图C）、T_2WI（图D）和T_2^*（图E）显示血肿已基本分解，仅残留含铁血黄素沉着（星号），T_2WI上呈低信号，T_2^*WI上呈极低信号

外伤后血肿可以存在较长时间，并且可以缓慢增大。这种情况，将其称之为慢性膨胀性血肿，由于具有软组织肿块史，则可提示病变为一恶性肿瘤。据推测这是由于血液及其分解产物的刺激，致使肉芽组织内毛细血管反复渗出或出血所致。这些病变中心通常T_2WI上呈高低混杂信号，因与存在含铁血黄素沉着、疏松结缔组织、肉芽组织、坏死碎屑囊腔、纤维蛋白和血凝块有关。病变边缘呈低信号，则为透明样变的纤维组织形成假包膜所致。如T_1WI或T_1WI和T_2WI上均显示高信号，应考虑为急性或亚急性出血的结果。邻近骨质常出现骨侵蚀伴有反应性改变、结节性非特异性钙化。

应注意恶性软组织肿瘤伴有出血和单纯性血肿的鉴别。肿瘤结节或肿瘤边缘对鉴别出血性肿瘤和单纯性血肿有很大帮助。

3．假性动脉瘤　假性动脉瘤偶尔也可表现为软组织肿块。通常表现信号复杂，血液流动区显示流空信号，亚急性出血区T_1WI和T_2WI均呈明显高信号，慢性出血中含铁血黄素沉着区呈明显低信号。大动静脉畸形显示流动的血液在SE序列表现为流空信号，而在GRE序列则呈均匀一致的高信号。大血管通常表现多样，而较小的毫米级血管则显示不清。MRA是评估血管畸形和外周血管的一种很有价值的辅助手段（图12.73）。

4．腱鞘囊肿　腱鞘囊肿为发生于关节旁软组织的一种肿瘤样病变，组织起源不明，也可发生于关节内。很早人们对该病就有认识，Hippocrates描述为"黏液胶冻样软组织结节"。发病原因包括滑膜突出、组织变性以及反复外伤。病变好发于腕、手和足的远端指（趾）间关节周围；也可以发生于任何关节或腱鞘旁。病变的发病机制尚不清楚，据推测可能为关节周围结缔组织黏液瘤样变性形成的多个小囊肿的融合。腱鞘囊肿很少完全是囊性的。病变多见于青壮年，好发年龄25～45岁，女性略多于男性。临床常常无症状，有症状者约占1/2，主要表现为压痛、轻微疼痛或功能损害。腱鞘囊肿可增大、缩小或自发性消失。囊肿可压迫邻近组织结构，引起神经麻痹。有报道在27例腱鞘囊肿中有21例出现肩胛上神经麻痹。

腱鞘囊肿通常较小，直径为1.5～2.5cm，与关节腔没有交通。光镜下，可见厚壁囊腔，腔内含有黏液，有时黏液可位于腔外。囊肿内壁无衬里细胞。囊肿周围由致密结缔组织包饶，囊内充满黏性胶状液体，富含透明质酸和其他的黏多糖成分。囊肿可为单房或多房。

X线平片，可表现正常或显示软组织肿块。邻近可出现骨质吸收或骨膜新生骨。囊肿通常呈圆形或分叶状，位于关节囊或腱鞘附近。MRI上，腱鞘囊肿常与液体信号类似，T_1WI上呈低信号，T_2WI上呈高信号。或T_1WI上与肌肉信号相似，呈等信号或稍高信号（图12.74）。Feldman等研究17例腱鞘囊肿发现，13例囊肿可见清楚锐利的纤细间隔，产生特征性的

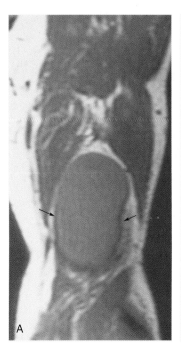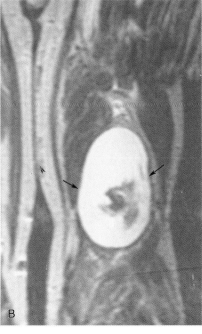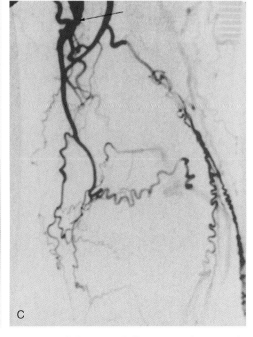

图12.73　大腿远端假性动脉瘤。冠状位T_1WI（图A）和T_2WI（图B）显示大腿远端肿块，边界清楚，信号混杂，为亚急性与慢性期出血所致；图C.血管造影显示股动脉闭塞（箭），伴广泛的侧支循环

波纹状或分隔样表现；另外发现，11例囊肿显示充满液体的伪足。MRI可以对囊肿进行准确定位，并明确与邻近结构如血管、肌腱和神经的关系（图12.74）。而与其邻近关节、关节囊和肌腱的关系在长TR/TE或其他液体敏感序列图像上显示最佳。腱鞘囊肿在10%~20%的病例中与大血管关系密切，以致穿刺抽吸比较困难。

需要注意的是，仅根据MRI信号特点诊断腱鞘囊肿，较小的均质性恶性肿瘤可能会误诊为囊肿。对囊肿和均质实性肿块进行鉴别，超声检查更有帮助。MRI增强，腱鞘囊肿强化表现不一（图12.75）。

5.关节内腱鞘囊肿　关节内腱鞘囊肿在1%~2%的MRI检查中被发现。可发生于任何关节，约20%累及前交叉韧带（ACL）。临床上可以无症状或表现为受累关节疼痛。膝关节受累患者中，前交叉韧带（ACL）腱鞘囊肿致关节伸展受限，而后交叉韧带（PCL）腱鞘囊肿致关节屈曲受限。膝关节腱鞘囊肿最常位于ACL内或ACL周围，但PCL和Hoffa脂肪垫亦可受累。其病因尚不清楚，但认为与先前的创伤和（或）黏液样变性有关。另外，滑膜组织突出也可能形成腱鞘囊肿。

据报道，66%的交叉韧带内腱鞘囊肿和77%的ACL黏液样变性患者伴有骨内腱鞘囊肿。Bergin等研究发现，ACL腱鞘囊肿累及韧带近端者占16%，累及韧带远端者占14%，累及整个韧带者占41%。关节内腱鞘囊肿可表现为单纯性囊肿，也可表现为复杂性囊肿，大小为20~73mm。

MRI上，关节内腱鞘囊肿显示为一边界清楚或呈分叶状的肿块，发生于膝关节韧带内或韧带周围或者其他关节内。Bergin等描述了黏液样变性与腱鞘囊肿的鉴别。腱鞘囊肿表现为液性信号，对交叉韧带有压迫，至少满足以下三个标准中的两个：（a）对韧带产生占位效应；（b）肿块呈分叶状；（c）韧带积液超过关节积液（图12.76和图12.77）。相比之下，黏液样变性在T_1WI和T_2WI上显示呈高信号，没有占位效应，韧带纤维正常（图12.78）。

6.骨膜腱鞘囊肿　骨膜腱鞘囊肿罕见。Abdelwahab等报道了4例，另外在英文献中发现了11例。该病多

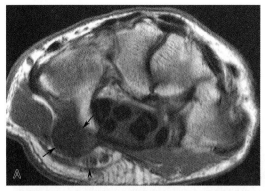
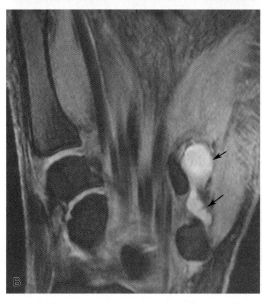
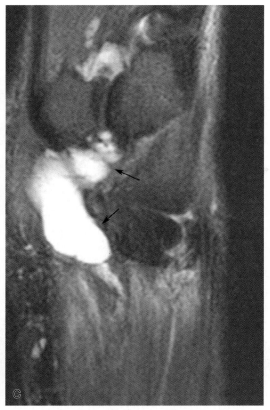

图12.74　腱鞘囊肿。图A.轴位T_1WI显示腕部一低信号病变（箭），边界清楚，伴尺神经增粗（箭头）及Guyon管受压。冠状位DESS（图B）和矢状位脂肪抑制快速自旋回波T_2WI（图C）显示分叶状高信号肿块（箭头）

见于男性,上述15例骨膜腱鞘囊肿中12例为男性。病变大多位于鹅足处,达67%;其余主要累及长管状骨两端,如尺骨、桡骨和股骨的远端及内踝。临床上通常表现为局部肿胀和轻压痛。

X线平片,骨质可出现扇贝样压迹,因外在压迫重塑所致。此类改变对X线平片诊断骨膜腱鞘囊肿具有特征性。另外,反应性骨膜新生骨形成的粗针状结构自扇贝样压迹区向外延伸。MRI上,骨膜腱鞘囊肿表现为信号均匀、边缘清楚的皮质旁肿块,T_1WI上信号与骨骼肌近似,T_2WI上则高于脂肪信号(图12.79)。MRI增强,肿块外周可见强化表现。

7.肌内黏液瘤 肌内黏液瘤是一种独特的良性间叶组织肿瘤,可能起源于变异的纤维母细胞,后者产生大量的黏多糖,进而抑制正常胶原蛋白的聚合。肌内黏液瘤多见于成人,好发年龄50～70岁,青壮年少见,儿童罕见。患者通常可以触及软组织肿块,不到1/4主诉疼痛或压痛。病变生长速度变化很大,可长期稳定而无明显生长。最常见的发病部位为大腿,其他常见部位包括肩部、臀部和上臂。

肌内黏液瘤常为孤立性病变,多发性肌内黏液瘤罕见。多发性肌内黏液瘤常伴多骨型骨纤维结构不良,也称为Mazabraud综合征,截至1993年,仅有19例报道。

MRI上,肌内黏液瘤通常表现为信号均匀、边界清楚的软组织肿块,T_1WI上信号低于骨骼肌,T_2WI上信号高于脂肪(图12.80和图12.81),其表现与液体相似。超声检查肌内黏液瘤与真性囊肿的鉴别特别有帮助。仔细观察,肌内黏液瘤境界和瘤周脂肪带常局部显示不清。另外,在液体敏感序列上周围肌肉结构也常表现为高信号。

瘤周脂肪带为反应性脂肪增生,可能由缓慢生长的肿瘤长期压迫导致周围肌肉组织萎缩引起。脂肪带范围广泛,类似于病变内脂肪。肌内黏液瘤没有包膜,在液体敏感序列上呈高信号,此为黏液样物质浸润邻近萎缩和肿胀的横纹肌的结果。

MRI增强,肌内黏液瘤的外周和中心都有强化。鉴别肌内黏液瘤和黏液脂肪肉瘤最可靠的影像特点是T_1WI上显示瘤周脂肪层,T_2WI或液体敏感序列上邻近肌肉结构呈高信号(图12.82)。偶尔,两者通过影像学也难以鉴别。

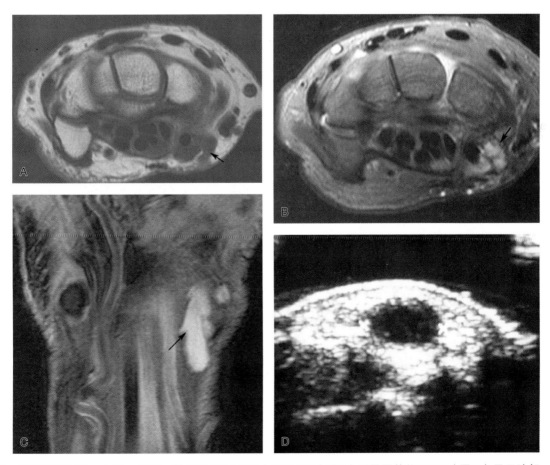

图12.75 腕部腱鞘囊肿,女性,49岁。轴位T_1WI(图A)和T_2WI(图B)以及冠状位DESS(图C)显示腕部一复杂性囊性肿块,伴有腱鞘滑膜炎;图D.超声显示更像囊肿表现

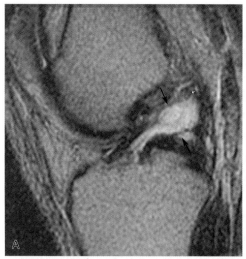
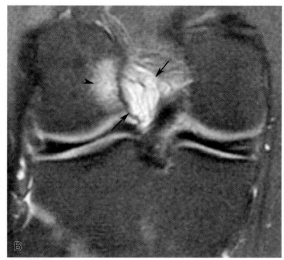
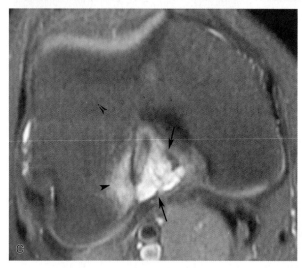

图12.76 交叉韧带腱鞘囊肿。图A.矢状位 T_2WI 显示前交叉韧带近端有一边界清楚的高信号病变（箭）。冠状位（图B）和轴位（图C）脂肪抑制PDWI显示为分叶状囊肿（箭头），邻近股骨髁骨髓水肿（箭头）

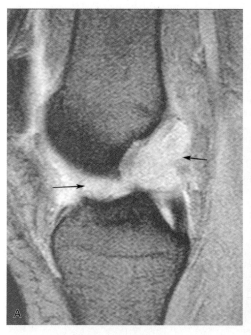
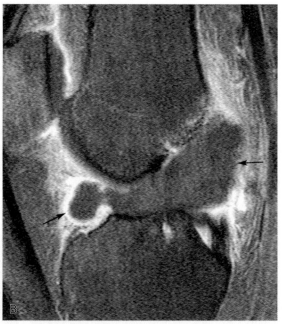

图12.77 巨大分叶状交叉韧带腱鞘囊肿。矢状位 T_2WI（图A）及增强MRI脂肪抑制 T_1WI（图B）显示前交叉韧带巨大复杂性腱鞘囊肿（箭头），周边伴有强化

第十二章　肌肉骨骼系统肿瘤　765

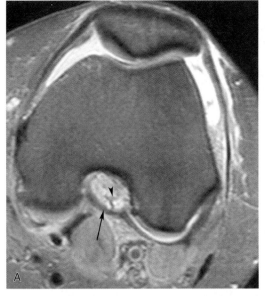

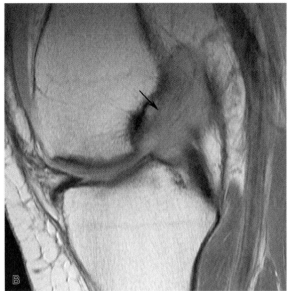

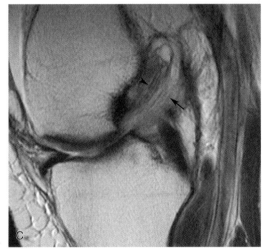

图 12.78　前交叉韧带黏液样变性。轴位脂肪抑制 PDW（图 A）显示前交叉韧带信号增高，但纤维束完整（箭头）；矢状位 PDWI（图 B 和图 C）显示前交叉韧带增厚（箭头），信号增高，但变性的纤维束仍完整（箭头）

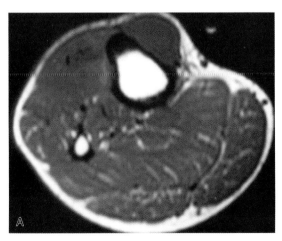

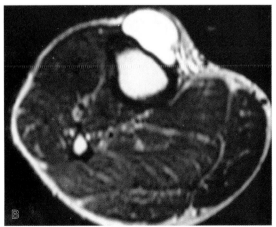

图 12.79　骨膜腱鞘囊肿，男性，45 岁。轴位 T_1WI（图 A）和 T_2WI（图 B）显示在鹅足区域有一肿块，边界清楚，信号特点类似液体。胫骨内侧皮质轻度压迫吸收

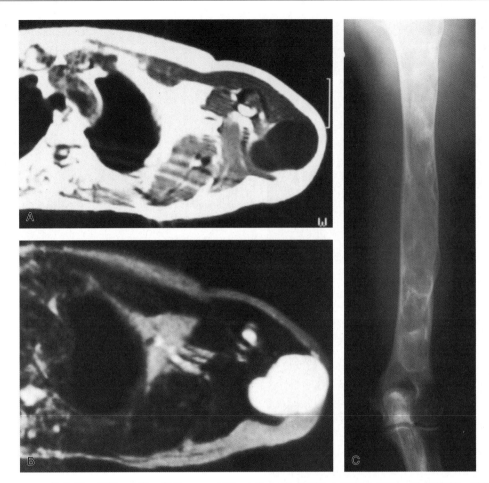

图12.80 Mazabraud综合征，男性，55岁。轴位T_1WI（图A）和T_2WI（图B）显示左肩部一边界清楚、信号均匀的肿块，其信号特征为液性；然而，超声检查提示并非为单纯性液体（未提供图片）。X线片（图C）显示左肱骨异常改变，符合骨纤维结构不良

8.关节旁黏液瘤　关节旁黏液瘤也称为关节周围黏液瘤，对其是否为黏液瘤的一种变异人们还存在争议。本病好发于大关节周围，尤其膝关节，占到90%。关节旁黏液瘤具有黏液瘤的组织学特点，但又与腱鞘囊肿相似，常伴有囊变。其囊变病因尚不清楚，推测可能为受累关节及关节旁结构运动、磨擦或扭曲所致。该病发生可能与先前的外伤有关，这可以解释膝关节好发且常伴有退行性关节病的原因。关节旁黏液瘤的MRI表现鲜有报道，不过依作者的经验，MRI不足以将其与腱鞘囊肿鉴别（图12.83）。

（十一）多发性软组织肿瘤

软组织肿瘤常单发，多发性软组织肿瘤会明显增加鉴别诊断的难度。多发性脂肪瘤占5%~7%，根据MRI的信号特点可确定诊断。侵袭性纤维瘤病为多发性病变，占10%~15%。以前证实患过硬纤维瘤，如再次发现软组织肿块时应考虑仍为硬纤维瘤，除非证实为其他肿瘤。神经纤维瘤病亦为多发性病变，尽管根据临床可以诊断或提示诊断，但根据影像学检查，在大的神经分布区发现多发性肿瘤，亦能对该病做出诊断。

血管瘤性病变相当常见，多发者高达20%。这些病例中，浅表型和深部型病变可同时并存。多发性病变也可见于转移瘤。软组织对转移瘤相对发生抵抗，尽管占到全身体重的40%，但软组织转移瘤相对罕见。由于抗癌因子包括白血病抑制因子白细胞介素-6的产生，骨骼肌转移并不常见。尸检发现，骨骼肌转移的发生率为0.3%~5.6%。MRI增强，肿瘤强化，边界相当清楚，因此绝大多数转移能够检出。

皮肤和皮下组织也是多发性骨髓瘤骨外侵犯的常见部位，通常表现为多发性皮下结节。多发性骨髓瘤骨外侵犯不到5%，其临床过程更具侵袭性。黑素瘤转移也可表现为多发性皮下结节，占转移性黑素瘤的30%以上（常见于Clark Ⅳ级或Ⅴ级患者），这种表现也可能是唯一的影像学表现形式。最后，多发性黏液瘤可伴有骨纤维结构不良（Mazabraud综合征）。黏液瘤通常位于肌内，最典型者伴有多骨性病变（图12.80）。

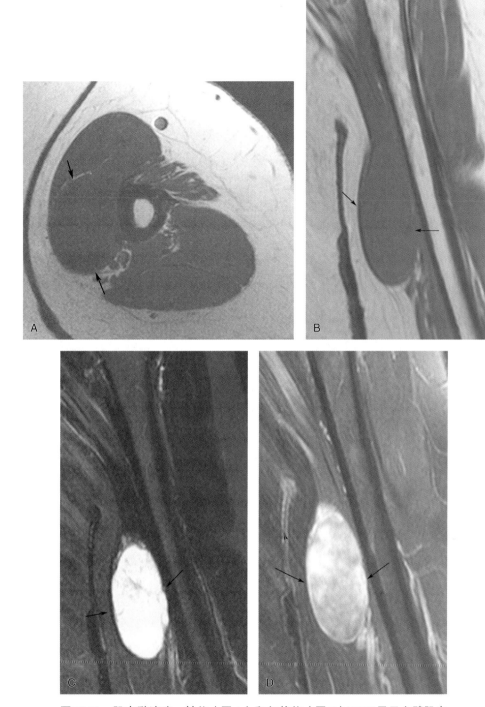

图12.81 肌内黏液瘤。轴位（图A）和矢状位（图B）T_1WI显示上臂肌内一低信号肿块，边界清楚，信号均匀（箭头）；图C.矢状位T_2WI显示病变呈高信号（箭头），中心伴有数个分隔；图D.增强MRI脂肪抑制T_1WI显示肿块不均匀强化

（十二）良性与恶性

尽管在诸多情况下，人们普遍肯定了MRI的诊断价值，但对MRI是否能够可靠的鉴别良恶性肿瘤仍不太清楚。一项研究显示，根据病变形态，MRI能够对90%以上的良恶性肿瘤进行鉴别。良性诊断表现包括边缘清楚、光整，体积较小，信号均匀，尤其在T_2WI上。然而，其他研究提出恶性病变也可以表现边缘光整、信号均匀。因此，MRI无法可靠的鉴别病变的良恶性。出现这些差异可能与不同的研究样本有关。

当病变的MRI表现没有足够的特征以提示某种特定/具体的诊断时，对其诊断就有必要相对保守。恶性病变因其自身性质和自主生长的潜力，一般体积

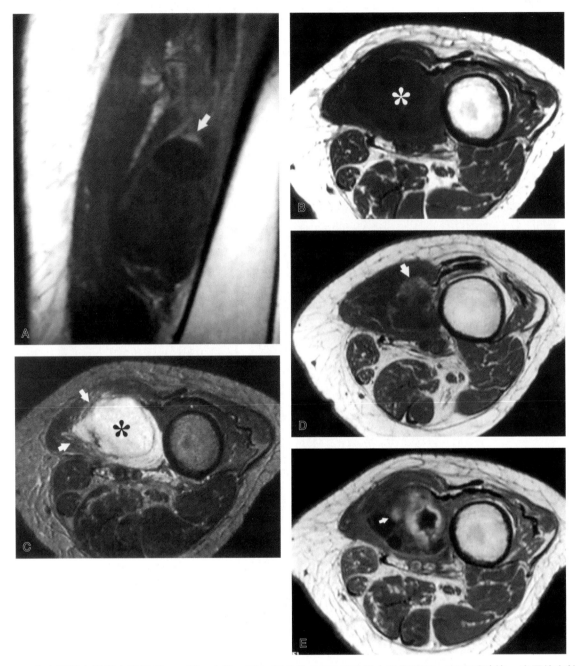

图12.82 左大腿股内肌肌内黏液瘤，85岁，女性。图A.冠状位T_1WI显示股内肌卵圆形、不均质肿块，瘤周伴有较薄的脂肪层（箭头）。病变中部相同层面轴位T_1WI（图B）及常规T_2WI（图C）显示病变呈不均匀等、低信号（星号）。另见图C显示病变局部边缘模糊（箭头），与邻近高信号的肌肉组织分界不清。图D.更下方层面轴位T_1WI 容易显示肿块下缘脂肪层（箭头）。然而，轴位图像上脂肪层轮廓提示其为肌间脂肪，而非病灶与肌肉间界面。图E.近病灶中部轴位增强T_1WI显示病灶中心及外周明显不均匀强化（箭头）

较大，肿瘤生长过快以致相对供血不足，从而导致梗死、坏死，T_2WI上信号不均匀。结果，肿块越大，信号越不均匀，恶性可能性越大（图12.65）。而良性软组织肿瘤仅5% ≥5cm。此外，恶性肿瘤大多位置较深，而良性软组织肿瘤仅约1%位置较深。虽然上述肿瘤特点是基于手术结果而非影像学检查，但这些特点可能仍然适用于影像学工作者。

当肉瘤位置表浅时，与深部肉瘤其生物学行为侵袭性弱。一般来说，恶性肿瘤大多位置较深，呈向心性生长，产生占位效应，对邻近结构产生推压而不是浸润，但显然有少数例外。随着肿瘤增大，周围正常组织的受压分层形成由纤维结缔组织构成的假包膜，并伴有炎性反应和血管生成。通常，恶性肿瘤不会突破筋膜，会局限在解剖间室内生长，直至发展至晚期。正是这种生长方式使绝大多数肉瘤边界相对清楚，与用于评估骨肿瘤边缘的一般概念不同。

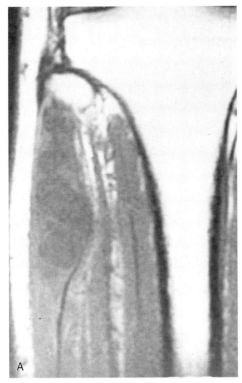
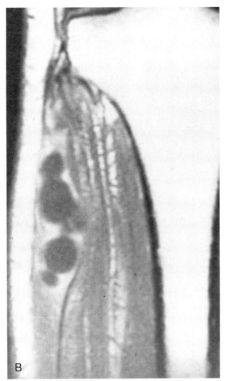
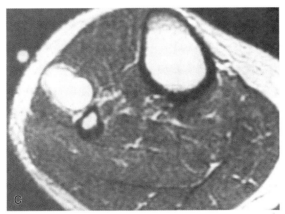

图12.83 关节旁黏液瘤，女性，49岁。图A.冠状位T_1WI显示邻近右腓骨近端有一肿块，信号与骨骼肌类似，边界不清；图C.轴位T_2WI显示肿块信号高于脂肪；图B.增强MRI冠状位T_1WI显示肿块周边强化

尽管对软组织转移瘤经验有限，但作者认为软组织转移瘤有很强的侵袭性，病变会突破筋膜和解剖间室。这种生长方式与多数原发性软组织肿瘤截然不同。

肿瘤周围的骨骼肌在SE序列T_2WI或其他液体敏感序列（如STIR）上显示信号增高也被认为是恶性肿瘤的可靠指标。上述结果均基于对骨和软组织病变的评估研究。尽管骨骼肌信号增高可能与恶性肿瘤有关，但这种表现并无特异性。事实上，软组织肿块周围明显高信号更常见于炎症、脓肿、骨化性肌炎、局部外伤、出血、活检或放疗，而非原发性软组织肿瘤（图12.67和图12.84）。

MRI增强扫描对鉴别良性和恶性软组织肿瘤很有价值，恶性肿瘤强化更明显，增强率更大。强化能够反映组织血供和组织灌注情况。一般来说，恶性肿瘤的增强率大于良性肿瘤。然而，由于良恶性之间存在很大的重叠，以致增强率对任何特定的病例并无实用价值。当病变没有特异性表现时，单独根据其增强率或强化程度提示病变为良性或恶性并不适当。

DeSchepper等设计了一种对10个成像参数进行多元化统计分析的方法，这10个参数可单独应用，也可联合应用。他们研究后发现，当肿块在T_2WI上呈高信号、直径大于33mm以及T_1WI上信号不均匀时，可预测为恶性肿瘤，并且敏感性最高。对恶性肿瘤具有最高特异性的影像表现包括：肿瘤坏死、骨或神经血管受侵，以及平均直径大于66mm。

遗憾的是，在最后分析中没有绝对。肿瘤的良、恶性鉴别并无绝对标准。或许Sundaram等很好地总结了MRI对软组织肿瘤或肿瘤样病变评估的影响，在软组织肿瘤的解剖分期中MRI优于其他检查方法，如CT，在对软组织肉瘤的定性诊断中价值有限。

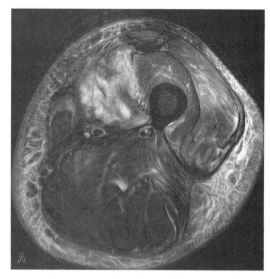 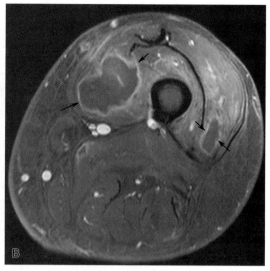

图 12.84　大腿软组织脓肿。图 A. 轴位 T_2WI 显示大腿广泛的软组织水肿，主要位于大腿前筋膜室；轴位抑脂的 T_1WI（图 B）示多发脓肿伴强化，邻近肌肉水肿

（十三）钆对比剂增强 MRI

MRI 在软组织肿瘤和肿瘤样病变的检出、诊断和分期方面的价值已得到普遍承认，但对影像评价中是否应用增强扫描仍存在争议。一般来说，增强扫描 SE 序列 T_1WI 上许多肿瘤信号强度会增高，肿瘤与肌肉及肿瘤与水肿的分界会更清楚；并能够提供肿瘤血供信息。实际上，肿瘤和肌肉之间的区分通常不需要增强仅在 T_2WI 或 STIR 上就相当清楚，而肿瘤与水肿之间要准确区别其实用价值可能并不大。如不继发外伤或出血，水肿并不多见。通常水肿被认为是肿瘤周围反应带的一部分，同样会随肿瘤整体切除而去除。

肿瘤强化提供的信息并非毫无价值。增强扫描会显著或大幅增加检查时间和费用。尽管增强 MRI 可以提供一些额外的信息，但并没有使病变显示更明显，或取代常规 T_2WI。而且，尽管注射对比剂后不良反应的发生率很低，但是确实存在。据报道，Gd-DTPA（马根维显，Berlex Laboratories, Wayne, NJ）和 gadoteridol（钆特醇，Squibb Diagnostics, Princeton, NJ）已发生了几例严重的不良反应，包括低血压、喉痉挛、支气管痉挛、过敏性反应和过敏性休克和全部不严重的不良反应。Jordan 和 Mintz 报道 1 例对 Gd-DTPA 发生的致命性反应，推测可能为过敏反应伴支气管痉挛所致。近年来，又出现一个更严重的问题，含钆对比剂会引起肾源性系统性纤维化（NSF），对确定肾功能不全患者，需要对扫描方案做出显著的改变。该病于 1997 年首次报道，并有多个系统受累，其中肌腱、肌肉和皮肤受累最常见（见第 3 章）。因此，只有在检查结果会影响治疗措施的情况下，才能应用钆对比剂增强检查。

有一个特殊情况，增强检查很有用，那就是对血肿进行评价。在这种情况下，增强检查可以显示小的肿瘤结节，而在常规 MRI 上结节可能因出血而显示不清。然而，需要注意的是，机化的血肿内纤维血管组织也可显示强化。增强检查也用于鉴别实性和囊性（坏死性）病变，或在实性肿瘤内的识别出囊性或坏死区，因为囊性和坏死区无强化。当肿瘤和液体在常规 T_2WI 上均呈高信号、边界清楚、信号均匀时，那么常规 T_2WI 对两者就难以或不能区分，但这种区分对指导穿刺活检就显得特别重要（图 12.61）。不过，需要小心的是，黏液性病变如肌内黏液瘤或黏液性脂肪肉瘤，以及透明软骨病变，软骨性病变如滑膜软骨瘤病显示几乎不强化或仅轻微强化，可以类似囊肿或有囊性成分的病变。一般来说，超声检查快速、低廉，当病变解剖位置适合时，超声检查就是鉴别囊实性病变最理想的检查方法。其他潜在优势包括对反映整个肿瘤血供状态的强化方式进行评估（图 12.85）。但必须强调的是，并非所有强化的肿瘤均为富血供性病变（图 12.81），因此，增强 MRI 要取代常规 SE 序列 T_1WI 和 T_2WI 成像也是不可能的。

（十四）术后评估

术后影像学检查对肿瘤术后、放疗后改变和术后残留或复发的鉴别极为困难，如果术后立即检查进行鉴别更不可能。至少 50% 以上的软组织肿瘤会有局部复发。因此，常规随访非常必要。MRI 和超声检查对局部复发的检出很有帮助。近年来，PET 也证明很有

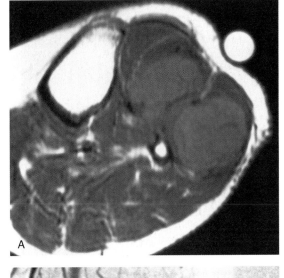
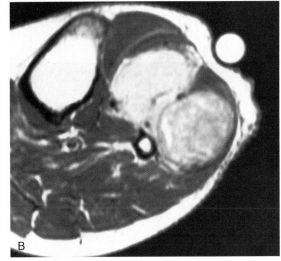
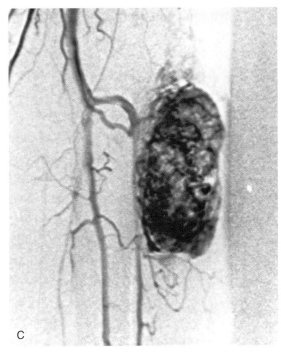

图12.85 小腿血管外皮细胞瘤，女性，66岁。相同层面轴位MRI平扫（图A）和增强（图B）T_1WI显示肿块明显强化，信号相对均匀，增强后信号接近皮下脂肪；图C.DSA动脉晚期显示肿瘤为明显富血供性病变

价值。MRI检查，手术区病变的形态和信号强度对检出局部复发最重要。Choi等提出，肿瘤复发的特征表现为长T_1、长T_2的孤立结节，伴有或不伴邻近组织变形；而不伴低或中等信号结节的积液区则为术后改变（图12.86）。

Vanel等回顾分析了182例术后随访MRI表现，其中恶性软组织肿瘤164例和纤维瘤病18例，发现T_2WI不显示高信号的25例中24例（96%）无复发；T_2WI上呈高信号不伴有肿块的79例中仅2例（3%）有复发；而T_2WI上显示有一高信号肿块的其余患者绝大多数为复发，极少为术后水瘤，放疗后假瘤罕见。动态增强MRI对最后第三组病变的鉴别非常有帮助，无强化表现者为术后水瘤，4～7min后强化者为放疗后改变，而1～3min强化者为肿瘤复发。作者建议术后3个月进行基线MRI检查，这将有助于满足手术部位愈合所需的时间。

（十五）何时活检

关于临床上所有诊断明确的病变是否需要活检这个问题并不容易回答，意见也不一致。一般来说，对明确的浅表型脂肪瘤不建议活检。作者主张骨科医生对一些特定的病例如血管瘤、肌内脂肪瘤、脂肪瘤病、骨化性肌炎和腱鞘囊肿在适当的临床条件下进行随访。同样，对可能诊断为脂肪母细胞瘤、脂肪母细胞瘤病或弹性纤维瘤的患者也建议进行随访。然而，当影像学特征无特异性时，必须要考虑到恶性肿瘤的可能。然后，与骨科医生会诊，选择适当的穿刺通道对手术计划的制订至关重要。

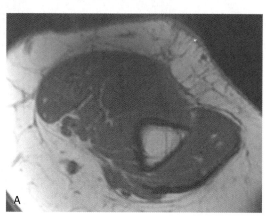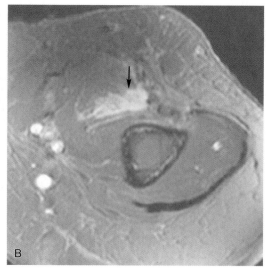

图12.86　复发性平滑肌肉瘤。轴位T_1WI（图A）和增强MRI脂肪抑制T_1WI（图B）显示肿瘤复发区域呈结节性强化（箭头）

五、骨肿瘤

骨肿瘤或肿瘤样病变的临床症状通常没有特异性，如疼痛或压痛，可伴有软组织肿块。然而，没有症状的骨骼病变经常因其他原因行影像学检查时被发现。MRI对原发性良、恶性肿瘤及骨转移瘤的评价能够提供非常有价值的信息。

（一）初次评价

常规X线平片仍是评价骨骼病变的首选检查方法，并且几乎一直是最主要的诊断手段。X线平片能够准确预测病变的生物学活性，这可以在病变的边缘及伴随的骨膜反应类型和范围得到反映。另外，相关的基质钙化方式对相应的组织学来源如软骨、骨和纤维骨性结构的判断也甚为关键。尽管其他检查如MRI和CT在骨骼病变的分期方面优于X线平片，但传统X线平片对骨骼病变进行诊断、鉴别诊断和准确评估其生物学活性（鉴别良恶性病变）仍是最佳的检查手段。

许多病变如纤维黄色瘤（非骨化性纤维瘤）、骨纤维结构不良、骨软骨瘤或内生软骨瘤实际上在X线平片上具有特征性，无须进一步进行影像学检查。其他有些病变，X线平片上呈良性表现，其长期平片随访仍持续保持稳定，可以仅需X线平片继续随访检查。MRI通常用于需要术前分期的病变（包括侵袭性良性、不确定性和恶性病变）或某些特殊问题需要解决的情况（如患者有症状但X线平片显示正常或仅仅怀疑有异常者）。对后一种情况，必须强调的是，X线平片对溶骨性骨质破坏相对不敏感。由于骨松质表面积大于骨皮质，因此，骨松质破坏需快于骨皮质，且骨松质必须减少30%～50%时溶骨性骨质破坏才能在X线平片上显示。在这种情况下，MRI就可以明确占位性病变的存在或相应的骨髓异常。

MRI作为一种可对骨肿瘤进行全面评估的多平面成像方式受到了大家的青睐，但应于X线平片检查后再行MRI检查。一般认为，MRI在肿瘤分期方面优于CT。然而，一项对341例原发性骨和软组织恶性肿瘤的多中心研究发现，在判断肌肉、骨骼、关节或神经血管结构是否受侵方面，CT与MRI差异并无统计学意义。尽管如此，由于MRI对病变显示更加清楚，以及可以多平面成像，因此，作者更愿意使用MRI进行检查。而对X线平片难以准确评价的病变，CT检查则非常有价值。CT通常用于骨骼解剖结构复杂的部位，如骨盆或肩部，在这些情况下，CT可以更好地评价病变边缘、骨膜反应和基质变化，常作为MRI的有益补充。

（二）定性诊断

尽管MRI在骨性病变的分期方面具有很高的价值，但在病变的定性诊断方面价值有限。然而，对某些病变，可以根据MRI相对特征性表现做出定性诊断，如骨软骨瘤、内生软骨瘤、软骨母细胞瘤、中心型软骨肉瘤、纤维黄色瘤（非骨化性纤维瘤）、骨内脂肪瘤、骨梗死和动脉瘤性骨囊肿（ABC）样表现的病变等。

（三）软骨源性病变

1.软骨母细胞瘤　软骨母细胞瘤是一种少见的原发性软骨源性肿瘤。最初被认为是骨巨细胞瘤的变异型，Jaffe和Lichtenstein于1942年则将其命名为软骨母细胞瘤，以强调与巨细胞瘤的不同。软骨母细胞瘤常发生于青少年和青壮年，约70%小于20岁，90%发生于5～25岁。男性比女性多见，男：女为（2～3）：1。

软骨母细胞瘤常起源于长骨骨端，典型者位于骨骺或同时位于骨骺和干骺端。该病约50%局限于骨骺，其余大多数从骨骺延伸至干骺端。孤立性位于干骺端者罕见。近50%肿瘤发生于膝关节周围。

X线平片显示圆形或椭圆形溶骨性骨质破坏，呈地图状表现，境界清楚，通常可见边缘硬化，少数病变边界不清。50%～60%伴有钙化，约50%可见骨膜反应。

MRI，病变呈分叶状，境界清楚，T_2WI上信号大多低于或等于脂肪信号，病变内小出血灶或透明软骨表现为散在的高信号区。T_1WI上病变信号与肌肉相似，与T_2WI相比信号显示更加均匀。Weatherall等报道了22例软骨母细胞瘤，其中17例（77%）伴有骨髓水肿；16例（73%）伴邻近瘤周软组织反应，超过骨膜外缘至少1cm；18例（82%）发生骨膜反应，MRI上表现为骨膜增厚和（或）信号增高，而X线平片或CT上仅11例（50%）检出骨膜反应（图12.87）。

软骨母细胞瘤伴有骨髓和软组织MRI信号异常的原因仍不清楚。Brower等提出，此影像特点可能为病变导致炎性充血和刺激局部组织反应的结果。

2. 内生软骨瘤　内生软骨瘤是由分叶状透明软骨构成的肿瘤，被认为起源于骺板。通常位于管状骨干骺端的中心，但其他很多部位都可发生。内生软骨瘤

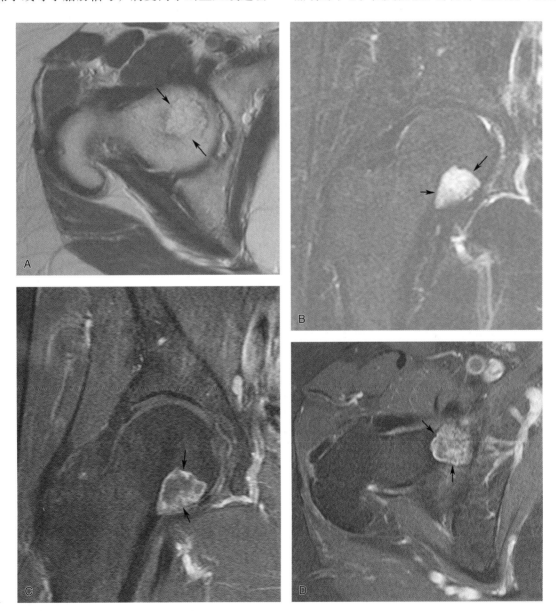

图12.87　股骨头-颈交界区软骨母细胞瘤。轴位PDWI（图A）、冠状位T_2WI（图B）和增强MRI脂肪抑制冠状位（图C）和轴位（图D）T_1WI显示软骨母细胞瘤，肿块周边强化（箭头）

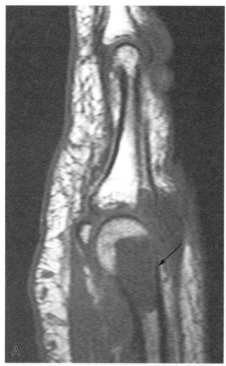
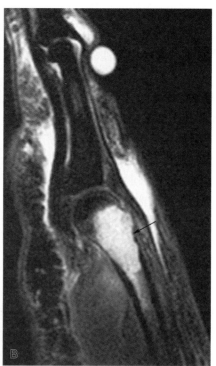
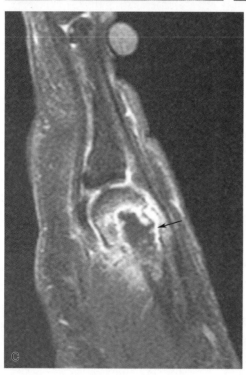

图12.88 第五跖骨远端内生软骨瘤。矢状位 T_1WI（图A）和 T_2WI（图B）以及增强MRI脂肪抑制 T_1WI（图C）显示第5跖骨内生软骨瘤（箭头），T_1WI上呈低信号（图A），T_2WI上呈高信号（图B），增强后肿块周边强化（图C）

很常见，其中手部最为常见（图12.88），约50%发生于手部。手术结果显示，骨软骨瘤约为内生软骨瘤的3倍。但这一统计结果未必正确，由于众多内生软骨瘤是因其他原因行影像学检查而意外发现，并没有组织病理学证实。

X线平片，显示病变呈中心性、地图状骨质破坏，边缘由硬化到模糊不清，变化不一。肿块通常呈分叶状，基质钙盐沉积常见，邻近骨皮质常表现为扇贝样或膨胀性改变，手部小短管状骨尤其多见。病变可侵及骨髓腔，而邻近骨皮质无扇贝样改变，如果无钙盐沉积，X线平片则难以显示。

Cohen等发现，含有透明软骨基质的软骨样病变具有特征性MRI表现。T_2WI上呈境界清楚的分叶状均匀高信号，反映了透明软骨中水含量与黏多糖成分的高比值。T_1WI上常表现为分叶状髓内病变，与骨骼肌信号相仿。偶尔 T_1WI上可见高信号带，可能因病变内的髓内脂肪所致（图12.89）。病变在FSE T_2WI上的信号强度较常规 T_2WI有所减低（图12.89）。

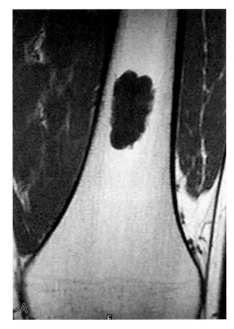 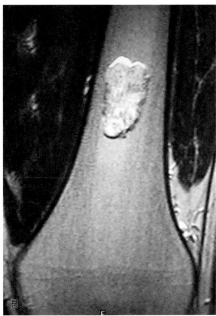 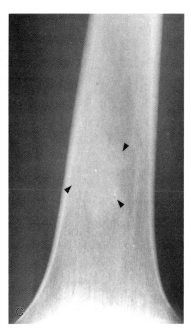

图12.89　股骨远端内生软骨瘤，男性，31岁。冠状位T_1WI（图A）和快速自旋回波T_2WI（图B）显示髓内分叶状肿块，T_1WI信号约与骨骼肌相似，T_2WI信号比脂肪高；图C.前后位X线平片显示病灶内有细小钙化灶（箭头）

四肢骨内生软骨瘤和髓内软骨肉瘤的鉴别相当困难，而MRI对此帮助很大。Murphey等在对187例软骨性病变（92例内生软骨瘤和95例软骨肉瘤）的回顾性研究中，能够成功的对90%以上的病变做出鉴别。这主要依据临床表现和影像特点，包括与病变相关的疼痛、骨内膜扇贝样压迹（超过皮质厚度的2/3）、骨皮质破坏、软组织肿块、骨膜反应（X线平片显示）和明显放射性核素浓集（高于髂嵴）（图12.90）。增强MR中，病变有无强化及其强化方式对病变的鉴别无统计学意义。

3.骨膜软骨瘤　骨膜软骨瘤是起源于骨膜的相对罕见的软骨肿瘤，约占所有软骨肿瘤的1%。多数发病在30岁以下，好发于手足短骨，长骨少见且以肱骨近端和胫骨近端常见。

X线平片显示骨膜软骨瘤位于骨皮质旁，邻近骨皮质呈扇贝样压迹。病变周围可见薄层皮质骨或骨膜新生骨，一般不侵及髓腔，约50%的病变可见基质钙盐沉积。CT检查，病变可以显示钙化和低密度区，这表明此表现为透明软骨性肿瘤发生钙化所致。MR检查，肿瘤T_1WI呈低至中等信号，T_2WI和液体敏感序列呈高信号（图12.91），钙化灶和基质钙盐沉积区在所有序列中均呈低信号。MRI增强表现不一，但一般会显示软骨性肿瘤外周及其分隔强化的特点。

骨膜软骨瘤与骨膜软骨肉瘤在影像学上通常难以鉴别。骨膜软骨肉瘤为低度恶性肿瘤，通常与骨膜软骨瘤的影像学表现存在着很大重叠。病变大小是区分骨膜软骨瘤和骨膜软骨肉瘤最可靠的指标，病灶超过3cm则提示为恶性。

4.骨软骨瘤　骨软骨瘤是最常见的良性骨肿瘤，据梅奥诊所统计，占良性病变的32%。病变起源于干骺端，为外伤或先天性软骨膜缺失导致干骺端异常的软骨化生中心形成所致。罕见情况下，骨软骨瘤可因外伤或放疗导致。根据骨软骨瘤形态，通常分为有蒂型和无蒂型（宽基底型）。显然，肿瘤起源于骨表面，患骨的骨皮质、骨髓腔分别与骨软骨瘤的骨皮质、骨松质相延续，瘤体表面覆盖有厚薄不一的透明软骨帽。

许多骨软骨瘤无临床症状，常因其他检查偶然发现，少数以无症状肿块就诊。就诊时出现症状者，通常与肿瘤大小、发病部位或发生骨折有关。极少数情况下，病变可与被覆组织摩擦形成黏液囊肿。骨软骨瘤恶变罕见。

X线平片显示骨软骨瘤起源于长骨表面，可发生于任一软骨内化骨的骨骼。有蒂型骨软骨瘤的柄一般背向骨端而指向骨干方向。骨软骨瘤的软骨帽变化很大，从伴有针状、絮状、弧形和环状等特征性钙化的厚软骨帽到软骨帽纤薄到近乎不能显示等表现不一。

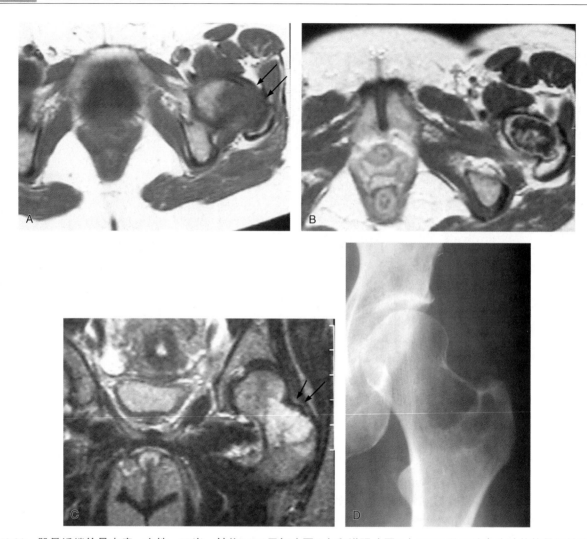

图12.90 股骨近端软骨肉瘤,女性,50岁。轴位MRI平扫(图A)和增强(图B)T_1WI显示髓内分叶状软骨源性病变,周边和分隔强化,邻近骨皮质呈贝壳样侵蚀,伴软组织侵犯;图C.冠状位T_2WI显示肿瘤向邻近软组织轻微延伸(箭头);图D.X线平片显示分叶状溶骨性骨质破坏,边缘表现不一,局部模糊,无骨膜反应和基质钙化

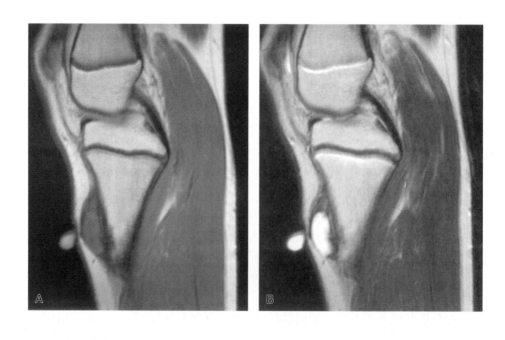

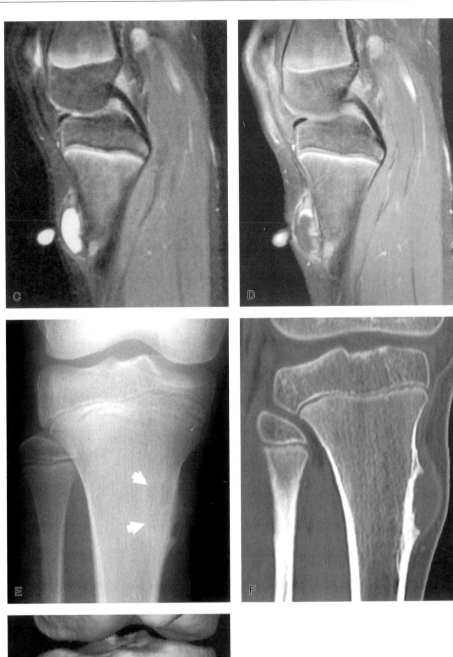
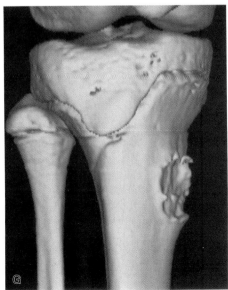

图12.91 胫骨近端骨膜软骨瘤，女性，11岁。矢状T_1WI（图A）和快速自旋回波T_2WI（图B）显示肿块起源于骨皮质；图C.矢状位STIR显示病变呈明显高信号；图D.矢状之前MRI脂肪抑制T_1WI显示肿块外周强化；图E.X线平片显示皮质旁肿块（箭头），病灶边缘不清；图F.重建斜冠状位CT显示了病变与皮质的关系，另见肿块密度低于邻近软组织密度；图G.3DCT更直观显示骨皮质扇贝样改变

MRI极少用于骨软骨瘤的诊断，然而对临床上有症状或怀疑发生恶变的肿瘤，MRI评价则非常有价值。透明软骨帽T_1WI上与骨骼肌信号近似，T_2WI上则高于脂肪信号。瘤体被覆的软骨膜表现为肿瘤边缘薄层的低信号。MRI也可以精确测量软骨帽的厚度，这具有重要的临床意义，因其有助于对那些最易恶变为继发性软骨肉瘤的骨软骨瘤做出预测。通常认为肿瘤的恶变风险与软骨帽的厚度具有直接关系，尤其软骨帽厚度超过2cm或3cm时更易恶变（图12.92）。另外，研究发现超声检查在评估软骨帽厚度方面与MRI一样准确。

增强MRI，骨软骨瘤可显示弧线样强化，代表乏细胞性透明软骨小叶间的纤维血管组织发生强化。Geirnaerdt等在27例低级别软骨肉瘤中发现24例呈弧线样强化，并提出这一影像表现有助于将低级别软骨肉瘤（Ⅰ级和Ⅱ级）与高级别软骨肉瘤（Ⅲ级）区分开来。尽管这种强化模式在提示软骨性肿瘤方面有帮助，但对其有效性存在争议，仍有待其他研究进一步证实。最近，Geirnaerdt等研究指出，根据时间-信号强度曲线测算的增强率可能成为重要的鉴别指标，软骨肉瘤呈早期强化，而内生软骨瘤则没有。

5.普通型软骨肉瘤　普通型髓内软骨肉瘤是最常见的原发性软骨肉瘤类型，又被称为中心型软骨肉瘤。虽然有许多其他亚型的软骨肉瘤，但普通型髓内软骨肉瘤最容易诊断。肿瘤好发于40～50岁的成人，男性多见。软骨肉瘤是第三常见的原发性骨恶性肿瘤，发病率仅次于多发性骨髓瘤和骨肉瘤。软骨肉瘤占所有活检原发性骨肿瘤的3.5%，占原发性恶性骨肿瘤的20%～27%。临床上，至少95%的患者可发生非特异性疼痛，这种疼痛常表现为潜伏性、进行性发展，夜晚加重，并且在就诊之前已存在数月至数年。病理性骨折常见，见于3%～17%首次就诊的普通型软骨肉瘤患者。

普通型髓内软骨肉瘤好发于股骨，占20%～35%，其次为胫骨（5%）。长管状骨软骨肉瘤最常见于干骺端（49%），其次为骨干（36%）。发生于肱骨和腓骨的软骨肉瘤几乎均位于近端。

X线平片，普通型髓内软骨肉瘤通常表现为溶骨性和硬化性混杂密度区，硬化区代表软骨基质钙盐沉积。约2/3的病变会显示基质钙化，其钙化特征表现为环状和弧形。高级别软骨肉瘤的基质钙盐沉积区相对较小。Murphey等发现骨内膜扇贝样压迹的深度是鉴别长骨内生软骨瘤与软骨肉瘤最为显著的特征。骨内膜扇贝样压迹深度达到骨皮质正常厚度的2/3是软骨肉瘤诊断的有力证据。长骨病变呈广泛纵向性骨内膜扇贝样改变（超过病变长度范围的2/3）也更提示为普通型软骨肉瘤，但不及压迹深度那么具有特征性。

MRI是评价普通型髓内软骨肉瘤骨髓受累程度的最佳检查方法。T_1WI显示骨髓被肿瘤组织替代呈中低信号。35%的长骨髓内软骨肉瘤残留黄骨髓，T_1WI上表现为斑点高信号，但相较于65%的内生软骨瘤残留黄骨髓则明显少得多。软骨肉瘤非钙化区T_2WI上呈高信号表现，代表高含水量的透明软骨（图12.93）；肿瘤基质钙盐沉积常见，所有MRI序列上均呈低信号；因此T_2WI上病变信号常显示不均。增强MRI，通常肿瘤强化程度表现为轻度，强化方式为周边和分隔强化。当软组织广泛延伸时，透明软骨显示的高信号及周边和分隔强化的方式可提示为复杂的囊性或黏液样病变（图12.94）。

（四）纤维源性病变

1.纤维黄色瘤（非骨化性纤维瘤）　纤维黄色瘤、非骨化性纤维瘤和纤维性骨皮质缺损是被用来描述发生于长骨干骺端、组织学表现相似的一类病变。此类病变相当常见，Caffey在连续研究中发现36%的儿童单发或多发。因病变临床表现不一，导致命名混乱。位于干骺端、体积较小、偏心性病变且局限于骨皮质者通常称为纤维性骨皮质缺损，可符合Caffey描述的大部分病例。

病变持续存在、间歇性生长且向骨髓腔内延伸者通常称为非骨化性纤维瘤。作者更喜欢以纤维黄色瘤命名，由于该病由梭形纤维母细胞、散在巨细胞和泡沫（黄色瘤）细胞构成，这能更好地反映其病理学特点。此外，病变可发生骨化或硬化，这也避免使用骨化和非骨化性纤维瘤这类术语来描述治愈的病变。

纤维黄色瘤X线表现具有特征性，其位于长骨干骺端，呈偏心性、扇贝样、地图状溶骨性病变，边缘硬化。MRI检查时意外发现纤维黄色瘤并不少见，其MRI表现与X线表现一致，通常表现为边界清楚、偏心性、扇贝样的干骺端病变。病变信号变化不一，但大多SE序列T_1WI和T_2WI上均呈低信号，这代表瘤内含有纤维组织和含铁血黄素沉着。另外，瘤内胶原蛋白和骨化也会导致信号减低（图12.95）。病变有时在所有脉冲序列上会出现类似脂肪或囊肿的信号区。纤维黄色瘤可继发ABC，显示液-液平面。MRI增强，几乎80%的病变明显强化，其余病变则边缘和间隔有强化。

2.骨纤维结构不良　骨纤维结构不良是一种常见

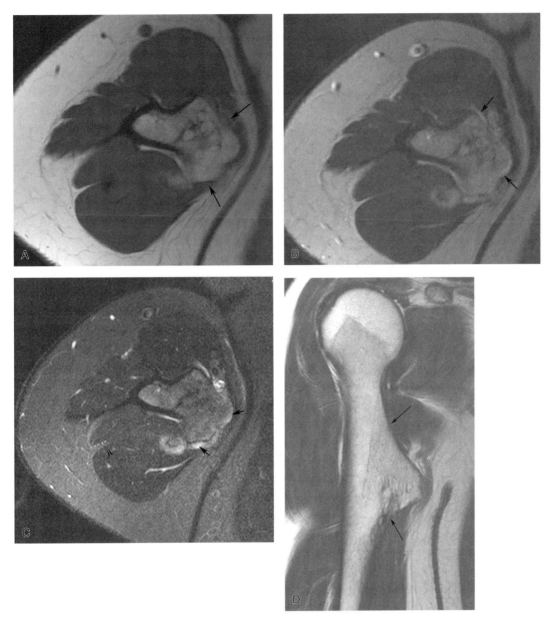

图12.92　肱骨无蒂（宽基底型）骨软骨瘤。轴位T_1WI（图A）、T_2WI（图B）以及增强MRI脂肪抑制T_1WI（图C）显示肱骨骨软骨瘤，伴薄层软骨帽（箭头）；矢状位T_1WI（图D）显示病变呈宽基底（箭头），正常骨髓信号延伸至病变内

的骨骼发育异常，常见于青少年和青壮年。本病并非真性肿瘤，而是一种发育异常，病变区正常的骨髓腔被纤维骨样组织取代。病变可累及单骨（单骨型骨纤维结构不良）或多骨（多骨型骨纤维结构不良）。单骨型约为多骨型的6倍（图12.96）。后者常伴有皮肤色素沉着（Cafe-au-lait，咖啡牛奶斑），1/3～1/2以躯干多见。

骨纤维结构不良可见于任何年龄，但通常多为10～20岁的年轻人，75%发病不超过30岁。多骨型发病较早，平均年龄8岁，2/3的患者8岁前发病。

X线平片，显示为骨髓腔内病变，纤维骨样组织取代正常骨髓。病变区纤维骨样组织内编织骨的数量及其骨化的范围最终决定了病变的密度。患骨轮廓呈膨胀性改变，皮质变薄。病变周围边缘可见硬化，境界清楚，其内可见骨小梁样粗大的骨嵴。

关于骨纤维结构不良MRI表现的首次报道显示，所有SE序列上均呈低信号。然而，最近报道病变在T_1WI上信号与骨骼肌相似，T_2WI上则信号变化较大。约2/3的病变T_2WI上高于脂肪信号，其余1/3的病变则与脂肪或骨骼肌信号近似。病变信号相对均匀，除非合并骨折或继发ABC。MRI增强，约75%的病变中心强化，25%为外周边缘强化（图12.86）。

（五）骨样骨瘤

骨样骨瘤是一种相对常见的良性骨源性病变，约占良性骨肿瘤的12%。"骨样骨瘤"一词由Jaffe于

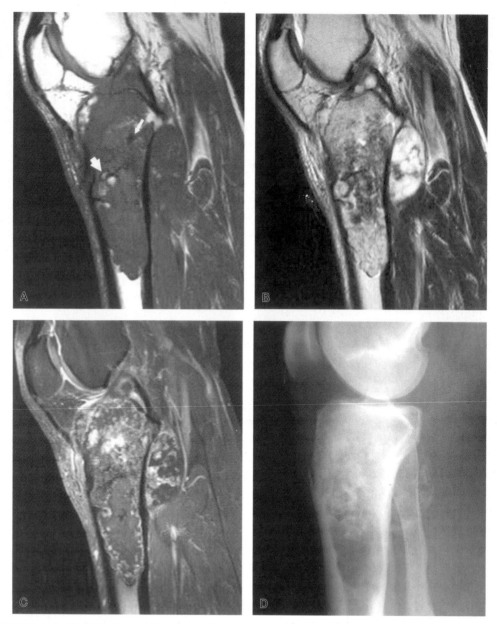

图 12.93　胫骨近端中心型软骨肉瘤,男性,56 岁。矢状位 T_1WI(图 A)和快速自旋回波 T_2WI(图 B)显示胫骨近端较大肿块,信号不均;另见肿块中心伴有黄骨髓信号(图 A,箭头),胫骨后骨皮质内膜呈扇贝样改变及其后方软组织肿块;病变中心区域低信号为基质钙盐沉积所致;图 C. 矢状位增强 MRI 脂肪抑制 T_1WI 显示分隔和周边明显强化;图 D.X 线平片显示溶骨及成骨混合型骨质破坏,硬化区代表软骨基质钙盐沉积。另见病变向后方延伸

1935 年,首次在医学文献中使用,用以描述 5 例由类骨质和非典型骨组成的良性成骨性肿瘤。全部 5 个病例均因考虑为炎性病变——骨髓炎或骨脓肿而施行手术,但最后无一例发现脓液。虽然类似的病例 Hitzrot 和 Bergstrand 在 1930 年以及 Milch 在 1934 年均有报道,但他们都未能确定病变的性质,是 Jaffe 非常明确的将骨样骨瘤确立为一个有独特临床表现和病理特点的病变。此后,又有 1000 多例文献报道,确定其为一种常见的良性病变。

实际上,骨样骨瘤可发生在任何骨骼,但好发于下肢,50% 以上发生于股骨和胫骨。大多数病变位于长管状骨的骨皮质,骨干或干骺端常见。剩余病变约 30% 平均分布于脊柱和手足部。发生于脊柱的骨样骨瘤,腰椎最常见,且常累及椎弓。局限于椎体的病变并不多见。关节内骨样骨瘤以髋关节最多见。

骨样骨瘤常见于年轻人,约 50% 发生于 10~20 岁,男性好发。典型症状是出现疼痛,持续数周至数年。常常夜间疼痛加重,可使患者在夜间疼醒。患者服用阿司匹林的效果不一,约 75% 的患者在服用水杨酸类药物后症状缓解。

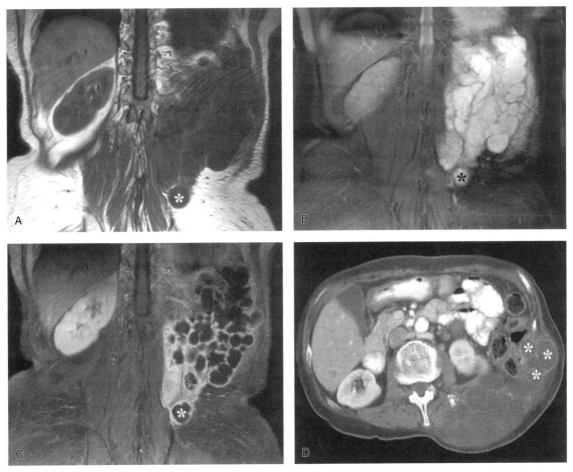

图12.94 左侧第10后肋复发性中心性软骨肉瘤，女性，70岁。冠状位T_1WI（图A）和屏气液体敏感梯度回波序列（图B）显示后胸壁巨大分叶状肿块，透明软骨小叶有液体样信号特征（星号）；图C.冠状位增强MRI脂肪抑制T_1WI显示病灶有明显强化区，透明软骨非强化区可类似多囊性病变；图D.轴位增强CT显示左季肋区肿块，范围较广，透明软骨小叶呈低密度（星号）

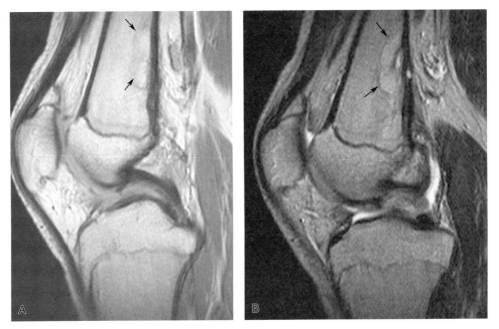

图12.95 股骨远端非骨化性纤维瘤（纤维黄色瘤），男性，10岁。矢状位T_1WI（图A）和T_2WI（图B）显示股骨远端有一非骨化性纤维瘤（箭头）

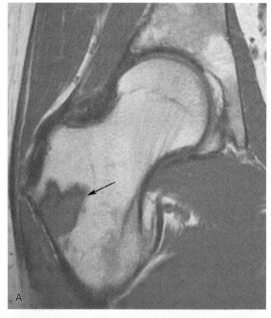
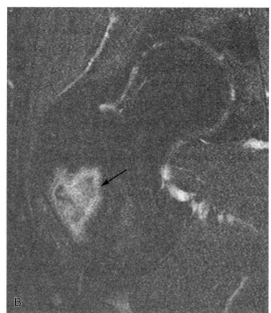
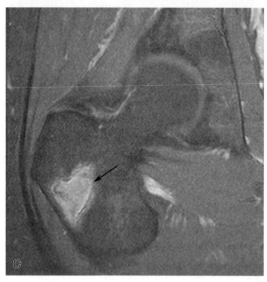

图12.96 骨纤维结构发育不良。冠状位 T_1WI（图A），T_2WI（图B）和增强MRI脂肪抑制 T_1WI（图C）显示近股骨大转子区有一局灶性病变（箭头），T_1WI 上呈低信号，T_2WI 上呈高信号，增强后病灶强化不均，并以周边强化为主

Edeiken等于1966年根据瘤巢在X线平片上部位的不同，将骨样骨瘤分为三型，每型均伴有不同程度的骨质硬化。

（1）皮质型骨样骨瘤：最常见。典型表现为长骨骨干特别是股骨和胫骨呈梭形改变、骨质硬化伴有骨皮质增厚。代表病变的特征性透亮区通常位于骨质硬化的中心，骨质硬化为骨的反应性增生，手术切除骨样骨瘤后可消退。病变可表现为透亮区或含有数量不等的骨化，有时接近完全不透X线，病变常称为瘤巢（图12.97）。

（2）骨松质型（也称为髓质型）骨样骨瘤：发病率中等，好发于股骨颈、手足骨及椎体附件。患者就诊时，瘤巢远处通常可见轻至中度的骨质硬化。不同于典型的皮质型表现，骨松质型的瘤巢并不一定位于骨质硬化的中心。这种特点有利于病变的切除，而瘤巢的切除对治愈至关重要。首次X线平片可显示正常或仅在回顾性分析时才发现异常。邻近关节存在滑膜炎和关节积液时，关节间隙可增宽（图12.98和图12.99）。

（3）骨膜下型骨样骨瘤：罕见。表现为软组织肿块，与患骨紧密相连。常位于股骨颈内侧和手足骨，最常见部位为距骨颈部。病变邻近骨质可出现压迫性萎缩或不规则骨质吸收。骨膜下型几乎不产生反应性骨质硬化。骨松质型和骨膜下型通常发生于关节内和关节旁。如Kattapuram等广义上所定义的，发生于长骨骨端、关节内或关节周围以及关节囊和滑膜包绕或接近的骨内骨样骨瘤（如游离体）均称为关节内骨样骨瘤。

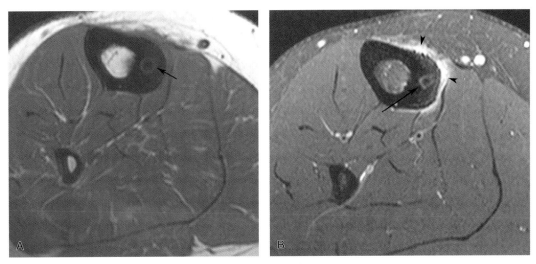

图12.97 皮质型骨样骨瘤，男，19岁。有夜间疼痛，服用阿司匹林后疼痛缓解。轴位（图A）和增强MRI脂肪抑制（图B）T₁WI显示肿瘤瘤巢（箭头）及皮质旁水肿（箭头）

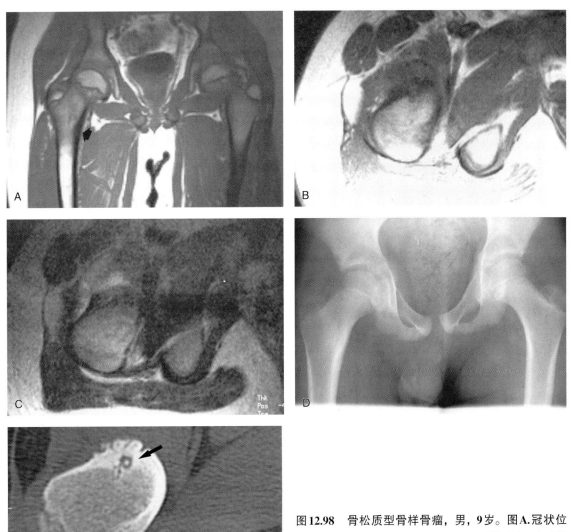

图12.98 骨松质型骨样骨瘤，男，9岁。图A.冠状位T₁WI显示右股骨内侧骨皮质轻度增厚（箭头）；右髋轴位T₁WI（图B）和T₂WI（图C）显示肿瘤继发性改变，但并未显示瘤巢本身；图D.相应X线平片显示右髋关节轻度骨质疏松，股骨近端内侧骨皮质增厚，瘤巢未能清楚显示；图E.股骨颈轴位薄层CT显示病变最佳

CT仍是诊断骨样骨瘤的重要检查方法。CT上，皮质型或海绵型骨样骨瘤的瘤巢表现为圆形或卵圆形低密度灶，边界清楚，周围骨质硬化程度不一，从轻度硬化到广泛的骨膜新生骨形成。研究证明CT对骨样骨瘤的手术定位也非常有价值。

Glass等报道过一例股骨颈关节内骨松质型骨样骨瘤的MRI表现。瘤巢T_1WI和T_2WI上均显示为低信号；T_2WI上，瘤巢周围可见高信号区，可能代表病变周围骨髓内的炎性反应。可伴有邻近关节滑膜炎和关节间隙增宽。Yeager等则报道一例踝骨关节内骨样骨瘤显示弥漫性骨髓信号异常。Woods等对3例骨样骨瘤的反应性软组织肿块的MRI表现与病理表现对照研究发现，病变在突出的黏液瘤样变背景上伴有炎症改变。骨髓腔表现为"骨髓脂肪浆液性萎缩"，其特征为正常骨髓成分减少，而由蛋白类物质取代。也有学者研究证实了骨髓水肿的特点，Ehara等研究发现，不到15岁的年轻患者骨髓水肿更加明显。此外，骨髓水肿的程度与症状持续的长短及病变的位置之间没有关系（图12.99）。

Houang等报道了1例C_4椎体钩突的骨样骨瘤的MRI表现，病变由CT和核素扫描时发现。MRI检查，显示C_3和C_4均显示信号异常，SE序列T_1WI上呈低信号，T_2WI上呈高信号，这提示有骨髓水肿和局部炎症反应。瘤巢在T_1WI和T_2WI上均呈低信号，可能为病变钙化所致。有趣的是，Crim等报道了1例发生于T_3椎弓根的骨母细胞瘤也有类似的骨髓信号异常。这一病例中，邻近椎体、肋骨和椎旁软组织也有类似的异常改变，MRI增强后，病变区也可显示弥漫性强化。通过组织学对照研究发现，骨髓和软组织异常信号区与水肿和炎性浸润有关。

常规MRI通常很难发现骨样骨瘤，多达35%的病例可能会被遗漏。目前，CT仍被认为是诊断骨样骨瘤的重要影像学方法，而MRI增强检查也很有价值。Liu等研究发现，动态增强MRI在病变显示方面等于或更优于薄层CT。

过去对骨样骨瘤的治疗包括完全切除，或对某些病例进行长期药物抗炎治疗。现今，对其治疗通常选择射频消融的方法。

（六）骨内脂肪瘤

虽然脂肪瘤是最常见的软组织肿瘤，而骨内脂肪瘤比较罕见。Ramos等于1985年对文献回顾性分析时仅发现了60例骨内脂肪瘤。而作者认为骨内脂肪瘤并不少见，会因其他原因检查偶尔意外发现。骨内脂肪瘤最常发生于长骨干骺端，尤其见于腓骨、股骨、胫骨和跟骨。据报道，约2/3的患者具有症状，常表现为病变处疼痛和肿胀。

骨内脂肪瘤由成熟脂肪细胞构成。如果没有X线平片，仅借助其他资料，病理学家根据脂肪坏死、囊变和缺血性骨化可能会提示骨梗死。

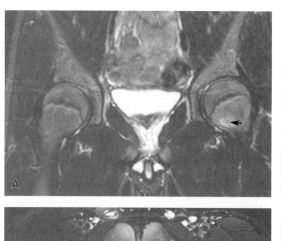
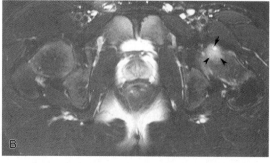
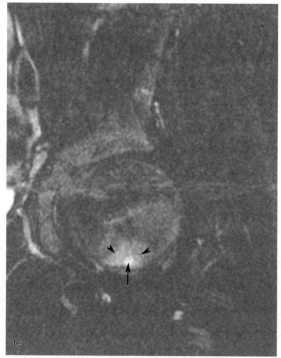

图12.99 股骨颈关节囊内骨样骨瘤。冠状位STIR（图A），轴位快速自旋回波T_2WI（图B）和增强MRI脂肪抑制T_1WI（图C）显示小瘤巢（箭头）及其周围水肿（箭头）

X线平片，骨内脂肪瘤表现为境界清楚的溶骨性病变，边缘硬化。病变常呈分叶状，并伴有骨嵴。病变内可见缺血性骨化灶以及囊肿。跟骨内脂肪瘤常位于该骨的前份。MRI能够显示骨内脂肪瘤的形态，病变在所有脉冲序列上均与骨髓脂肪信号一致（图12.100）。病变内骨化区和囊变区在MRI上也容易检出（图12.101）。

（七）骨巨细胞瘤

骨巨细胞瘤是一种相对常见的良性肿瘤，具有局部侵袭性，约占经活检原发性骨肿瘤的5%。病变好发年龄为20～40岁。骨巨细胞瘤首次于1818年被描述，但直至1940年才被作为一种具有独立临床病理特点的病变而从其他巨细胞性病变中独立出来。该病由单核基质细胞和多核巨细胞构成。

X线平片，骨巨细胞瘤主要表现为地图状溶骨性破坏，通常境界清楚，边缘无硬化。边缘硬化虽有报道，但是罕见。约15%病变边缘不清。骨巨细胞瘤常见于长骨骨端，但其起源于干骺端并生长至软骨下区。病灶内无基质钙化，骨膜反应少见。病变邻近皮质穿破并不少见，占所有病例的33%～50%。

骨巨细胞瘤通常X线平片就能确诊，而MRI常用

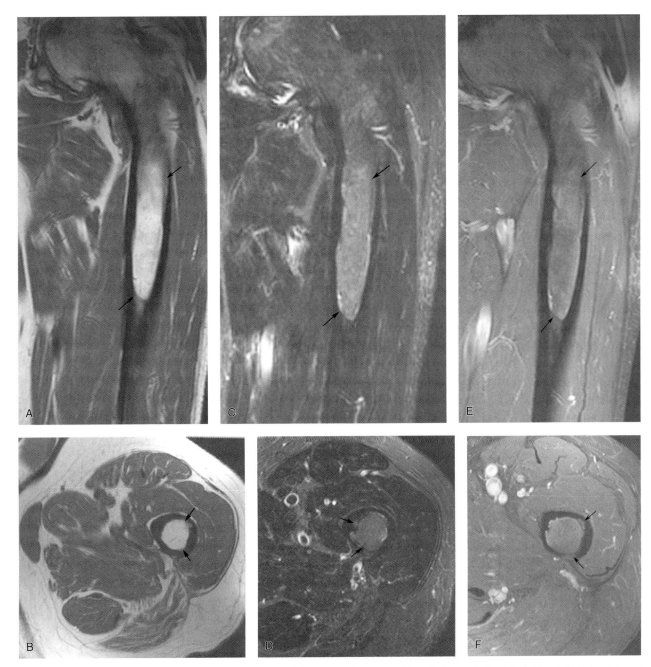

图12.100 股骨近端骨内脂肪瘤。冠状位（图A）和轴位（图B）T_1WI、冠状位（图C）和轴位（图D）脂肪抑制T_2WI以及冠状位（图E）和轴位（图F）增强MRI脂肪抑制T_1WI显示骨内脂肪信号病变，伴骨内膜扇贝样改变（箭头）

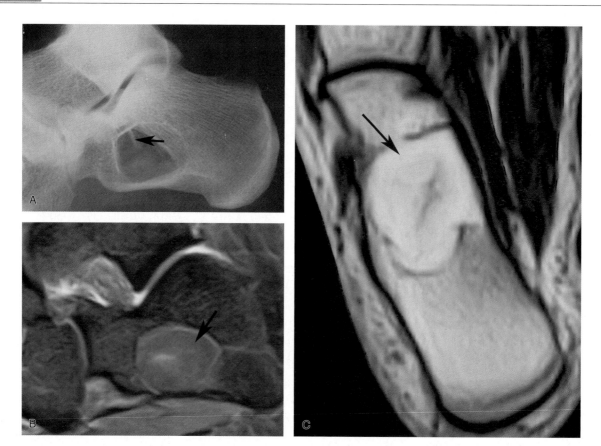

图12.101 跟骨内脂肪瘤。图A.侧位X线片显示境界清楚的透亮区,伴中心骨化或钙化(箭头)。轴位T_1WI(图B)和矢状位脂肪抑制快速自旋回波T_2WI(图C)显示脂肪信号病变,伴中心骨化区(箭头)

来评估病变范围、有无伴软组织肿块以及与皮质邻近结构的关系。骨巨细胞瘤的MRI信号表现并无特异性(图12.102和图12.103),但SE序列T_1WI上常与骨骼肌信号近似,而T_2WI上则呈不均匀高信号,含有相对于骨髓脂肪分别呈低、等及高的混杂信号区。低信号区为含铁血黄素沉着所致,约63%的病例可见。

骨巨细胞瘤的治疗主要为切刮术后植骨或骨水泥。当采用单纯刮除植骨术时,复发率接近45%。应用高速磨钻、苯酚、液氮或过氧化氢进行灭活处理后,再用骨水泥填充无效腔能够将复发率降低到10%~29%。由于骨巨细胞瘤复发率较高,因此影像学随访很重要(图12.104)。

(八)肿瘤样病变

1.骨梗死 骨梗死是指骨和骨髓细胞缺血性死亡所致的病理状态。习惯上,骨坏死、缺血性坏死和无菌性坏死通常用于骨骺和关节下骨质受累,而骨梗死则常用于干骺端和骨干受累。骨梗死包括中央区为死亡的骨和骨髓,周围为缺血损伤的骨和骨髓、活动性充血带及存活的骨和骨髓。病变修复从缺血骨和存活骨的结合带开始,这也正是X线平片上所显示的围绕梗死所形成的葡行状致密边缘的原因。

X线平片,长期的骨梗死常可很好的显示,典型表现为境界清楚的干骺端病变,边缘呈葡行状。MRI上,SE序列T_1WI和T_2WI上均呈低信号,可能病变内纤维化所致。有时,T_2WI上可见高信号区,可能代表陈旧性骨梗死囊变的形成。

Munk等报道了8例早期骨梗死的影像表现,X线平片上显示干骺端斑点状透亮区,无或仅伴有轻微骨质硬化。其中4例骨梗死MRI显示与骨髓内脂肪相似,在所有脉冲序列上均呈中等至高信号,伴有葡行状的薄层边缘,SE序列T_1WI和T_2WI上均呈低信号(图12.105)。

2.动脉瘤样骨囊肿 动脉瘤样骨囊肿(aneurysmal bone cyst,ABC)的概念来自Jaffe和Lichtentein 1942年报道的2例单房性骨囊肿,发现这两例骨囊肿表现为"特殊的含血大囊肿",因此,将其称为动脉瘤样骨囊肿。随后,Jaffe用ABC来专指该病,以"动脉瘤样"强调患骨"爆裂样"扩大的轮廓,而"骨囊肿"则强调病变周围有一薄层骨壳,主要表现为一个充满血液的囊腔。

正如Jaffe和Lichtenstein最初描述的那样,ABC十分具有特征性,是一种具有独特的X线和病理特点的病变。然而,其性质至今未明。针对这个问题,

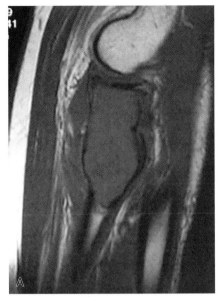
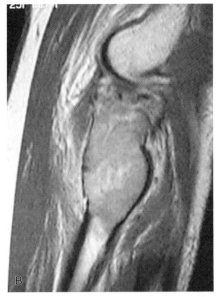
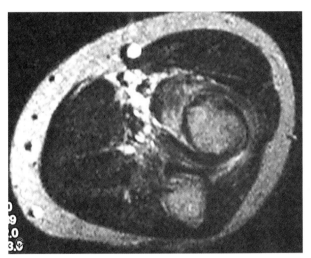
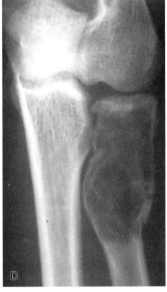

图12.102 骨巨细胞瘤，女性，25岁。矢状位MRI平扫（图A）和增强（图B）T_1WI显示桡骨近端骨质破坏，有强化表现，并延伸至骨端。桡骨近端轻度膨胀变形，并软组织肿块形成；图C.轴位T_2WI显示病变呈不均匀等信号，这导致软组织肿块是否形成难以判断；图D.X线平片显示桡骨近端地图状溶骨性骨质破坏，伴有病理性骨折。病变延伸至骨端，桡骨近端轻度膨胀变形，无基质钙盐沉积表现

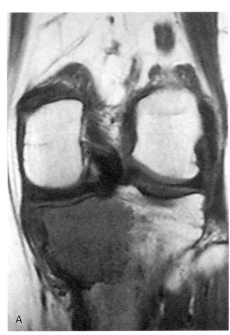
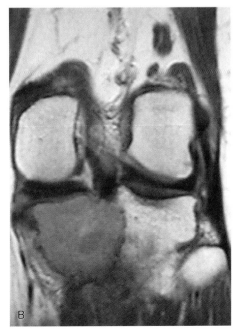

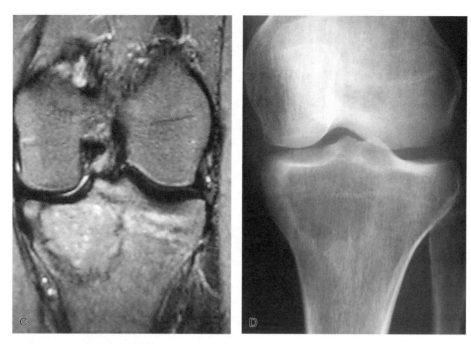

图12.103 骨巨细胞瘤，女性，27岁。冠状位MRI平扫（图A）和增强（图B）T_1WI显示胫骨近端骨质破坏，有强化表现，并延伸至骨端，病变周围骨髓信号异常；图C.相同层面冠状面T_2WI显示病变呈中等高信号；图D.X线平片显示胫骨近端地图状溶骨性骨质破坏，从干骺端延伸至骨端

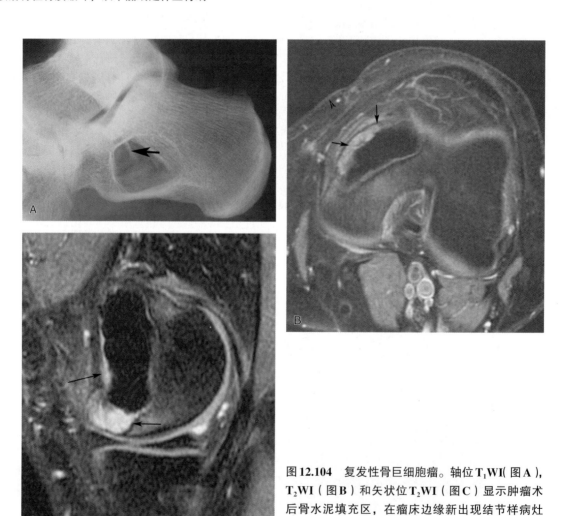

图12.104 复发性骨巨细胞瘤。轴位T_1WI（图A），T_2WI（图B）和矢状位T_2WI（图C）显示肿瘤术后骨水泥填充区，在瘤床边缘新出现结节样病灶（箭头）。图A错误，跟骨图片

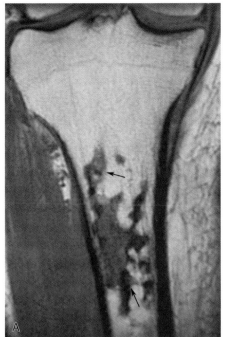
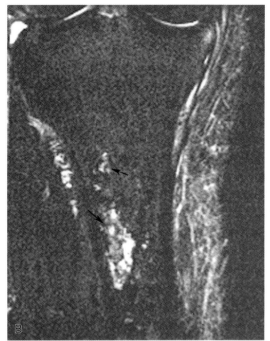
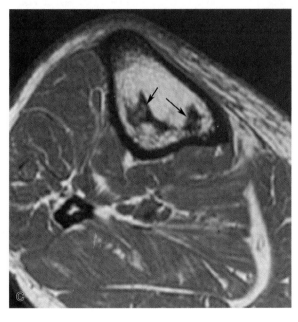

图 12.105　胫骨近端骨梗死。冠状位 T_1WI（图 A）和 STIR（图 B）以及轴位 T_1WI（图 C）显示匍行状病变（箭头）

Jaffe 在其首次报道和随后论著中实际上均推测 ABC 可能为继发病变，因原发病变突然大量出血使自身遭到破坏所致。ABC 作为继发改变这一观点已被众多学者证实，约 1/3（29%~35%）的病例存在原发病变。其中，骨巨细胞瘤最常见，占全部原发病变的 19%~39%；其他常见的原发病变包括软骨母细胞瘤、骨母细胞瘤、纤维黄色瘤（非骨化性纤维瘤）和软骨黏液样纤维瘤。少见的原发病变包括孤立性骨囊肿、骨纤维结构不良、纤维组织细胞瘤、嗜酸性肉芽肿、放射性骨炎、骨肉瘤、外伤（包括骨折）、纤维肉瘤甚至转移性肿瘤。

大体上，ABC 被比作"充满血液的海绵"，由海绵样血腔组成，腔内充满血液，互相吻合，伴囊壁样分隔。其间隔由纤维母细胞、肌纤维母细胞、破骨细胞样巨细胞、类骨质和编织骨构成。约 1/3 的病例可见特征性的网状、花边样的软骨样物质。Mirra 指出，这种表现即使不具特征性，也可强烈提示 ABC 存在修复。这支持 ABC 可能主要为原发性病变的一种修复过程的观点，很可能是外伤或肿瘤诱导血管异常改变的结果。

要对 ABC 进行适当的治疗，就需要认识到 ABC 是特殊的病理生理学变化导致的结果；如果有可能，要尽可能确认原发病变，这对治疗至关重要。这对髓内病变尤其如此。如果发现没有合并原发病变，治疗 ABC 通常采用刮除植骨术，对于复发 ABC 则采取更积极的治疗方法；如果病变更具侵袭性，则治疗必须直接针对更侵袭性的治疗方案。显然，骨肉瘤合并ABC时则必须按骨肉瘤进行治疗，而继发ABC的骨巨细胞瘤预期具有更大的局部复发的潜能。

大多数ABC（约80%）发病年龄小于20岁，5岁以下儿童罕见。超过50%的ABC发生于长骨，12%~30%的病变发生在脊柱。骨盆约占所有扁骨发病的50%。临床表现大多为疼痛和（或）软组织肿胀，症状持续通常少于6个月。Vergel De Dios等报道了238例原发性ABC中，多骨受累有20例，占8.4%，其中95%累及相邻椎体。

ABC影像学表现反映了其病理生理学变化。Bonakdarpour等研究指出，在26例ABC发现有原发病变中，21例（80%）显示典型的原发病变的X线表现，其余病例X线平片上呈偏心性、溶骨性、膨胀性改变，患骨表现为爆裂样或气球样外观，并常伴有纤细的骨小梁样分隔。X线平片上，ABC有时会显示软骨样基质钙化的云絮状致密影，这表示ABC囊壁内发生了软骨钙化。组织学证实，约1/3的病例可见软骨样钙化，当钙化量足够大时，X线平片和CT才会显示。Gold和Mirra在15例ABC中仅发现2例（13%）；而Vergel De Dios等则在138例中发现22例（16%）显示细微钙化。

MRI上，ABC通常境界清楚，呈分叶状。病变内可见分隔及和液-液平面，相邻囊腔可以具有明显不同的影像特征。ABC囊壁及其间隔较薄，边缘清晰，呈低信号，被认为是纤维组织结构。病变囊腔内的液-液平面区域，T_1WI上其上下方液体均呈高信号，可能与含有正铁血红蛋白有关。因此，液-液面T_1WI上较少见。MRI增强，纤维组织间隔可见强化（图12.106）。必须铭记，液-液平面并非ABC的

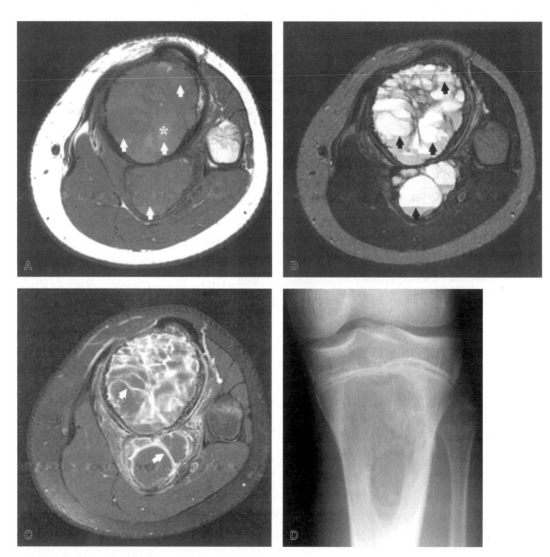

图12.106 胫骨近端动脉瘤样骨囊肿，男，15岁。轴位T_1WI（图A）和T_2WI（图B）显示胫骨近端多发液-液平面（箭头）。图A部分出血区信号轻度增高（星号）；图C.相同层面轴位增强MRI脂肪抑制T_1WI显示出血区域分隔内纤维血管组织强化（箭头），未见肿块样强化区；图D.X线平片显示胫骨近端地图状溶骨性骨质破坏，未见基质钙盐沉积

特异性表现，如果存在，这仅反映了其基本的病理生理学变化。与CT相比，MRI更易显示液-液平面（图12.107）。

对原发性和继发性ABC的鉴别非常重要。O'Donnell和Saifuddin最近对738例局限性骨质病变回顾性分析发现，11.2%的病例继发ABC，其中60%为良性。继发性ABC最常见于良性病变，但毛细血管扩张性骨肉瘤是恶性肿瘤可能会与原发性ABC经常混淆。根据定义，毛细血管扩张性骨肉瘤必须由至少90%的出血、囊变或坏死组织组成。区分这两种病变最重要的影像学特征就是确定合并出血的有强化的实性肿瘤为骨肉瘤的一部分（图12.108）。

3.实性动脉瘤样骨囊肿 实性ABC由Sanerkin等于1983年命名，特征性表现为病变含有网状、花边状及软骨样物质，但无典型ABC具有的囊腔样结构。近来，对梅奥诊所238例原发性ABC进行回顾性研究发现，约5%为实性ABC；这与Rizzoli研究所的研究结果一致，在其200例ABC中，7.5%（15例）为实性ABC。Dahlin和Mcleod指出颌骨的巨细胞修复性肉芽肿与ABC的实性成分表现相似。最近，发生于长骨、手足骨内的巨细胞修复性肉芽肿已经与实性ABC等同起来。它们可能均代表了骨内出血后的反应。典型的ABC或实性ABC在临床或影像学上都没有明显不同。

最近有学者报道描述了实性ABC的影像学特征。Ilaslan等研究发现1/3的病变并非动脉瘤样。另外发现，1/4的病例存在囊性成分，伴有液-液平面，以及一半病例瘤周伴有明显水肿样信号。

4.骨囊肿 单纯性或单房性骨囊肿为含液囊肿，常见于儿童和青壮年。其病因仍未明，据推测可能与静脉回流受阻有关。病变好发于长骨干骺端，大龄儿童多发生于骨干。最常见部位为肱骨近端，其次为股骨和胫骨近端，约90%的病变发生于肱骨和股骨。骨囊肿好发年龄常小于20岁，男性多见，男女之比为3:1。约2/3的患者因病理性骨折就诊，这提示大多数病变临床上无症状。骨囊肿占所有原发性骨肿瘤的5%。

单纯性骨囊肿内衬薄层纤维组织，后者含有散在的巨细胞，较厚部分可含有血管结缔组织、类骨质或骨嵴。偶尔，病变内可出现类似牙骨质瘤样的钙化物

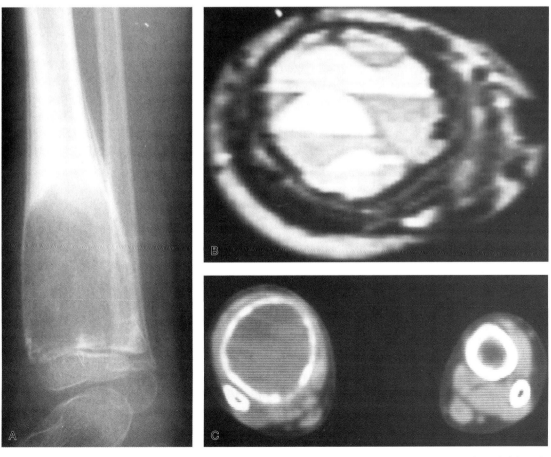

图12.107 胫骨远端囊性骨巨细胞瘤，男，4岁。图A.侧位X线平片显示胫骨干骺端地图状溶骨性骨质破坏，轮廓呈膨胀性改变，伴有层状骨膜反应；图B.轴位T_2WI显示病变内多发液-液平面，病变实性部分决定了骨巨细胞瘤的诊断；图C.相同层面轴位CT亦显示液-液平面，但MRI显示更清楚

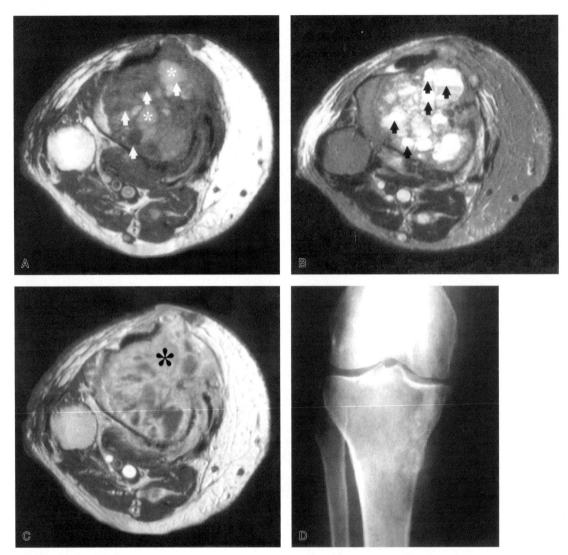

图 12.108 胫骨近端毛细血管扩张型骨肉瘤。轴位 T_1WI（图 A）和 T_2WI（图 B）显示胫骨近端多发液-液平面（箭头）；图 C.相同层面增强 MRI 轴位 T_1WI 显示肿瘤实质部分广泛强化（星号），与动脉瘤样骨囊肿表现形成鲜明对比；图 D.X 线平片显示胫骨近端地图状溶骨性骨质破坏，亦类似于动脉瘤样骨囊肿的表现特点

质。大体上，单纯性骨囊肿为充满液体的囊腔，囊内液体清亮或呈淡黄色，较稀薄。偶尔，病变内可见纤维分隔，将囊肿分隔成多个囊腔，即多房性骨囊肿。

X 线平片，单纯性骨囊肿通常表现为地图状溶骨性病变，边缘表现不一。骨囊肿常位于髓腔中心，邻近骨皮质变薄。其长轴常与骨干长轴平行。与干骺端骨囊肿相比，骨干内骨囊肿边缘模糊，这反映了骨干内骨小梁相对缺乏。骨膜反应只有在合并病理性骨折时才会出现。骨囊肿合并骨折时，会出现骨片陷落征，该征象为小的骨折碎片落入囊腔近地侧而形成，据信这是骨囊肿特征性的 X 线征象，约 20% 的骨囊肿可见到此征象。

位于扁骨的骨囊肿少见，通常多见于老年患者，常发生于跟骨前部和髂骨。跟骨前部的骨囊肿需与跟骨内脂肪瘤和跟骨假性囊肿相鉴别，后者为跟骨骨小梁缺失所致的假性病变。

MRI 检查，骨囊肿显示其信号与液体信号相似，液体敏感序列上呈高信号。伴有新鲜骨折的骨囊肿可显示液-液平面或骨片陷落征。增强 MRI，囊肿内壁上的纤维血管组织可明显强化（图 12.109）。

（九）恶性肿瘤

大多数恶性骨肿瘤的 MR 表现不具有特异性，典型表现为不均匀的长 T_1 和长 T_2 信号（图 12.108 和图 12.110）。肿瘤信号的不均质程度和强度常可反映病灶的基质、坏死、出血及其伴随的水肿（图 12.111）。MR 成像评估恶性肿瘤最主要的作用是对其进行分期，即确定肿瘤侵犯骨髓的范围（包括发现跳跃性转移病灶）；软组织受侵犯范围；神经血管有无受累（图 12.112）。骨髓的受侵范围最好是采用大视野 T_1W 对

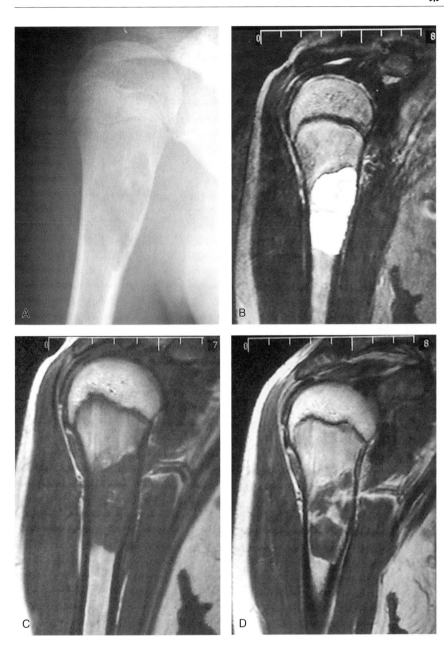

图12.109 骨囊肿，女，12岁。图A.侧位X线片显示肱骨干骺端地图状溶骨性骨质破坏，轮廓呈轻度膨胀性改变；图B.冠状位SE序列T_2WI（TR/TE=2000/90ms）显示病变呈液体信号，其内可见少许纤细间隔。相同层面MRI平扫（图C）和增强（图D）SE序列T_1WI（TR/TE=550/20ms）显示病变呈液体信号，病变周边及其内间隔有强化表现

病骨全长成像，以确保能够发现跳跃性转移灶。软组织的受侵范围最好采用T_2WI图像进行显示，这样能更好地显示骨膜反应和骨皮质的改变。

（十）转移瘤

骨核素扫描和X线检查最常用于检出骨转移瘤。闪烁扫描法在诊断多发性骨髓瘤时可能会产生假阴性，且难以准确鉴别退行性病变、佩吉特病或既往的外伤病变。

近年来，MR成像已被证明在发现微小转移瘤方面（图12.112），特别是白血病、淋巴瘤、小细胞癌和多发性骨髓瘤（图12.113），可与传统检查方法相媲美。Daffner等对30例多发性骨髓瘤患者行MR检查时发现骨髓信号异常，后经穿刺病理证实。同组病例采用闪烁扫描法，仅6例有阳性发现。多发性骨髓瘤除了可表现为呈结节状替代正常骨髓外，尚可呈弥漫性浸润伴骨髓单元保留。在这些病例中，因为无法显示局灶性的信号异常，所以难以鉴别骨髓瘤和正常人脂性骨髓的信号变化。

MR成像特别有助于评估患者在无外伤病史的情况下而出现的新鲜脊柱压缩性骨折。依据病变椎体骨髓信号及其形态学的变化，MR成像鉴别良、恶性压缩性骨折的准确率约95%。

一般而言，由良性骨质疏松所致的骨折在T_1WI和T_2WI上仍存在正常的骨髓信号；而恶性病变则正好相反，其典型表现为正常骨髓被完全取代，且常伴有软组织肿块并向脊柱后方的附件侵犯。MR成像可发现其他无压缩性骨折的椎体病变，从而进一步确立

转移瘤的诊断。若脊椎内骨髓未完全被替代，则难以诊断转移瘤；但如果能发现继发性病变，则可亦能满足诊断（图12.114）。

（十一）多发骨髓瘤

多发性骨髓瘤，也被称为浆细胞骨髓瘤，是一种浆细胞恶性疾病，通常起源于骨髓，但也可累及其他组织。第一例有记载的患者发现于1845年，此患者有疼痛症状，尿液内含有异常的"动物有机物质"，在尿液加热时能够溶解。随后，Rustizky于1873年将这种疾病命名为多发性骨髓瘤。

多发性骨髓瘤通常表现为在血液、尿液或两者中出现单克隆免疫球蛋白和出现溶骨性病灶。它是一种常见的疾病，占所有恶性病变的1%，占所有血液系统恶性病变的10%~15%。在梅奥系列中，多发性骨髓瘤占所有恶性骨肿瘤的43%。患者的平均年龄60~70岁，40岁以下的患者较少见。多发性骨髓瘤常发生于黑种人和男性（单发病灶在男性中更加常见）。

骨质溶解是多发性骨髓瘤的一种主要影像学征象，但0.5%~3.0%的患者表现为骨质硬化灶。多部位发病具有特征性，但单发浆细胞瘤病灶可在一段时间内长期存在。多发性骨髓瘤常发生于中轴骨，按发生概率高低为脊柱、肋骨、颅骨、骨盆和股骨。浆细胞瘤与多发性骨髓瘤分布相似，在椎体发生率超过50%。约1/3的患者病变发生于下颌骨。病变也可表现为弥漫性骨质减少，类似骨质疏松。

骨髓病灶典型的表现为不连续的边缘，大小一致。临床病程越长，病灶边缘越不连续，从而向外突破病灶区域。特别是骨皮质下或椭圆形透亮影等多发性骨髓瘤的特征，大多见于长管状骨。骨皮质下病灶导致皮质内缘的侵蚀，当病变范围很大时则表现为骨内扇形和波浪形边缘。

这种疾病的病理特征为正常骨髓细胞成分被肿瘤细胞浸润或替代。肿瘤细胞主要在造血骨髓区呈弥漫和（或）局灶性替代。多发性骨髓瘤MR成像反映了这一病理生理学特征，在脊柱已证实具有良好的相关性。Lecouvet等注意到骨髓受累的三个特征。骨髓受累可表现为正常骨髓背景下的局限性结节状病灶（图12.115）。病变也可表现为弥漫性分布，骨髓呈均匀弥漫性异常信号。Levouvet等在一项80例患者研究中

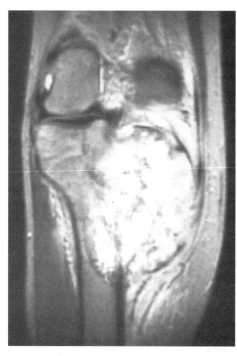

图12.110　骨肉瘤。SE序列T₂WI显示胫骨近端肿块，呈不均匀高信号，病变侵入邻近软组织

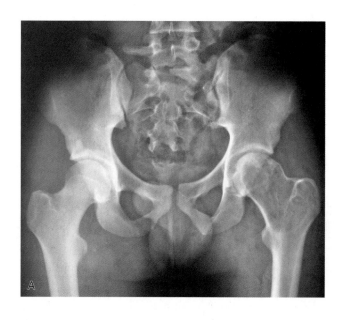

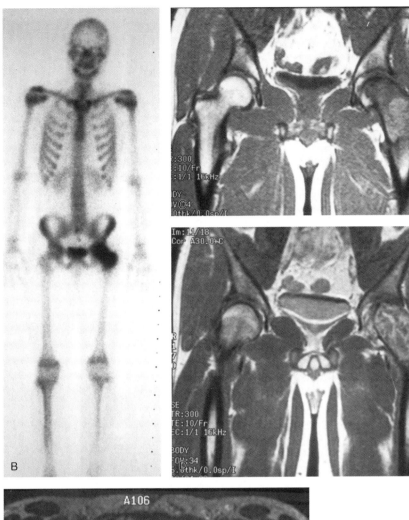

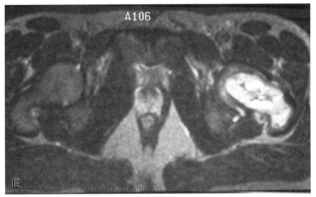

图12.111 透明细胞型软骨肉瘤,男,16岁。图A.前后位X线平片显示左股骨颈地图状溶骨性骨质破坏,局部边缘模糊,轮廓呈膨胀性改变;图B.锝骨扫描显示左股骨头和股骨颈示踪剂浓集;冠状位MRI平扫(图C)和增强(图D)T$_1$WI显示左股骨颈和大转子不均匀低信号病变,其内可见纤细的弧线状强化;图E.轴位T$_2$WI显示病变信号不均匀,伴有多发高信号区

发现在所有患者中,24%表现为骨髓正常,44%表现为局灶性病变,32%表现为弥漫性病变。在此项研究中,骨髓表现正常的患者较骨髓表现异常的患者对治疗反应好,存活时间长。

必须强调的是,弥漫性病变患者(Ⅲ期)MR骨髓信号可表现为正常。另外,在一个研究中37例患者有238个椎体压缩骨折,67%为良性表现,仅有33%表现为恶性,14例患者(38%)被诊断为良性压缩性骨折,这表明大多数压缩性骨折在多发性骨髓瘤患者MRI诊断为良性,其分布类似于骨质疏松性骨折。

(十二)病变相关骨髓和软组织改变

特定良性病变可导致骨髓和软组织水肿,包括软骨母细胞瘤、骨样骨瘤、骨母细胞瘤、嗜酸细胞肉芽肿(局限于骨的朗格汉斯细胞组织细胞增多症)。这些改变不伴有相关的应力性或病理性骨折,而是炎性和粘液瘤样变所致,可见于这些病灶中。嗜酸性肉芽

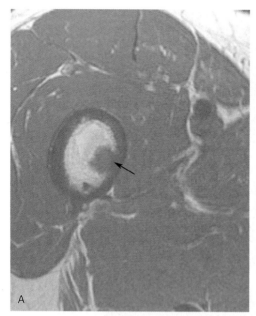
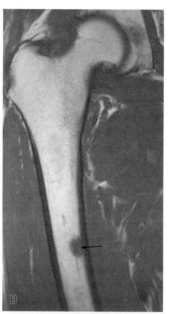
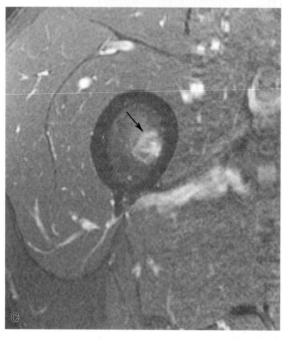
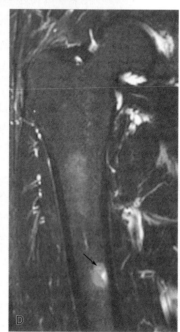
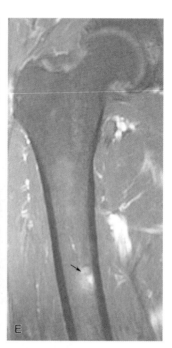

图12.112 隐匿性前列腺癌股骨转移。轴位（图A）和冠状位（图B）T₁WI、轴位（图C）和冠状位（图D）T₂WI以及增强MRI脂肪抑制T₁WI（图E）显示股骨单发性转移瘤（箭头）

肿亦可伴有软组织肿块，提示其更具侵袭性，可向软组织内生长。其他伴有骨髓和软组织改变的病变尚包括骨髓炎和应力性骨折。

MR图像上这些软组织和骨髓改变导致病灶比在X线上所显示的范围更大，可能会降低病灶的对比度。更为重要的是，弥漫性炎症反应可提示病变更具侵袭性，具有恶性征象。

（十三）钆对比剂增强MRI

采用Gd-DTPA动态增强MR研究已被用来鉴别良、恶性肿瘤及评估对治疗的反应。Seeger等对21例骨肉瘤患者进行术前评估后发现，Gd-DTPA动态增强MR成像对确定肿瘤的边界没有帮助，但其对5例患者关节内肿瘤和积液具有鉴别意义。

（十四）对治疗的反应

肌肉骨骼系统肉瘤中绝大多数为骨肉瘤和尤因肉瘤，几乎90%发生于儿童和青少年。评估早期化疗反应十分必要，因为初步治疗反应能够推测肿瘤预后，影响进一步的化疗和手术方案。最近的文献报道认为MR成像有助于评估肿瘤对化疗的反应。

Holscher等报道，骨肉瘤和尤因肉瘤的骨外部分

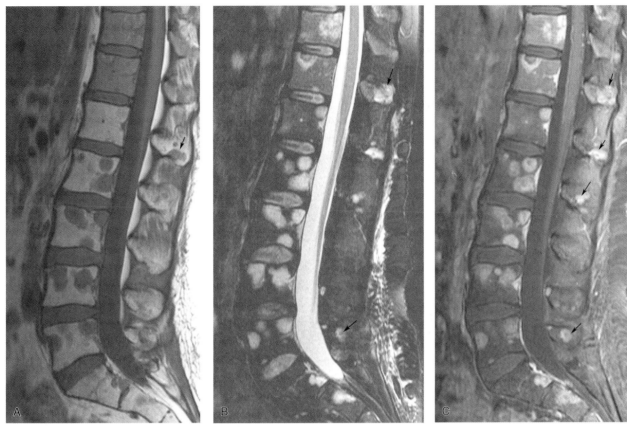

图12.113　矢状位T_1WI（图A）、T_2WI（图B）和增强MRI脂肪抑制T_1WI（图C）显示腰椎弥散性转移，包括棘突（箭头），增强后附件更多的转移灶被发现（图C）

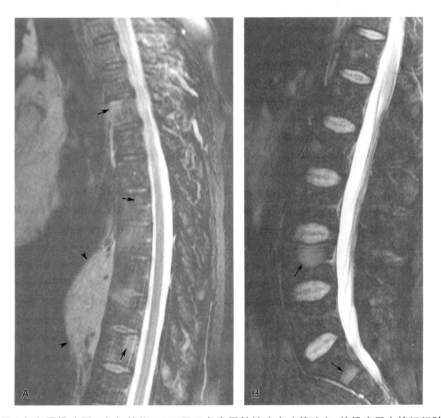

图12.114　胸椎（图A）和腰椎（图B）矢状位T_2WI显示多发局灶性病变（箭头），伴椎旁巨大软组织肿块（图A箭头）

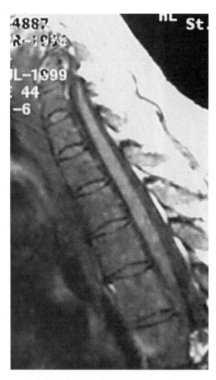

图12.115 多发性骨髓瘤Ⅲ期。女性，63岁。矢状位 T_1WI 显示正常脂肪骨髓（黄骨髓）完全被相对均匀的低信号病变所替代，椎体信号比椎间盘信号更低

在 T_2WI 上信号和肿瘤体积的变化与组织病理学具有相关性，可用来判断化疗后的反应。在评估骨肉瘤时，他们发现如果肿瘤体积增大，且水肿范围增大或无变化，则提示肿瘤对化疗效果差；有趣的是，同样这组患者，如果肿瘤体积缩小或无变化，同时水肿缩小却并不能说明其化疗效果好。Lawrence 等也得出类似结果，即软组织内肿块增大或无变化，伴有骨质破坏范围增大时，提示其对化疗反应差。但要注意鉴别继发于病变内出血所致的体积增大和肿瘤生长所致体积增大的区别。一般而言，根据MR成像信号强度的变化来预测化疗反应并不可靠。

近年来，钆对比剂MR增强后减影图像已应用于评估骨肉瘤患者对化疗的反应。从技术上来讲，减影图像是由钆对比剂增强后的 T_1W 图像和增强前图像相减所得。依据肿瘤与炎症、水肿强化速度的差别可将它们区分开来。注入对比剂后，存活的肿瘤强化速度最快，一般在 1～2min；炎症反应和水肿强化的时间一般为 4～9min。De Baere 等通过这项重要的技术对10例骨肉瘤患者进行了研究，成功确定了4例化疗反应敏感者，表现为肿块无强化、有/无细线状强化或小于3mm的结节状强化，而其余6例中有5例对化疗反应不敏感。Fletcher 等应用动态时间-信号强度MR成像对20例小儿骨肿瘤（包括12例骨肉瘤和4例尤因肉瘤）患者进行了评估。他们发现，肿瘤的组织学反应和化疗后肿瘤强化方式有很好的相关性，但与肿瘤的大小的相关性较差。

MRI在评估肿瘤预后中的作用尚不十分清楚。Lawrence 等对47例发生于四肢的骨肉瘤儿童患者进行回顾性研究后发现，在判断肿瘤的预后方面，影像学价值有限。在此研究中，他们通过判断影像图像上有无肺转移、骨质膨大、骨质病变的X线表现、骨骺/关节侵犯范围、跳跃性转移灶、软组织肿块大小和受累骨髓的范围。在上述这些因素中，仅有转移灶和直径大于20cm的软组织肿块能够提示患者的预后差。其他的一些学者发现，跳跃性转移患者的临床过程与肺转移相似。

（王夕富　秦　晖　王庆国　杨　嘉
彭　灿　鲁伦博　杨世埙　译）

参考文献

（图12.2）摘自 Berquist TH. Imaging of Orthopedic Fixation Devices and Prostheses. Philadelphia：Lippincott-Williams and Wilkins，2009

（表12.12）摘自 Berquist TH. Imaging of Orthopedic Fixation Devices and Prostheses. Philadelphia：Lippincott-Williams and Wilkins，2009

（表12.1）Berquist TH. Magnetic resonance imaging of musculoskeletal neoplasms. Clin Orthop 1989；244：101-108；Berquist TH. MRI of the musculoskeletal sysytem，3rd ed. Philadelphia：Lippincott-Raven，1996；735-840；Enneking WF. Staging of musculoskeletal neoplasms. Skeletal Radiol 1985；13：183-194；and Enneking WF, Spawer SS, Goodman MA. A system for surgical staging of musculoskeletal sarcoma. Clin Orthop，1980，153：106-120.

（图12.2）摘自 Berquist TH. Imaging of Orthopedic Fixation Devices and Prostheses. Philadelphia：Lippincott-Williams and Wilkins，2009

（图12.31）摘自 Kransdorf MJ, Meis JM, Jelinek JS. Dedifferentiated liposarcoma of the extremities：imaging findings in 4 patients. AJR Am J Roentgenol，1993，161：127-130，with permission

（图12.55）摘自 Berquist TH. Imaging of the Foot and Ankle. 3rd ed. Philadelphia：Lippincott-Williams and Wilkins，2011

（图12.68）摘自 Kransdorf MJ, Meis JM, Jelinek JS. Myositis ossificans：MR appearance with radiologic-pathologic correlation. AJR Am J Roentgenol. 1991，157，1243-1248

（图12.101）摘自 Berquist TH. Imaging of the Foot and Ankle. 3rd ed. Philadelphia：Lippincott-Williams and Wilkins，2011

第十三章

肌肉骨骼系统感染

Thomas H. Berquist

本章提要

一、感染机制
　病原体
二、非外伤性感染
　（一）急性骨髓炎
　（二）慢性骨髓炎
　（三）慢性复发性多灶性骨髓炎（CRMO）
　（四）滑膜炎、痤疮、脓疱病、骨质增生、骨炎（SAPHO）
　（五）其他骨髓炎
　（六）关节感染
　（七）感染性脊椎炎（椎间盘炎）
　（八）软组织感染
三、外伤性组织感染

肌肉骨骼系统感染可表现为急性病程，快速进展或以更加险恶的方式存在。病情险恶者常发生于外伤或外科手术后如放置矫形器具后。感染的发生高度依赖于年龄，病原体的毒力，患者状况，感染部位及感染部位的血供。早期治疗尤其是儿童关节感染的早期治疗，对防止发育畸形和关节强直十分重要。

感染可能涉及骨质，关节和软组织，可以单发，也可以多发。当考虑检查方法及治疗手段时，用于不同类型感染的术语很重要（表13.1）。骨感染可能涉及骨髓、骨皮质或骨膜。通常涉及多种骨结构。同样，软组织，骨和关节同时感染也并不罕见（表13.1）。

一、感染机制

骨骼肌肉组织感染可能为血源性，从连续源扩散，通过直接入侵（即皮肤穿刺伤口）或手术或创伤后感染。

骨髓炎和关节感染多为血源性扩散。在儿童中，骨髓炎几乎总是血源性的。来源通常是婴儿的咽喉、

表13.1　感染：术语和分类

术语/条件	临床及影像表现
骨髓炎	见于骨和骨髓感染。细菌感染最常见
感染性骨炎	发生在皮质的感染。经常与骨髓或软组织感染相关
感染性骨膜炎	发生在骨膜的感染。皮质和骨髓也常受侵犯
软组织感染	包括胫骨，皮下组织、肌肉、肌腱、韧带、筋膜、滑囊
死骨	由肉芽组织从存活骨分离得到的骨坏死片段
包壳	骨坏死周围的存活骨
骨腔	活骨上的通道
窦道	从皮肤通向骨的通道
瘘	内部脏器与皮肤的异常相通
布罗迪脓肿	有清晰界限的骨髓炎病灶
加雷硬化性骨髓炎	硬化性非化脓性感染并伴随强烈的骨膜反应
慢性复发性多灶性骨髓炎	亚急性或慢性骨感染，常见于儿童，可能与SAPHO相关
滑膜炎、痤疮、脓疱病、骨质增生、骨炎（SAPHO）	脓疱病、关节和骨膜增生，炎症。慢性骨炎（SAPHO）累及胸壁，脊柱，长而扁平的骨骼，大小关节

中耳或留置导管。感染的典型部位通常位于长骨的干骺端或扁骨的骨髓附近，例如髂骨。关节间隙的感染跟患者的骨髓和年龄有关。在新生儿或婴儿（高达2岁）和成年人中，生长板不保护骨骺，血管通道穿过生长板，允许干骺端和骨骺介入，增加相关关节间隙感染的发生率。

在1岁或2岁和16岁以下的儿童中，生长板阻止感染向外扩散。因此，关节间隙的感染不太常见，除非干骺端是囊内的（图13.1）。

来自固定感染源的传播可导致骨骼感染延伸到关节或软组织中，或反之亦然。在软组织感染，蔓延可能是沿着肌腱腱鞘或软组织的附属物。沿上肢的腱鞘扩散可能导致前臂和手腕的感染。足趾的感染（见第八章）很常见主要是由于感染多是起源于某个持续的感染部位。大多数患者的软组织感染是源于糖尿病，皮肤溃疡或穿刺伤口。Lederman等曾报道在166例足部MRI图像中，16%的感染可以持续扩散到前足的骨

组织。发生在关节间隙者占33%。第1和第5趾骨为最易受累部位。

感染的直接入侵通常跟刺伤，蚊虫叮咬及皮肤划痕有关（图13.2）足部的刺伤常发生于踩在尖锐物体上时，尤其是赤脚的情况下。手部的刺伤（例如，荆棘）常发生于耕种或园艺工作时。当皮肤有破损时，工作于被污染的水或者土壤中，也可以发生直接感染。

感染也可能是手术或其他微创手术导致的，如诊断性注射症状往往较危急，易导致延误诊断。当解剖部位是外伤后（创伤）或矫形置入物所在的部位时，影像学表现也可能更复杂。

病原体

大多数骨骼肌肉感染是细菌性的（表13.2）。葡萄球菌感染占骨髓炎病例的80%~90%。在新生儿和婴儿中，常见的是B组链球菌感染。其他微生物，如假单胞菌，与足部刺伤感染有关。沙门菌感染与镰状细胞病，血红蛋白病，系统性红斑狼疮，白血病和淋巴瘤有关。流感嗜血杆菌在7个月至4岁的儿童和糖尿病或免疫缺陷的成人中最常见。

布鲁菌病，隐球菌病，球孢子菌病，组织胞浆菌病和包虫病趋向于在美国和世界的某些地区流行。然而，由于移民和世界旅行，感染已经变得不太具有地理倾向。

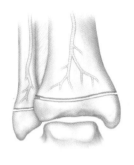
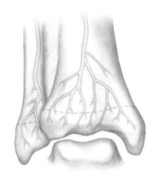

图13.1 儿童（图A）和成年人（图B）骨骺和干骺端连接处的血供模式图，1~16岁儿童和青少年的骨化中心有骺板作屏障

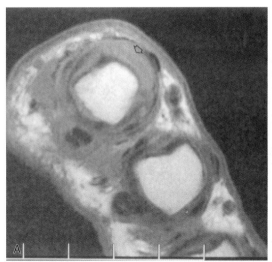
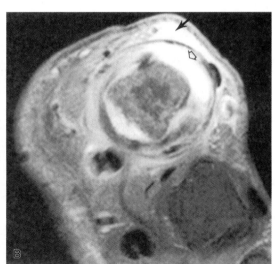
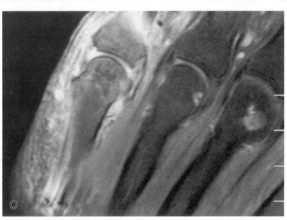

图13.2 鱼钩损伤软组织感染，延伸到第5掌指关节。轴向T_1WI（图A）和T_2WI（图B）显示软组织肿胀（箭头，图B）和关节膨胀（空心箭）。脂肪抑制增强冠状位T_1WI（图C）显示软组织和关节滑液信号增强

表13.2 常见的侵犯肌骨系统微生物

细菌感染
革兰阳性
葡萄球菌
链球菌
脑膜炎双球菌
淋球菌
革兰阴性
大肠菌群细菌感染
变形杆菌肺炎
假单胞菌
克雷伯菌
沙门菌
流感嗜血菌
布鲁菌
分枝杆菌
结核杆菌
非典型分枝杆菌感染

真菌和细菌感染
放线菌病
奴卡菌病
隐球菌病
球孢子菌病
组织胞浆菌病
孢子丝菌病

寄生虫感染
钩虫病
猪囊尾蚴病
包虫病

典型（结核分枝杆菌）和非典型（海洋分枝杆菌、鸟分枝杆菌、偶发分枝杆菌、龟分枝杆菌等）分枝杆菌（结核病）感染在过去的10年中变得更加普遍，主要由于移民，人类免疫缺陷病毒（HIV、艾滋病病毒），酒精和药物滥用，以及人口老龄化。肺外结核感染累及肌肉骨骼系统占患者的19%～20%。非典型分枝杆菌感染累及肌肉骨骼系统占患者的5%～10%。感染可能接触动物或者受污染的水和土壤时经血液传播所致（表13.3）。后一种情况下，感染通常与皮肤损伤或擦伤有关。症状一般具有非特异性和隐匿性，导致延误诊断。

表13.3 非典型分枝杆菌感染

分枝杆菌	寄生/感染途径	常见的肌骨系统侵犯
鸟分枝杆菌	土壤，水，猪，牛和鸟	骨
海洋分枝杆菌	水，鱼	软组织，手和手腕
抗酸杆菌	水，牛，猪	骨
偶发分枝杆菌	土壤，水，动物，海洋生物	骨
瘰疬分枝杆菌	土壤、水和液体食品	骨
巴氏分枝杆菌	水，鱼	软组织

肌肉骨骼感染的检查和分期需要多种成像方法。MRI也是一种早期诊断肌肉骨骼系感染的敏感方法。骨感染常始于骨髓，由此引起的水肿和炎症在MRI上将引起骨髓信号异常。由于MRI具有良好的软组织对比和多平面成像的特点，与其他影像检查方法相比，MRI能更早地诊断感染，并能较其他影像学方法更准确地评估骨骼，关节及软组织感染的对其范围做出更为准确地评估。因此，X线平片和CT其他检查呈阴性的急性骨髓炎，在MRI上可明确显示。多模态应用MRI，常规的核素扫描，并且在某些情况下可能需要正电子发射断层摄影（PET）成像。下述分类有助于讨论MRI在肌肉骨骼系统感染方面的应用：非外伤性感染、外伤性感染（包括曾经有骨折或手术，穿刺，软组织损伤者）和对外科治疗技术的评估，后者包括肌肉或网膜瓣和带血管蒂腓骨移植的患者。

二、非外伤性感染

各年龄组骨髓炎的诊断和治疗都有一定难度。为避免骨，关节和软组织不可逆性损害，早期诊断和治疗十分必要。血源性骨髓炎，儿童较成人更为常见，其可表现为急性、亚急性或者慢性，好发于下肢长管状骨。新生儿（＜2岁）和成人的骨骺缺乏保护屏障，血管穿过骺板，感染可同时波及骨骺和干骺端，从而使关节感染的概率增多。1～16岁的儿童和青少年因有骺板存在，可阻止感染波及骨骺。除非干骺端在关节囊内，关节腔一般很少受累（图13.1）。

典型的骨髓炎一般始于长骨干骺端或扁骨的骨化中心附近，如髂骨等。感染早期的X线表现不典型。局部软组织肿胀和组织间线变形可能是唯一的早期异常征象。骨皮质及骨髓受累后可能会出现骨质的溶解破坏。一般在10～14d表现都不明显，只有35%～40%的正常骨受波及时，感染才得以在X线平片上显现，骨膜反应也可能会明显。另外，常规X线平片常低估病变受累范围，而传统的X线断层或CT可有利于更早地确定病变范围，尤其是CT（图13.3），对于术前确定病变范围、死骨、皮质瘘（表13.1）和软组织变化都非常有帮助。

核素扫描可很敏感地早期检出骨髓炎。^{99m}Tc标记的亚甲基二磷酸盐（MDP）和^{67}Ga、^{111}In标记的血白细胞对感染的诊断敏感度高，且又具有特异度。但其不足之处为解剖层次可能显示不够准确，尤其是在关节区域，而且也不易鉴别患骨是否波及邻近软组织。另外，在一些较为复杂的情况下，如以前有外科手术或器械使用史、神经营养性改变或者其他一些情况如

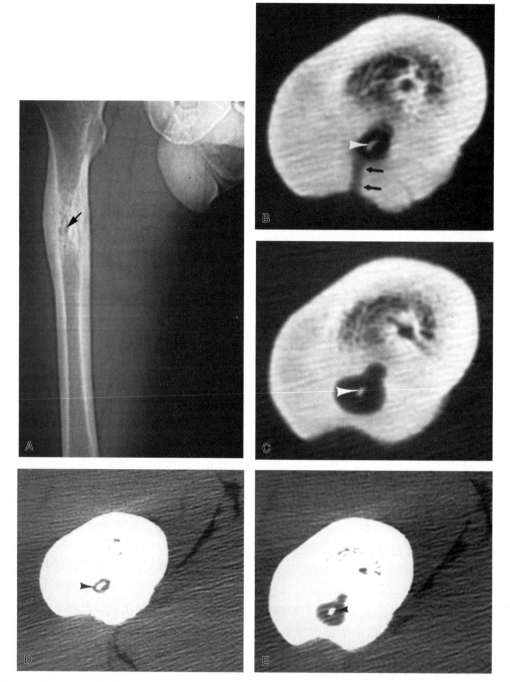

图13.3 慢性骨髓炎并死骨和窦道形成。图A.CT定位像显示股骨骨髓硬化、骨皮质增厚伴中心性透亮区（箭头）。股骨骨窗（图B、图C）和软组织窗（图D、图E）的轴面CT图像可见局限性脓肿，并有死骨（楔形箭头）和窦道（箭头）形成。硬线束伪影减低了邻近软组织的图像质量

骨重塑时，核素扫描诊断的特异性则较低。这将在后面的章节详细讨论。

近年来，PET已经有效地用于判断活动期感染。

（一）急性骨髓炎

MRI具有较高的软组织分辨力和多平面成像的特点，所以非常适于评估骨髓炎。MRI对解剖细节的显示明显优于核素扫描；与X线平片或CT检查比较，MRI对一些细微的骨和软组织变化也更易显示。近年来，新的脉冲序列，包括弥散加权成像和静脉造影提高了MRI评价感染的效用。

与其他肌肉骨骼病变的病理改变一样，对怀疑有感染患者的MRI检查也至少需要T_1WI和T_2WI或STIR序列，传统的SE或FSE序列也可以使用。这些扫描序列可使正常组织与病变组织间产生良好对比。SE序列T_1WI能快速扫描并具有很高的空间分辨力。与

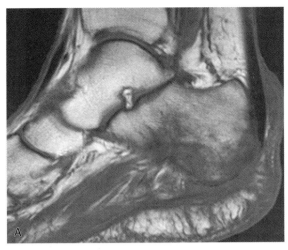 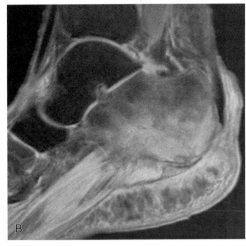

图13.4 糖尿病患者跟骨骨髓炎。矢状面SE序列T_1WI（图A）和快速自旋回波脂肪抑制T_2WI显示跟骨内T_1WI低信号区（图A）T_2加权高信号区（图B）；常规X线平片显示正常（未提供图片）

正常骨髓的高信号相比，感染可显示为低信号区（图13.4）。骨皮质、骨膜和肌肉改变在T_1WI上并不明显（图13.4A），在T_2WI（SE或FSE）或STIR序列上感染表现为高信号区。脂肪抑制FSE-T_2WI显示骨皮质和软组织病变比较理想，因为此时脂肪信号的衰减使骨髓炎症区信号较正常骨髓的信号增高（图13.4B）。有时为了显示组织的特征需要用更多的序列，如STIR序列（图13.5），可有助于显示因炎症引起的脂肪、水（细胞内液）或骨髓的一些轻微改变。对于疑似骨髓炎患者，我们经常加做钆对比剂增强T_1WI压脂图像（0.1mmol/kg，静脉注射）（图13.6）。

MRI能清晰显示骨髓炎所波及的范围。轴面图像结合矢状或冠状面图像，可较易显示病变的范围，包括跳跃性病变。这对于外科清创术非常有价值。

一些学者已对核素扫描、CT和MRI在检出早期骨髓炎方面进行了对比研究。Chandnani等曾对CT和MRI进行过对比研究，在骨髓炎的早期诊断方面，MRI的敏感度为94%，CT的敏感度为66%。在排除骨髓炎的诊断方面，两种方法的特异性相同。^{67}Ga和^{111}In标记的白细胞骨扫描较^{99m}Tc更具有特异度。Beltran等对^{99m}TcMDP、^{67}Ga和MRI在评估肌肉骨骼系统感染性病变方面的研究显示，这些方法对骨感染的检出都同样有效；但MRI在诊断软组织脓肿及其与蜂窝织炎的鉴别诊断方面更敏感，MRI为100%，核素扫描为69%（图13.7）。对比增强和扩散加权成像技术方便了脓肿的检出。

需要进一步指出的是，MRI诊断骨髓炎的特异性表现是在T_2WI、STIR序列和GRE序列T_2^*上，骨髓、骨皮质、骨膜和周围软组织的信号均增高（图13.4～图13.7）。

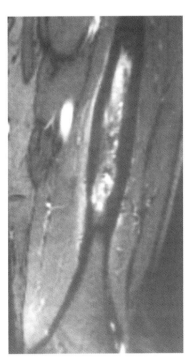

图13.5 左股骨骨髓炎。冠状位STIR序列显示皮质轻度增厚，骨髓和邻近软组织信号强度增加

Morrison等采用脂肪抑制MRI增强扫描对51例怀疑骨髓炎的患者进行研究，并与常规T_1WI、T_2WI和^{99m}TcMDP闪烁骨扫描进行对比后发现，局灶性强化可提示骨髓炎（图13.6）。在51例患者中，73%的患者因有术后改变、慢性骨髓炎或神经营养性关节病而给诊断带来了一定难度。尽管如此，使用脂肪抑制T_1WI增强扫描诊断骨髓炎的敏感度和特异度分别达88%和93%，而非增强MRI仅分别为79%和53%（图13.8）。骨扫描的敏感度和特异度也只有61%和33%。大多数学者认为对比增强可提高检出骨感染的敏感

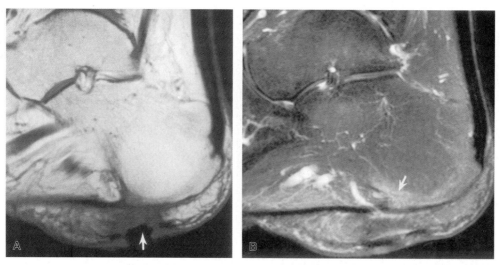

图13.6 糖尿病合并跟骨骨髓炎。图A.矢状位T_1加权图像显示软组织肿胀和溃疡（箭头）；图B.增强脂肪抑制T_1加权图像显示由于早期骨髓炎而形成的一个信号增强区（箭头）

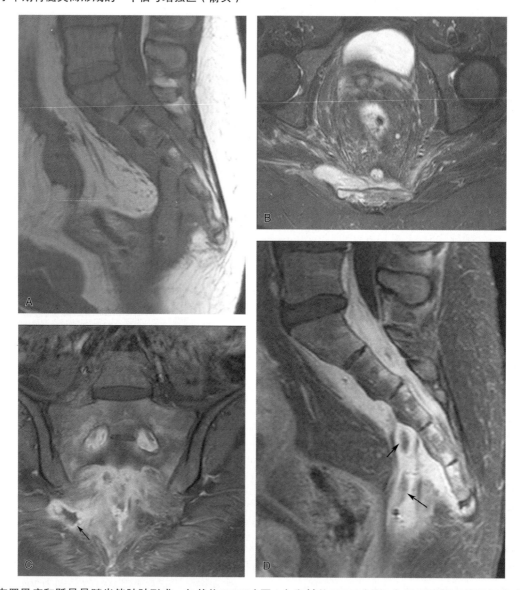

图13.7 克罗恩病和骶骨骨髓炎伴脓肿形成。矢状位T_1WI（图A）和轴位T_2WI（图B）显示骶椎旁软组织炎症伴在T_1加权像上骶椎前软组织肿块及T_2加权图像骶椎侧软组织肿块；冠状面（图C）和矢状面（图D）脂肪抑制T_1加权增强后图像显示脓肿边缘强化（箭头）

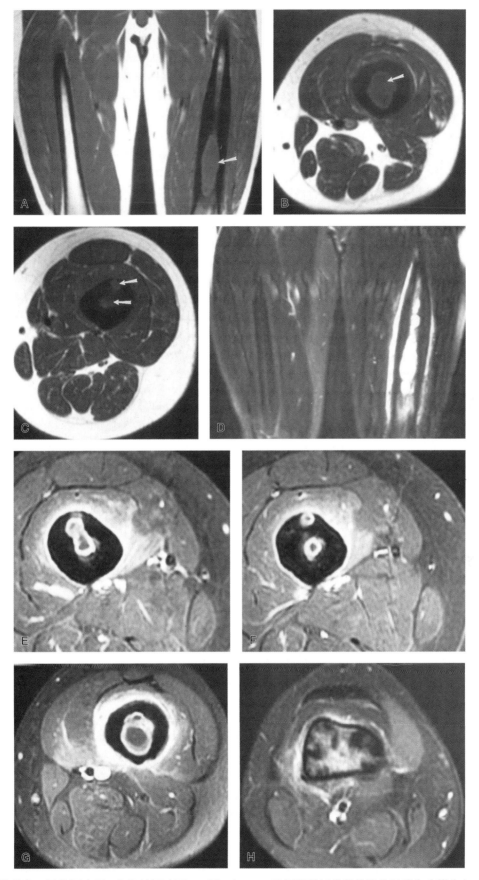

图13.8 股骨骨髓炎。冠状面（图A）和轴面（图B、图C）T_1WI显示股骨正常黄骨髓信号消失（箭头），为长T_1信号病变所取代。冠状面T_2WI显示其信号增高（图D）；脂肪抑制增强扫描T_1WI（图E～图H）可见脓肿形成所致的骨内环状强化及骨皮质旁的软组织强化

性,但研究结果显示该方法在鉴别感染和肿瘤方面并无特异性。无明显的骨强化可排除感染。

最近,Johnson等研究了T_1加权图像上信号异常对于确定骨髓炎的意义。20例中19例表现为骨髓信号强度减低(图13.9),其的敏感度和特异度分别为95%和91%。更细微的变化在T_1加权序列不具有特异度。

(二)慢性骨髓炎

对于急性感染,临床表现结合MRI特点即可做出诊断。为确定诊断或查找病因就需要做穿刺检查,对亚急性、慢性或更长时间的感染,其影像学征象比较难以解释,其需要MRI结合核素显像或正电子发射显像来确定活动期的感染。慢性感染可能与治疗不够彻底,特殊病原体或其他临床特征如免疫缺陷有关。

本节将考虑低度和潜在的感染,如结核、非典型分枝杆菌感染,真菌感染和特殊情况,如慢性复发性多灶性骨髓炎(CRMO)和滑膜炎、痤疮、脓疱病、骨质增生、骨炎(SAPHO)(表13.1)。

慢性骨髓炎常常由于非特异性的症状和影像学特征而延误诊断。

1. 结核分枝杆菌 结核病仍然是所有国家的重大的健康问题,尤其是发展中国家。肌肉骨骼受累见于1%~3%的患者

骨骼感染中脊柱受累(占50%)和结核性关节炎(占60%)分别是最常见的受累部位(图13.10)。脊柱外骨髓炎占肌肉骨骼结核的19%。所有肌骨感染中50%存在肺结核的证据。结核性骨髓炎包括骨骺干骺端类化脓性骨髓炎。骨膜反应,骨硬化、死骨,相比化脓性感染并不常见。临床改变可能像是良性骨肿瘤,如果具有侵袭性就会像圆细胞来源病灶如尤因肉瘤,淋巴瘤或白血病。CT,核素显像,磁共振显像对于病理学特异性诊断有作用不大,因此,活检及组织培养还是有必要的。

在儿童中,多发囊性病变可能酷似真菌感染、化脓性骨髓炎或肿瘤。后者包括嗜酸性肉芽肿、神经母细胞瘤或淋巴瘤。

Sharma描述了结核性骨髓炎的MRI特征表现。他进行了两种类型的病变描述。病变可主要为T_2加权序列中低信号强度,T_1加权低信号强度,其特点与中央结核性肉芽肿干酪样坏死有关。第二个图像特点是病灶周围T_1加权上低信号伴边缘高信号。在此情况下水肿是常见的。在80%左右的患者中骨外软组织水肿和脓肿是明显的。

2. 非典型分枝杆菌骨髓炎 非典型分枝杆菌(表13.3)经常出现药物抵抗,这种病占所有分枝杆菌感的30%。1%~10%的患者出现骨骼肌肉系统累及。感染可通过血行播散或土、水、鱼、鸟或其他动物软组织污染造成(图13.11,表13.3)成人症状通常较结核病温和。然而,在儿童,临床表现更严重。非异性的症状(局部疼痛、肿胀、低热、乏力)可导致诊断延误达10个月之久。

影像学特征类似化脓性感染,但进展缓慢。骨质破坏比化脓性感染要长几周。与结核分枝杆菌不同,非典型分枝杆菌感染表现出的窦道,死骨形成,脓肿,骨膜反应更多见。

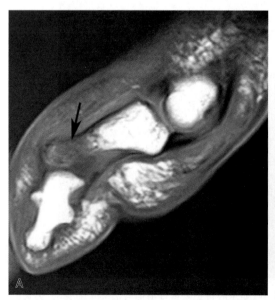
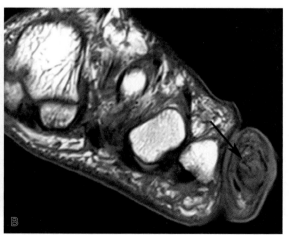

图13.9 矢状位(图A)轴位(图B)。第5趾趾骨远端关节面(箭头)T_1加权像显示信号强度下降,因骨髓炎而发生融合。远端指骨存在先天性融合

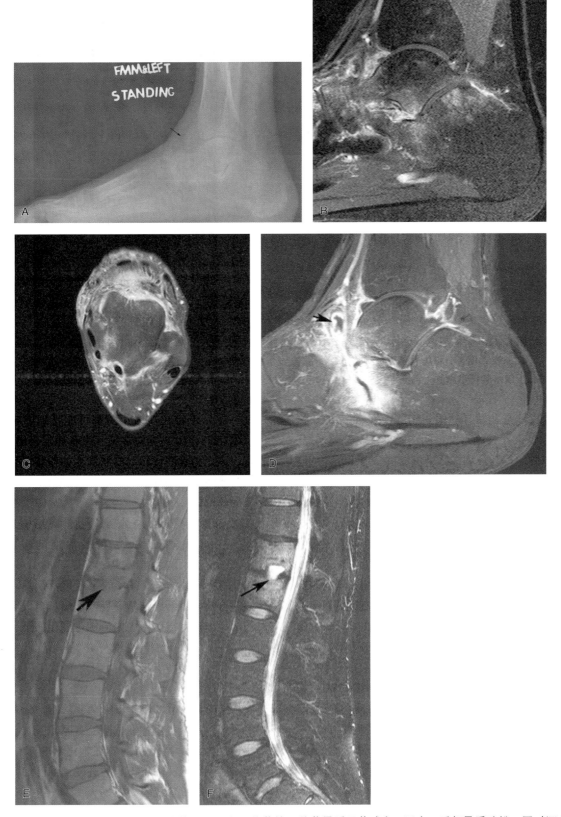

图13.10 多灶性结核病。图A.侧位X线片显示足和踝关节的踝关节骨质显著减少,足中、后部骨质疏松。同时还有足踝积液(箭头)。矢状位T_2加权图像(图B)显示关节周围的骨髓水肿以及轴位(图C)和矢状位(图D)增强后脂肪抑制T_1加权图像显示广泛的骨与软组织受累伴滑膜强化(箭头)。矢状位T_1加权(图E)和T_2加权(图F)图像显示T_{12}~L_1椎间盘和脊柱的骨受累(箭头)

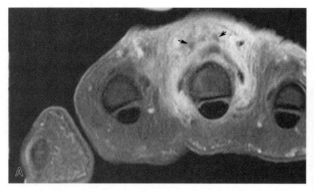
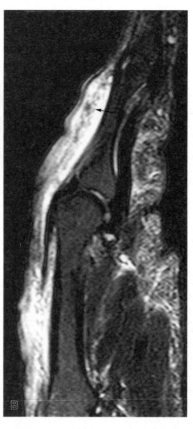

图13.11 手的非典型分枝杆菌感染。轴位增强脂肪抑制T_1加权（图A）和矢状位T_2加权（图B）图像显示肌腱软组织水肿伴小脓肿（箭头）

图像特征是非特异性的。MR表现可能类似于慢性化脓性感染伴骨髓水肿、阴沟肠杆菌、骨膜增厚、软组织脓肿。诊断活动性感染可以借助PET成像或联合 ^{99}Tc-抗粒细胞抗体骨扫描。

3.其他细菌　其他生物（表13.2）较少涉及肌肉骨骼系统。

球孢子菌病是在美国西南部和中部、南美洲特有的。大部分患者表现出呼吸道症状或类似流感的症状。随着播散，感染骨可能发生溶解性骨病变和软组织炎症。中轴骨和四肢骨可能被累及。诊断应在此菌特有地区和非特有地区加以考虑。由于旅游次数的增长，据报道高达20%的病例发生于特有地区外。MR特征是非特异性的，但对骨组织和软组织累及程度分级很有用。

细粒棘球蚴、多房棘球绦虫、以及少见的沃氏（Vogeli）棘球绦虫和少节棘球绦虫也可能引起骨髓炎。肝（65%）和肺（15%）是最常见的。然而，1%~4%的患者也有肌肉骨骼受累。骨受累最常发生在脊柱（35%）其次为骨盆（21%），股骨（16%）、胫骨（10%）、肋（6%）、颅骨（4%）、肩胛骨（4%）、肱骨和腓骨（2%）。骨性病变是囊性或多房状，类似骨肿瘤。

（三）慢性复发性多灶性骨髓炎（CRMO）

这是一种慢性特发性炎性疾病，加重和缓解为其特征。尽管患者在任何年龄都可能受到影响，但这种情况在5~10岁更为常见。患者通常会出现疼痛、肿胀、压痛和骨骼侵犯。皮肤病变如粉刺、脓疱常见于手掌和足底。因此，CRMO曾被考虑为SAPHO综合征的一部分。

在影像学方面，儿童下肢（39.7%）、脊柱（25.9%）和骨盆（20.7%）是最常见的侵犯部位，大多病变涉及干骺端（49%）。显著的骨膜反应是CRMO的特征性病变。30%的患者累及锁骨，其改变酷似佩吉特病、纤维结构不良或肉瘤。当以下两个例外的情况出现时需要考虑内侧锁骨硬化。第一个是骨质增生，女性常见（致密性骨炎）；第二，胸锁关节骨质增生，典型特点见于五六十岁的患者，男性女性均可受累。

在CRMO中难以培养出细菌。然而，分离时，痤疮丙酸杆菌、金黄色葡萄球菌、支原体、衣原体可被培养出。组织学特征包括粒细胞浸润与多核白细胞以及多核巨细胞。随着疾病的进展，淋巴细胞、浆细胞、肉芽肿和骨生成明显。

然而基于影像特征，MRI的特点是非特异的。信号强度在T_1加权像上减低T_2加权像上（图13.12和图13.13）（低，中，高信号多样混杂）。这些水肿样病变最常见于干骺端近生长板处（89%）。85%患者具有对称性肢体受累，其中48%出现骨膜反应。在静息

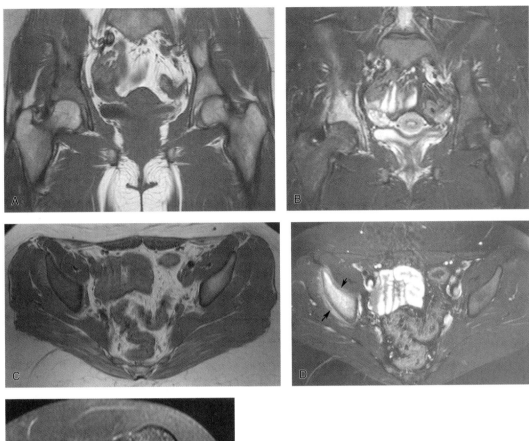

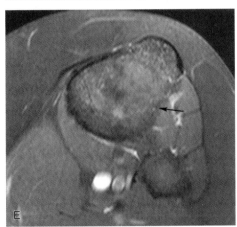

图 13.12 慢性复发性多灶性骨髓炎累及骨盆和胫骨。冠状位 T_1 加权（图 A）和 T_2 加权（图 B）骨盆显像提示右侧髋臼异常信号。轴位 T_1 加权（图 C）和 T_2 加权（图 D）图像显示在 T_2 加权图像骨膜反应的异常信号（图 D 中箭头）。轴位增强脂肪抑制 T_1 加权图像（图 E）显示胫骨近端轻度强化伴内侧皮质缺失（箭头）

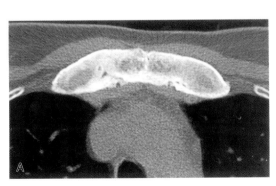
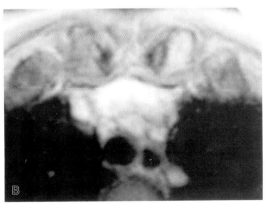

图 13.13 慢性复发性多发性骨髓炎（CRMO）。轴位 CT（图 A）和 T_1 加权 MR 图像（图 B）显示胸肋关节和胸锁关节增厚和硬化

期，骨硬化症通常会导致在T_1和T_2加权序列较低的信号。

大多数病例在数月或数年内发生自发性消退。有学者对患者长达20年的持续症状进行了描述。其中Huber等报道25%的患者疾病活动期超过了平均水平的12.4年。

（四）滑膜炎、痤疮、脓疱病、骨质增生、骨炎（SAPHO）

1987年，Chamot首次以SAPHO描述了一组与前胸壁骨炎相关的疾病。SAPHO是一个综合征还是一组疾病仍有争论。多达50个不同的术语被用来描述这组结合皮肤的和骨关节的疾病。Kahn和Chamot强调不同皮肤和骨关节疾病可归类为SAPHO综合征。这个理由是基于五个标准。第一，脓疱病和严重的痤疮有相同的组织学特征。第二，骨骼受累是相同的。第三，骨关节受累有前胸壁受累的倾向。第四，急性关节的累及伴随皮肤病变。第五，骶髂关节受累持续存在。

大多数学者认为SAPHO有六组疾病应包括CRMO。骨关节病变发现之前皮肤病变可能并不明显，这一时间长达2年。

Earwalker和Cotton对这一疾病的特征以年龄为基础进行了描述。儿童，年轻人和老年人有不同的表现。

前胸壁骨炎在69%～90%的成年人是明显的（图13.13）。非特异性椎间盘炎或椎体或椎旁硬化的患者中有33%是明显的。13%～52%的患者为单侧骶髂关节炎。30%的患者累及长骨及10%的患者累及扁平的骨骼（髂骨与下颌骨）。

91%的患者关节病累及了脊柱和36%的患者累及外周关节，通常是髋关节、膝关节和足踝。

在儿童和年轻的成年人，患者出现的特征更符合CRMO。在早期阶段，下肢干骺端有溶骨性改变。胫骨，股骨以及腓骨最常受累。类似的变化在内侧锁骨较明显。骶髂关节也可能受累。

随着时间的推移，病变逐渐硬化，骨膜炎相比老年人的变化要小。病变在缓解期有特征性硬化。当前胸壁和特征脊柱以及肢体部位受累及时，以X线检查来诊断儿童或成人并不困难。非典型分布时诊断困难。病变可能与成人佩吉特病，青少年嗜酸性肉芽肿，骨肉瘤，尤因肉瘤或典型骨髓炎混淆。

MRI在评估受累的程度上是很有用的，X线片上往往很难评估，活动性疾病也可以更容易被发现。在活动阶段，T_1加权序列上为低信号，T_2加权序列上为高信号，可能伴有软组织水肿而无脓肿形成有关。在缓解期间，T_1和T_2加权序列上信号强度是低的。因此，T_2加权序列信号强度增加时，提示疾病活跃。脊柱受累的MRI特点包括两种情况，71%患者累及单椎体，29%的患者累及多椎体。所有的患者累及了脊椎角（96%前部），25%的患者报道有椎间隙狭窄以及8%的患者有骶髂关节受累，33%的患者有椎前软组织炎症。MR在评估疾病的程度和潜在的穿刺点选择具有独特的作用。

SAPHO患者已接受抗炎药物治疗，并且一些患者同时长期接受抗生素治疗。

（五）其他骨髓炎

糖尿病合并感染尤其是足部的感染（见第八章）（图13.4和图13.7），临床症状复杂，影像学诊断也较困难。有学者研究比较了糖尿病和非糖尿病足部感染的MRI表现，结果显示糖尿病患者MRI诊断的敏感度和特异度均较低。MRI对非糖尿病感染患者的诊断敏感度为89%，非糖尿病患者和糖尿病患者感染诊断的特异度分别为94%和80%。糖尿病足部感染在第八章已有详细讨论。

有些学者建议在对儿童和成人的骨髓炎进行影像学检查时应遵循一些程序。大多数学者认为常规X线平片应作为首选的影像学检查方法，若X线平片表现阴性且临床同时又高度怀疑骨髓炎，可选择核素骨扫描或MRI检查。图13.14给出了一种对怀疑有骨髓炎患者的影像学检查程序。

（六）关节感染

关节感染可能伴随快速进展性化脓性关节炎或更隐蔽的发病，如真菌、结核性感染。为防止关节功能丧失，早期诊断是至关重要的。关节感染常为单关节发病，和骨髓炎一样，好发于下肢，诊断时必须考虑与非化脓性关节炎或儿童一过性髋关节滑膜炎鉴别。关节的化脓性感染与其他关节炎性病变的鉴别可能很困难，此时临床表现和实验室检查有助于鉴别诊断。儿童髋关节化脓性关节炎与其他滑膜炎相比，更易出现寒战、不能负重、红细胞沉降率增快和白细胞计数增高。

Lee等报道，短暂性髋关节滑膜炎白细胞计数为$868\,660/mm^3$，与之相比化脓性关节炎患者白细胞计数达平均$13\,850/mm^3$。对于红细胞沉降率与短暂性髋关节滑膜炎的20.6mm/h相比，化脓性关节炎平均为75.3mm/h。

X线平片、超声、CT和MRI等影像学特征同样

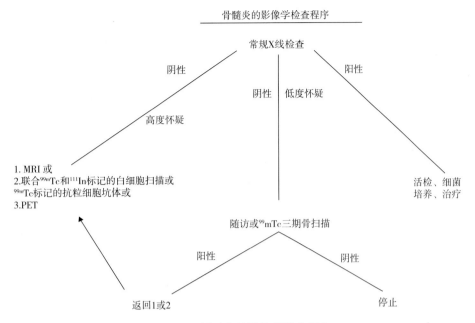

图13.14 骨髓炎的影像学检查程序

有利于关节感染的诊断。关节感染的早期诊断十分重要，这样才能进行早期治疗以阻止骨质破坏和关节变形。关节间隙改变和软组织肿胀在平片上即可发现，但平片难以显示化脓性感染最初1~2周的骨改变。而结核性关节炎甚至需数月才能在X线平片上显示。^{99m}TcMDP核素扫描对检出关节感染的早期改变很敏感，但缺乏特异度。^{67}Ga和^{111}In标记的白细胞或^{99m}Tc标记的抗粒细胞抗体扫描在这方面更有特异性。

近年来，感染的诊断上PET也显示出高灵敏度和特异度。超声探测胸腔积液很有用的，但对潜在病因来讲并不特异。迄今，MRI在关节感染诊断方面所起的作用已很明确。感染早期的骨和软组织改变及积液均易在MRI上显示（图13.15），但早期侵蚀性骨改变并无特异性，尚可见于其他关节炎。MRI对判断关节积液的可能性质也很有价值，通常，漏出液的T_1和T_2弛豫时间较渗出液长；感染性积液和积血呈中等信号，且在T_2WI上信号不均匀；正常关节滑液在T_2WI上表现为均匀一致的高信号（图13.15和图13.16）。尽管MRI有利于关节积液的诊断，但其定性诊断仍有赖于穿刺抽吸以确定感染的病原体。

多个研究已经在化脓性、结核性和非感染性关节病的MR图像结果进行了评估。这些研究研究了滑膜的改变，关节积液，软骨损伤及骨变化。

Graif等评估了一些关节感染的影像特征，试图发现在诊断关节是否有感染时，哪种征象最有价值。这些征象包括关节积液、液体信号强度、滑膜增厚、静脉注射钆对比剂后的强化程度、骨侵蚀和骨髓水肿，后两者在预测感染时最有价值。滑膜增厚及其强化也很有帮助（表13.4）。

表13.4 感染和非感染性关节炎的MRI表现

影像特征	感染性关节炎（%）	非感染性关节炎（%）
关节积液	79	82
积液从关节囊内溢出	79	73
积液信号不均匀	21	27
滑膜增厚	68	55
软组织水肿	63	55
滑膜强化	94	88
骨侵蚀	79	38
骨髓水肿	74	38
骨髓强化	67	50
软组织强化	67	71
骨膜水肿	11	10

相似的是，Loo等评估了23位脓毒性关节炎和髋关节一过性滑膜炎患者。他对积液、骨髓及软组织肿块进行了研究。研究使用T_1加权SE序列，脂肪抑制T_2加权FSE序列（2500~3500/96~108、ET8），及对比增强后脂肪抑制T_1加权影像。

关节积液分为0~3级。0级，没有关节液；1级，最少关节积液；2级，围绕股骨颈足够的液体；3级，关节肿胀。对于3级关节积液来说，14例一过性滑膜炎患者中10例及9例脓毒关节患者中8例是非常明显的。因此，可以认为通过关节积液扩张来判断是没用的。软组织炎症发生情况类似。

然而，对于骨髓信号异常（T_1加权↓、T_2加权↑，增强↑），9个脓毒性性关节炎中8个是很明显的而髋

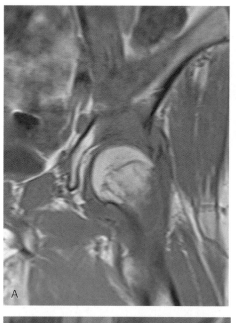
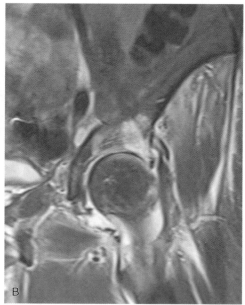
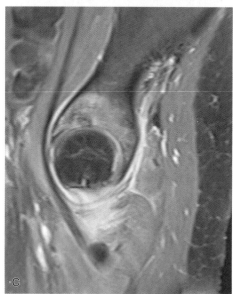

图13.15 关节间隙感染。冠状位 T_1 加权（图A）、T_2 加权（图B）、矢状位增强脂肪抑制 T_1 加权像（图C）显示左髋臼异常信号，股骨信号轻微改变，左侧髋关节间隙减小。软组织有水肿

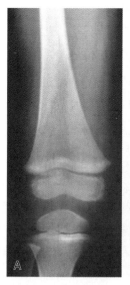
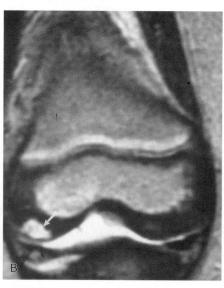
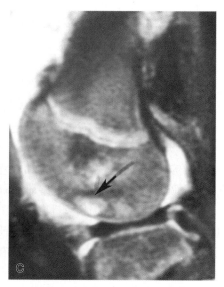

图13.16 一儿童关节感染合并骨骺骨髓炎。常规X线平片（图A）显示正常。冠状面（图B）和矢状面（图C）T_2WI 显示呈均匀一致的高信号的关节积液。在骨骺浅部可见局灶性的骨髓炎（箭头）

关节一过性滑膜炎患者均不明显。这一点支持Graif等对骨髓变化的描述。然而这些特点将不能区分感染性骨髓水肿或一过性成人髋关节骨质疏松。

在最近的研究中，Karchevsky等连续评价了综50例化脓性关节炎患者滑膜的变化和积液。滑膜增强、滑膜周围水肿、渗出和积液与感染的相关性最高。在T_1加权序列上骨髓信号减低强度与骨髓炎相关性最高。

弥散加权成像将来用于描述滑膜液体的变化特点是有用的。迄今为止，没有足够的数据来支持这种方法用于常规临床成像。

鉴别化脓菌、结核杆菌、非典型分枝杆菌，真菌感染也很难。Phemister和Hatcher描述了结核性关节炎的影像三联征：边缘性侵蚀，骨质疏松，关节间隙可保持至疾病晚期。结核病也往往累及髋关节、膝关节、骶髂关节或单关节受累形式。结核杆菌和非典型分枝杆菌的特点相似，而儿童非典型分枝杆菌往往牵连导致早期骨骺闭合，骨骺过度生长，与腿的长度差异。鉴别诊断应包括类风湿关节炎、真菌感染、痛风、焦磷酸钙沉积病和特发性软骨溶解。

Hong等对比分析了结核和化脓性感染MR图像特征。他们评估了关节积液，软骨和骨髓的变化，软组织炎症和脓肿。结核病骨侵蚀边界清晰者占83%，而化脓性关节炎骨侵蚀边界清晰者占46%。需要注意的是，定期检查是至关重要的，如蛋白水解酶与化脓性感染可引起软骨承重表面快速破坏。结核与蛋白水解酶是不相关的，所以由于发炎导致的滑膜和关节间隙糜烂边缘可延续数月。与骨髓信号异常较常见的化脓性感染（92%）相比，结核性关节炎发生率为59%。软组织肿块发生在结核和化脓性关节炎的患者比率分别为92%和79%。目前，脓肿壁薄且边界清楚的结核病患者约占70%，壁厚且不规则边缘出现于83%化脓性感染患者（图13.23，图13.28，图13.29）。

我们建议将T_1加权脂肪抑制FSE序列、T_2加权或STIR增强脂肪抑制T_1加权图像用于疑似关节间隙感染的患者。图像平面的数目根据部位不同；然而，增强后的图像平面应选择对比度最好的图像以与病理学特点相比较。

滑膜增强、骨髓变化、软骨侵蚀，软组织脓肿出现在关节间隙感染患者评估时最有用。然而，由于特点是不特异的。因此，关节穿刺和（或）滑膜活检仍然需要被用于诊断并分离病原体。图13.17显示了关节间隙感染的成像方法。

（七）感染性脊椎炎（椎间盘炎）

感染性脊柱炎在第5章脊柱部分讨论。用于描述椎间盘或椎体炎性病变的术语很多，椎间隙变窄合并红细胞沉降率增快常被认为是椎间盘炎、感染性椎间盘炎和椎间隙炎症。化脓性脊柱炎是一个统称，其包括一系列的儿童性椎间盘炎和成人的脊椎骨髓炎。

感染性脊柱炎占所有骨髓炎患者的4%～7%。临床病程因患者年龄、部位、病原体类型、感染途径，及相关的疾病或免疫功能低下而多样。男性发病率经常为女性的近2倍。感染性脊柱炎在60多岁最常见。患者通常会出现发热、萎靡不振、体重减轻、背部疼痛。疼痛通常会在活动和休息后缓解。神经功能缺损明显可能由于硬膜外脓肿或椎旁侵犯的原因。椎旁脓肿，如腰大肌脓肿可能会导致腿部和臀部疼痛。

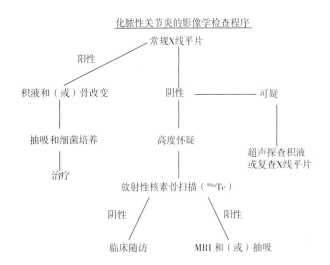

图13.17 化脓性关节炎的影像学检查程序

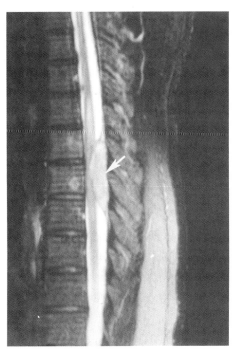

图13.18 矢状位T_2加权图像显示胸椎硬膜外脓肿（箭头）与脊髓压迫等，但没有椎间盘炎

椎间盘在新生儿及2岁以内的婴儿时血供十分丰富。但血供减少很迅速，所以，13岁的椎间盘成为缺血性。因此，婴儿的椎间盘可感染而一般没有椎体受累。在成人中，感染最初常累及椎体，然后是椎间盘，相邻椎体继发受累。感染可以累及整个脊椎。Ledermann等报道了46例患者中41例（89%）椎间盘和相邻椎体受累，46例中有3例患者（6.5%）为一个孤立的椎体和椎间盘受累，46例中1例患者（2%）椎体单独受累。1例患者有脓肿（图13.18）而无椎间盘或椎体受累。排除结核和术后感染后，52%的患者感染累及腰椎、22%累及胸椎、26%累及颈椎。颈椎感染的患者，约有50%，病变累及三个或更多节段水平。在胸腰椎，1个椎间盘与相邻椎体受侵是最常见表现。

感染性脊椎炎最常见的是血源性，但可发生以下过程中（椎间盘髓核摘除术、CT引导下的穿刺或活检和脊柱内固定）以及少见的从相邻的软组织传播的途径。

任何病原，包括细菌、结核杆菌、非典型分枝杆菌、布鲁菌、真菌和寄生虫可以从血培养或活检中分离。然而，多达80%病例的病原来自金黄色葡萄球菌。通常由于潜在的疾病、地区或职业，更容易受到某些病原体的累及，例如，铜绿假单胞感染往往发生在药物滥用的患者中；镰状细胞贫血患者易感沙门菌；农民、兽医、肉制品加工者中常见布鲁菌感染。肺结核和非典型分枝杆菌感染近年来也越来越常见（表13.3）。

早期诊断和治疗是防止如椎体塌陷、神经损害、包括麻痹、脑膜炎或脑膜脑炎等并发症的关键。

常规X线检查通常是首选。边界不清的椎体终板可出现于感染后2~3周。大量的骨破坏一般发生后最常累及椎体前部（图13.19）。系列图像将展示进行性的椎间隙变窄及骨的不规则，这对区分感染来自于退行性疾病还是创伤非常有用。化脓性感染一般数周后出现影像学改变，而肺结核或非典型分枝杆菌，真菌感染的过程非常缓慢。结核或非典型分枝杆菌感染的患者有类似的表现，常见的是椎旁脓肿，除此之外还有软组织钙化。

放射性核素显像，包括PET，也可以在早期检测中发挥作用。^{99m}Tc骨扫描敏感但不特异。骨折，退行性疾病，肿瘤有类似的表现。为增加特异性，可以使用^{111}In标记的白细胞，锝标记的白细胞或粒细胞及锝标记的抗体检查。此外，近年来，PET显像诊断感染已成为一个有用的工具，此显像方式也可能区分感染和终板退行性改变。

CT有利于椎间盘、椎体及其周围软组织的显示，软组织脓肿和细微钙化容易被检测到。早期的终板的变化可能会被忽略，除非轴位图像重建成矢状或冠状位。CT是指导活检和穿刺过程一个有用的工具。

MRI是一种发现脊髓感染并分期的技术选择。相比CT或X线片，MRI能显示更早期的变化。良好的组织对比度使骨改变，椎管受累，椎旁软组织变化更容易评估。

脉冲序列在评价疑似感染性脊椎炎与其他椎外骨髓炎没有明显不同。T_1、T_2及增强脂肪抑制T_1加权图像是必需的（图13.20）。快速自旋回波序列可以用来代替常规SE序列，短时反转恢复序列及新的FSE-STIR序列也有价值。

椎体骨髓炎中最早发现的可能是骨髓水肿。水肿在T_1加权图像低信号、T_2加权，STIR序列高信号，应使用压脂FSE-T_2加权序列。水肿比终板的破坏特异度差。因此，在T_1，STIR，或增强后压脂T_1加权图像上失去正常低信号的终板是最早的特征。

受侵犯的椎间盘STIR序列上通常是T_1加权低信号和T_2加权高信号。然而，在早期阶段，9%~13%的椎间盘可能在T_2加权和STIR序列上是低强度的（图13.21）。在大多数情况下，椎间隙狭窄。当椎间盘脓肿存在时，椎间盘高度可增加。大部分椎间盘发生感染时，94%的正常椎间盘核内裂无法探测到（图13.22）。

软组织炎症以及椎旁或硬膜外脓肿容易在MR图像显示。增强脂肪抑制T_1加权像检查是必要的，它可以从脓肿中区分肉芽组织和炎症。

感染性脊柱炎的鉴别诊断包括退行性终板的变化，炎性脊柱关节病，血液透析病、神经病变、糜烂型椎间骨软骨病。有了这一点，Ledermann等近期评

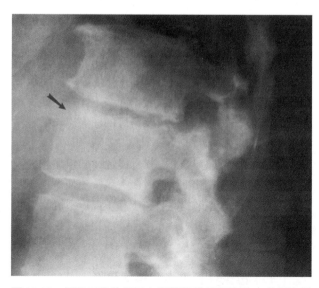

图13.19 侧位X线片显示上部腰椎椎间隙变窄，前部有骨缺失（箭头）

价了除结核和术后感染外其他一般感染的MRI表现。

表13.5总结了MRI上的特征及其敏感性。最有用的诊断标准是椎旁或硬膜外炎症（97.7%）（图13.20和图13.21），椎间盘强化（95.4%），终板破坏（84.1%）和核裂消失（83.3%）（图13.22）。如果两个标准组合，所有组合中除T_1加权像上终板破坏及核裂消失组合（88%），其余组合可超过95%的敏感度。椎间盘增强与T_2加权像椎间盘信号增加，椎间盘增强与核裂消失及椎间盘增强伴椎旁或硬膜外炎症时敏感度可达100%。

结核（结核分枝杆菌）和非典型分枝杆菌感染越来越常见。因此，MRI特征得到了更好地确定。结核性脊椎炎是最常见的骨骼肌肉侵犯部位。以胸椎最常见。病程进展较为缓慢，尽管与化脓性感染有一些相同的特征（表13.5），但发生和变化并不那么明显。椎间隙可较长时间保持而且终板破坏并不明显。骨间和椎旁脓肿是常见的（图13.23）。这些表明增强后脂肪抑制T_1加权像上病灶周围有强化。随着时间的推移，终板前部被破坏，导致后突畸形（图13.20和图13.23）。

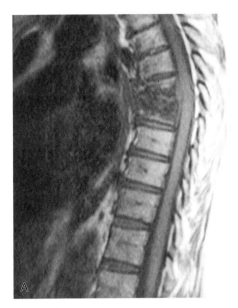
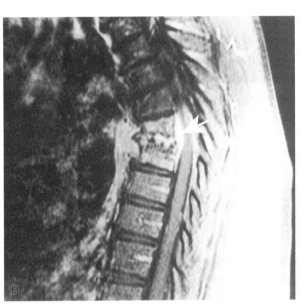

图13.20 矢状位T_1加权（图A）和T_2加权图像（图B）显示患者存在椎间隙感染，脊柱后凸，硬膜外扩展（箭头）

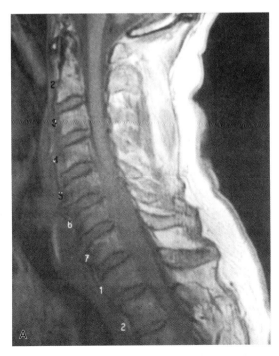
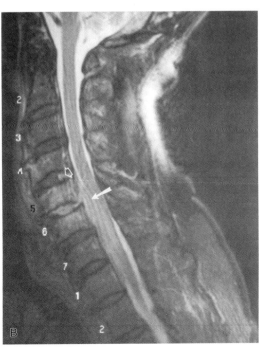

图13.21 矢状位T_1加权像（图A）和T_2加权像（图B）显示$C_{4\sim6}$骨髓炎、椎间隙感染伴硬膜外脓肿（箭）。注意$C_{4\sim5}$椎间盘高度正常–轻度增加，只有椎间盘后部（开口箭）呈高信号

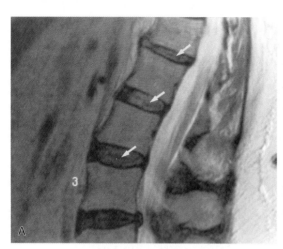
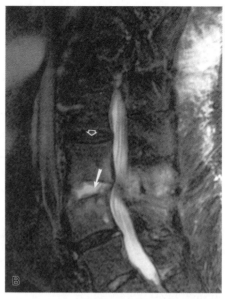

图13.22 图A.T_2加权MR图像显示正常髓核裂隙（箭头）；图B.矢状面增强脂肪抑制图像显示椎间盘感染（箭头）和上一椎间盘中正常髓核裂隙（空心箭头）

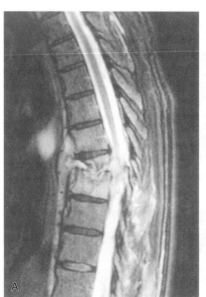
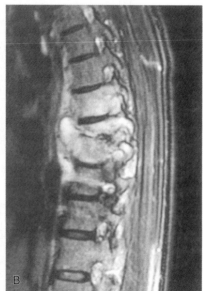
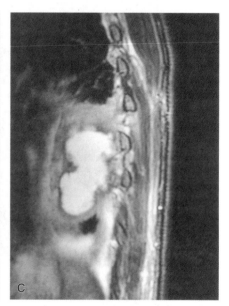

图13.23 结核性骨髓炎，椎间隙感染伴脓肿形成。矢状位T_2加权像（图A～图C）显示椎体塌陷及硬膜外脓肿（图A）和薄壁椎旁脓肿（图B、图C）

表13.5 感染性椎间盘炎的磁共振特征

磁共振图像特征	敏感度（%）
椎旁或硬膜外炎症	97.7
椎间盘增强	95.4
↑椎间盘高信号（T_2加权）	93.2
终板的破坏	84.1
阳性核裂征	83.3
椎间盘厚度减低	52.3
椎间盘低信号（T_1加权）	29.5

Jung等评估了化脓性和结核性脊椎炎MRI图像特征使其可以区分不同的感染过程。他们对脊髓和椎旁特征进行了研究（表13.6）。结核与化脓性感染的患者相比，95%结核患者可出现明显边界清晰的椎旁异常信号，化脓性感染患者中只有23%。边界不清的椎旁信号异常常出现于75%的化脓性感染患者，结核病患者只有5%。

薄壁脓肿（图13.23C）发生于95%的结核患者，但只有5%发生于化脓性感染患者。化脓性感染形成的脓肿时，50%患者的脓肿厚壁、不规则。多级韧带下受侵犯更常见于结核（85%）而起源于化脓性感染者较少见（40%）。

胸椎也更易受结核的侵犯（约40%），而化脓性感染（约10%）。利用上述特点，鉴别结核性脊椎炎时敏感度，特异度，准确率分别为100%、80%率和90%。化脓性感染的敏感度，特异度和的准确率分别为80%、100%、90%。

表13.6 结核与化脓性脊柱炎的影像特征

磁共振图像特征	结核（%）	化脓性关节炎（%）
边界清楚的椎旁异常信号	95	5
边界不清的椎旁异常信号	5	75
薄壁脓肿	95	15
厚壁脓肿	0	35
椎旁或骨脓肿	95	50
无脓肿	5	50
韧带下蔓延超过3个椎骨	85	40

（八）软组织感染

大多数软组织感染与直接穿刺伤口或皮肤污染磨损区域的影响。症状有所不同，其取决于器官、宿主条件、位置及环境软组织感染可能深或浅。蜂窝织炎感染皮肤和皮下组织。感染者通常是葡萄球菌或链球菌感染。可能涉及肌肉（肌炎）或筋膜（坏死性筋膜炎）。坏死性筋膜炎是一种波及筋膜层的严重的感染。当表浅筋膜受累时，其表现与蜂窝织炎难以鉴别。

软组织脓肿通常是有明确边界的液体积聚，其发生部位可深可浅。脓肿壁较囊肿壁厚，且周围软组织有炎症反应。感染也可波及腱鞘或滑囊。

超声、CT或MRI可用于软组织感染的诊断。常规X线平片（图13.24）也可有助于评估软组织感染，或为选择进一步的影像学检查以明确软组织或骨感染提供有价值的信息。超声可帮助探查和抽吸积液，但MRI和CT对一些病例可提供更多的有关感染解剖部位和范围的信息（图13.25）。

MR检查应采用T_1序列，T_2序列及T_1压脂对比增强序列，某些情况下也需要采集STIR序列下的图像。

蜂窝织炎是涉及更深的皮下组织的急性炎症过程。致病菌常为葡萄球菌。任何年龄均可发病。这种感染在吸毒者中尤为常见。蜂窝织炎患者所累及的皮下组织表现为弥漫性低信号。T_2加权序列上表现为高信号（图13.26）。对比增强扫描，相邻的浅表筋膜也可出现强化。

坏死性筋膜炎是涉及皮下组织和筋膜的严重感染。致病菌通常为单独的A组链球菌或者合并其他病原体感染。全身多系统中毒很常见的，增加的肌酸磷酸激酶是从蜂窝织炎到坏死性筋膜炎的进展的信号。坏死性筋膜炎涉及到深筋膜。T_2加权序列上的筋膜的高信号并非特异性的。与体液回流和（或）小脓肿形成相关的深筋膜的增厚更具特征。T_1压脂图像上筋膜

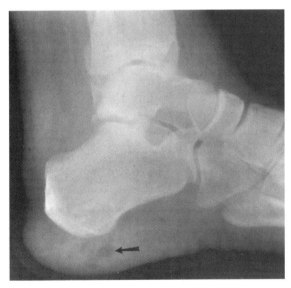

图13.24 足跟的侧位X线片。显示由于软组织感染导致软组织中出现空气（箭头）

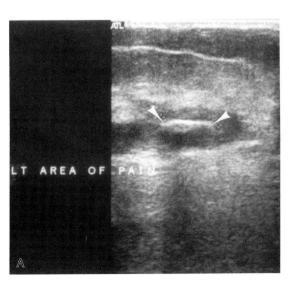

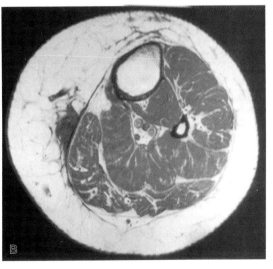

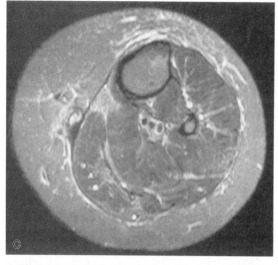
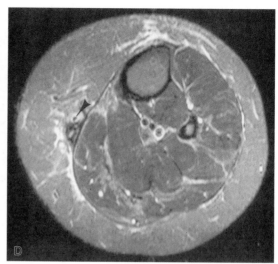
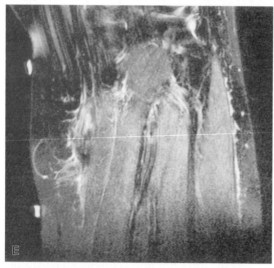

图13.25 表浅筋膜及皮下组织浅表异物。超声图像（图A）显示一个线性木质异物（箭头）；轴位T_1加权（图B）、T_2加权（图C和图D）和对比增强冠状位图像（图E）显示局灶性积液伴炎症并沿筋膜走行；小的低信号区可能代表异物

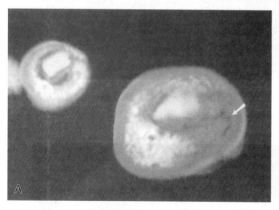
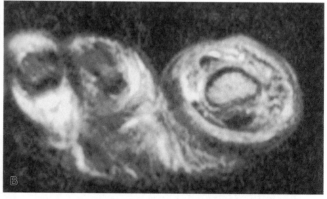

图13.26 由于刺伤导致的软组织肿胀和蜂窝组织炎。图A.T_1加权像显示软组织膨胀伴低信号（箭头）；图B.T_2加权图像显示皮下组织肿胀及高信号

对比增强后表现出强化（图13.27）。

另外的软组织变化可以表现为组织坏死，脓肿（图13.28和图13.29），肉芽肿，足分枝菌感染和包虫感染。脓肿的大小各不相同。然而，脓肿在T_1加权序列为低信号，T_2加权序列上为高信号（图13.28）。如果脓腔里有脱落的组织，则信号强度可能会随之变化。脓肿壁厚薄不一，但增强后均可见强化（图13.29）。在足部，脓肿通常见于糖尿病患者，且多达97%的病例出现相邻部位的溃疡（图13.28）。

肉芽肿在T_1和T_2加权序列上均表现为混杂信号强度。组织胞浆菌病可以出现围绕肉芽组织的微小结节，其在增强后可出现强化。足分枝菌的感染与肉芽肿类似，结节大小多为2～5mm。

涉及肌肉，肌腱，腱鞘和滑囊的感染可能难以与其他炎性疾病例如痛风，类风湿关节炎或异物反应相鉴别。

结核往往在椎旁区域形成软组织脓肿（图13.23），诊断还应考虑大转子滑囊炎或手腕腱鞘炎症和感染（图13.30）。手和手腕腱鞘结核表现为滑膜增厚伴强化，低强度密度（米粒样小体）可能在 T_2 加权序列用于判定的证据（图13.30）。非典型分枝杆菌感染有相似的表现。然而，腕管综合症是一种特征表现。另外，结核可能涉及任何滑囊，而非典型分枝杆菌感染往往涉及肘部和膝盖表浅滑囊。诊断常因误诊而延误。滑膜活检和培养是必要的确诊手段。

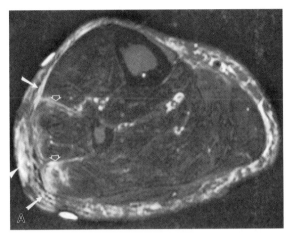
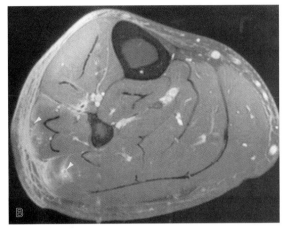

图13.27 筋膜炎。图A.轴位 T_2 加权图像显示高信号强度炎症沿浅筋膜走行（箭）并延伸进入深筋膜（空心箭）。有一个浅表的脓肿（箭头）。图B.增强脂肪抑制 T_1 加权图像显示信号沿着筋膜走行增强并伴微小脓肿（箭头）

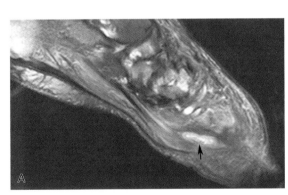
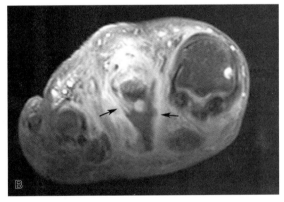

图13.28 糖尿病足脓肿。图A.矢状位 T_2 加权图像显示在前足跖面高信号病灶区（箭头）；图B.轴位增强脂肪抑制 T_1 加权图像显示增强的厚壁脓肿（箭头）

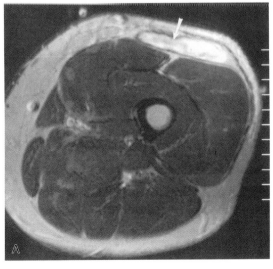
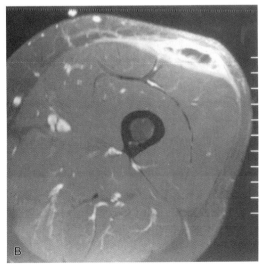

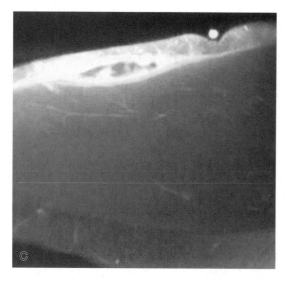

图13.29 脓肿。轴位T_2加权图像（图A）显示一个浅表脓肿（箭头）和一些由于碎屑造成的混合信号；轴位增强（图B）以及矢状面脂肪抑制T_1加权图像（图C）显示外周厚壁脓肿

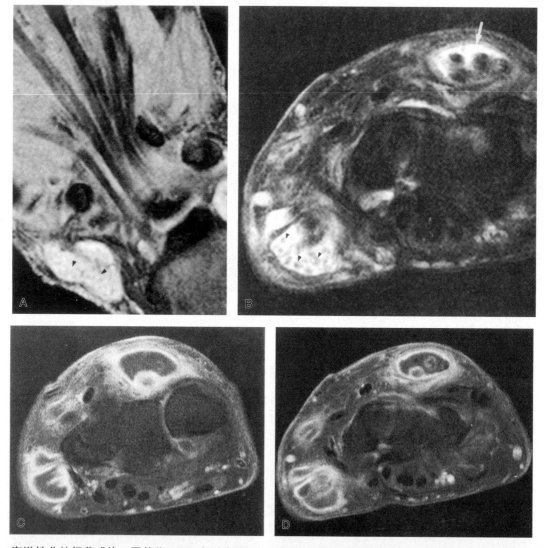

图13.30 海洋性分枝杆菌感染。冠状位DESS序列（图A）图像显示液体积聚伴多个低信号强度的米粒样小体（箭头）；轴位脂肪抑制T_2加权图像（图B）显示伸肌腱周围环绕液体信号（箭头）及米粒样小体（箭头）。轴向增强脂肪抑制T_1加权像（图C和图D）显示滑膜增强和腱鞘扩张

三、外伤性组织感染

外伤性骨和软组织的感染诊断较困难。这包括那些以前有骨折史或外科手术史者,不管是行骨折片摘除还是关节置换的患者。X线平片和常规MR或CT检查在感染早期阶段常会因骨折的愈合而诊断困难(图13.31),邻近金属固定物和关节置换物的细微改变数周内也难以显示。通常认为比较可靠的^{99m}Tc MDP扫描阳性率在骨折或外伤后可维持10个多月,但^{111}In标记的白细胞和^{67}Ga扫描对这些病例更为可靠。近年来,PET已经成为检查金属置入物周围感染的比较敏感和特异的方法。对那些关节置换后怀疑合并感染的患者,关节造影是一项非常有用的检查方法,因为其对显示解剖细节、关节腔抽吸及麻醉药物注射都很有帮助。

作者在对50名外伤后合并有骨和软组织感染患者的MRI资料回顾性分析后发现,全部患者均有异常。但许多病例都难以鉴别骨髓炎和骨折愈合,后者导致骨皮质增厚并在骨折区形成肉芽组织和纤维软骨。T_2WI有利于显示骨皮质、肉芽组织及纤维软骨间的对比。骨松质的细微改变在STIR序列或脂肪抑制增强扫描的T_1WI上也能看到。然而,即使脂肪抑制T_1加权像增强,修复组织也很难与感染超过了12个月进行区分。

常规X线平片、断层和CT有助于检出死骨,MRI上死骨表现为低信号区(图13.32)。尽管MRI上因金属移植物产生的伪影常常很轻,但也会妨碍其邻近区域骨细微结构改变的观察。然而,作者发现骨膜改变和软组织异常却较易显示,即使在易因金属产生更多伪影的髋关节处也是如此。

Kaim等以慢性创伤后骨髓炎患者来比较MRI与^{99m}Tc MDP扫描及抗粒细胞抗体扫描联合的显像模式。17%的MR图像的评估因金属伪影受限。4/19的假阳性发生于增强的肉芽组织。核素扫描也有4例因骨髓造血发生假阳性。MRI显示感染的T_2高信号和对比增强T_1加权脂肪抑制图像的对比增强(图13.32)。死骨、窦道、瘘管、脓肿也能被清楚地显示(图13.31

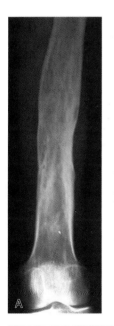
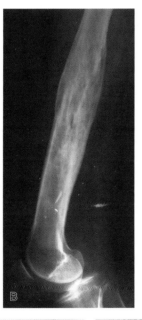
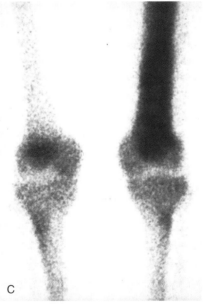

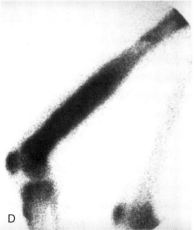
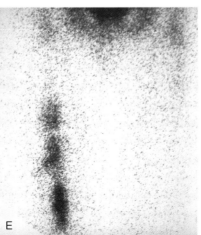
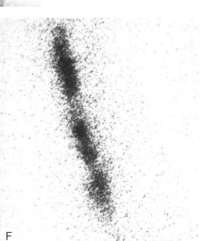

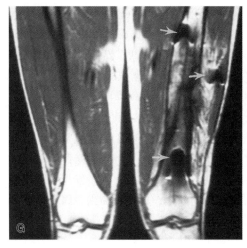
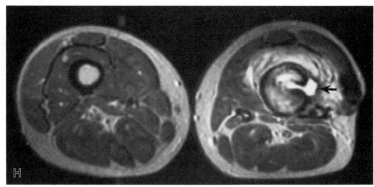

图13.31 一个疑似股骨骨髓炎患者的X线片前后位（图A）和左侧位（图B）。锝标记的MDP骨扫描（图C和图D）显示在股骨远端放射性示踪剂明显浓聚。铟-111标记白细胞显像的正位片（图E）和侧位X线片（图F）显示在股骨散在的示踪剂积聚；软组织受累可能？冠状位T_1加权相（图G）显示股骨的信号强度下降；注意金属伪影（箭头）。轴位T_2加权图像（图H）显示骨髓中信号强度增加和皮质旁局限性脓肿（箭头）

和图13.32）。没有假阴性的显像。MRI显示的敏感度为100%，特异度60%，阳性预测值69%和阴性预测值100%，阳性预测值的准确率79%。核素扫描显示灵敏度77%，特异度为50%，准确率为61%。阳性预测值为58%，阴性预测值为71%。当检测方式相结合，数据得到了改善。特异度增加至80%（MRI 60%，核素扫描50%），准确度为89%（MRI 79%，核素扫描61%），阳性预测值增加至82%（MRI 69%，核素扫描58%）。

需要注意的是，在手术后1年，骨髓水肿（T_2加权图像上高信号）和对比增强MR图特点并没有用处，因为在非外伤性骨性结构中也可以有类似发现。

MRI新技术进一步降低了金属伪影，其在术后评估的作用将继续扩大。许多参数可以修改，无论固定装置或假体，减少金属伪影可以通过修改扫描层厚、矩阵、频带宽度、视角倾斜度（VAT）完成，以及新的金属伪影消除序列。例如，短TE或T_1加权序列降低伪影。快速反转恢复序列改善金属置入物附近的信号强度。然而，梯度回波和快速自旋回波序列会增加金属置入物相关的偏移伪影误读。增加带宽（16～64MHz），增加矩阵到256×256以上，以及增加采集同样降低了金属伪影。新金属伪影消除序列（MARS）也可以提高图像的质量。尽管这些改进，术后肌肉骨骼系统感染的检查仍需要一个多模式成像方法。

患有慢性骨髓炎的成年患者大多需外科手术切除坏死或感染组织。在这些患者的治疗中，应用带蒂游离肌瓣、网膜瓣和骨瓣者日益增多。这可依据邻近组织的血供以及组织缺损的大小和类型进行重建。不管

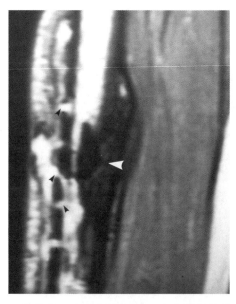

图13.32 矢状位T_2加权图像显示一个大的低信号三角形死骨（箭头）。脓液延伸穿过螺丝钉道（小箭头）形成浅表下脓肿

应用哪种组织或技术，必须达到以下几个基本目标：覆盖伤口、消除无效腔和建立病变区的良好血供。

术前评估应包括对必要信息的复习和制订外科手术方法；术后评估应判定外科目的是否达到。术前MRI检查是评估骨和软组织受累范围及发现跳跃性病变的一种理想成像技术。术前影像学资料还可为术后判定是否达到外科治疗目的提供有价值的对照。

MRI还非常适于评价组织缺损或无效腔、残存感染及血肿或积液，这些都可能成为感染复发的介质（图13.33）。MRI尤其有利于评估网膜和肌瓣。注意随着时间的推移，肌肉会因废用而转化成为脂肪组

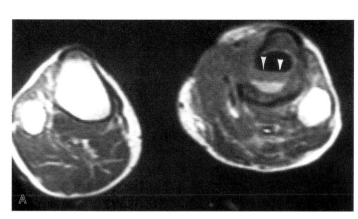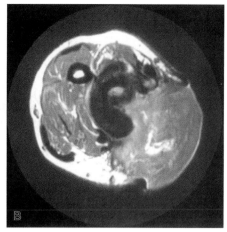

图13.33 慢性感染术后肌肉移植。图A.肌肉移植后轴位T_1加权像气-液平面（箭头）提示导致反复感染的残留无效腔；图B.小腿远端轴位T_1加权图像显示移植的肌肉填补了刮除的无效腔

织。带血管的腓骨瓣也可在MRI图像上显示，但骨髓过少可给诊断造成一定困难，因为轴面图像上难以显示腓骨骨髓，此时可改用冠状或矢状面扫描显示更多的骨髓以有利于定位，并且使移植瓣近、远端的附着处更容易确定。

动态对比增强可用于判定血管瓣是否存活。Varnell等认为存活的血管瓣有强化，而血管阻塞的血管瓣无强化。Lomasney等分别使用GdDTPA增强和2D TOF法MRA研究了手术后1周的带血管蒂腓骨瓣，认为Gd-DTPA有助于评估外科手术的成功与否，因为存活的骨瓣有强化，而MRA作用不大。

此外，仍需进一步的研究及对这些患者的随访以确定MRI的有效性，以评估移植物的生存能力和影响因素。MRS可在移植中发挥作用，特别是用于显示早期缺血性改变（见第十六章）。

（刘贝贝　靳雨辰　陈立波　译）

参考文献

（表13.1）参考文献1，13-15

（图13.1）经同意，摘自Berquist TH. Radiology of the foot and ankle. 3rd Ed. Philadelphia：Lippincott Wiliams& Wilkins，2011.

（表13.2）经同意，摘自Resnick D. Osteomyelitis, septic arthritis and soft tissue infections：organisms. In：Resnick D, ed. Diagnosis of Bone and Joint Disorders. Philadelphia, PA：WB Saunders，2002：2510-2624

（表13.3）经同意，摘自Theodorou DJ, Theodorou SJ, Kakitsubata Y, et al. Imaging characteristics and epidemiologic features of atypical mycobacterial infections involving the musculoskeletal system. AJR Am J Roentgenol. 2001；176：341-349. Wongworawt MD, Holton P, Learch TJ, et al. A prolonged case of Mycobacterium marinum flexor tenosynovitis：Radiographic, and histological correlation, and review of the literature. Skeletal Radiol. 2003；32：542-545. Amrami KK, Sundaram M, Shin AY, et al. Mycobacterium marinum infections of the distal upper extremities：Clinical course and imaging findings in two cases with delayed diagnosis. Skeletal Radiol. 2003；32：546-549.

（图13.9）引自Berquist TH. Imaging of the Foot and Ankle. 3rd Ed. Philadelphia, Lippincott Williams & Wilkins，2011.

（图13.10）引自 Berquist TH. Imaging of the Foot and Ankle. 3rd Ed. Philadelphia, Lippincott Williams & Wilkins，2011.

（表13.4）经同意，摘自Graif M, Schweitzer MR, Deely D, et al. The septic versus non-septic inflamed joint：MR characteristics. Skeletal Radiol，1999，28：616-620

（表13.5）摘自Ledermann HP, Schweitzer ME, Morrison WB, et al. MR imaging findings in spinal infections：rules or myths. Radiology. 2003；228（2）：506-514

（表13.6）摘自Jung NY, Jee WH, Ha KY, et al. Discrimination of tuberculous spondylitis from pyogenic spondylitis on MRI. AJR Am J Roentgenol. 2004；182：1405-1410

第十四章

弥漫性骨髓病变

William A. Murphy, Jr. • James B. Vogler III

本章提要

一、正常骨髓
　　解剖和生理
二、红、黄骨髓的MRI特征
　　（一）中轴骨
　　（二）附肢骨
三、MRI技术
四、弥漫性骨髓病变
　　（一）逆转换
　　（二）骨髓缺失
　　（三）骨髓局部缺血
　　（四）骨髓浸润或置换
　　（五）骨髓水肿
五、诊断误判

骨髓是人体中较大而重要的器官之一，在维持人体健康以及在疾病的发生中均起着重要作用。人体正常骨髓不断地产生红细胞、血小板和白细胞，以满足人体氧合作用、凝血和免疫功能的需要。许多疾病常直接或间接地侵及骨髓，有时骨髓的病理变化十分显著。

目前，对骨髓某些生理功能和解剖特征的体内成像尚较局限。多种骨髓组织学检查方法虽有其缺点，但仍在使用。X线平片能很好地显示骨的大体解剖结构，但在探测骨髓病变所致的骨小梁丢失方面往往价值有限，即使其缺失达30%~50%，有时也难以被发现。更重要的是，X线平片不能检测骨髓内细胞层面变化。^{99m}Tc-MDP或胶体硫显像剂功能学成像可监测骨及骨髓组织的生理变化，如评估造血功能和吞噬作用的变化等，其缺点是空间分辨率及特异性较低。^{18}F-FDG PET的成像基于相比正常组织肿瘤细胞的葡萄糖代谢水平异常增高，可用于探测恶性肿瘤或肿瘤样病变所致的骨髓浸润。该显像方法的敏感度与MRI的敏感度相当或超过后者，但其特异度有待进一步研究。CT为横断面成像，其空间分辨率达0.35mm，对比分辨率约0.5%，因此，CT能很好地显示骨皮质、骨小梁以及在一定程度上显示骨髓内结构的异常。

MRI集多平面成像、高空间分辨力、高对比度和高敏感度于一体，极大地提高了鉴别人体正常骨髓和病变骨髓的能力。MRI能够检测正常骨髓随人体生长发育而发生的连续变化过程，骨髓细胞病变时的各种以及非骨髓细胞移植后的各种变化。

一、正常骨髓

解剖和生理

骨髓的基本超微结构由骨性框架、脂肪细胞和造血细胞以及起支持作用的网状细胞、神经和血窦构成。原发和桥间继发小梁构成骨小梁或网状骨质，这些骨组织占骨髓腔容积的15%，构成骨的框架结构并是骨的矿物质来源；剩余的85%为细胞成分，其中包含各个阶段的红细胞、白细胞、脂肪细胞和网状细胞。红细胞系、粒细胞系和巨核细胞系分别产生红细胞、白细胞和血小板，以满足人体需要。骨髓中脂肪细胞的功能尚不清楚，有学者推测可能起表面及营养支持或是提供造血所需的生长因子。网状细胞由吞噬细胞（巨噬细胞）和未分化的非吞噬细胞构成，前者在免疫活动中发挥作用，后者作用机制不详。红骨髓内，非吞噬网状细胞大量地存在于血管周围间隙，形成网眼结构，营养和支持造血细胞；这些网状细胞似有储存脂类，并将其转化为红骨髓和黄骨髓中的脂肪细胞的功能。此外，网状细胞可转变成红骨髓或黄骨髓的组分，有助于解释在各种生理刺激下红骨髓所出现的增多和减少的显像，后面还会述及。

正常骨髓的各种成分如脂肪细胞、造血细胞、网状细胞、小梁、血管和神经可简化为一个统一的概念—红骨髓和黄骨髓。能活跃地产生血细胞的骨髓被命名为造血骨髓或红骨髓，而剩余的造血功能不活跃部分则称为黄骨髓。这两种骨髓存在明显的解剖和组成上的差异。一般而言，红骨髓的化学组成包含约40%的水、40%的脂肪和20%的蛋白质，红骨髓的细胞由60%的造血细胞和40%的脂肪细胞组成。红骨髓有丰富的树枝状血管网。黄骨髓的化学组成包含大约15%的水、80%的脂肪和5%的蛋白质，细胞组成为95%的脂肪细胞和5%的非脂肪细胞。生理上，黄骨髓的脂肪细胞相对稳定，而红骨髓的脂肪细胞则相对不稳定。黄骨髓仅有少量的血管网。

出生时人体骨髓均为红骨髓，随着生长和发育，人体骨骼系统内的骨髓开始由红骨髓向黄骨髓转化，这种转化是一种正常的生理过程，且以可预测的有序的方式进行。转化在出生时即已开始，且最早发生在指骨和趾骨，然后波及整个骨骼系统，其规律是从附肢骨向中轴骨发展，在长骨中则由骨干向干骺端发展（图14.1）。在长骨骨髓腔中，转化首先发生在髓腔中央，然后逐渐向骨干发展，最后扩展到干骺端骨皮质下。扁骨和椎体的转化与长骨类似，从髓腔中央向周围发展。虽然这种转化比较对称，但转化的速度和程度根据骨所在人体的部位以及骨自身特点的不同而有所不同（图14.2）。

骨骺和骨突需单独讨论，两者在骨化前缺乏骨髓。在这些部位中红骨髓的含量及持续多长时间尚不清楚。毫无疑问的是，这些结构内的红骨髓也进行着迅速的、不完全的向黄骨髓转化过程。转化始于髓腔中央，然后向软骨下或外周骨皮质下骨转化。通常认为骨骺和骨突骨化中心在生长发育早期和生长期含有黄骨髓。骨骺和骨突终身存在黄骨髓，但股骨和肱骨的近端骨骺和骨突则属例外，也可能还存在目前尚不清楚的其他例外情况。

通常在25岁时，完成原发红骨髓向黄骨髓的转化过程，两者分布达到平衡。这种平衡因受年龄、性别和健康等因素的影响而存在个体差异。同样，不同部位红、黄骨髓的平衡也有差别。红骨髓主要集中于中轴骨（颅骨、椎体、肋骨、胸骨和骨盆）和附肢骨近端（股骨和肱骨近端）（图14.3）。黄骨髓则主要位于附肢骨的其余部分并混合在中轴骨内。25岁后，人体仍存在着红骨髓向黄骨髓的缓慢转化，整个成年期中轴骨红骨髓下降（图14.2）。这一过程也出现在股骨和肱骨近端干骺端。大多数男性在35岁时完成这些部位的红骨髓转化，而女性则在55岁左右。

红、黄骨髓的分界并不是绝对的，成年人中存在各种变异。脂肪骨髓内可出现造血组织岛，反之亦然。同样，股骨近端和肱骨近端骨干内出现高达2/3的红骨髓也属正常。随着年龄的增长，红/黄骨髓分布出现缓慢变化，红骨髓逐渐减少。影响红、黄骨髓转化的主要因素尚不清楚，但温度、血供和低氧张力等是潜在的影响因素。

红、黄骨髓转化过程有时可出现停止或逆转。当机体对造血组织需求变化时，可刺激黄骨髓向红骨髓转化。在这一逆转换过程中，与上述的原始红骨髓向黄骨髓转化的过程相反，表现为黄骨髓逆转换为红骨髓。这一过程首先发生在中轴骨，然后出现在附肢骨，且由近端向远端发展（图14.4）。在每一块骨中，

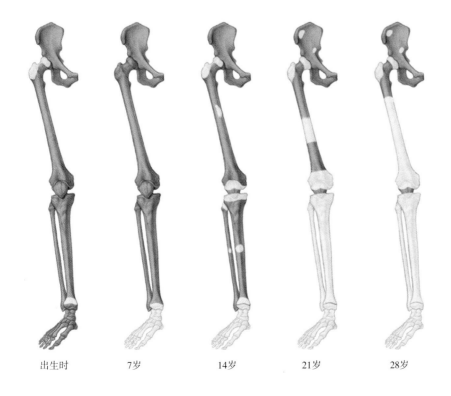

图14.1 组织学上年龄相关红、黄骨髓分布上的变化。右下肢图解说明红骨髓向黄骨髓的正常转化过程，以每7年为一增长阶段。出生时，右下肢骨内均为红骨髓，出生后不久即开始出现红骨髓向黄骨髓转化，远端附肢骨（手和足部）最先开始，然后这一转化过程逐渐从远端向近端进行，直至整个骨骼；每一长骨则从骨干的骨骺进行黄骨髓转化

出生时　　7岁　　14岁　　21岁　　28岁

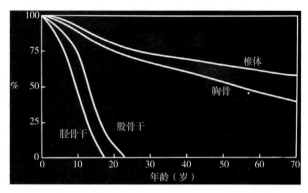

图14.2 红骨髓转化为黄骨髓。该图表说明在特定解剖部位的红骨髓分数（红骨髓细胞构成百分比）的变化。中轴骨（椎骨和胸骨）和附肢骨（胫骨和股骨）的转化率和转化程度不同。中轴骨红骨髓成分丢失相对缓慢，显示大量红骨髓终身存在。附肢骨内红、黄骨髓的转化更为迅速，25岁后，胫骨和股骨干内几乎无红骨髓存在

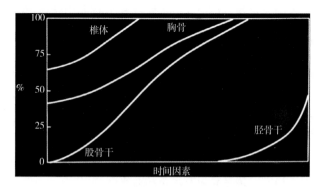

图14.4 黄骨髓向红骨髓逆转换。当机体需求量超过现有红骨髓的造血能力时，黄骨髓逆转换为红骨髓。这一过程首先发生在中轴骨（椎骨和胸骨），其转化率和转化范围通常超过附肢骨（股骨和胫骨）。中轴骨和附肢骨的转化范围受刺激程度及其持续时间的影响

生成素增高与这一过程的启动和调节有关。

二、红、黄骨髓的MRI特征

脂肪、水、蛋白质和矿物质是骨髓的基本组成成分，也是骨髓MRI影像特征的物质基础。当上述成分发生变化时，骨髓的信号强度也随之变化。在T_1WI上，脂肪细胞是骨髓信号的主要来源。脂肪中的多数质子包含在疏水基团CH_2内，其自旋—晶格弛豫快，致使T_1弛豫时间缩短，因此在自旋回波T_1WI上呈高信号。脂肪的自旋-自旋弛豫较慢，致使T_2弛豫时间延长，因此在自旋回波T_2WI呈中等信号。

组织中的水以不同形式存在。富含自由水（细胞外水）的组织表现为较长的T_1和T_2弛豫时间，而富含结合水（细胞内水）的组织则显示为较短的T_1和T_2弛豫时间。不同类型水对骨髓整体信号的贡献尚不完全明确。然而当骨髓内水含量增加时，可推断骨髓在T_1WI上呈更低信号，而在T_2WI上则呈更高信号。

蛋白质对骨髓信号的影响尚不明了。一般来说，蛋白质是一种大分子物质，因其T_1弛豫时间较长。但溶解在液体内的蛋白质又可使该溶液的T_1值缩短。因此，蛋白质信号的不一致性究竟如何影响骨髓的信号强度至今尚不清楚。

矿物质降低骨髓信号的机制有两种：首先，由于缺乏运动质子，矿物质基质产生的信号较少或不产生信号。其次，在局部梯度磁场内，矿物质基质与水或脂肪界面导致磁敏感性不均匀以及信号丢失。矿物质基质存在于骨小梁内。由于干骺端或骨骺内含有大量的骨小梁，因此这些部位的信号强度也出现相应改变。

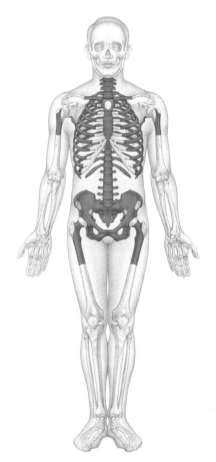

图14.3 组织学上成年人红、黄骨髓的类型。通常到25岁时完成红骨髓向黄骨髓的转化，并形成成年人红、黄骨髓的正常分布。成年人红骨髓一般集中在中轴骨和附肢骨近端，而黄骨髓则位于附肢骨的其他部位

骨髓逆转换首先出现在干骺端、骨骺或相当于这些部位的骨内膜上，然后向髓腔中央和骨干皮质下骨扩展，最后达骨干的髓腔中央。尽管这一过程的发生机理和影响因素尚不清楚，但温度、低氧张力和红细胞

红、黄骨髓信号可因脉冲序列的不同而发生变化。目前，有关骨髓MRI检查的多数临床研究和基础知识都建立在常规的自旋回波序列T_1WI和T_2WI上。最近，临床MRI检查中也已普及了快速自旋回波（FSE）技术，并在部分检查中取代了常规质子密度加权像和T_2WI。因此，本章将重点讨论在常规SE序列和FSE序列上红、黄骨髓典型的信号表现。这些T_1和T_2的信号特征也可为理解本章节末所讨论的其他新的序列打下基础。

黄骨髓内含有大量脂肪的化学组分（80%），在无脂肪抑制的常规SE序列和FSE序列T_1WI和T_2WI图像上，黄骨髓信号类似皮下脂肪组织的信号（图14.5）。相比较而言，脂肪的信号高于肌肉组织的信号。红骨髓含有大量的水（40%）、蛋白质（40%）及少量的脂肪（20%），在T_1WI上其信号强度低于黄骨髓（图14.6～图14.8），略高于正常肌肉或未变性的椎间盘信号。婴儿是唯一的例外，在出生2个月内，婴儿红骨髓几乎不含脂肪，因此其在T_1WI上的信号低于肌肉或椎间盘信号。当红骨髓细胞成分减少时，T_1WI上信号逐渐升高，1岁时大致与椎间盘信号相等。随着红骨髓胞内结构减少，1岁时在T_1WI上红骨髓信号强度同椎间盘信号基本一致。5岁时，T_1WI上红骨髓信号强度高于椎间盘信号。在质子密度加权像和T_2WI上，红骨髓信号强度升高，这可能与其内的水成分有关，而在常规SE和FSE序列图像上与黄骨髓信号强度相近（图14.7和图14.8）。在STIR图像或重T_2WI（TR>3000ms，TE>90ms）上，红骨髓信号强度甚至超过黄骨髓（图14.9）。同样在脂肪抑制常规SE或FSE序列质子密度加权像和T_2WI（TR低至1500ms，TE低至60ms）上，红骨髓信号强度高于黄骨髓（图14.8）。在脂肪抑制质子密度加权像上，红骨髓的信号可等同于或稍低于肌肉的信号，而在脂肪抑制T_2WI上，红骨髓信号强度更高。因此，5岁或年龄更大的正常儿童，黄骨髓信号强度在T_1WI上高于

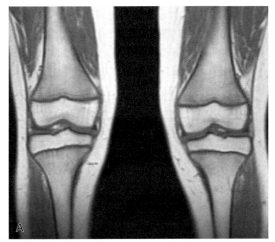
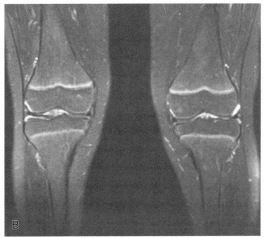

图14.5　10岁女性膝关节正常的红、黄骨髓转化。图A.T_1WI图像（FSE 550/9）上骨骺表现为黄骨髓信号，与皮下脂肪信号信号相等。骨骺内可见网状骨小梁。干骺端的红骨髓其信号低于皮下脂肪及骨骺黄骨髓的信号，但仍高于邻近的肌肉信号。股骨干中央的黄骨髓信号越高，邻近组织的信号也越高。图B.T_2WI脂肪抑制序列（FSE 4600/82）上，骨髓整体的脂肪信号明显超过红骨髓的信号，使得骨髓整体呈低信号，但骺板因血供丰富呈高信号

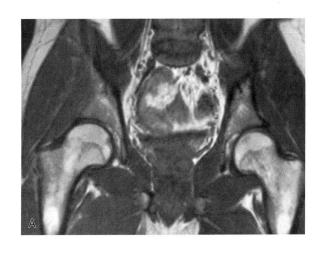

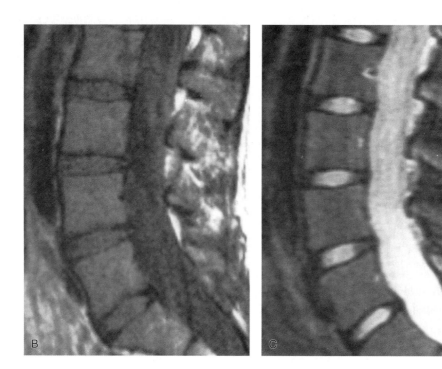

图14.6 女性，24岁，常规SE序列图像上显示中轴骨正常红、黄骨髓的信号强度。图A.骨盆冠状面SE序列T_1WI（SE 600/20），红、黄骨髓的MRI信号表现对比明显。股骨干近端和股骨骨骺的黄骨髓大致与皮下脂肪信号相等。股骨干骺端、骨盆和腰椎的红骨髓信号低于黄骨髓，但略高于肌肉信号。与含红骨髓较少的附肢骨如股骨相比，含更多红骨髓的中轴骨如腰椎显示为低信号。矢状面SE序列T_1WI（SE 500/20）（图B）和矢状面SE序列T_2WI（SE 2000/80）（图C）显示在T_1WI上腰椎红骨髓较液体（脑脊液）或椎间盘呈略高信号。年轻患者红骨髓成分较多，T_1WI上脊椎骨髓的信号与椎间盘接近。T_2WI上，红骨髓的信号强度接近皮下脂肪而低于脑脊液

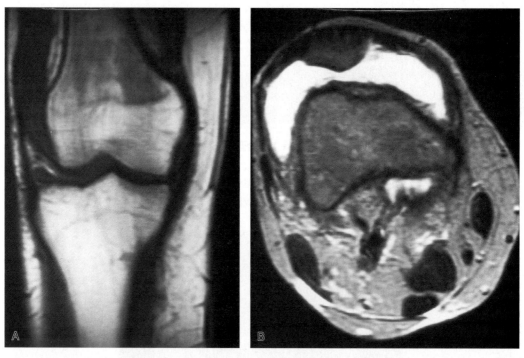

图14.7 28岁女性附肢骨在常规SE序列图像上正常红、黄骨髓的信号强度。冠状面SE序列T_1WI（SE 500/20）（图A）和轴面SE序列T_2WI（SE 2,000/80）（图B）显示附肢骨正常红、黄骨髓的信号强度。在T_1WI上（图A），股骨远端干骺端红骨髓其信号低于邻近的骨骺及胫骨，黄骨髓信号大致与皮下脂肪相等。红骨髓信号高于大腿远端的肌肉或关节内的液体。在T_2WI（图B）上，黄骨髓信号大致与皮下脂肪相等，红骨髓信号接近黄骨髓，但通常呈略低信号。红、黄骨髓信号均高于肌肉而低于髌上囊内的液体

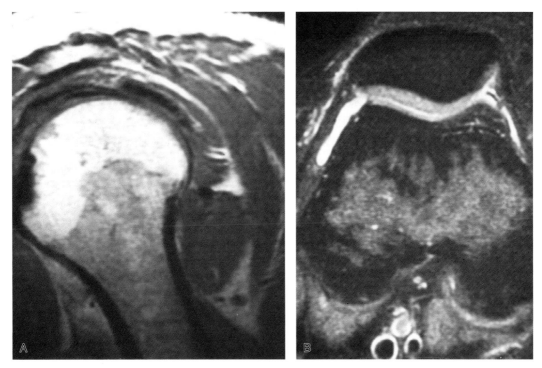

图14.8 女性，36岁，在脂肪抑制或无脂肪抑制的FSE序列图像上显示附肢骨正常红、黄骨髓的信号强度。图A.肩部矢状面FSE序列T_2WI（TR 2900ms，TE 96ms，6个回波链）显示红、黄骨髓的典型表现。肱骨骨骺内的黄骨髓在FSE序列T_2WI上为相对高信号，肱骨干骺端内的红骨髓信号低于脂肪性骨髓而高于肌肉；图B.另一患者膝部轴面脂肪抑制FSE序列质子密度加权像（TR 3000ms，TE 28ms）显示脂肪性骨髓无信号，红骨髓信号强度高于黄骨髓，前者大致类似于肌肉信号，但低于髌上囊内的液体信号

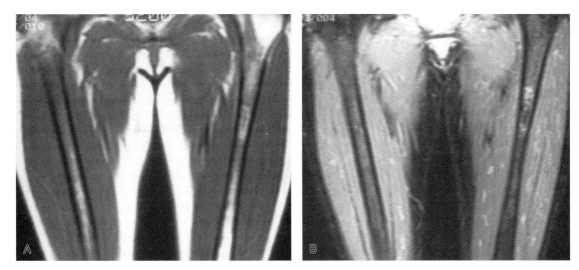

图14.9 女性，30岁，正常骨髓。图A.大腿冠状面SE序列T_1WI（SE 500/20）显示右股骨干近段和中段内的红骨髓；右股骨干远段和左侧大转子内为黄骨髓，右大转子未包括在该层面内；图B.大约与图A同一切面的冠状面STIR序列图像，显示红骨髓信号高于黄骨髓，此序列上黄骨髓呈无信号或极低信号。左股骨近段局灶性高信号为正常变异

红骨髓，同时也高于肌肉和未变性的椎间盘信号。随着TR和TE延长，红骨髓信号强度接近黄骨髓，两者均高于肌肉信号，但仍低于液体信号。红骨髓、黄骨髓、肌肉及液体的相对信号强度在SE和FSE序列上一致。但在未经脂肪抑制的FSE质子密度加权像和T_2序列上，红、黄骨髓之间的信号差异大于传统SE序列上两者之间的信号差异，因为黄骨髓在FSE质子密度加权像和T_2像上保持其高信号（图14.7、图14.8）。在脂肪抑制的情况下，无论是在SE序列还是FSE序列上，红骨髓均比脂肪组织的黑色背景更加突出。

红骨髓血供丰富，经静脉注射钆对比剂后，其较黄骨髓强化更明显。因此，如不采用脂肪抑制序列，

增强后T₁WI图像上红、黄骨髓间的正常信号差异减低。同样，这种信号的变化在正常骨髓的转化过程中也变得不明显。红、黄骨髓的强化差异在年轻人群中表现得明显，随着年龄增长，红骨髓细胞成分下降，这种差别也随之减少。年龄增大时常伴有动脉粥样硬化的发生，进而会导致血管退化和骨髓灌注减少。成年人中，尽管在无脂肪抑制的平扫与增强T₁WI上存在可测量的信号强度的变化，但仍难以观察到骨髓强化。因为在弹丸注射对比剂后的1min内骨髓强化最明显，其强化程度随即减低，因此在常规的自旋回波序列上测量这种信号差异可行性不高。动态超速MR序列的应用可克服上述限制、检测骨髓强化。此外，在钆对比剂增强脂肪抑制T₁WI上，红、黄骨髓的强化差异在任何年龄组都表现得十分明显（图14.10）。

任何骨骼内骨髓的T₁WI表现由红骨髓、黄骨髓和骨小梁所占的相对比例所决定。红骨髓含量高的部位，其信号强度低于红骨髓含量低的部位（图14.6）。如果蛋白质和矿物质等其他成分无显著差别时，骨髓中脂肪的含量为影响红、黄骨髓信号强度的主要因素。T₁WI上红骨髓中有10%的脂肪组织就可产生轻微的信号强度增高，当脂肪组织达20%时，其信号接近脂肪性骨髓信号。这一现象有助于解释以往在MRI上对脂肪成分的过高估计，以及解释组织学（图14.1和图14.3）和MRI研究（图14.13，图14.16和图14.19）中所观察到的红、黄骨髓分布上的差别。

一般来说，人体红、黄骨髓的转化在20岁前变化迅速，此后逐渐变慢，但这一变化仍在持续不断地进行。骨髓内细胞和脂肪所占比例的差别在MRI图像上可产生一系列不同的信号。有时，这些差别可导致骨髓信号不均匀而难以与病变相鉴别。在T₁WI上正常骨髓的某些特征可有助于辨别正常骨髓。局灶性高信号或低信号可能分别反映局限性脂肪转化或增加的骨髓细胞岛。局灶性脂肪转化常具有特征性表现，不易误诊（图14.11）。而红骨髓岛则较难诊断，其形态上呈地图状或长条形，但不呈圆形。青年患者的骨髓转化缓慢，红骨髓岛边界模糊，而高龄患者中因骨髓转化明显而其边界清楚。红骨髓岛在骨内膜处最为明显，在各骨内及整个骨骼系统中常对称出现，不伴有变性改变等因素。组织学研究表明，脂肪骨髓转化首先出现在红骨髓的某一中心区域，最后遗留下一个脂肪灶，周围由环状的骨髓细胞包绕。此种组织学变化在MRI图像上表现为低信号的红骨髓内出现一中心性的含有脂肪的高信号灶，这一表现被称为牛眼征。牛眼征通常很少出现，但其有助于确定为正常的骨髓信号。骨髓腔内的低信号区如被认为代表正常的红骨髓，则其在T₂WI上和钆对比剂增强图像上表现为正如前所述的相应信号变化；但即使这种信号变化与

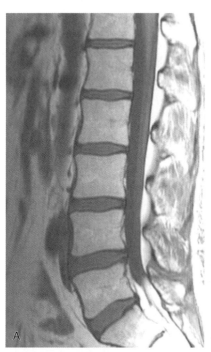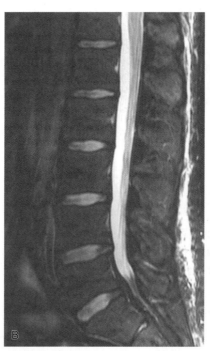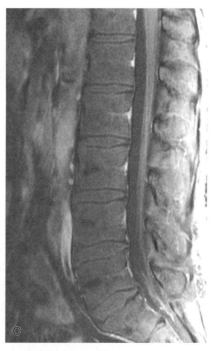

图14.10　33岁男性腰椎正常的增强图像。图A.矢状位T₁WI（FSE 600/10）显示均一的骨髓信号，以均一高信号的黄骨髓成分为主；图B.矢状位T₂WI脂肪抑制序列（FSE 3500/97）显示因黄骨髓成分受抑制而减低的骨髓信号（注意椎间盘和脑脊液呈现高信号）；图C.矢状位钆对比剂增强T₁WI脂肪抑制序列（FSE 400/10）显示椎体骨髓因含少量红骨髓进而强度强化

T_2WI和钆对比剂增强图像上表现一致而推测其为正常红骨髓时，也应考虑可能为某些病变，如骨髓瘤在极少数情况下可表现为正常骨髓的MRI信号。因此，当临床疑有骨髓病变时，即使MRI表现正常，也有必要进行骨髓活检或随访检查。

（一）中轴骨

颅骨红骨髓向黄骨髓转化发生较早，且以额骨和枕骨明显，一般在20岁以前完成；而有些正常人的顶骨红骨髓可持续较晚。在MR图像上有些人顶骨中的红骨髓的可存留至晚年。但是，许多患者MRI显示早在20岁前整个板障层就完全为黄骨髓。

椎体内骨髓是一生中保留红骨髓成分较高的部位，其信号强度低于附肢骨，后者在成人期几乎无红骨髓存在。正常人的红、黄骨髓和骨小梁成分不断转化，这种转化在人一生中都在缓慢进行着，这种变化着的骨髓MRI表现可见于各年龄组患者。上述变化在T_1WI图像上一般表现为：1岁前，脊椎骨髓在T_1WI上表现为低于椎间盘信号的弥漫性低信号；1～5岁时，脊椎骨髓与椎间盘信号大致相等；此后红、黄骨髓转化在椎体局部和整个椎体内逐渐进行。文献报道局限性骨髓转化可表现为锥形和带状，前者脂肪转化呈三角形，环绕椎基底静脉（图14.12A和图14.13A），而后者可能是锥形的变异，呈现为椎体中心的高信号带。文献报道椎体背侧脂肪的丢失是恶性骨髓浸润的早期征象之一。这些局灶性骨髓转化的表现通常见于5岁以上的儿童和青年人。其他与年龄有关的脊柱造血性和脂肪性骨髓的MRI表现前已详述，常发生于年龄偏大的成年人（图14.12B和图14.13B～D）。脂肪性骨髓可出现于终板附近，可能由于机械性压力或椎间盘变性所致（图14.13B和图14.14），多见于颈椎和腰椎。大小不等的局灶性脂肪性骨髓也可弥漫分布于椎体内（图14.13C、D）。这些改变常见于40岁以上的成年人。有时两种表现可同时出现。局灶性骨髓转化在不同的成年人中似乎是无序的。椎体弥漫性骨髓转化的T_1信号强度逐渐增加（图14.12B）。例如，椎体的T_1弛豫时间随年龄增长而缩短，可能反映了造血骨髓的减少和脂肪骨髓的增加。质子MR波谱分析显示，随着年龄的增长椎体的脂肪含量成线性增加。T_1值缩短最常出现在40岁之前，即红骨髓向黄骨髓正常转化时期。40岁后，骨小梁丢失和脊椎矿物质减少，导致T_1值缩短（丢失比例在75岁时男性约占40%，女性约占55%）。T_2弛豫时间也表现为随年龄增长出现类似的缩短。骨质疏松症时骨小梁丢失并由脂肪细胞取代，解释了40岁前男性和女性脊椎T_1值和T_2值类似，而50岁后女性脊椎T_1值和T_2值轻微高于男性的现象。动脉粥样硬化所致的椎体骨髓灌注减少也可导致上述现象。50岁后骨髓的血流灌注率明显

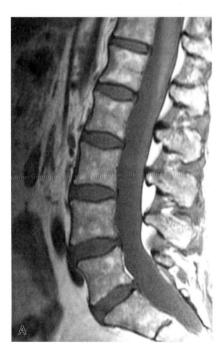
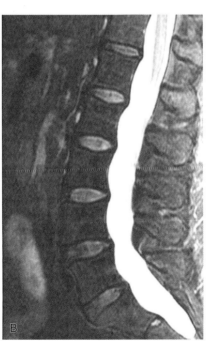
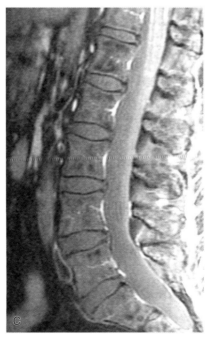

图14.11 59岁女性腰椎局部红骨髓向黄骨髓转化。图A.矢状位T_1WI（FSE 800/13）序列显示腰椎局灶性信号增高灶（信号强度跟皮下脂肪的信号相当）分布于椎体骨髓中（以L_1，L_2，L_5最为显著）；图B.在T_2WI脂肪抑制序列（FSE 5000/107）上脂肪沉积区信号消失；图C.在钆对比剂增强脂肪抑制的T_1WI序列（FSE 900/13）上，红骨髓中度强化而脂肪骨髓不强化呈低信号

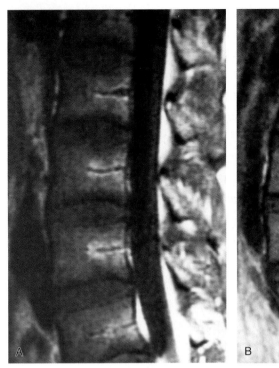
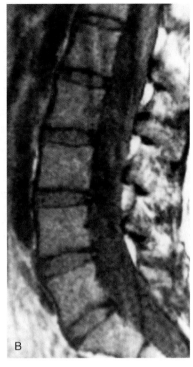

图14.12 腰椎局灶性和弥漫性的红骨髓向黄骨髓转化。腰椎矢状位T_1WI（SE 500/20）序列显示19岁女性（图A）和32岁男性（图B）表现出不同形式的红骨髓向黄骨髓转化。（图A）中央静脉从局部椎体红骨髓向黄骨髓转化；（图B）椎体弥漫性的红骨髓向黄骨髓转化。注意该椎体的信号普遍高于图A椎体的信号。反映出年龄较大者红骨髓弥漫性向黄骨髓转化的现象，导致红骨髓所占的比例更低

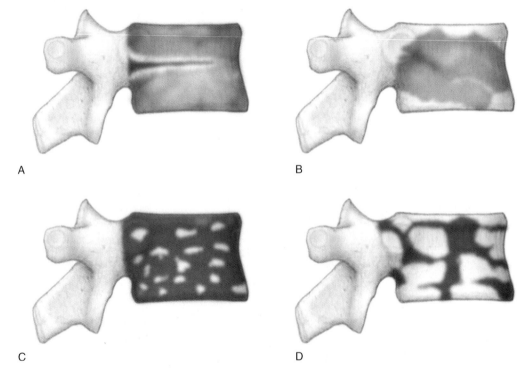

图14.13 年龄相关脊柱红、黄骨髓MRI表现类型。图A.为第1种MRI表现类型，红骨髓分布在整个椎体内，在T_1WI上呈低信号。但在中央静脉丛周围可见到红骨髓向黄骨髓转化。此型最常见于年轻患者。图B.为第2种MRI表现类型，反映了终板下方椎体骨髓机械性压力所致的红骨髓向黄骨髓的转化。图C、图D.为第3a和第3b两种MRI表现类型：局灶性黄骨髓弥漫分布于整个椎体，其大小从数毫米（3a型）至0.5～1.5cm较大的地图状区域（3b型）

降低。尽管女性在50岁前椎体血流灌注较高，但50岁后女性患者椎体血流灌注下降比男性更加显著。

其他因素也可影响脊椎骨髓的MRI表现，但其作用机制目前尚不十分清楚。脊椎随增龄出现红、黄骨髓的正常转化，成年人中局灶性转化较弥漫性要多见。局灶性黄骨髓转化在脊椎后部、椎体中央静脉和椎体外周，特别是邻近终板处更为明显（图14.11）。受这一过程影响的骨髓呈不规则状特别是在T_1WI上，表现为红骨髓低信号内出现局灶性脂肪样高信号。局灶性脂肪沉积可见于高达60%的患者，且随年龄增长

而更显著。局灶性脂肪性骨髓分布可能为慢性压迫和生物力学的刺激使受累部位的血供减少，血流不充足引起红骨髓向黄骨髓转化所致。

某些常见病可引起脊椎骨髓典型的 MRI 改变。邻近退变椎间盘时，椎体终板骨髓可表现为各种信号强度的带状影像。在长、短 TR/TE 图像上条带状低信号区或可反映髓腔硬化和(或)纤维化。多数情况下，变性椎间盘相邻的椎体终板骨髓呈类似于脂肪的短 T_1 和较长 T_2 信号，这可能与局部缺血导致红骨髓向黄骨髓转化有关（图14.14）。少数情况下，邻近椎体终板骨髓在短 TR/TE 图像上呈低信号，在长 TR/TE 图像上呈高信号，这可能是椎体终板骨髓硬化或纤维化所致。更少见的情况是椎体终板骨髓呈长 T_1 和长 T_2 信号（图14.15），这可能是由于局部炎症或缺血使终板骨髓细胞外水含量增加所致。

骨盆的骨髓随增龄而变化，髋臼、髂骨前部最早出现红骨髓向黄骨髓转化，然后逐渐波及骨盆其他部分。5岁前，在髂骨前部和髋臼出现黄骨髓，导致其MRI信号不均匀（图14.16A）。如果儿童在5岁时仍不出现红骨髓向黄骨髓转化则应做进一步的检查。随年龄增长，骨盆其他部分在 T_1WI 上的信号强度增加，且更不均匀，这与组织学上所见到的骨髓脂肪细胞增加一致（图14.16B）。较大年龄患者残存红骨髓发生融合，成为边界清楚的红骨髓岛。60岁左右，MRI上髂骨嵴后部和骶骨，包括骶骨椎体和邻近骶髂关节的骶骨翼，可见残余的造血骨髓，而在髋臼和耻骨联合区几乎无法见到红骨髓。正常成人的骨髓逆转少见，即在耻骨联合和髋臼较骶骨和髂骨后部可见到更多的红骨髓，应注意与骨髓病变鉴别。骶骨中红、黄骨髓的分布与性别有关，通常认为女性骶骨中红骨髓所占比例较大，且其内细胞成分较多。

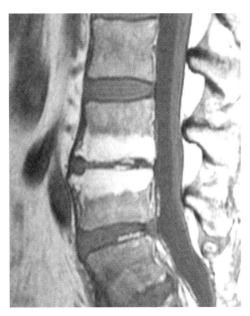

图14.14　54岁女性椎体信号改变伴有椎间盘退变。腰椎矢状位 T_1WI（FSE 600/10）显示 L_3 及 L_4 带状高信号区并伴有椎间盘退变。这些带状区是由正常的红骨髓被脂肪骨髓取代而来

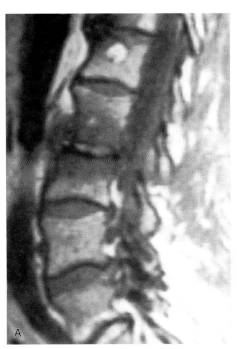
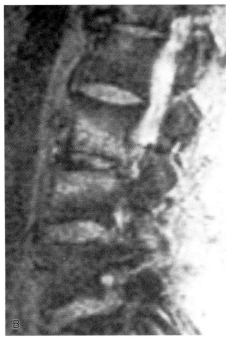

图14.15　男性，68岁，与椎间盘退行性病变有关的脊椎骨髓改变。矢状面 SE 序列 T_1WI（SE 600/20）上在 L_{2-3} 间隙终板下方可见到带状低信号（图A），其在 T_2WI 上呈高信号（图B），可能是与椎间盘退行性病变有关的局部骨髓内水分的增加所致

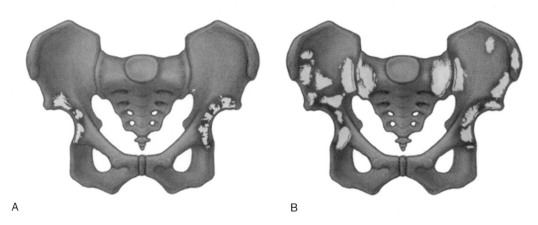

图14.16 与年龄有关的盆腔骨髓类型。图A.通常在5岁前髋臼区可见到脂肪性骨髓；图B.随着年龄增长，整个骨盆的其他部位，特别是邻近骶髂关节处出现明显的脂肪性骨髓

（二）附肢骨

人体不同部位的红骨髓MRI上可表现为不同的信号，这与红、黄骨髓所占的相对比例和分布的差别有关。红骨髓常以脂肪骨髓为背景呈岛状散在分布（图14.17）。红骨髓岛可表现为小而长至大而地图状的形态，其大小差别很大。黄骨髓岛在长骨中少见，其是在红骨髓背景上出现的局灶性黄骨髓，类似于椎体中局灶性向黄骨髓转化的现象。

附肢骨和长骨MRI也常见到局灶性红、黄骨髓信号。特别值得注意的是肱骨和股骨，其为成年人长骨中残留的最大造血骨髓，实质上是"脂肪"附肢骨髓和"造血"中轴骨髓之间的过渡部位。红骨髓通常分布于股骨和肱骨的近2/3段（图14.17），而又以近1/3段最集中，红骨髓灶性分布于股骨和肱骨远1/3段者少见，这种表现不应认为异常。

MRI可监测正常人一生中肩部红、黄骨髓的变化。正常红骨髓向黄骨髓转化最早发生于远端骨骺、远端干骺端和骨干，多于6岁时完成。多数人直到晚年（至少70岁）在肱骨近侧干骺端还存在红骨髓，少数正常人在肱骨近端骨骺存在红骨髓，这一种情况更常见于年轻人（图14.18）。肩峰（相当于骨骺）很早就出现红骨髓向黄骨髓转化，而且持续终身，但也可见残存的红骨髓。关节盂红、黄骨髓转化出现晚，

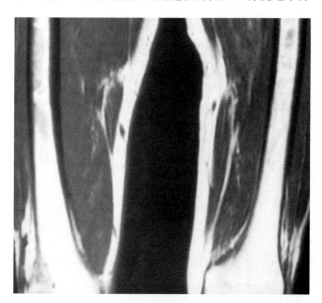

图14.17 男性，48岁，正常骨髓分布。红骨髓岛表现为在高信号脂肪骨髓内出现的局灶性低信号扩展至股骨远中段1/3交界处。这一表现比较常见，因此不能误判为异常表现

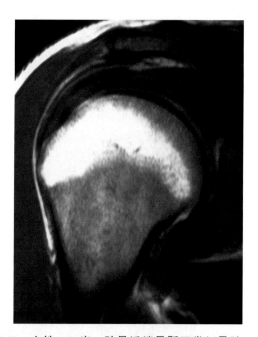

图14.18 女性，22岁。肱骨近端骨骺正常红骨髓。肩关节斜冠状面SE序列T_1WI（SE 600/20）显示在肱骨近端骨骺的骨皮质下可见明显的红骨髓。当红骨髓在T_1WI和T_2WI上显示为相应的信号强度时应视为正常

进展缓慢，终身未完全转化。

早在3个月时，股骨骨干的信号随着红骨髓向黄骨髓转化而明显增加。随着脂肪成分的增加，1岁左右时骨髓在MRI图像上呈现混杂信号。5～10岁时骨干已出现明确的脂肪性骨髓（图14.19）。10岁时或10岁后股骨骨干很少不出现黄骨髓，黄骨髓不出现时需要进一步检查排除骨髓病变。25岁后，在股骨远端干骺端出现均匀红骨髓是不典型的MRI表现，遇到则需进一步检查。然而，任何年龄的男性和女性，股骨远端干骺端内均有可能见到地图状或不规则状红骨髓，这一表现见于约1/2的女性和1/6的男性，又以40～60岁的女性最为多见，而在男性中无年龄差别（图14.20）。在39岁以下的年轻病人、马拉松运动员、过度吸烟者（每天1包以上）和过度肥胖（大于78公斤）且吸烟者的女性中，股骨远端干骺端可见持续存在或逆转换的局灶性红骨髓（详见骨髓转化

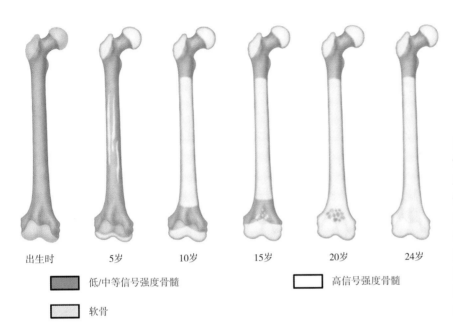

图14.19 与年龄相关的股骨红、黄骨髓变化的MRI表现类型。MRI所见到的细胞性骨髓即红骨髓向脂肪性骨髓的转化早于组织学检查（图14.1）。但这两种方法检查的骨髓转化顺序相似。脂肪性骨髓的转化首先发生在骨干，然后向干骺端远端进展，最终达干骺端近端。应特别注意10岁前骨干脂肪性骨髓的MRI表现

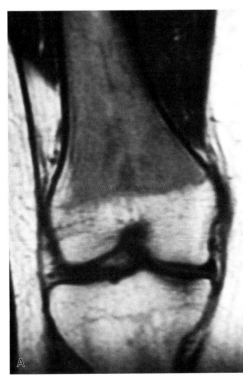 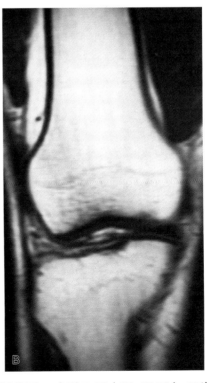

图14.20 不同年龄股骨远端干骺端的正常红、黄骨髓。膝关节冠状面SE序列T_1WI（SE 600/20），18岁女性（图A）和65岁男性（图B），显示股骨远端干骺端不同的正常骨髓信号。这些表现反映了出现在该部位的红、黄骨髓成分的变化。年轻人红骨髓含量高，MRI表现类似于图A。老年人红骨髓少而以黄骨髓为主，MRI表现类似于图B

部分)。

与年龄有关的股骨近端呈渐进性向黄骨髓转化的MRI表现也有报道(图14.21)。利用骨髓转化指数可以监测这些表现,该指数为大转子的T_1信号强度与股骨近端干骺端的T_1信号强度之比。结果表明,指数与患者年龄呈线性关系,但是,该比值能否用于检测病变有待明确。股骨近端干骺端红骨髓向黄骨髓转化首先出现在股骨骨骺的中下部和大转子,接着为Ward三角(通常见于中年患者),这一转换过程持续进行,至老年时在股骨近端干骺端仅遗留少部分的红骨髓。与肱骨近端骨骺相似,正常人股骨近端骨骺可见非脂肪性骨髓,这一表现的年龄界限不易确定,年轻人所占比例更高,而在中年人中也可见到,红骨髓常位于骨皮质下,而骨骺中心骨髓以脂肪性骨髓为主(图14.22)。女性股骨近端内红骨髓所占比例更大,且以非脂肪细胞为主,这一与性别有关的差异已有报道。

成年人尽管通常仅显示黄骨髓信号,但正常情况下胫骨近端干骺端内也可见局灶性红骨髓,其红、黄骨髓的混合表现类似于上述的股骨远端干骺端的表现,但胫骨以造血骨髓为主的概率并不高,仅出现在约1/3的股骨远端有红骨髓患者中。胫骨近端干骺端出现造血骨髓时,通常股骨远端也可见到造血骨髓。红骨髓仅出现在胫骨近端干骺端而未见于股骨远端的情况很少见,若遇到这种情况应考虑到病变的可能。正常情况下,与股骨远端骨骺类似,在MRI上胫骨近端骨骺内观察不到红骨髓。

在趾骨中,2岁左右时红骨髓即转变为黄骨髓。在所有的脉冲序列上均表现为均质的脂肪信号,然而,在没有骨髓病变的无症状的儿童中亦可观察到异质性信号。在T_1WI图像上表现为多个小的低信号灶,在T_2WI尤其是STIR序列上上述区域的信号增加(图14.23)。在T_2WI和STIR序列上亦可出现融合的高信号区。在趾骨中跟骨和距骨最常出现上述信号表现,这些表现常为双侧性、且在累及程度和信号改变的程度上表现为对成性。这些异质性信号常被认为代表骨髓水肿区域,尽管没有明确的原因。相似的信号改变也见于越野爱好者的足部和踝部,但也因骨髓水肿而导致。在没有系统性疾病时,儿童和跑步爱好者足踝部出现上述信号改变时可认为是正常的表现。如果累及的范围不对称或两边的信号存在差异,则应该引起注意。

四肢骨骼中的骨小梁和残存的骺板(骺线)是其解剖特征,它们改变了红、黄骨髓的形式。骨小梁通常在T_1WI和T_2WI中显示为略低信号,最常见于长骨干骺端和骨骺部位。同样,持重部位骨小梁粗,数目多,表现为骨髓内的条带状低信号,以通过股骨头和股骨颈的应力性和张力性骨小梁表现最典型。骺线在

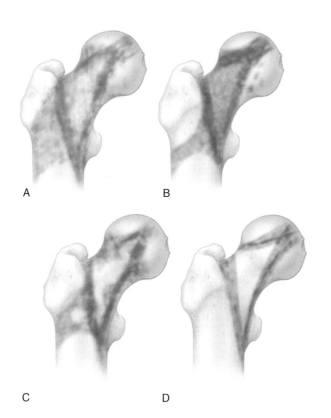

图14.21 与年龄有关的股骨近端红、黄骨髓变化的MRI表现类型。红骨髓向黄骨髓的转化首先发生在股骨颈内下部和大转子周围(图A、B)。随着年龄增长,转化可见于Ward三角(图C)。这一过程在一些老年人中继续向着脂肪性骨髓转化(图D)

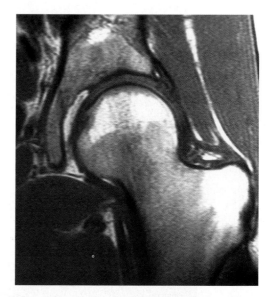

图14.22 女性,29岁,股骨近端骨骺正常红骨髓。股骨近端骨骺可见到正常红骨髓,并可见该部皮质下和骨髓腔中央内有黄骨髓。骨骺髓腔中心可见垂直的线状低信号,代表应力性骨小梁

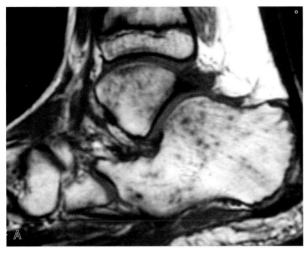 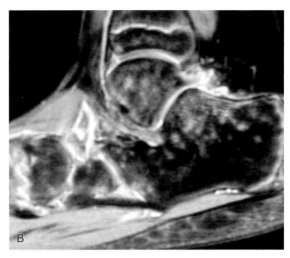

图14.23 男性，12岁，骨髓信号的正常变异。图A.矢状位T_1WI图像（SE 500/12）显示跗骨骨髓内多发局灶性低信号灶；图B.在脂肪抑制质子密度序列上（FSE 2，900/20）上述低信号灶则表现为高信号。这种正常的骨髓信号变异见于儿童和跑步爱好者。尽管病因未明，但这些局灶性的信号异常灶被认为是骨髓水肿

T_1WI和T_2WI上表现为细带状低信号，这是附肢骨特定部位的常见表现。骨骼的生长线足够粗时可出现类似表现。

红骨髓的数量和分布存在个体差异。少数人的股骨或肱骨可不显示红骨髓，但也可显示大量红骨髓。多数人则介于两者之间。两侧肢体红骨髓数量和分布可略有不同，但明显不对称者少见，否则应查找原因。同样，红骨髓的MRI信号强度尽管也有个体差异，但在人体中左右大致对称。

三、MRI技术

MRI评价骨髓和骨髓病变的主要技术包括脉冲序列、层间距和层厚、成像平面、对比剂以及线圈类型等。

骨髓在不同脉冲序列上的MRI表现可有很大差别。许多MRI脉冲序列已用于评价骨髓病变，但评价骨髓的作用机制尚不清楚。自旋回波序列（SE）和快速自旋回波序列（FSE）序列T_1WI和T_2 WI是用于评价骨髓的传统方法，目前多数有关骨髓的MRI正常和异常表现的知识都是建立在这些成像方法基础上的。

利用SE和FSE序列评价骨髓一般需做T_1WI和T_2WI。TR值不是绝对的，其可根据所检查的解剖部位而调整。较大的解剖部位需要较长的重复次数（Repetition times，TR）。但总体来说，T_1WI的TR值应小于700ms，T_2 WI的TR值应超过2000 ms。T_1WI的TE常小于30 ms，最好为20 ms；为获得理想的T_2WI，TE应取80ms或更大。因此，常规SE序列检查骨髓需包括T_1WI（TR 500ms，TE 20ms）和T_2WI（TR 2000ms，TE 80ms）。骨髓的MRI表现取决于骨髓的许多内在特性。在T_1WI上，组织对比度的产生主要依赖于T_1弛豫时间的差别。脂类呈短T_1信号，脂肪性骨髓可很好地得以显示（图14.24）。高信号的脂肪性骨髓背景可与含较少量脂肪或具有长T_1弛豫时间的组织形成鲜明对比。因此，骨、红骨髓、肌肉和多数病变易于辨认。T_1WI也可极好地显示解剖结构。

在常规SE序列T_2WI上，组织对比度主要依赖于T_2弛豫时间的不同（图14.24）。随着T_2弛豫时间的延长，红骨髓信号强度缓慢升高，而黄骨髓信号强度则缓慢下降，区分两者逐渐困难。由于许多病变具有明显超过红、黄骨髓的长T_2弛豫时间，因此，病变信号在骨髓MRI中表现十分明显。但如果使用不恰当的T_2WI，使病变与正常组织间的对比差异减小，将会掩盖病变或难以显示病变。使用脂肪抑制T_2WI可显著提高骨髓病变的检出。

FSE技术在MRI领域的应用越来越广，该技术的主要优点是缩短了成像时间。在FSE序列T_2WI上，脂肪（包括脂肪性骨髓）呈高信号，其可掩盖骨髓病变，脂肪抑制FSE序列T_2WI则可克服这一缺陷。当MRI机不具备脂肪抑制序列时，应选择反转恢复序列。

骨髓常规SE序列加用其他脉冲序列在某些情况下更有益处。在SE序列和GRE序列中，短时反转恢复序列（STIR）可提高病变的检出率和增加红、黄骨髓间的对比（图14.24）。组织所具有的T_1或T_2弛豫时间与脂肪不同，使得其信号在该序列上高于脂肪。实际上，因STIR序列的特性，加之T_1和T_2的加成作用，

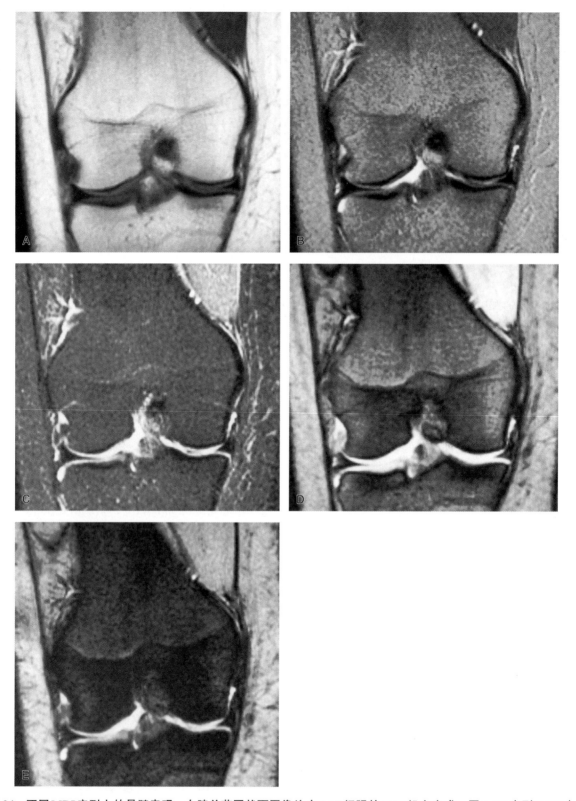

图 14.24 不同 MRI 序列上的骨髓表现。右膝关节冠状面图像均在 1.5T 场强的 MRI 机上完成。图 A.SE 序列 T_1WI（TR，500；TE，20），股骨远端和胫骨近端骨髓与皮下脂肪大致呈等信号，是脂肪性骨髓在 T_1WI 上的典型表现；图 B.SE 序列 T_2WI（TR，2 000；TE，60），随着 TR 和 TE 延长，与皮下脂肪一样，脂肪骨髓的信号强度逐渐下降；图 C.STIR 序列图像（TR，1 500；TE，30；TI，140），由于在 STIR 序列上脂肪不产生信号，呈黑色；图 D.GRASS 序列图像（TR，700；TE，31；翻转角 25°），小翻转角梯度回波序列着重显示组织和液体的 T_2 特征，可见脂肪性骨髓不及 T_1WI（图 A）信号高，而滑液呈高信号；图 E.GRASS 序列图像（TR，700；TE，31；翻转角 25°）。在梯度回波序列中，信号强度受许多因素的影响。磁敏感性和磁场不均匀性可部分地解释脂肪性骨髓信号在该成像序列中的明显下降

使得STIR序列或成为检测骨髓病变时最敏感的序列。脂肪信号的丢失、所覆盖解剖区域的限制和较长的扫描时间导致该序列的缺点是组织对比度较T_1WI序列较差。反转恢复（Inversion recovery，IR）FSE序列可克服部分上述述及的缺点。IR FSE序列相比T_1WI序列扫描时间更短，覆盖的解剖结构也更大。结节显示的更加明显但解剖界线欠清晰。

梯度回波脉冲序列（GRE序列）的扫描时间更短，其可取代STIR序列和SE序列T_2WI（图14.24）。许多梯度回波序列，如GRASS、FLASH和FISP等，都是以产生梯度回波为基础，而不是采用常规SE序列中的180°重聚脉冲。GRE序列的翻转角（θ）可很小，这样使成像时间大大缩短。对比度受许多不同因素的影响，包括T_1、T_2、T_2^*、TR、TE和θ。这些序列对磁场不均匀性、化学位移和磁化率十分敏感，通过改变TR、TE和θ可提高骨髓与多数病变组织间的对比。与STIR序列不同，梯度回波序列则可以同时兼顾解剖细节和扫描范围。

临床研究表明，在显示骨髓病变的不同MRI脉冲序列中，STIR或反转恢复FSE序列为优选技术。脂肪抑制常规SE、FSE或GRE序列T_2WI可增加病变的检出。

在SE序列和GRE序列上，化学位移成像可以改善结节的检测和红、黄骨髓的区分。这一成像技术以生物组织中脂肪和水质子共振频率不同为基础。在0.5～1T MRI扫描仪上，脂肪和水质子共振频率的差别为75～150Hz，化学位移差别约为3.5 ppm。使用如Dixon所描述的化学位移技术，使位于同一像素的脂肪和水受抑制，在对应的体素内不产生信号，因此，当含水量高的组织（多数为病变）出现在脂肪性骨髓内时，沿病变周边部可见一黑色界面，使病灶组织更清楚。红骨髓含较高的水分，信号也较明显。某些化学位移序列允许选择性地使脂肪成像或水成像，使用这些序列有望预测骨髓异常信号的产生因肿瘤所致，抑或因非肿瘤性病变所致。

弥散MRI成像（DWI）是基于水分子（质子）的布朗运动和水分子在某些情况下受限制的前提。在微观的角度可以观察到水分子的净移动，细胞和组织的解剖结构改变可导致布朗运动受限。尽管多种序列可以产生DWI（每种序列的优势不同），但这些序列的整体结果相同：质子运动的自由度越大，其信号强度越低；反之，质子的运动越受限，其所致的信号强度越强。由于各种技术间的复杂程度不同，不同病变在DWI上的信号特征不同，表观弥散系数（ADC）值、图的应用可提高DWI在评估组织病变时的准确度及精确性。

DWI目前是神经影像学的常规检查序列之一，尤其是在评估怀疑脑卒中的患者时。该方法可可靠敏感地检出急性期脑梗死，可鉴别新近的脑梗死和陈旧性脑梗死。该技术也常规用于脱髓鞘病变的诊断和脊髓病变的诊断。相比DWI在脑和脊髓病变中的应用现状，该技术在评估骨髓病变时尚未成为常规的序列。

DWI在骨肌系统影像中的主要应用价值在于鉴别脱矿物质所致的良性椎体压缩性骨折和转移所致的病理性椎体压缩性骨折。正常椎体骨髓的DWI信号特征尚未完全阐明，但骨髓的弥散特征依赖于脂肪和造血细胞之间的平衡。对于简单的良性椎体压缩性骨折，因骨髓水肿和出血，导致局部的间质水增加，进而致使ADC值增加、DWI图像上信号强度减低。但是，所累及的椎体相比邻近的正常椎体，可表现为低信号，等信号或高信号（图14.25）。相反，恶性椎体压缩性骨折因肿瘤细胞的紧密聚集，致使质子的扩散受限，因此，表现为较低的ADC值和较高的DWI信号强度。类似，所累及的椎体相比邻近的正常椎体，可表现为低信号，等信号或高信号（图14.26）。许多质疑这一表现的文献报道是基于少数有明确诊断的例子。大量经验表明良恶性椎体压缩性骨折间存在信号重叠的情况，原因有背景骨髓成分的多样性，骨折时间的长短，细胞水平转移灶的密度，转移灶的矿物盐含量和（或）转移灶对放化疗的治疗等，上述影响因素可同时存在。因此，DWI并不是鉴别良恶性椎体压缩性骨折的完美方法。尽管ADC值、图可进一步增强良恶性椎体压缩性骨折的鉴别诊断，但仍不完美（图14.27）。

因此，在具备纯熟的影像学技术的前提下，有效整合临床病史，解剖学特征及多种序列的信号特征才可能得出恰当的诊断。DWI在其他骨髓病变中的应用尚未成熟。

骨髓细胞定量技术已被普遍认可，包括化学位移误登录、参数MRI和^1H波谱检查。这些技术在少数患者中与组织形态学有着很好的相关性，有利于检出某些骨髓病变。骨髓脂肪的定量技术已有报道，并可用于健康、疾病状态下红黄骨髓比例变化的研究。然而，这些技术尚未经大量的临床研究证实，前景尚不清楚。

目前，MRI对比剂如钆对比剂在诊断弥漫性骨髓病变的价值尚未明确。尽管现在还不需要常规使用这些对比剂诊断弥漫性骨髓病变，但在某些情况下MRI对比剂能够更好地显示肿瘤的骨髓侵犯，且可提高MRI鉴别良性和恶性肿瘤的特异性。使用快速扫描

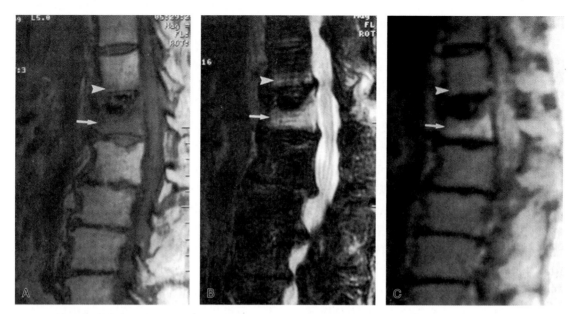

图14.25 T_{12}和L_1急性骨质疏松性压缩性骨折。图A.腰椎矢状位T_1WI图像（FSE 600/8）显示T_{12}椎体（楔形箭头）下方终板处轻度低信号带，L_1椎体（箭）压缩性骨折部分其信号强度减低；图B.矢状位T_2WI图像（FSE 3000/99）显示T_{12}和L_1椎体的相应区域信号增高；图C.矢状位DWI图像（5000/96.4）显示T_{12}终板处（楔形箭头）和L_1压缩性骨折部位（箭）信号强度增加。L_1椎体压缩性骨折处的平均ADC为2.8×10^{-4} mm²/s

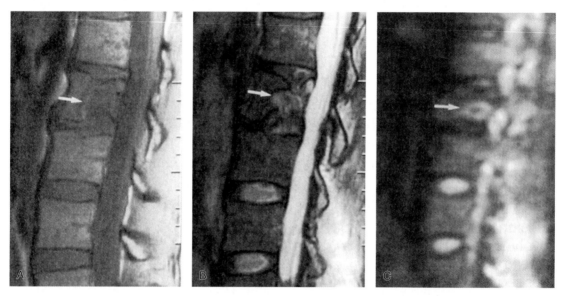

图14.26 L_2椎体转移及伴随的压缩性骨折。图A.矢状位T_1WI图像（FSE 650/12）显示腰椎低信号的转移灶（箭）；图B.矢状位T_2WI图像（FSE 3000/99）显示转移灶内混杂的高信号；图C.矢状位DWI图像（FSE 5000/96.4）显示转移灶内的信号增高。转移灶的平均ADC值为1.7×10^{-4} mm²/s，相比骨质疏松所致的压缩性骨折（图14.25）其ADC值更低

技术（如turbo FLASH，FSE，GRASS等）的动态增强MRI在这方面也显现出了希望。这些技术可实现重T_1WI并提高时间分辨力。这在骨髓增强检查中尤其重要，因为骨髓在弹丸注射对比剂后的1min内强化程度达到最高。随着这项技术的应用，鉴别造血骨髓和病变骨髓也随之成为可能。对比剂的选择取决于临床特征和非增强图像的情况。

人体受检部位的大小可影响许多MRI扫描技术的选择，包括表面线圈、层厚和层间距。较小部位使用表面线圈更好，而较大部位则需采用体线圈。两侧肢体对照时需使用体线圈。解剖范围较小的MRI检查常使用3～5mm层厚、无间隔扫描，足以提供所需的分辨力，然而较大范围的MRI检查常需5mm层厚和5～10mm间隔扫描。除矩阵大小和激励次数（NEX）外，层厚和层间距的选择尚需考虑信噪比。通常，进行大范围扫描，使用192×256矩阵和2次激励可获得理想的信噪比。

在弥漫性骨髓病变的临床研究中，MRI检查多用

于：①进一步明确其他影像学检查方法或MR检查发现的病变；②筛查其他影像检查方法未探及的骨髓病变（如骨髓瘤）；③筛查其他影像检查方法未探及的骨髓早期转移性病变；④随访评估治疗的疗效；⑤定位并指导活检。

MRI检测骨髓病变的敏感度高，对某些可能发生骨转移的肿瘤如乳腺癌、前列腺癌和肺癌的早期分期可起到一定作用。由于目前MRI检查不可能对人体的全部骨髓成像，因此，骨髓检查应视具体情况而定。MRI检查应集中在最大可能受侵的部位。由于多数成年人弥漫性骨髓异常发生于红骨髓，MRI检查应集中于中轴骨，因此，椎体可常规检查。由于肋骨和颅骨的大小与形态特殊，使得其MRI检查受到限制。MRI检查时间长和费用高等问题也限制了在所有病变高发部位的检查。但应尽可能检查骨盆（包括近端股骨）和腰椎（包括下部胸椎）。检查的序列应包括T_1WI和STIR，或T_2WI压脂序列。非动态增强或动态增强MRI检查应视具体的临床情况和非增强MRI检查的特征而定。

全身MRI检查逐步成为评估骨髓转移灶负荷和多发性骨髓瘤的潜在影像学检查手段。通常用1.5 T的系统完成多床位的扫描，扫描床在磁体中央的连续感兴趣区之间移动。一般需要扫描5~7个床位，有时需要延长扫描床。采集得到的图像基于解剖学配位进而产生连续的全身图像（图14.28）。通常，该检查用冠状面的压脂TIRM或STIR序列、矢状面椎体的T_2WI TSE序列及其他感兴趣区的T_1WI或STIR序列扫描。除此之外，SSFP、FSPGR、DWI、快速Dixon等技术的应用也有报道。上述序列的应用还需结合体线圈和相控阵线圈。通常无须注射对比增强剂。全身MRI常

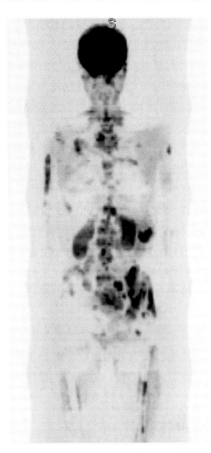

图14.28 53岁女性患者，DWI图像显示多发的乳腺癌转移灶。前后位全身最大密度投影图（MIP）由5个冠状位的解剖采集组成，反转的灰度衬托出了病灶的可见度。在多个骨骼处如椎体、骨盆、双侧肱骨及股骨可见转移性病灶。金属内固定置入物造成了股骨近端信号的缺失

需一个多小时才能完成扫描。

虽然全身骨髓MRI尚未普遍为临床所采用，但其在探测转移和骨髓瘤所致的骨髓替换方面较为敏感。相比传统的骨扫面（除了颅骨）和单独的CT扫描，全身MRI在敏感度和准确率方面更优越。通常而言，全身MRI和全身PET/CT检查在转移瘤和骨髓瘤的诊断效能方面相似，但又各有所长。全身MRI可以有效地评估非骨骼系统肿瘤相关的异常。随着成像技术的不断发展，在保持组织分辨力同时缩减成像时间，使得全身MRI作为评估骨骼系统转移或骨髓瘤的工具或可获得接受。为了获得认同，必须要验证少数几种序列的效能，优化结节的可见度，了解治疗后细胞的活性，并且得有患者易于接受的检查时间。

四、弥漫性骨髓病变

骨髓通过许多机制对损害和疾病做出，MRI可对这些病理生理进行鉴别和分类，且有助于对影响骨髓

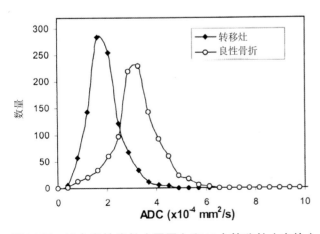

图14.27 12个良性病灶（圆圈）和15个转移灶（方块）所致压缩性骨折的ADC值比较。邻近正常椎体的ADC值为$(2.7 \sim 3.7) \times 10^{-4}$ mm^2/s。正常椎体和压缩性椎体的ADC值间存在一定的重叠

的各种病变进行分类,解释对应的骨髓信号。骨髓病变病理生理机制包括以下五个方面:第一是逆转换,红骨髓向黄骨髓转化的正常病理生理过程发生逆转,即黄骨髓逆转换为红骨髓,红骨髓增生是逆转换的一个亚型;第二是骨髓缺失,除脂肪细胞外所有的骨髓细胞均被破坏或消失;第三是局部缺血,所有的骨髓成分死亡并或多或少的存在修复;第四是浸润,病变细胞侵入正常骨髓;第五是骨髓水肿,即骨髓组织中出现过量的水分。

有学者提出骨髓病变的另一种分类方法。该方法在T_1WI上将骨髓病变分为四种:骨髓缺失、浸润、置换和信号丢失。这四种形式的骨髓病变在某一局部、某一区域或全身骨骼中可单独出现或同时出现。然后,按照骨髓病变的典型MRI特征和分布进行分组。

本章依据骨髓病变的病理生理学发病机制将其分为五类:逆转换、缺失、缺血、浸润和水肿。尽管这种理论上的分型并不完善,但有利于对该病的进一步讨论和研究。

(一)逆转换

当人体需求超出了现有红骨髓的造血能力时,为满足细胞生成的要求,机体启动部分黄骨髓逆转换为红骨髓。这一逆转换形式是正常红骨髓向黄骨髓转化的逆转。逆转化首先在中轴骨中启动,然后在附肢骨中由近端向远端扩展。因此,在人体中如果附肢骨内出现了骨髓的逆转换,则其在中轴骨内往往已很明显。在每一块骨内,这一过程首先出现在近端干骺端或相当于干骺端的骨皮质下骨髓,然后向心性地向髓腔扩展,与此同时也向骨干和骨骺或相当于骨骺处扩展。通常,逆转换在骨干内完成之前,在长骨远端干骺端已十分明显。病理上,在骨内膜下的脂肪性骨髓出现毛细血管增生和血窦形成标志着这一过程的发生,这是因为红骨髓较黄骨髓需要更多血供所致。

尽管逆转换过程在各骨骼中并不一致,但在整个骨骼系统中通常对称。逆转换的范围取决于刺激的严重程度及其持续时间,较轻的病例仅在中轴骨和近端附肢骨骨髓内出现选择性的增生,而逆转换严重的病例在附肢骨远端区域也很明显。

多种原因可导致骨髓逆转换和红骨髓增生,从特异性病变到生活方式诸因素均可能为其诱因。慢性贫血(如镰状细胞贫血和地中海贫血等)、慢性感染、紫绀性心脏病、骨髓置换异常(如骨髓转移瘤)和骨髓增殖性病变(如骨髓瘤、白血病)都可促成这一现象。在造血情况下,刺激因子(如贫血、感染、缺氧)的严重程度和持续时间将决定逆转换的范围和(或)红骨髓持续增生的程度。镰状细胞贫血患者,骨坏死产生的骨髓容积减少同样影响逆转换的分布和程度。近端骨髓的造血组织被病理细胞所取代,转移和骨髓增殖病变以类似的方式引起更多远端骨髓的逆转换。由于肿瘤性病变通常沿红骨髓分布浸润,中轴骨常在附肢骨受累之前受累,因此,肿瘤患者四肢骨内出现了红骨髓增生是一种预后不良的征象,提示中轴骨内骨髓被肿瘤组织大量取代。由于附肢骨大量向红骨髓转化并不常见,利用MRI诊断逆转换应慎重。目前,尚没有一种可靠的方法可将骨髓逆转换或增生与其他骨髓浸润性病变有效地鉴别开来。多数情况下,需骨髓活检确诊。

逆转换的MRI表现和诊断标准尚未完全确定,因而有可能漏诊。骨髓逆转换患者的MRI表现可有效地提示红骨髓成分的增多。任何特定部位骨髓增生的MRI信号强度依赖于其增生的程度。T_1WI上受累部位的骨髓呈低信号(图14.29),而在T_2WI和STIR图像中显示逆转换和增生的红骨髓相对于脂肪性骨髓而呈高信号。MRI上所观察到的骨髓实际信号强度受细胞

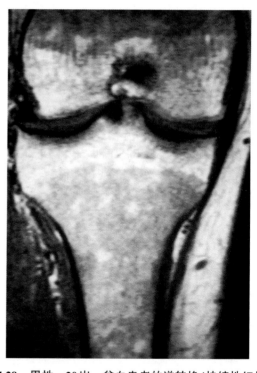

图14.29 男性,20岁,贫血患者的逆转换/持续性红骨髓增生。右膝关节冠状面SE序列T_1WI(SE 600/17)显示该贫血患者(轻型α地中海贫血)逆转换过程的许多特征。正常黄骨髓通常出现在这一年龄段的股骨远端和胫骨近端,但此患者大部分已逆转换为红骨髓或从儿童期即已持续存在红骨髓。在股骨远端和胫骨近端出现的红骨髓呈低信号(跟图14.14的正常骨髓比较)。可见在骨骺内也存在黄骨髓向红骨髓的转化

构成、红骨髓中水含量和扫描参数的影响。大量红骨髓增生在T_1WI上的信号强度等于或略低于肌肉（图14.30）；在T_2WI上，红骨髓的信号强度可超过脂肪性骨髓；压脂可突显出增生的红骨髓成分。逆转换可不同程度的波及每一块骨，产生一系列不同的MRI表现。在早期或轻微的病例中，岛状或地图样的再生红骨髓散在于正常骨髓内，而严重的病例可见到整个骨髓弥漫性和均匀性受累。

一些特定病变可同时具有两种特殊的MRI征象，因而有助于这些疾病的诊断和鉴别诊断。逆转换信号的改变以及骨髓铁质沉着的MRI信号特点可鉴别慢性溶血性贫血、多次输血史（图14.31）、获得性免疫缺陷综合征（AIDS）、Gaucher综合征或骨髓纤维化等多种病因。这些病变的MRI表现包括如上所述的逆转化过程中红骨髓的分布特点，以及由骨髓腔内含铁血黄素沉积所致的红骨髓在T_1WI上呈弥漫性低信号和在T_2WI上呈更低信号。

某些未确诊为骨髓病变的患者，其中轴骨和附肢骨内的红骨髓可显示增多，被称为造血增生，这一术语也正用于描述见于正常人的红骨髓增多。造血增生见于脊柱和膝关节（图14.32），但也可能发生于许多其他特定的部位。局灶性红骨髓在某些患者中被认为是一种生理现象，其可见于马拉松运动员、每天1包以上的严重吸烟者、过度肥胖且吸烟的女性以及39岁以下的患者。这一现象与月经期及居住地的海拔也有关。或许在其他某些未被认知的情况下也发生这一现象。贫血、缺氧、红细胞生成素增高、网状细胞增多等引起的铁耗竭和红细胞产物的刺激是产生造血骨

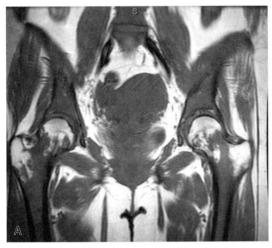 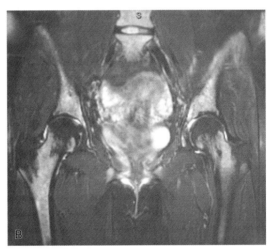

图14.30 23岁女性白血病患者，经治疗后该患者表现出红骨髓增生。骨髓活检显示90％没有白血病浸润的骨髓表现为增生活跃。图A.冠状位T_1WI图像（FSE 416/37）显示骨盆（整个下段腰椎、无名骨、双侧大转子）弥漫性的低信号，代表骨髓增生活跃；图B.冠状位脂肪抑制T_2WI图像（FSE 4000/90）显示增生活跃的骨髓表现为高信号，因其水含量更高

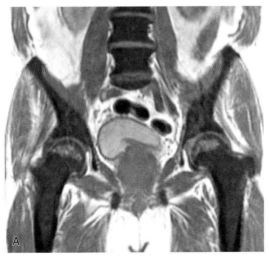 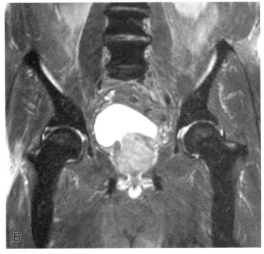

图14.31 74岁男性骨髓增生异常综合征和白血病患者，因数百次的输血导致骨髓铁质沉着，表现为T_2持续时间缩短。图A.骨盆冠状位T_1WI图像（FSE 550/9）显示骨髓为极低信号（远低于周围邻近肌肉组织的信号）；图B.冠状位脂肪抑制T_2WI图像（FSE 4350/84）进一步确认了T_2弛豫时间的缩短

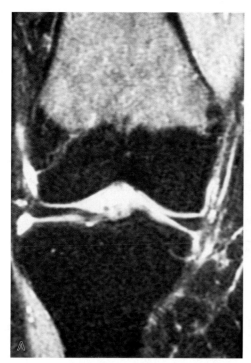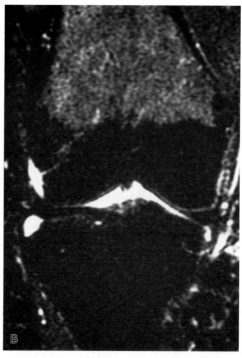

图 14.32 41岁肥胖女性，每天吸烟1包以上，红骨髓增生。膝关节冠状面脂肪抑制FSE序列质子密度加权像（FSE 2, 800/28）（图A）和冠状面脂肪抑制FSE序列T_2WI（FSE 2, 800/98）（图B），显示红骨髓增生，可见股骨远端干骺端出现弥漫性红骨髓。增生的红骨髓在质子密度加权像和脂肪抑制序列T_2WI上显示为相应的正常红骨髓信号强度。图A和图B中均可见骨骺未受累，为本症的特征性表现

髓增生的多数原因。耐力运动员的造血增生发生率大约为40%。

当患者临床病史与上述情况不符时或正常造血骨髓形态或信号不典型时，对股骨远端持续存在的红骨髓需做进一步检查。膝部骨骺区域出现红骨髓，即使在造血增生期内出现也应认为是异常表现，如果出现大量红骨髓，则需进一步检查。

再生红骨髓的MRI信号类型和分布特点并无特异性。刺激因子所致的红骨髓增生和红骨髓分布上的正常变异之间的鉴别常十分困难。但值得注意的是某些肿瘤如转移瘤、骨髓瘤、白血病和淋巴瘤可能与正常红骨髓的T_1WI和T_2WI表现以及分布特点相类似。由于再生红骨髓及其水含量极类似于肿瘤浸润，因此，诊断增生或逆转换的红骨髓时，应十分谨慎。

（二）骨髓缺失

由于骨髓内骨髓造血细胞的缺失，原本由这些细胞占据的骨髓腔被脂肪性骨髓充填即所谓的骨髓缺失。当骨髓同时在T_1WI和T_2WI上显示脂肪或接近脂肪信号时，则反映脂肪成分在髓腔内占有相当高的比例。刺激强弱和持续时间的长短可影响骨髓缺失的程度。进展期病变可全部显示黄骨髓信号（图14.33）；而较早期病变则显示大小不等的病灶散在于整个骨髓

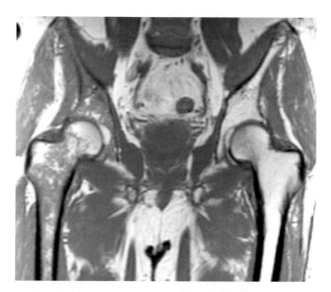

图 14.33 64岁男性患者，左侧恶性纤维组织细胞瘤经放疗后，右侧股骨红骨髓增生而左侧股骨红骨髓缺失。骨盆冠状位T_1WI图像（FSE 500/10）显示右侧股骨低信号的红骨髓增多，而左侧股骨的红骨髓因放疗（66 Gy）而缺失

腔内。骨髓缺失的病因包括再生障碍性贫血、放疗、化疗或接触其他骨髓毒素如药物中的氯霉素、毒性物质（如有机溶剂）和病毒等。

再生障碍性贫血患者骨髓细胞过少，严重者可见不到骨髓细胞。细胞少的患者中，T_1WI上残存红骨

髓在高信号脂肪性骨髓衬托下，呈明显的小灶状低信号。在无骨髓细胞的区域，由于脂肪性骨髓占绝对优势，骨髓呈弥漫性短T_1信号或STIR序列的低信号。治疗有效后，造血骨髓岛在脂肪骨髓内开始重新出现，其在T_1WI上呈明显的局灶性低信号，而在STIR序列图像上呈高信号。随着时间推移，这些红骨髓岛逐渐扩大、融合，最终演变为弥漫性红骨髓。与正常的造血骨髓相比，再生的骨髓在注射钆对比剂的SE T1WI上明显强化。因此，在这种情况下，不能将明显强化的红骨髓误诊为不良的骨髓病变。但利用MRI在特定时间内评价特定部位的治疗往往有限。中轴骨的治疗一般发生在附肢骨之前。然而，经治疗后骨骼系统对治疗的顺序尚未完全阐明。目前，选用何种MRI扫描序列评估所有骨的治疗并不统一。有学者认为进行治疗的患者外周血细胞计数可反映骨髓活性，而对于胸腰椎骨髓活性评价，STIR序列较T_1WI或骨髓活检更敏感。

　　放射治疗可对红骨髓可产生毒副作用。这些损害的早期病理改变包括骨髓血管充血、出血和水肿。在早至初始放疗后的1～3d，即可探及受照射骨髓的血窦扩张和出血。急性改变消退后，造血组织逐渐消失，残存占优势的脂肪骨髓。数周至数月后，可出现局灶性红骨髓再生，这与照射剂量或所用药物剂量有关。目前，MRI还不能真正反映红骨髓再生的病理改变及其出现时间。有学者使用MRI对放疗后的脊椎骨髓进行评估。他们发现，治疗第1周骨髓无变化或仅轻微变化，后者在T_1WI上显示为低信号，在T_2WI或STIR序列图像上呈高信号，推测可能与骨髓水肿有关。通常在治疗2周后，脊椎骨髓显示为斑点状或中心性脂肪骨髓成分（图14.34）。此时，注射钆对比剂后动态增强MRI显示受照射骨髓的强化程度增加，推测该现象了血窦的扩张，如同放疗后急性骨髓的组织学表现。治疗3～8周后，可能此后持续数月，接受更高照射剂量的患者可显示整个受累脊椎体弥漫性脂肪浸润改变（图14.34），此时动态增强MRI则显示骨髓的强化程度明显减低，此现象或许反映了慢性受照射骨髓的组织学表现，即微血管的闭塞和纤维化导致的血供减少和造血细胞被脂肪细胞的取代。与此相比，接受较低剂量的患者仅显示椎体中央为带状脂肪性骨髓，推测在椎体外周和椎体终板区可能为再生红骨髓所致。放疗后影响造血骨髓再生的因素有吸收剂量、所治疗造血骨髓容积和患者年龄（图14.35）。使用30Gy以下照射剂量有可能恢复造血骨髓的再生，使用20～40 Gy的剂量可在治疗后30个月内恢复。骨髓恢复程度与治疗后的时间长短和照射剂量等因素有关。照射剂量超过50 Gy时，骨髓改变不可逆。受照射后的骨髓中可发生转移性的病灶，此时必须与红骨髓的逆转相鉴别。一般而言，转移灶极少发生在经照射的骨髓，且可以通过形态学加以识别，因为类圆形的转移灶取代了均质的脂肪组织（图14.36）。

　　照射野以外的骨髓在MRI上也可出现信号的改变。这些信号改变反映了放射线对邻近骨髓的低剂量照射。在定量和非定量MR图像上，表现为轻微但是可以测量的骨髓脂肪信号的增加，相比未累及的正常

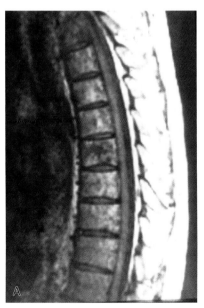
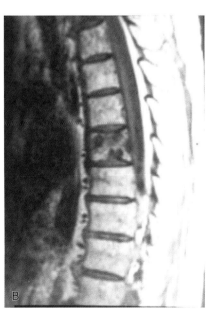
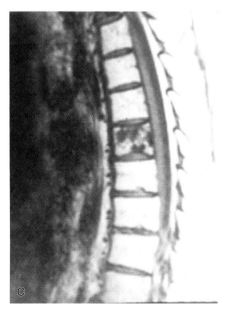

图14.34　80岁前列腺癌患者经放疗后骨髓丢失。图A.放疗前胸椎矢状位T_1WI图像（SE 500/20）；图B.放疗2周后；图C.放疗结束后（起始放疗8周后）。该患者因胸椎转移灶疼痛接受了放疗。一系列的放疗后胸椎的骨髓逐渐丢失。如图B、图C所示，放疗后胸椎骨髓主要以脂肪骨髓为主。胸椎椎体中低信号区即为转移灶所在位置

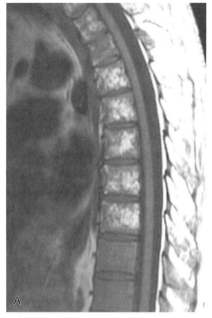
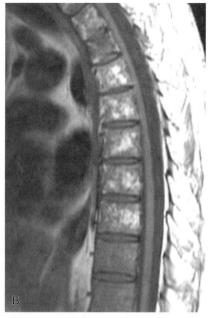

图14.35　44岁男性尤因肉瘤患者，该患者接受了手术、化疗和放疗（上端胸椎接受了局部放疗）。经局部放疗后出现红骨髓转化。图A.放疗15个月后，胸椎矢状位T_1WI图像（FSE 400/10）显示$T_{1~8}$椎体因出现多灶性的红骨髓转化而信号强度不均匀（脂肪背景中的低信号带代表红骨髓成分）；图B.放疗3个月后矢状位T_1WI图像（FSE 400/10）显示红骨髓成分进一步增多

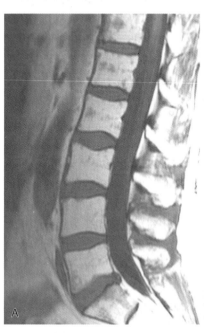
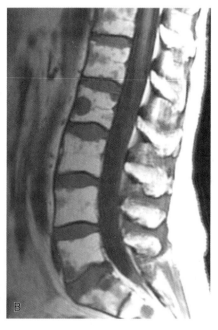

图14.36　60岁男性前列腺癌患者，初始治疗9年后包括受放疗照射之内的腰椎出现了新的转移灶。图A.矢状位T_1WI图像（FSE 416/12）显示前列腺癌最初复发时。腰椎放疗后表现为弥漫性的脂肪骨髓替换。脂肪骨髓中局灶性的低信号区域为小转移灶所致；图B.18个月后，腰椎矢状位T_1WI图像（FSE 600/10）显示受照射区域的转移灶进展

骨髓其在T_1WI上的信号强度轻度增加。在注射钆对比剂的动态增强MRI上所累及骨髓的强化程度明显持续性降低。该现象说明骨髓微血管结构相比造血细胞对低剂量辐射效应更加敏感，但仍有待进一步证实。

系统和（或）局部化疗也可导致骨髓缺失。同放疗一样，净效应表现为造血骨髓的丢失，脂肪骨髓进而取而代之。但时间效应和剂量效应尚未阐明。同样尚未明确的还有，多大的化疗剂量才可以致使骨髓发生如早期放疗的骨髓改变（血管充血、骨髓水肿和梗死）。

MRI可显示骨髓完全缺失。在STIR序列图像、T_1WI和T_2WI上，受累骨髓呈脂肪性骨髓信号。全身化疗患者表现为典型的全身骨髓弥漫性改变，而放疗或局部化疗如动脉内化疗则表现为区域性骨髓改变。

某些情况下使用重组人体造血生长因子，如粒细胞刺激因子，可使骨髓缺失作用减弱或逆转。这些因子可刺激幼稚中性粒细胞增殖和分化。当化疗或放疗期间和（或）之后使用这些因子，在长骨骨干和干骺端可引起脂肪性骨髓向造血骨髓的逆转换，表现出相应的MRI信号改变。逆转换的程度与所用造血生长因子的剂量有关。这种逆转化发生的时间未完全确定，但可能在治疗后6~7周开始。

（三）骨髓局部缺血

尽管骨髓局部缺血通常呈局灶性分布，但可出现在骨骼的多个部位。局部缺血病因包括外伤、胶原

血管疾病（如系统性红斑狼疮）、摄入外源性类固醇、骨髓增生性疾病（如Gaucher病）、镰状细胞贫血、胰腺炎、放疗、Caisson病、妊娠等，尚有特发性者。新近接受治疗的白血病患者已确定为可发生多灶性骨坏死的高危人群。上述某些疾病所出现的骨坏死有其一定的好发部位，如镰状细胞贫血、外源性类固醇和系统性红斑狼疮所致的骨坏死分别好于肩部、髋部和踝部，膝部特发性骨坏死好发于股骨内侧髁并向内侧髁后部延伸。当多种病因所致的骨坏死部位和表现一致，且又缺乏特征性表现时，仅依靠MRI表现难以鉴别这些病因。骨髓局部缺血有两种基本类型：缺血性坏死和骨梗死。有关骨髓局部缺血的基本病理生理过程在其他章节已详细描述，本章仅对骨髓局部缺血的部分内容加以强调。

缺血性坏死最常见于长骨关节面骨质。易于发生骨坏死的解剖部位包括股骨头、肱骨头、股骨髁和胫骨平台。缺血性坏死附肢骨受累较中轴骨更常见，可能为骨坏死更易侵犯黄骨髓，而非红骨髓所致。这种特点可能与红骨髓和黄骨髓血供间的差别即红骨髓富血供、黄骨髓乏血供有关。与无缺血性骨坏死患者比较，非外伤性缺血性骨坏死患者的股骨近端黄骨髓增多，这一发现支持上述观点，然而，这一观点尚未经大宗病例所证实。

骨梗死最常发生于长骨骨干，呈偏侧性分布。好发部位有股骨、肱骨和胫骨。尽管扁骨也可发生骨梗死，但极少见。与缺血性骨坏死一样，骨梗死更易累及附肢骨而非中轴骨。

无论骨髓发生缺血的原因或部位如何，其组织病理学变化都类似，因此，MRI表现也一致。尽管骨髓局部缺血，但其内细胞进行性死亡与修复仍维持动态平衡。

MRI能够显示骨髓缺血改变的最早时间点一直存在争议。由于正常骨髓的脂肪细胞呈高信号，因此，有学者推测骨髓信号的改变始于脂肪细胞的死亡，而脂肪细胞死亡在局部缺血2～5d发生。但即使脂肪细胞死亡后，脂类储备的信号也可持续一段时间，因此骨髓的信号强度可能并不立即发生改变。如果真是如此，只有到脂类储备改变时，骨髓的信号才会发生改变。针对该问题，至今尚有争议。

股骨头缺血性坏死的形态和信号各异。其形态变化可呈卵圆形、环形、不规则形和带状。病变骨髓信号可表现为均匀或不均匀，但在T_1WI上常出现某种程度的信号减低，反映了黄骨髓被水肿、无定形的细胞碎屑、肉芽组织和纤维组织所部分取代。偶尔在T_1WI上可见到出血。与正常黄骨髓相比，病变骨髓在T_2WI上可出现从低信号到高信号的各种信号变化。

少数情况下，股骨头缺血性坏死表现为股骨头内的弥漫性异常信号，并可扩展至股骨颈和转子间区域。该异常区域在T_1WI上呈低信号，在T_2WI上呈高信号，这与骨髓水肿和其他几种情况有关（参照骨髓水肿部分）。

有些病例MRI表现正常，而患者可能已发展为坏死。与其他骨髓异常一样，在MRI上难以评估缺血性坏死时，有必要使用活检进行诊断。尽管MRI有其局限性，但总的认为其仍是检测骨坏死的最敏感成像方法。

理论上，骨坏死的不同形态和信号特点可反映骨髓缺血的不同阶段。病变区信号以水肿和（或）出血为主时则提示缺血坏死处于早期阶段，而以纤维化和硬化为主要表现时表明病变处于晚期。在髋关节，局部骨梗死（没有软骨下骨折或塌陷）和延伸至股骨近端的骨髓水肿常和疾病早期的髋关节疼痛有关。骨梗死的骨膜反应较缺血性坏死更常见，骨膜反应提示为早期病变。在缺血坏死和骨梗死中，骨髓水肿与疼痛的关系密切。此时，疼痛常为一过性的，且随着骨髓水肿的改善而缓解。骨髓水肿的机制尚未明确。组织缺血是一潜在的原因。所累及的区域常不进展为骨梗死。脂肪信号可见于骨坏死的早期阶段亦可见于晚期阶段。当存活组织与坏死组织间形成一个界面时，MRI可显示"双线征"，其在T1WI上呈带状低信号，T_2WI上部分呈高信号（图14.37）。推测双线征中的高信号代表富含血管和成纤维细胞的修复组织，其内含有较多的水分。若这种受累区界面增宽和呈地图状改变，则表明病变正在修复或进行性缺血。代表骨硬化的无信号区的扩大，提示为慢性期。同样，股骨头缺血性坏死晚期出现的软骨下骨折在软骨下骨髓内产生异常信号，即T_1WI上呈低信号，T_2WI上呈高信号。

偶尔，某些骨缺血坏死患者的骨髓信号异常，如镰状细胞贫血患者出现增生性骨髓和含铁血黄素沉着症，以及Gaucher病或白血病出现的弥漫性浸润性病变，可提示骨缺血的原因。但多数病变的MRI表现并无特异性，而是以患者的临床资料为基础来对其进行鉴别诊断。

骨髓坏死有几种形式。坏死的范围可以广泛，比如化疗和恶病质引起的骨髓坏死；也可以局限，比如放疗和化疗引起的严重骨髓中毒。骨髓坏死在脊柱椎体中有广泛的认识。一般来说，椎体坏死区域被周围存活的组织包围（图14.38）。目前认为有四种不同的类型或阶段。A型是最早期的阶段，坏死的中央带在T_1WI上表现为高信号，T_2WI上与骨髓脂肪信号相等

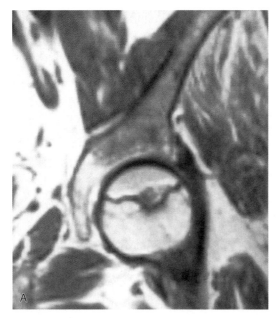
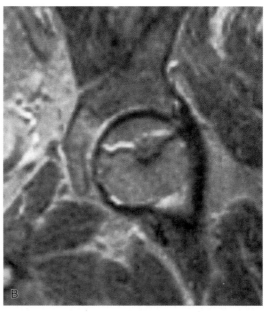

图14.37 男性，59岁，缺血性坏死所致的骨髓局部缺血。左髋关节冠状面SE序列T_1WI（SE/600/20）（图A）显示骨髓局部缺血的许多表现。匐行性线样低信号可确定左股骨头上部为局部缺血。在局部缺血中，骨髓信号强度相当于股骨头内残存的脂肪骨髓的信号强度，这一表现提示为缺血性坏死的静止期。同层面SE序列T_2WI（SE 2,000/80）（图B）上，缺血性坏死的"双线征"很明显，其呈带状高信号且伴随有一匐行性线样低信号

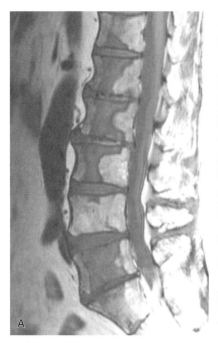
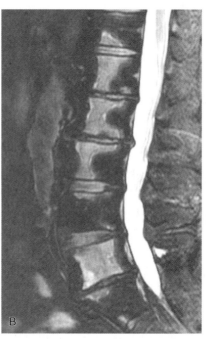
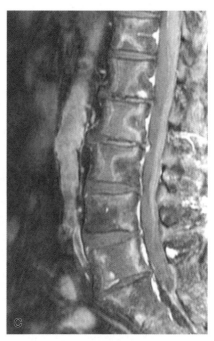

图14.38 男性，57岁，急性淋巴细胞白血病高强度化疗15个月后腰椎骨髓出现C型坏死。图A.T_1WI图像（FSE 766/13）显示低信号的椎体中央骨髓坏死，坏死区与不均质的脂肪骨髓之间隔以蛇形的低信号环；图B.在脂肪抑制T_2WI图像上（FSE 4000/108）坏死区的信号增加，说明坏死骨髓的水含量增加；图C.脂肪抑制增强T_1WI图像显示坏死区周围以肉芽组织为主要成分的环明显强化

表现为等信号；B型在T_1WI和T_2WI上均表现为高信号，与血成分和（或）蛋白质成分的信号保持一致；C型已进展到液化阶段，T_1WI表现为低信号，T_2WI则表现为高信号；D型在所有的序列上均表现为低信号，因其代表纤维化的阶段。坏死区域的外周可出现双线并伴有增强带，代表肉芽组织。早期坏死随着骨髓的再生可逆转，但晚期坏死意味着系统性的受损，无法存活。

严重的萎缩，亦可称之为凝胶转变，是另一种广泛的骨髓坏死。其表现为渐进性的骨髓造血细胞减

少，随之骨髓脂肪细胞减少，最后两者均被以透明质酸为主要成分的胞外成分所替代。该转变起始为局灶性，后进展为弥漫性。这种骨髓病变常伴随有神经性厌食症引起的进行性饥饿，但化疗、慢性肾功能不全及其他引起恶病质的疾病如慢性感染和肿瘤等也可导致骨髓的凝胶转变。在上述情况下，体脂严重消耗减少。

严重的骨髓萎缩常认为其胞内成分减少，骨髓的水分含量增加，MRI检查表现为T_1WI低信号，T_2WI表现为均质性高信号。邻近体脂的信号近乎消失。该MRI特征在恶病质患者的下肢长、短管状骨中已有报道。

局灶性骨髓造血细胞和脂肪细胞的消失也可见于动脉内灌注化疗（图14.39）和放疗（图14.40）治疗局灶性肿瘤的情况。这种骨髓中毒引起的骨髓液化或凝胶转变很难恢复。

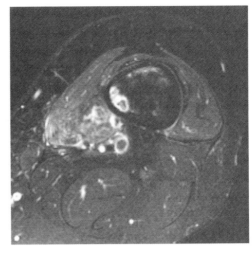

图14.39　女性，27岁，因皮质旁骨肉瘤接受动脉内顺铂化疗在股骨远端出现局灶性的骨髓梗死。脂肪抑制T_2WI图像（FSE 4450/88）显示股内侧肌及邻近外侧髁肿瘤股骨骨髓的毒性反应。表现为低信号的失活的肌肉和骨髓组织周围被高信号的修复组织包绕

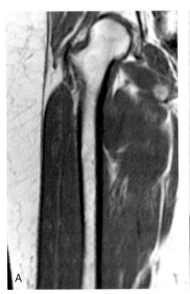 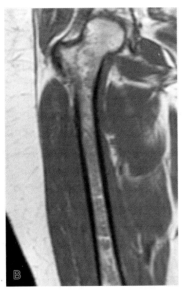 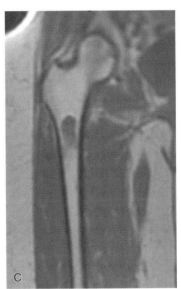

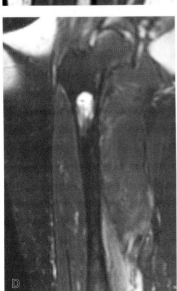 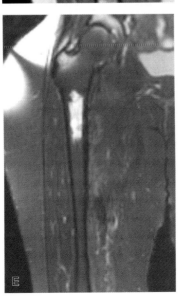

图14.40　女性，70岁，黏液样脂肪肉瘤经化疗和手术联合治疗后，股骨近端出现局灶性的骨髓梗死（凝胶转化）。右侧股骨的冠状位图像呈现了梗死的进程。图A.初始T_1WI图像（FSE 416/8）显示治疗前的正常骨髓；图B.治疗1个月后，T_1WI图像（FSE 616/9）显示弥漫性的骨髓毒性，表现为骨髓整体的信号减低；图C.继续治疗2年后，T_1WI图像（FSE566/9）显示骨髓毒性缓解和骨髓再生，但转子下尚有以低信号梗死区；图D.同图C同一时间采集的脂肪抑制T_2WI图像（FSE 4000/83）显示上述区域信号均质性增高，提示凝胶转化的骨髓内水分含量极高；图E.6年后（治疗结束8年后）脂肪抑制T_2WI图像（FSE5266/86）显示该骨髓梗死区域没有缓解，反而有所进展

(四)骨髓浸润或置换

多种病变可浸润或置换正常骨髓。这些病变包括肿瘤、炎症、骨髓增生性病变、脂质沉积症和组织细胞增生症。病变骨髓的MRI信号很大程度上取决于浸润骨髓的细胞或组织类型。影响骨髓信号的其他因素还有出血、坏死、纤维化、硬化以及与水含量或水肿有关的炎性碎屑。这些不同病理组织间的MRI表现存在很大重叠,因此,仅根据MRI征象推断病变的组织学特征并不可靠。必要时可行骨髓活检进行定性诊断。

无论是原发或转移肿瘤都可浸润骨髓。除极少数肿瘤外,肿瘤细胞均具有长T_1值,而T_2值则变化较大。有学者对一系列骨髓浸润性病变进行T_1和T_2弛豫时间测定后发现,T_1值和T_2值不是确定特殊病变组织学类型或鉴别肿瘤良、恶性的可靠依据。但对于某些已明确诊断的病变如白血病,连续测量其T_1值则可为评价新增病变、病变缓解和病变复发提供依据。

浸润性病变的信号变化较大。但除黑色素瘤和极少数骨髓瘤外,其他所有的病变在T_1WI上都呈一定程度的低信号,而且在周围脂肪性骨髓高信号的衬托下更加明显(图14.41)。黑色素瘤在T_1WI上显示为高信号(图14.42),可能是瘤内黑色素的顺磁性作用的结果。骨髓瘤引起短T_1信号的机制尚不清楚。

骨髓浸润性病变的T_2信号强度与其对应的T_1信号相比,更具有多变性。尽管许多骨髓浸润性病变显示T_2弛豫时间延长,导致较周围骨髓更高的信号(图14.28),然而也有许多病变并非如此。T_2信号的多变性不仅与特定的肿瘤细胞有关,而且与肿瘤细胞的构成、水含量及其并发或伴随因素如硬化、纤维化、坏死、出血和炎性碎屑等有关。偶尔,浸润性病变内的细胞构成和水含量与增生的红骨髓甚至正常的红骨髓相近(图14.43),此时SE序列T_1WI和T_2WI上正常与异常骨髓区域的MRI信号相似;在其他脉冲序列如STIR序列上也仅显示轻微变化,因此,MRI不能鉴别某些肿瘤细胞与正常造血细胞。新的技术,如弥散加权平面回波成像在评估骨髓浸润方面也无优势,相比快速STIR成像并无优势。动态增强MRI在鉴别肿瘤性病变和正常红骨髓方面初步展现了优势,但标准静态MRI并无优势。肿瘤的新生血管是上述鉴别诊断的关键依据。然而,该技术在广泛应用之前尚需大宗病例验证其诊断效能。目前,SE T_1WI序列联合FSE STIR序列(或常规STIR序列)在检测骨髓浸润性病变方面最具敏感性和特异性。如果T_1WI和STIR图像不能提供可供鉴别诊断的信息,则可考虑加做动态增强MRI。

骨髓浸润性病变与正常骨髓间的界限模糊或清晰与否,取决于病变部位、肿瘤细胞类型、疾病发展过程和异常细胞的MRI信号特征。骨髓浸润性病变在黄骨髓的背景下显示明显,而在红骨髓背景下则显示不清。因此,发生在附肢骨内的浸润性病变边界清晰,而在红骨髓成分较高的中轴骨内的病变边界模糊。同样,对于肿瘤细胞成分含量低的特殊病变,当其位于中轴骨内时

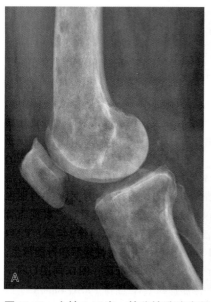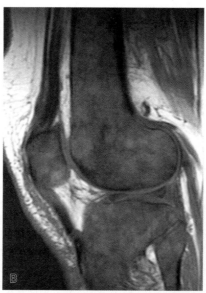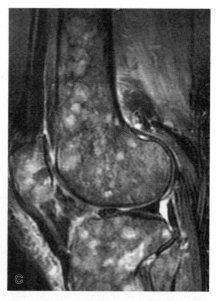

图14.41 女性,49岁,转移性乳腺癌所致的弥漫性骨髓替换。图A.传统的右侧膝关节侧位X线片显示髌骨、股骨和胫骨内多发溶骨性转移灶;图B.矢状位T_1WI图像(FSE 520/9)进一步确认了弥漫性的骨髓替换,以及被低信号转移瘤压缩的正常骨髓,所有正常的脂肪骨髓已被替换;图C.矢状位脂肪抑制T_2WI图像(FSE 6666/90)显示所累及骨髓的信号不均匀,因为弥漫性转移灶内的水分含量存在差异

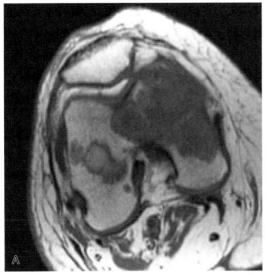
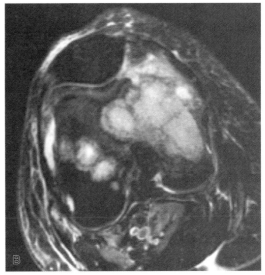
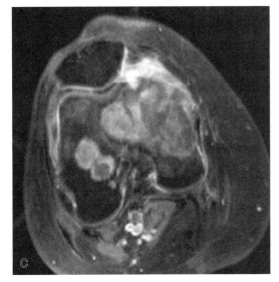

图14.42 女性，62岁，T_1信号强度存在差异的黑色素瘤患者。图A.横断位T_1WI图像（FSE 550/14）显示多发的骨转移瘤，相比股骨髁状突中央的大片转移灶，股骨外侧髁较小的转移灶信号强度更高，普遍认为黑色素积累所致的T_1弛豫时间缩短是某些黑色素瘤表现为较高信号的原因；图B.相应的横断位脂肪抑制T_2WI图像（FSE 4000/88）显示所有的黑色素瘤转移灶均表现为高信号，提示其含水量较高；图C.钆对比剂增强且脂肪抑制的T_1WI图像（FSE 650/14）显示轻度的环形强化，有时候也可称为"靶"征，可见于多种转移瘤

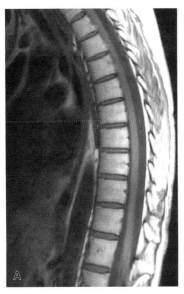
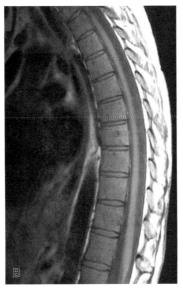
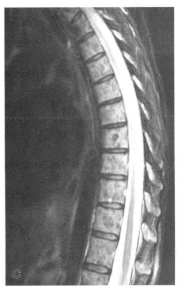

图14.43 女性，38岁，弥漫性乳腺癌转移。图A.胸椎矢状位T_1WI图像（FSE 616/10）显示椎体骨髓弥漫性脂肪信号，转移瘤尚不明显；图B.2年后，相应的矢状位T_1WI图像（550/16）显示椎体骨髓弥漫地被转移瘤所替换（注意经转移瘤替换后的骨髓其信号强度与椎间盘的信号强度相当），如果没有其他的序列，很难鉴别红骨髓增生和转移瘤；图C.同时期矢状位脂肪抑制T_2WI图像（FSE 4000/112）显示上述病变区域骨髓表现为不均一的高信号，反映转移瘤所处的阶段不同且水含量增加

边界模糊,而在附肢骨内时则显示清楚。根据病变的特性,某些浸润性病变以弥漫方式侵犯骨髓,在中轴骨表现不明显;而另外的某些病变为局灶性侵犯骨髓,则表现明显。检测不同的位置在评估骨髓异常中可有一定的价值。包绕椎静脉脂肪的消失,尤其当发生在椎体背侧时,是椎体骨髓被恶性病变浸润的征象之一。病灶的T_1和T_2值与正常红、黄骨髓差别明显时,其边界清楚,而病灶的T_1和T_2值与正常红、黄骨髓接近时病灶边界不清。骨髓病变的其他特征也有助于区别浸润性病变。T_2WI上低信号的骨髓周围出现环形高信号,即"晕圈征"是转移性病变的征象,可除外造血骨髓所致,有学者推测"晕圈征"代表转移性病灶周围骨小梁破坏区液体、水肿和新骨形成,最常见于前列腺癌。然而,由于肿瘤性和非肿瘤性骨髓信号表现上的明显重叠,若没有活检,鉴别两者并不总是可靠的。

肿瘤性病变在骨骼系统的分布倾向于与正常红骨髓的分布一致,原因至少有两点:首先,许多原发性肿瘤如骨髓瘤、白血病、组织细胞淋巴瘤和尤因肉瘤被认为是起源于红骨髓的肿瘤;其次,其他病变如转移瘤为血源性播散,这些肿瘤细胞易种植在富血供的红骨髓,而非乏血供的黄骨髓。所有这些内容对肿瘤的诊断和预后都很重要,例如在红骨髓稀少的远端附肢骨内发现了转移性病变,表明转移性病变范围超出了中轴骨。

骨髓活检/抽吸术是诊断许多浸润性骨髓病变的最重要方法,但其也有局限性,包括取样偏差及不能估计整个骨髓腔的病变范围等。MRI难以确定病变组织的特征,但多数实验表明,其能可靠地诊断原发和转移性肿瘤侵犯骨髓的局部范围;同样,也易于诊断跳跃性病变。MRI所提供的信息对病变分期、指导活检部位、评价治疗效果和预后均具有重要价值,其也能识别复发的高危人群,从而指导随访研究的方式和时间。在迅速发展的血液学和肿瘤学领域中,MRI的这些优点对于评价不同的治疗方案至关重要。

许多浸润性病变的MRI表现已被认识,但还需进一步了解其在浸润性骨髓病变治疗过程中的作用。目前,除了骨髓炎,MRI还不能明确病变的组织学性质。如前所述,对于诊断明确的病变,MRI在病变的分期和随访中起重要作用。但MRI对于浸润性骨髓病变诊断和评价仍存在诸多争论。

白血病为幼稚和成熟白细胞系的过度生长所致。尽管起源相同,但其为一组具有多种临床表现和MRI特征的异型性浸润病变。白血病治疗前、治疗期间和治疗后的骨髓改变文献中已有详尽描述。根据病变范围,白血病骨髓浸润可为弥漫性或斑点状。成年人急性白血病股骨骨髓的主要MRI表现包括病灶呈均匀(41%)、模糊(31%)和散在(28%)分布三个类型。由于中轴骨有较多红骨髓成分,因此,很难识别骨髓的受累方式。白血病脊椎受累最常见的MRI表现是T_1弛豫时间延长,在T_1WI上呈低信号(图14.44),受累椎体骨髓的信号强度通常低于椎间盘。几乎3/4的急性粒细胞白血病和几乎全部的急性淋巴细胞白血病都可呈现这种表现。与缓解期受累骨髓或正常同龄对照组骨髓比较,新近确诊患者或复发患者的病变骨髓T_1弛豫时间有显著差别(图14.45)。T_1值小于600ms与无疾病状态(disease-free state)相关,T_1值大于750ms则与新发或复发的白血病相关。化学位移成像和质子波谱检查可提高检测骨髓病变的敏感度。但即使采用这些技术,10%的急性粒细胞白血病患者、

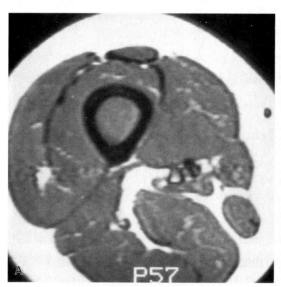 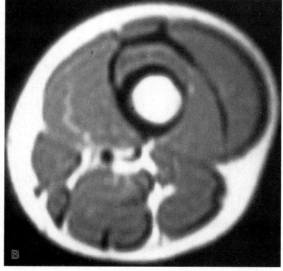

图14.44　女性,26岁,白血病骨髓浸润。图A.右大腿轴面SE序列T_1WI(SE 500/20)显示右股骨骨髓呈弥漫性低信号,为白血病骨髓T_1值延长所致,骨髓信号强度大致与肌肉一致;图B中股骨骨髓为同一年龄同一部位的正常骨髓信号强度

41%的慢性淋巴细胞白血病患者以及其他白血病患者的骨髓MRI定量分析仍保持正常。白血病骨髓的T_2弛豫时间变化较大。尽管白血病骨髓T_2值有不同程度地延长，但与同年龄对照组比较无显著性差异。在各种类型白血病中，成人急性粒细胞白血病和儿童及成人治疗前或复发的急性淋巴细胞白血病的骨髓MRI改变最明显。

初诊为急性白血病的患者进行股骨骨髓的MRI检查，尚不能有效地评估治疗效果或复发。但治疗后的股骨MRI可显示缓解期患者的病变骨髓恢复为正常脂肪骨髓，而非缓解期患者仍保持异常骨髓。因此，尽管骨髓活检提示骨髓正常，但对于治疗后MRI显示股骨骨髓异常的患者仍需密切随访。

对于慢性淋巴细胞性白血病，MRI量化诊断中发现T_1值延长的患者较T_1值正常的患者预后差。同样，对于定量MRI表现异常或骨髓分布异常的慢性淋巴细胞白血病患者，其骨髓和血液内的淋巴细胞明显增多（诊断该疾病的两条标准）。

MRI常可显示化疗或放疗后的白血病骨髓呈退行性改变。急性期MRI表现与骨髓水肿和充血一致。急性期后的MRI可反映骨髓内是正常细胞抑或细胞过少，后者T_1值较短，在T_1WI上为高信号。此阶段结束后，出现新生的正常骨髓。定量MRI可能是监测白血病患者治疗过程中骨髓变化的新方法。

其他骨髓增生性病变如骨髓纤维化、真性红细胞增多症、慢性粒细胞白血病及骨髓发育不良综合征为干细胞过度增生所致。至今这些疾病还没有被深入研究。慢性粒细胞白血病的MRI图像常表现为病变骨髓均匀性受累（图14.46）。慢性粒细胞白血病患者伴

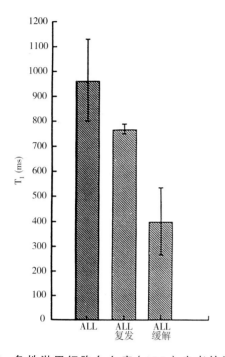

图14.45 急性淋巴细胞白血病（ALL）患者的脊椎骨髓T_1弛豫时间直方图。为近期诊断为ALL、ALL复发、ALL缓解患者的平均T_1弛豫时间＋标准差图解。可见白血病患者与缓解期患者间T_1弛豫时间的显著差别

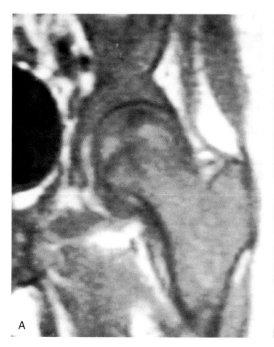
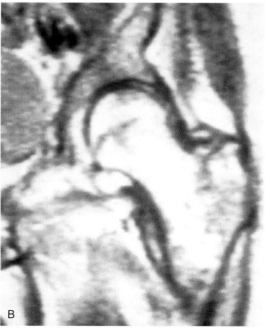

图14.46 男性，66岁，慢性粒细胞白血病骨髓浸润。图A.左髋关节冠状面SE序列T_1WI（SE 525/32）显示骨髓呈明显的弥漫性低信号；图B.SE序列T_2WI上（SE 2000/60）显示病变骨髓呈明显高信号。该例呈显著长T_2信号的白血病骨髓在所有的白血病骨髓病变中，甚至于该病的不同时期并不多见（经纽约Desai M. B.博士同意转载）

脾肿大者预后不佳，可见股骨全部骨髓呈均匀一致改变，而无脾肿大者仅累及股骨近1/2段。治疗后，尽管白细胞计数正常，但股骨骨髓信号可持续异常，表明治疗不完全有效。骨髓纤维化患者的骨髓腔由不同程度的纤维组织取代。纤维化伴细胞过多在T_1WI上呈低信号（图14.47）；由于取代组织为纤维组织，骨髓信号在T_2WI上也降低。较晚期病例可出现大量纤维组织增生，其在SE序列T_2WI上的信号强度可明显低于肌肉。真性红细胞增多症伴干细胞增生可引起骨髓逆转换，在T_1WI和T_2WI上产生相应的信号改变，逆转换骨髓信号在SE序列T_1WI上低于脂肪而高于肌肉（图14.48A），但在T_2WI上的骨髓信号变化较大。据报道，T_2WI上病变可呈低信号、正常信号和高信号（图14.48B）。影响T_2值的因素包括骨髓内细胞所占的比例、纤维化的数量以及多次输血所致的含铁血黄素沉积。纤维化和铁质沉着也可使T_1信号降低（图14.31）。骨髓纤维化或真性红细胞增多症患者的股骨头骨骺和大转子内出现非脂肪性骨髓，与反映疾病严重程度的化验指标如血清乳酸脱氢酶增高和血清胆固醇降低相关。与此类似，真性红细胞增多症患者的附肢骨受累与脾大小相关，脾大小是真性红细胞增多症严重程度的一个指征。正如白血病一样，使用MRI评估骨髓发育不良综合征患者股骨优于脊椎。股骨MRI检查有助于鉴别骨髓发育不良综合征与再生障碍性贫血，且有助于监测骨髓发育不良患者的治疗效果或向白血病的演化过程。肥大细胞的过度增殖是肥大细胞增多症的病因。现有四种不同的临床类型用于归纳该病的侵犯范围和严重程度。从Ⅰ型的惰性肥大细胞增

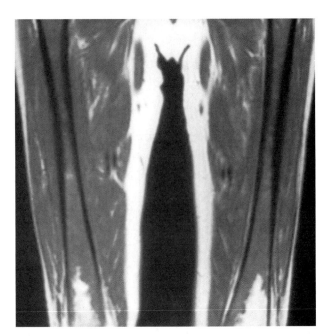

图14.47 男性，66岁，骨髓纤维化所致的骨髓浸润。臀部冠状位T_1WI图像（SE 500/20）显示股骨干骨髓被低信号的组织所替换。该低信号的组织即为纤维化的骨髓。MRI可以清楚地检测该病变的范围

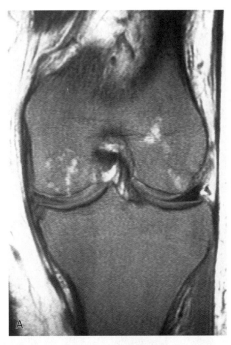 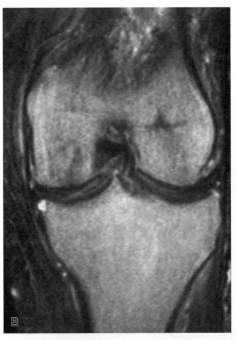

图14.48 男性，63岁，真性红细胞增多症骨髓浸润。图A.冠状面SE序列T_1WI图像（SE 600/20），可见股骨远端和胫骨近端的骨髓腔绝大部分被非脂肪性骨髓取代，提示除与黄骨髓向红骨髓逆转换有关外，还与患者真性红细胞增多症的红细胞系细胞增殖有关，尽管这种骨髓信号强度与正常红骨髓一致，但由于弥漫分布于该年龄患者的整个骨骺和干骺端而被认为异常；图B.冠状面脂肪抑制SE序列T2WI（SE 2200/80），可见异常骨髓呈高信号

多症到Ⅳ型的肥大细胞白血病。级别越高预示着该病的预后越差。肥大细胞增多症患者的多种MR特征已有报道，可表现为正常的脂肪性骨髓，均质性和异质性的非脂肪性骨髓（T_1WI低信号，STIR高信号），以及均质性和异质性的过渡性骨髓信号。尽管MR信号特征似乎与疾病的分类有统计学关联，但只有在Ⅰ型患者中才能观察到正常的骨髓。可推测，肥大细胞的组织分布变异（均匀分布，小的局灶性分布及大片状分布）可解释MR的诸多信号特征。

淋巴瘤来源于淋巴系统，可分为霍奇金和非霍奇金淋巴瘤两种，两者间存在着显著的临床和病理差别。霍奇金淋巴瘤常局限于横膈以上的淋巴结。该疾病常以连续的方式从一个淋巴结区域进展到另一淋巴结区域。霍奇金淋巴瘤的结外侵犯远较非霍奇金淋巴瘤的结外侵犯为少，如有发生则意味着Ⅳ期病变（除了单独的胸腺和脾侵犯）。上述差别影响MRI在两种疾病诊断中的作用及其影像学特征。霍奇金淋巴瘤的治疗和预后取决于初诊时淋巴系统的受累范围。一般而言，Ⅳ期的霍奇金淋巴瘤需要化疗或放、化疗联合治疗，但连续性病变的患者可给予局部放疗。经过积极治疗后，大部分霍奇金淋巴瘤可治愈。因此，治疗的目标是在治愈疾病的同时尽可能降低治疗所致的长期毒副作用。无论发病年龄还是其他部位的病变范围如何，5%～32%的霍奇金淋巴瘤患者可出现骨髓异常。在组织病理恶性程度较高，预后较差的患者中，骨质破坏的频率也较高。MRI诊断霍奇金淋巴瘤骨髓病变的敏感度为100%，特异度高至97%，且极少有甚至无假阴性的病例。这些数据反映了霍奇金淋巴瘤骨髓病变局限化的特点，利用MRI更易于分辨（图14.49）。霍奇金淋巴瘤倾向于在远离髂骨嵴的部位产生局灶性结节。骨骼侵犯可源于直接侵犯或血性播散，是疾病晚期的征象。倒叙排列，可累及的骨骼有：胸腰椎体、骨盆、肋骨、股骨和胸骨。原发性的骨的淋巴瘤（包括霍奇金淋巴瘤和非霍奇金淋巴瘤）是极其罕见的，且以非霍奇金淋巴瘤多见。原发性骨淋巴瘤常表现为长骨干骺骨干交界处的孤立性结节，常伴有软组织肿块。多发骨淋巴瘤只占骨淋巴瘤中的极少部分。霍奇金淋巴瘤局灶性骨质浸润的性质限制了骨髓活检检出病变的能力。有学者采用骨髓活检和MRI两种技术进行比较研究后发现，对于诊断骨髓病变，MRI更敏感。因此，骨髓活检可人为地低估霍奇金淋巴瘤的分期，而MRI则被推荐为该病的常规分期方法。有学者在2年内的随访中发现，与MRI未显示骨髓受累的患者相比，有骨髓受累的患者复发率较高。

与病变受累范围相比，细胞的组织学类型对于确定非霍奇金淋巴瘤的临床进程及其治疗方案更重要。诊断中发现有20%～40%的患者出现骨髓病变。低分化的非霍奇金淋巴瘤易弥漫性侵犯骨髓（图14.50），使MRI检出这种病变的敏感度降低，特别是在富含红骨髓的部位如脊椎。此时，骨髓活检在确定病变范围时优于MRI。动态增强MRI在评估疾病的范围方面更有优势，文献报道动态增强MRI在评估霍奇金淋巴瘤所致的骨髓浸润方面更加敏感，甚至可以替代骨髓活检。这可能与B细胞非霍奇金淋巴瘤的富血供特性有关。但对于红骨髓较少的股骨近端的低分化病变，MRI优于骨髓活检。中度和高分化非霍奇金淋巴瘤的骨髓病变更易局限。正如霍奇金淋巴瘤，MRI诊断这些较高分化的骨髓病变优于骨髓活检。同样，对于受累骨的局部疼痛、碱性磷酸酶增高或有全身症状的患者，T_1WI、FSE STIR及动态增强MRI在确定其骨髓病变时敏感度和特异度最高。

骨髓瘤骨髓浸润在MRI图像上并无特征性，难以与其他浸润性病变鉴别。骨髓瘤常见的MRI表现是T_1WI上病变骨髓呈非特异性低信号（图14.51），极少数表现为高信号。脊椎是最常见的病变部位。骨髓瘤依据病变严重程度的不同可表现为局灶性（图14.52）、

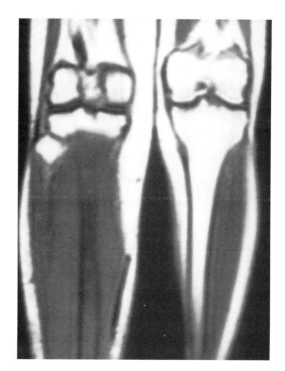

图14.49 男性，38岁，霍奇金淋巴瘤的骨髓浸润。右小腿冠状面SE序列T_1WI（SE 500/20）显示右胫骨广泛的淋巴细胞骨髓浸润。在T_1WI上受累骨髓显示为低信号。在高信号的脂肪性骨髓的比衬下较易辨别肿瘤范围，与左侧正常胫骨比较更易发现病变

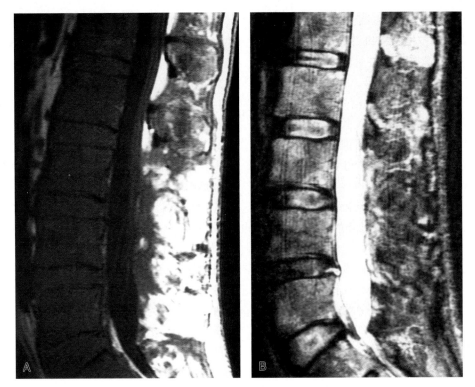

图14.50 男性，33岁，非霍奇金淋巴瘤骨髓浸润。图A.腰椎矢状面SE序列T_1WI（SE 500/20），可见腰椎骨髓呈弥漫性异常低信号，骨髓信号低于椎间盘信号；图B.矢状面FSE序列T_2WI（FSE 2,800/98），可见异常骨髓呈不均匀高信号。弥漫性骨髓侵犯是低级别非霍奇金淋巴瘤的典型表现

不规则形（图14.53）或弥漫性（图14.54）。多种表现可同时出现。局灶性和弥漫性病变与血清血红蛋白异常的数量、骨髓浆细胞所占百分比有关，这些因素提示预后不良。

多发性骨髓瘤在T_1WI上呈非特异性改变，与正常骨髓鉴别困难。使用中场强扫描仪及GRE T_2WI序列有一定的价值。这些序列的应用提高了MRI诊断骨髓瘤病变的敏感性。但是在高场强扫描时，骨小梁导致的局部异质性使得GRE序列的诊断价值有所减低。当使用高场强非增强MR检查骨髓瘤时，STIR或T_2WI压脂序列效果最佳。在这些序列上，未经治疗的骨髓瘤经静脉注入钆对比剂后通常显示强化，但与T_2WI或STIR序列相比，增强MRI检查并未提高T_1WI对骨髓瘤病变的检出率。

T_2WI压脂与钆对比剂增强扫描T_1WI和（或）STIR/FSE STIR图像结合有望评价病变的治疗效果（图14.55）。经标准化疗后可从以下几个方面评估治疗反应：病灶数目减少，病灶大小缩小，弥漫性骨髓侵犯转变为局灶性侵犯或正常骨髓，强化病灶转变为不强化病灶或边缘强化病灶。有研究认为在动态增强MRI检查时，病灶不强化是评估治疗反应的最主要指标。该结论有据可依，因为相比活性较高的骨髓瘤，缓解期骨髓瘤的微血管表面积减少了5倍左右。上述治疗反应在早至传统化疗开始2～4周时即可出现。在对化疗无反应的患者中，治疗前病灶的强化模式不会发生变化或T_2WI图像上病灶的信号强度无变化。

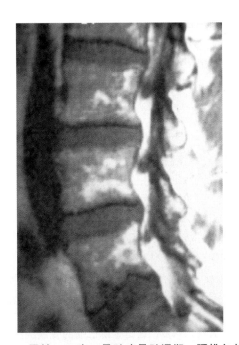

图14.51 男性，53岁，骨髓瘤骨髓浸润。腰椎矢状面SE序列T_1WI（SE 500/20）显示整个腰椎呈斑片状低信号。这一表现并不是骨髓瘤的特征性改变，也见于其他情况，但MRI检查易于显示病变范围

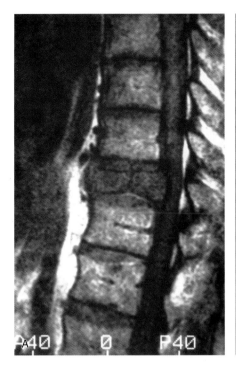
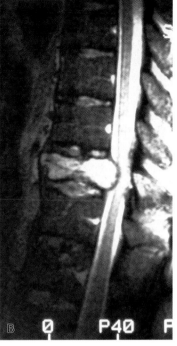

图14.52 女性,49岁,骨髓瘤(浆细胞瘤)局限性骨髓浸润。图A.胸椎矢状面SE序列T_1WI(SE 500/20),可见T_{10}椎体病理性压缩性骨折呈弥漫性低信号,异常的长T_1低信号在矢状面脂肪抑制SE序列T_2WI(SE 2000/80)上呈高信号;图B.尽管这种信号是非特异性的,但其是未治疗骨髓瘤的典型MR信号改变。还可见椎体后缘隆凸,这也是椎体病理压缩性骨折的相关征象

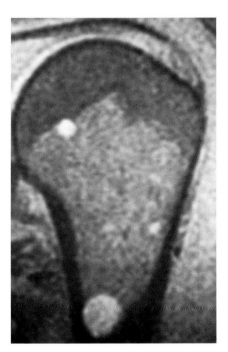

图14.53 女性,53岁,骨髓瘤的斑点状骨髓浸润。肱骨冠状面脂肪抑制FSE序列质子密度加权像(FSE 2800/22),显示肱骨干骺端内多发圆形高信号病灶。该形态改变代表骨髓瘤的斑点状骨髓浸润,高信号提示该患者未经治疗

无论是治疗或未治疗的患者,MRI是目前评价骨髓瘤病变最敏感的影像学方法。MRI可显示骨髓瘤患者在放射性核素扫描和常规X线平片上表现正常的骨髓浸润。尽管如此,某些已确诊的骨髓瘤MRI表现也可显示正常。据报道,MRI可显示25%~50%的Ⅰ期骨髓瘤(Salmon和Durie分类)和80%的Ⅲ期骨髓瘤患者的骨髓病变。但其余患者的MRI表现则正常,对于MR检查未见异常的这部分患者,动态增强MRI可提高骨髓瘤病灶的检出率。动态增强MRI检测骨髓瘤效能增加,依赖于浆细胞易在骨髓瘤样骨髓中产生血管的特性。据报道该检查的敏感性高达99%,但特异性有待验证。对于Ⅰ期骨髓瘤患者,相比MRI表现正常的患者,MRI表现异常的患者出现进行性加重的间隔时间短。Ⅲ期骨髓瘤患者当治疗前MRI表现为弥漫性椎体骨髓病变时,即是对化疗敏感性差的指征。Ⅲ期弥漫性椎体骨髓受侵的患者相比局灶性受侵或正常骨髓的患者,其血液学指标的异常也更加严重。此外,与Ⅲ期骨髓瘤MRI表现正常或出现10个以下病灶的患者相比,Ⅲ期骨髓瘤伴有弥漫性骨髓病变或MRI上出现10个以上病灶的患者是产生压缩性骨折的高危人群,发生压缩性骨折的风险后者高于前者6倍。Ⅲ期骨髓瘤伴有脊椎骨髓异常的患者在未采取治疗措施的情况下,与不伴有脊椎骨髓异常的患者相比,存活时间更短。

目前,多发性骨髓瘤尚不能治愈,老年患者的中位生存期为3年。治疗方案可有传统的美法兰联合强的松的治疗方案,以及新近的脱骨髓制剂联合骨髓移植的治疗方案。正如在其他疾病中一样,MRI可以评估治疗方案的疗效。但是,单个评估治疗反应(病灶大小或数目的减小,钆对比剂强化程度减低,弥漫性受累骨髓逆转为局灶性受累骨髓或正常骨髓)MRI参数的预后价值尚不清楚。对于接受脱骨髓治疗和骨髓移植的患者,治疗前后单个MRI参数无预后价值;但

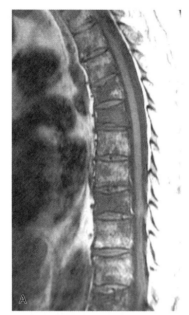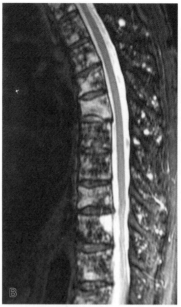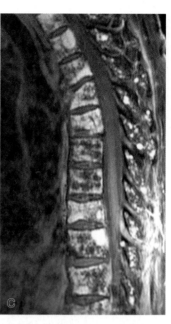

图14.54　男性，71岁，骨髓瘤所致弥漫性骨髓浸润。影像学检查同期的骨髓活检提示骨髓含有80%的细胞成分，其中80%来源于的浆细胞；图A.胸椎矢状位T_1WI图像（FSE 400/10）显示胸椎骨髓已被多种低信号的组织替换，剩余的脂肪骨髓则为不规则形；图B.相应的脂肪抑制T_2WI图像（FSE4000/97）显示骨髓不规则的细胞成分的信号不均匀增高（细胞密度越大，对应的信号强度越高）；图C.钆对比剂增强、脂肪抑制的T_1WI图像（FSE 600/13）显示异质性强化，其中骨髓瘤细胞密度最大处强化程度越明显

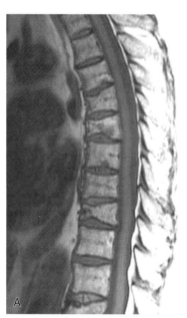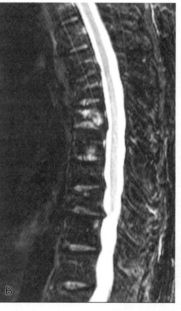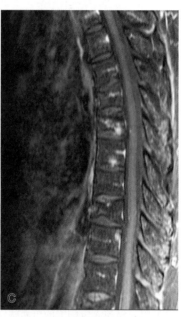

图14.55　与上图为同一患者，该患者经过16个月的综合治疗后，椎体的骨髓瘤患者。同期的骨髓活检报告骨髓含有20%～30%的细胞成分，但没有浆细胞成分；图A.胸椎矢状位T_1WI图像（FSE 700/17）显示椎体弥漫性浸润性的骨髓瘤已缓解，大部分脂肪骨髓也随之恢复，注意多个椎体出现了压缩性骨折；图B.相应的脂肪抑制T_2WI图像（FSE 3100/106）确认了骨髓瘤的浸润，因为在该序列上高信号的细胞成分消失了；图C.钆对比剂增强脂肪抑制T_1WI图像（FSE 450/18）显示多处强化的细胞成分已缓解（消失）

是基于所有参数的指标却跟整体的生存相关。该领域尚在发展。

联合使用双磷酸盐和破骨活动抑制剂被用来刺激成骨细胞的分化和功能，旨在改善骨矿物质盐的沉积。MRI在监测上述治疗方案疗效方面的价值尚未确立。

获得性免疫缺陷综合征（AIDS）感染者易患各种疾病且骨髓信号变化较大。这些病变中可累及骨髓的有非霍奇金淋巴瘤、AVN、骨Kaposi肉瘤和骨髓炎。AIDS患者常出现骨髓炎，可累及多处骨髓，受累及骨髓的表现类似炎性组织的浸润，T_1WI呈低信号，T_2WI呈高信号。整体而言骨髓炎的发生率在5%左右且有上升趋势。发生AVN潜在原因有血栓形成及抗病毒药的毒副作用。非霍奇金淋巴瘤是成人AIDS患者最常发生的第二大肿瘤，且被认为是AIDS的诊断标准之一。伴有系统性疾病的患者骨侵犯的比例可高达30%。常累及的骨骼有脊柱，骨盆，下肢和颅骨。MR的特征无特异性，很难与非AIDS患者的霍奇金淋巴瘤相鉴别。Kaposi肉瘤是AIDS患者最常伴发的肿瘤，发病率高达20%。但是骨骼侵犯罕见，骨骼侵犯源于邻近软组织肿瘤的直接侵犯。骨Kaposi肉瘤的MRI检查可发现骨髓浸润和水肿及邻近肌肉/皮下的结节和水肿。上述过程均伴有肿瘤细胞/炎性细胞浸润的MR特征。

不伴有局限性肿瘤或炎性组织的AIDS也可出现骨髓异常的MRI改变，其中最具特征的表现是T_1WI和T_2WI上均呈弥漫性低信号（图14.56），骨髓中也看见异质性的斑点状低信号区，但比较少见。这些低信号与骨髓细胞外含铁血黄素的数量有关。AIDS出现骨髓含铁血黄素沉积的原因尚不清楚，推测多次输血是其原因之一。但AIDS的铁沉积发生在细胞外间隙，而不是网状内皮系统，后者是典型的输血性含铁血黄素沉积部位。慢性病所致的贫血目前被认为是细胞外间隙含铁血黄素沉积的最可能病因。组织学证实有65%的AIDS患者出现骨髓铁储备增高。骨髓含铁量与机遇性感染史和第4类疾病（疾病控制和预防中心分类）有关。与此类似，T_1WI和T_2WI上呈弥漫性低信号的患者与机遇性感染或肿瘤史以及CD4下降有关。

脂质沉积症即Gaucher病和Niemann-Pick病已开始受到人们的关注，其中研究最多的是Gaucher病。该病与富含葡萄糖脑苷脂的细胞（Gaucher细胞）因溶酶体葡萄糖脑苷脂酶活性降低蓄积在各种器官中有关，特别是肝、脾、淋巴结和骨髓内。Ⅰ型Gaucher病是最多见的类型，严重程度可从中度的骨质减少伴轻微的症状进展到病理性骨折和骨坏死。在外周部位受累之前，骨髓病变通常发生在中轴骨和附肢骨近端，可能反映该病变易侵犯红骨髓。骨骺和骨突常常至病变晚期才受侵犯。局灶性或弥漫性病变在T_1WI和T_2WI上均表现为低信号（图14.57）。含有Gaucher细胞的骨髓在T_1WI和T_2WI上信号均降低的主要原因是T_2弛豫时间显著缩短。理论上，该T_2值缩短是由于葡萄糖脑苷脂内快速交换的质子所致。病变可表现为均匀性和不均匀性。T_2WI上高信号是活动性病变如骨梗死等的征象，常见于骨骼疼痛的患者（图14.57）。骨髓受累是一个动态过程，反映了Gaucher细胞、造血细胞和脂肪成分之间的比例变化。Dixon定量化学位移成像研究表明，脂肪成分不仅与Gaucher细胞的含量成反比，也与预后相关。同样骨骺受累提示病变严重。MRI较其他成像方法诊断骨髓病变更敏感，当常规检查显示正常时，MRI可显示Gaucher细胞广泛浸润。随着Gaucher细胞负荷的增加，未受波及的黄骨髓开始逐渐向造血骨髓转化。

骨髓腔内骨坏死是Gaucher病的并发症之一，如果发生，则在病变骨髓内产生相应的坏死改变。骨髓腔内或骨膜下出血可提示急性或亚急性期骨梗死。亚

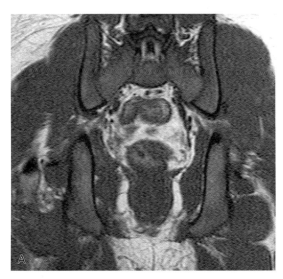 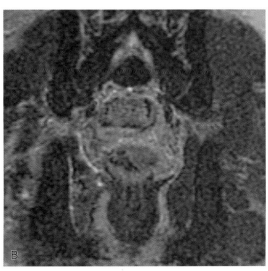

图14.56 男性，39岁，AIDS所致的骨髓异常。图A.后骨盆冠状位T_1WI图像（SE 600/12）和相应的T_2WI图像（SE 2400/80，图B）。在T_1WI图像上，骨髓信号弥漫性减低。这个年龄的患者应有脂肪骨髓，但该患者没有。在T_2WI图像上，骨髓的信号更低，因为AIDS可导致骨髓含铁血黄素的在骨髓的沉着增多

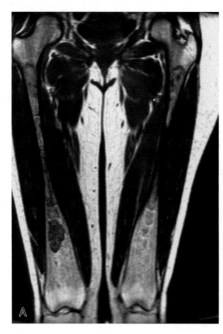 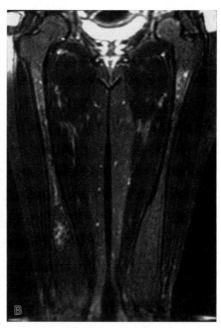

图14.57 男性，40岁，Gaucher所致的骨髓浸润。图A.股骨冠状位T_1WI图像（SE 600/18）和脂肪抑制T_2WI图像（FSE 2，800/100，图B）揭示有多处Gaucher病灶，其在T_1WI图像上表现为弥漫性的股骨干和干骺端的信号减低。图A.正常在这个年龄段股骨干和干骺端远端以脂肪性骨髓成分为主。受累及的骨髓在T_2WI图像上信号强度甚至更低（图B）。这种效应可能跟Gaucher细胞所致的T_2弛豫时间缩短有关。T_2WI图像上在左侧股骨干近端和右侧股骨干可见局灶性的信号增高灶（图B）。出现T_2高信号灶与Gaucher病的疼痛和骨髓疾病活跃程度相关，常提示伴有梗死。这些梗死灶也能解释患者在接受检查时出现的疼痛症状。注意股骨远端锥形瓶样的病灶也是Gaucher病的典型表现

急性期骨髓腔内出血在T_1WI上呈高信号，与低信号的Gaucher骨髓背景形成鲜明对比。Gaucher病骨髓梗死和其他骨并发症的大小直接与MRI所显示的骨髓病变的范围相关。脂肪骨髓含量减少10%，骨并发症的风险增加85%。

酶置换疗法与粒细胞刺激因子是治疗Ⅰ型Gaucher病常用的治疗方法，可以减少患者的感染事件的发生。该疗法诱导造血细胞的增殖和分化，进而使外周血嗜中性粒细胞的含量增加。许多Gaucher病患者经治疗后肝脾肿大消退且造血功能恢复。有研究对少数经治疗的患者进行MRI常规和定量检查，结果显示治疗后T_1值以及定量脂肪含量均恢复正常。目测骨髓的信号及分布也恢复正常。部分患者尚可出现骨髓转化甚至过度增生。在初始治疗开始9个月后，MRI即可检测到上述变化。脾切除的患者对上述治疗方案的缓解率可达86%。含有低信号环的局灶性病变对治疗的反应较差，推测这些病灶是梗死区域。

许多肿瘤可发生骨髓转移。MRI研究最多的可能是小细胞肺癌（图14.58）和女性患者的乳腺癌（图14.41和图14.43）。约85%的乳腺癌患者和50%的小细胞肺癌患者尸检证实有骨髓受累。确定骨髓转移性病变对于肿瘤分期、治疗和预后有重要意义。有学者使用50cm的大FOV，从腰椎至股骨近端行MRI扫描，结果发现25%的无其他部位转移的小细胞肺癌患者有骨髓转移，10%为局灶性转移。MRI诊断骨髓转移性病变较其他所有成像方法和骨髓活检更敏感（即使是多点活检）。为此，小细胞肺癌患者应使用MRI普查，以确认骨髓转移的存在与否。同样，以MRI指导髂骨嵴活检也很有价值。尽管MRI诊断骨髓病变的特异性有限，但一旦原发被确诊，则MRI诊断骨髓病变的假阳性极低，可能是因为与良性病变相比，转移性病变的可能性更高。Ⅱ期和Ⅲ期乳腺癌的异常骨髓MRI征象与早期转移性病变之间有很好的相关性。全身平面回波MRI扫描对乳腺癌的初始分期有一定的价值，在评估骨骼侵犯时其准确性与其他的影像学检查（CT，骨扫描，超声，X线平片）相当或更优。MRI其他的优点，如可及性，费用，时间因素等，可使MRI代替其他影像学检查方法在乳腺癌的分期中起一定的作用。

儿童骨骼转移性病变常继发于神经胶质瘤。神经胶质瘤是儿童颅外最常见的实体瘤。确诊时，79%的患者年龄小于4岁，且约70%的患者有播散性病变。骨骼是最常发生转移的部位。局灶性病变可经手术切除，但转移性病变往往没有手术机会。MRI显示神经母细胞瘤股骨转移有两种形式，结节型和弥漫型。与正常组织相比，受累及的部位T_1WI呈低信号。在

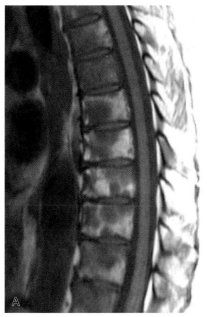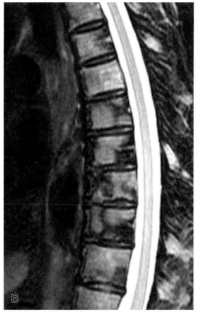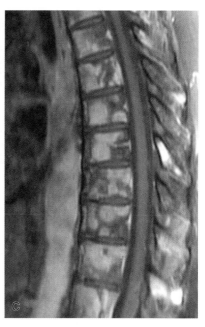

图14.58 女性，72岁，非小细胞肺癌弥漫性胸椎转移。图A.矢状位T_1WI图像（FSE 400/11）显示多灶性低信号转移灶取代了大部分椎体骨髓；图B.相应的脂肪抑制T_2WI图像（FSE 4000/112）显示上述转移灶信号强度增高，说明转移灶的细胞含水量较高；图C.钆对比剂增强脂肪抑制T_1WI图像（FSE 400/11）显示多灶性的癌细胞聚集处强化，说明血管丰富

T_2WI压脂序列和STIR序列上，正常骨髓和受转移灶浸润的骨髓两者的区别更加明显，因转移性病灶的信号更高。然而在无脂肪抑制的情况下，在T_2WI序列上因神经胶质瘤和造血/脂肪骨髓信号的重叠，鉴别比较困难。结节型骨髓病变的患者与弥漫型骨髓病变的患者比较，前者对化疗更敏感。化疗后骨髓有残余转移灶的患者的存活率显著低于无残余转移灶的患者。

炎性病变（感染性和非感染性）的炎性细胞可取代或浸润正常骨髓。在发生感染性炎症比如骨髓炎时，增生的细菌激发炎症反应，生成的液体蓄积于骨髓内，骨髓内压力随之增加并导致骨髓梗死。水含量和细胞成分增加在T_1WI上呈低信号，T_2WI上呈高信号。骨髓炎不同时期的MRI表现有所不同。急性、亚急性和复发骨髓炎的特征性表现是邻近软组织水肿和病变区边界模糊，而慢性骨髓炎病灶边界通常较清晰。STIR序列和FSE反转恢复脉冲序列提高了诊断骨髓病变的敏感性，但可能过高估计感染的真正范围，其原因是这些序列不能将非感染区的骨髓水肿与真正的感染区相鉴别。这种误判在化脓性关节炎或神经性关节病的邻近部位最明显。对所有骨髓炎患者，特别是伴有临床症状的骨髓炎患者进行诊断时，与非增强MRI或放射性核素骨闪烁法成像相比，使用脂肪抑制钆对比剂增强T_1WI能够显著地提高诊断的敏感度和特异度。骨髓炎的可靠表现为环形强化（图14.59）或软组织与骨髓近似于一致的强化。增强前后脂肪抑制成像可更好地明确骨髓感染的范围。化脓性或神经性关节病患者的诊断也可能出现误判，这些疾病非感染区内可出现关节下少量强化，因而使早期骨髓炎的诊断变得较为困难。骨髓腔内出现更大范围受侵时，通常可较易诊断骨髓炎。在所有的临床病例中，如果在STIR序列、翻转恢复序列或脂肪抑制T_2WI以及钆对比剂增强T_1WI上不出现信号变化，骨髓炎的诊断是不能成立的。尽管大多数骨髓炎常单发，但也可以多发，特别是婴儿和儿童，高达40%的病例有一个以上的部位受侵（图14.60）。

在感染性脊柱炎时，在没有受骨髓炎侵犯的椎体上可以观察到信号的改变（图14.61）。该现象可在约25%的感染性脊柱炎的患者中出现。这些非特异性的信号改变与造血细胞增生活跃和溶血性贫血引起的红骨髓增生活跃所产生的信号很难鉴别。据推测，这些情况下所表现出的T_1WI低信号与脂肪细胞被非肿瘤性增生性未成熟白细胞的替换有关，而白细胞与抗炎关系密切。的确如此，骨髓侵犯的严重程度明显受感染的严重程度及持续时间影响。在注射钆对比剂后，肉眼常可观察到这些应激骨髓的强化。受累及的骨髓在T_2WI和STIR序列上常信号减低，但部分患者肉眼观测不到。由于上述骨髓信号改变是非特异性的，如果脊柱炎顺利治愈后骨髓的信号改变未恢复至正常，则必须得考虑潜在的骨髓异常的可能。

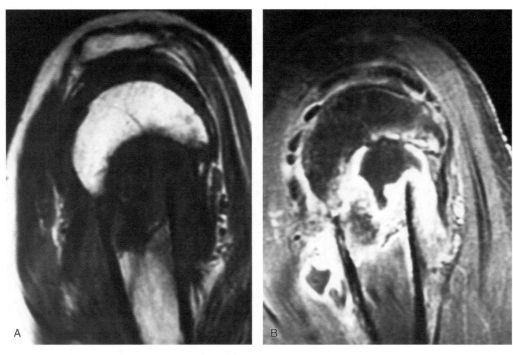

图14.59 骨髓炎伴环形增强。静脉注射钆对比剂前SE序列T_1WI（SE 500/20）（图A）和注射钆对比剂后脂肪抑制SE序列T_1WI（SE 600/20）（图B），显示肱骨干骺端骨髓炎环形强化，是诊断骨髓炎的可靠征象

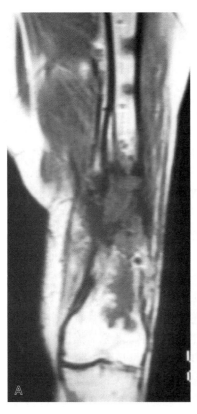
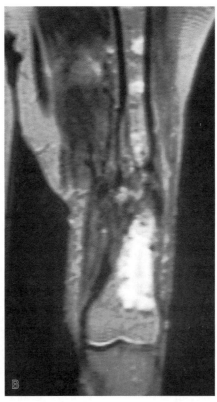

图14.60 男性，50岁，多发性感染的骨髓病变。左股骨冠状面SE序列T_1WI（SE 700/17）（图A）和SE序列T_2WI（SE 3000/90）（图B），显示左股骨骨髓腔内多发骨髓炎病灶。病灶呈骨髓炎的典型信号改变，即T_1WI为低信号，T_2WI为高信号

慢性复发性多发骨髓炎（也称之为慢性系统性浆细胞骨髓炎），可在多处骨骼产生炎性骨髓。该疾病好发于锁骨中断和下肢干骺端。较少累及的有脊柱。虽然这些病灶形似骨髓炎，但具体病因未明。诊断基于排他诊断。慢性复发性多发骨髓炎的诊断应符合以下几点：①临床检查或影像学发现2个或2个以上病灶；②复发性的临床症状（疼痛，肿胀，触痛）持续6个月以上，且间隔发生；③1个月抗生素治疗无效；④影像学提示典型的囊性结节（有时可伴有明显硬化），且在骨扫面时有放射性核素摄取；⑤检测不到病原体；⑥无瘘管，脓肿或死骨形成；⑦累及的部位不是典型细菌性骨髓炎长累及的部位（如锁骨等）；

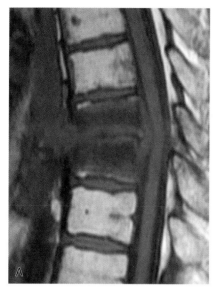 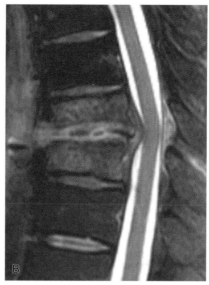 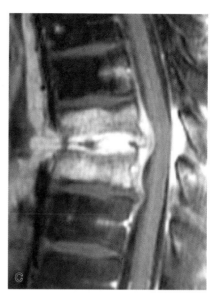

图14.61 男性，50岁，肉瘤化疗后出现T8/T9跨椎间盘的感染。图A.胸椎矢状位T_1WI图像（液体衰减反转恢复）显示受累及椎间盘两侧的T_8和T_9椎体信号减低；图B.脂肪抑制T_2WI图像（FSE 3200/106）显示受感染椎体的信号增高，且椎间盘受周围的软组织肿块和硬膜外脓肿侵犯；图C.钆对比剂增强脂肪抑制T_1WI图像（液体衰减反转恢复）显示T_7椎体局部强化，可能是正常的反应或感染的扩散；在该病例中，椎间盘病变进展的同时，T_7椎体的信号异常逐渐恢复

⑧非特异性的实验室检查和组织病理学特征；⑨可有痤疮和掌趾脓疱。该病好发于儿童，尤其是10岁以下的儿童。许多研究者认为在成人中该病与SAPHO综合征（滑膜炎，痤疮，脓疱病，骨肥厚及骨炎）关系密切。MR的特征与疾病的活动度相关。在活动性骨质溶解阶段，病灶表现为T_1WI低信号，T_2WI高信号。随着病程延长和影像学上硬化的出现，T_1WI和T_2WI信号强度均降低。同理，在活动期注射钆对比剂后病灶强化明显，在静止期强化程度减低。附肢骨和脊柱的病变少有软组织侵犯和脓肿形成。累及脊柱时可有多水平的侵犯，通常可以跨越多个椎体，更易侵犯椎体前缘，且伴有不同程度的椎体塌陷包括椎体扁平等。

SAPHO综合征是另一种可以累及多处骨骼的炎性疾病。患者表现出一系列的骨关节症状及慢性脓疱样皮肤结节，以掌趾脓疱为甚。骨骼侵犯以验证为主，但并没有明确的病原体。在儿童，长骨的干骺端是好发部位；而在成人，前胸壁包括胸锁关节、胸骨柄胸骨软骨关节及肋胸关节是好发部位。MRI检查也越来越多地发现脊柱受累，其中以腰椎和颈椎受累多见，其次为胸椎。MRI检查时可发现椎体弥漫性肥厚，椎旁韧带钙化，韧带骨赘形成以及终板的变形、侵蚀和钙化等。MRI即可表现为局灶性的椎体骨髓受累，也可表现为弥漫性的椎体骨髓受累。局灶性病变一般邻近终板或位于椎体边角，T_1WI呈现低信号，T_2WI呈现高信号，提示椎间盘炎所致的骨髓改变。椎间盘炎的其他MR特征有T_2WI上椎间盘高信号，增强MRI显示椎间盘强化或不强化。不同的表现或反映了椎间盘炎急慢性的不同阶段。弥漫性信号异常被认为是SAPHO综合征骨炎的表现。有时候多个椎体骨髓和椎体后缘也可受累，表现为T_1WI低信号，T_2WI高信号。邻近的椎间盘不一定出现椎间盘炎。椎旁软组织肿胀和信号异常代表了SAPHO相关的炎性反应。附肢骨MR的表现与慢性复发性多发骨髓炎的表现相同。因此，有学者认为SAPHO综合征发生于儿童时即为慢性复发性多发骨髓炎。

（五）骨髓水肿

在MRI图像上，多种病变可出现骨髓水肿的信号改变，如骨髓创伤、骨骼受压、反射性交感神经营养不良、暂时性骨质疏松和骨髓水肿综合征。骨髓水肿的发生部位局限，常仅影响一个解剖部位。这些局灶性病变易于与弥漫性骨髓病变区分。然而，骨髓水肿出现在多个部位时，则易于混淆。例如，骨盆不全骨折的患者可能伴发骶骨、耻骨联合和髋臼上区的骨折，这种多发异常也可能疑为转移性病变。然而，当这些部位的骨髓出现MRI异常时，应考虑到不全性骨折的可能性。多数情况下，骨折可通过CT确诊。

骨髓水肿的MRI特征为T_1WI上呈低信号，T_2WI上呈高信号。这一表现反映了细胞外即间质的水含量增加。水含量增加可改变病变的信号强度，从隐约可见至十分明显。病变边界模糊，并与邻近正常骨髓融合。启动、传递和控制水肿的生理因素尚不清楚，据推测骨髓水肿需要多血供或高灌注。

直接外伤可伴有完全性、不全性或应力性骨折，这些骨折均可出现骨髓信号变化。这些变化在T_1WI上表现为不规则的低信号，在T_2WI或STIR序列图像上表现为高信号，其信号强度高于脂肪（图14.62）。T_1和T_2信号强度从轻微至显著变化，可能与水肿的程度有关（图14.63）。同样，外伤性骨髓病变的范围变化也较大，从与外伤部位密切相关的孤立病灶到骨髓弥漫性病变。尽管上文所述的MRI信号变化与组织内水含量的增加一致，但也与出血有关，后者的MRI表现取决于损伤的程度和时间。出血对MRI信号影响的机制尚不完全清楚，因为至今实验室或临床对外伤后骨内出血的MRI特征并没有进行详细研究，而且即使在观察颅外其他部位出血随时间变化而改变时，也很少观察骨髓外伤后的变化。在多数情况下，骨挫伤伴发有骨小梁骨折，后者大部分在MRI、常规X线平片或CT上表现并不明显。

反射性交感神经营养不良也可导致骨髓信号的变化，其过程复杂，机制未明，似与骨髓的水含量增加或水肿有关。与骨髓水肿有关的因素如轻度炎症、充血和骨髓转化活跃，有时通过放射性核素检查表现出来，组织病理学上也能够显示，而MRI的异常表现则无规律。增多的组织水在病变部位产生相应的MRI

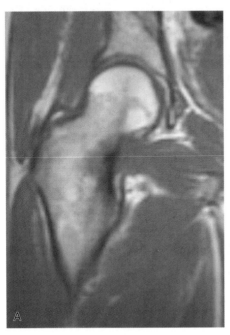
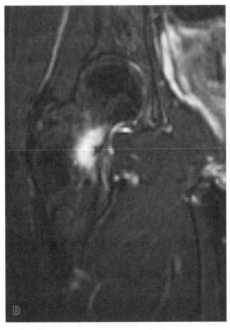

图14.62　女性，38岁，右侧股骨应力性骨折伴右髋疼痛。图A.冠状位T_1WI图像（FSE 450/9）显示右侧股骨中央低信号区域，其中右侧股骨颈紧邻皮质下区域信号极低；图B.冠状位脂肪抑制T_2WI图像（FSE 4300/90）显示相应骨髓水肿区域信号增高，并包绕低信号的应力性骨折区域。在X线平片上很难发现应力性骨折

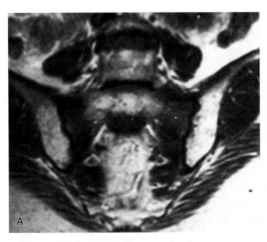
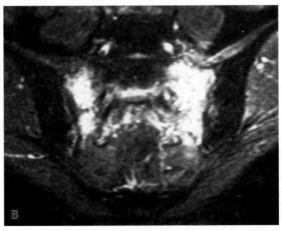

图14.63　女性，72岁，骶骨功能不全性骨折所致的骨髓水肿。图A.冠状面SE序列T_1WI（SE 600/20）上可见骶骨体和骶骨翼呈低信号。这些信号改变的部位是骶骨功能不全性骨折的特征，其呈独特的"H"形；图B.T_1低信号区在冠状面脂肪抑制FSE序列T_2WI（FSE 3000/96）上为高信号。这种信号变化与功能不全性骨折所致的骨髓水肿有关

信号，其在T_1WI上呈明显低信号，在T_2WI上呈高信号。骨髓受累的范围变化较大，症状恢复后MRI信号恢复正常。

暂时性骨质疏松病因不明，以特发性自限性疼痛和骨质减少为特征。疼痛可持续长达2年。疼痛症状出现后8周内，X线平片可明显观察到病变部位骨质减少。股骨近端是最常见的受累部位；但其他部位的暂时性骨质疏松已有报道，如跗骨。妊娠9个月的女性左侧股骨易发生一过性的骨质疏松，这是目前临床了解比较深入的类型。股骨累及也可发生于男性和非妊娠期的女性，这类患者两侧股骨均可受累。暂时性骨质疏松的骨髓水肿在T_1WI上呈低信号，T_2WI上呈不均匀高信号。髋部发生暂时性骨质疏松时，骨髓水肿可自股骨头关节面向下延伸到股骨颈，有时甚至累及转子间。其骨髓病变通常是弥漫性的，偶尔部分股骨头不受累。髋臼也可轻度受累。MRI常早于X线平片发现暂时性骨质疏松的骨髓病变。

与暂时性骨质疏松相似，一过性骨髓水肿综合征常发生于大关节，多数位于髋部。同样，健康人或接受肾移植的患者膝关节可发生自发性的膝关节骨髓水肿。虽然少见，但距骨和其他跗骨也可发生骨髓水肿。病变部位的骨髓水肿在T_1WI上呈弥漫性低信号，在T_2WI上呈相应的高信号（图14.64）。可仅累及部分骨骺或整个长骨。同理，跗骨和腕骨也可出现局部或弥漫性的受侵。同样伴有关节渗出和关节周围软组织水肿。这种患者的通常主诉长期的疼痛和运动受限。与暂时性骨质疏松一样均为自限性病变，再次复查MRI时可完全正常。暂时性骨质疏松症实质上与一过性骨髓水肿综合征不同，后者在X线平片上无骨质减少的征象。早期的AVN被认为是可能的病因之一。

但是血管造影和血流灌注显像发现营养动脉扩张且受波及的骨灌注增加，并且影像学随访检查也未见骨髓梗死。因此，一些研究者认为，一过性骨髓水肿综合征应当列为一种独立的疾病。

上述任何病变中的髋部骨髓水肿的MRI表现都没有特异性，其鉴别诊断应包括暂时性骨质疏松、一过性骨髓水肿综合征、早期骨坏死、反射性交感神经营养不良、骨挫伤或挤压伤、感染和浸润性肿瘤。当股骨头软骨下骨髓在T_2WI或增强T_1WI序列上出现均质性水肿信号时，很可能就是一过性的骨髓水肿。当T_2WI或增强T_1WI序列上低信号水肿区的宽度大于4 mm或长度大于12 mm时，很可能是由不可逆的原因所导致的。高分辨力T_2WI被认为是鉴别早期骨坏死与暂时性骨质疏松、一过性骨髓水肿综合征的一种方法，前者表现为局灶性软骨下缺损。X线平片上所显示的骨质减少可鉴别暂时性骨质疏松与一过性骨髓水肿和骨坏死。依据患者的临床表现、X线表现、以及X线平片和MRI随访检查结果鉴别骨髓水肿的其他可能病因。诊断不明确时可应用活检定性。

膝部也是发生骨髓水肿的常见部位。水肿最常见于创伤，反映了骨挫伤的存在。除创伤外，许多其他病变也可产生膝部骨髓水肿，这些病变包括风湿病、化脓性关节炎、神经性关节病、反射性交感神经营养不良、缺血性坏死、浸润性肿瘤、短暂性骨质疏松、一过性骨髓水肿综合征。有无软组织侵犯是鉴别其中许多病变的关键。无软组织异常时，主要鉴别的病变有缺血性坏死、一过性骨髓水肿综合征、暂时性骨质疏松、浸润性肿瘤和血源性感染。当骨髓水肿以同样的方式发生于髋部时，所涉及的范围可进一步缩小。其他的鉴别点对于病变的定性诊断也有帮助。特发性

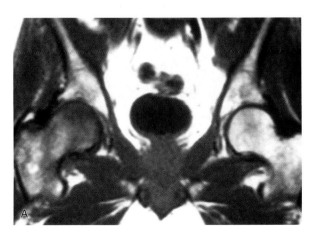
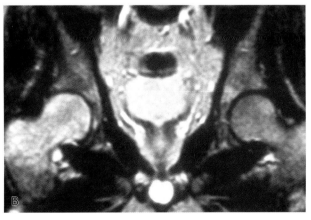

图14.64 男性，48岁，髋部一过性骨髓水肿综合征。右股骨近端的信号改变，为骨髓水肿所致。冠状面SE序列T_1WI（SE 600/20）（图A）上可见右股骨颈和股骨头呈弥漫性不均匀的低信号。冠状面SE序列T_2WI（SE 2000/80）（图B）上异常信号区呈高信号。由于该患者的X线平片未显示明显的骨质疏松，应用排除法可认为该患者为一过性骨髓水肿综合征，而非暂时性骨质疏松症

骨坏死常出现自发性膝关节内侧疼痛，MRI上所见到的骨髓水肿最常发生在股骨内侧髁，累及外侧髁和胫骨者少见。

胫骨骨干出现类似于一过性骨髓水肿综合征的骨髓水肿已有报道。这些骨髓水肿相互之间是否存在关联尚有待于证实。一过性骨髓水肿常见的诱发因素或病因尚未确定。然而，随着对一过性骨髓水肿认识的逐渐深入，目前一过性骨髓水肿比先前发现的更多，其形式更为多样。

五、诊断误判

MRI诊断弥漫性骨髓病变所遇到的误判，最初涉及的是正常造血骨髓和病变骨髓的鉴别。当病理组织在T_1WI和T_2WI上的信号强度类似于正常红骨髓信号时，鉴别诊断就变得十分困难。这些病变包括贫血、转移瘤、骨髓瘤、淋巴瘤和白血病。目前，MRI尚不能将这些病变与红骨髓进行鉴别。MRS、扩散加权成像和使用MRI对比剂有助于鉴别诊断，但目前并没有经大样本临床试验所验证。对于诊断不明确的病变，在MRI图像上所显示骨髓异常的部位进行抽吸或活检十分必要。

骨骼系统中红骨髓和黄骨髓分布的变化使MRI对骨髓疾病的诊断进一步复杂化。这种误判常见于膝部，其原因是膝部常出现持续性或逆转换的红骨髓。在前面的叙述中提到局灶性红骨髓可认为是生理性改变，见于马拉松长跑运动员、严重吸烟者（每天1包以上）、过度肥胖且吸烟的女性以及年龄在39岁以下的患者。红骨髓也可受月经、耐力活动、海拔及多种药物治疗的影响。当患者的临床病史与上述情况不符，或当正常造血骨髓形态与信号表现不典型时，应对股骨远端持续存在的红骨髓做进一步检查。膝部骨骺出现红骨髓属异常现象，需要进一步检查。

局灶性骨髓改变不易与弥漫性骨髓病变混淆，前者可为红骨髓内局灶性脂肪沉积和退行性关节病变附近骨髓的病变。局灶性脂肪沉积在T_1WI和T_2WI上表现为正常脂肪性骨髓信号，典型者位于椎体的终板、外周和中央静脉丛周围，伴有椎间盘退行性变的脊椎骨髓变化的MRI表现常具有特征性，本章前文做过讨论。滑膜关节边缘的退行性变也可影响骨髓的MRI信号。软骨下硬化在T_1WI和T_2WI上均表现为局灶性低信号。软骨下囊肿通常在T_1WI上表现为局灶性低信号，在T_2WI上呈高信号，其信号强度低于滑液信号。如果没有液体充填，这些所谓的"囊肿"在T_2WI上将不再呈高信号甚至呈低信号。退行性关节病的MRI检查通常需由常规X线平片来补充。

来源不明的全身骨髓肿瘤性病变可在T_1WI和T_2WI上呈弥漫性低信号，但诊断时可能被忽视。与轻微的骨髓信号变化相比，信号变化显著更有助于鉴别异常骨髓。若缺乏特异性的临床检查和诊断，MRI异常仅仅可提出病变鉴别的可能性，这些病变包括慢性溶血性贫血、AIDS、慢性炎症性病变（如类风湿关节炎）、长期化疗、Gaucher病、骨髓纤维化以及发生在有多次输血史的患者中。

鉴别短于2个月的急性期椎体压缩性骨折的良、恶性比较困难。这主要是由于急性骨质疏松性椎体压缩性骨折常伴有水肿、出血和组织修复，这些骨髓信号改变与恶性压缩性骨折所见的信号鉴别困难。骨质疏松椎体压缩骨折的特征包括椎体内保留有某些正常的骨髓信号（特别是呈水平带状正常骨髓信号的残留）（图14.65），T_1WI和T_2WI序列上带状低信号区（可能是压缩的骨小梁和骨折线）及骨骼后缘的退变。椎体内出现液体区（液体信号）在明确骨质疏松所致的压缩性骨折时有一定的价值（图14.66）。液性信号区可呈线性、三角形或呈局灶性，在T_1WI和T_2WI序列上信号与脑脊液信号相等。约在25%的骨折中和40%的骨质疏松骨折中发现液性信号，且液性信号区邻近骨折的终板。骨折的严重程度与液性信号有一定

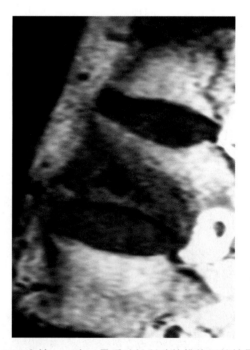

图14.65 女性，64岁，骨质疏松所致的椎体压缩性骨折。脊柱矢状面SE序列T_1WI（SE 500/20）显示T_{12}椎体轻度压缩性变形。椎体上部残留有正常脂肪性骨髓，表现为横形带状高信号。当这种或类似的带状脂肪性骨髓见于压缩性骨折时，则强烈提示压缩骨折为骨质疏松而非恶性病变所致。椎体下部的低信号为与急性骨折有关的骨髓水肿

的关联。在组织学上，液体与椎体内骨梗死的位置相吻合。X线平片上也可观察到椎体内的真空裂隙。偶尔液体量较多，占据大部分的椎体。尽管MR发现液体信号提示骨质疏松性骨折，但在极少数情况下也见于恶性肿瘤所致的骨折。此时，组织学上可以发现骨梗死邻近肿瘤。提示恶性骨折的征象有：整个椎体弥漫性T_1WI低信号，位于硬膜外椎弓根处的肿块，包绕硬膜外组织，局灶性椎旁软组织肿块，椎体后缘骨皮质膨凸。但是对于鉴别病理性骨折和急性期良性的压缩性骨折，在非增强和增强MRI序列上的其他骨髓信号特征仍存在争议。两者在T_1WI上均表现为低信号。在T_2WI脂肪抑制序列上，有研究表明骨质疏松所致的骨折呈现出均质性等信号。其他研究则报道，在无脂肪抑制的FSE T_2WI序列上，骨质疏松所致的骨折其信号强度可从低信号至高信号。同样，当有些学者报道病理性骨折在无压脂的T_2WI上呈现高信号时，其他学者也报道其信号强度在无压脂的FSE T_2WI上信号强度多变，可从低信号到高信号。这种差异反映了观察者见的差异和传统序列及FSE序列间的差异，尤其是在无压脂的FSE T_2WI上观察脂肪骨髓的高信号时。在观察病理性骨折时，所纳入肿瘤的差异也影响阅片人的观察结果。骨质疏松骨折时，在非脂肪抑制的T_1WI钆对比剂增强图像上椎体骨髓信号恢复至正常（图14.67），但在病理性骨折时，则表现为

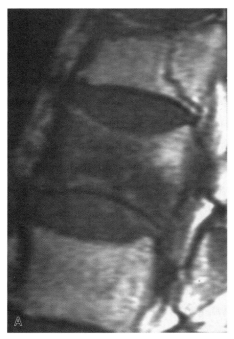
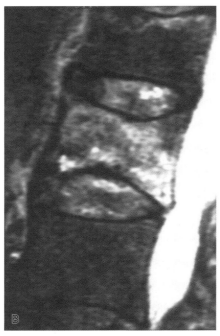

图14.66 女性，75岁，骨质疏松压缩性骨折所致的液体信号。图A.矢状位T_1WI图像（SE 550/14）和矢状位脂肪抑制T_2WI图像（FSE 2,800/105）显示L_2椎体压缩性骨折，在T_2WI图像上，应注意邻近L_2下极终板的三角形样和线型水样信号；图B.这种信号主要见于骨质疏松所致的压缩性骨折

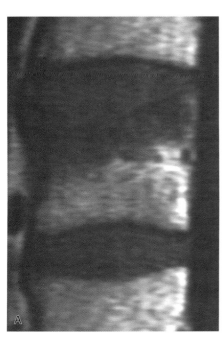
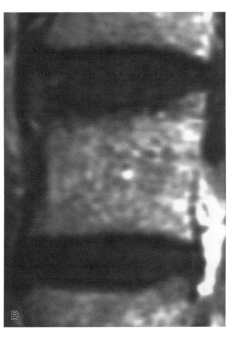

图14.67 女性，74岁，增强前后骨髓疏松所致压缩性骨折的MRI表现。钆对比剂增强前（图A）和增强后（图B）L_1椎体矢状位T_1WI图像（SE 500/15，无脂肪抑制）。如增强前的T_1WI图像（图A）所示，已压缩的L_1椎体上极终板下面可见带状低信号影。钆对比剂增强后T_1WI图像（图B）显示该带状低信号区均质性强化，其信号强度与椎体其他部分的信号相等。该强化特点是骨质疏松所致压缩性骨折的一大特点

不均一强化。脂肪抑制时，在钆对比剂增强的T_1WI序列上良、恶性压缩性骨折都可表现为均质性和异质性强化。这些差别与强化后的序列上是否压脂有一定的关系。即使使用这些标准，鉴别椎体压缩性骨折的良、恶性仍有困难，因此有必要进行MRI随访研究或活检以明确病因。多发骨髓瘤的情况更是如此，某些椎体的病理性压缩骨折可表现出正常的MRI信号。动态增强MRI和MRI弥散加权成像有望成为新的能够鉴别某些良性和病理性椎体压缩性骨折的方法。

骨质疏松所致压缩性骨折与其他病理性压缩性骨折的鉴别尚不困难。慢性骨髓疏松性压缩性骨折骨髓信号可恢复至正常，椎旁软组织肿胀/出血也可缓解。除了骨折线以外其他因素引起的骨髓信号改变则需进一步解释。正如前文所述，骨髓瘤所致的病理性压缩性骨折在常规MRI检查时可无异常。此时，动态增强序列能进一步提供有用的信息，因为该检查能在常规MRI之前发现病理性骨髓所致的信号异常。

（魏伟军　罗全勇　译）

参考文献

（图14.1）摘自Hashimoto M. Pathology of bone marrow. Acta Haematol 1962；27：193-216, Chen W, Shih TT, Chen R et al. Vertebral bone marrow perfusion evaluated with dynamic contrast-enhanced MR imaging: Significance of aging and sex. Radiology. 2001；220：213-218 and Kricun ME. Red-yellow marrow conversion: its effect on the location of some solitary bone lesion. Skeletal Radiol 1985；14：10-19

（图14.2）摘自Custer RP, Ahlfeldt FE. Studies on the structure and function of bone marrow, Ⅱ. Variations in cellularity in various bones with advancing years of life and their relative reponse to stimuli. J Lab Clin Med 1932, 17: 951-959

（图14.3）摘自Hashimoto M. Pathology of bone marrow. Acta Haematol 1962；27：193-216, Chen W, Shih TT, Chen R et al. Vertebral bone marrow perfusion evaluated with dynamic contrast-enhanced MR imaging: Significance of aging and sex. Radiology. 2001；220：213-218 and Kricun ME. Red-yellow marrow conversion: its effect on the location of some solitary bone lesion. Skeletal Radiol 1985, 14：10-19

（图14.4）摘自Custer RP, Ahlfeldt FE. Studies on the structure and function of bone marrow, Ⅱ. Variations in cellularity in various bones with advancing years of life and their relative reponse to stimuli. J Lab Clin Med 1932, 17: 960-962

（图14.13）摘自Ricci C, Cova M, Kang YS. et al. Normal age-related patterns of cellular and fatty bone marrow distribution in the axial skeleteon: MR imaging study. Radiology, 1990, 177: 83-88

（图14.16）摘自Ricci C, Cova M, Kang YS. et al. Normal age-related patterns of cellular and fatty bone marrow distribution in the axial skeleteon: MR imaging study. Radiology 1990, 177: 83-88

（图14.19）摘自Moore SG, Dawson KL. Red and yellow marrow in the femur: age-related changes in appearce at MR imaging. Radiology, 1990, 175: 219-223

（图14.21）摘自Ricci C, Cova M, Kang YS. et al. Normal age-related patterns of cellular and fatty bone marrow distribution in the axial skeleteon: MR imaging study. Radiology, 1990, 177: 83-88

（图14.25）摘自Zhou XJ, Leeds NE, Mc Kinnon GS, et al. Characterization of benign and metastatic vertebral compression fractures with quantitative diffusion MR imaging. Am J Neuroradiol, 2002, 23: 165-170

（图14.26）摘自Zhou XJ, et al. Characterization of benign and metastatic vertebral compression fractures with quantitative diffusion MR imaging. Am J Neuroradiol, 2002, 23: 165-170

（图14.27）摘自：Zhou XJ, et al. Characterization of benign and metastatic vertebral compression fractures with quantitative diffusion MR imaging. Am J Neuroradiol, 2002, 23: 165-170

（图14.45）摘自Moore SG, Gooding CA, Brasch RC, et al. Bone marrow in children with acute lymphocytic leukemia: MR relaxation times. Radiology, 1986, 160: 237-240

（图14.48）经Bruce Distell, Fayetteville, NC.同意转载

第十五章

肌肉骨骼系统的其他疾病

Thomas H. Berquist

本章提要

一、概述
二、肌病
　（一）杜兴肌营养不良
　（二）神经性肌病
　（三）皮肌炎
　（四）多发性肌炎
　（五）结节病肌病
　（六）糖尿病肌病
　（七）感染性肌病
　（八）其他肌病
三、创伤
　（一）肌肉创伤
　（二）Morel-Lavallée病变
四、嗜酸性筋膜炎
五、结节病
六、关节病变
　（一）骨性关节炎
　（二）类风湿关节炎和青少年特发性关节炎
　（三）色素沉着绒毛结节性滑膜炎
　（四）痛风
　（五）滑膜软骨瘤病或滑膜骨软骨瘤病
　（六）淀粉样关节病
　（七）其他关节病
七、儿科疾病
八、应力性骨折
九、畸形性骨炎（佩吉特病）
十、其他骨病变

一、概述

随着MRI技术的进展，其在肌肉骨骼系统中的应用范围不断扩展。在本书前文有关病理和解剖章节中，已对MRI在肌肉骨骼系统中的应用做了详尽阐述。但有关某些MRI新技术的应用或一些多部位病变的MRI应用仍然值得一提，将在本章中给予介绍。

二、肌病

有关软组织感染、创伤和肿瘤的MRI表现和诊断已在本书前文的相关章节中做过讨论。MRI在评价原发肌肉和神经肌肉病变中起着重要作用。同时，影像学检查和MR波谱对于此类疾病的诊断也有其应用价值。

许多疾病，如过度使用综合征、炎性和代谢性肌病、神经性肌病和各种类型的肌营养不良，可使用MRI检查和（或）MR波谱进行研究。但目前，这些技术尚不能对肌病组织学类型和特异性肌病提供确切的诊断信息。MR对于选择用于组织病理学诊断的活检部位也有一定作用。常规的其他非MR成像技术对于非肿瘤性肌肉病变提供的信息有限。有些学者已经对肌病的CT表现进行了研究。已有报道使用CT描述肌肉替代的类型。假性肥大性肌营养不良患者的CT上可见骨骼肌局限性和弥漫性的低密度区。杜兴肌营养不良选择性地累及某些肌群。Hawley等证实神经性肌病的初期，CT可以显示肌萎缩以及继之出现的肌肉密度减低。原发性肌病也可显示类似神经性肌病的改变，但前者先出现肌肉密度减低而后有肌萎缩。CT上肌肉内的低密度区可能是由于脂肪和（或）结缔组织置换所致。

MRI的软组织分辨力高于CT。因此，MRI对于早期肌肉病变的检出更为敏感，某些重要的变化只能为MRI所发现。也有学者认为，与CT相比，MRI上的发现无更多的特异性。采用多种成像切面，MRI可很容易地识别肌群和肌肉受累的范围。通过使用T_1WI、T_2WI、脂肪抑制序列以及短TI及转恢复序列（STIR）可将早期的水肿或炎症同脂肪浸润或置换区别开来，水肿和炎症在T_1WI呈低信号，在T_2WI和STIR序列上呈高信号。此外，MRI还可检出诸如肌肉体积增大或缩小以及被纤维组织置换等改变（图15.1和图15.2）。

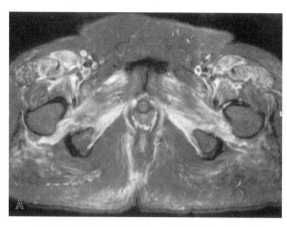
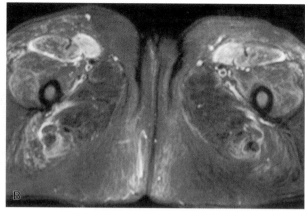

图15.1 轴向脂肪抑制快速自旋回波T_2加权图像显示坐骨结节（图A）和大腿近端（图B）的内收肌和前部肌肉的浸润过程，主要是由于多发性肌炎累及阔筋膜张肌

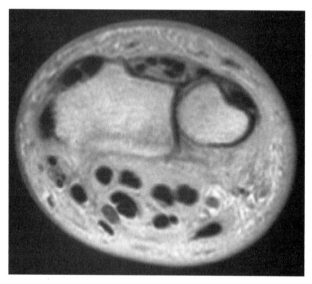

图15.2 腕部轴位质子密度加权像显示由慢性神经病变所致的腕部肌肉完全被脂肪替代

Borghi等对T_1弛豫时间进行研究后认为肌病患者的骨骼肌T_1弛豫时间明显缩短，正常人骨骼肌的T_1弛豫时间为450～800ms，肌病时则≤500ms。毫无疑问，这是骨骼肌被脂肪和纤维组织置换所致。尽管仍需进一步的研究证实，但此项研究有助于肌病同其它病变如肿瘤的T_1值延长相鉴别。

Shellock等研究了肌肉运动后T_2弛豫时间后发现，因运动后的肌肉细胞内外的水分增加，其T_2弛豫时间也相应地延长；且肌肉在进行伸长或伸展的离心活动和缩短的向心活动时的T_2值也不同，前者较后者低。

MRI对于确定肌病的受累肌群、区分较急性炎症时的萎缩和脂质置换、对治疗中随访和预后的评价以及为活检定位等方面已显示出了巨大的潜力。目前所使用的MR成像参数已远不能适应临床和为进一步确定病理组织生化研究的需要。

MR波谱已经在研究肌肉和神经肌肉炎性疾病方面取得了重要进展。更高场强MR成像系统（3-7T）的出现使^{31}P、^{21}Na、^{13}C和其他原子核进行MR成像和波谱研究成为可能。在对炎性肌病、代谢性肌病、肌营养不良、神经性肌病等疾病的研究中发现，组织的磷酸盐和磷酸肌酸比值以及其他磷酸代谢物均有明显的改变。MRS不仅可以更加准确地确定病变，而且对药物治疗反应的监测也显示出其潜在的价值。对于MRS在评价肌病和神经肌肉疾病中的作用的全面理解，尚需进一步的研究数据支持（详见第十六章）。

近年来，很多文献回顾性复习了MRI和MR波谱在评价特异性肌病和肌营养不良中的作用，其中一篇详细评价了MR技术对于诊断特异性肌营养不良的价值。

（一）杜兴肌营养不良

杜兴肌营养不良是最常见的遗传性骨骼肌肉疾病之一。每3500位男性中约有1人会受到这种疾病的影响。这种疾病是由于X联锁肌蛋白营养不良所致。杜兴肌营养不良的诊断常需结合临床症状和实验室检查。本病好发于5岁以下男性儿童，临床表现为肌无力，实验室检查血清肌酸激酶升高。常需活检确定本病的诊断。由于疾病的复杂性和缺少持续性标准化的对于疾病活性和组织损伤的记录，对杜兴肌营养不良的治疗往往非常困难。

影像在确定本病的肌肉受累范围和随访疾病进展中起着一定作用。在MRI问世之前，CT曾用于显示肌肉体积变化和脂肪变性。因MRI软组织对比度较高，使用MRI轴面和冠状面或矢状面T_2WI以及脂肪抑制T_2WI或STIR序列对本病的检出更加敏感。因此MRI对于显示受累肌肉的分布和范围很有帮助。Liu等的研究证实杜兴营养不良可以不累及下肢某些肌肉。约100%的股薄肌、83%的缝匠肌、69%的半腱肌和48%的半膜肌不易受累（图15.3）。杜兴肌营

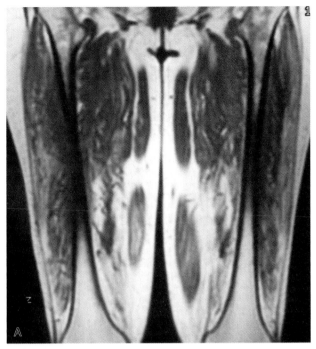

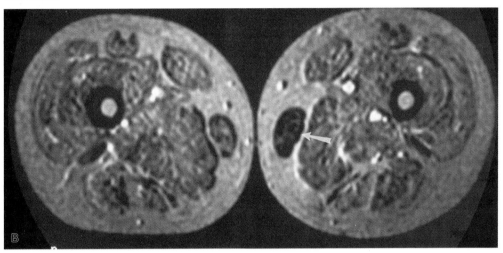

图15.3 杜兴肌营养不良。冠状面T_1WI（图A）和轴面T_2WI（图B）显示除左侧股薄肌以外（箭），所有的肌肉均已受累

不良的MRI分级与Brooke临床分级系统相联系，并依据肌肉受累和脂肪浸润程度而定，此分级方法列于表15.1中，其与盆腔和大腿肌肉受累的数目、脂肪浸润的程度以及皮下脂肪的增加相关。得分情况与疾病的进展和对治疗的反应有关。

近来，其他MR技术应用已有助于更好地定量评估肌肉受累范围与疾病的活性和进展。多种技术包括运动后前后对比增强，三点Dixon方法对脂肪的定量，T_2绘图和波谱已开展使用。Lim等使用了T_2绘图方法很好地评估了34例患有杜兴肌营养不良的男孩（平均年龄8.4岁）的脂肪浸润及临床情况的相关性。在日常的临床实践中，波谱的使用仍然不是非常广泛。然而，Hsieh等测量了三甲基铵（TMA）和总肌酸（tCr）的值，并将之与水和计算后所得TMA/tCr的比值进行了对比。TMA/tCr的比值的下降与杜兴肌营养不良患者较正常志愿者肌肉功能的下降程度相关。

（二）神经性肌病

导致运动神经元功能丧失有关肌病的病因有很多，包括脊髓损伤、神经卡压综合征、Graves病和神经炎等。通常，神经元功能丧失性疾病的诊断是由临床诊断和肌电图共同得出的。与运动神经元功能丧失相关的肌病的MR评估也有相关研究报道。不论本病的急性期或是慢性期，均可使用MRI进行诊断。Fleckenstein等运用MRI对急性神经损伤进行研究后发现，MRI对该病急性期的诊断作用不大。在起病15d以内，信号强度依然可以正常；但在15～30d，T_2WI或STIR序列图像上信号强度增高，表现典型，

表15.1 杜兴肌营养不良的MRI分级

浸润程度	分级
幸免的骨盆肌肉	
≤3	3
<7	2
≥7	1
正常肌肉	0
幸免的大腿肌肉	
≤2	3
<6	2
≥6	1
正常肌肉	0
脂肪浸润	
严重	2
轻度	1
无	0
皮下脂肪	
严重受累	2
轻度	1
无	0

信号强度的增加可持续1年。很明显，如果神经损伤或神经病变的病因没有得以消除，患者可能会出现受累肌肉的萎缩和脂肪浸润。部分病例在1年以内尚可伴随有前文所述的病理改变。典型的脂肪浸润可以在神经损伤3个月后出现（图15.2）。

最近，Kamath等描述了急性期（小于1个月），亚急性期（1~6个月）和慢性期（大于6个月）的神经退行性肌病的表现。在急性期组织学表现出水肿样改变。肌肉信号强度在T_1WI时正常，在T_2WI和STIR序列时信号强度增加，对比增强可能明显也可能不明显。在亚急性期，组织学表现出细胞外液的增加，肌肉的信号强度在T_1WI上正常或减低，在T_2WI序列上信号强度增加，STIR序列表现为信号强度增加或减低，尽管前者更为常见，对比增强是不肯定的，并未对肌肉特征的变化有显著作用。在慢性期（大于6个月），组织学改变表现为随时间进展的脂肪浸润和肌肉萎缩（图15.4）并可能会引起纤维化改变，由于脂肪的浸润，MR信号强度在T_1WI上信号强度增加，T_2WI信号强度增加而在STIR序列上信号强度减低。在慢性期无明显的对比强化。

最近，弥散加权MRI被用于评价由于增加的扩散系数和扩大的细胞外间隙所致的早期神经病变改变。我们仍然更倾向于选用轴面T_1WI和脂肪抑制快速自旋回波（FSE）T_2WI或STIR序列图像，并进行两侧肢体对照，可更好地显示轻微病变，从而明确肌肉大小或信号强度的改变。除非怀疑有肿块，否则通常不会使用钆对比剂。

（三）皮肌炎

多发性肌炎是一种罕见的副肿瘤性或自身免疫综合征，不伴皮肤受累。皮肌炎通常会累及皮肤和骨骼肌。这两种病变都是由细胞介导的Ⅳ型自身免疫性疾病，伴有横纹肌受累。

皮肌炎是一种累及皮肤和肌肉的多系统弥漫性炎性病变。皮肌炎由两个发病高峰年龄，分别是童年和50多岁的成年人。童年期发病的症状更为严重。成年期发病会增加多种恶性疾病（乳腺、前列腺、肺和

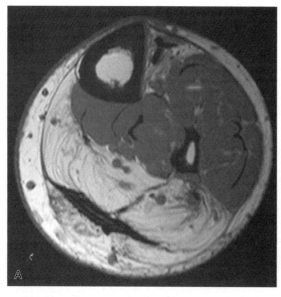
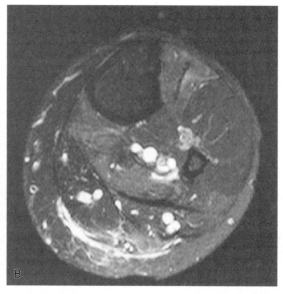

图15.4 神经性肌病。轴向T_1加权（图A）和快速自旋波T_2加权图像（图B）。由于胫神经受压，在T_2WI上后部间隙信号增加（图B）而在T_1WI（图A）上显示脂肪替代

胃肠道）的患病风险。诊断常依据皮疹的出现与否、进行性疼痛和肢体近侧肌无力的临床表现来得出。确诊尚需依赖肌电图和活检。

尽管本病的MRI表现并不特异，但信号强度的改变有助于疾病的监测，特别是对那些不能重复进行活检和肌电图检查的儿童。通常会伴有双侧对称性的肌肉水肿。受累肌肉和皮下脂肪在T_2WI或STIR序列图像上呈高信号（图15.5）。水肿的程度与疾病的严重程度相关。在疾病的非活动期其信号强度常表现正常。随着时间的推移，脂肪浸润和肌肉萎缩的程度也会进展。

（四）多发性肌炎

多发性肌炎（图15.1和图15.6）通常是对称性的，最初累及双侧下肢近端肌肉，随着疾病进展，可进一步累及双侧上肢近端、颈部和咽部肌肉。多发性肌炎多发于40多岁的患者。女性与男性发病率的比值为2：1。发病通常是隐匿性的，最常见的伴随症状为肌痛，约有30%的患者会有疼痛的主诉，关节症状，包括疼痛和关节周围钙化，发生在20%～50%的病例中。病因可能与病毒感染或遗传相关。多达1/3的患者会伴有结缔组织病，并有10%的患者具有潜在恶性的可能，60岁以上的患者恶性病变发生概率更大。

诊断需要依靠临床表现，实验室和肌电图检查以及肌肉活检结果得出。MR在诊断、活检部位选择和治疗监测方面有一定价值。检查技术如前所述，T_1WI、T_2WI和STIR序列最常使用。O'Connell等描述了使用MR方法检测多发性肌炎的研究。身体的冠状位STIR图像的获得是由体线圈和50cm的FOV得出的。层厚为8mm，伴有0.8mm的间隔，层面随患者的体型不同而有变化。肌肉的炎性改变在STIR序列中很容易检出。STIR序列在诊断炎性肌病时有97%的特异性。对比增强成像在这方面并无优势。

STIR序列也同样可用于随访治疗反应。鉴别诊断的考虑包括感染性肌病、包涵体肌炎（IBM）、艾滋病毒感染性肌炎、结节病和嗜酸性肌炎。

（五）结节病肌病

结节病是一种累及肺、淋巴结、心脏、中枢神经系统、肝、脾的全身性肉芽肿性疾病，1%～13%的患者可以累及骨，但很少累及肌肉（表15.2）。患者通常无症状，故肌肉受累的实际发生率可能被低估。仅有约1.4%的患者会出现受累肌肉的症状。然而，肌肉活检在50%～80%的患者中表现为肉芽肿。

Otake报告了本病的肌肉受累的两种类型：结节型和肌病型，前者累及肢体。有些将其分为三种类型：可触及结节型（第一类），急性肌炎（第二类），慢性肌病（第三类）。急性肌炎造成伴有肌痛和肌紧张的炎症。肌肉的虚弱和萎缩在慢性肌炎（第三类）中很常见。患者常表现为可触及的单个或多发结节。结节可有触痛。肌病型表现为对称性和进行性的肌无力和肌萎缩。

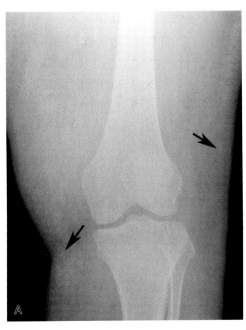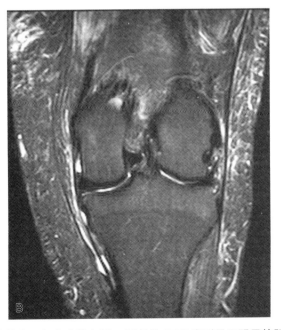

图15.5 皮肌炎患者。图A.膝关节前后位X线片显示细微的皮下钙化（箭）图B.冠状位STIR序列显示明显的肌肉萎缩，皮下水肿及沿肌腱、韧带的水肿

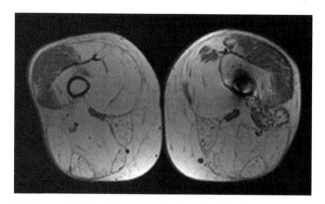

图15.6 多肌炎。轴面T_1WI图像显示弥漫性脂肪浸润和萎缩,而股外侧肌相对正常

表15.2 结节病多器官累及

定位	发生率%
肺	90
纵隔	85
眼睛	80
肝/脾	50~80
肌肉	50~80[a]
心脏	25
中枢神经系统	25
肾	20
骨骼	5~13
腮腺	6
泌尿生殖器官	5
胃肠道	1

结节性肌病与IBM的关联也有相关报道。Vattemi等报道7.4%伴有IBM的患者也同样有结节病。

可用CT、放射性核素扫描和MRI进行结节病肌病的影像诊断。增强CT扫描显示病变周围强化。^{67}Ga和^{99m}Tc骨扫描的优势是可以进行全身成像,同时检测多个受累部位。与肌病型的示踪剂较为弥散相比,结节型常显示为局灶性的放射性浓聚。MRI表现有助于结节型诊断。Otake描述了该病在T_2WI或STIR序列图像上表现为周围环以高信号的星状低信号区(图15.7),这些征象并无特异性,也可在纤维瘤病或其它局灶性炎症以及肿瘤中见到,肌病的改变(第二和第三型)在MR图像上并无特异性改变,伴有T_2WI或STIR上弥漫性的信号增加,需进行活检方能确诊本病。

(六)糖尿病肌病

糖尿病肌病多发生于血糖控制不佳的糖尿病患者。尽管特征性的报道了伴有Ⅰ型糖尿病患者的糖尿病肌病发生情况,但是近期研究显示88%的伴有肌病的糖尿病患者有Ⅱ型糖尿病。糖尿病肌病或梗死常累及下肢。大腿肌肉占80%,小腿占20%。大腿肌肉受累最常见于前侧(100%),但是,后侧受累占64%,内侧受累占55%。患者多表现为受累肢体的急性疼痛和肿胀,休息时疼痛可缓解,运动后又会再次复发。33%~44%可伴有明显的疼痛肿块,有多达10%的患者可伴有明显发热。大多数患者可伴有糖尿病并发症,包括糖尿病肾病、神经病变和视网膜病变,发生在60%~80%的伴有肌病的患者中。

应使用T_1WI和T_2WI或STIR序列(传统的或FSE)以及两种不同成像平面来确定病变受累的范围。对比增强可能有用,但是应考虑到由于糖尿病患者可能伴发肾小球硬化的风险。大腿和小腿的MR表现稍有不同。在大腿,100%表现为皮下水肿,91%表现为筋膜下水肿。在小腿,100%表现皮下水肿,60%表现为筋膜下水肿。梗死可能为出血性(T_1WI上信号强度增加)或缺血性的,伴有T_1WI中心信号强度减低,T_2WI周围高信号强度或脂肪抑制T_1WI增强图像上周边强化(图15.8和图15.9)。

(七)感染性肌病

肌病可能与细菌、病毒、分枝杆菌、真菌或寄生虫感染相关。感染可能会表现为局限性的(化脓性肌炎、脓肿和气性坏疽)或广泛性的表现。

化脓性肌炎是一种由于金黄色葡萄球菌感染所致的急性感染。其他细菌或分枝杆菌的感染相对不那么常见。患者通常伴有一些基础疾病,如恶性肿瘤、糖尿病或艾滋病。Yu等报道了一组40例的患者中77.5%的患者伴有一些基础疾病,其中糖尿病占40%,其次为恶性肿瘤和其他疾病,如肝硬化。患者表现为疼痛、发热和局部肿胀。

对于上述肌病,T_1WI、T_2WI和STIR图像最为有用。对比增强对于脓肿的检测和正常弥散强化模式也同样有用。当基于潜在病变考虑使用钆对比剂时,必须多加小心,尤其是伴有糖尿病和肾衰竭的患者。MR图像显示了受累肌肉和皮下组织的在T_2WI或STIR序列上的信号增高。异常信号强度在邻近结构中也会发生。邻近骨髓受累发生于32.5%的病例,筋膜受累占35%,邻近关节受累占26%。液体积聚或脓肿在49%~90%的病例中很明显。Yu等报道90%的患者至少伴有一处脓肿(图15.10)。对比增强脂肪抑制的T_1WI图像显示脓肿周围强化。伴有糖尿病基础疾病的患者的脓肿更大。大多数伴有脓肿的患者通过外科手术或是影像学介导的穿刺引流方式处理伴发的脓肿。

气性坏疽是一种临床诊断。这种疾病进展很快,

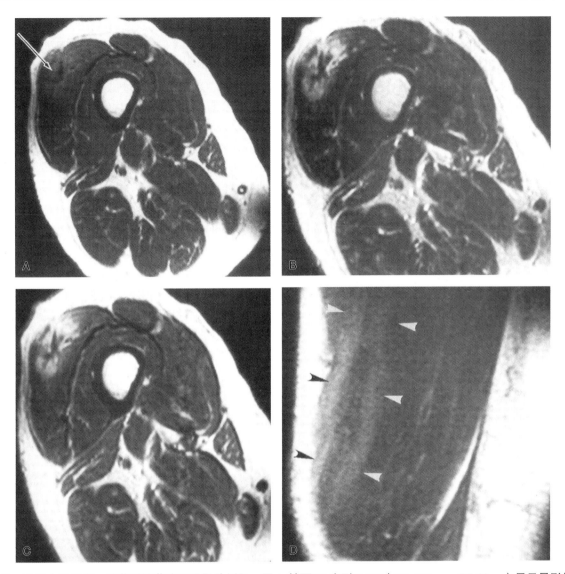

图15.7 55岁女性患者，结节型结节病累及股外侧肌。图A.轴面SE序列T_1WI（TR 550ms，TE 30ms）显示星形低信号区（箭），边缘为轻度高信号；图B.SE序列质子密度加权像（TR 1800ms，TE 50ms）；图C.SE序列T_2WI（TR 1800ms，TE 100ms）显示低信号区被明显的高信号影所环绕；图D.冠状面SE序列T_1WI（TR 550ms，TE 30ms）显示有三条带状影（箭头），周围两条呈高信号，中心呈低信号

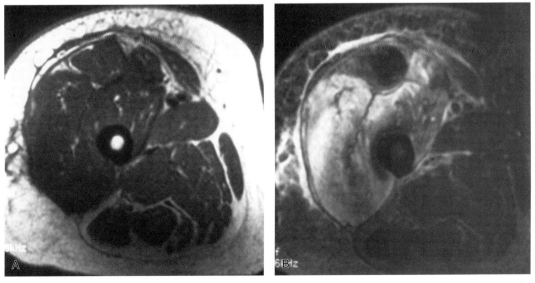

图15.8 糖尿病肌梗死。大腿轴面T_1WI（图A）和T_2WI（图B）显示筋膜、皮下和股肌炎症，T_2WI上这种改变更加明显

是一种由于产气荚膜梭菌感染所致的威胁生命的疾病。通常急性发作于伴有严重疾病的患者。体检会发现有气肿，气体通过X线平片即可明显看到。

广泛感染通常与HIV感染或其他相关感染所致的横纹肌溶解症有关。

（八）其他肌病

肉芽肿性肌炎已在结节病肌病中有所描述（见上所述），但是也可与克罗恩病或是原发性胆汁淤积性肝硬化同时发生。伴有胸腺瘤或是重症肌无力的患者也可发展为肉芽肿性肌炎。肉芽肿性肌炎也在移植物抗宿主病（GVHD）中有过描述，这一疾病见于接受移植手术的患者。移植物抗宿主病据报道会发生于25%~40%接受骨髓移植的患者。GVHD的肌炎通常累及肢体近端肌肉，但是也可累及远端肌肉和呼吸肌。

IBM同时影响近端和远端肌肉，这一疾病可以导致严重残疾。常见于年长的患者，该病的病因未明。然而，其中一条解释是肌肉内异常蛋白质的积聚。病程通常是进展性的，会导致脂肪组织移植入受累肌肉中（图15.11）。肌肉的异常在MR图像上易于被发现。

局灶性的肌炎很少见。这被认为是一种良性的炎性假瘤。病因未明。MR的图像特征尚未得到确切描述。然而，已有报道会产生肌肉肿胀伴随炎症和脂肪浸润。这些改变在STIR和T1WI图像上有明确显示。

三、创伤

（一）肌肉创伤

肌肉创伤和肌腱损伤在本书解剖学章节中已有讨论。然而，由于这些损伤较为复杂，且其MRI表现与其他肌病表现相似，故将创伤放于本章中讨论。损伤

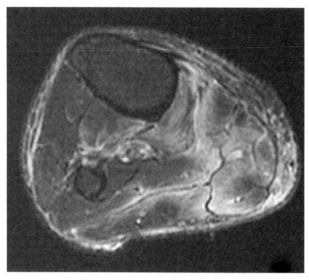

图15.9 糖尿病所致的缺血性肌病。T_2WI图像显示皮下和筋膜下信号增高

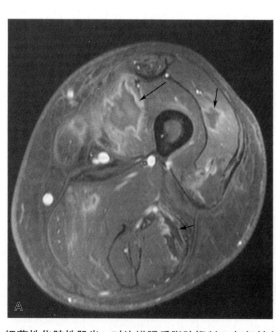
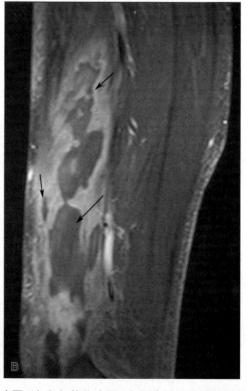

图15.10 细菌性化脓性肌炎。对比增强后脂肪抑制T_1加权轴向（图A）和矢状位（图B）图像显示边缘强化伴多发脓肿（箭头）

可以是由累积性劳损导致的轻微创伤、由剧烈运动而出现的横纹肌溶解、急性局部撕裂或延时发作的肌肉疼痛（DOMS）。

肌肉损伤按照损伤的程度可分为三度：Ⅰ度损伤仅累及少量肌纤维；Ⅱ度损伤累及50%的肌纤维；Ⅲ度损伤为肌肉的完全断裂（图15.12）。轻度损伤预后很好，通常不需影像学检查。肌肉损伤后几小时到几天后出现的疼痛为延时发作的肌肉疼痛，这与肌肉离心延长收缩有关，后者可导致超微结构的损伤、血浆蛋白升高和在T_2WI上呈高信号的水肿，水肿的程度与疼痛程度和肌酸酐激酶升高的水平呈正相关。与DOMS相关的症状通常在运动后1～2d开始出现，并且通常会在接下来的3～4d进展。症状被从临床Ⅰ度肌肉损伤中区分出来，因为随后症状会表现为急性的，并且会在2～3周得以缓解。

肌肉损伤（1～3度）是根据损伤程度而分级。创伤可以是间接的，也可以是直接的，包括从裂伤到贯通伤。Ⅰ度损伤会导致微小的损伤包括约5%，但肯定少于50%肌纤维的断裂，仅有很少的功能丧失和MRI上最少的受累肌肉的轻微肿胀。水肿和出血会造成局灶性的T_2WI和STIR序列的信号增高。MR图像在轴位和冠状位或矢状位平面可明确肌肉受累的程度。

Ⅱ度损伤肌肉功能的丧失，这是由于部分（大约50%肌纤维）断裂和肌腱连接处的血肿所致（图15.12和图15.13）。信号强度在水敏感序列增高，伴有随病变时间而变化的血肿相关的可变性信号强度的改变。当血肿存在，为了排除潜在肿块性病变，对比剂增强是非常有用的。血肿的周围会强化，而肿瘤则倾向于中心强化，除非中央伴有坏死区。

Ⅲ度损伤为肌肉或肌腱连接处的完全断裂。基于受累肌肉，可能会发生明细的肌肉断端的收缩。受损部位几乎总是伴有由于出血所致的断端血肿（图15.14）。血肿吸收较慢，如血肿邻近神经组织，此时常需将血肿内容物抽出（图15.14和图15.15）。

预后和修复随受伤程度而有变化。Ⅰ度损伤与挫伤类似，通常会在2周内痊愈。更高级别的损伤可能需要1～4个月才能愈合。根据运动强度的不同（高水平运动员等），对于更高级别的损伤和某些血肿可能需要进行手术干预（图15.14）。

肌肉损伤的并发症包括疝、挤压综合征、纤维化、萎缩和异位骨化。肌疝最常见于下肢，多见于运动员和士兵。疝可为多发或双侧发病，肌肉通过筋膜的缺损处突出。疝出肌肉的MRI信号强度多正常。肌肉收缩运动所引起的肌疝触诊即可被触及，但仍需行MRI方能显示肌肉疝的存在。因此，能进行运动研究或显示肌肉收缩活动的快速扫描技术有助于证实诊断并除外其他软组织病变。轴位成像平面在肌疝的检测中最为有用。

纤维化更常见于Ⅱ度和Ⅲ度肌肉损伤，并且比起大腿和上肢肌肉，更常见于小腿。纤维组织在T_1WI和T_2WI上都表现为低信号。更大的血肿可能会发生骨化，或是产生厚的纤维囊伴有中央液体积聚。

挤压综合征可能会急性发生，或是由于静脉血流增加以及在特定的筋膜间隙压力增加，而呈慢性表现，血管和神经受压可能会发生明显的缺血风险。如果临床测得压力超过30mmHg，可能会需要筋膜切除术。

酗酒、感染、挤压伤、胶原病或剧烈运动均可导致横纹肌溶解。与局部的肌撕裂相比，横纹肌溶解的MRI表现不典型（图15.16）。

钙化性肌肉坏死是由于肌肉创伤所致的罕见结局。对于这种疾病的认知是非常重要的，因为临床和影像学评估是很可能会将这种疾病与侵袭性肿瘤混淆。钙化性肌肉坏死与囊性肌肉退变一同发生。这一过程会在创伤发生后10～64年发生，并造成疼痛、肿胀和软组织的钙化肿块。远期的挤压综合征的病史也很常见。

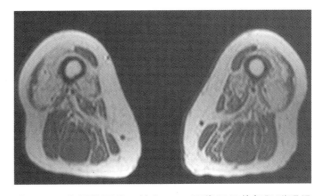

图15.11 包涵体肌炎。轴向T_1WI图像显示前部肌群明显萎缩和脂肪替代及后部部分未受累肌群

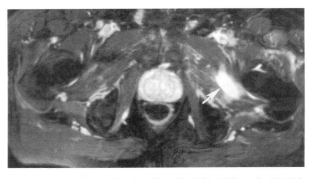

图15.12 股内收肌撕裂。轴面脂肪抑制快速自旋回波T_2WI显示Ⅱ度损伤伴受累股内收肌面积的近50%信号强度增高，并可见局部血肿（箭头）

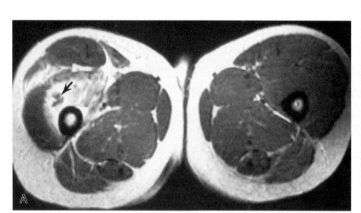
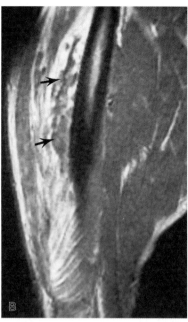

图15.13 轴面（图A）和矢状面（图B）图像。上显示大腿肌肉Ⅱ度损伤伴有大面积水肿和出血，并可见低信号的血肿（箭头）

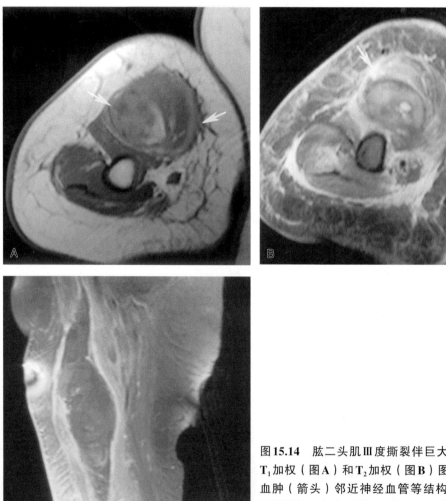

图15.14 肱二头肌Ⅲ度撕裂伴巨大血肿。轴向T_1加权（图A）和T_2加权（图B）图像显示一大血肿（箭头）邻近神经血管等结构；矢状面对比增强的T_1加权图像（C）显示病变边缘增强的程度

第十五章 肌肉骨骼系统的其他疾病 879

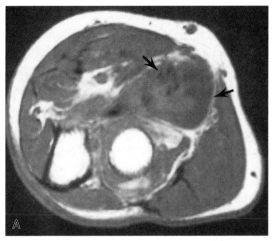
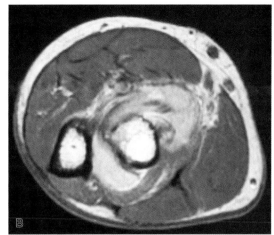
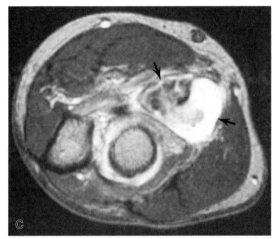

图15.15 肱二头肌附着处撕裂所致的前臂近端血肿。轴面T_1WI（图A）、质子密度加权像（图B）和T_2WI（图C）可见不均匀信号的液体积聚（箭头）。血肿压迫桡神经，需行外科减压手术治疗

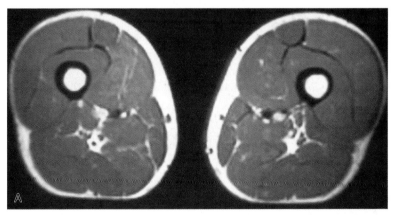
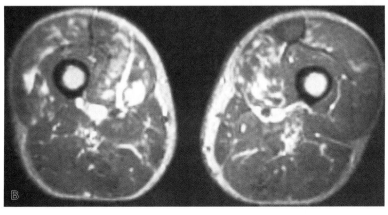

图15.16 一运动员的双侧横纹肌溶解症。图A.轴面T_1WI显示正常；图B.轴面T_2WI显示双侧大腿肌群内多发高信号区

平片上表现为在肿块周围的斑块样钙化。可能会有邻近骨骼的侵蚀破坏。^{99m}Tc骨扫描上可发现明显的放射性摄取增高。CT上可见肿块伴有液体充盈和钙化。MRI上表现为T_1WI和T_2WI图像上的囊性改变。如果平片或CT不方便对比的话，钙化可能更难发现。对比增强并不能够帮助诊断（图15.17）。

治疗通常需要将整个病灶区域清理或切除，受损区域用皮瓣或是肌瓣覆盖。治疗后的继发感染很常见。

（二）Morel-Lavallée病变

Morel-Lavallée病变是由于肌肉和皮下组织突然从相应筋膜中分离所致。病变在邻近大转子和大腿处更为常见（图15.18），但也在后背和膝关节中有过报道。病变的发生可能与各种外伤有关，但是最常见报道于足球运动员与摔跤运动员。

损伤通常发生在血管丛穿过筋膜处。由于筋膜的干扰，血液、淋巴液和组织碎片形成的液体聚集。MR的特征是由于液体积聚所造成的T_1WI图像的信号减低和由于血液产物所造成的散在的信号强度增加。在T_2WI图像上，大部分区域信号强度增高，伴有混合区域的中低信号，基于液体类型和病变的慢性程度（图15.18）。病变通常可明显看到，且位于筋膜与皮下脂肪之间。

一些病变非手术治疗有效，其他病变则需要引流来实现治愈。对以上治疗均无效的病变可通过多西环素治疗。

四、嗜酸性筋膜炎

嗜酸性筋膜炎是一种相对少见的病变。并无特定发病年龄。患者表现为受累肢体对称性的皮肤肿胀和疼痛。通常不伴发热或是系统性的症状。皮肤改变包括水肿和红斑。在剧烈运动后可能会伴有急性症状，包括肿胀、僵硬和疼痛。随着时间推移，挛缩会发生于56%的患者。最常受累的关节依次为肘、腕、踝和膝关节。病因未明，但是特征性改变包括嗜酸细胞增多（63%），

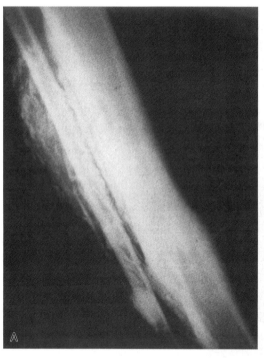
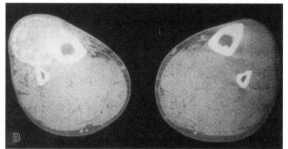
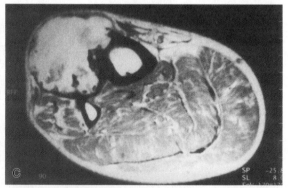
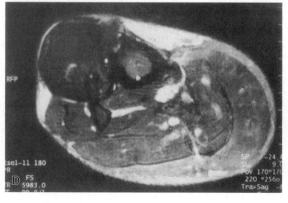

图15.17　钙化性肌坏死。图A.平片显示肌肉内片状钙化灶；图B.CT图像显示前间隙周围钙化伴胫骨侵蚀性破坏。轴向T_1加权（图C）和T_2加权（图D）图像显示分化良好的肿块伴周围低信号强度

高γ球蛋白血症（35%），血沉增加（29%）和皮肤硬皮病样改变（表15.3）。抗核抗体检测为阴性。

早期诊断是很重要的，因为患者对激素治疗具有很好的效果。

因误诊为硬皮病（表15.3）或是先天性心脏病，可能会耽误诊断。直至最近，影像学在嗜酸性筋膜炎诊断仍不起主要作用。然而，活性期病变的患者会表现出一些特征性的MR改变，包括筋膜增厚、筋膜在T_2WI和STIR序列上信号强度增加和钆对比剂增强后的强化（图15.19）。这些发现与疾病活性相关。对治疗反应的评估和对活检穿刺部位的定位是MR的额外优势。目前，明确诊断尚需皮肤和肌肉组织的活检。

表15.3 嗜酸粒细胞性筋膜炎与硬皮病：共同点与区别

	嗜酸粒细胞性筋膜炎	硬皮病
性别	男性=女性	女性
运动时的症状	常见	有时
波及手	不常见	常见
毛细血管扩张	不常见	常见
波及内脏	罕见	常见
抗核抗体阳性	不常见	常见
面部活检	炎症	正常

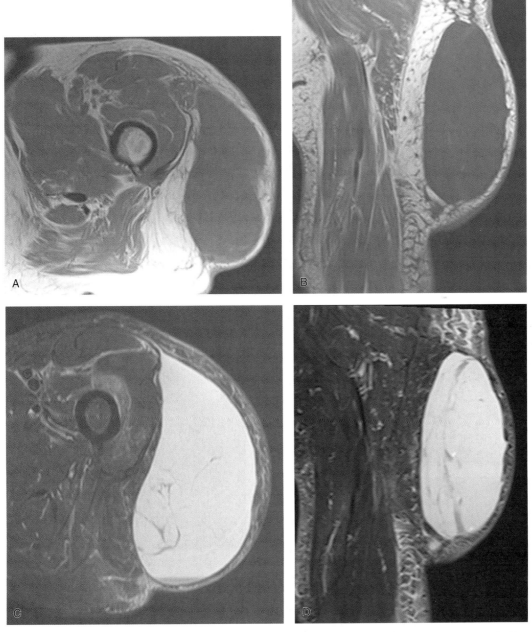

图15.18 Morel-Lavallee病变。轴位（图A）和冠状位（图B）图像显示大量液体积聚伴T_1加权序列低信号（图A和图B）和T_2加权序列高信号。T_2加权序列（图C和图D）信号强度略有不均

五、结节病

结节病是一种多系统疾病（表15.2）。肌肉受累仅在1.4%的患者中会出现症状，尽管肌肉活检显示有50%~80%的患者伴有肉芽肿。肌病如前所述。这部分将重点放在结节病相关的骨和关节改变。

多达40%的结节病患者会出现关节炎性改变。膝关节、踝关节、肘关节和腕关节最常累及。Lofgren综合征是一种已明确阐明特征的结节病，包括关节痛、结节性红斑和双侧肺门淋巴结肿大。Lofgren综合征的关节痛可能与循环细胞因子而非肉芽肿更为相关。关节痛在女性中更为常见。

患者会出现疼痛和关节僵硬。软组织肿胀在X线平片中可能较为明显，但是骨骼改变，除了骨质疏松外，并不常见。超过6个月的关节病变通常累及2~3个关节，包括膝、踝、手部的诸多关节。手指的香肠样改变在临床和影像学上都很明显。花变样囊性改变可能在X线上更明显。

关节病变的MR特征并不特异。对比增强图像可能会显示早期滑膜炎症。腱鞘炎（图15.20）、肌腱炎和滑囊炎也可能会出现。确诊仍需依赖活检病理诊断。

骨的受累发生于5%~13%的患者。手部和足部的小型骨骼最常受累。病理性骨折可能会造成畸形。

诊断不需要MRI，然而，X线平片上不明显的隐匿性骨髓病变和骨皮质受累可通过MR发现。髓内

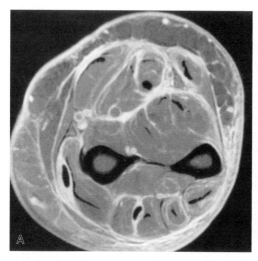
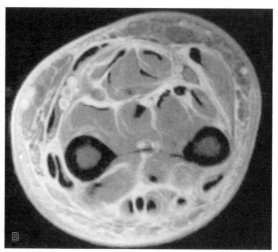

图15.19 嗜酸性肌炎。大腿轴面对比增强脂肪抑制T_1加权像（图A和图B）显示筋膜明显强化

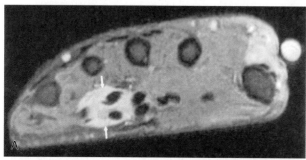

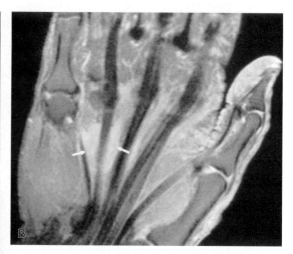

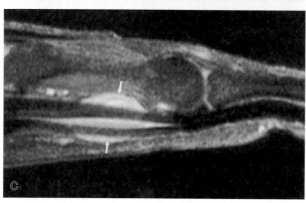

图15.20 结节性腱鞘炎。轴位（图A），冠状位（图B）和矢状位（图C）脂肪抑制FSE序列图像显示局部滑膜炎及肉芽肿改变（箭）

病变可能很小（小于1cm）也可能很大（3～4cm）。T_2WI或质子密度加权图像上的变化最为明显。骨骼病变在长骨和中轴骨的发生少于四肢骨。病变可伴有疼痛，也可能没有症状。X线平片和核素扫描不能作为检测结节病的可靠方法。病变在X线平片上可能表现为溶骨性的或浸润性的。椎体病变可能是溶骨性的或硬化性的。

MR图像可显示骨髓病变伴或不伴皮质受累。尽管信号强度会发生改变，多数病变在T_2WI或STIR上信号强度增高，而在T_1WI上信号强度减低。对比增强的改变是非持续性的，不能使病变更加明显，因此，对诊断帮助甚微（图15.21）。鉴别诊断包括骨转

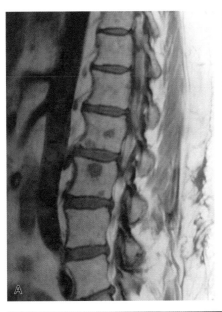
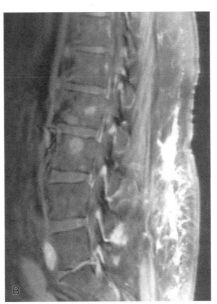
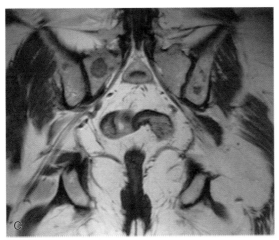
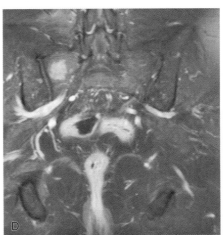
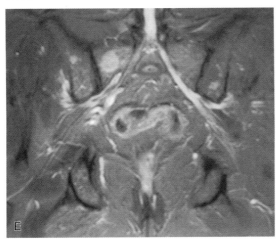

图15.21 骨结节病。冠状位T_1加权（图A）和对比增强脂肪抑制T_1WI（图B）脊柱图像及T_1加权（图C）、T_2加权（图D）和对比增强（图E）图像显示后位骨盆多发低信号密度影（图A和C）及图D病灶上的高信号密度强化了图B和图E。与转移瘤的鉴别较为困难

移瘤瘤，淋巴瘤和骨髓瘤。病变在随访中可能表现为脂肪变或纤维化。

六、关节病变

MRI对于特异性关节病的评价，特别是在某些特殊关节中的应用，已在前文的解剖章节中有过简要的阐述。本章将详细阐述MRI在评价关节病中的作用。本书第十三章已对感染进行了讨论，因而关节间隙感染在此就不再赘述。

许多关节病可以导致慢性残疾、严重病态以及患者医疗费用的不断增加。

目前，关节病的诊断建立在实验室检查、临床资料和放射学表现的基础上。软组织的改变常早于骨质侵蚀和关节破坏。MRI良好的软组织对比有区别骨皮质、关节软骨和关节内软组织的能力，可以提高早期炎症性关节病的检出。迄今，MRI的诊断特异性不断提高，而且，新脉冲序列的出现、钆对比剂的应用和MRS均有助于进一步提高MRI在伴有关节病变患者的疾病诊断和治疗监测方面的应用。

近年来，有关MRI对于一些关节病作用的文献综述，将有助于了解MRI在诊断关节病中的作用及其局限性。

（一）骨性关节炎

骨性关节炎（OA）是由于机械和生物学因素阻碍了关节软骨的正常退变和合成所致。75岁以上的老年人罹患骨性关节炎的发病率约为85%。骨性关节炎是仅次于心血管疾病位居第二位致残的疾病，1978该病的治疗费用已超过580亿美元，且还在不断增加。新治疗方法的出现需要进一步明确病变范围以及早期诊断，以取得理想的治疗效果。

目前对骨性关节炎的病因学仍有争议。遗传、代谢、磨损和撕裂以及轻微创伤等均可能是骨性关节炎的病因。关节间隙变窄、骨质硬化和骨赘形成是骨性关节炎的常见X线表现。原发性骨性关节炎最常见于女性，有家族史且易累及手部。继发性骨性关节炎易累及大关节，通常累及下肢和脊柱，此时常称之为退行性关节病或退行性关节炎。

临床表现和X线平片都可用于骨性关节炎关节改变的分级。标准的站立位X线平片可以显示髋关节和膝关节间隙的改变、骨硬化、骨赘形成、囊变和骨变形（图15.22）。

临床和影像学分级系统常被用于评估伴有关节炎的患者。最常用的临床评分系统是Western Ontario和McMaster大学骨关节炎指数（WOMAC）。这一系统评估了疼痛、关节僵硬度以及功能受限程度。疼痛和关节僵硬以5分制分级（0分，无；1分，轻微；2分，中度；3分，严重；4度，极重度）。功能评分重点在于活动情况，比如爬楼梯、步行、从卧位或坐位起立以及完成日常生活的能力。总评分可从0分至500分不等。

影像学上，KL评分被临床医生用得最多。边缘骨赘、关节间隙变窄及软骨下结节均被纳入评分体系。评分可被简化为五类：0分，无OA证据；1分，可疑微小骨赘；2分，骨赘伴关节间隙维持；3分，中度关节间隙狭窄伴骨赘；4分，严重骨赘，明显的关节间隙狭窄以及软骨下硬化灶。

从影像学的观点来看，MRI对于骨性关节炎早期的软骨异常、小囊变或侵蚀性改变以及滑膜炎的检出更有效（图15.23），能早期检测软组织相应支持结构的损伤。这些改变对于OA的进展具有很大作用。Link等研究了临床和影像学下MR分级的相关性。这些研究结果及其他一些人的工作将被回顾。

许多骨性关节炎的MRI研究重点是对患者的关节软骨进行评价。关节软骨是由细胞外基质和软骨细胞组成的无神经血管结构的组织，关节软骨的细胞外基质由水、胶原和蛋白多糖构成，其中水占60%～80%。

Outerbridge或Noyes分级常见于根据关节镜对软骨情况进行分级。使用该分级评估的MR特征如下：

0级：MR图像是正常的。

1级：正常厚度伴异常信号轻度。

2级：软骨部分缺损（<50%）。

3级：软骨部分缺损（>50%）。

4级：软骨完全缺损（图15.23）。

近年来，大量的影像学手段被用于对关节软骨最优化的评估。MRI可以对诸如骨裂或部分或完全性软骨缺损等形态学改变进行评估，尽管通过关节镜并不总能确诊该发现。Gold等描述了理想的MR评估，包括评价软骨厚度及体积，表面形态学改变，以及对软骨下骨的精确评估。目前正在对MRI参数进行修改以实现这些目标。Wayne等使用MRI来评估基于生物结构和生物化学构成相关的软骨功能。T_2最大的作用在于区分蛋白多糖的丢失与软骨缺失，钆对比剂增强的T_1WI研究显示，T_1伴或不伴对比剂与胶原和蛋白多糖丢失情况的相关性。

Modl等及McCauley和Disler对MRI上可见的关节软骨带进行了详尽的阐述。关节软骨表层呈低信号，其对应于起源于切线方向的致密的胶原纤维，表层约占关节软骨厚度的10%。软骨表层下面是由高信号强

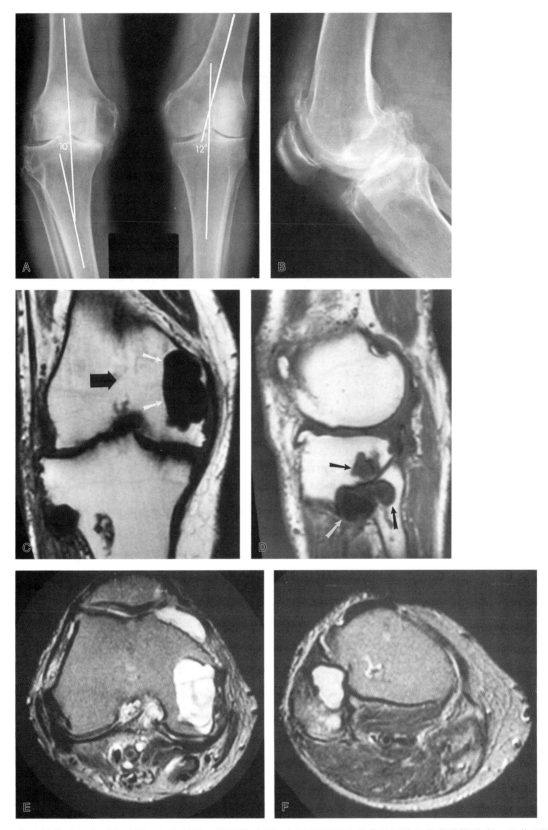

图 15.22 右膝关节站立前后位（图A）和侧位X线平片（图B）显示双侧膝关节退行性关节炎晚期改变，关节间隙明显变窄，并可见右膝关节向内半脱位。股胫角为10°，膝内翻。双侧膝关节钙质沉着，左膝外侧关节间隙变窄，股胫角为12°，膝外翻。膝关节成形术前行MRI检查以显示支持韧带和骨缺失。SE序列冠状面（图C）和矢状面T_1WI（TR 400ms，TE 10ms）（图D）显示股骨向内侧移位（大黑箭），并可见关节间隙变窄，关节软骨在这一脉冲序列上不能很好显示。股骨下端内侧有一个大的退行性囊腔或邻关节囊肿（白箭），矢状面上胫腓关节处可见一类似病变（图D箭头），前者病变处需骨移植。轴面SE序列T_2WI（TR 2000ms，TE 80ms）显示股骨（图E）和胫骨上端（图F）囊内液体为高信号

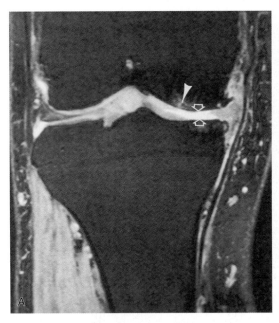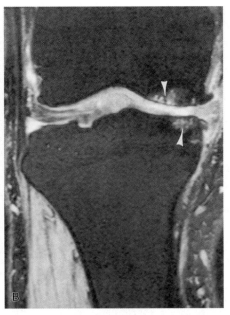

图15.23　冠状位双相自旋回波稳态（DESS）图像（图A和图B）显示内侧间隙Ⅳ级软骨缺损（开放箭），内侧半月板退变，边缘骨赘和软骨下水肿及微骨桥形成（箭头）

度的移行软骨带构成的第二层，移行带内的胶原纤维呈斜行。移行带约占关节软骨厚度的40%。第三层是辐射层，此处的胶原纤维与关节表面相垂直。深层为钙化软骨和软骨下的骨质组成的呈低信号强度的第四层（钙化层）。辐射层和钙化层约占关节软骨厚度的50%。

脉冲序列的合理选择对于骨、关节软骨和关节积液的分辨至关重要。当无关节积液时，多种序列均可以选用，但在MRI检查前并不一定会知道（图15.24~图15.26）。因此，最理想的MRI序列是在关节积液和关节软骨间产生明显对比的序列。尽管许多脉冲序列都可用来对骨性关节炎进行成像和诊断，但到目前为止尚无一个十分理想和完善的序列（表15.4）。

当有少量或中等量关节积液时，SE序列T_1WI可很好地评价关节软骨的厚度，但软骨-液体界面可能难以区分（图15.27），仅有70%病变能在T_1WI序列上检出（表15.4）。T_2加权的自旋回波序列和FSE序列可很好地显示无关节积液或中等量积液的病变（图15.24和图15.26）。质子密度加权像（TR 2000~2500ms，TE 20~30ms）可用来评价关节软骨的厚度，SE序列T_2WI上在高信号液体的比衬下可较好地显示软骨的缺损。与SE序列T_2WI相比，质子密度加权像可更好地显示关节软骨下骨质与关节软骨（图15.20B）。梯度回波序列（TR 400~700ms，TE 13ms或31ms，翻转角30°~45°）同样可用于关节软骨的评价。与SE序列T_2WI类似，GRE序列T_2^*WI的成像效果接近于X线关节造影片（表15.4）。使用3D技术（60个1~1.5mm的连续切面）重建可以提高病变的检出率，软骨异常表现为形态学的改变或软骨内有液体的进入（图15.26E）。Rose等发现早期软骨软化在FSE序列图像（TR 2000~4200ms，TE 20~80ms，回波链2~8，层厚4~5mm，矩阵256×192，视野10~14cm）上表现为软骨内的高信号影，作者发现FSE序列对于病变的显示也很有效（图15.21）。Mohr发现脂肪抑制质子密度加权的FSE序列比三维水刺激FLASH成像更为有效。

表15.4　关节软骨MR成像

脉冲序列	信号强度	注释
T_1加权自旋回波	低-中	快速，良好的解剖细节，液体软骨界面难以分离；检测到70%的病变。
T_2加权自旋回波	中	对液体有关节造影的效果。异常软骨为↑信号，来源于异常软骨缺损区的液体充填。
GRE（T_2^*）（常规或3D）	中	薄层。使用3D格式化。关节造影效果异常软骨被视为轮廓异常或缺损中的液体。
脂肪抑制T_2加权快自旋回波	中	早期缺损高信号强度。快速。流体和软骨容易分离。
脂肪抑制3D毁损梯度回波序列	高	脂肪抑制，↑动态范围。3-D重新格式化
双向回波稳态	高	软骨高信号，软骨下骨和骨髓低
MR关节造影	中	检测小缺损

Sonin等采用FSE质子密度不伴脂肪抑制序列评估关节软骨。这一序列对于半月板和韧带损伤的有效

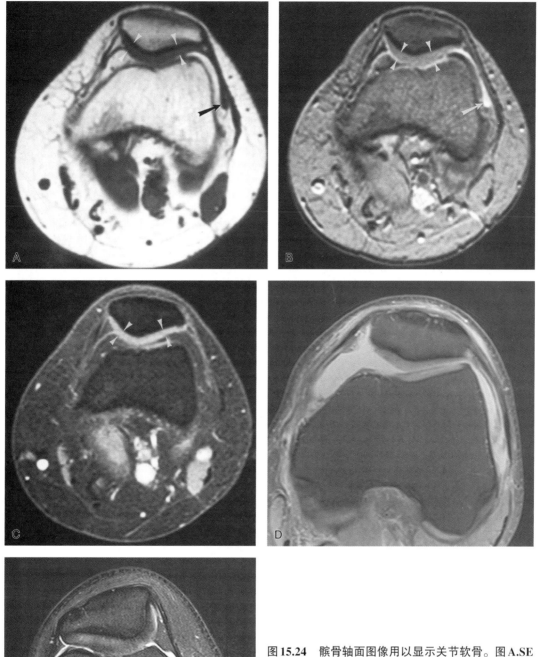

图15.24 髌骨轴面图像用以显示关节软骨。图A.SE序列T_1WI显示关节软骨增厚（箭头），呈中等信号强度，并可见少量关节积液（箭）。软骨下骨皮质显示为黑色线状影。图B.SE序列T_2WI显示少量关节积液。无明显液体信号蔓延至关节软骨内。图C.毁损梯度回波序列（TR 55ms，TE 5ms，翻转角55°）图像上未见积液。软骨（箭头）呈高信号，软骨下骨质和骨髓此时均显示为低信号而不易区分。3T轴位质子密度图像（图D）和T_2加权脂肪抑制图像（图E）

评估具有额外的优势。髌骨、股骨和胫骨表面的软骨被分级。三位研究者对比了关节镜下MR的发现并发现MRI的敏感度从59%升至73.5%，特异度从79%升至86%，准确度从79%升至81%。敏感度在髌骨（80%）更高，在外侧胫骨平台（44%）最低，特异性在髌骨为75%而在外侧胫骨平台为95%。

脂肪抑制3D毁损梯度回波序列可很好地显示关节软骨（表15.4和表15.5），使用脂肪抑制动态扫描

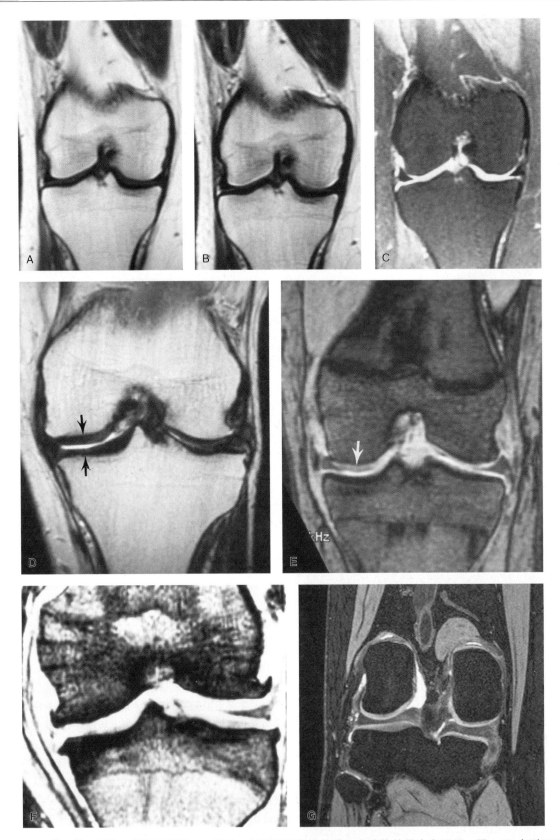

图15.25 膝关节冠状面图像。使用不同的MR脉冲序列所显示的膝关节腔内液体的量也有不同。图A.SE序列T_1WI上见少量积液，难以评价关节软骨缺损和厚度；图B.质子密度加权像（TR 2000ms，TE 30ms）不能清晰地显示关节软骨；图C.脂肪抑制质子密度加权像显示高信号的积液，其同高信号的关节软骨不能清晰区分；图D.FSE序列质子密度加权像，显示少量的高信号积液，并可见内侧关节软骨增厚（箭）；图E.GRE序列（TR 700ms，TE 31ms，翻转角30°）图像显示高信号的液体和中等信号的软骨（箭头）；图F.GRE序列（TR 700ms，TE 31ms，翻转角40°）图像，因窗宽不理想，不能清晰地显示软骨，可见膝关节内外侧骨赘形成；图G：冠状位双相回波稳态（DESS）图像（TE5.02，TR 14.39，ET 2）

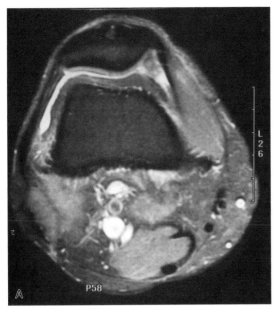 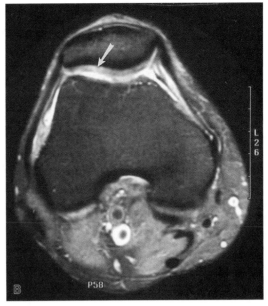

图15.26 膝关节轴面脂肪抑制FSE序列图像（图A、图B）可见少量积液。软骨内高信号影为软骨软化的早期改变（箭头）。本图像上液体和软骨可以清晰地区分

以及薄层3D技术可以对图像进行重建。

现今，脂肪抑制FSE（图15.21）和3D毁损梯度回波或双向回波稳态（DESS）序列（图15.18）是最有效的非强化的评价关节软骨的扫描技术（表15.5）。

最近，Yoshioka等报道了MR显微镜观察下评估关节软骨的应用。在传统成像仪器和序列下，持续评估半月板的情况是非常困难的。更高场强下（3T）和微观显微镜技术可能更为有效。然而，不同场强下使用的不同的微观显微镜成像技术可能不具有可比性。新的技术仍在不断开发，包括三维软骨地图、7T成像、T_2弛豫地图以及钠离子波谱。然而，以上这些目前在临床实践中都尚未开展。

为了持续描述关节软骨的细微变化，关节内或是静脉内的钆对比剂增强技术是有必要的。然而，软骨厚度的测量错误也有报道。

骨性关节炎或退行性关节炎所致的继发改变包括骨质硬化、骨赘形成和骨囊肿或邻关节囊肿形成。前面所述的序列（表15.4和表15.5）对于描述这些特征是恰当的。常规SE序列T_1WI和T_2WI或梯度回波序列图像可显示这些继发改变。T_1WI和T_2WI联合使用对于骨硬化与炎症、坏死以及囊肿形成的鉴别很有帮助（图15.17和图15.22）。MR关节造影对于这些改变的描述并无明显帮助。

相关的MR特征对于临床（WOMAC）和影像学特征（KL评分）是很有用的，如果为了评估OA，MRI的作用已经明确阐明。Link等评估了50名患者为了对比MR特征与影像学和临床评分的关系。其中10名患者的KL评分为1分（轻微骨赘），11名患者为2分（骨赘伴正常关节间隙），13名患者为3分（骨赘伴中度关节间隙狭窄），以及16名患者为4分（严重关节炎伴明显关节间隙狭窄，骨赘及软骨下硬化）。软骨损伤会随着更高的评分而增加。所有膝关节不伴软骨病变的评分均在1～2分。全增厚病变在16名患者KL评分为4分的患者中有13人很明显。

表15.5 MRI对软骨损伤的有效性

成像技术	特异度（%）	灵敏度（%）	准确率（%）
自旋回波	52～91	58～95	50～89
梯度回波	64～76	79～95	77～78
脂肪抑制快速自旋回波	73	98	98
脂肪抑制3D毁损梯度回波序列	86	97	91
MR关节造影	80	98	94

表15.6 骨关节炎：MRI与Kellgren-Lawrence比较

MR功能	KL 1	KL 2	KL 3	KL 4
软骨（Ⅲ级）	4	9	30	57
骨髓水肿	75	37	73	83
中央骨赘	22	14	14	50
软骨下囊肿	9	14	32	45
腘窝囊肿	6	13	25	56
积液	13	16	23	39
半月板撕裂	5	21	29	38
前交叉韧带撕裂	0	0	36	64

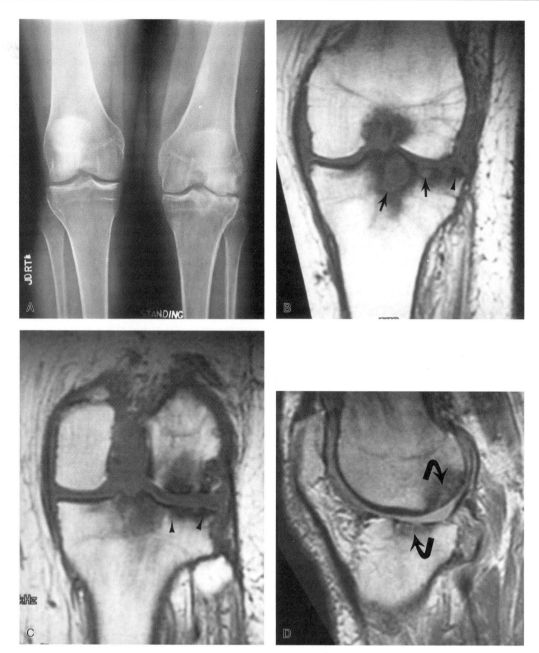

图15.27 站立前后位膝关节X线平片（图A）显示左膝关节外侧间隙退行性病变，并伴有软骨下骨质硬化和胫骨及股骨小的骨质缺损。冠状面T_1WI（图B、图C）和矢状面T_2WI（图D）显示软骨下的囊性改变（箭）、骨质硬化（箭头）以及骨质坏死和修复并存的区域（图D中的弯箭头）

骨髓水肿（图15.18）在60%的患者中有表现。此外，大多数患者的KL评分为3～4分。腘窝囊肿、软骨下囊肿、半月板撕裂和中央骨赘也同样常见于3～4分患者的评分。64%KL评分为4分的患者前交叉韧带撕裂很明显（表15.6）。临床（WOMAC）评分未与MR特征以相似方式对比。骨髓水肿也可与临床活性及受累关节的组织病理学改变很好的关联。

对于关节炎的早期诊断，尤其是软骨的异常病变，正作为一种新的治疗方式持续发展中。因软骨损伤后再生复原的能力有限，特别是损伤深度超过2～4mm时。此时应视损伤的程度进行适当的处理，但应首选手术治疗。可使用有潜在分化能力的胸膜干细胞来修复关节表面的磨擦伤和磨损，但承重面的重新分配则需骨切开术才能完成。对于晚期患者的手术治疗常采用多种关节成形术，如全关节置换术、间位关节成形术和同种异体移植术等。当上述治疗方法无效或不适合时，则需行关节融合术。

使用上述MRI成像技术可提供很多有关本病治疗前后有价值的诊断信息。

（二）类风湿关节炎和青少年特发性关节炎

类风湿关节炎是一种慢性破坏性关节病，发病率为1%~2%，可影响所有年龄人群，主要是22~55岁年龄段的人群。女性的发病率是男性的2~3倍。病程进展缓慢，可周期性出现缓解，或者突然急性发作，并造成严重残疾或畸形。在10%的患者中病程是不连续的并伴有周期性的缓解，但是多数患者的疾病呈进展性发作。可导致10%~20%患者永久性残疾。类似于其他关节疾病，滑膜增生和软组织炎症改变先于软骨和骨改变数月至数年出现。常根据临床表现、实验室检查和影像学检查对类风湿和青少年类风湿性关节炎患者进行诊断和追踪监测。类风湿关节炎的临床特征为肢体远端关节双侧对称性受累。临床诊断通过美国风湿协会标准（表15.7）得到，当呈现出影像学改变时，敏感度为91%~94%，特异度为89%。当四条或者更多标准符合时，可以得出类风湿关节炎的诊断。标准1至4必须持续出现6周或以上。

由于机械作用和软骨酶的破坏作用，滑膜关节出现边缘性侵蚀破坏。糖蛋白酶的破坏作用可破坏软骨结构。滑膜血管翳形成是由于炎症导致的水肿、血管增生和细胞增生所致。König等根据MRI表现将血管翳分为三种类型：纤维型、血管增生型或轻度血管增生型，这与类风湿性关节炎的活动与否有关。

联合使用有助于病变修复的抗风湿药物新疗法（DMARDs），可有效减缓疾病的进展。因此，本病的早期诊断十分重要。Pope和Harris阐述了类风湿关节炎的5个病理阶段和分期（表15.8）：第1期是抗原暴露，即体内出现抗原但并无症状；关节僵硬和肿胀的出现开始于第2期，但影像学表现不明显；第3期出现滑膜增生，此时X线平片可见关节旁骨质稀疏，MRI增强可见滑膜强化（图15.28和表15.8）；第4期时，血管翳开始侵蚀骨和关节软骨，导致关节边缘侵蚀破坏和关节间隙变窄。第5期变化在第4期基础上进一步发展，表现为软组织不对称以及骨破坏加剧，导致关节半脱位（表15.8）。

表15.7 类风湿关节炎临床诊断

关节炎：美国风湿病协会
1. 持续至少1h的关节晨僵
2. 3个或以上关节的软组织肿胀[a]
3. 近端指间，掌指关节和腕关节肿胀[a]
4. 对称肿胀
5. 类风湿结节
6. 类风湿因子阳性
7. X线显示手和手腕骨质侵蚀

[a] 必须在6周以上

表15.8 类风湿关节炎分期

分期	症状/体征	图像特征
1	无	无
2	轻度关节僵硬	MRI上轻度肿胀，水肿或滑膜炎
3	关节疼痛，肿胀，晨僵，关节无力，温暖，运动范围↓	在MRI滑膜和软组织增强
4	比第3阶段更明显	早期侵蚀，关节间隙狭窄
5	功能丧失，畸形，挛缩	进行半脱位

80%的青少年类风湿性关节炎患者在7岁时即出现症状，因此，使用常规X线平片评价骨和未完全骨化骨骺的改变常较为困难。

超声对于评估关节病变是一种很有效的监测手

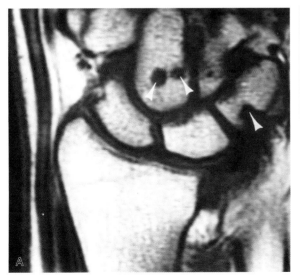
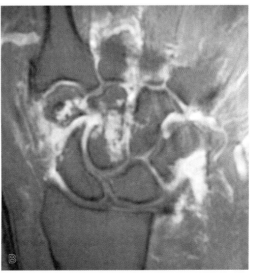

图15.28 类风湿关节炎。腕关节冠状位T_1WI图像（图A）显示多发侵蚀状改变和冠状位对比增强图像（图B）显示头状骨骨质侵蚀及滑膜强化

段，尤其是类风湿关节炎。彩色多普勒尤为有用。超声相对廉价并且尤为可行，但是需要更多肌肉骨骼专家使用该技术，才能使其更为普遍的临床应用。

近年来，大量文献已证实MRI可早期显示风湿性关节炎和青少年类风湿关节炎软组织的改变。MRI能够早期评估风湿性关节炎和青少年类风湿关节炎患者软组织、软骨与骨的改变的表现。最初，SE 序列 T_1WI 和 T_2WI 用于检出骨和软组织的早期改变。使用 FSE 序列 T_2WI、GRE T_2^*WI 或关节成像可更好地显示滑膜改变（图 15.28 和图 15.29）。

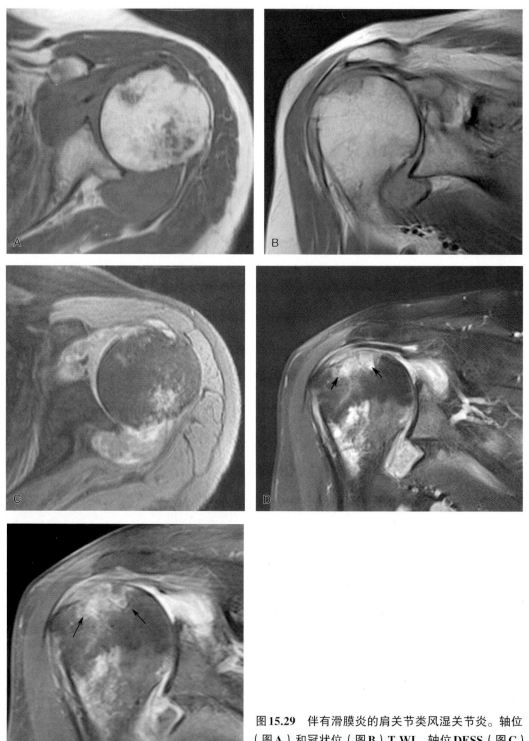

图15.29 伴有滑膜炎的肩关节类风湿关节炎。轴位（图A）和冠状位（图B）T_1WI，轴位 DESS（图C）和冠状位 T_2WI（图D和图E）图像显示关节囊肿胀，滑膜炎和骨髓水肿。肱骨头伴骨坏死（箭）

McQueen等报道约在40%伴少于4个月的类风湿关节炎患者中会有侵蚀破坏。仅有15%的患者影像学表现为阳性。头状骨最早受累，随之为腕部的尺侧滑膜受累。1年之后有74%的患者出现明显的侵蚀破坏。

类风湿关节炎患者也会伴随伸肌腱鞘炎发病率的增加（50%～60%）（图15.30）从而导致肌腱断裂发病率增加。这些表现很容易从MRI和超声评估得出。

Singson和Zalduondo报道，不规则增厚的滑膜在T_1WI上呈中等信号，而关节积液呈较低信号；T_2WI上炎性滑膜即关节翳呈略低信号，但伴有含铁血黄素沉积的增生滑膜即血管翳为低信号，类似的低信号或更低信号可能是由于纤维性滑膜增生所致。钆对比剂增强MRI检查可显示早期的滑膜改变和侵蚀，且可将软骨下血管翳与骨质硬化鉴别开来。Reiser等对34例关节内钆对比剂注射前后的图像研究后发现，增生的炎性滑膜有明显的快速强化，而骨及邻近软组织的强化程度却很小，钆对比剂增强尽管对早期炎症改变的显示很有帮助，但其并不特异，脂肪抑制快速动态钆对比剂增强技术常用来提高强化的效果。

尽管MR波谱对于明确类风湿关节炎早期软组织改变可起一定作用，但作者仍常使用MRI平扫或增强评价疑似类风湿关节炎关节病变的早期侵蚀性软组织改变和类风湿关节炎患者颈椎的检查（图15.31）。颈椎矢状位图像有助于关节间隙狭窄的评估。近年来，MRI在评估治疗反应时已作为一种有用的工具，评估滑膜炎症活性及血管翳的体积，并明确疾病缓解情况。动态增强技术有助于对活性期患者开展更为迅速的滑膜强化评估。非活性期的患者表现为滑膜强化减弱、水肿减轻及无新的侵蚀灶。一系列关于类风湿关节炎的MR研究可能为疾病治疗和疾病活性的评估提供更为有用的信息。

对于儿童的关节疾病的命名和分类术语目前尚存在某些争议，在近年来逐步发展。目前，青少年特发性关节炎的术语已被用于描述以前称之为青少年类风湿性关节炎和青少年慢性关节炎的疾病。青少年特发性关节炎是指每一万名青少年中每年有11例小于16岁的儿童发病。在北美，发病率为每1000名儿童中0.5例。青少年特发性关节炎不同于成人，由于发病年龄、关节特征及肌肉收缩及废用频率不同而异。平均发病年龄为9.1岁。尽管这种疾病具有自限性，约10%的患者会在成年期发展为侵袭性的疾病。

这类疾病，包括青少年特发性关节炎的分类，因病变类型，受累关节的数量，症状及持续时间以及特定抗体的出现不同而异。分类是基于Petty等和如下所列的风湿病协会国际联盟：

系统性关节炎
下肢关节炎
多发性关节炎，风湿因子阳性
多发性关节炎，风湿因子阴性
附着点相关性关节炎
银屑病关节炎
其他（不符合上述类型的关节炎）

系统性关节炎是青少年特发性关节炎中最少见的类型。患者通常发病很早（1～5岁时）。发热、皮疹、关节疾病和肝脾增大伴淋巴结肿大都可能呈现。病程中可能伴有缓解期及恶化期，后者常与急性感染相关。

下肢关节炎（以前名为pauciarthicular青少年类风湿关节炎）在多达50%的患者中表现为单一关节受累。然而，也会出现超过4个关节的非对称性的受累。膝关节是最常受累部位（图15.32）。

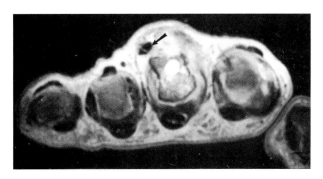

图15.30　轴位T_2WI图像显示第3掌指间隙肿胀和囊性变伴伸肌肌腱滑脱（箭头）

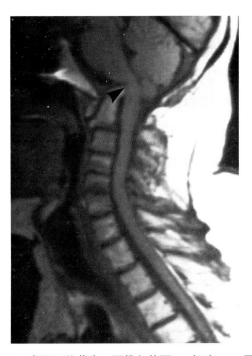

图15.31　类风湿关节炎。颈椎矢状面SE序列T_1WI显示，齿状突压迫脑干（箭头）

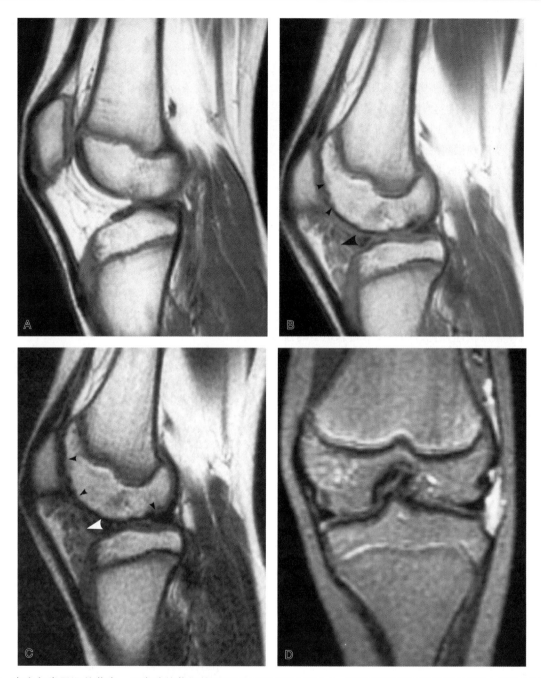

图15.32 青少年类风湿关节炎。正常膝关节矢状面SE序列T_1WI（图A）。受累膝关节的SE序列T_1WI（图B）和SE序列T_2WI（图C）上均可见慢性滑膜增生所致的骨骺不规则（小箭头）和髌下脂肪内的低信号（大箭头）；图D.冠状面SE序列T_2WI可见软组织炎症和充血所致的股骨骨骺内高信号

风湿因子阳性多发性关节炎（以前名为血清阳性青少年类风湿关节炎）在女性中更为常见，在最初即表现为超过5个关节受累。关节受累常类似成年期，表现为对称受累。风湿结节和系统性表现可能随着疾病进展至成年期而发生（图15.33）。

血清阴性多发性关节炎在女性中更为常见，倾向于在早年发病。膝关节屈曲挛缩和"垂腕"可在早期出现。因髋关节受累可出现行走迟缓。当病变在青春期发展时，手、足和膝早期骨质侵蚀非常常见。与血清阳性多发性关节炎相比，血清阴性者发病多不对称。多普勒超声或增强MRI作为一种有效的影像学手段，可以显示滑膜炎症不伴积液的表现。

附着点相关性关节炎发生于肌腱与骨附着处。髋关节最常受累，但是跟骨附着点也可能会受累。当骶髂关节与脊柱均受累时，病变称之为青少年强直性脊柱炎。骶髂关节和脊柱受累也可能与青少年银屑病、炎症性肠病相关的反应性和脊柱关节病有关。

青少年银屑病性关节炎常伴有一些皮肤特征改

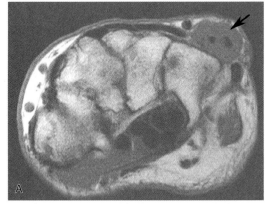
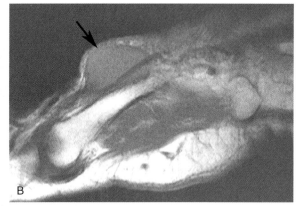
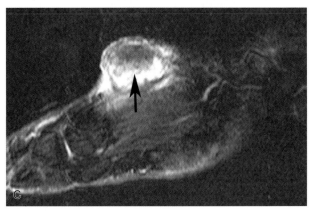

图15.33 类风湿结节。轴位（图A）和冠状位（图B）T_1WI和冠状位T_2加权图像（图C）显示腕关节背侧巨大风湿结节（箭头）。T_2WI图像上显示不均匀的信号强度。轴位图像仅有轻微侵蚀病变（图A）

变、指甲凹陷等。通常会伴有明显的牛皮癣家族史。

临床特征、实验室检查和影像学改变对于恰当的分类非常重要。红细胞沉降率可能会上升。这一发现在不太常见的系统性关节病中最为明显。伴有系统性或进展期的多发性关节炎患者可能也会有血小板上升。类风湿因子通常是阴性的，除了血清阳性多发性关节炎外。青少年特发性关节炎中常会出现抗核抗体，尤其是下肢型。HLA B27抗体可能会出现在累及脊柱和骶髂关节的附着点相关性关节炎患者中。

与成人型关节炎类似，最早的影像学检查始于平片。滑膜受累，侵蚀和疾病活性可通过超声或MRI监测。

（三）色素沉着绒毛结节性滑膜炎

色素沉着绒毛结节性滑膜炎（PVNS）是累及关节、滑囊或腱鞘的相对少见疾病，其特征是滑膜增生和受累滑膜组织中含铁血黄素沉积。PVNS可分为弥漫型和局限型，前者80%累及膝关节，后者常见的是腱鞘巨细胞瘤。膝关节最常受累，其次为髋、踝、肩、肘、颞下颌关节和脊柱。PVNS可见于10～90岁的人群，但最常见于20～50岁的人群，多数患者在20岁以前起病。PVNS通常是单关节受累，这一表现有助于诊断。临床上常表现为受累关节疼痛，并可触及明显的软组织肿块。患者反复出现关节积液及关节运动受限。

色素沉着绒毛结节性滑膜炎通常被认为是一种良性的滑膜增生性疾病，根据部位（关节内或关节外）和受累（局灶性或弥漫性）来描述。该病病因不明，脂类代谢异常、反复关节积血和肿瘤可能是其诱因。近期研究表明肿瘤可能是最为符合的病因。组织学上可见滑膜增生，并伴有多核巨细胞、含脂质的泡沫细胞、血管增生、滑膜纤维化和含铁血黄素沉积。

约80%的病例可以有X线平片上的改变，最常见的表现为软组织肿胀和关节积液。由于含铁血黄素沉积，X线平片上可见明显的密度增加。高达50%的病人有囊性骨质侵蚀。侵蚀最常见于髋部（90%）和肩部（70%），膝关节相对少见，可能与膝关节关节间隙较大，且伴有多个交通的滑囊有关。X线平片上软组织钙化也有报道，不过比较少见。

PVNS的MRI表现较为典型，结合临床表现，可对很多病例做出诊断。T_1WI和T_2WI可准确地显示滑膜改变和含铁血黄素沉积（图15.34），后者或纤维化增殖的滑膜结节在T_1WI和T_2WI上均显示为球状低信号。在高场强（至少1.5T）和GRE序列下低信号强度更为明显。GRE成像上的一个重要发现是由于含铁血黄素所致的可疑假体（"开花征"）。高信号强度与滑膜炎症相关。对比增强脂肪抑制的T_1WI图像显

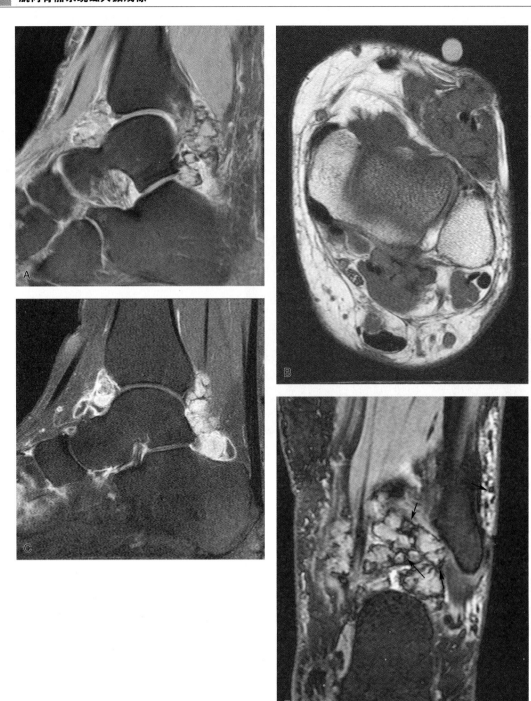

图15.34 踝关节色素沉着绒毛结节性滑膜炎。矢状面T_2加权（图A），轴位T_1加权（图B），对比增强脂肪抑制T_1加权矢状位（图C）和冠状位梯度回波图像（图D）显示含铁血黄素所致开花样伪影（箭头）

示与滑膜炎症和增生相关的不规则强化。尽管病变早期即可有特异性的发现即少量关节积液和滑膜增生，但滑膜增生也可能有其他许多病因，因此使得诊断PVNS仍较为困难。伴有滑膜骨软骨瘤病、血友病和慢性长期感染等的患者在与PVNS鉴别时可能有困难。

MRI对于评估滑膜切除术后的患者可能也有帮助。患者应该在手术或接受辐射治疗3个月后再被研究，以保证随访研究的基线水平。这样将保证残余PVNS的监测，并为可疑复发病变提供更为精准的数据。复发率高达25%～50%。MR参数在所有随访病例中应当相同，以保证其可比性。这包括T_1WI和T_2WI序列与相应平面的对比增强研究。

（四）痛风

临床诊断、实验室检查，以及6～8年后的影像学检查能够为痛风患者的诊断和治疗提供充足信息。MRI并不常规用于诊断。然而，改变可能出现得更早，受累程度可以得到更明确的显示，所以应当对MRI特征有所熟悉。

慢性痛风石痛风通常在足、手及腕部、肘和膝关节非对称性发作。痛风石可能在关节周围或累及滑囊，比如肘关节的尺骨鹰嘴滑囊。X线平片可显示软组织肿块或关节周围的结节。骨质侵蚀常典型的呈边界清晰的悬挂样改变。痛风患者会伴有月骨和骰骨的缺血性坏死的发病率增加。

怀疑痛风患者的MRI检查应包括T_1，T_2和对比增强脂肪抑制T_1WI图像。痛风石通常在T_1WI上呈中等信号强度，T_2WI序列上的信号强度是可变的，常见为非均质性-低信号强度。低信号强度常与尿酸晶体和纤维化而非钙化相关（图15.35）。影像学对比很关键，增强后图像的强化常与肉芽组织和富血管相关。

近年来，超声和双能CT更常用于诊断和随访治疗。双能CT的特异度最高，并且可检测治疗后痛风石体积的变化。

（五）滑膜软骨瘤病或滑膜骨软骨瘤病

有两种类型的滑膜软骨瘤病，原发性和继发性。原发滑膜骨软骨瘤病或软骨瘤病的病因不明确。两者的区别在于滑膜骨软骨瘤病发生骨化，而骨软骨瘤病未发生骨化。滑膜的化生导致滑膜软骨瘤或滑膜骨软骨瘤的形成，近期细胞遗传学研究显示这是一种良性肿瘤性病变过程。这一化生过程可分三期，且其有相应的影像学表现：第Ⅰ期表现为活跃的滑膜内化生，

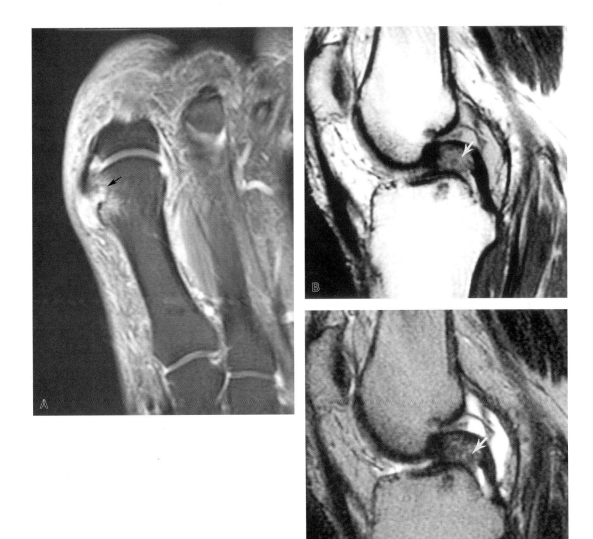

图15.35 两个不同的痛风患者。冠状位T_2WI图像（图A）显示第一跖骨头部（箭头）典型骨折侵蚀，内侧韧带断裂伴软组织痛风结节。冠状位质子密度（图B）和T_2WI（图C）膝关节图像显示另一个患者的关节内痛风结节（箭头）

但无游离体形成；第Ⅱ期为过渡阶段，表现为活动的滑膜病变和游离体形成；第Ⅲ期有游离体存在，但无活动的滑膜病变。该病变可能仅限于关节或是累及腱鞘及滑囊。

继发性滑膜软骨瘤病（骨软骨瘤病）常与其他关节病变共同发生，如退行性关节病或OA。

原发滑膜骨软骨瘤病男女发病比率为2∶1，多发于30～50岁人群。膝关节最常受累。但作者已发现许多20～30岁的女性患者出现滑膜化生，伴有不明原因的髋部疼痛，但MRI检查正常。除非有大量的关节积液或使用关节造影，否则难以发现轻微的滑膜改变（图15.36）。患者的主要临床症状为疼痛和关节活动受限。本病常为单关节受累，超过50%的病例累及髋部，其他容易受累的关节为肘、腕、踝、肩、颞下颌关节和手部。

如果结节没有钙化或骨化，常规X线平片检查可显示为正常；当结节内含有骨化或钙化时，滑膜骨软骨瘤病的诊断可很明确，此时可见大小一致的骨软骨游离体，而无退行性关节炎、剥脱性骨软骨炎或其他关节疾病形成游离体的表现来解释。

在有活动性滑膜病变而无游离体时期即Ⅰ期滑膜骨软骨瘤病，MRI诊断常较为困难（图15.36）。当有游离体存在时，常规T_1WI和T_2WI或GRE序列T_2^*WI可显示这一时期的病变。T_2WI上软骨游离体以及钙化或骨化的游离体通常为低信号，其在高信号关节内液体的衬托下易于识别。一些游离体内含有黄骨髓，在T_1WI上呈高信号而易于识别。MR关节造影最适于诊断滑膜骨软骨瘤病，以及明确关节内游离体形成的其他病因。如前面所提到的那样，若滑膜骨软骨瘤的MRI表现不典型，此时与慢性（纤维化）滑膜增生和PVNS难以鉴别。

原发滑膜骨软骨瘤病的治疗为滑膜切除术。复发率为3%～23%，这表明影像学的随访很重要。恶变至软骨肉瘤并不常见，但是有多达5%的病例报道，这是这类疾病需要临床和影像学随访的另一原因。

（六）淀粉样关节病

淀粉样关节病常为多系统受累。肌肉骨骼受累可见于任何部位，根据作者的经验，肩关节和髋关节更常累及。本病可能与多种因素有关。近来已有文献报道，MRI可用来评价与透析有关的淀粉样关节病。这种疾病主要与长期使用铜纺透析膜有关。$β_2$-微球蛋白以淀粉样变性病的方式沉积于关节。更为少见的，淀粉样关节病被报道于多发性骨髓瘤和华氏巨球蛋白血症。

临床上，本病在透析治疗不到5年的患者中少见，但透析10年以上的患者80%患有淀粉样关节病。这种关节病通常首先表现为肩部疼痛和僵硬，继之延伸至腕部和下肢。X线平片显示骨质疏松，软组织肿胀和软骨下囊肿，最终会导致病理性骨折。

结合临床病史和MR表现有助于诊断。与大部分T_2WI上信号增高的增生性的滑膜病变不同，无论采用何种脉冲序列，淀粉样关节病骨内病变的信号强度均呈较低信号，介于肌肉和纤维之间（图15.37）。MRI在这方面的应用和经验尚少，Cobby等

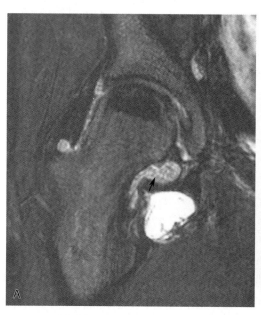
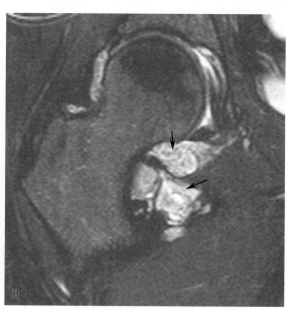

图15.36 滑膜软骨瘤病。图A和图B均为冠状位SE序列T_2WI可见关节肿胀伴多发低信号强度软骨小体（箭头）

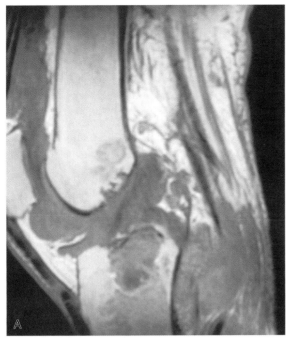
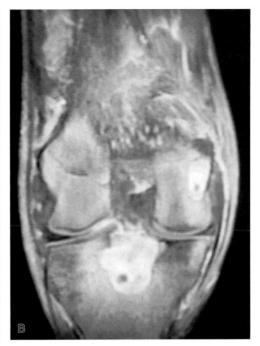
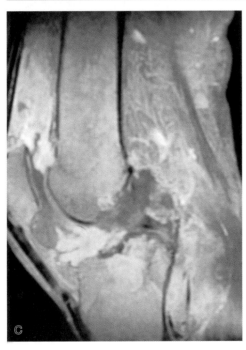

图15.37 左膝关节淀粉样变。矢状位T_1WI（图A），冠状位（图B）和矢状位T_2WI图像（图C）显示巨大囊性溶骨性改变伴关节积液混合型改变

报道了4例淀粉样关节病的MRI表现，滑膜淀粉样变在GRE序列上并无此类效应，这可与其他含铁血黄素沉积的其他病变进行鉴别。常见MR特征为滑膜增厚以及关节和滑囊内液体积聚。关节周围肌腱增厚是另一特征。在常规X线平片上骨侵蚀不明显的患者，而约有39%在MRI上表现非常明显（图15.38）。

偶尔，伴有淀粉样物质沉积的透析患者可能会产生膨胀性溶骨性骨病变（淀粉样瘤），表现与浆细胞瘤类似。MR的特征并未被完全阐明，但可能出现的信号强度改变与受累滑膜类似。

影响特点无特异性，通常需活检来证实诊断。

（七）其他关节病

有关血色素沉着症、骶髂关节炎、血友病和树脂状脂肪瘤的MRI表现，文献已有报道。

但MR影像学特征通常没有特异性。有学者推测血色素沉着症可出现一些与铁沉积有关的MRI表现，但到目前为止，对于血色素沉着症尚未发现特异性的MRI关节改变，即使大关节如膝关节也是如此。常规X线平片对于许多关节病的诊断仍然是最有效的影像学筛选检查技术。

七、儿科疾病

常规X线平片在先天性和儿科疾病的诊断中仍然起着主要的作用。MRI对于儿科疾病的检查有多种潜在的优势，特别是骺板和未骨化骨骺的显示。MRI无电离辐射，可对肢端进行轴面、冠状面、矢状面和偏轴心层面成像，较常规X线平片能更好地显示骨和软骨的发育以及软组织结构（图15.39）。

MRI在儿科的应用发展很快，迄今已广泛用于前文所述的很多疾病如创伤、感染、骨坏死、骨软骨病、儿童髋部疾病（详见第六章）和跗骨融合（详见第八章）等，在此就不再赘述。本节重点讨论骺板异常。

骺板变形，特别是那些与创伤有关的骺板变形，在小儿整形外科中十分常见。局部骺板发育停止将引起病变。由于仅部分骺板生长，进而导致骨进行性成角畸形。尽管这一病变最常见的原因是外伤，但也可以继发于感染、肿瘤、放疗、烧伤、电击伤以及代谢和血液方面的异常。

组织学上，骺板由邻近骨骺处的幼芽带、增生带、肥大带，以及第四层即临时钙化带（邻近干骺部）组成。骺板多呈不规则形，这对MRI图像的形成和解释十分重要（图15.40）。

生长板的损伤见于15%～30%的儿童期骨折。Salter-Harris分类（表15.9）常用于诊断骺板骨折。轻微创伤和未骨化的软骨均可在MRI图像上清晰显示（图15.39）。正确的分类对于判断预后很重要，约30%的骺板损伤可导致骨变短或成角畸形，但仅约2%的患者可导致严重的畸形。

通常可用常规X线平片或CT显示骺板异常。这些检查技术通常足以诊断，并可用于外科手术前评估骺板发育障碍或闭合的百分率。

在考虑外科治疗前明确骺板异常的性质和范围很

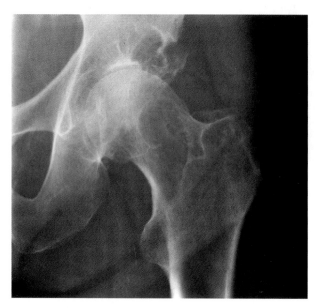

图15.38 髋关节淀粉样关节病。前后位X线平片显示股骨头和髋臼较大囊性侵蚀性病灶

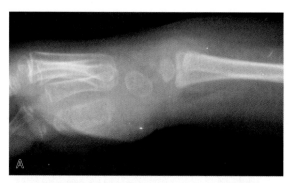
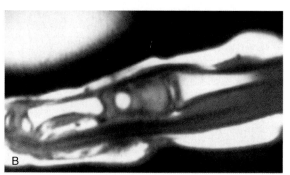
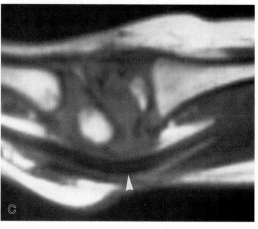

图15.39 3岁患儿，腕关节疼痛和关节功能丧失。图A.侧位X线平片显示腕关节肿胀和腕骨不全骨化；图B.健侧腕关节矢状面SE序列T_1WI；图C.患侧腕关节矢状面图像显示腕骨萎陷，伴有受累腕部缩短。并可见屈肌肌腱向掌侧移位（箭头）

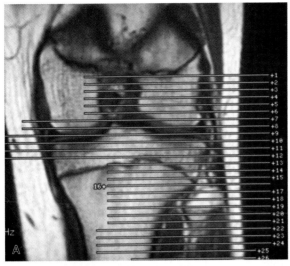
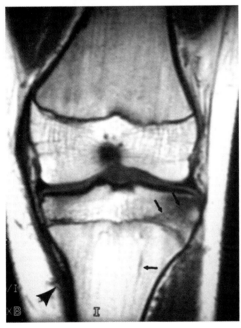
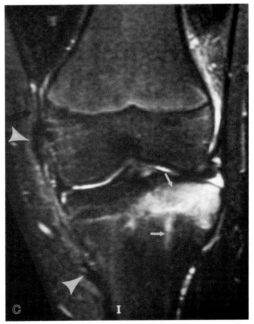

图15.40 青春期男孩，外翻性膝关节损伤。图A.SE序列T_1WI冠状面定位像显示胫骨和股骨骺板不规则。但此次检查中的轴面图像均未括及完整骺板。可见T_1WI上正常骺板的低信号影。冠状面SE序列T_1WI（图B）和脂肪抑制T_2WI（图C）显示内侧副韧带损伤（箭头），并可见累及胫骨骨骺和干骺端的水肿和骨折（箭）。因为该患者年龄已接近于成人，骺板在T_2WI上（图C）仅显示为一细线状高信号影

重要。Ⅰ型骺板发育障碍仅累及骺板的外围；Ⅱ型为骺板中心闭合，而邻近的周边骺板仍在生长；Ⅲ型骺板更加不规则并伴有多种成角畸形。

表15.9 Salter-Harris分类和损伤发生率

类型	界限	发生率（%）
Ⅰ	骨折局限于生长板	6～8.5
Ⅱ	骨折通过生长板延伸到干骺端	73～75
Ⅲ	骨折通过干骺端延伸到骨骺	6.5～8
Ⅳ	骨折通过干骺端，干骺端，骨骺	10～12
Ⅴ	骨骺挤压伤	<1

近年来的研究证实，MRI对于骺板畸形术前（图15.41）和术后（图15.42）改变的评估可提供很多有价值的信息。MRI特别适用于严重骺板畸形，而X线断层摄影或CT对其诊断显得无能为力。T_1WI和T_2WI或STIR均可用于评价骺板的活性，SE序列、FSE序列和GRE T_2^*可更好地评估呈正常高信号的发育中的骺板。有生长潜能的骺板在MRI上表现为高信号。瘢痕组织无论是在T_1WI还是T_2WI上均呈低信号。骨桥可表现为片状骨硬化，或其内信号类似于骨髓（图15.42）常规不推荐使用对比增强成像技术来评估血流情况。

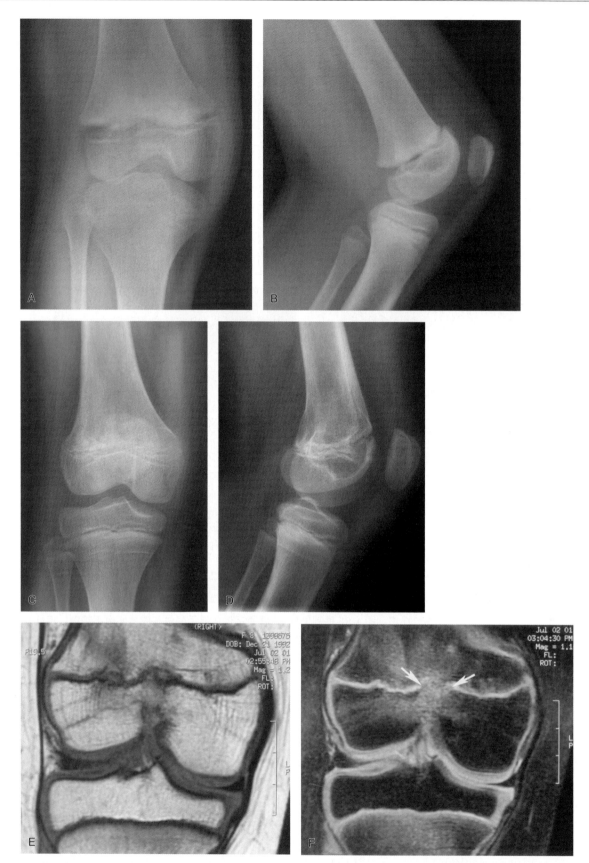

图15.41 前后位（图A）和侧位（图B）平片显示股骨远端生长板轻微脱位的Salter Ⅱ度骨折。1年后平片（图C和图D）显示早期愈合，生长板受累程度显示不明。冠状位T₁WI（图E）和STIR（图F）图像显示中央条形小骨块（箭头）。STIR图像上开放生长板高信号强度图像评价最佳

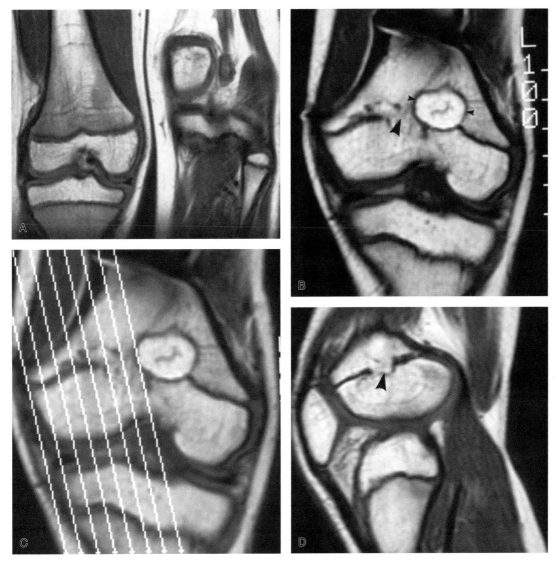

图15.42 左股骨远端陈旧性损伤，伴有双腿长度不等，切除的骨块区由脂肪组织充填。图A.冠状面SE序列T_1WI显示正常右腿，可见逐步增高信号强度的正常生长板，左腿较右腿短；图B.冠状面SE序列T_1WI显示脂肪组织（小箭头）和一小骨块（大箭头），用于选择斜矢状面成像切面的冠状面定位像；图C.以得到髌板的无失真的矢状面图像；图D.证实髌板处有一小骨块（箭头）

MRI尚可以用于评价未受伤肢体行外科骺骨干固定术后的髌板闭合情况。

八、应力性骨折

应力性骨损伤非常常见，由于健康需要的活动增加。应力性骨折占运动相关医学治疗的10%。应力性骨折通常可分为两类。疲劳骨折发生于正常骨的异常反复性的应力。不完全骨折（见第六章）是由于异常骨骼受到正常应力所致。

该部分仅讨论疲劳骨折及MRI在其评估中的应用。受伤的机制是多因素的。压力，重力和肌张力均可能会导致应力性骨折。肌张力可能会以几种方式影响骨骼。上肢肌肉强化可能会造成肌肉强度和骨的不平衡而造成应力性骨折。其他因素包括特定的活动方式（表15.10）、训练、性别和患者年龄。

临床诊断可能有些困难，需要根据受伤部位做出。股骨、跗骨、脊柱、籽骨、骨盆和胫骨的应力性骨折最难仅通过临床做出诊断。胫腓骨的纵向应力性骨折也同样是个难题。骨折部位与治疗和预后密切相关，因为某些骨折可能更倾向于完全骨折和脱位。例如股骨颈和股骨干及胫腓骨。

患者通常表现为运动相关的局限性疼痛，运动后可缓解。体格检查可能有局部压痛、肿胀、发热和皮肤变色。表15.11总结了与应力性骨折类似的病变。诊断可能需要多种影像学检查技术。X线平片在早期不敏感（15%），但通常在几周后会出现阳性改变。核素骨扫描早期很敏感，并可检出多发骨折。特异性是个问题，因为其他骨病变也可能造成阳性结果。MRI很敏感并能发现早期病变，不同于X线平片。MRI可以检出骨髓水肿、皮质、骨膜和软组织异常。MRI对于将应力性骨折与其他病变的鉴别也同样有用，尤其是那些X线平片上正常的病变。MRI的敏感度与特异度使其能够为应力性骨折与应力反应进行分级。骨的应力性改变过程可以分为五级。0级为正常MR表现伴正常骨髓、皮质骨和骨膜的信号强度。1级表现为骨膜水肿伴正常的骨髓信号强度。2级进展为骨膜和骨髓水肿。当骨髓信号轻度和皮质水肿进展，达到3级，如果应力性骨折未经治疗，可见明显的骨折线出现（4级）。应力性损伤的早期探测可以改变治疗方式并且预防其进一步发展为真性应力性骨折。

表15.10　常见压力骨折

部位	病因
跖骨	行军，跑步，芭蕾，术后
跟骨	跳跃，跑步，行军
跗骨	长途跑
籽骨	站立，骑自行车，滑雪
胫骨	跑步，芭蕾
纵向应力	足球，跑步，啦啦队
腓骨	跑步，跳伞
髌骨	跨栏
股骨	跑步
骨盆	跑步，保龄球，体操
脊柱	起重，打高尔夫，芭蕾舞
肱骨	棒球
喙突	飞碟射击
尺骨	棒球，轮椅患者
钩骨	勾棒球，高尔夫球，网球
掌骨	举重，体操

表15.11　临床条件模拟压力骨折

肿瘤
感染
肌腱炎
骨膜炎
韧带损伤
骨筋膜室综合征
痛风
假痛风性关节炎
血管闭塞性疾病

应力性损伤的MRI评估应包括T_1WI、T_2WI或STIR序列。两个成像平面都是需要的。我们通常采用轴位和冠状位或矢状位校正感兴趣的结构。常规不加对比增强成像。T_1WI序列上骨髓水肿呈低信号（图15.43）。骨髓中的骨折线很明显，但是皮质不太容易看到。T_2加权或STIR序列提供更多于骨髓、皮质、骨膜和软组织相关的信息（图15.44）。T_1加权序列敏感性最低。骨和软组织异常在脂肪抑制的T_2加权或STIR序列上最为明显。

九、畸形性骨炎（佩吉特病）

佩吉特病常见于老年人。该病变在大于40岁的人群中发生率为3%～4%。Paget病与异常骨重构有关。X线平片和MR特征上有三期变化。溶骨期以破骨改变占主导地位。颅骨的巨大溶骨性病灶（局限性骨质疏松）和胫骨的"叶片样"外观为此期的特征。混合期会造成骨皮质和骨小梁增厚及骨性膨胀。成骨期或急变期会造成局部硬化。受累骨骼的分布包括颅骨（25%～65%），脊柱（30%～75%）和近端长骨（25%～30%）。然而，任何骨结构均可受累。多发病灶的发生率为65%～90%，而孤立病灶的发生率为10%～35%。约20%的患者最初是无症状的。症状包括疼痛、温度增加、骨型膨胀、骨骼畸形、脊柱后凸畸形和病理性骨折。

受累部位在^{99m}Tc骨扫描上表现为明显的放射性摄取增高。CT可清晰显示骨皮质和小梁增厚，同时伴有硬化和脂肪替代。MR的图像特征现在得到了更为清晰的描述。如果没有X线片或是CT对比，诊断

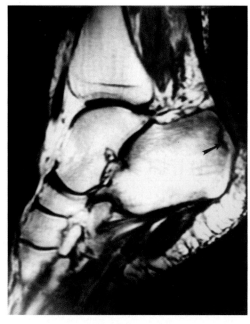

图15.43　矢状位T_1WI图像显示跟骨应力性骨折处（箭头）信号强度减低伴低信号水肿

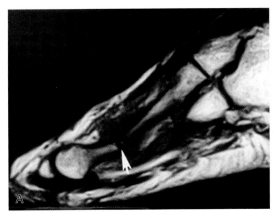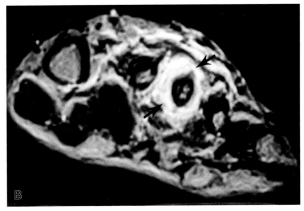

图15.44 第三跖骨应力性骨折。图A.矢状位T_1WI图像显示骨折（箭头）；图B.轴位T_2WI图像显示骨痂形成所致骨膜和软组织高信号强度

将变得容易混淆（图15.45）。在大多数病例中，佩吉特病是一个次要的发现。因此，有必要了解简单的MR特征及潜在并发症。

骨性膨胀和骨皮质及骨小梁增厚在MR图像上表现为低信号（图15.46）。轻微改变CT上更为明显。有三种MRI成像方式描述了简单的佩吉特病。黄骨髓信号强度存在于大多数病例中（图15.46）。黄骨髓在受累骨比未受累骨中更多。在溶解期晚期或混合期早期，骨髓在T_1WI上具有混合的低信号和脂肪信号。骨髓信号在T_2WI序列上表现为不均一增高（图15.45～图15.47）。第三类见于急变期晚期，硬化病灶在所有序列上表现为低信号。对比强化是不均一的，但在富血供活性区域会增加（图15.46和图15.47）。

非肿瘤性并发症包括肢体屈曲、骨折以及神经症状。MRI在神经症状中非常有用。椎管狭窄症、神经卡压以及颅底凹陷症的改变在传统MR技术中易于发现。

恶变比较罕见（约1%）。在严重受累的患者中发生率更高（5%～10%）。男性较女性更易受累。发病年龄在55～80岁。80%的病例发生于骨盆、肱骨、股骨和颅骨。患者表现为新的局部疼痛和肿胀。肿瘤通常是高级别的，其中骨肉瘤最为常见（50%～60%）。恶性纤维组织细胞瘤或纤维肉瘤（20%～25%）以及淋巴瘤和血管肉瘤（1%～3%）也可能会发生。预后较差，即使采用激进的治疗方式，3年内死亡率仍高达90%。

X线平片可显示新的溶骨性病灶，骨皮质破坏和软组织肿块。X线平片的对比对MR特征非常有用。MRI上肿块样区域在T_1WI上呈中等信号强度，在T_2WI上信号强度增加。皮质破坏和软组织肿块在MRI上更易探测（图15.48和图15.49）。在钆对比剂注射后，非坏死区组织的信号有增强。平片上溶骨病灶在T_1WI上表现为低信号或脂肪信号。前者更易恶变。然而，与骨骼上的新月形或溶骨性病灶相比，脂肪信号强度不需要随访并可排除恶性。

十、其他骨病变

许多骨异常已在本书前文的章节中进行了详尽的阐述，尤其是第十四章。某些骨髓异常特别是代谢性疾病（图15.50）、血红蛋白病和浸润性病变仍然可以用其他常规成像技术进行评价。尽管某些影像学异常是常常是非特异性的，使用波谱成像所得的新数据可能对于某些特定的代谢性病变包括骨的矿化有帮助。

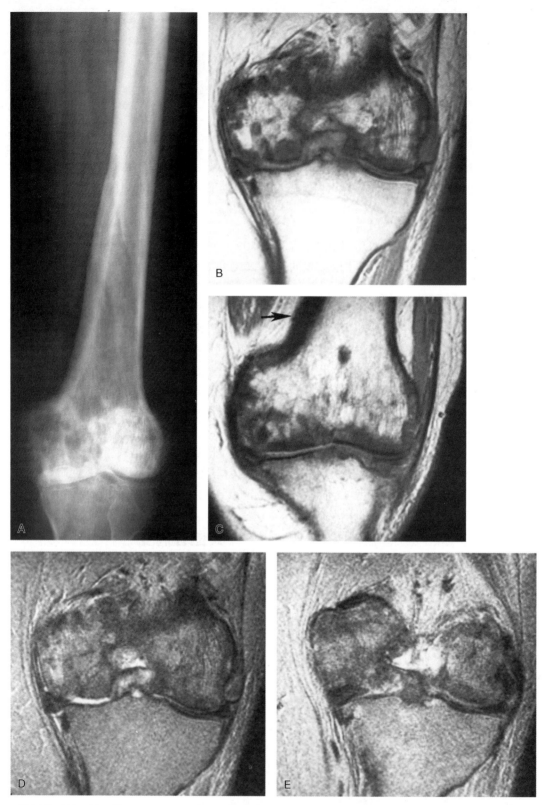

图 15.45 股骨前后位 X 线平片（图 A）显示典型的佩吉特病所致的骨皮质增厚、骨膨大和骨硬化。冠状面 SE 序列 T_1WI（图 B、图 C）和 T_2WI（图 D、图 E）显示骨皮质增厚（图 C，箭头）、骨小梁增粗和高低信号的混合区域

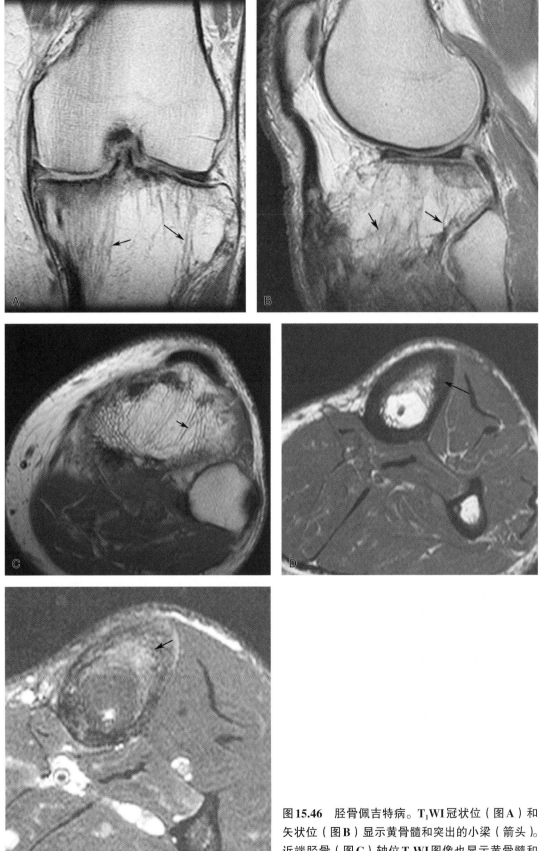

图15.46 胫骨佩吉特病。T_1WI冠状位（图A）和矢状位（图B）显示黄骨髓和突出的小梁（箭头）。近端胫骨（图C）轴位T_1WI图像也显示黄骨髓和突出的骨小梁改变（箭头）。轴位T_2加权（图D）图像显示皮质增厚（箭头）。对比增强脂肪抑制T_1WI图像（图E）显示强化病灶（箭头）

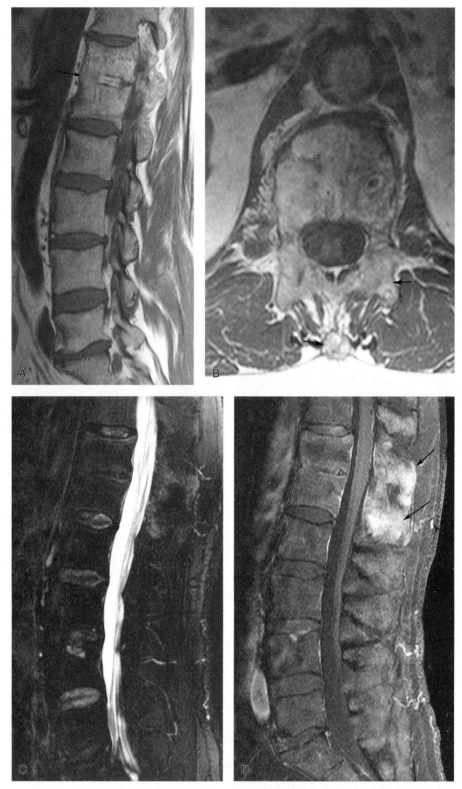

图 15.47 脊椎佩吉特病。T_1WI 矢状位图像（图A）和轴位（图B）图像显示 T_{12} 和 L_1 上佩吉特改变伴局部前融合（箭头）。椎体后部附件（图B中箭）膨大和骨髓内的脂肪组织。矢状位 T_2WI 伴脂肪抑制（图C）和对比增强 T_1WI 图像伴脂肪抑制（图D）。后部附件的强化（图D中箭头）伴有椎体密度减低

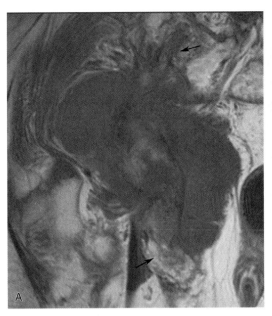
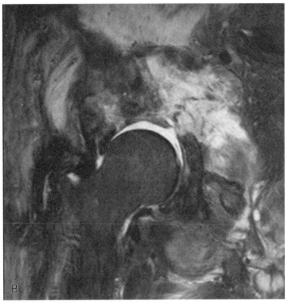

图15.48 佩吉特肉瘤。冠状位T_1WI（图A）和T_2WI（图B）图像显示髋臼破坏伴巨大软组织肿块。残余突出小梁（箭）在T_1WI图像（图A）耻骨和坐骨上较明显

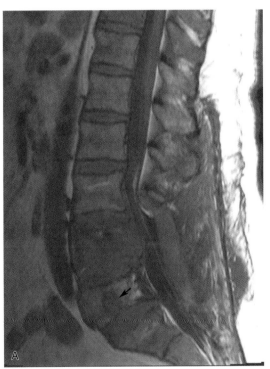
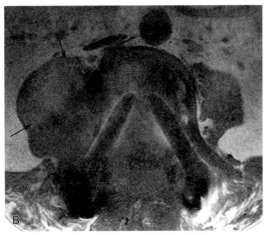

图15.49 伴后部器具置入的脊柱佩吉特肉瘤。矢状位T_1WI（图A）图像显示L_4和L_5压缩性改变伴L_5低信号强度病变（箭）。后部软组织伴术后改变。轴位T_1WI图像（图B）显示椎弓根螺丝固定轻微伪影伴软组织肿块（箭头）

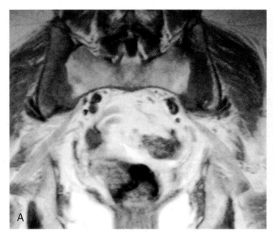 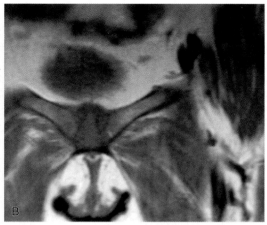

图15.50 肾性骨病。冠状位T_1WI图像显示骶髂关节（图A）和耻骨联合（图B）关节不规则、关节间隙增宽及关节间隙的中等信号强度

（张欣韵　陈肖玥　邱忠领　罗全勇　译）

参考文献

（表15.1）摘自Liu GC, Jong YJ, Chiang CH, et al. Duchenne muscular dystrophy: MR grading system for functional correlation. Radiology. 1993; 186: 475-480

（表15.2）参考文献45, 49, 50, 52, 53

（图15.7）摘自Otake S. Sarcoidosis involving skeletal muscle: imaging findings and relative value of imaging procedures. AJR Am J Roentgenol, 1994, 162: 369-375

（表15.3）摘自Lakhanpal S, Ginsburg WW, Michet CJ, et al. Eosinophilicfasciitis: clinical spectrum and therapeutic response in 52 cases.Semin Arthritis Rheum, 1988, 17: 221-231

（表15.4）来自参考文献104, 131, 133, 144~148

（表15.5）来自参考文献104, 131, 133, 144~148, 150

（表15.6）摘自Link TM, Steinbach LS, Ghosh S, et al. Osteoarthritis MR image findings at different stages of disease and correlation with clinical findings. Radiology, 2003, 226: 373-381

（表15.7）摘自Taouli B, Zaim S, Peterfly CG, et al. Rheumatoid arthritis of the hand and wrist: comparison of three imaging techniques. AJR Am J Roentgenol. 2004; 182: 937-943; Sugimoto H, Takida A Masuyama J, et al. Early-stage rheumatoid arthritis: diagnostic accuracy of MR imaging, Radiology. 1996;198:185-192; and Sugimoto H, Takeda A,Hyodok K. Early stage rheumatoid arthritis: prospective study of the effectiveness of MR imaging for diagnosis. Radiology, 2000, 210: 569-575

（表15.8）来源于Pope RM. Rheumatoid arthritis: pathogenesis and early recognition. Am J Med. 1996; 100（Suppl. 2A）: 35-95; and Harris ED Jr.Rheumatoid arthritis. Pathophysiology and implications for therapy. N Engl J Med, 1990, 322: 1277-1289

（表15.9）摘自Rogers LF, Pozanski AK. Imaging of epiphyseal injuries. Radiology.1994; 191: 297-308; and Salter RB, Harris WR. Injuries involving the epiphyseal plate. J Bone Joint Surg Am, 1963, 45: 587-622

（表15.10）参考文献230~232, 234

（表15.11）参考文献230~232, 234

第十六章

磁共振波谱的临床应用

Thomas H. Berquist

本章提要

一、磁共振波谱的基本原理
二、临床应用
（一）肌肉骨骼系统肿瘤
（二）肌病和肌肉功能紊乱
（三）骨与软骨疾病

磁共振波谱（MRS）的问世先于磁共振成像（MRI）。与CT及其他成像技术相比，基于MRI良好的组织对比度及灵活的成像平面选择，MRI可以提供极佳的解剖结构细节和明确的病理改变。MRS则是一种无创性地反映活体组织内生物化学变化的检查技术。尽管MRS已经发展成为一种临床工具，甚至是在本书第六版时已可应用于临床，然而目前其在临床上的应用仍然不是十分普遍。Bottomley总结了MRS成为一种临床可普遍接受的检查前所需完成的四个方面的改进：提供不同的检查技术以适应不同的临床情况，对于临床上应用的新药物的化学构成能够进行解释，获得足够的正常和病理组织的资料以及将MRS逐渐发展成为一种有效的诊断技术。

MRS仍然是一种有效的研究工具，尤其是用于3至7T的磁共振系统中时。近些年来，通过使用氢（^1H）、磷（^{31}P）、钠（^{23}Na）、碳（^{13}C）和胆碱来研究神经、心脏、肝脏、乳腺、前列腺、肌肉骨骼疾病和软组织肿瘤。新的技术和更高场强下的全身成像设备（3-8T）使得MRS的临床应用得以扩展。

本章将回顾复习MRS目前的临床应用及其未来的发展前景。对于涉及临床应用相关的某些基本原理加以阐述。有关MRS物理原理的更深层次的讨论，本章并未涉及。

一、磁共振波谱的基本原理

临床上常用磷（^{31}P）、氢（^1H）、碳（^{13}C）、钠（^{23}Na）、氟（^{19}F），以及更为近期应用的胆碱来进行波谱研究。为了获得恰当的信噪比（SNR）和有临床意义的数据，^1H和相对更低一级的^{31}P最常用于研究。尽管具有潜在的应用价值，^{13}C波谱分析仍落后于其它原子的MRS研究，这是由于对^{13}C进行波谱研究时需要对常规的临床成像系统进行较大的改动。

近年来，由于在临床应用的场强条件下（1.5T）所获得的更小组织容积内的波峰较前有明显的改善，很多临床研究已由对磷原子磁共振波谱研究转向氢原子的波谱研究。随着更高场强磁体（3-8T）的应用，可能还会有新的技术的出现。然而，迄今为止，由于匀度、T_2收缩、场强不均一性和磁化率的影响等，在更高场强下的磁共振应用仍然存在问题。

当对一给定的组织样本进行研究时，研究结果依赖于磁场强度、温度、代谢物浓度和样本的大小。其中很重要的一点是样本的敏感度及定位的准确度。即使选择理想的线圈进行MRS研究，所得的信号也可因相邻组织的影响而减低。

目前，对于选择何种定位方式进行最佳定位尚无定论。常用的定位技术有六种：旋转坐标系轭式影像术（rotating frame zeugmatography）、局部磁共振（topical MR）、表面线圈深度分辨波谱（depth-resolved surface coil spectroscopy，DRESS）、活体图像选择波谱（imaging-selected in vivo spectroscopy，ISIS）、一维至三维相位编码技术或波谱学技术（one- to three-dimensional phase encoding or spectroscopic techniques）和化学位移成像（chemical shift imaging）。这些技术使用的空间立体定位技术可分为三类：射频场中的空间梯度（如旋转坐标系轭式影像术）、主磁场中的静止空间梯度（如局部磁共振）和接收频率中的空间脉冲梯度（如表面线圈深度分辨波谱和活体图像选择波谱）。

近年来，新的技术已被开发并用于改善MRS的临床应用。这些技术包括磁体设计，线圈，序列和滤波器。新的线圈设计在很大程度上改善了空间分辨率。二维MRS下的K空间采样的截断效应可以通过使用滤波器来改善待评估组织的图像质量。新的快速脉冲序列比如弛豫增强下的快速采集（RARE）改善了信噪比（SNR）。当与弥散加权成像、弥散张量成像或是动态对比研究联合应用时，MRS也同样可被强化。

此外，从实际的角度来看，应该考虑是否使用增强对比，在当前更为常用的情况下，来影响MRS的数据。研究表明这些对于MRS数据没有影响。

大多数临床应用和临床研究中使用 ^{1}H、^{31}P、和相对少用的 ^{13}C 等原子核进行活体组织内磁共振波谱分析。

^{31}P在能量代谢和细胞膜的构成中起着非常重要的作用，故现今常使用 ^{31}P 进行波谱研究（图16.1）。但 ^{1}H 波谱的信号强度是 ^{31}P 波谱的 10^6 倍，因此获取 ^{31}P 波谱足够的信噪比变得困难，因此，应使用1.5T以上场强的机器进行 ^{31}P 波谱分析。

糖酵解 → ATP和乳酸产生。

由于体内富含 ^{1}H，^{1}H 波谱的信噪比较高，且可在常规1.5T至3T场强的MRI上进行，故其应用较 ^{31}P 波谱广泛。氢质子波谱提供了一系列人体组织内移动的代谢产物，包括N-乙酰天冬氨酸、肌酐、谷氨酸/谷氨酰胺和胆碱，还包括之前提到的乳酸。在氢原子波谱上可清晰显示两个较大的峰（图16.2）；水峰和 CH_2（甲基集团）或脂峰用以补充更小的峰。尽管有其他的 ^{1}H 原子波峰的存在，但它们常被巨大的脂峰和水峰掩盖而不能被检出。虽然 ^{1}H 的丰度最高，但其化学位移频谱却很窄（见第一章）。氢质子波谱可提供有关活体组织内糖酵解产物（乳酸的产生和廓清、自由氨基酸、脂肪酸和神经递质）的含量信息。新的技术可被用于评估胆碱峰，这对于肌肉骨骼系统肿瘤的评估是非常有用的。

^{13}C是碳原子的一种较为稳定的核素，其MR信号很微弱，但仍可检测到，其化学位移频谱很宽。^{13}C波谱分析的主要用途是检测脂质代谢，尤其是甘油三酯的代谢。^{13}C波谱分析同样可检测糖类的物质代谢。

二、临床应用

可用MRS检查的肌肉骨骼系统疾病包括贫血、缺血、锻炼、肌病、肌营养不良、肿瘤、软骨疾病和代谢性疾病。多数波谱分析的临床研究集中在肌肉骨骼系统肿瘤和代谢性疾病。

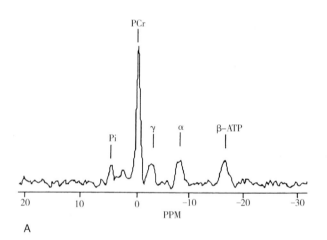

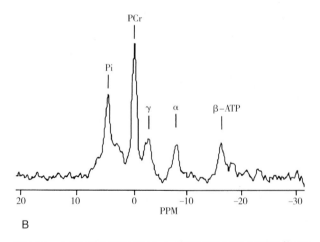

图16.1　1.5T场强下使用14cm线圈所得到的腓肠肌 ^{31}P 波谱。采集次数256次，静息（图A）和运动10min后（图B）间歇5s的二个波谱图形显示α、β和τ-ATP同三磷酸腺苷的三个磷分子之间的对应关系

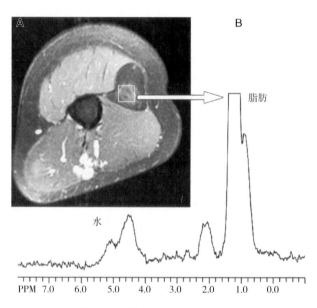

图16.2　组织学证实前臂脂肪瘤。图A.轴向脂肪抑制自旋回波 T_1 加权（TR/TE，650/15）在注射对比剂后可以显示分隔增强图像，偶尔也可非特异性地可见于高分化脂肪肉瘤。体素被放在异常信号；图B.单体素MRS图像显示了一个大的脂峰，证实了肿块内的脂肪成分，没有可探测的胆碱证实恶性。所示为突出的水峰

(一) 肌肉骨骼系统肿瘤

MRI可用于软组织肿块的检出和骨骼系统肿瘤的分级。尽管MRI对于病变的检出很敏感，但尚不能完全区分软组织肿块的良恶性。此外，使用常规MRI技术评价治疗后复发的患者也较为困难。因而，当诊断肌肉骨骼系统肿瘤时，常使用钆对比剂或磁共振波谱分析以提高诊断的正确率。有关MRS和联合使用MRI-MRS检查的早期经验已显示出了磁共振波谱应用潜在价值（^{1}H和^{31}P）。

Negendank等曾联合使用MRI和^{31}P MRS对17例良性和17例恶性骨骼和软组织肿瘤进行了研究。患者的检查完成时间均在60～120min，说明此项技术可应用于临床实践。因为信噪比很低，有3例乏细胞性的病变难以正确诊断。该结果也提示MRS对于乏细胞性的肿瘤如硬纤维瘤常较难得出有价值的诊断信息。良性病变的^{31}P波谱常类似于骨骼肌的波谱。恶性病变的波谱因其磷酸单酯（PME）/三磷酸核苷的波峰较高而与良性病变或骨骼肌的波谱不同。尽管恶性病变组织的pH常较高，但同良性病变的PH相比，统计学上并无显著性差异。

其他研究小组也报道了类似结果，并且同时得出结论即联合使用传统MRI和MRS检查可提高肿瘤诊断特异性（良性或恶性）。Zlatkin等不仅对软组织肿瘤进行了组织特异性检查，且联合使用MRI和MRS检查进行了其他方面的探索。肿瘤大小对于MRS结果有明显影响。MR图像上测得的较大病变（>500cm^3）的波谱图常较为复杂（图16.3）。肿瘤坏死（T$_2$WI上为高信号，T$_1$WI上为低信号，钆对比剂增强后无强化）更常见于体积较大且组织学上的高级别肿瘤。磁共振波谱对于确定病变的性质很有帮助，但MRS常较难判断肿瘤类型。含有邻近肌肉组织的波峰也给定性诊断带来困难。

近年来，胆碱和胆碱与肌酐的比值被证实对于鉴别良性与恶性病变有作用。Wang等评估了26个1.5T场强下可疑的骨和软组织肿瘤。在19个恶性病变中有18个胆碱可被探测到，而良性病变中则没有。这一技术在鉴别良恶性病变时具有95%的敏感度，82%的特异度和89%的准确率。Qi等评估了胆碱与肌酐的比值，并且发现在恶性病变中，这一比值显著升高。

Fayad等发现联合MRI-MRS在3T场强下使用表面线圈可以增加SNR。他们评估了单用和联合使用体素技术。更大的FOV同样也有助于评估肿瘤边界和

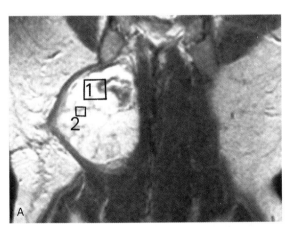

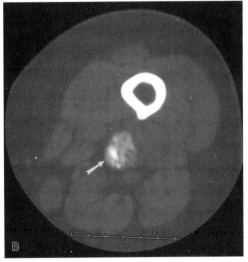

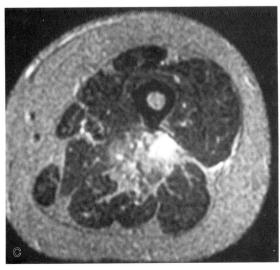

图16.3 信号强度不均匀的软组织肿瘤。体元内包含有肿瘤细胞、坏死、纤维化和其他组织，均可影响波谱结果的稳定性和可重复性。图A. 软骨肉瘤的MRS检查，第一次采样体元内包含有坏死组织，第二次采样体元内包含有纤维分隔。CT（图B）和轴面SE 序列T$_2$WI（TR2000ms, TE80ms）（图C）显示一钙化的梭形细胞肉瘤。钙化（箭头）在CT上显示清晰，但在MRI上却不易检出。这将会如何影响波谱

肿瘤浸润。MRS也同样作为一种有潜在价值的技术用于评价肿瘤治疗后的反应和鉴别从肿瘤复发中鉴别肿瘤治疗后改变。

与正常肌肉组织不同，肿瘤的MRS典型者显示为无机磷酸盐（Pi）、PME和磷酸二酯（PDE）波峰升高和磷酸肌酸（PCr）波峰降低。此外，MRS尚可监测pH的变化。上述肿瘤的^{31}P波谱变化可用来监测治疗前后的变化，以评价病变的治疗反应。

研究数据表明，磁共振波谱的改变对于确定治疗效果和检出肿瘤复发较MRI图像上的形态学和信号强度变化更为准确。Maldonado等比较研究了治疗后PME和PDE与三磷酸腺苷（ATP）的比值后发现，在具有活性的肿瘤中这些比值（PME/ATP和PDE/ATP）常较高，而对治疗有反应的患者中这些比值降低。Kettelhack等评估了^{31}P在治疗前后的数值变化。有47%的患者因PME/PCr和PME/ATP降低，被发现部分治疗有效。^{31}P波谱在评价监测肿瘤治疗反应时具有94%的特异度和68%的敏感度。

（二）肌病和肌肉功能紊乱

一些文献对于肌病变（包括肌病、肌营养不良、神经病变）和运动性肌改变已进行了报道。图像特征及^{1}H和^{31}P波谱对于某些因肌肉疾病所致的正常代谢和异常代谢改变的患者提供了有价值的诊断信息。

ATP是肌肉代谢的主要能源物质。因此，对比研究正常状态和运动后的波谱和pH的改变，对于肌肉代谢和肌病的评价很有帮助。正常肌肉运动后质子密度和T_2弛豫时间均可发生改变，运动后T_2弛豫时间增长20%～44%，pH下降0.35～1.1，这些改变可能与酸中毒及血液灌注改变有关。正常人肌肉组织运动后，PCr逐渐消耗，导致pH降低及无机磷（Pi）升高。对于先天性心脏病的患者来说，患者运动后肌肉组织内的PCr几乎完全消耗。某些病变如糖原贮积症V型（McArdle's disease，肌磷酸化酶缺乏）和磷酸果糖激酶缺乏的患者体内的糖原分解障碍，因而患者运动后肌肉组织内不产生乳酸，pH也不下降。

使用^{1}H或^{31}P MRS可对其他能导致脂肪组织增加的肌病进行评价。Funicello等对椎间盘疾病和肌轻瘫的患者进行研究后发现，此类患者的PCr/Pi比值较低。多发性肌炎和皮肌炎患者的胆碱/脂质和肌酸/脂质的比值升高。^{31}P波谱对于评价许多影响代谢的疾病、线粒体病、肌营养不良和肌疲劳综合征等已显示出巨大潜力。

Sharma等评估了正常志愿者和Duchenne肌营养不良患者的^{1}H MRS表现。肌营养不良症患者糖酵解代谢底物葡萄糖、谷氨酰胺和丙氨酸的浓度较正常降低。

此外，还有总肌酸、胆碱和乙酸水平的显著降低。

MRS可无创性地评价因缺血所致的组织活力改变、肌肉组织的受累程度和运动性肌改变，因而其对周围血管疾病尤其是糖尿病患者的检查具有巨大的潜力。

文献报道，MRS对于缺血性疾病患者的肌肉代谢的改变可提供很多有价值的信息。ATP代谢途径的改变，尤其是运动后Pi的恢复和pH的改变，与组织的血流灌注及血管性病变的程度密切相关。对于糖尿病患者来说，组织活力的评价是一个十分重要的问题。踝关节内压、体温和经皮测量氧分压是间接反映组织活力的一些指标。MRS作为一种无创性的检查方法可检测有氧代谢中涉及的高能磷酸盐的变化。糖尿病患者的Pi/PCr比值升高或许对预测软组织缺血有用。

（三）骨与软骨疾病

MRS也同样被更为频繁地用于评估骨髓异常及关节软骨的改变。

Amano等评估了再生障碍性贫血中的骨髓变化。通过使用多重回波（TE30，45，60，90），水的含量在造血骨髓中较正常骨髓中更高。年龄相关的骨变化也同样被评估，但是目前尚无确凿研究证据。

早期研究评估了水的含量，胶原和蛋白糖原可能会为伴有关节疾病的患者提供大量信息。

作为一种进展中的技术，MRS已显示出了其在评价肌肉骨骼系统的病理改变和正常组织代谢中的巨大潜能。现今，^{31}P和^{1}H波谱的应用已很多，尤其是后者（因人体内富含^{1}H和使用1.5T的临床成像MR系统即可获得）得到了广泛的应用。MRI-MRS的联合应用已显示了其巨大的应用潜力，且检查时间大为缩短（60～90min），从而使这项技术在临床条件下进行应用成为可能。

但在MRS成为一种普遍为临床所接受的检查技术以前，必须进行更深入的研究，包括新的高场强成像系统（3～8T）以使MRS能真正走向临床应用并适应临床的不同需求。

（张欣韵　陈肖玥　邱忠领　罗全勇　译）

参考文献

（图16.1）摘自Aisen AM, Chenevert TL, MR spectroscopy: clinical perspective. Radiology 1989；173：593-599

（图16.2）本图片经允许，摘自Fayad LM, Barker PB, Jacobs MA, et al. Characterization of musculoskeletal lesions on 3-T proton MR spectroscopy. AJR Am J Roentgenol. 2007；188：1513-1520.